Verhandlungsbericht der Deutschen Gesellschaft für Urologie

35. Tagung
21. bis 24. September 1983, Wiesbaden

Tagungsleitung

G. Rodeck, Marburg

Redigiert durch den zweiten Schriftführer
der Deutschen Gesellschaft für Urologie

J. Kaufmann, Hamburg

Mit 305 Abbildungen und 232 Tabellen

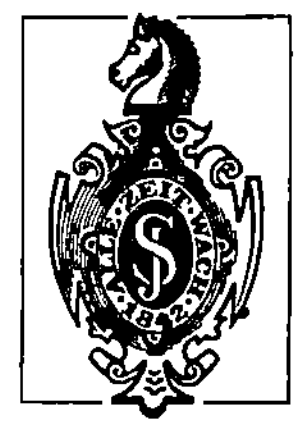

Springer-Verlag
Berlin Heidelberg New York Tokyo 1984

Prof. Dr. GERHARD RODECK
Leiter der Urol. Klinik, Med. Zentrum für Operative Med. II, Robert-Koch-Str. 8, D-3550 Marburg

Prof. Dr. JOACHIM KAUFMANN
Chefarzt der Urolog. Abt., Allg. Krankenhaus Altona, Paul-Ehrlich-Str. 1, D-2000 Hamburg 50

ISBN-13:978-3-540-13481-7   e-ISBN-13:978-3-642-82288-9
DOI: 10.1007/978-3-642-82288-9

CIP-Kurztitelaufnahme der Deutschen Bibliothek
Deutsche Gesellschaft für Urologie: Verhandlungsbericht der Deutschen Gesellschaft für Urologie: Tagung. –
Berlin; Heidelberg; New York; Tokyo: Springer
ISSN 0070-413X
Bis 33 (1982) mit d. Erscheinungsorten Berlin, Heidelberg, New York
35. 21. bis 24. September 1983, Wiesbaden. – 1984.
ISBN-13:978-3-540-13481-7

Die Wiedergabe von Gebrauchsnamen, Handelsnamen, Warenbezeichnungen usw. in diesem Werk berechtigt auch ohne besondere Kennzeichnung nicht zu der Annahme, daß solche Namen im Sinne der Warenzeichen- und Markenschutz-Gesetzgebung als frei zu betrachten wären und daher von jedermann benutzt werden dürften.

Produkthaftung: Für Angaben über Dosierungsanweisungen und Applikationsformen kann vom Verlag keine Gewähr übernommen werden. Derartige Angaben müssen vom jeweiligen Anwender im Einzelfall anhand anderer Literaturstellen auf ihre Richtigkeit überprüft werden.

Verantwortlich für den Anzeigenteil: H. Hüttig, Kurfürstendamm 237, D-1000 Berlin 15
2122/3130-543210

Rezidivierende Zystitis spezifisch therapieren

1. Rasche Schmerz- und Keimfreiheit durch hochdosierte Kurztherapie: 7–10 Tage

Furadantin® retard

2. Verhinderung von Reinfektionen durch niedrigdosierte Langzeitprophylaxe: mindestens 3 Monate

Furadantin® RP

K. Korth

Perkutane Nierensteinchirurgie

Technik und Taktik

Mit einem Geleitwort von **W. Mauermayer**

1984. 65 Abbildungen, 3 Farbtafeln. Etwa 90 Seiten
Gebunden DM 88,–; approx. US $ 32.10
ISBN 3-540-13573-1

Mit diesem Buch wird erstmals eine praktische Anleitung zur perkutanen Steinoperation in der Niere vorgelegt. Jeder Operationsschritt wird durch Zeichnungen, Röntgenaufnahmen und Operationsphotos erläutert. Da eine erfolgreiche Steinentfernung nur von einem gut liegenden perkutanen Kanal möglich ist, wird dieses Gebiet besonders intensiv behandelt und gezeigt, nach welchen taktischen Erwägungen der perkutane Kanal gewählt wird und welche Technik die erfolgreiche Punktion erleichtert. Viele Tricks, die zum Erfolg verhelfen, werden beschrieben, und zugleich wird auf die Gefahren hingewiesen, die in besonderen Situationen auftreten können.

Im Anhang werden weitere Indikationen für die perkutane Operationstechnik in der Niere beschrieben, wie die Spaltung von subpelvinen Ureterstrikturen, die perkutane Resektion von papillären Tumoren und schließlich die perkutane intrarenale Marsupialisation von Nierenzysten.

Eine besondere Bereicherung erfährt das Buch durch Farbtafeln mit pyeloskopischen Bildern.

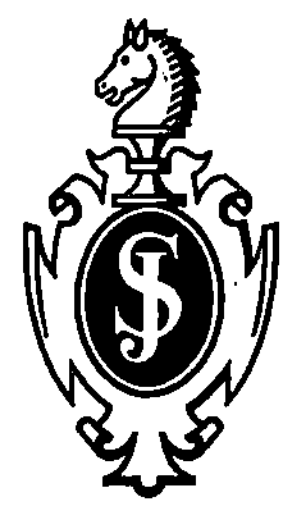

Springer-Verlag
Berlin
Heidelberg
New York
Tokyo

Tiergartenstr. 17, D-6900 Heidelberg 1
175 Fifth Ave., New York, NY 10010, USA
37-3, Hongo 3-chome, Bunkyo-ku, Tokyo 113, Japan

Englische Ausgabe vorhanden:

Percutaneous Surgery of Kidney Stones

Techniques and Tactics

1984. 65 figures, 3 color plates. Approx. 90 pages
Cloth DM 88.–; approx. US $ 32.10
ISBN 3-540-13572-3

2678/5/1

A 2

REFOBACIN® 120

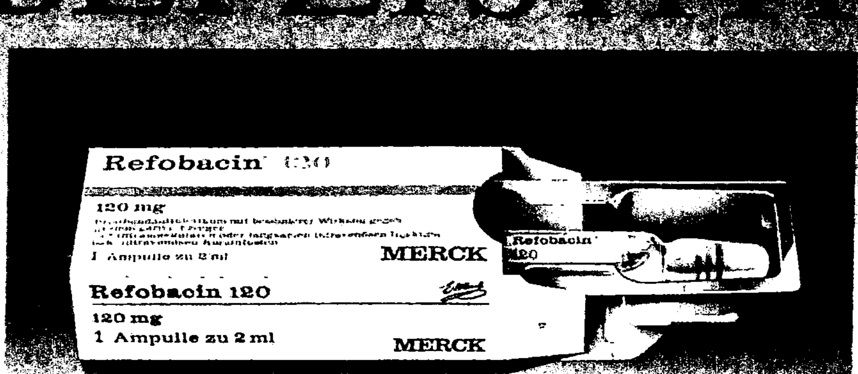

W. Leistenschneider,
R. Nagel

Praxis der Prostatazytologie

Technik und Diagnostik

Geleitwort von G. Dhom

1984. 325 farbige und schwarz-weiße Abbildungen,
27 Tabellen. Etwa 250 Seiten.
Gebunden DM 190,-. ISBN 3-540-13083-7

Inhaltsübersicht: Einleitung. – Technische Grundlagen der Aspirationsbiopsie. – Zytologisches Mikroskopieren. – Normalbefunde. – Atypien. – Nebenbefunde. – Artefakte. – Primäre Karzinomdiagnostik. – Grading des Prostatakarzinoms. – Therapiekontrolle durch Regressionsgrading. – Sarkome. – Sekundärtumoren der Prostata. – Zytologie der Prostatitis. – DNS-Zytophotometrie. – Ergebnisse der Zellkern-DNS-Analyse durch Einzelzell-Zytophotometrie beim Prostatakarzinom. – Literatur. – Sachverzeichnis.

Diese Monographie stellt alle für Klinik und Praxis relevanten Aspekte der Prostatazytologie dar, die heute bekannt und gesichert sind, und vermittelt die technischen Grundlagen zu ihrer Anwendung. Die Leistungsfähigkeit der Prostatazytologie wird klar und eindrücklich dokumentiert.

Ein entscheidender Vorteil des Buches liegt in der umfassenden Behandlung nicht nur der Primärdiagnostik, sondern auch der zytologischen Verlaufskontrolle des nicht operablen, fortgeschrittenen Prostatakarzinoms unter den verschiedenen Therapieformen. Diese Befunde werden hier zum ersten Male zusammenfassend publiziert.

Gleichfalls erstmalig in dieser Form sind die Veröffentlichung der Grundlagen und Ergebnisse der DNS-Zytophotometrie und die Ausführungen zum Thema Sekundärtumoren der Prostata.

Auch die in bisherigen Publikationen kaum berücksichtigten entzündlichen Erkrankungen der Prostata (Prostatitis) mit ihren zytomorphologisch recht unterschiedlichen Erscheinungsbildern werden eingehend beschrieben. Jeder Abschnitt enthält zudem neue, standardisierte Klassifikationen.

Der Band zeichnet sich durch die optimale Darstellung des sehr informativen und großenteils farbigen Bildmaterials aus.

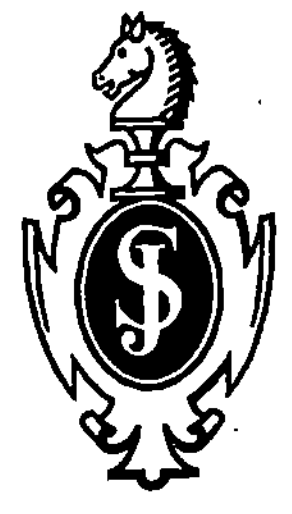

Springer-Verlag
Berlin
Heidelberg
New York
Tokyo

Tiergartenstr. 17, D-6900 Heidelberg 1
175 Fifth Ave., New York, NY 10010, USA
37-3, Hongo 3-chome, Bunkyo-ku, Tokyo 113, Japan

A 4

PROSTAMED®

Prostata-Adenom mit Harnverhaltung, Kongestionen, Miktionsstörungen, Blasenhalssklerose, Prostatitis chronica, Resturin, Zustand nach TUR, Reizblase

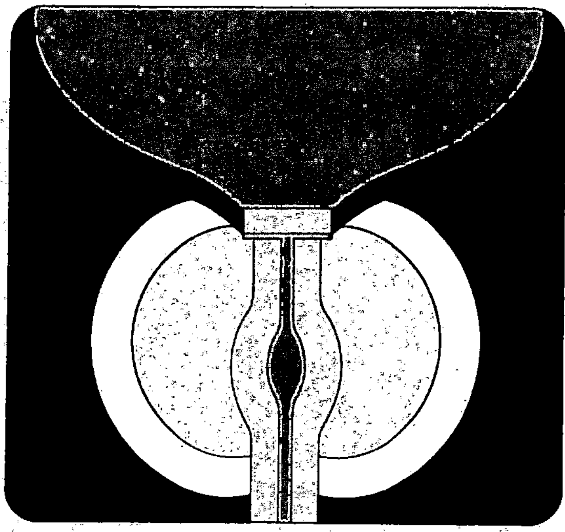

Nebenwirkungsfreie Langzeittherapie prostatischer Erkrankungen; Besserung der Kongestionsprostatitis und der Miktionsbeschwerden. Steigerung des Uroflow, Reduzierung des Resturins,
Behandlung vor und nach Operationen.

Zusammensetzung: Kürbisglobulin 0,1 g, Kürbismehl 0,2 g, Extr. fl. Solidago 0,04 g, Extr. fl. Pop. trem. 0,06 g, Kakao 0,05 g, Sacch. lact. ad 0,5 g.
Dosierung: 3mal täglich 2 - 4 Tabletten einnehmen.
Handelsform und Preise (incl. MwSt.): 60 St. DM 8,97; 120 St. DM 15,48; 360 St. DM 36,98.

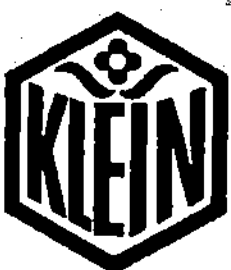

**Dr. Gustav Klein, Arzneipflanzenforschung,
7615 Zell-Harmersbach/Schwarzwald**

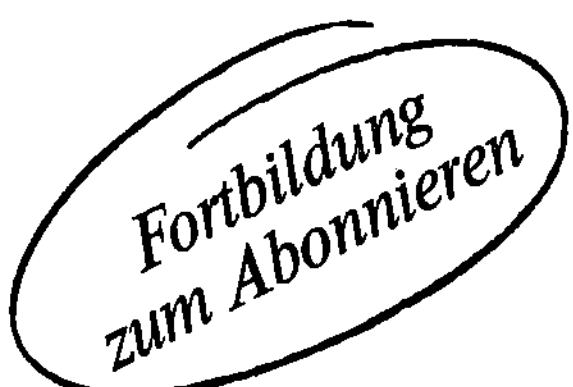

Der

Urologe

A

Zeitschrift für klinische und praktische Urologie
Organ der Deutschen Gesellschaft für Urologie

Schriftleitung:
W. Lutzeyer, E. Schmiedt, J. Sökeland

B

Organ des
Berufsverbandes Deutscher Urologen

Schriftleitung:
W. Knipper, J. Sökeland, H.-R. Winz

Die Zeitschriften **Der Urologe A** und **B** wenden sich an den frei praktizierenden Arzt und den im Krankenhaus tätigen Urologen. Beide Zeitschriften, die sich gegenseitig ergänzen, behandeln umfassend die ärztliche Fortbildung im urologischen Bereich.

Die Fortschritte in der Diagnostik und Therapie in Biochemie, Biotechnik sowie den Operationstechniken haben einen zunehmenden Bedarf an aktueller Information und programmierter Fortbildung ausgelöst. Diese Entwicklung wird berücksichtigt durch die Aufnahme von Leitthemen im **Urologen A** und **B.** Darüber hinaus werden Originalien sowie Arbeiten aus der Grundlagenforschung veröffentlicht. Weitere Rubriken sind: Der interessante Fall, Neue Medikamente, Ultraschalldiagnostik, Onkologie.

In Ergänzung des **Urologen A** veröffentlicht der **Urologe B** Themen aus den Randgebieten der Urologie, die ebenfalls in Leitthemen gegliedert sind. In regelmäßigen Abständen kommen die Anästhesie, Andrologie, Bakteriologie und Labormedizin, die Chirurgie, Dermatologie, Gynäkologie und Geburtshilfe, Innere Medizin und Nephrologie, Neurologie, Paediatrie, Pathologie, Radiologie und Venerologie zu Wort. Unter der Rubrik Praxisspiegel werden aktuelle Kurzbeiträge, Leserzuschriften etc. veröffentlicht. Den aktuellen Problemen der Berufspolitik widmet **Der Urologe B** einen ausführlichen Teil.
Für die Fortbildung der Mitarbeiter des **Urologen** sind herausnehmbare Einlegeblätter bestimmt.

Bezugsbedingungen und kostenloses Probeheft auf Anfrage.
Springer-Verlag,
Wiss. Information Zeitschriften, Postfach 10 52 80, D-6900 Heidelberg

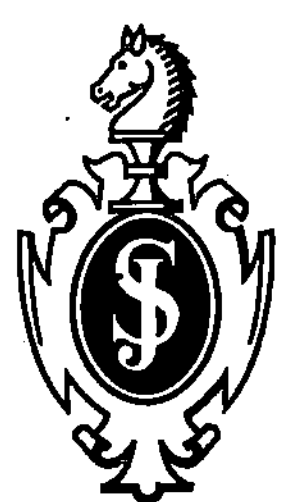

Springer-Verlag
Berlin
Heidelberg
New York
Tokyo

Risikominderung in der Ausscheidungsurographie

SOLUTRAST® 300

nichtionisch, injektionsfertig

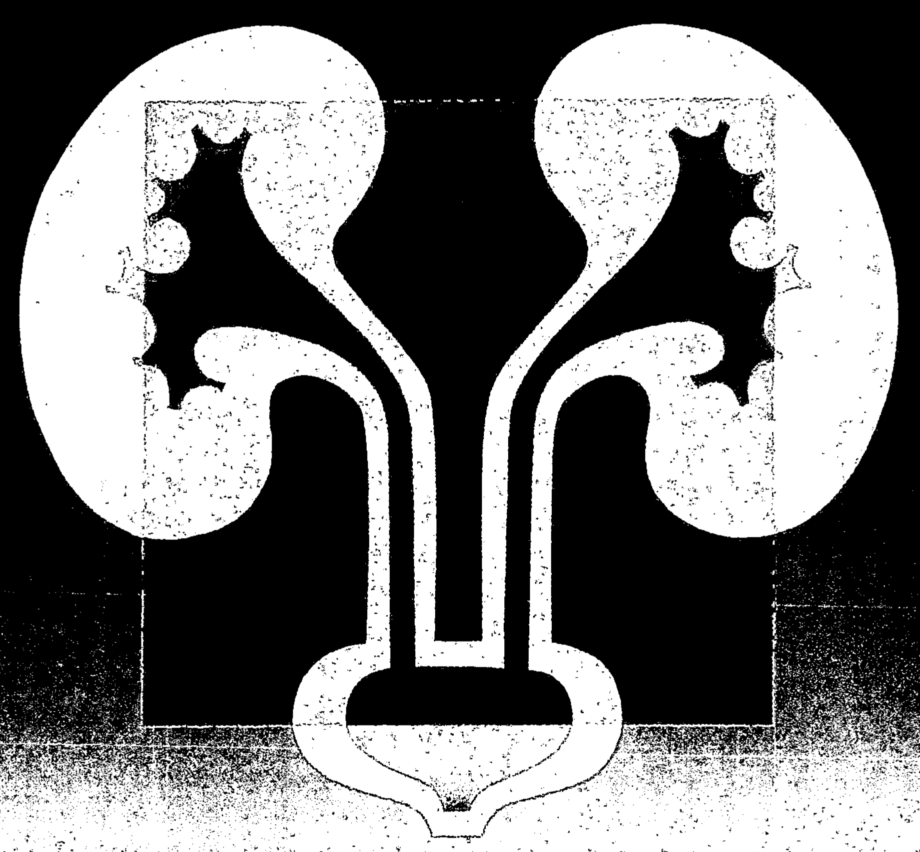

Grundinformation zu Solutrast® · Byk Gulden, 7750 Konstanz

Zusammensetzung: Solutrast 300: 1 ml enthält: Iopamidol 612,4 mg, entsprechend 300 mg J/ml. **Anwendungsgebiete:** Urographie, Arteriographie (inklusive Koronarographie) und Phlebographie. **Gegenanzeigen:** Hochgradige Niereninsuffizienz mit schwerem allgemeinen Leberschaden, Hyperthyreose, dekompensierte Herzinsuffizienz, manifeste Tetanie, Lungenödem. Besondere Vorsicht ist geboten bei Überempfindlichkeit gegen Jod-Kontrastmittel, allergischer Disposition, latenter Schilddrüsenüberfunktion und blanden Knotenstrumen, maligner Hypertonie, Plasmozytom, schlechtem Allgemeinzustand, forcierter Dehydratation. Strenge Indikationsstellung, schon wegen der Strahleneinwirkung, während der Schwangerschaft. **Nebenwirkungen:** Überempfindlichkeitsreaktionen, in seltenen Fällen bis hin zum anaphylaktischen Schock. Spezifische Reaktionen der verschiedenen Untersuchungen.

Weitere Angaben zu Solutrast®
Zur Beachtung: Eine ausreichende Vorbereitung auf einen möglichen Kontrastmittelzwischenfall muß sichergestellt sein. Eine Karenzzeit bei der Durchführung des Radiojodtestes ist zu beachten. Vor der Anwendung sind die Anweisungen der Packungsbeilage zu berücksichtigen. **Handelsformen und Preise:** Solutrast 300 Kinderurographie OP 5 Ampullen zu 10 ml DM 128,25. OP 1 Ampulle zu 20 ml DM 43,59. Erwachsenenurographie OP 1 Flasche zu 50 ml + Infusionsgerät DM 101,46. OP 1 Flasche zu 100 ml + Infusionsgerät DM 198,77. Preise Apothekenverkaufspreise + MwSt. Klinikpackungen. Stand 5/84.

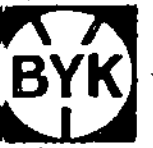

Byk Gulden Pharmazeutika Konstanz

In Lizenz der BRACCO INDUSTRIA CHIMICA S.p.A., Mailand, Italien.

Das Harnblasenkarzinom

Epidemiologie, Pathogenese, Früherkennung

Herausgeber: **K.-H. Bichler, R. Harzmann**
1984. 129 Abbildungen. XII, 237 Seiten
Gebunden DM 92,-; approx. US $ 33.50. ISBN 3-540-13115-9

Das Buch gibt eine aktuelle Darstellung der auf dem Gebiet der Karzinomgenese bzw. Früherkennung des Harnblasenkarzinoms gewonnenen Forschungsergebnisse. Der Band enthält Beiträge zur Methodik des Nachweises von Karzinogenen im Harn (Mutagenesetest) sowie über morphologische Untersuchungen (präinvasive Befunde des Urothelkarzinoms, Ultrastruktur des Urothels, multifaktorielle Mehrstufenkarzinogenese). Die Beiträge zur Zytologie (Automatisierung, Umpulszytophotometrie und Immunzytologie, die Arbeiten zur Bedeutung der Glykosaminoglykane im Urin, die Bewertung von sogenannten Tumormarkern (CEA und TPA), der Nachweis von ABH-Antigenen sowie die Bedeutung von Cholesterinbestimmung im Urin u. a. geben den modernen Stand der Forschung in diesem onkologischen Bereich wieder und zeigen Ansatzpunkte für die weitere Forschung. Die Publikation ist für alle an dem Problem der Karzinogenese bzw. Früherkennung des Harnblasenkarzinoms beteiligten Ärzte in Klinik und Forschung sowie für Statistiker von Interesse.

F. Hadžiselimović

2677/5/1

Cryptorchidism

Management and Implications

With contributions by W. J. Cromie, F. Hinman, B. Höcht, S. J. Kogan, T. S. Trulock, J. R. Woodard
Foreword by F. Hinman
1983. 67 figures. XV, 135 pages
Cloth DM 118,-; approx. US $ 43.00. ISBN 3-540-11881-0

Contents: Introduction. - History and Evolution of Testicular Descent. Implications: Embryology of Testicular Descent and Maldescent. Histology and Ultrastructure of Normal and Cryptorchid Testes. Endocrinology of the Hypothalamo-Pituitary-Gonadal Axis. Fertility in Cryptorchidism. Cryptorchidism and Malignant Testicular Disease. - Treatment: Examinations and Clinical Findings in Cryptorchid Boys. Indications and Contraindications for Orchiopexy. Hormonal Treatment. Surgical Treatment of Cryptorchidism. Conclusions. Treatment Schedule. Prospectives. - Subject Index.

A rational new therapy for cryptorchidism and the histological, endocrinological, ultrastructural, and clinical principles on which it is based are described in this book. The authors point to intrauterine gonadotropine deficiency as the main cause of this condition and shed new light on the role of the epididymis in testicular descent. They discuss the incidence and electron microscopic appearance of testicular carcinoma, a problem especially prevalent in cryptorchid patients. The closing chapters are devoted to the examination and treatment of cryptorchidism. The authors detail the indications, techniques and results of hormonal and surgical therapies, including the use of a new gonadotropin-releasing hormone (GnRH) nasal spray, microsurgical (autotransplantation) techniques, and neonatal transabdominal orchiopexy.

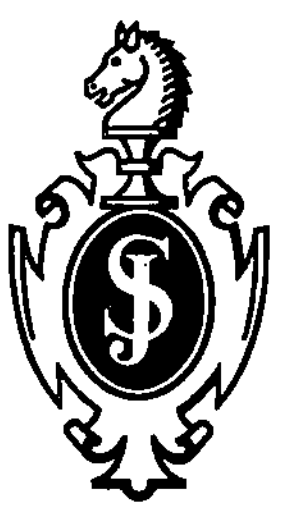

Springer-Verlag
Berlin
Heidelberg
New York
Tokyo

Tiergartenstr. 17, D-6900 Heidelberg 1
175 Fifth Ave., New York, NY 10010, USA
37-3, Hongo 3-chome, Bunkyo-ku, Tokyo 113, Japan

A 8

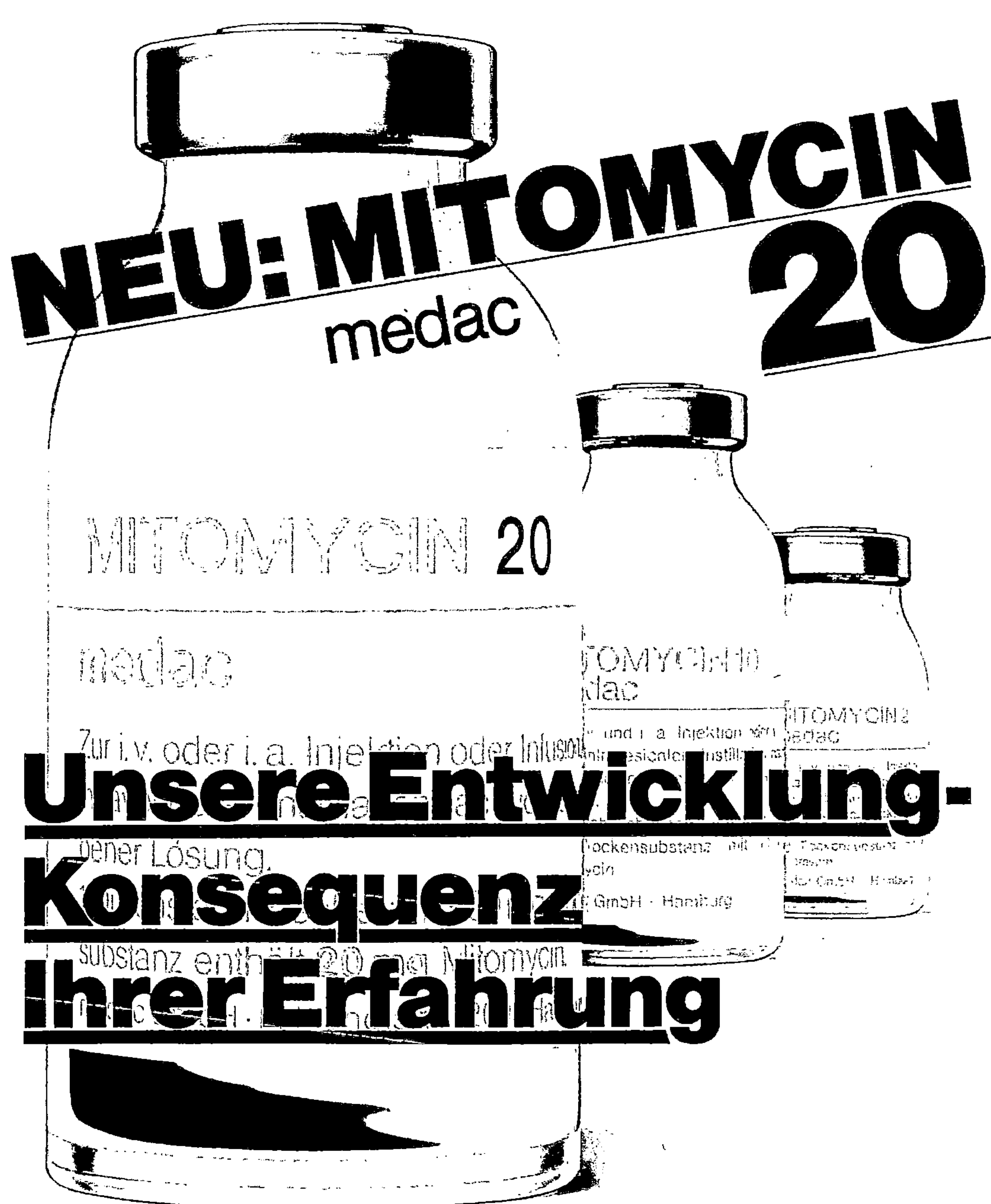

medac
Gesellschaft für klinische Spezialpräparate mbH
Fehlandtstraße 3 · D-2000 Hamburg 36
Tel. 0 40/34 09 31 · Telex 2 15 321 medac d

Zusammensetzung: Eine Durchstichflasche Mitomycin 2/10/20 medac enthält 50 mg/250 mg/500 mg Trockensubstanz mit 2 mg/10 mg/20 mg Mitomycin. **Anwendungsgebiete:** Blasentumoren, Magen-, Bronchial-, Pankreas- Colon-, Rectum-, Mamma-, Leberzell-, Zervix-, Ösophaguskarzinom, Malignome im Kopf-Halsbereich, chronisch-myeloische Leukämie, Osteosarkom. **Gegenanzeigen:** Verminderte Knochenmarksfunktionen (Leukopenie, Thrombopenie), Blutungsneigung (hämorrhagische Diathese), Leber- und Nierenschäden, schlechter Allgemeinzustand, erwiesene Überempfindlichkeit gegen Mitomycin, bestehende Blasenentzündungen vor einer intravesikalen Anwendung. Patienten im geschlechtsreifen Alter sollten während und bis zu drei Monaten nach Beendigung der Chemotherapie kontrazeptive Maßnahmen ergreifen bzw. sexuelle Abstinenz einhalten. **Nebenwirkungen:** Verminderung der weißen Blutkörperchen (Leukopenie), der Blutplättchen (Thrombopenie) und Blutungsneigung (Hämorrhagie). Diese Nebenwirkungen treten bei täglicher Gabe über mehrere Tage häufiger auf als bei einer intermittierenden Anwendung. Leber- und Nierenschäden treten selten auf, ebenso Übelkeit, Erbrechen und Appetitlosigkeit, gelegentlich Haarschwund. Nach intravesikaler Anwendung Blasenentzündungen (Zystitis), Beschwerden beim Harnlassen, Hautveränderungen (Exantheme), Allergie.

mylo-zus

Lanz/Wachsmuth

Praktische Anatomie

Begründet von T. von Lanz; W. Wachsmuth
Fortgeführt und herausgegeben von J. Lang, W. Wachsmuth

Band 2/Teil 8 A

Becken

W. Lierse

1984. 268 zum größten Teil farbige Abbildungen gezeichnet von H. Hess
XIII, 338 Seiten.
Gebunden DM 680,–; approx. US $ 247.60
Subskriptionspreis Gebunden DM 544,–; approx. US $ 198.10
(Der Subskriptionspreis gilt bei Verpflichtung zur Abnahme aller Teilbände bis zum
Erscheinen des letzten Teilbandes von Band 2. Bei Verpflichtung zur Abnahme des
Gesamtwerkes gilt darüberhinaus der Subskritionspreis bis zum Abschluß des gesamten
Werkes. Fragen Sie Ihren Buchhändler).
ISBN 3-540-12190-0
Vertriebsrechte für Japan: Igaku Shoin Ltd., Tokyo

In Zusammenarbeit mit

H. Frohmüller
F. Stelzner
H. E. Stegner

Inhalt:
Allgemeiner Teil: Systeme der Statik und Mechanik des Beckens. –
Systeme der Steuerung, Versorgung und Entsorgung.
Spezieller Teil: Nieren. – Nierenbecken. – Harnleiter. – Harnblase. –
Prostata. – Samenblasen. – Urethra. – Penis. – Skrotum. – Hoden. –
Darmabschnitte im großen Becken. – Caecum. – Rektum. – Regio peri-
nealis. – Regio analis. – Regio urogenitalis. – Ovar. – Tuba uterina. –
Vagina. – Uterus. – Vulva. – Formen der Intersexualität.

Das Standardwerk für Chirurgen Urologen Gynäkologen

Eine klinische Anatomie, die sich speziell und umfassend mit dem Becken
befaßt, fehlte bisher in der Literatur. In Zusammenarbeit zwischen Ana-
tom und Klinikern ist ein Werk entstanden, das die praktische, d. h. funktionell topographische Anatomie des weiblichen und männlichen
Beckens in einem Band darstellt. Vom praktischen Aspekt her werden
Organe des Retroperitonealraumes wie Niere und Ureter eingeschlossen.

Ausgehend von der Embryonalentwicklung behandelt der Beckenband
die normale Anatomie einschließlich der Varianten und Mißbildungen.
Neben den morphologischen Grundlagen für die Untersuchung werden
die chirurgischen Zugangswege besprochen sowie die Ergebnisse der
Phlebographie, Arterio- und Lymphographie, Computertomographie
und konventionellen Röntgendiagnostik berücksichtigt.

Die nach Originalpräparaten gezeichneten, großzügig gestalteten Abbildungen vermitteln zusammen mit dem straffen, präzisen Text eine
anschauliche Vorstellung vom anatomischen Bau des Beckens und seiner Funktion.

Für den Chirurgen, Unfallchirurgen, Gynäkologen und Urologen werden
die Zugangswege zum Becken, die Gefäßversorgung und ihre Varianten,
die Komplikationsmöglichkeiten sowie die Verletzungen umfassend dargestellt. Ebenso werden Röntgenologen, Orthopäden, Neurologen und
alle Ärzte, die Patienten mit Erkrankungen des Beckens behandeln, aus
diesem Werk größten Nutzen für ihre tägliche Arbeit ziehen.

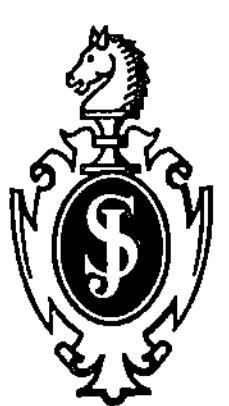

Springer-Verlag
Berlin
Heidelberg
New York
Tokyo

Tiergartenstr. 17, D-6900 Heidelberg 1
175 Fifth Ave., New York, NY 10010, USA
37-3, Hongo 3-chome, Bunkyo-ku, Tokyo 113, Japan

Teil 8 B: **Becken und Gravidität** befindet sich in Vorbereitung

A 10

Ein neues Profil in der Therapie von Harnwegsinfektionen

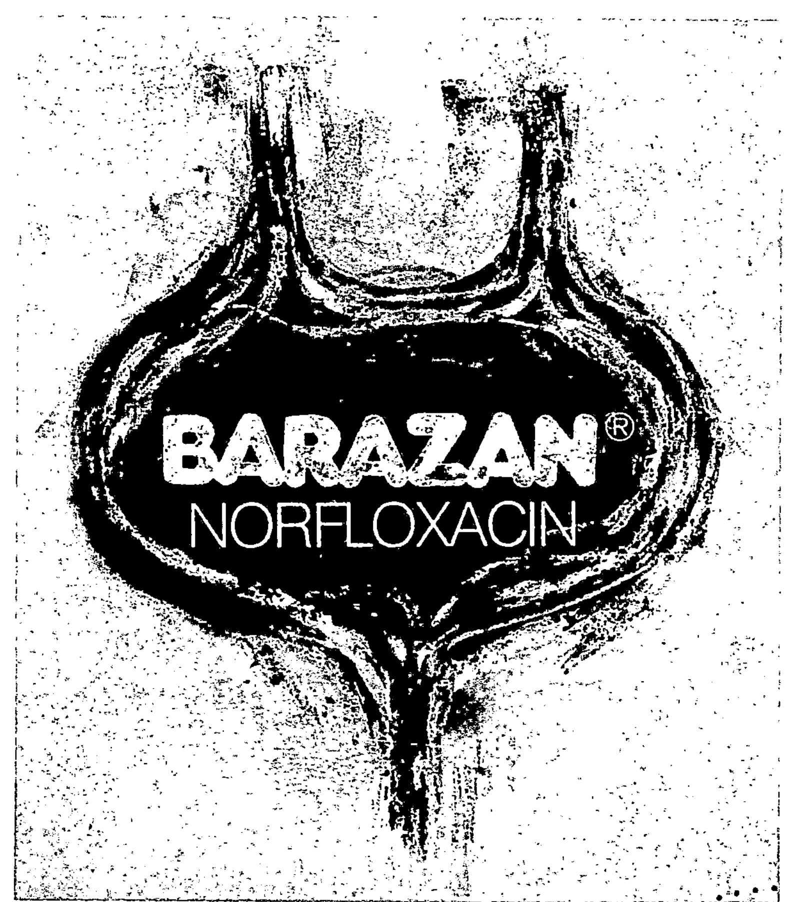

Bakterizides Breitspektrum-Chemotherapeutikum

H. Bartels

Uro-Sonographie

Ein Leitfaden für die praktische Anwendung

Mit einem Geleitwort von K. F. Albrecht
1981. 102 Abbildungen in 289 Teilfiguren. XV, 154 Seiten
Gebunden DM 88,–; approx. US $ 32.10
ISBN 3-540-10126-8

Inhaltsübersicht: Einleitung. – Allgemeines zur medizinischen Sonographie. – Spezielle Uro-Sonographie. – Schädigungsmöglichkeiten und Nebenwirkungen durch diagnostische Ultraschall-Anwendung. – Nachwort. – Sachverzeichnis.

Der Autor beschäftigt sich seit 10 Jahren mit der Uro-Sonographie. Seine großen Erfahrungen sind in diesem Leitfaden niedergelegt, der erstmals die Möglichkeiten und Grenzen der Uro-Sonographie unter praktisch-klinischen Gesichtspunkten aufzeigt.

Im Laufe der Zeit haben sich neben der ursprünglich einzigen Fragestellung, nämlich Abgrenzbarkeit von soliden gegenüber cystischen Raumforderungen, zahlreiche andere Indikationen für die Uro-Sonographie erarbeiten lassen. Diese erfolgten stets unter praktisch-klinischen Gesichtspunkten mit dem Ziel, dem Patienten unangenehmere und aufwendigere Untersuchungen ohne jeden Verlust an diagnostischer Sicherheit zu ersparen. Nicht nur bei Kindern spielt dabei der röntgenstrahlensparende Effekt eine zusätzliche Rolle.

Zwangsläufig haben sich mit der Uro-Sonographie wesentliche Änderungen im diagnostischen Gesamtkonzept für zahlreiche Erkrankungen ergeben. Sämtliche bislang erarbeiteten Indikationen der Uro-Sonographie werden dargestellt, und zwar jeweils mit den sich ergebenden Konsequenzen für das diagnostische oder therapeutische Vorgehen. Dabei sind die differentialdiagnostischen Erwägungen berücksichtigt, die sich aus den sonographischen Befunden ergeben. Die Darstellung zeigt aber ebenso die Grenzen des jungen Verfahrens auf und weist zudem auf häufige sonographischen Irrtümer hin.

In speziellen Kapiteln werden die Möglichkeiten und der Wert der Uro-Sonographie für die Kinder-Urologie und die invasive urologische Ultraschall-Diagnostik dargestellt.

2360/5/1 a

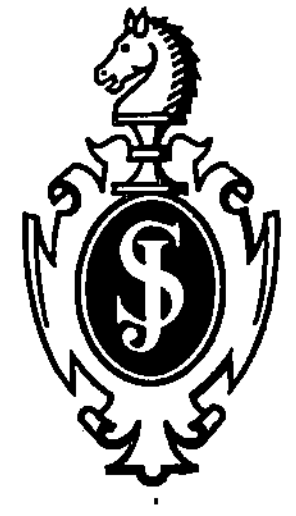

Springer-Verlag
Berlin
Heidelberg
New York
Tokyo

Tiergartenstr. 17, D-6900 Heidelberg 1
175 Fifth Ave., New York, NY 10010, USA
37-3, Hongo 3-chome, Bunkyo-ku, Tokyo 113, Japan

A 12

Zwei zu eins...

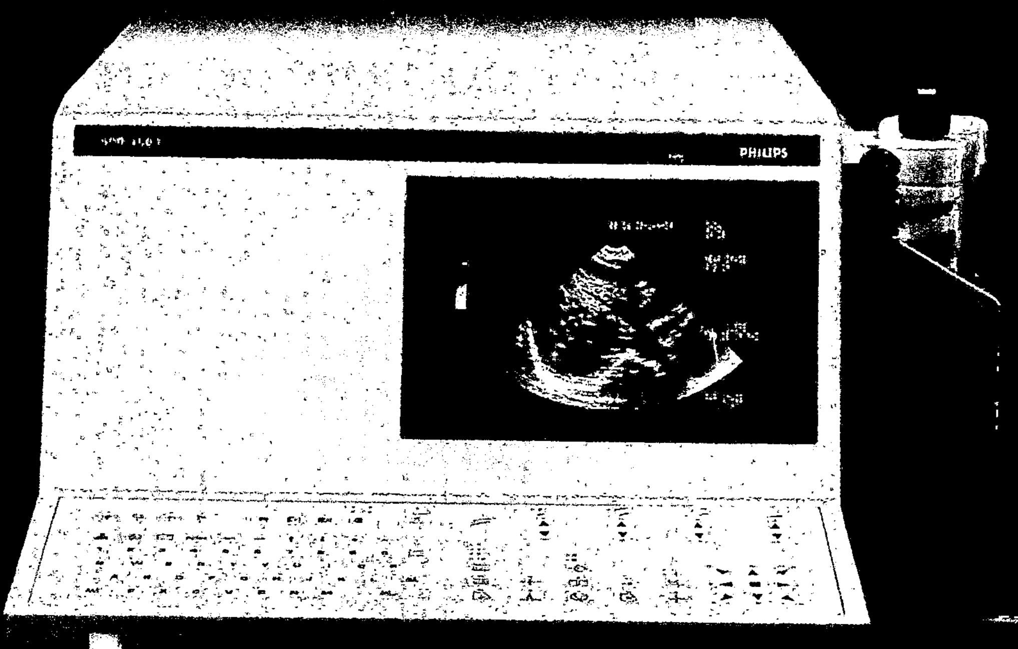

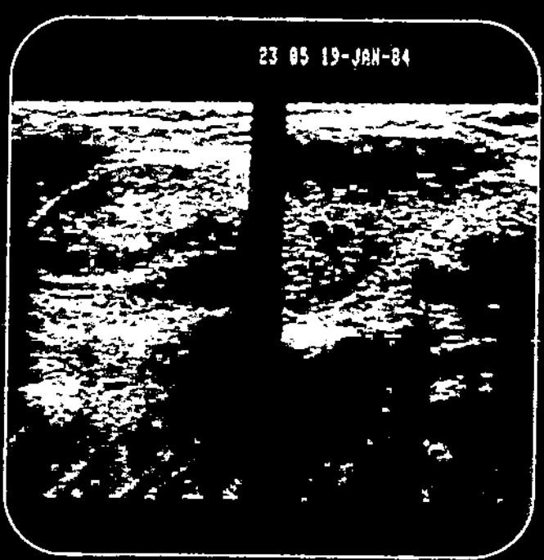

...für das neue
sono DIAGNOST R 1500

Denn das Philips Sono DIAGNOST R 1500 bietet zwei Routine-
techniken kombiniert in einem kompakten Tischgerät: Linear-
Array- und Sektorbetrieb. Und außerdem noch:
- Selbständige Standardeinstellung bei Schallkopfwechsel
- Membran-Tastenfeld mit fühlbaren Schaltpunkten
- Zwei getrennte Speicher für 2 Sektor- oder 4 Linearbilder
- Biometrierechner mit 20 Quantifizierungsprogrammen
- Hohe Bildqualität durch Anpassung des Dynamikbereiches
  an den Objektkontrast und Bildglättung ohne Schärfeverlust.

PHILIPS

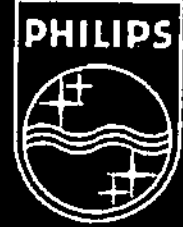

C.H.F. Müller Unternehmensbereich der Philips GmbH   Medizinisch-Technische Systeme
Postfach 10 46 40, Alexanderstr. 1, 2000 Hamburg 1, Tel. (0 40) 2 81-1

A 13

Traumatologie des Urogenitaltraktes

Von H. U. Braedel, T. C. Bright, S. Chlepas, G. Durben,
W. Lutzeyer, R. G. Kibbey, H. Melchior, P. C. Peters, P. Rathert,
A. Sigel, O. Trentz

Herausgeber: W. Lutzeyer

1981. 133 Abbildungen. XVI, 353 Seiten (22 Seiten in Englisch).
(Handbuch der Urologie, Band 14)
Gebunden DM 220,–; approx. US $ 80.10
Subskriptionspreis: Gebunden DM 176,–; approx. US $ 64.10
ISBN 3-540-05143-0
(Der Subskriptionspreis gilt bei Verpflichtung zur Abnahme aller
Bände des Handbuches)

Inhaltsübersicht: Verletzungen der Niere. – Spezielle radiologische
Untersuchungsverfahren bei Nierenverletzungen. – Stumpfe, nicht
penetrierende Verletzungen des Harnleiters. – Verletzungen der
Harnröhre und der Harnblase. – Verletzungen der Genitalorgane.
– Ureteral Injuries Secondary to Operative Procedures. – Ureteral
Trauma Due to Penetrating Missilies. – Polytrauma unter besonde-
rer Berücksichtigung des Urogenitaltraktes. – Sachregister.

Durch die Zunahme von Verkehrunfällen, Massenkatastrophen
und Sportunfällen gewinnt die Traumatologie des Urogenitaltraktes immer mehr an Bedeutung. Differenzierte diagnostische Maßnahmen ermöglichen, einzeln oder in Kombination, die sofortige
oder auch verzögerte Versorgung der verschiedenen Organe des
Urogenitaltraktes, angefangen von den Nieren und den Nierenge-
fäßen über Harnleiter, Blase und äußere Genitale.
Dieses Werk stellt die neuesten wissenschaftlichen und praktisch-
klinischen Erfahrungen kritisch dar. Dabei kommen den einzelnen Kapitel die großen persönlichen Erfahrungen der Autoren
zugute. Neue Gesichtspunkte des Pathomechanismus mit Rück-
wirkung auf Art und Schwere des Traumas werden aufgezeigt.
Relative Seltenheit der Harnleiterverletzung im Gegensatz zur
Häufigkeit von Blasenverletzungen und Verletzungen der hinteren
Harnröhre ergeben sich aus den großen und modernen Statistiken.
Verletzungen der äußeren Genitale wie Hoden und Nebenhoden
sind nicht nur vom psychologischen, sondern auch vom ver-
sicherungsrechtlichen Aspekt her wichtig.
Daher ist dieses Werk für Urologen, Unfallchirurgen und Allgemeinchirurgen, aber auch Kinderchirurgen und Pädiater eine
unerläßliche Informationsquelle.

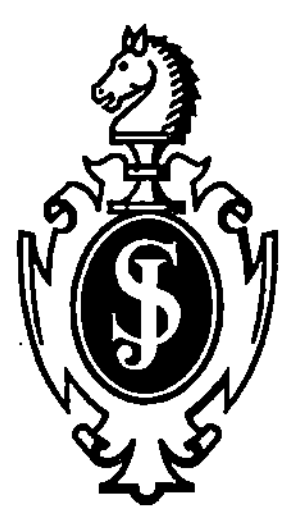

Springer-Verlag
Berlin
Heidelberg
New York
Tokyo

Tiergartenstr. 17, D-6900 Heidelberg 1
175 Fifth Ave., New York, NY 10010, USA
37-3, Hongo 3-chome, Bunkyo-ku, Tokyo 113, Japan

A 14

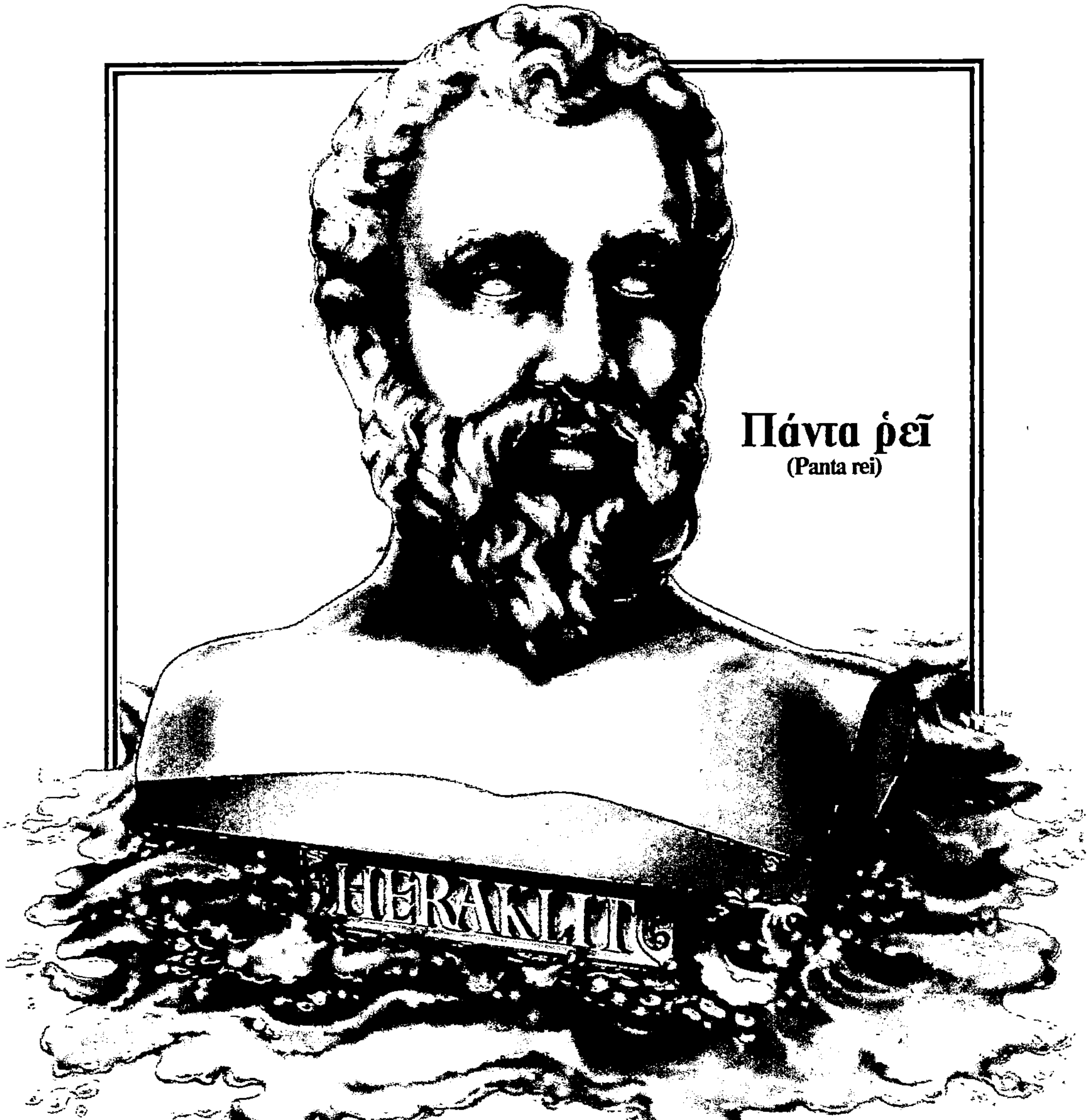

Alles fließt –
durch **Prostasal**® (ß-Sitosterin)
Zur Therapie des Prostata-Adenoms

Zusammensetzung: 1 Kapsel enthält 10 mg ß-Sitosterin. **Anwendungsgebiete:** Prostata-Adenom, Vor- und Nachbehandlung von Prostata-Operationen. **Nebenwirkungen:** In seltenen Fällen geringe Magen-Darm-Reizungen, die jedoch im allgemeinen ein Absetzen des Präparates nicht erforderlich machen. **Dosierung:** Täglich 3 mal 2 Kapseln Prostasal mit etwas Flüssigkeit nach den Mahlzeiten. Nach Besserung der Beschwerden kann für die Langzeittherapie die Dosis auf 3 mal 1 Kapsel tägl. vermindert werden. **Besondere Hinweise:** Auch nach dem Abklingen der Beschwerden sind regelmäßig ärztliche Kontrolluntersuchungen erforderlich. **Handelsformen und Preise:** 50 Kapseln N2 DM 19,37, 100 Kapseln N3 DM 32,23; 200 Kapseln DM 52,90. Apothekenpflichtig!   Stand. Juli 1984

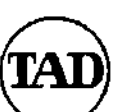

PHARMAZEUTISCHES WERK GMBH · CUXHAVEN

A 16

Zur Therapie von
akuten Harnwegs-
infektionen:

rasche Vernichtung
der spezifischen
URO-Keime

schnelle Beseitigung
von Schmerzen und
Miktions-SPASMEN

Das Urospezifikum
UROSPASMON®

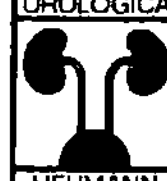

UROLOGICA
HEUMANN

A 17

W. Mauermayer

Transurethrale Operationen

Mit Beiträgen von K. Fastenmeier, G. Flachenecker, R. Hartung, G. H. Schlund, W. Schütz

2359/5/1

1981. 240 Abbildungen, 14 Farbtafeln. XXVI, 523 Seiten.
(Allgemeine und spezielle Operationslehre, Band 8. 3. völlig neubearbeitete Auflage, Teil 1)
Gebunden DM 480,–; approx. US $ 206.90
Subskriptionspreis (gilt bei Verpflichtung zur Abnahme aller Bände des Handbuchs)
Gebunden DM 384,–; approx. US $ 165.60
ISBN 3-540-10957-9

Inhaltsübersicht: Arbeitsräume für transurethrale Operationen. – Instrumente und Instrumentenpflege. – Präoperative Maßnahmen. – Allgemeine Resektionstechnik: Technik und Methodik des Schneidens. – Spezielle Resektionstechnik. – Die Technik der Blutstillung. – Transurethrale Operationen in der Harnblase. – Sonderformen der Elektroresektion am Blasenhals. – Die Lithotripsie. – Die Zeiss-Schlinge und das Einlegen von Ureterdauerkathetern. – Endoskopische Operationen in der Harnröhre. – Die Bougierung der Harnröhre. – Die Nachbehandlung nach der Operation. – Grundsätze ärztlicher Aufklärung von transurethralen Operationen. – Lernen und Lehren der transurethralen Operationstechnik. – Tafelteil. – Literaturverzeichnis. – Sachverzeichnis.

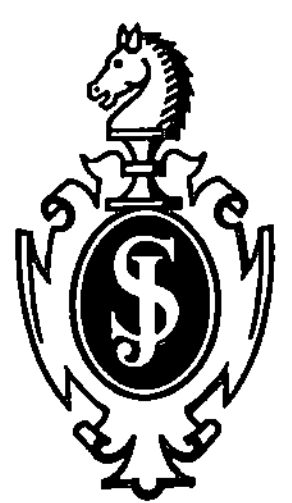

Springer-Verlag
Berlin
Heidelberg
New York
Tokyo

Tiergartenstr. 17, D-6900 Heidelberg 1
175 Fifth Ave., New York, NY 10010, USA
37-3, Hongo 3-chome, Bunkyo-ku, Tokyo 113, Japan

Diese Operationslehre ist der Extrakt aus 30 Jahren Operationserfahrung eines der Pioniere seines Faches, der mehr als 10.000 transurethrale Operationen ausgeführt oder mitbeobachtet hat. Seit den klassischen Werken von NESBIT und BARNES 1943 ist der Stoff nicht mehr in so ausführlicher Weise dargestellt worden.
In einer fast 30jährigen Lehrtätigkeit hat der Autor die transurethralen Operationsmethoden einer großen Zahl von Urologen vermittelt; er kennt die typischen Fehler und Gefahren und beschreibt – ohne „Werkstattgeheimnisse“ – detailliert die Möglichkeiten zu ihrer Vermeidung und zur Korrektur. Alle mitgeteilten Operationstechniken sind tausendfach erprobt, verbessert und didaktisch so dargestellt, daß sie nachvollziehbar sind – auch für Urologen, die nicht an einem endoskopischen Zentrum ausgebildet wurden.
Besonderen didaktischen Wert hat die Darstellung der „Grundtechnik“ der Resektion, die seit der ersten deutschen TU-Operationslehre des gleichen Autors 1962 in keinem anderen Buch in dieser klaren Weise gezeigt wurde.
Der komprimierte, einprägsame Text wird durch zahlreiche anschauliche schematische Abbildungen ergänzt. Brilliante Farbphotographien wurden ausgewählt, wenn sie besser als Zeichnungen oder Beschreibungen eine bestimmte Situation darstellen.

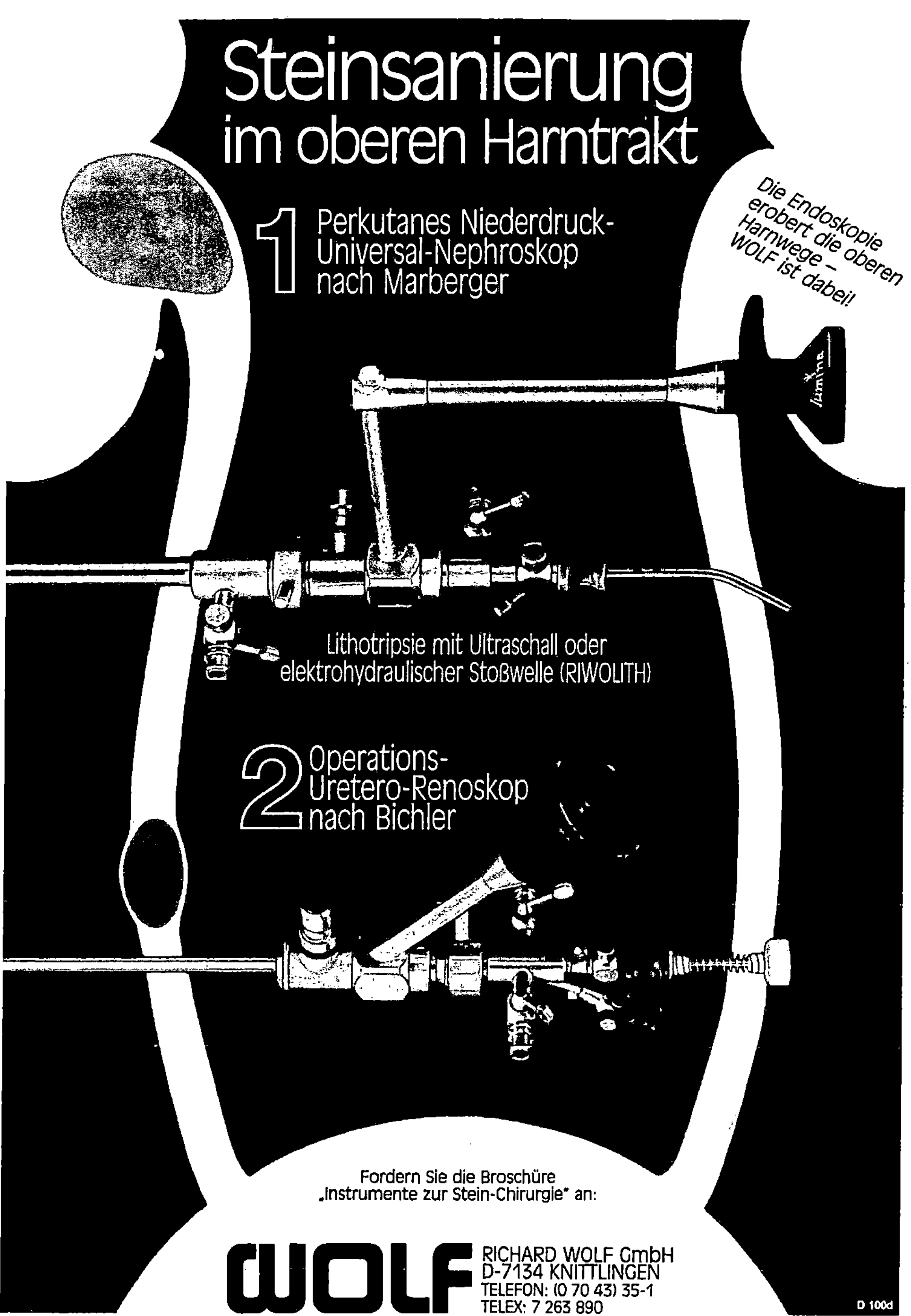

Steinsanierung
im oberen Harntrakt

1 Perkutanes Niederdruck-
Universal-Nephroskop
nach Marberger

Die Endoskopie
erobert die oberen
Harnwege –
WOLF ist dabei!

Lithotripsie mit Ultraschall oder
elektrohydraulischer Stoßwelle (RIWOLITH)

2 Operations-
Uretero-Renoskop
nach Bichler

Fordern Sie die Broschüre
„Instrumente zur Stein-Chirurgie" an:

WOLF

RICHARD WOLF GmbH
D-7134 KNITTLINGEN
TELEFON: (0 70 43) 35-1
TELEX: 7 263 890

D 100d

Bakterielle Infektionen:

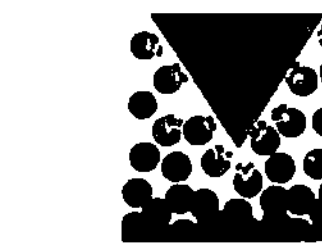

Cotrim forte-ratiopharm®

Cotrim forte-ratiopharm®
OP 10 Tabletten [N1] ⊝ DM 7,50
OP 20 Tabletten [N2] ⊝ DM 14,00

Cotrim-ratiopharm® Ampullen
OP   5 Ampullen ⊂⊃ DM 14,50

Zusammensetzung: 1 Tab. Cotrim forte-ratiopharm® enthält: 800 mg N1-(5-Methyl-3-isoxazolyl)-sulfanilamid (= Sulfamethoxazol) + 160 mg 2,4-Diamino-5-(3,4,5-trimethoxy-benzyl)-pyrimidin (= Trimethoprim) = Co-Trimoxazol 960 mg. 1 Ampulle Cotrim-ratiopharm® (5 ml) enthält: Trimethoprim 80 mg + Sulfamethoxazol 400 mg = Co-Trimoxazol 480 mg. **Dosierung:** Cotrim forte-ratiopharm® Tabletten: Normaldosis 2 x täglich 1 Tablette. Cotrim-ratiopharm® Amp.: 2 x täglich 2 Ampullen als Kurzinfusion mit bestimmten Infusionslösungen. **Indikationen:** Infektionen der Atemwege, des Urogenitaltraktes, des Magen-Darm-Traktes und der Haut, Abszesse und Wundinfektionen. **Kontraindikationen:** Bekannte Überempfindlichkeit, Bluterkrankungen, schwere Leber- und Nierenerkrankungen, Schwangerschaft und Stillzeit, Früh- und Neugeborene. Bei Auftreten eines Erythem exsudativum Medikation sofort abbrechen. **Nebenwirkungen:** Übelkeit, Erbrechen, Kopfschmerzen, Benommenheit. Selten Blutbildveränderungen. Kumulationsgefahr bei eingeschränkter Nierenfunktion. Selten Folsäuremangel. Exanthem. Blutbild kontrollieren, wenn Halsentzündung, Fieber oder grippeartige Beschwerden auftreten. **Wechselwirkungen mit anderen Mitteln:** Benzocain, Procain, Tetracain und andere p-Aminobenzoesäurederivate, Sulfonylharnstoffe, Hexamethylentetramin, Methotrexat.

ratiopharm GmbH Arzneimittel, Postfach 33 80, 7900 Ulm   3/84

Hyperurikämie:

Allopurinol-ratiopharm® 100/300

Allopurinol-ratiopharm® 100
OP 50 Tabletten [N2] ⊕ DM 7,80
OP 100 Tabletten [N3] ⊕ DM 14,25

Allopurinol-ratiopharm® 300
OP 20 Tabletten [N1] ⊕ DM 9,20
OP 60 Tabletten   ⊕ DM 20,50
OP 100 Tabletten [N3] ⊕ DM 31,60

Zusammensetzung: 1 Tabl. enthält: 100 mg bzw. 300 mg Allopurinol. **Dosierung:** Tägl. 100–900 mg mit reichlich Flüssigkeit zu den Mahlzeiten. **Indikationen:** Gicht, erhöhte Serumharnsäure gleich welcher Ursache, Verhinderung der Bildung und Auflösung von Harnsäuresteinen, Verhinderung der Bildung von Calciumoxalatsteinen. **Kontraindikationen:** Bekannte Überempfindlichkeit gegen Allopurinol, Schwangere und Stillende, Kinder bis zum 14. Lebensjahr, Hämochromatose. **Hinweis:** Wechselwirkungen müssen beachtet werden bei gleichzeitiger Gabe von 6-Mercaptopurin, Azathioprin, Zytostatika, Cumarin-Derivaten, Urikosurika, Salicylsäure und Chlorpropamid. **Nebenwirkungen:** Hautreaktionen (Juckreiz, Rötung, Pusteln, Quaddeln, evtl. mit Fieber, Abgeschlagenheit, Muskelschmerzen). Selten Blutbildveränderungen, Auswirkungen auf das Knochenmark, Lebervergrößerung, Nervenerkrankungen der Extremitäten, Linsentrübung, Kopfschmerz, Müdigkeit, Übelkeit, Schwindel, Magen-Darm-Beschwerden.

ratiopharm GmbH Arzneimittel, Postfach 33 80, 7900 Ulm   3/84

Inhaltsverzeichnis

Verletzungen der Nierengefäße und des Harnleiters

Moderatoren: W. Lutzeyer, Aachen, und J. Potempa, Mannheim

Polytraumen

Moderatoren: E. Schmiedt, München, und G. Rutishauser, Basel

Kombinationsverletzungen unter Beteiligung des unteren Harntraktes

Moderatoren: H. Marberger, Innsbruck, und J. Kaufmann, Hamburg

IV

Fortsetzung: Verletzung der Harnorgane

Moderatoren: H. Wand, Kiel, und W. Schmandt, Münster

II. Hauptthema: CT und Sonographie bei urologischen Tumoren

Nierentumor (CT)

Moderatoren: E.J. Zingg, Bern, P. Kolle, Hannover, C. Claussen, Berlin, und
W.-B. Schwerk, Marburg

V

VIII

IX

X

Eröffnung des Kongresses und Begrüßung durch den Präsidenten, Herrn Prof. Dr. G. Rodeck

Verhandlungsbericht der Deutschen Gesellschaft
für Urologie, 35. Tagung (1983) XIII–XVIII
© Springer-Verlag Berlin Heidelberg 1984

Verehrte Gäste, liebe Kollegen, meine Damen und Herren!

Mit dem Divertimento ES-Dur von Wolfgang Amadeus Mozart, dargeboten von einem Bläseroktett des Hessischen Staatsorchesters wurde der XXXV. Kongreß der Deutschen Gesellschaft für Urologie musikalisch eingeleitet.

Als Marburger begrüße ich Sie alle sehr herzlich hier in Wiesbaden, wo die Deutsche Gesellschaft für Urologie 76 Jahre nach ihrer Gründung erstmals ihre Jahrestagung abhält.

In meinem schriftlichen Grußwort habe ich bereits dargelegt, warum Wiesbaden als Kongreßort an die Stelle von Marburg treten mußte. Für die gewährte Gastfreundschaft sage ich den offiziellen Vertretern und Einwohnern dieser Stadt in Ihrer aller Namen herzlichen Dank.

Es ist für mich eine Freude und Ehre zugleich, unter den Teilnehmern dieses Kongresses Kollegen und Freunde aus fast allen west- und osteuropäischen Ländern, ja sogar aus den Vereinigten Staaten, Japan, Südafrika und dem Nahen Osten begrüßen zu können. Insgesamt sind 18 Länder vertreten.

Den anwesenden Ehrenmitgliedern und korrespondierenden Mitgliedern rufe ich ein herzliches Willkommen zu. Die Professoren Alken, Mayor und Brosig haben mir telefonisch oder schriftlich die besten Wünsche für den Verlauf des Kongresses übermittelt. Für Prof. Mayor ist es seit 30 Jahren das erste Mal, daß er nicht an dem Deutschen Urologenkongreß teilnimmt.

Im vergangenen Jahr sahen wir in der Anwesenheit einer offiziellen Delegation aus der DDR den Beweis für eine sich hoffnungsvoll anbahnende Wende in den menschlichen Kontakten auf wissenschaftlicher Ebene zwischen beiden Deutschen Staaten. Leider hat dies in diesem Jahr keine Be-
stätigung und Fortsetzung gefunden. Meine mehrfachen Einladungen an zuständiger Stelle wurden letztlich von dem derzeitigen Präsidenten der Urologengesellschaft der DDR mit dem Ausdruck des Bedauerns abschlägig beschieden. Gründe wurden nicht angegeben, sie wären wohl auch kaum begreiflich. Es bleibt die Enttäuschung, die uns jedoch nicht davon abhalten sollte, für die Zukunft wieder zu hoffen.

Als Gäste dieser feierlichen Eröffnung begrüße ich besonders den Herrn Staatssekretär Dr. Lenz in Vertretung des Hessischen Kultusministers; den Oberbürgermeister der Stadt Wiesbaden Herrn Dr. Jentsch; den Präsidenten der Philipps-Universität Herrn Prof. Kröll; den Kanzler der Philipps-Universität, Herrn Dr. Ewald; den Vorsitzenden der Bezirksärztekammer Herrn Dr. Lang; Herrn Kurdirektor Strieder und die zahlreichen Kollegen anderer Fachgesellschaften, insbesondere den Präsidenten der österreichischen Gesellschaft für Urologie, Herrn Prof. Gasser und den Präsidenten der ungarischen Gesellschaft für Urologie, Herrn Prof. Pintér. Die Anwesenheit des Präsidenten der Deutschen Gesellschaft für Chirurgie Herrn Prof. Koslowski und des Generalsekretärs der Deutschen Gesellschaft für Chirurgie Herrn Prof. Schwaiger quittieren wir mit großer Freude; sie unterstreicht die enge Verbundenheit zwischen Chirurgie und Urologie, die auch in dem ersten Verhandlungsthema unseres Kongresses ihren Ausdruck findet.

Meine Damen und Herren, wie in jedem Jahr haben wir Veranlassung, einiger Mitglieder zu gedenken, die seit der letzten Tagung in Hamburg durch Tod von uns gegangen sind. Es verstarben: Im Frühjahr dieses Jahres unser korrespondierendes Mitglied Prof. Dr. med. Anton Pytél, Direktor der II. Urologischen Klinik in Moskau.
Am 28. 6. 1983 Prof. Dr. med. Peter Gammelgaard,

aus Herlev in Dänemark, Ordinarius für Urologie
in Kopenhagen. Er war ebenfalls korrespondierendes Mitglied unserer Gesellschaft.

Am 4. 6. 1983 Dr. med. Günther Bofinger, Facharzt
für Urologie in Stuttgart,

und am 7. 7. 1983 Prof. Dr. med. Otto Hilgenfeldt,
Bochum, im Alter von 83 Jahren; er war bis 1966
Chefarzt der Chirurgischen Klinik im Augusta-
Krankenhaus in Bochum; Ehrenmitglied der
Deutschen Gesellschaft für Chirurgie und 1. Preis-
träger des Erich-Lexer-Preises (1972).

Wir werden den Verstorbenen ein ehrendes Ange-
denken bewahren. Sie haben sich von Ihren
Plätzen erhoben, ich danke Ihnen.

Es folgen Grußworte an die Teilnehmer des
Kongresses:

In Vertretung des Hessischen Kultusministers
Herr Staatssekretär Dr. Lenz.

Der Oberbürgermeister der Stadt Wiesbaden, Herr
Dr. Jentsch.

Der Präsident der Philipps-Universität, Herr Prof.
Kröll.

Der Präsident der Deutschen Gesellschaft für
Chirurgie, Herr Prof. Koslowski.

Meine Damen und Herren!

Der Vorstand der Deutschen Gesellschaft für Urologie hat auch in diesem Jahr satzungsgemäß beschlossen, Persönlichkeiten, die sich um die Urologische Wissenschaft und um die Gesellschaft verdient gemacht haben, zu Ehrenmitgliedern bzw.
korrespondierenden Mitgliedern zu ernennen.

Die Ehrenmitgliedschaft wird verliehen an
Herrn Prof. Dr. med. emer. Hermann Dettmar,
früher Düsseldorf, jetzt Saldenburg
und Herrn Prof. Dr. med. emer. Max Schwaiger,
Freiburg.

Lieber Herr Dettmar!

Wie viele unserer Generation haben Sie sich erst
nach einer fundierten Chirurgischen Ausbildung
in Gütersloh und Düsseldorf der Urologie zugewandt, in deren Geheimnisse Sie durch Otto Frick
und Ferdinand May eingeführt wurden. Auf dieser
Basis übernahmen Sie die Leitung der Urologischen Abteilung an der Chirurgischen Klinik
Düsseldorf unter Prof. Derra und bauten sie weiter
aus. 1959 wurden Sie als erster Ordinarius auf den
neu geschaffenen Lehrstuhl der Med. Akademie
Düsseldorf berufen.

Die Deutsche Gesellschaft für Urologie ehrt in
Ihnen den verantwortungsbewußten Arzt und
erfolgreichen Operateur, den kritischen Wissen-
schaftler und engagierten Hochschullehrer, gleichzeitig aber ein verdienstvolles Mitglied und ehemaligen Präsidenten unserer Gesellschaft.

Sehr verehrter, lieber Herr Prof. Schwaiger!

Als Ordinarius für Chirurgie an den Universitäten
Köln, Marburg und Freiburg haben Sie von jeher
die Urologie als eigenständiges Fachgebiet anerkannt und dafür Sorge getragen, daß Sie jeweils
einen geeigneten Fachvertreter für die urologischen Belange der von Ihnen geleiteten Kliniken
erhielten. Voraussetzungen war für Sie allerdings,
daß derjenige auch eine breite Allgemeinchirurgi-
sche Ausbildung vorzuweisen hatte. Diesem
Umstand verdanke ich wohl auch meine Anstel-
lung in Marburg als Oberarzt Ihrer Klinik und
Leiter der Urologischen Abteilung vor nunmehr
23 Jahren.

Sie überließen der Urologie den nötigen Frei-
raum zur eigenen Entfaltung und wissenschaftlichen Tätigkeit und haben zu gegebener Zeit die
Einrichtung urologischer Lehrstühle mit Nach-
druck unterstützt. Dies dankt Ihnen die Deutsche
Gesellschaft für Urologie und verleiht Ihnen heute
die Ehrenmitgliedschaft.

Ich freue mich, daß ich in freundschaftlicher
Verbundenheit und mit Ausdruck des aufrichtigen
Dankes diese Ehrung vornehmen kann. Ich darf
nun beide Herren bitten, zu mir auf das Podium zu
kommen, um die Urkunden in Empfang zu
nehmen.

Zu korrespondierenden Mitgliedern werden
ernannt:

Herr Prof. Dr. med. Gerhard Aumüller, Marburg,
und

Herr Prof. Dr. Josef Pintér, Debrecen/Ungarn.

Herr Prof. G. Aumüller ist Leiter des Institutes
für Anatomie und Zellbiologie an der Philipps-
Universität in Marburg. Bereits Ende der 60er
Jahre hat er über die Vaskularisation von Nierentumoren, den vesicoureteralen Übergang und über
die Gefäß- und Muskelarchitektur der Prostata
gearbeitet und publiziert.

Durch weitere Arbeiten über die Ultrastruktur
von Bläschendrüse, Prostata, Hoden und Nebenhoden verschiedener Spezies sowie durch ein seit
1974 von der DFG gefördertes Forschungsvor-
haben über die Histophysiologie der Prostata und
ihre sekretorischen Proteine stellte er seinen engen
wissenschaftlichen Kontakt zur Urologie unter

Beweis und zeigte von jeher ein großes Interesse an klinischen Fragestellungen.

Herr Prof. Dr. med. Josef Pintér, Direktor der Urologischen Universitätsklinik in Debrecen/Ungarn und derzeit Präsident der Ungarischen Gesellschaft für Urologie hat sich seit Jahren in hervorragender Weise für enge wissenschaftliche Kontakte und freundschaftliche Verbindung zur Deutschen Gesellschaft für Urologie eingesetzt und um sie verdient gemacht.

Ich bitte beide Herren, die Urkunden in Empfang zu nehmen.

Ich habe nun die Freude, nach einjähriger Pause wieder den von der Deutschen Gesellschaft für Urologie gestifteten *Maximilian-Nitze-Preis* zu verleihen. Auf einstimmigen Beschluß der Nitze-Preisrichter-Kommission wird an

Herrn Priv.-Doz. Dr. med. Josef Hannappel, Aachen

für seine Habilitationsschrift: „Motorik des Harntraktes. Physiologische Grundlagen und Pharmakologie"

der Maximilian-Nitze-Preis 1983 verliehen.

Die Arbeit wurde unter insgesamt 6 eingereichten als eine überaus sorgfältige und umfassend erarbeitete Studie ausgewählt und ist inzwischen als Band 13 der Schriftenreihe „Medizin, Forschung und Lehre" beim Josef Stippak-Verlag, Aachen, erschienen. Ich darf Herrn Dr. Hannappel bitten, zu mir zu kommen, um die Urkunde in Empfang zu nehmen. Der Scheck über 10 000 DM wird vom Schatzmeister zugestellt werden.

Meine sehr verehrten Damen und Herren!

Einer guten Tradition folgend, möchte ich an dieser Stelle meiner akademischen Lehrer gedenken.

Mit besonderer Verehrung und Dankbarkeit gedenke ich meines chirurgischen und urologischen Lehrers, Prof. Dr. Egbert Schwarz, der mich nach Jahren der allgemeinmedizinischen und chirurgischen Grundausbildung in Weimar und Meiningen 1950 in die von ihm geleitete Erfurter Klinik aufnahm und meinen weiteren beruflichen Werdegang entscheidend prägte. Als Schüler Wilhelm Müllers war er nicht nur ein begnadeter Chirurg und akademischer Lehrer, der noch wesentliche Teilgebiete der Chirurgie, wie Neurochirurgie, plastische und Wiederherstellungschirurgie sowie Urologie vertrat und beherrschte, sondern auch ein vorausschauender und zugleich traditionsbewußter Planer und Organisator war.

Seiner Tatkraft ist es zu danken, daß anknüpfend an eine jahrhundertelange Tradition die 1916 geschlossene Erfurter Universität durch Gründung der Medizinischen Akademie im Jahre 1954 wieder zu neuem Leben erweckt wurde.

Er hat es verstanden, aus einer zuletzt 450 Betten umfassenden Klinik ein Medizinisches Zentrum im wahrsten Sinne des Wortes zu schaffen, an dem jeder der 4 Oberärzte Spezialabteilungen wie Neurochirurgie, Thoraxchirurgie, Urologie sowie Herz- und Gefäßchirurgie weitgehend eigenständig leitete. Als Bindeglied blieb für alle die Allgemeinchirurgie.

Ich selbst übernahm 1953 die Urologische Abteilung und wurde 1956 dazu ausersehen, mir in Düsseldorf bei Herrn Prof. Derra Kenntnisse in der Herzchirurgie anzueignen, die ich dann bis zum Jahre 1960 an zahlreichen Operationen in die Tat umsetzen konnte.

Im Jahre 1960 kam ich nach Marburg, um zunächst als Oberarzt der Chirurgischen Klinik gleichzeitig die Leitung der Urologischen Abteilung zu übernehmen, die durch Vorgänger mit klangvollem Namen wie Boeminghaus, Schultheis, Schmiedt und Albrecht bereits geprägt war.

Mein neuer Chef, Prof. Schwaiger, akzeptierte in der ihm eigenen Toleranz nicht nur meine unter einem anderen Lehrmeister gewonnene chirurgische Erfahrung, sondern respektierte von Anfang an meine Eigenverantwortlichkeit als Urologe. Ich habe von ihm, dem Schüler K.H. Bauers noch viel gelernt und verdanke ihm die Fortsetzung meiner akademischen Laufbahn, letztlich auch die Tatsache, daß ich heute als Präsident dieses Kongresses vor Ihnen stehe.

Nur einige Bemerkungen zur Thematik des Kongresses:

Wir alle werden täglich durch Funk, Fernsehen und Presse über eine Vielzahl schwerer Unfälle informiert, vor allen Dingen im Straßenverkehr, wo wir nicht selten im Vorbeifahren Augenzeuge werden. Allein im Jahre 1982 wurden bundesweit 350 000 Verkehrsunfälle mit Personenschaden registriert, darunter 49 000 Kinder und Jugendliche unter 18 Jahren.

Auch die Sportverletzungen haben, gleichlaufend mit den immer rasanteren und risikoreicheren Sportarten, zugenommen. Wenn auch nur etwa 2% aller Unfallverletzten auf die Harnwege entfallen und 12 bis 20% der mehrfach Verletzten gleichzeitig urologisch zu behandeln sind, so war es doch an der Zeit, nach einem Intervall von 20 Jahren, die Verletzungen von Niere und Harnwegen zum Verhandlungsthema des Deutschen Urologenkongresses zu erheben.

In der Behandlung der isolierten Nierenverletzungen scheint es noch immer Meinungsverschiedenheiten über Art und Zeitpunkt der Behandlung zu geben. Tatsächlich aber kann die alleinige konservative Behandlung keine Alternative zu operativen Maßnahmen darstellen.

Es kommt allein darauf an, durch möglichst erschöpfende Befunderhebung und Diagnostik, hier haben Sonographie und Computertomographie und auch die digitale Serienangiographie eine Lücke geschlossen, herauszufinden, welche Verletzungen gefahrlos abwartend evtl. definitiv konservativ behandelt werden können und welche Befunde eine sofortige, möglichst organerhaltende operative Therapie erfordern.

Ich hoffe, daß wir durch die zahlreichen Vorträge sowie in der Diskussion Klarheit über die anstehenden Fragen gewinnen.

Polytraumatisierte, wobei natürlich die verschiedensten Kombinationen unterschiedlicher Schweregrade vorkommen, stellen höchste Anforderungen an eine erfolgreiche interdisziplinäre Zusammenarbeit.

Hier gilt es, fachspezifische Einzelhandlungen und Überlegungen im Interesse der bestmöglichen Versorgung der Schwerverletzten außerachtzulassen. Wohl müssen notwendige Sofortmaßnahmen, wie Behandlung eines manifesten Schocks, Beatmung und Stillung einer äußeren Blutung unverzüglich durchgeführt werden, aber unter Berücksichtigung der vorliegenden Symptome sollten frühzeitig alle betroffenen Fachvertreter hinzugezogen werden und über das weitere Vorgehen gemeinsam beraten. Dies geschieht noch nicht immer und überall.

Es ist keine Seltenheit, daß der zuerst zum Verletzten Gerufene, gleich welcher Fachrichtung, operativ tätig wird, ohne andere vorliegende Befunde hinreichend beachtet und deren Priorität richtig eingeschätzt zu haben. Die Reihenfolge der zu ergreifenden Maßnahmen muß sorgfältig abgestimmt werden und oftmals ist eine engmaschige Verlaufskontrolle zur richtigen Einschätzung der Situation unerläßlich. Übereiltes Handeln kann auch hier schädlich sein.

Nicht überall sind heute maximale räumliche, operative und personelle Bedingungen für die Behandlung von Schwerverletzten gegeben. Es ist deshalb unbedingt erforderlich, an jedem Schwerpunktkrankenhaus entsprechende Vorsorge zu treffen, insbesondere auch bei Neubauten die speziellen Belange für die Erstversorgung Schwerverletzter hinreichend zu berücksichtigen. In der Notfallaufnahme sind, neben einem entsprechend ausgestatteten Schockraum, ein oder mehrere Röntgeneinrichtungen und ein Sonographiegerät für die Basisdiagnostik unentbehrlich.

Das für heute Nachmittag vorgesehene einstündige interdisziplinäre Podiumsgespräch kann unmöglich die gesamte Problematik der Polytraumatisierten berücksichtigen, aber einige aus urologischer Sicht wichtige Fragen sollen hier angesprochen und möglichst einer Klärung zugeführt werden. Ich würde mich freuen, wenn außer den bereits jetzt anwesenden Chirurgen im Laufe des Tages noch möglichst viele der an sie ergangenen Einladung Folge leisten würden.

Sonographie und Computertomographie, in neuester Zeit auch die Kernspintomographie erlauben als sogenannte bildgebende Systeme in weit größerem Maße als es bisher mit der herkömmlichen Röntgendiagnostik möglich war, einen Einblick in das Innere eines menschlichen Organismus zu tun, ohne dessen Integrität zu verletzen. Dadurch wurde die Diagnostik krankhafter Veränderungen, auch im symptomfreien Stadium und die Möglichkeit gezielten Handelns, einschließlich eines vorher möglichst genau festgelegten operativen Eingriffes, entscheidend verbessert.

Auch in der frühen und späteren Nachsorge spielen die bildgebenden Systeme eine wichtige Rolle. Mit ihrer Hilfe wird die richtige Einschätzung postoperativer Komplikationen erleichtert und die bei Tumorkranken routinemäßig durchzuführenden Kontrolluntersuchungen werden wesentlich effektiver.

Vor dem Hintergrund der ständigen Kostensteigerung ist eine Bestandsaufnahme über Leistungsfähigkeit und Indikation zur Anwendung der einzelnen Untersuchungsverfahren sowie der sich daraus ergebenden Konsequenzen dringend notwendig. Um den Rahmen nicht zu sprengen, wurde die Thematik ganz bewußt auf die urologischen Tumoren begrenzt.

Das kinderurologische Thema beschränkt sich auf die schwerste urologische Mißbildung, die Blasenekstrophie. Es liegen Erfahrungen mit verschiedensten Behandlungsverfahren vor und es gilt auch hier, den erfolgversprechendsten Weg für Leben und Gesundheit der betroffenen Kinder herauszufinden.

Es stellt sich die Frage, ob dieses Ziel sowohl in funktioneller und kosmetischer Hinsicht und damit auch eine spätere weitestgehende soziale Rehabilitation nur durch die frühzeitige totale Rekonstruktion zu erreichen ist, oder ob man doch besser unter Inkaufnahme gewisser körperlicher Mängel wie bisher, einen anderen vielleicht gefahrloseren Weg einschlagen soll. Besonders bei den

Knaben sind psychologische und psychosomatische Aspekte nicht außer acht zu lassen. Diese Fragen sind wichtig genug, um sie im Rahmen des Kongreßprogrammes zu erörtern.

Die große Anzahl der angemeldeten Vorträge mit freigewählter Thematik konnte trotz Parallelveranstaltungen nur zu einem Teil in das Programm aufgenommen werden. Es wurde hier der Versuch gemacht, einzelne wichtige Themengruppen herauszugreifen.

Erfreulicherweise haben sich nachträglich noch 20 Autoren bereiterklärt, ihren Vortrag als Poster in der Wissenschaftlichen Ausstellung darzustellen. Dadurch ist die Wissenschaftliche Ausstellung mit 36 Beiträgen recht umfangreich geworden und ich möchte sie Ihrer besonderen Aufmerksamkeit empfehlen.

Darüber hinaus sind die Kurzfassungen fast aller angemeldeten, aber nicht im Programm erschienenen Beiträge, in den Referateband aufgenommen worden.

Abgerundet wird das Programm durch wissenschaftliche Filme unterschiedlicher Thematik, die während der ganzen Kongreßzeit laufen und sicher auch Ihr Interesse finden.

In der Schlußsitzung sind neben den aktuellen Berichten aus wissenschaftlicher und berufspolitischer Sicht ein Referat des Marburger Wirtschaftswissenschaftlers, Prof. Hamm, zum Thema „Wohin führt die Gesundheitspolitik?" vorgesehen.

Nicht unerwähnt soll das am Mittwoch veranstaltete Seminar über transcutane Technik bleiben, das Dank seiner Aktualität von ca. 350 Teilnehmern besucht wurde und allgemein großen Anklang fand. Morgen erwarten wir ca. 450 Teilnehmer zum XXV. Fortbildungsseminar für urologische Assistenzberufe.

Meine sehr verehrten Damen und Herren!

Dem ärztlichen Beruf im allgemeinen und den Urologen im besonderen wurde durch unsachliche, vielfach böswillige und entstellende Veröffentlichungen in den letzten Jahren großer Schaden zugeführt. Leidtragende sind nicht nur Ärzte in Klinik und Praxis, sondern in erster Linie auch die Patienten. Dort, wo Vertrauen unerläßlich ist, wurde Mißtrauen hineingetragen und ständig weiter geschürt. Die Folge davon ist, die Patienten sind verunsichert, mißtrauisch, überängstlich und suchen oftmals Hilfe von einer Seite, von der sie nicht kommen kann.

Die Spezialisierung der Medizin und die damit verbundene Verteilung der diagnostischen bzw. therapeutischen Maßnahmen auf mehrere Ärzte unterschiedlicher Fachgebiete hat ohnedies zur Folge, daß der Patient es schwer hat, einen Vertrauenspartner zu finden. Hier wird normalerweise der operierende Arzt eine zentrale Stellung einnehmen müssen und alle anderen sollten dies respektieren. Oft müssen die Einzelbefunde erst zu einem Mosaik zusammengefügt werden, um klare Vorstellungen über den vorliegenden Befund zu haben. Wenn jeder untersuchende Arzt sich veranlaßt sieht, seinen erhobenen Befund dem Patienten unmittelbar mitzuteilen und Therapievorschläge zu geben, vielleicht sich auch noch zur Prognose zu äußern, so wird damit sicher nicht im Interesse des Patienten gehandelt.

Wir müssen feststellen, daß die Zahl der Vorsorgeuntersuchungen deutlich abgenommen hat und sich die Fälle häufen, in denen Kranke erst im weit fortgeschrittenen Stadium den Arzt aufsuchen oder sich in klinische Behandlung begeben.

Was helfen alle technischen Möglichkeiten der modernen Medizin, wenn die Vertrauensbasis fehlt. Das gilt sowohl für die Beziehung zwischen Arzt und Patient als auch ganz allgemein für das Verhältnis von Staat, Öffentlichkeit und Verwaltungsdienststellen zur Medizin und zum ärztlichen Beruf.

Es ließen sich hier ungezählte Beispiele anführen, so z.B. die Einstellung gegenüber berechtigten Forderungen der späteren Nutzer bei Planung und Ausführung von Kliniks- und Institutsneubauten. Man neigt allgemein zu der Annahme, daß wir Ärzte immer unmäßige und übersteigerte Forderungen stellen und setzt oftmals den Rotstift an falscher Stelle an.

Auch die zunehmende Tendenz, Operationen bei Kindern ambulant durchzuführen, um sie vor seelischen Schäden eines Krankenhausaufenthaltes zu bewahren, ist im gewissen Sinne Ausdruck des Mißtrauens gegenüber unserer klinischen Tätigkeit. Wenn man hier die Kostenersparnis als weiteres Argument anführt, so vergißt man, daß die Durchführung ambulanter Operationen auch einen hohen personellen Aufwand erfordert, der von den Krankenkassen nicht hinreichend vergütet wird. Es besteht die Gefahr, daß hierdurch der allgemeine Pflegesatz als Ausgleich zusätzlich belastet wird.

Wir Ärzte müssen alles tun, um das gestörte Vertrauen in die Schulmedizin wieder herzustellen. Hier steht an erster Stelle mehr Zuwendung zum Patienten und mehr Zeit für den einzelnen Kranken. Dies ist jedoch nur möglich, wenn man uns von unnötigen Belastungen freihält, aber stattdessen werden uns immer neue aufgebürdet. Ein Musterbeispiel ist die neue Gebührenordnung für Ärzte. Sicherlich war eine Ergänzung und Neufestlegung der Gebührensätze dringend erforderlich, aber war es notwendig (wegen einiger bedauernswerter Überschreitungen), die Ärzte in Klinik und Praxis mit einem derartig komplizierten und zeitaufwendigen Abrechnungssystem zu belasten?

Das Angebot einer Abdingung, d.h. Vereinbarung eines höheren Gebührensatzes bereits vor Beginn der Untersuchung und Behandlung ist für Patient und Arzt gleichermaßen unzumutbar und mit den ethischen Grundsätzen unseres Berufes nicht vereinbar.

Heute ist viel von Qualitätskontrollen, besser gesagt *Qualitätssicherung* im ärztlichen Tätigkeitsbereich die Rede. Etwas sichern oder ergänzen läßt sich aber nur, was bereits vorhanden ist, d.h. an erster Stelle steht der bereits hohe Wissensstand am Ende des medizinischen Studiums.

Er ist Voraussetzung für eine qualifizierte Weiterbildung, z.B. zum Arzt für Urologie. Dies setzt jedoch die Bereitschaft der Studenten voraus, das Lehrangebot anzunehmen. In unserem Fach sind die Studenten so auf den Begriff „Praktikum" fixiert, daß sie zu einem großen Teil die begleitende systematische Vorlesung, die allein in der Lage ist, den umfassenden Wissensstoff unter Zugrundelegung des Lernzielkatalogs zu vermitteln, ablehnen.

Wenn nicht bald eine Änderung der Studienordnung erfolgt, wonach die Teilnahme an einer urologischen Lehrveranstaltung, die in sinnvoller Weise systematische Vorlesung, Unterricht am Krankenbett und praktische Übungen kombiniert, zur Pflicht erhoben wird, dann werden bei dem augenblicklich praktizierten Prüfungssystem in zunehmendem Maße Ärzte ihre Praxis ausüben, die über keine oder nur sehr geringe Kenntnisse im Fach Urologie verfügen. Die Zahl derjenigen, die während des praktischen Jahres die Urologie zur dreimonatigen Ausbildung wählen, ist verschwindend gering.

Um die Weiterbildung zum Arzt für Urologie zu verbessern, hat die Deutsche Gesellschaft für Urologie gemeinsam mit dem Berufsverband eine Kommission gebildet, die sich zur Aufgabe gestellt hat, die Inhalte der Weiterbildungsverordnung zu ergänzen. Eine entsprechende Empfehlung unter Berücksichtigung der hinzugekommenen diagnostischen und therapeutischen Methoden und der notwendigen Ausweitung des Wissensstoffes auf Randgebiete wurde an die ständige Konferenz der Bundesärztekammer weitergeleitet.

Weiterhin wurde ein Weiterbildungskatalog erarbeitet, der sowohl Richtlinie für die in Weiterbildung befindlichen Ärzte als auch Grundlage für die allmählich in allen Bundesländern einzuführenden Facharztprüfungen sein kann.

Unter Auswertung bereits vorliegender Erfahrungen in anderen Ländern und Fachgesellschaften werden wir ein für spezielle urologische Belange zutreffendes Qualitätssicherungsprogramm auf dem Grundsatz der Freiwilligkeit ausarbeiten.

An dieser Stelle muß aber noch einmal mit aller Deutlichkeit ausgesprochen werden, daß all diese Bemühungen um die Qualitätssicherung in der Ausübung des ärztlichen Berufes allein eine intern ärztliche Aufgabe sein kann und darf. Ein hoher Ausbildungs- und Kenntnisstand in Verbindung mit ärztlich ethischem Verantwortungsbewußtsein stellen die Voraussetzung für eine erfolgreiche ärztliche Tätigkeit dar.

Somit steht auch dieser Kongreß mit seiner angesprochenen Thematik ganz im Zeichen der Qualitätssicherung.

Ich darf nun den Archivar unserer Gesellschaft Herrn Dr. Schultze-Seemann bitten, einen Blick zurück zu tun und seinen Vortrag „75 Jahre Deutsche Gesellschaft für Urologie" zu halten.

Prof. Dr. Gerhard Rodeck
Direktor der Urolog. Univ.-Klinik
Robert-Koch-Str. 8
D-3550 Marburg/Lahn

75 Jahre Deutsche Gesellschaft für Urologie

Verhandlungsbericht der Deutschen Gesellschaft
für Urologie, 35. Tagung (1983), XIX–XXII
© Springer-Verlag Berlin Heidelberg 1984

F. Schultze-Seemann

In der Geschichte der Deutschen Gesellschaft für Urologie lassen sich vier gut zu trennende Entwicklungsabschnitte unterscheiden, wobei der *erste* von der Gründung *1906 bis 1912* zu rechnen ist.

Die konstituierende Sitzung fand während der 78. Versammlung der Gesellschaft Deutscher Naturforscher und Ärzte am 16. September 1906 in Stuttgart statt.

Ihr Gründungsausschuß, die Berliner Urologen Casper, Posner und Wossidlo, hatte nach einem Aufruf 156 Zusagen erhalten. Zum Vorsitzenden wurde Oberländer, der Älteste, ehemaliger Freund und Mitassistent Nitzes am Dresdener Stadtkrankenhaus gewählt.

Schon anläßlich der 68. Naturforscherversammlung in Frankfurt/M. hatten 10 bis 15 Urologen nach einem Vortrag Nitzes die Möglichkeit einer Gründung erwogen, die nun endgültig 1906 als Vereinigung aller deutschsprachigen Urologen zustande kam.

Analysiert man die Gründungsmitglieder, so lassen sich fünf verschiedene Gruppen feststellen, die sich in der neuen Gesellschaft zusammenfanden:

1. Die urologischen Endoskopiker,
2. die urologischen Chirurgen,
3. die über die Prostata- und Harnröhrenerkrankungen mit der Urologie verbundenen Dermatologen und Venerologen,
4. die Gruppe der nach der Wortbedeutung eigentlichen Urologen, die – von der Inneren Medizin kommend – sich vorwiegend mit Nierenerkrankungen aufgrund von Harnanalysen befaßten, sowie
5. die Gruppe, die sich besonders um die Erforschung der männlichen Sexualstörungen bemühte und die bereits 1913 eine eigene Gesellschaft für Sexualwissenschaften in Berlin gründete.

Aus der Gruppe der Inneren Mediziner hatte 1889 der Berliner Zuelzer die erste deutsche urologische Zeitschrift, das Centralblatt, herausgegeben.

Erinnert sei in diesem Zusammenhang, daß es jetzt genau 100 Jahre her sind, seit in Paris 1883 die erste urologische Zeitschrift der Welt erschienen war.

Nach Gründung unserer Gesellschaft wurden das bisherige Centralblatt und die Monatsberichte zur Zeitschrift für Urologie zusammengelegt, die ab 1907 das Organ der Gesellschaft, ab 1912 auch das der Berliner Urologischen Gesellschaft bis 1945 wurde.

Der erste Abschnitt bis 1912 umfaßte Jahre neuer Erkenntnisse, niedergelegt in dickleibigen Bänden der Zeitschrift für Urologie von rund 1200 Seiten Umfang pro Jahr.

Der zweite Abschnitt von 1913 bis 1932 wurde durch eine Gruppe von Urologen eingeleitet, die unter diesem Fachbegriff neben der bisherigen Urologie vorwiegend der unteren Harnwege auch die operative Therapie von Niere und Harnleiter verstanden sehen wollte. Dieses Ziel setzte aber eine weitergehende chirurgische Ausbildung voraus. Sie stießen zu der Gruppe urologischer Chirurgen, die zur Betonung ihrer besonderen Forschungsrichtung 1913 die Zeitschrift für Urologische Chirurgie gegründet hatten. Ihnen war der Ausbau der Nieren- und Ureterchirurgie unter Verwendung dreier wichtiger Forschungsergebnisse der bisherigen Urologie zu verdanken:

1. Der Cystoskopie,
2. der Seitendiagnostik durch Ureterkatheter und
3. durch die Nierenfunktionsproben.

Diese beiden Gruppen hat der berühmte Berliner Nierenchirurg James Israel damals klassisch definiert mit seiner Einteilung in „ascendierende und descendierende Urologen". Diesen Übergang in den von nun an vorwiegend chirurgisch geprägten Abschnitt der Urologie hatte Posner bei der Gründung der Berliner Urologischen Gesellschaft 1912 klarsichtig mit eingeleitet. Somit erweiterte ein Teil der bisherigen Urologen ihre chirurgischen Möglichkeiten – z.T. durch den 1. Weltkrieg mitbedingt – während die von der Dermatologie-Venerologie stammenden, sich meist auf die sog. Kleine Urologie beschränkten.

Aus dieser Gefahr der Spaltung forderte Casper, der Präsident des 4. Kongresses in Berlin, dringend Lehr- und Forschungsstätten für das Fachgebiet Urologie. Sein Ruf verhallte ungehört. Als man 1921 nach dem unglücklichen Ausgang des 1. Weltkrieges zum ersten Mal wieder zusammentrat, sprach Voelcker/Halle als Präsident von der Urologie als einer Tochter der Chirurgie, ein Begriff, der vorher nie gebraucht worden war.

Während der für 1923 geplante Kongreß wegen der wirtschaftlichen Notlage ausfallen mußte, konnten 1924, 1926 und 1928 wieder Kongresse mit dem alten Wechsel zwischen Wien und Berlin abgehalten werden. 1929 kam mit dem 9. Kongreß auch einmal München an die Reihe.

Wichtige Entscheidungen waren in diesen Jahren gefallen. Die Urologie wurde zunehmend ein Teilfach der Chirurgie, wobei besonders die Gruppe der urologischen Chirurgen die Trennung von der Dermatologie-Venerologie konsequent betrieb.

Es zeichneten sich in diesen Jahren für die Gesamturologie auch gewisse Erfolge ab. So wurde in der endgültigen Fassung der Leitsätze der Fachärzte Deutschlands vom 21. 8. 1924 endlich auch das Fach Urologie aufgeführt, das bis dahin nur unter der Fachbezeichnung für Haut-, Harn- und Geschlechtsorgane lief. Aus der wirtschaftlichen Not dieser Jahre heraus, wurde 1926 auf Antrag von Goldenberg/Nürnberg die Gründung einer wirtschaftlichen Kommission beschlossen, die als Vorgängerin unseres Berufsverbandes anzusehen ist.

Auf dem 8. Kongreß 1928 in Berlin appellierte dessen Präsident v. Lichtenberg noch einmal dringend, Lehrstühle für die Urologie zu schaffen. In dieser Zeit gab es im ganzen Deutschen Reich nur fünf selbständige Urologische Abteilungen (seit 1908 die älteste in Dortmund im Krankenhaus der Barmherzigen Brüder, zwei Abteilungen in Berlin: im Hedwigs- und im Auguste-Viktoria-Krankenhaus Berlin-Lichtenberg, eine im Krankenhaus des Roten Kreuzes in Frankfurt/M. und außerdem im Städt. Krankenhaus Siloah-Hannover) sowie innerhalb der Chirurgischen Universitätsklinik Erlangen seit 1919 eine Urologische Abteilung unter Pflaumer.

Zur Förderung des klinischen Nachwuchses stiftete 1928 v. Lichtenberg den Nitze-Preis.

1928 konnte auch das seit 1909 geplante Atlantenwerk der Gesellschaft, die Ikonographia Urologica, herausgegeben werden. Auf dem letzten Vorkriegskongreß 1929 unter Kielleuthner in München, wo die Mitgliederzahl schon 576 betrug, forderte man für den zukünftigen Urologen möglichst eine dreijährige chirurgische Ausbildungszeit, um die ständigen Einwände der Chirurgen zu entkräften.

Für den nächst geplanten 10. Kongreß wurde Rubritius/Wien als Präsident gewählt. Aus der wirtschaftlichen Not jener Jahre mußte er aber immer wieder verschoben werden.

Zum Abschluß dieses 2. Abschnittes kam noch eine weitere Anerkennung für die Urologie: Die Muttergesellschaft, die Gesellschaft Deutscher Naturforscher und Ärzte, rief für ihre Tagung im September 1932 in Wiesbaden eine eigene Sektion „Urologie" ins Leben. In dieser Zeit hatten die Urologen inzwischen mit der Einführung der Ausscheidungsurographie einen weiteren wertvollen wissenschaftlichen Beitrag für die Medizin geleistet.

Der 3. Abschnitt von 1933-1945 brachte erneute Belastungen für die Urologie. Hierüber berichtete rückblickend auf dem Kongreß 1949 der in der Zwischenzeit mit der Kassenführung beauftragte Heyn aus Berlin-Lichtenberg: „Die ehemalige Deutsche Gesellschaft für Urologie bestand bis zum Jahre 1933. Als im Jahre 1933 die Stellung der seinerzeit sogenannten ‚nichtarischen' Ärzte in Deutschland unhaltbar wurde, übernahm laut Beschluß des damaligen Vorstandes Klose/Berlin von Herrn Arthur Lewin/Berlin die Geschäfte des Schriftführers und ich (Heyn) von Herrn Rothschild die Geschäfte des Schatzmeisters. Eine offizielle Liquidierung der ehemaligen Gesellschaft ist niemals erfolgt, z.T. wohl aus dem Grunde, weil die damaligen Machthaber sich vielleicht doch scheuten, das Vermögen des Vereins, das zu einem sehr erheblichen Teil aus ‚nichtarischen' Beiträgen stammte, an sich zu reißen."

Die technische Verwaltung der Schriftführer- und Schatzmeisterangelegenheiten wurde von der Hirschwaldschen Buchhandlung Berlin, Unter den Linden 68, die zum Springer-Verlag gehörte, durchgeführt. Hier wiederum liegen die Wurzeln der langjährigen guten Zusammenarbeit mit diesem Verlag.

Da ab 1933 alle Tagungen, auch der wissenschaftlichen Verbände, der behördlichen Kontrolle unterlagen, tarnte der damals beauftragte Obmann, der Nitze-Schüler Ringleb, Leiter der

Urologischen Abteilung an der Chirurgischen Universitätsklinik der Charité Berlin, die bisherige Gesellschaft als Gesellschaft Reichsdeutscher Urologen. Als Fortsetzung der seit 1929 unterbrochenen Kongreßarbeit konnte diese Gesellschaft ihre I. Tagung im Oktober 1936 in Eisenach abhalten, der 1937 die II. Tagung wiederum in Eisenach folgte. Da aus politischen Gründen der bisherigen Gesellschaft lediglich ein anderer Name vorgeschoben wurde, zählen diese Tagungen als 10. und 11. Urologenkongreß.

Inzwischen war für die Einheit der Urologie eine erneute Belastungsprobe hinzugekommen, auf die Rubritius, der gewählte Präsident der alten Gesellschaft, in seinem Vortrag 1935 „In welche Bahnen sollen wir die weitere Entwicklung unseres Faches lenken" hinwies, weltweite Gedankengänge, die Rubritius auch vom damaligen Präsidenten der Amerikanischen Urologen-Vereinigung formuliert fand.

Diese Entwicklung war bedingt durch die Einführung der neuen transurethralen Elektroresektionstechnik durch Stern 1926 in Amerika. Damit standen sich wiederum zwei Richtungen gegenüber:

1. Die Befürworter der transurethralen Technik und
2. diejenigen, die die bisherige offene Operationstechnik an Prostata und Blase beibehalten wollten.

Da die ersten beiden Elektroresektionen im Januar 1927, durch Stern in Berlin vorgeführt, tödlich endeten, verzögerte sich diese Entwicklung in Deutschland um mindestens 15 bis 20 Jahre.

Rückblickend kann gesagt werden, daß nicht Nitzes endovesicale Diagnostik, sondern erst die transurethrale Therapie der Urologie zur Selbständigkeit verhalf. Hinzu kam, daß es nun endlich Ringleb gelungen war, am 3. 12. 1937 das erste Ordinariat für Urologie in Berlin zu erhalten. Dadurch wurde als erste Habilitation für Urologie die seines ehemaligen Oberarztes Heusch am 17. 2. 1942 ermöglicht („Klinische Beiträge zum Krebs der Harnblase"). Durch die Niederlage von 1945 ging Ringlebs Ordinarait wieder verloren, während sich die weltweite Urologie allgemein durchsetzte.

Im folgenden *4. Abschnitt ab 1945* riefen zur Wiederbelebung der alten Gesellschaft Boeminghaus, Düsseldorf, und als Schriftführer Tzschirntsch, Iserlohn, die Überlebenden und Versprengten des II. Weltkrieges zur Urologen-Tagung 1948 nach Düsseldorf, die später als 12. Kongreß gezählt wurde. Die offizielle Wiederbegründung der

Gesellschaft erfolgte erst am 30. 9. 1949 durch den Präsidenten des 13. Kongresses May/München.

Inzwischen hatte die Urologie wieder einen Lehrstuhl erringen können, auf den 1948 Alken bei der Neugründung der Universität des Saarlandes berufen wurde. Da das Saarland damals unter französischem Protektorat stand, wurde diese Einrichtung nach französischem Vorbild erleichtert. Da aber Alken deutscher Professor mit deutscher urologischer Ausbildung war, zählt dieser Lehrstuhl von 1948 als der erste nach dem II. Weltkrieg, zumal das Saargebiet später wieder in die Bundesrepublik zurückgegliedert wurde. Anschließend erneuerte die Deutsche Gesellschaft für Urologie in ihrem Memorandum vom 25. 9. 1949 ihre alte Forderung nach Lehrstühlen.

Von der Deutschen Gesellschaft für Chirurgie wurde diese Forderung bereits am 21. 10. 1949 abgelehnt und in einer Vorstandssitzung am 30. 5. 1950 nochmals bekräftigt, daß keiner Habilitation für Urologie, sondern nur für Chirurgie *und* Urologie zuzustimmen wäre.

Die verhärteten Beziehungen zwischen beiden Gesellschaften konnten erst vor dem 16. Kongreß 1955 in Hamburg durch eine schriftliche Übereinkunft zwischen beiden Gesellschaften abgebaut werden. Darin gestanden die Chirurgen der Urologie endlich die Selbständigkeit zu.

Auf diesem 16. Kongreß mußte noch eine Formsache erledigt werden: Die Auflösung der alten Deutschen Gesellschaft für Urologie durch den Kongreßpräsidenten von 1929 Kielleuthner und ihre letzten anwesenden 15 Mitglieder. Damit konnte ihr Restvermögen auf die neue Gesellschaft übertragen und zugleich der 1928 gestiftete Nitze-Preis erstmalig 1955 verliehen werden.

Mit dem 17. Kongreß, dem 50jährigen Jubiläumskongreß, in Wien 1957 und dem 18. Kongreß 1959 in Berlin, schien der alte Rhythmus zwischen Wien und Berlin wieder aufgenommen. Aber die dann folgenden Kongresse blieben möglichst an den Herkunftsort des jeweiligen Präsidenten gebunden.

In der Zeit zwischen diesen beiden Kongressen gelang es May, München, 1958 einen zweiten Lehrstuhl zu schaffen. Als nächste Lehrstühle folgten 1959 Düsseldorf und 1960 Berlin. Der Düsseldorfer war der erste, der von einem Ordinarius für Chirurgie, Derra, eingerichtet wurde. Er war einer der ersten Chirurgen, der nach der Wissensexplosion in der Mitte unseres Jahrhunderts zu der Erkenntnis gekommen war, daß unmöglich noch ein einzelner die ganze Breite aller chirurgischer Sonderfächer überblicken könnte.

Voller Freude denken noch die Älteren unter

uns an jenen bewegenden Augenblick auf dem 19. Kongreß in Köln zurück, als Derra am 4. 9. 1961 sein Bekenntnis zu einer vernünftigen Spezialisierung und Arbeitsteilung aussprach. Von nun an war der Weg frei zur Schaffung weiterer urologischer Lehrstühle und Abteilungen.

Rückblickend muß festgestellt werden, daß die Urologie sich nirgends so langsam durchgesetzt hat wie in dem Land, das durch Nitze's Erfindung des Blasenspiegels den entscheidenden Anteil für das selbständige Fachgebiet der Urologie beigetragen hat.

Diese schweren Jahrzehnte der Deutschen Gesellschaft für Urologie seit ihrer Gründung 1906 mögen für die jungen Urologen Mahnung und Ansporn sein, auf wissenschaftlichem Gebiet ihr Bestes zu geben und die Bedeutung eines starken Berufsverbandes ihres Fachgebietes nicht zu unterschätzen. Alle mögen auch immer eingedenk sein jener Worte des großen Berliner Nierenchirurgen James Israel, der als Präsident des III. Internationalen Urologenkongresses 1914 in Berlin daran erinnerte, daß die Urologie als ein chirurgisches, inneres, hygienisches und physikalisch-chemisches Wissen und Können erforderndes Grenzgebiet in der Entwicklung unserer Wissenschaft über die Spezialisierung hinweg zu dem Einheitsgedanken in der Medizin zurückführt.

Dr. F. Schultze-Seemann
Münchener Str. 22
D-1000 Berlin 28

I. Hauptthema: Verletzungen der Harnorgane

Verhandlungsbericht der Deutschen Gesellschaft
für Urologie, 35. Tagung (1983), 3–10

Pathomechanismen und Morphologie urologischer Verletzungen

A. Sigel

I. Niere

1. Extrarenales

Die *linke Niere* wird öfter verletzt als die rechte, wahrscheinlich weil hier die Leber einen größeren Teil der Unfallkraft auffängt.

Kinder sind relativ mehr beteiligt als Erwachsene, weil ihre Nieren physiologisch noch tiefer stehen, ohne vorgeschalteten Rippenschutz und mit weniger pararenalem Pufferfett ausgestattet.

In $^4/_5$ aller Fälle ist das Nierentrauma *Teil eines Polytraumatismus.* In abnehmender Reihenfolge sind beteiligt: Extremitätenfrakturen, Rippenfrakturen, Milz-Ruptur, Leber-Ruptur, Schädel-Fraktur, Kopf-, Aorta, Cava und Pankreas, weiter Verletzungen der Intestina, der Wirbelsäule und des knöchernen Beckens [3a, 4b]. Innerhalb des Polytraumas wiegt das Nierentrauma oft nicht am schwersten [1]. Unfalltod als Folge einer Nierenparenchymruptur allein kommt kaum vor.

Die *Unfallkraft* trifft die Niere *direkt oder indirekt,* und manchmal ereignet sich auch beides in einem.

2. Renales

Die *direkte* Nierenverletzung läßt sich, gemäß der *unterschiedlichen Unfallkraft, klassifizieren in Kontusionen,* in *oberflächliche Einrisse* (Lazeration) (60%), in *Polabrisse* und in die *Berstungsruptur* (35%) (Abb. 1). Die seltenen Zertrümmerungen unterliegen keiner Regel.

Die Berstungsruptur, die klinisch vorherrscht, hat den Charakter einer *Biegungsfraktur,* welche die konvex-konkave Nierengestalt von außen her auf- und dabei oft ein keilförmiges Mittelstück herausbricht (Farbdia). Innerhalb des Berstungs-

vorganges erhält der *arterielle Gefäßbaum* eine gewisse passiv-leitende Rolle. Die zentripetal-radiär ansetzende Unfallkraft trifft auf einen zentrifugal-radiär verzweigten Gefäßbaum (Abb. 2) und so verlaufen die Kraftlinien schonlicherweise parallel zu dem maßgeblichen arteriellen Gerüst, das aus Endarterien besteht, während das venöse Netz vermascht ist. So kann die Niere regelrecht auseinanderklappen, ohne daß in der Mitte eine große Infarzierung entsteht. Betroffen sind umschrieben mehr die *Arteriae-arcuatae,* und darin liegt die Defekt-Heilungschance der rupturierten Niere begründet (s.u.).

Aber nur ein Teil der Nieren besitzt eine radiäre Aufzweigung ihres arteriellen Gefäßbaumes. Der andere Modus der Aufteilung ist sprossenhaft quer gerichtet, vergleichbar zwei nebeneinanderziehenden längshalbierten Tannenzweigen, der eine ventral, der andere dorsal. Hier wirkt die radiäre Unfallkraft kappend, das Gefäßgerippe brechend und damit peripher unwiderruflich infarzierend.

Der direkte Mechanismus geht auch öfter über eine *Rippenfraktur,* wobei die Rippe hiebartig den oberen oder unteren Pol abtrennen kann. Der Autogurt soll fallweise eine ähnliche Rolle spielen [2].

Das unvermeidliche *Extravasat,* zuerst nur Blut, später auch Harn, schafft sich ein Verhältnis zu den Nierenhüllen. Die Gerota funktioniert als Hülle weiter, auch wenn sie lumbal perforiert wurde. Das Computer-Tomogramm gibt darüber Auskunft ebenso wie über den Grad der Nierenverletzung, besser als die herkömmliche AUR. Das Fassungsvermögen der Gerota ist groß, jedoch akut nur begrenzt zu erhöhen. Deshalb übt sie, blutgefüllt, in Grenzen einen tamponierenden Effekt aus. Er entfällt, sobald der Operateur die Hülle öffnet, ohne vorher den Gefäßstiel abzuklemmen. Selten, daß das Hämatom in die Bauchhöhle übertritt.

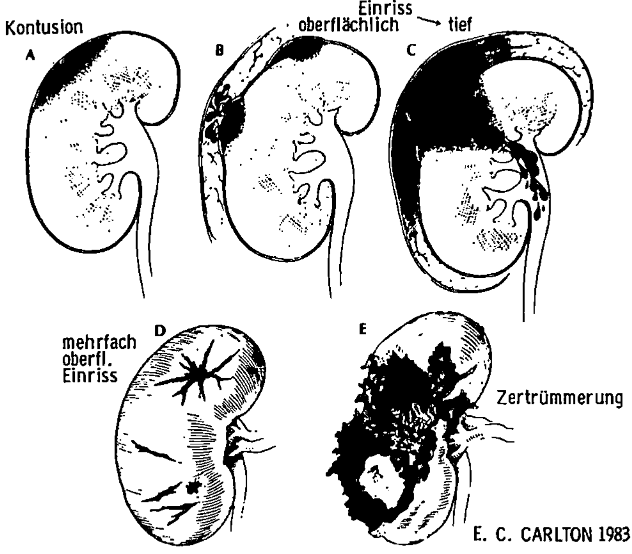

Abb. 1. Klassifikation der Parenchymverletzungen der Nieren in **A** Kontusion, in **B** oberflächliche Einrisse (einzeln und multipel), in **C** tiefe Ruptur mit Hämatom in der Gerota und **D** Zertrümmerung. (Aus Carlton [3])

Von der *Hämaturie* ist bekannt, daß ihre Intensität dem Schweregrad der Verletzung nicht notwendig parallel geht.

Das *indirekte* Trauma (Abb. 3) gilt als sog. Dezelerations-Trauma, das die Niere mehr horizontal als frontal hin und her zerrt und dabei den Gefäßstiel verletzt, Arteria und Vena renalis mithin und ihre extraparenchymalen größeren Äste. Ein contrecoup-Mechanismus soll ablaufen. Die Verletzung gibt es partiell und komplett, venös und arteriell, beides zusammen, in $^2\!/\!_3$ mit, in $^1\!/\!_3$ ohne Parenchymruptur [4].

Der *komplette Abriß der A. renalis* führt trotz doppelt partieller Tamponade, der Arterie und der Gerota zu lebensgefährlichem Schock. In seltenen Fällen *rollt die Intima sich schützend* so ein, daß keine massive Blutung zustande kommt. Öfter dagegen hilft die Einrollung der Intima und die Zerreißung der Media bei *intakt bleibender Adventitia*. Der verschließende Vorgang zieht die *Thrombose*

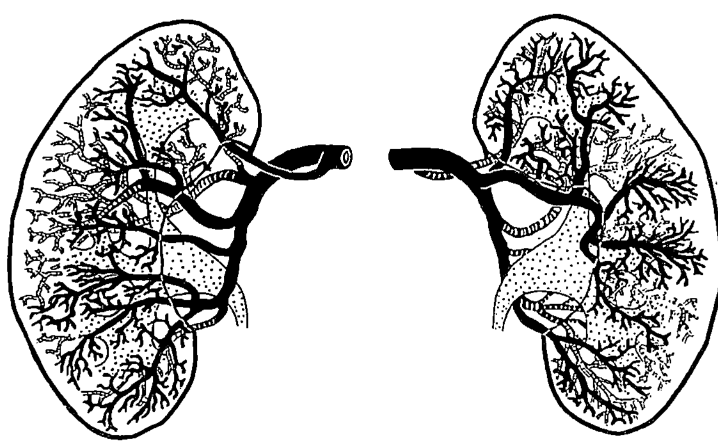

Abb. 2. Extrasinusale gerüsthafte Aufzweigung der Arteria renalis neutralisiert teilweise die radiär einstrahlende Unfallkraft

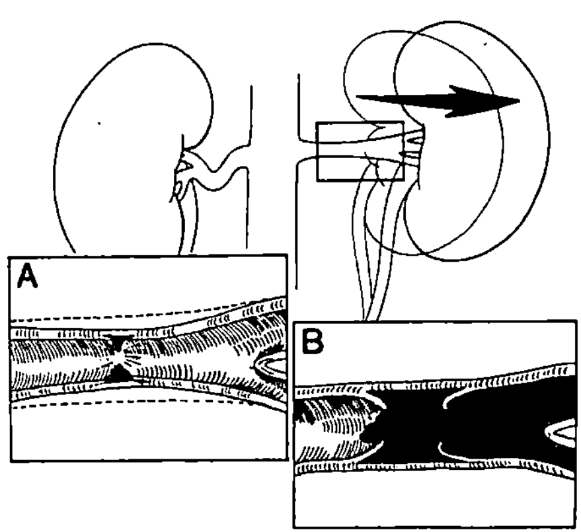

Abb. 3. Die Verletzung des Gefäßstiels der Niere entsteht durch horizontal zerrende Unfallkraft mit Rückschlag (contrecoup). Erhaltene Adventitia bei grober Schädigung der Media und Einrollung der Intima kommt weit häufiger vor als Abriß und offene Lumina. Mechanismus der A. renalis-Thrombose nach stumpfem Trauma. Die Niere gerät mehr in Bewegung als die Aorta. A Media und Adventitia sind elastisch, die Intima nicht und sie reißt deshalb. **B** Der Intima-Flap induziert Koagula, der Thrombus wächst distal (Longmire 1976)

des Gefäßes und den infarzierenden Untergang der Niere nach sich. Ähnliches gilt auch für das traumatische Aneurysma dissecans. Temporäre Spasmen sind auch beteiligt [4b, 5].

Wie die Parenchym-Ruptur ausheilt, wie sie vernarbt, wie ihre *Reparation* zustande kommt, vermitteln radiologische Nachuntersuchungen. Objektivierte Auskünfte erhält man anhand jener Rupturnieren, deren Hypertonie-Komplikationen nach Monaten oder Jahren die Nephrektomie begründen (Abb. 4). Weil die Arterien der Nieren alle Endarterien sind, sind substantielle Parenchymdefekte immer zu erwarten. Ihre Ausdehnung hängt ab nicht nur vom Ausmaß der primären Läsion der arteriellen Zone, sondern zu einem beträchtlichen Grad auch von der *nachfolgenden Thrombose* derjenigen Teile des Gefäßbaumes, die nur teilbeschädigt oder nur kontusioniert waren. Demgemäß unterscheidet man *ischämische* und *nekrotische* Infarktbezirke. Die ischämischen erkennt man an der vasal bedingten Szirrhose der Nierengestalt, was dann die pyramidale Lappung wieder an die Oberfläche bringt. Die anämischen Zonen bestehen aus komplettem Gewebsuntergang und amorpher Struktur. Ein Poster aus unserer Klinik zeigt eine Reihe solcher Spätformationen.

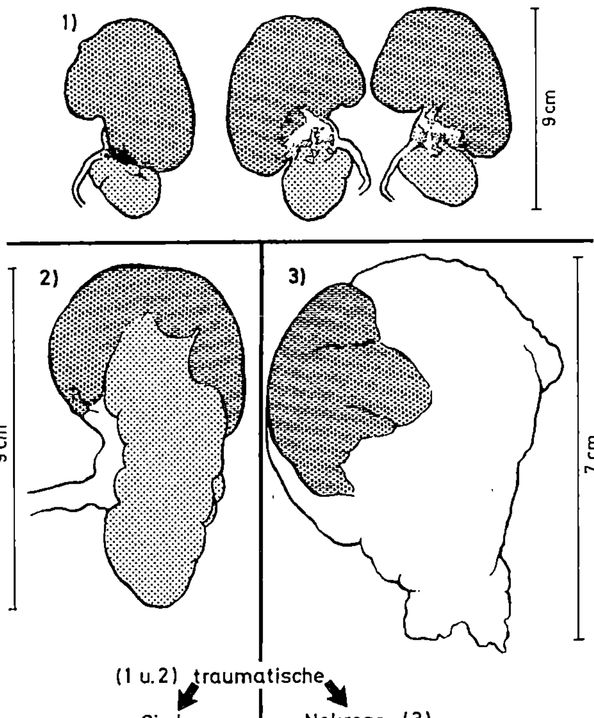

Abb. 4. Partielle bis komplette Traumatisierung und fakultative Thrombosierung szirrhotisieren oder infarzieren vasal die getroffene Region der Niere, gezeichnet nach OP-Präparaten

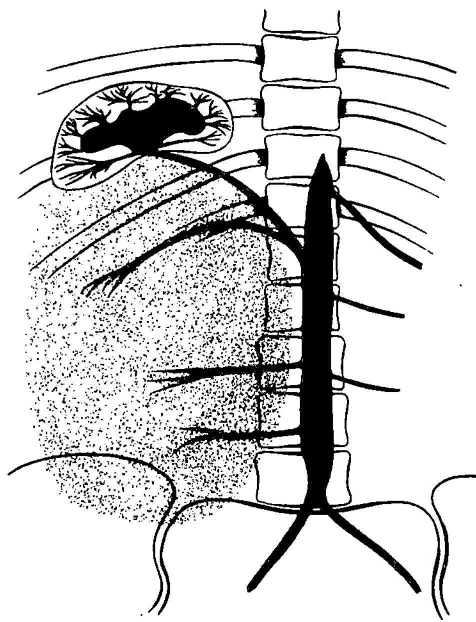

Abb. 5. Die stumpfe Verletzung des Harnleiters interpretiert als Abriß infolge abrupter Hyperlordosierung [6, 7]

II. Harnleiter

Die geschlossene Ruptur eines Harnleiters kommt wie die der Niere zustande auf eine direkte und eine indirekte Weise. Die *indirekte* Entstehung (Abb. 6), die häufigere, geschieht durch lumbalen Stoß, auf den der Getroffene mit *Überstreckung seiner Wirbelsäule* reagiert [6, 7]. Der Harnleiter bleibt unten notwendigerweise fixiert, nach oben weicht die Niere unter der reflektorisch-gewaltsamen Lordosierung aus. An der Stelle der stärksten Spannung reißt der Harnleiter ab. Es ist dies fast immer die subrenale Zone. Der Vorgang setzt Beweglichkeit der Lendenwirbelsäule voraus. Deshalb sehen wir die Verletzung bei Jugendlichen und jüngeren Erwachsenen mehr als bei Älteren. Kombination der Harnleiterruptur mit unterer Nierenpolverletzung kommt vor.

Die *direkte* Verletzung des Harnleiters geschieht durch *Überfahrenwerden*. Die Unfallkraft zerdrückt den Harnleiter an einem Querfortsatz der LWS. Diese Ruptur ist kaudaler lokalisiert als die hypomochlionhafte indirekte Zugruptur.

Die Ruptur des Harnleiters im *kleinen Becken* gibt es selten im Zusammenhang mit einer Beckenfraktur, welche die dorsalen Anteile des Beckenringes verschiebt.

Das Extravasat, aus austretendem Harn, bildet sein *Urinom* innerhalb der Gerota. Weil der Harn sich langsam sammelt, wird die Gerota dehnungsfähig und sie nimmt viel auf, 1–2 Liter und mehr. Ihre Wand verdickt reaktiv, von Pseudozyste ist die Rede, ein tagelang wachsendes Urinom, das damit die Niere bis unter das Zwerchfell verdrängt, das Peritoneum samt Intestina nach ventral und medial, sicht- und tastbar als glattrandiger Tumor (Abb. 5). Wahrscheinlich *resorbiert* die Gerota, zu erschließen aus erhöhtem Serum-Harnstoff-Stickstoff. Möglicherweise drainiert der distale Harnleiterstumpf das Urinom partiell. Die Nierenfunktion geht langsam zurück, zum Teil *obstruktiv,* zum Teil *nephrotoxisch.* Der Prozeß kann Tage bis Wochen unerkannt bleiben. Die Distanz zwischen den beiden Stümpfen nimmt zu, die Gerota fibroti-

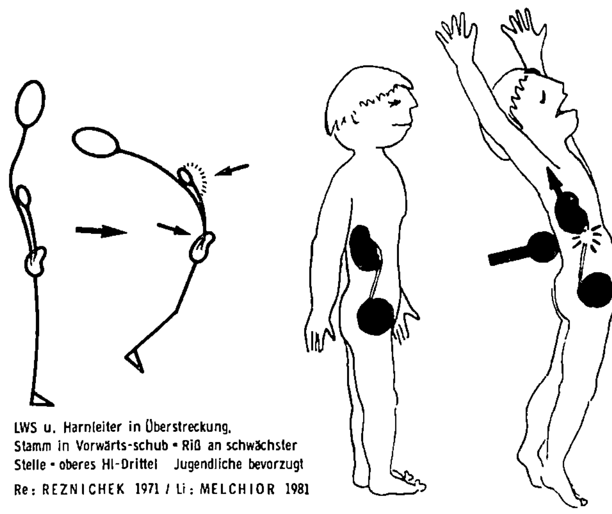

Abb. 6. Schema des Harnleiterabrisses und zugehöriges großes Urinom innerhalb der Gerota, das die Niere samt proximalem Abschnitt des rupturierten Harnleiters nach oben bis unter das Zwerchfell verlagert [6, 7]

siert weiter. Ihr Inhalt kann sich infizieren. Die Anastomose kann in solchen verspäteten Fällen unmöglich werden.

Die *offene Verletzung* des Harnleiters durch Schuß, Stich, in Mitteleuroa selten, oder eine penetrierende Kurbel via Leistenbeuge birgt erhöht die Gefahr der Verkennung, weil Harn sich jetzt nicht extraperitoneal expandierend ansammelt, sondern intraperitoneal ausläuft, hier großflächig rückresorbiert wird und zusätzlich eine blande bis eitrige Peritonitis in Gang setzt, eine lebensgefährliche Ausweitung. Ein nachfolgender Beitrag unserer Klinik berichtet über 10 Fälle von äußerer Verletzung eines Harnleiters.

III. Blasenruptur

Regelhaft rupturiert die Harnblase entweder *intraperitoneal* ($\frac{1}{3}$) oder *extraperitoneal* ($\frac{2}{3}$), selten nur, daß die extraperitoneale Ruptur die peritoneale Umschlagfalte einbezieht und damit beides in einem vorkommt [8]. Beide Entstehungsweisen rupturieren nur eine gefüllte Blase. Kinder, deren Blase topographisch noch als Abdominal-Organ gilt, sind der intraperitonealen Ruptur mehr ausgesetzt als Erwachsene.

Die *intraperitoneale* Ruptur ist Bestandteil oder alleiniges Zielorgan einer stumpfen Bauchverletzung. Dem austretenden Harn steht die ganze Bauchhöhle offen. Partielle Abdichtungen verschleiern die Symptomatik.

Die *extraperitoneale* Blasenruptur ist nahezu immer an eine vordere Beckenfraktur gebunden.

Wahrscheinlich ist es ein Einbruchstrauma. Das harnige Extravasat der Harnblase folgt den gleichen Räumen und den gleichen Regeln wie die beckenbruchbedingte Ruptur der Harnröhre in der Pars membranacea (Abb. 7). Maskierte Rupturen der Harnblase gibt es, und sie können tödlich enden.

IV. Die beckenbruchbedingte Ruptur der Harnröhre

Die Beckenfraktur, fast immer eine vordere und hintere Ringfraktur, gilt als Aufbruchsverletzung, nicht als Kompression in der Pfeilebene. In der Symphysenregion bricht der Ring auf. Das eingebundene Diaphragma wird stets mitverletzt (Abb. 8). Das oder die Fragmente übertragen den Zug auf die Ligamenta puboprostatica. Sie reißen teilweise oder ganz ab und reißen dabei die Prostata samt Blase aus dem Diaphragma urogenitale heraus, was Abriß der Harnröhre in der Pars membranacea bedeutet. Aber nur 10–12% aller Beckenfrakturen entfalten diese urologische Relevanz. Die gleiche Unfallkraft läßt in 88% der Fälle die Harnröhre intakt oder kontusioniert sie nur, unabhängig von ihrer physikalischen Stärke, unabhängig auch von ossärer Dislocation, die den Heilungsvorgang negativ beeinflußt [8]. Das unterschiedliche Verhalten liegt in der Beteiligung des Diaphragma begründet. Befreit die Unfallkraft die Pars membranacea aus ihrer diaphragmalen Eingebundenheit, wird sie beweglich, dann bleibt sie unverletzt und umgekehrt: Je kräftiger die Ligamenta

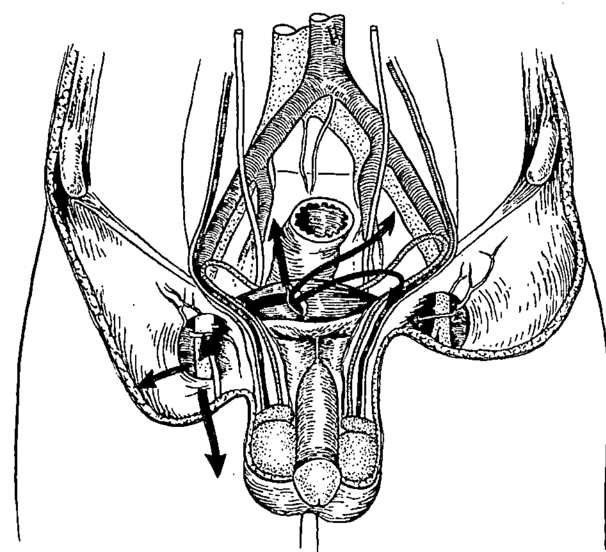

Abb. 7. Das Schema zeigt die präformierten Wege des Harn-Extravasates einer extraperitonealen Ruptur der Harnblase oder der intrapelvischen Ruptur der Harnröhre

7

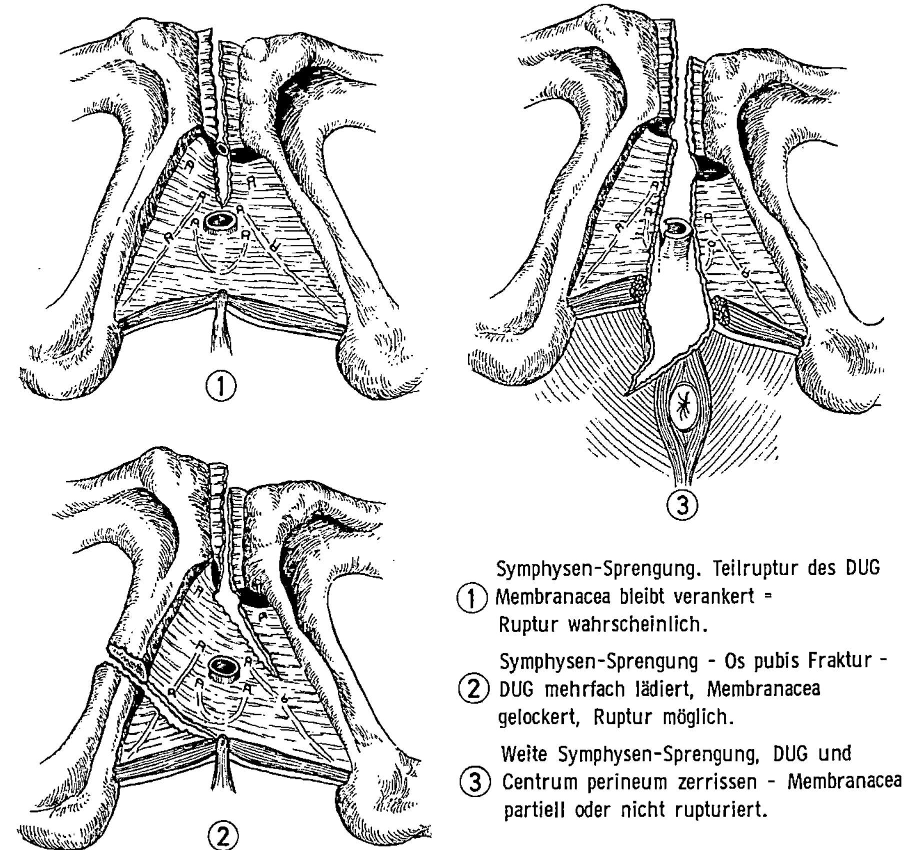

Abb. 8. Postulierte Formen der Beteiligung des Diaphragma urogenitale an der Beckenfraktur. Je mehr die Pars membranacea im Diaphragma urogenitale fixiert bleibt, umso größer die Chance der Harnröhrenruptur in der Membranacea und umgekehrt

pubo-prostatica, um so größer die Chance der Ruptur. So ist auch zu erklären, daß die Beckenfraktur bei Frauen die Harnröhre ganz ungleich seltener verletzt als bei Männern, denn das weibliche Pendant der Ligamenta pubo prostatica, die Ligamenta pubo vesicalis, sind viel schwächer angelegt.

Über *Schweregrad und Dislocation* der membranacischen Ruptur ist Verwirrung und Überschätzung bis zum heutigen Tag weit verbreitet. Die Zeichnungen mit der groben Distanz zwischen beiden Stümpfen aus der Mayo-Clinic von 1962 sind vielen in der ganzen Welt zum Schema geworden. Tatsächlich aber ist Dislocation die Ausnahme, fast nur bei Kindern anzutreffen, wo die Blase physiologisch noch hochsteht. Bei Erwachsenen beträgt die Distanz in der Regel nur wenige Millimeter (Abb. 10). Die Verankerung der Prostata an den Sitzbeinen läßt nichts anderes zu. Mit großer Regelmäßigkeit bestätigt das pervenös gewonnene Cystogramm die Harnblase als nicht oder nur minimal disloziert. Die CT wird auch hier weiter informieren.

Ob die Harnröhre *komplett einreißt* oder nur partiell, ist nicht einfach zu entscheiden. Nach distal kann sich der periphere Stumpf fallweise etwas in das DUG retrahieren. Die Abb. 9 zeigt eine gute Schematisierung der Verletzungsgrade. Die neue Einsicht in die überwiegend geringe Dislokation hat entscheidenden Einfluß auf die Wahl der Therapie, ob offen operativ oder nur verzögert instrumentell. Ob der Verlust der Erektion mehr der Beckenfraktur anzulasten (Läsion der Nn u. Vasa pudendales) oder Beigabe operativer Therapie ist, bleibt noch zwiespältig [8b].

Der immer ernstzunehmende *Blutverlust* geht mehr zu Lasten der Beckenfraktur als zu Lasten ihrer urologischen Ausweitung. Das Hämatom des Paracysteums (beckenbindige) verformt die Harnblase in Tränengestalt, im Extremfall zu Kerzenform.

Zum Schluß noch eine Besonderheit der Kin-

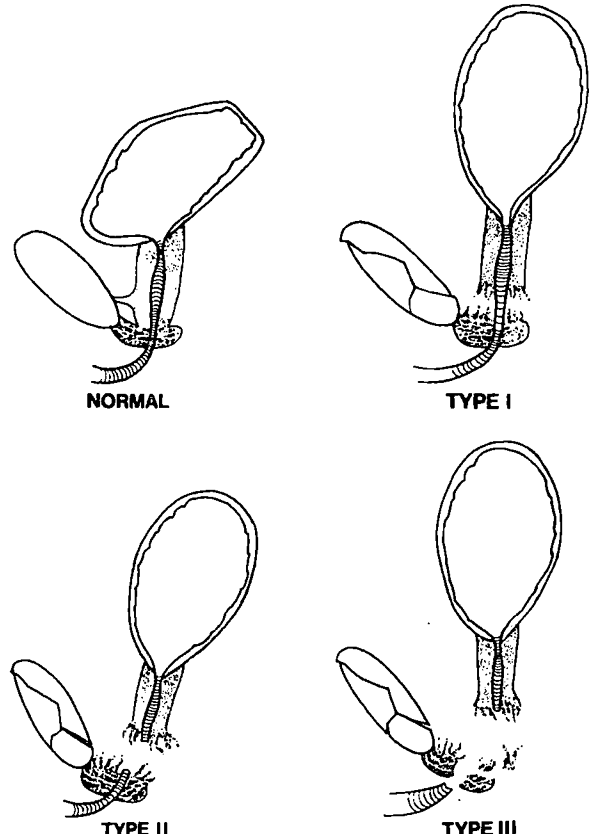

Abb. 9. Die Schweregrade der membranacischen Ruptur der Harnröhre. (Aus Morhouse [10])

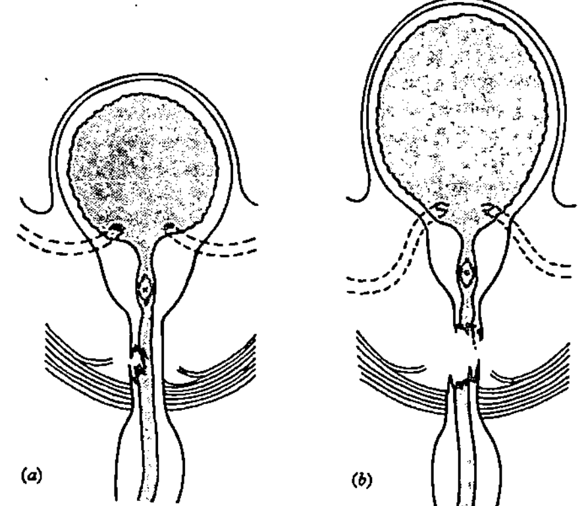

Inkomplette u. komplette inrapelvische Ruptur der Harnröhre

Abb. 10. Regelhaft geringe Distanz der beiden Stümpfe der membranacisch rupturierten Harnröhre (Colapinto u. McCallum [11])

der-Morphologie (Abb. 11). Die noch unterentwickelte Prostata, die noch zarten Ligamenta puboprostatica und der physiologische Hochsitz der Kinderblase reagieren auf das Aufbruchstrauma der Beckenfraktur mit dem *Längsriß* von der Vorderwand der Blase und der Prostata bis in die Membranacea, mit der von uns sogenannten Schlitzruptur [8a].

V. Als letztes ein Satz zur extrapelvischen, bulbär lokalisierten Ruptur der Harnröhre. Sie entsteht durch Fall oder Stoß in das Perineum. Sie ist sehr selten geworden, vor allem weil die gewerbliche Unfallverhütung große Fortschritte gemacht hat. In ländlichen Regionen kommt sie häufiger vor als in Urbanen.

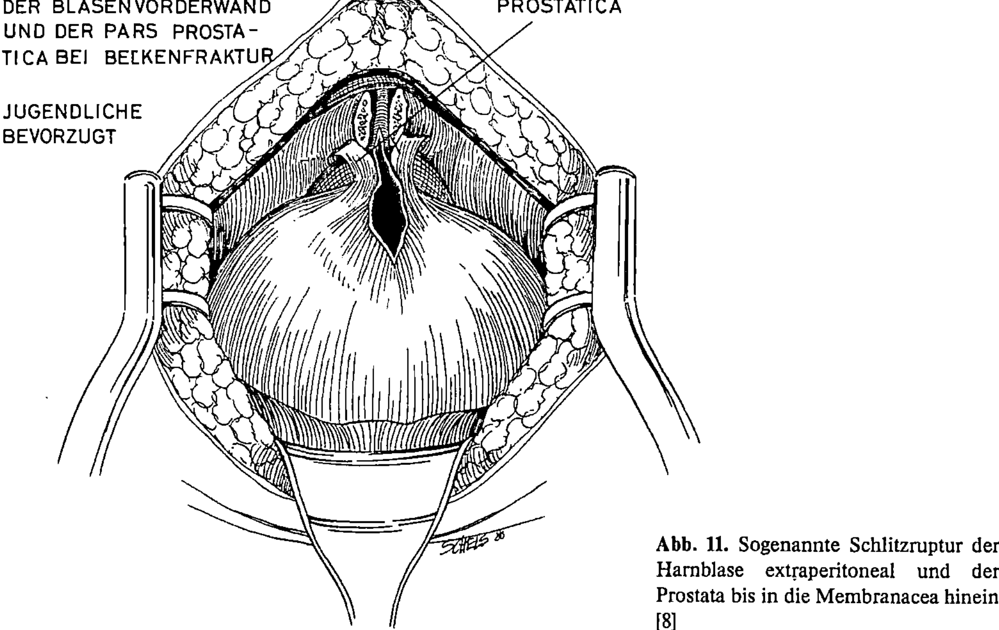

Abb. 11. Sogenannte Schlitzruptur der Harnblase extraperitoneal und der Prostata bis in die Membranacea hinein [8]

Literatur

1. Cass AS (1975) Renal trauma in the multiple injured patient. J Urol 114:495. - 2. Lutzeyer W, Hannappel J (1983) Urologische Traumatologie. In: Hohenfellner R, Zingg EJ (Hrsg) Klinik und Praxis, Bd II. Thieme, Stuttgart. - 3a. Carlton CE (1983) Renal trauma, chapt 24. In: Glenn JF (ed) Urologic-surgery. Lippincott, Philadelphia, S 263-270. - 3b. Olsson CA, Krane RJ (1981) Genitourinary trauma. In: Home study course, Series IV. AUA, S 15-30. - 4a. Cass AS, Cass BP (1983) Immediate surgical management of severe renal injuries in multiple injured patients. Urology XXI:140-145. - 4b. Peters PC (1977) Blunt renal injuries. Urol Clin North Am 4:17-28. - 5. Clark DE, Georgitis JW, Ray FS (1981) Renal arteries injuries caused by blunt trauma. Surgery 89:87. Reprinted in AUA Home Study course. - 6. Reznicek RC, Brosman DB (1973) Ureteral avulsion from blunt trauma. J Urol 109:812-816. - 7. Melchior H (1981) Stumpfe, nicht penetrierende Verletzungen des Harnleiters. In: Traumatologie des Urogenitaltraktes, Handbuch der Urologie. Springer, Berlin Heidelberg New York, S 107-130. - 8a. Sigel A, Chlepas S (1981) Verletzungen der Harnröhre und der Harnblase. In: Handbuch der Urologie, Bd XIV. Springer Verlag, Berlin Heidelberg New York, S 131-199. - 8b. Devine PC, Devine ChJ (1982) Posterior urethral injuries associated with pelvic fractures. Urology XX:467-470. - 9. Mitchell JP (1973) Trauma to the urinary tract. N Engl J Med 288:90-92. - 10. Morehouse DD, Machinon KJ (1980) Management of prostata membraneous urethral disruption. J Urol 123:173. - 11. Colapinto V, McCallum RW (1977) Injury to the male posterior urethra in fractured pelvis: a new classification. J Urol 118:575-580

Prof. Dr. A. Sigel
Urolog. Univ.-Klinik
Maximiliansplatz
D-8520 Erlangen

Verletzungen der Nieren

Verhandlungsbericht der Deutschen Gesellschaft
für Urologie, 35. Tagung (1983), 11-13
© Springer-Verlag Berlin Heidelberg 1984

Moderatoren: Diagnostik: A. Sigel, Erlangen; J. Frick, Salzburg
Therapie: H. Frohmüller, Würzburg; M. Ziegler, Homburg/Saar

Diagnostische Möglichkeiten beim Nierentrauma

U. Wetterauer, W.-R. Seemann und H. Sommerkamp

Seit der Einführung nichtinvasiver Verfahren hat sich bei der Diagnostik des Nierentraumas ein Wandel vollzogen. Eine exakte Erfassung von Nierenverletzungen und insbesondere die Möglichkeit einer engmaschigen Verlaufskontrolle durch die Sonographie können, wie sich an unserer Klinik gezeigt hat, zu einem Rückgang der operativen Interventionen führen.

In den letzten vier Jahren wurden anhand von 90 Nierentraumata die diagnostischen Verfahren Ultraschall, Ausscheidungsurographie, Angiographie und Computer-Tomographie in ihrer Wertigkeit verglichen.

Die von uns untersuchten Nierentraumata teilen sich folgendermaßen auf: Nierenkontusionen waren mit 53 Fällen am häufigsten. Eine Nierenparenchymruptur trat in 24 Fällen auf, viermal kam es zu einer Nierenbeckenruptur. Ein partieller oder kompletter Nierenstielabriß wurde in sechs Fällen beobachtet.

Vor der radiologischen Diagnostik muß die klinische Untersuchung stehen. Unfallanamnese, Prellmarken, Flankenschmerz und -schwellung und eine Hämaturie lenken das Augenmerk auf eine Nierenverletzung. Die Gewinnung und Beurteilung einer Urinprobe bildet die Basis für weitere, aufwendigere Untersuchungen.

Ultraschall

Von den bildgebenden Verfahren ist die Ultraschall-Untersuchung als nichtinvasive Methode an die erste Stelle zu setzen. Sie kann unabhängig von der Nierenfunktion durchgeführt und jederzeit wiederholt werden. Subkapsuläre Hämatome stellen sich als liquide Raumforderungen dar, wie man an einem Beispiel eines frischen Hämatoms am unteren Nierenpol erkennt. Kontrolliert man den Verlauf bei einer konservativ behandelten Nierenruptur, sieht man eine Abnahme der perirenalen Flüssigkeit durch die Organisation des Hämatoms innerhalb von drei Wochen.

Ein wesentlicher Vorzug der Sonographie liegt in der Möglichkeit einer lückenlosen Verlaufskontrolle, die es gestattet, in vielen Fällen therapeutisch eine zunächst abwartende Haltung einzunehmen.

Ein weiterer Vorteil der Sonographie ist neben der fehlenden Strahlenbelastung die kurze Untersuchungsdauer und die Möglichkeit, gleichzeitig intraabdominelle Organverletzungen abzuklären.

Ausscheidungsurographie

Das Ausscheidungsurogramm mit der Nierenleeraufnahme gehört auch heute noch zur Basisuntersuchung beim Nierentrauma.

Schon auf der Leeraufnahme kann man indirekte, für ein Nierentrauma typische Zeichen sehen:

Einen Verlust des ipsilateralen Psoasschattens, eine reflektorische Skoliose der Wirbelsäule zur Verletzungsseite hin, Frakturen der 10. bis 12. Rippe und Querfortsatzfrakturen.

Im Ausscheidungsurogramm (Tabelle 1) zeigt eine fehlende Darstellung von einer oder beiden

Tabelle 1. Ausscheidungsurographie beim Nierentrauma

	n
Funktionseinschränkung	15
Kontrastmittelextravasat	13
Nierenvergrößerung	11
stumme Niere	9
Nierenverlagerung	3
Blutkoagel im Hohlsystem	2

Nieren nicht notwendigerweise ein schweres Nierentrauma an; eine vorbestehende Nierenerkrankung oder eine akute Funktionseinschränkung aufgrund eines Blutdruckabfalls können hierfür verantwortlich sein und werden, wie man auf dieser Tabelle sieht, häufig angetroffen. Ein Kontrastmittelextravasat ist eines der verläßlichsten Zeichen eines schweren Traumas. Aussparungen im Hohlsystem zeigen Blutkoagel an.

Weitere urographische Zeichen sind eine Verlagerung oder Vergrößerung der Niere. Am Beispiel einer linksseitigen Nierenruptur sieht man neben dem fehlenden Psoasschatten eine deutliche Vergrößerung des Nierenschattens und eine Kontrastmittelüberlagerung am unteren Nierenpol, die der Ausdehnung des Hämatoms entspricht.

Angiographie

Die Angiographie läßt eine genaue Abgrenzung traumatisch bedingter Gefäß- und Parenchymschäden zu. Da die Gefäßdarstellung eine invasive Methode ist, sollte die Indikation streng gestellt werden.

Eine Indikation zur Angiographie sehen wir lediglich bei klinischem Anhalt für ein schweres Nierentrauma, bei urographisch stummer Niere oder präoperativ.

Angiographische Kennzeichen einer Nierenparenchymruptur sind Abbruch oder Spreizung von Arterienästen oder die Sequestration eines Nierenfragments. Meist fehlt gleichzeitig der Psoasschatten aufgrund eines retroperitonealen Hämatoms.

Ein subkapsuläres Hämatom zeigt sich angiographisch durch eine Eindellung der Nierenoberfläche ohne nennenswerte Gefäßabbrüche.

In Tabelle 2 sind die angiographischen Untersuchungsergebnisse der letzten vier Jahre zusammengestellt. Durch die enge Indikationsstellung zur Angiographie fanden wir einen hohen Anteil schwerer Nierenverletzungen: Davon 19 Nieren-

parenchymrupturen, sechs Gefäßstielverletzungen und vier Nierenbeckenrupturen.

Ein traumatischer Niereninfarkt ist dagegen eine Rarität. Zweimal konnten wir bei der angiographischen Abklärung eines Nierentraumas einen Tumor in der rupturierten Niere nachweisen. An schweren Begleitverletzungen wurde achtmal eine Milzruptur gefunden.

Computertomographie

Die Computertomographie erlaubt als eine nichtinvasive Methode eine exakte Lokalisation einer Kontusion, eines subkapsulären Hämatoms und einer Nierenruptur. Da sich weitere Vorträge speziell mit der Computertomographie beim Nierentrauma befassen, will ich hier jetzt nicht näher darauf eingehen.

Beim Vergleich dieser Verfahren hinsichtlich ihrer Wertigkeit haben wir folgende Treffsicherheit für die einzelnen Untersuchungsmethoden gefunden, wobei die Computertomographie wegen einer zu kleinen Fallzahl ausgenommen wurde (Tabelle 3):

Tabelle 3. „Treffsicherheit" der Untersuchungsmethoden

	n	richtige Diagnosestellung	falsch negativ	falsch positiv
Urogramm	38	33	5	0
Ultraschall	21	20	1	0
Angiographie	40	38	1	1

Mit dem Ausscheidungsurogramm wurde in 33 von 38 Fällen eine richtige Diagnose gestellt; fünf „falsch negative" Diagnosen beziehen sich lediglich auf Nierenkontusionen. Sonographisch wurde ein angiographisch gesicherter Nierenstielabriß verkannt. Auch erlaubt der Ultraschall eine Unter-

Tabelle 2. Angiographie beim Nierentrauma

Nieren	n	Begleitverletzungen	n
Parenchymrupturen	19	Milzrupturen	8
subkaps. Hämatome	13	subkaps. Milzhämatom	1
Gefäßstielverletzungen	6	subkaps. Leberhämatom	1
Nierenbeckenrupturen	4		
Nierentumor	2		
traumat. Niereninfarkt	1		

scheidung zwischen frischem Hämatom und Urinom erst durch die Verlaufskontrolle. Bei 40 Nierenangiographien kam es in zwei Fällen zu einer Fehleinschätzung, wobei es je einmal zu einer leichten Unterbewertung und Überbewertung des Traumas kam.

Verfolgt man die Entwicklung der Inanspruchnahme der verschiedenen bildgebenden Verfahren beim Nierentrauma zwischen 1971 und 1981 an unserer Klinik, so stellt sich heraus, daß es bei einer Zunahme der Gesamtzahl der Traumata vor allem durch Unfälle von Zweiradfahrern zu einer relativen Abnahme von Urographie und Angiographie kam, während die Sonographie seit 1977 stetig ansteigt.

Die Empfehlung eines starren Schemas über den Ablauf des diagnostischen Procedere wird der Klinik nicht gerecht.

Meist handelt es sich bei Nierenverletzten um Polytraumatisierte, bei denen in erster Linie zu klären ist, ob intraabdominelle Verletzungen vorliegen, die eine weit größere Vitalgefährdung bedeuten. Dies ist mit ein Grund, weshalb die Ultraschalluntersuchung von Abdomen und Nieren der erste diagnostische Schritt sein sollte. Ergibt sich der Verdacht auf eine Nierenläsion oder besteht eine Makrohämaturie, führen wir ein Ausscheidungsurogramm durch. Bei einem schweren Schock wird man aus Zeitgründen das Urogramm auslassen und gleich eine Übersichtsaortographie mit selektiver Nierendarstellung veranlassen.

Für das Computertomogramm sehen wir bei der Akutdiagnostik des Nierentraumas in der Regel keine Indikation.

Es werden aber immer örtliche und personelle Verhältnisse und persönliche Erfahrungen mitspielen, in welcher Reihenfolge die diagnostischen Schritte erfolgen.

Dr. U. Wetterauer
Urolog. Abt. d. Albert Ludwig Univ.
Hugstetterstr. 55
D-7800 Freiburg

Verhandlungsbericht der Deutschen Gesellschaft
für Urologie, 35. Tagung (1983), 14–16
© Springer-Verlag Berlin Heidelberg 1984

Die Wertigkeit moderner, bildgebender Systeme beim Nierentrauma

G. Kunit, H.J. Schmoller, T. Irnberger und J. Frick

Um den Schweregrad eines Nierentraumas möglichst exakt erfassen zu können und damit das weitere therapeutische Vorgehen festzulegen, stehen uns heute folgende diagnostische Möglichkeiten zur Verfügung.

1. Ausscheidungsurogramm ohne oder mit Tomographie
2. Angiographie
3. Sonographie
4. Computertomographie

Material und Methode

Zur Bestimmung der aussagekräftigsten und ökonomischsten diagnostischen Sequenz haben wir anhand unseres Patientenmaterials von 77 stumpfen Nierentraumen des Zeitraumes zwischen 01.01.1976 und 31.12.1982 die diagnostische Treffsicherheit dieser Untersuchungsmethoden analysiert und darauf basierend den Abklärungsplan festgelegt.

Das Ausscheidungsurogramm ohne oder mit Tomographie, mit Kontrastmittelapplikation in Form einer Kurzinfusion, stellt die älteste Untersuchungstechnik dar, bietet aber nur eine beschränkte Aussagekraft hinsichtlich des Traumatisationsgrades. Andererseits gibt sie jedoch einen gewissen Aufschluß hinsichtlich der Funktion des betroffenen Organs.

In der vorsonographischen Aera folgte die Vasorenographie als zweiter diagnostischer Schritt, war aber in der Korrelation mit dem operativen Situs oft ziemlich unbefriedigend. Lediglich Gefäßläsionen wie Intimaaufrollungen oder kompletter Gefäßabriß konnten mit dieser doch relativ invasiven Methode exakt diagnostiziert werden. Kleinere Läsionen am Nierenparenchym, sowie

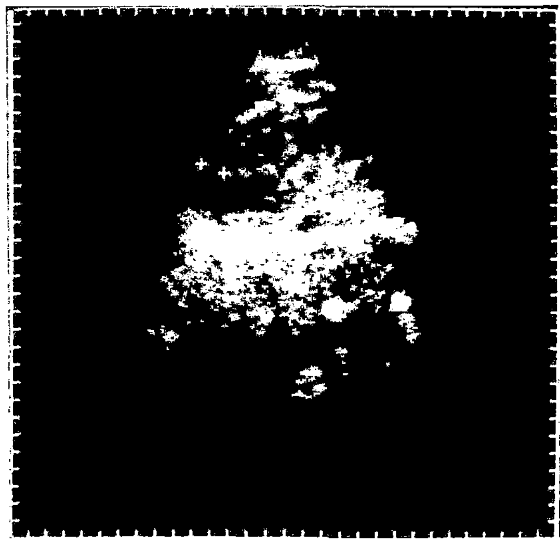

Abb. 1. Sonographisches Bild einer traumatisierten Niere mit markiertem (+), subkapsulären Hämatom des oberen Nierenpols

perirenale Hämatome blieben dieser diagnostischen Technik verborgen.

Mit Einführung der Nephrosonographie (Abb. 1), einer nicht invasiven und den Patienten kaum belastenden Untersuchungsmethode, wurde ein weiterer diagnostischer Weg eröffnet, da gerade die Nieren infolge ihrer Lage und ihrer akustischen Grenzfläche sich ideal für diese Methode anboten. Mittels Sonographie ist es leicht, frische Organzerreißungen, subkapsuläre Hämatome, sowie pararenale Hämatome zu erkennen. Die Sonographie bietet beim frischen Nierentrauma eine Treffsicherheit von 100%, wie wir bereits in einer früheren Arbeit nachweisen konnten. Anhand des Sonographiebefundes ist es absolut möglich, die Grenze zwischen den Fällen zu ziehen, die einerseits konservativ behandelt werden sollen und denen, die einer operativen Sanierung bedürfen.

Die Überprüfung der erhobenen sonographischen Befunde erfolgte in den letzten 1½ Jahren einerseits durch die Computertomographie, andererseits in operationsbedürftigen Fällen durch den Eingriff selbst.

Die Computertomographie (Abb. 2) ergab die genaueste Diagnostik hinsichtlich Parenchymläsionen, pararenalen Hämatomen und subkapsulären Hämatomen, auch bei länger zurückliegenden Nierenverletzungen, auch kleinste Kontusionsherde, bedingt durch eine lokale Perfusionsstörung, werden am CT-Bild sichtbar. Weiters bietet diese Untersuchungstechnik auch indirekt eine Funktionsdiagnostik, da bei gleichzeitiger Kontrastmittelgabe und verzögertem Einströmen, Schlüsse auf eine Nierengefäßläsion gezogen werden können.

Die Computertomographie ist der Sonographie bei länger zurückliegenden Traumen, wo die Aussage der Sonographie durch die Organisation des Hämatoms und Schwielenbildung und dadurch Aufhebung der akustischen Grenzflächen beschränkt ist, überlegen. Die Übereinstimmung Sonographie und CT ist aber beim frischen Nierentrauma an die 100%, lediglich bei älteren, mehr als eine Woche zurückliegenden Traumen, wird die diagnostische Aussagekraft, die in unserem Patientengut bei der Sonographie an die 80% liegt, durch die Computertomographie auf 100% angehoben.

Diskussion (Abb. 3)

Zusammenfassend dient unserer Meinung nach als Basisuntersuchung immer noch das Infusionsnephrotomogramm, gefolgt von der Sonographie,

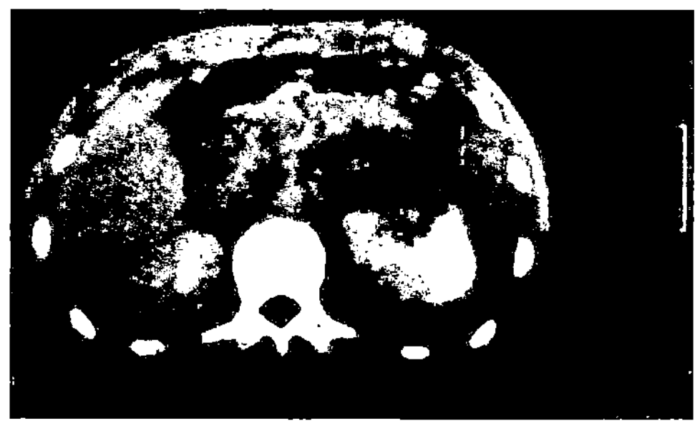

Abb. 2. CT-Bild eines schweren Nierentraumas (*links*) mit deutlich erkennbarem perirenalen Hämatom sowie Defekt der vorderen Parenchymlippe

da letztere auf Grund der vorangegangenen Ausscheidungsurographie gezielter eingesetzt werden kann. Liegt beim frischen Nierentrauma eine stumme Niere vor, sowie ein normaler sonographischer Befund, so ergibt sich der Verdacht auf eine Gefäßläsion und es wird die Angiographie angeschlossen. Ist jedoch eine, rund um die Uhr besetzte, Computertomographieeinheit vorhanden, wird man natürlich dieser neuesten Untersuchungsmethode den Vorzug geben. Bei verzögertem Einströmen des Kontrastmittels wird auch hier die transfemorale Angiographie angeschlossen, die möglicherweise durch die digitale Substraktionsangiographie (DSA) ersetzt werden kann. Es handelt sich dabei um ein rein gefäßdiagnostisches Verfahren und damit ist auch der Einsatz in der Traumatologie, vor allem was die großen Gefäße (etwa am Nierenstiel) betrifft, gegeben.

Allerdings fehlen in der uns zugänglichen Literatur noch größere Erfahrungsberichte. Arterielle Veränderungen am Nierenstiel sind aber zweifellos damit faßbar und es ist dabei vor allem an die traumatische Intimaeinrollung, an die posttraumatische arterielle Thrombose und auch an den Nierenstielabriß zu denken.

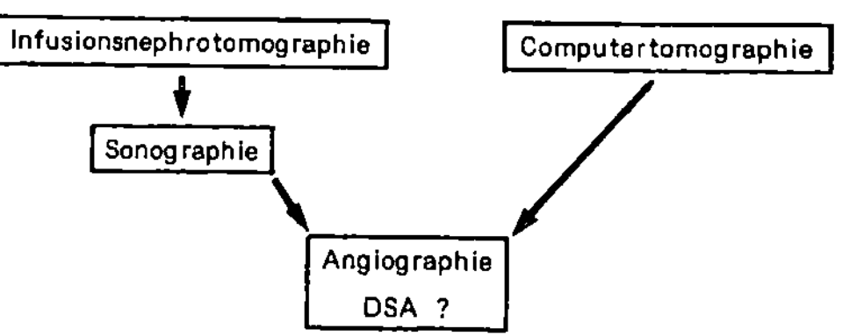

Abb. 3. Schematische Auflistung des therapeutischen Vorgehens

Literatur

1. Braedel H, Rzehak L, Schindler E, Polsky W, Döhring W (1980) Computertomographische Untersuchungen bei Nierenverletzungen. Fortschr Roentgenstr 132:49–54. – 2. Brecht G, Lackner K, Janson R, Thurn P (1980) Die Computertomographie in der Notfalldiagnostik. Fortschr Roentgenstr 132:272–281. – 3. Haertel M, Fuchs WA (1979) Computertomographie nach stumpfen Abdominaltrauma. Fortschr Roentgenstr 131:487–492. – 4. Hübner KH, Schmitt WGH (1979) Computertomographische Densitometrie des menschlichen Blutes. Einfluß auf das Absorptionsverhalten von parenchymatösen Organen und Ergußbildungen. Fortschr Roentgenstr 130:185–188. – 5. Lutz H, Rettenmaier G (1973) Sonographische Nierendiagnostik. Dtsch Med Wochenschr 98:361. – 6. Sanders RC (1975) Renal ultrasound. Radiol Clin (Basel) 8:417. – 7. Schaner EG, Balow JE, Doppman JL (1977) Computed tomography in the diagnosis of subcapsular and perirenal hematoma. Am J Roentgenol 129:83–88. - 8. Schmoller H (1978) Ultraschalldiagnostik als Zusatzuntersuchung zu radiologisch-diagnostischen Maßnahmen. Wien Med Wochenschr [Suppl] 49:128. - 9. Schmoller H (1981) Praktische Nephrosonographie. Druck: Facultas, Wien IX/Austria, 1. Aufl. - 10. Kunit G, Schmoller H, Irnberger T, Frick J (1983) Der Einfluß moderner, bildgebender Systeme auf die diagnostische Sequenz beim Nierentrauma. Helv Chir Acta 50:215–217

Dr. G. Kunit
Urolog. Abt., Landeskrankenanstalten
A-5020 Salzburg

Verhandlungsbericht der Deutschen Gesellschaft
für Urologie, 35. Tagung (1983), 17–19
© Springer-Verlag Berlin Heidelberg 1984

Computertomographie bei Nierenverletzungen

P. Alken und K. Klose

Problematisches Ziel der zahlreichen klinischen Klassifikationen des Nierentraumas ist die indirekte prätherapeutische Erfassung des pathologisch-anatomischen Substrates durch verschiedene diagnostische Maßnahmen, um daraus ein zuverlässiges Therapiekonzept auch für den Einzelfall ableiten zu können. Je genauer der pathologisch-anatomische Befund beschrieben werden kann, desto zielgerichteter kann die Therapie sein. Nach Lutzeyer [1] ist es aber immer ein hypothetischer Versuch, der erst retrospektiv durch feindiagnostische Maßnahmen oder den operativen Eingriff seine Klassifikationsbestätigung erfahren kann. Das kennzeichnet die Schwäche der diagnostischen Verfahren ebenso, wie die von Cass (1983) publizierten Zahlen über urographische Befunde bei 1 145 Patienten mit Nierentraumen [2]. Verzögerte, inkomplette oder fehlende Ausscheidung, d.h. einen nicht eindeutig einer speziellen Verletzungsform zuzuordnenden Befund, fand er in 6% der Nierenkontusionen, 46% der Lacerationen, 84% der Rupturen und 95% der Stielverletzungen, d.h. daß die diagnostische Unsicherheit – zumindest was das Urogramm angeht – mit dem Ausmaß des Traumas wächst. Damit verbunden sind auch die unterschiedlichen Ansichten über die Notwendigkeit eines operativen oder den Sinn eines

konservativen Vorgehens in der kleinen Gruppe der kritischen Nierenverletzungen. Cass: Gäbe es eine diagnostische Methode, die klar zwischen Laceration und Ruptur unterscheiden könnte und würden alle Lacerationen ohne Behandlung ausheilen, wäre eine operative Intervention nur noch bei der Ruptur und den Nierenstielverletzungen notwendig [2].

Patientengut

Bei 15 Patienten, die mit 16 Nierentraumen durch Computertomographie untersucht wurden, erfolgte eine pathologisch-anatomische Klassifizierung nach Lutzeyer [1] (Tabelle 1).

Als Kontusion wurde ein Perfusionsausfall in der Frühphase nach Kontrastmittelgabe mit ggf. verspäteter Kontrastmittelanfärbung bei erhaltener Nierenkontur gewertet. Als Rupturen mit alleiniger Beteiligung des Parenchyms wurden Befunde mit fehlender Perfusion, aufgehobener Nierenkontur und Hämatombildung bezeichnet. Bei der auch das Hohlsystem betreffenden Ruptur trat zusätzlich die Extravasation des Kontrastmittels hinzu. Die Zerreißung kennzeichneten größere Perfusionsausfälle mit Extravasation und grober Deformation der Organkontur (Abb. 1, 2). Alle Patienten wurden zusätzlich durch Urogramm bzw. Infusionsnephrotomogramm und Ultraschall untersucht. Bei 5 Patienten lagen außerdem Isotopenuntersuchungen vor.

Ergebnisse

In einem Fall wurde eine Ruptur des oberen Pols als Kontusion mißgedeutet. Nachfolgende Ultraschalluntersuchungen zeigten ein zunehmendes

Tabelle 1. Pathologisch-anatomische Klassifikation von 16 Nierentraumen anhand des CT-Befundes und Therapie

Klassifikation	n	Therapie
Kontusion	5	Kons:5
Ruptur		
(Parenchym)	3	Kons:3
(Hohlsystem)	3	Kons:1
Zerreißung	5	Kons:1

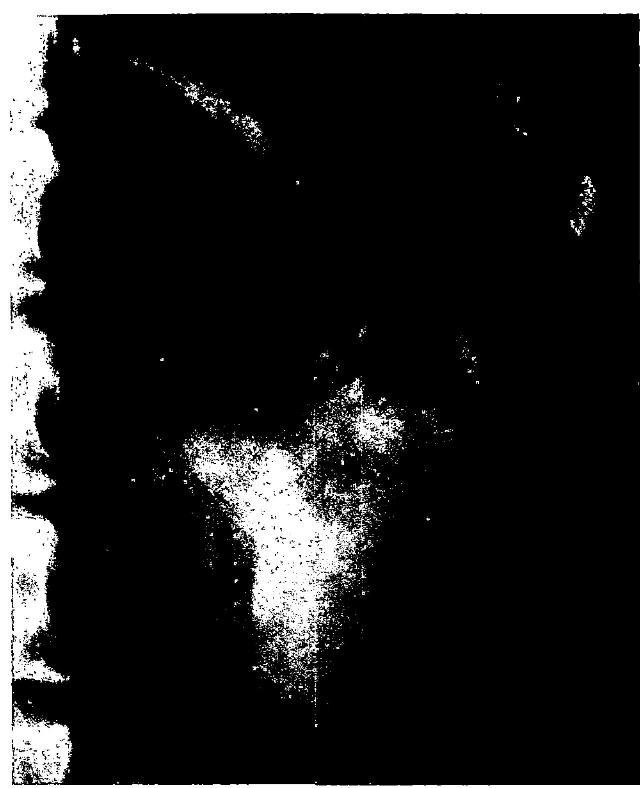

Abb. 1. Infusionsnephrotomogramm bei Nierentrauma links. Patient N.M. 16 J

Hämatom in diesem Bereich. Dieser Befund gab dann Anlaß zur operativen Intervention mit Korrektur der ursprünglich gestellten Diagnose. In allen anderen Fällen wurde die computertomographisch gestellte Diagnose durch den klinischen Verlauf bzw. bei der operativen Intervention bestätigt.

Diskussion

Ein direkter, gegenüberstellender Vergleich der Befunde, die mit verschiedenen Untersuchungsverfahren erhoben werden, ist nicht möglich. Die Computertomographie liefert prinzipiell vier Informationen:
1. Erhaltene oder aufgehobene Organkontur,
2. fehlende oder verzögerte Perfusion,
3. Extravasation,
4. perirenale Hämatom- oder Urinansammlung.

Die Informationen können von keinem der konkurrierenden diagnostischen Verfahren in einem Arbeitsgang erhalten werden (Tabelle 2), d.h. daß die Computertomographie ein Mehr an Informationen bietet. Dazu kommt, daß die Bildinformation sehr viel exakter ist, als die des Urogramms oder der Ultraschalluntersuchung, wobei der schematische Bildaufbau weniger subjektive Interpretationsmöglichkeiten zuläßt. In Verbindung mit den klinischen Befunden und der Erfahrung des Untersuchers wird natürlich der Wert des Infusionsurogramms oder der Ultraschalluntersuchung aber auch der des Computertomogramms ansteigen. Es ist deshalb sinnvoll, daß der behandelnde Urologe der Untersuchung beiwohnt und die Befunde sofort mit dem Radiologen diskutiert. Bei einem einmal festgelegten computertomographischen Befund bietet sich zur Verlaufskontrolle von Hämatomen oder Urinansammlungen die Ultraschalluntersuchung an, um dann bei Zunahme des Befundes operativ zu intervenieren. Der Wert der Isotopenuntersuchung ist in der Dokumentation des posttraumatischen Funktionsausfalls zu sehen.

Summarisch gesehen wird mit der Computertomographie keine neue Klassifikation des Nierentraumas aufgestellt, sondern das Verfahren hilft, die eingangs erwähnte diagnostische Lücke zu schließen und sich dem Idealfall der prätherapeutischen pathologisch-anatomischen Klassifikation zu nähern.

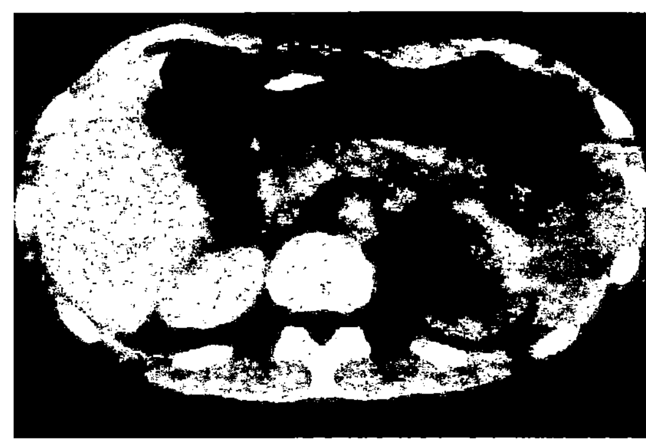

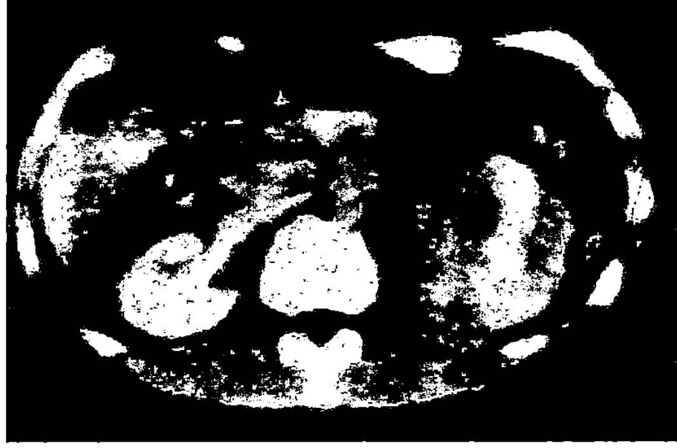

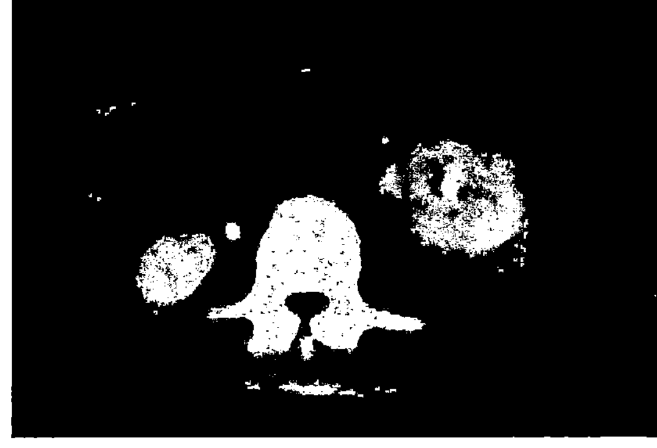

Abb. 2 a-c. Patient N.M. **a** Computertomogramm des oberen Nierenpols mit Perfusionsausfall und mantelförmigen perirenalen Hämatomen mit Extravasat, **b** Computertomogramm in Nierenmitte mit Ruptur bei aufgehobener Organkontur und großem Extravasat, **c** Computertomogramm im Bereich des unteren Nierenpols mit erhaltener Perfusion und intakter Nierenkontur sowie perirenalem Hämatom mit Extravasat

Tabelle 2. Wertigkeit verschiedener diagnostischer Verfahren beim Nierentrauma

Untersuchungstechnik	Organkontur	Perfusion	Extravasat	Hämatom
IVP:	(+)	−	+	−
US:	+	−	+	+
CT:	+	+	++	+
Isotopen:	(+)	+	−	−

Literatur

1. Lutzeyer W (1981) Verletzungen der Niere. In: Lutzeyer W (Hrsg) Traumatologie des Urogenitaltraktes. Springer, Berlin Heidelberg New York, S 1-78. – 2. Cass AS, Luxenberg M (1983) Conservative or immediate surgical management of bland renal injuries. J Urol 130:11-16

Prof. Dr. med. P. Alken
Urologische Klinik und Poliklinik im Klinikum
der Johannes-Gutenberg-Universität Mainz
Langenbeckstr. 1
D-6500 Mainz 1

Dr. med. K. Klose
Institut für Klinische Strahlenkunde im Klinikum
der Johannes-Gutenberg-Universität Mainz
Langenbeckstr. 1
D-6500 Mainz 1

Verhandlungsbericht der Deutschen Gesellschaft
für Urologie, 35. Tagung (1983), 20–22

Computertomographie nach Kontrastmittelbolusgabe zur Beurteilung traumatisierter Nieren

H. Bucher und H. Huland

Die Ankündigung dieses Kongresses hat uns dazu veranlaßt, in einer prospektiven Studie die Wertigkeit der Computertomographie bei Patienten mit Nierentrauma zu überprüfen.

Im vergangenen Jahr haben wir 21 konsekutive Patienten, die mit einem Nierentrauma in die Urologische Klinik der Universität Hamburg eingewiesen worden waren, mit Hilfe eines Computertomogramms mit und ohne Kontrastmittelbolusgabe untersuchen und die Ergebnisse auswerten können. Es handelte sich im einzelnen um Patienten im Alter zwischen 6 und 67 Jahren. 6 Frauen, 15 Männer. Es lagen ausnahmslos stumpfe Traumata vor, wobei 9mal die rechte, 9mal die linke und 3mal beide Nieren betroffen waren. Leitsymptom waren Makrohämaturie in 12 Fällen und Mikrohämaturie in 9 Fällen. Ein begleitendes Polytrauma bestand bei 13 Patienten (s. Tabelle 1).

Es war ursprünglich unser Ziel, die Wertigkeit der computertomographischen Untersuchung an diesen Patienten mit der einer Nierentomographie, wenn möglich auch Angiographie zu messen. Defacto war dies jedoch bei weniger als der Hälfte der Patienten möglich, aus Rücksicht auf den jeweiligen Zustand dieser Patienten. Bei 12 Patienten war eine Behandlung auf der Intensivstation notwendig. Wir haben jedoch bei allen Patienten neben einer computertomographischen Untersuchung ein Ausscheidungsurogramm durchführen können. Mit dieser Untersuchung wollten wir 2 Fragen beantworten:

1. Die Treffsicherheit des CT's.
2. Die Qualität des CT's in Hinblick auf die Erfassung von Nierentraumen.

Hier die Gesamtergebnisse dieser ersten Serie (s. Tabelle 2).

Bei der Beurteilung der computertomographischen Untersuchung nach Kontrastmittelgabe waren alle CT-Befunde in Hinblick auf Nierentrauma gut zu beurteilen. Dies war nur bei 13 der intravenösen Urogramme möglich.

Tabelle 1. Charakterisierung der Patienten ($n = 21$)

Alter	6–67 (Mittel 29,4 Jahre)
Frauen/Männer	6/15
Trauma	
rechte Niere	9
linke Niere	9
beidseits	3
Symptomatik	
Makrohämaturie	12
Mikrohämaturie	9
Offene Verletzung	0
Polytrauma	13

Tabelle 2. Ergebnisse der CT-Untersuchung im Vergleich zum IVP

Diagnose	CT-Befund	IVP-Befund CT bestätigt	CT nicht bestätigt	nicht beurteilbar
Nierenkontusion	9	4	1	4
Nierenruptur	9	3	2	4
Nierenriß	2	1	1	
Nierenstielverletzung	1	1		
Totaler Nierenabriß	0			
Ureterverletzung	0			

Die Ergebnisse im einzelnen

9mal wurde auf der Basis der computertomographischen Untersuchung eine Nierenkontusion, 9mal eine Nierenruptur, 2mal ein Gesamtabriß eines Nierenteils und 1mal eine arterielle Thrombose diagnostiziert. Ein totaler Nierenabriß oder eine Ureterverletzung lag in dieser Serie nach dem Computertomogramm nicht vor. Hier auch die entsprechenden Befunde der i.v.-Pyelogramme. Im Vergleich zum CT hatten nur 9 der 21 Untersuchungen ein identisches Ergebnis. 4mal wurde der CT-Befund nicht bestätigt, 8mal war nicht zuletzt wegen des Fehlens eines Tomogramms das Urogramm nicht zu beurteilen.

Demnach lag aufgrund des Urogramms 1mal bei einer Nierenkontusion eine Ruptur vor, bei 2 computertomographisch nachgewiesenen Nierenrupturen wurden lediglich Nierenkontusionen angenommen, bei einer Nierenzerreißung wurde eine Nierenruptur diagnostiziert.

Bei einem Drittel der Patienten wurde die betroffene Niere freigelegt; in allen diesen Fällen wurde die computertomographisch erhobene Diagnose bestätigt (s. Tabelle 3).

Um Ihnen einen Eindruck über die qualitativen Unterschiede und die hohe Qualität der boluscomputertomographischen Aussage zu geben, sollen 2 Beispiele demonstriert werden. Bei der Betrachtung der Bilder 1a und 1b sieht man im Computertomogramm eine Nierenruptur links, das exakte Ausmaß dieser Schädigung ist im Nierentomogramm nicht zu beurteilen.

Die Bilder 2a und 2b stammen von einer Patientin, bei der im CT eine Ruptur des unteren Nierenpols rechts diagnostiziert werden konnte; eine präzise Aussage ist, wie man sieht, aufgrund des intravenösen Urogramms nicht möglich.

Zusammenfassend möchte ich sagen, daß die Treffsicherheit des Bolus-CT's bei Nierentrauma hervorragend ist. Die qualitative Beurteilung einer Nierentraumatisierung ist außerordentlich präzise. Im Hinblick auf die therapeutische Konsequenz bietet das CT, selbstverständlich unter Berücksich-

Tabelle 3. Diskrepante Befunde CT/Urogramm

CT	IVP
Nierenkontusion	Nierenruptur
Nierenruptur	Nierenkontusion
Nierenruptur	Nierenkontusion
Nierenriß	Nierenruptur

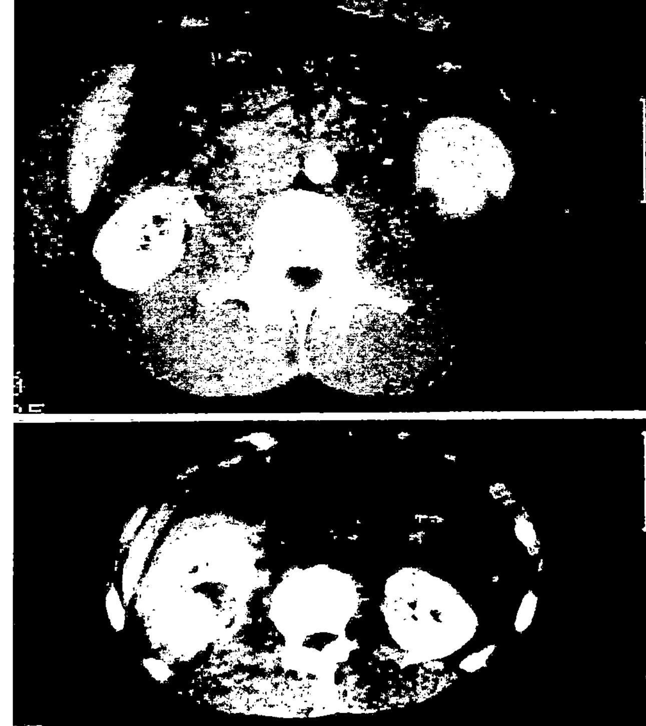

Abb. 1. Computertomogramm a von Beispiel 1, b von Beispiel 2

21

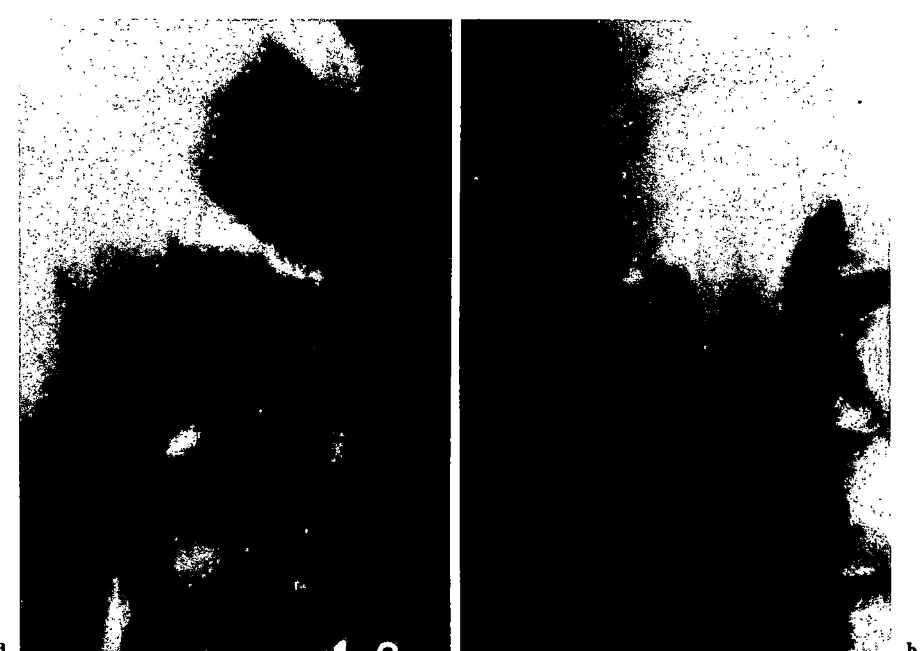

Abb. 2. IVP a von Beispiel 1, b von Beispiel 2

tigung der jeweils vorliegenden Klinik, sowie inclusive weiterer Verlaufskontrollen, eine wertvolle Hilfe.

Literatur

Brück W, Eisenberger F, Buck J (1981) Die Computertomographie beim Nierentrauma. Fortschr Med Nr. 99/46:1945–1947. - Haertel M, Probst P, Bishop M, Zingg E, Fuchs WA (1981) Renale Computertomographie. Dtsch Med Wochenschr 106:54–59. - Lutzeyer W (1981) Traumatologie des Urogenitaltraktes. Springer, New York, S 1–35. - McAninch JW, Federle MP (1982) Evaluation of renal injuries with computerized tomography. J Urol 128:456–459

Dr. H. Bucher
Prof. Dr. H. Huland
Urologische Abteilung der Universität Hamburg
Martinistr. 52
D-2000 Hamburg 20

Verhandlungsbericht der Deutschen Gesellschaft
für Urologie, 35. Tagung (1983), 23–25
© Springer-Verlag Berlin Heidelberg 1984

Diagnostik des „dorsalen" Nierentraumas unter besonderer Berücksichtigung der Computertomographie

W. Kropp und R. Hartung

Die Lokalisation und Ausdehnung intrarenaler, subkapsulärer und perirenaler Hämatome nach Trauma, spontaner Blutung oder perkutaner Nierenbiopsie sind mit herkömmlichen Untersuchungsverfahren häufig schwer · beurteilbar. Gerade nach einem Nierentrauma ist jedoch die Erfassung des Verletzungsgrades für das weitere Vorgehen von entscheidender .Wichtigkeit. Im folgenden sollen die Aussagemöglichkeiten der Computertomographie bei dorsaler Nierenläsion bzw. retrorenal gelegenen Traumafolgen dargestellt werden.

Material und Resultate

Im Zeitraum von 1981 bis 1983 wurden 12 Patienten (10 Männer, 1 Frau, 1 Kind; Alter 10–74 Jahre) nach einem stumpfen Nierentrauma untersucht. Neben dem Urogramm lag in 11 Fällen ein Computertomogramm vor.

Urographisch (Abb. 1) wurde in fast allen Fällen durch Aufhebung der Psoas-Randkontur, Konturunterbrechung an der Nierenoberfläche, Urinextravasation oder fehlende Darstellung von Kelchen die Diagnose einer Nierenläsion gestellt; eine eindeutige Aussage über den Schweregrad der Verletzung war in keinem Fall sicher möglich.

Computertomographisch (Abb. 2) konnte in allen Fällen das Verletzungsausmaß sicher beurteilt werden.

Bei 5 Patienten wurde wegen Parenchymruptur mit teils ausgedehntem peri- und retrorenalem Hämatom sowie Kontrastmittel-Urinextravasation operiert. In 2 Fällen wurde wegen ausgedehnter Gewebezertrümmerung nephrektomiert. In 3 Fällen konnte durch Naht des Hohlsystems und Parenchyms eine folgenlose Ausheilung erreicht werden.

5 Patienten wurden konservativ behandelt, da entweder nur ein subkapsuläres Hämatom oder eine Parenchymruptur ohne Kontrastmittel-Urinleakage nachweisbar waren.

1 Patient, der nach einem Flankentrauma eine Hämaturie aufwies, wurde transperitoneal nephrektomiert, da computertomographisch der dringende Verdacht auf einen Nierentumor vorlag. Histologisch handelte es sich um ein zystisch eingeschmolzenes hypernephroides Karzinom.

Diskussion

Die Diagnostik retroperitonealer Organläsionen bereitet bei der häufig nicht ausgeprägten klinischen Symptomatik Schwierigkeiten. Mit konventionell-radiologischen Methoden sind meistens nur hinweisende Diagnosen möglich oder es sind weiterführende invasive Untersuchungstechniken notwendig. Aufgrund unserer bisherigen Erfahrungen liegt die Bedeutung der Computertomographie, dem Urogramm und Sonogramm nachgeordnet, in der Klärung unklarer Befunde. Obwohl urographisch in fast allen Fällen aufgrund typischer Veränderungen die Diagnose einer Nierenläsion gestellt werden konnte, war es nicht möglich, das Ausmaß der Verletzung genau festzulegen. Ausgedehnte perirenale Hämatome, vor allem wenn sie dorsal gelegen sind, lassen sich mit dem konventionellen Urogramm allein nicht sicher bestimmen und können durch die Computertomographie exakt nachgewiesen werden. Neben der genauen Lokalisation und Ausdehnung der Verletzung erlaubt die Computertomographie in Kombination mit Kontrastmittel eine Abgrenzung des intakten Nierengewebes vom Hämatom, sowie bei Kontrastmittelaustritt in das umgebende Hämatom den Nachweis von Urinextra-

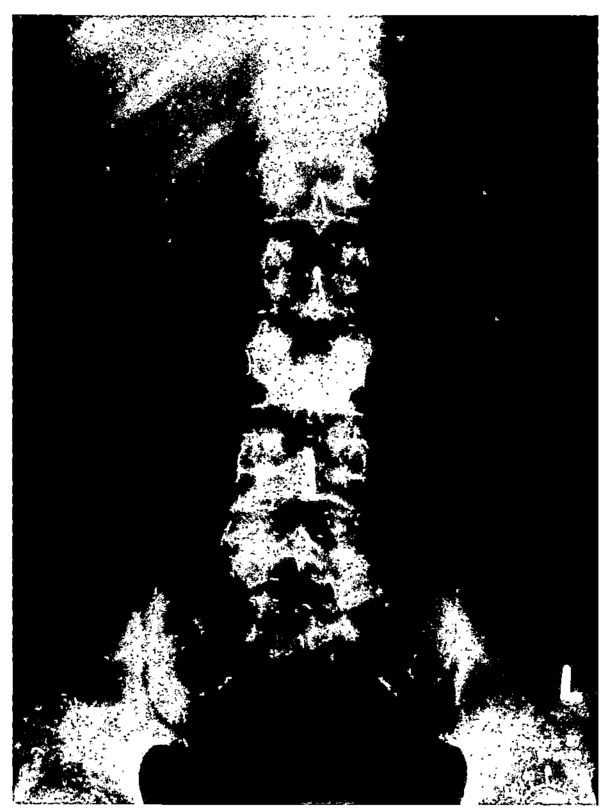

Abb. 1. Urogramm nach stumpfem Trauma: neben aufgehobener Psoas-Randkontur rechte untere Niere nicht abgrenzbar. Oberer Nierenanteil und Hohlsystem sind intakt. Unauffällige Verhältnisse links.

vasation. Damit ist eine Unterscheidung zwischen kompletten und inkompletten Rupturen möglich. Daneben können präexistente Veränderungen wie Zysten oder Tumoren erkannt werden. Da durch die Computertomographie Parenchymrupturen, Hämatombildungen und deren Ausdehnung exakt nachgewiesen werden können, stellt dieses Untersuchungsverfahren eine wertvolle Hilfe zur Erfassung des Verletzungsgrades dar. Mit ihr kann eine eindeutige Entscheidung über konservatives oder

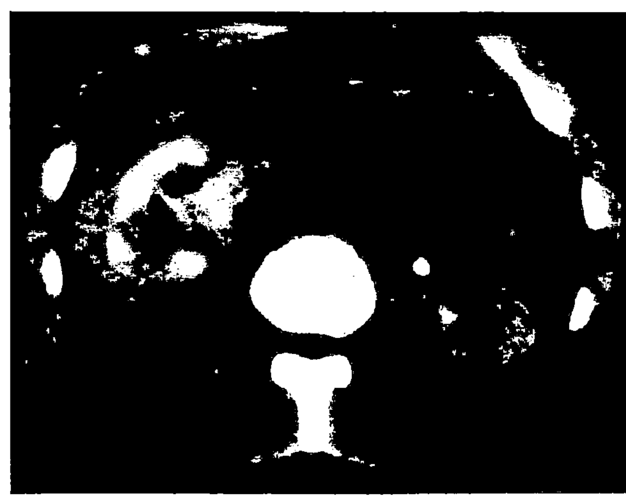

Abb. 2. Computertomographisches Bild des gleichen Patienten: Nierenparenchymruptur rechts mit ausgedehntem peri- und retrorenalem Hämatom mit Ventralverlagerung des Organs

operatives Vorgehen getroffen werden. Die Indikation für invasive Untersuchungsverfahren wird dadurch erheblich eingeschränkt.

Literatur

1. Berger P, Kuhn J (1981) CT of blunt abdominal trauma in childhood. Am J Roentgenol 136:105-110. - 2. Braedel H, Rzehak L, Schindler E, Polsky MS, Döhring W (1980) Computertomographische Untersuchungen bei Nierenverletzungen. Fortschr Roentgenstr 132:49-54. - 3. Federle MP, Goldberg HI, Kaiser JA, Moss AA, Jeffrey RB Jr, Mall JC (1981) Evaluation of abdominal trauma by computed tomography. Radiology 138:637. - 4. Federle M, Kaiser JA, McAninch JW (1981) The role of computed tomography in renal trauma. Radiology 141:455-460. - 5. Feuerbach St, Gulotta U, Reise M, Allgayer B, Ingiani G (1981) Computertomographische Symptomatologie des Becken- und Bauchtraumas. Fortschr Roentgenstr 134/3:293-296. - 6. Fischedick AR, Müller RP, Kramps H, Cramer B (1982) Computertomographie retroperitonealer Traumen. Fortschr Roentgenstr 136/1:56-59. - 7. Fretz CH, Haertel M (1981) Computertomographie nach Nierentrauma. Fortschr Roentgenstr 135/6:653-656. - 8. Haertel M, Fuchs WA (1979) Computertomographie nach stumpfem Abdominaltrauma. Fortschr Roentgenstr 131/5:487-492. - 9. Kuhn J, Berger P (1981) Computed tomography in the evaluation of blunt abdominal trauma in children. Radiol Clin North Am 19/3:503-513. - 10. McAninch JW, Federle MP (1982) Evaluation of renal injuries with computerized tomography. J Urol 128:456-460. - 11. Schaner EG, Balow JE, Doppman JL (1977) Computed tomography in the diagnosis of subcapsular and perirenalhematoma. Am J Roentgenstr 129:83

Dr. Wolfgang Kropp
Urologische Universitätsklinik
Klinikum der Gesamthochschule Essen
Hufelandstr. 55
D-4300 Essen 1

Verhandlungsbericht der Deutschen Gesellschaft
für Urologie, 35. Tagung (1983), 26/27

Digitale Radiographie, eine Ergänzung der CT-Untersuchung verletzter Harnorgane

M. Bergmann, R. Stadler und W. Bergmann

Bei der Abklärung stumpfer Verletzungen des intra- und retroperitonealen Raumes ist die Zusammenarbeit der Unfallchirurgen, Urologen und Röntgenologen eine wesentliche Voraussetzung für ein erfolgreiches therapeutisches Vorgehen.

Neben – vielfach aber auch anstelle einer konventionellen Röntgendiagnostik werden bei uns Patienten mit einem stumpfen Bauchtrauma einer Computer-Tomographie zugewiesen. Im besonderen, wenn bei der klinischen Untersuchung der Verdacht auf eine kombinierte Verletzung intra- und retroperitonealer Organsysteme besteht.

CT-Querschnittsbilder werden uns eine Diagnose erlauben, welche Organe in welchem Ausmaß verletzt sind – ein für den Patienten schonendes Untersuchungsverfahren mit einem hohen Aussagewert. Nun haben wir mit den meisten CT-Geräten die Möglichkeit, Projektionsbilder, ähnlich einer konventionellen Röntgenübersichtsaufnahme, anzufertigen. Dieses Aufnahmeverfahren ist von den Herstellern ursprünglich als Lokalisationshilfe für die Querschnittsuntersuchung gedacht gewesen. Diese „Einstellungshilfe" machen wir uns bei unserem weiteren Vorgehen zu Nutze.

Den Ausdruck „digitale Radiographie" verwendet der Röntgenologe als Sammelbegriff für alle Röntgenbildverfahren, bei denen eine digitale Bildverarbeitung vorhanden ist und ein Projektionsbild erzeugt wird, das dem konventionellen Röntgen-Film-Bild ähnlich ist. Eingefügt sei, daß ein digitales Bild durch die mechanische oder elektronische Abtastung eines herkömmlichen Bildes entsteht, wobei das Bild in Bildpunkte unterteilt wird, und die Graustufen eines jeden Bildpunktes in Zahlenwerte umgewandelt werden. Das heißt, von jedem Bildpunkt wird seine Helligkeit bzw. seine Graustufe festgehalten. Nach der Rückwandlung in ein analoges Signal kann das zugehörige Bild auf einem Monitor betrachtet werden.

Bei der Aufnahme entsteht das Bild nicht flächenhaft auf einmal, sondern wird Zeile für Zeile dargestellt, wobei Röntgenröhre und Detektor fixiert sind. Die Tischplatte, also der Patient, wird je um 1 mm verschoben und die Strahlung kurz (1–2 Millisekunden) eingeschaltet. Man erfaßt dadurch ein maximal 512 mm langes Bildfeld, das am Monitor dargestellt wird.

Das so entstandene Bild zeigt im Vergleich zur konventionellen Aufnahme eine mindere Zeichenschärfe und zeichnet sich durch einen hohen Kontrastumfang aus. Demnach sind auch bei schlechter Kontrastmittelausscheidung über die Nieren eine Nierenbecken-Ureterdarstellung zu erwarten.

Ein weiterer Vorteil ist die geringere Strahlenbelastung. Auf Grund der hohen Meßempfindlichkeit der Detektoren beträgt die für ein digitales Radiogramm notwendige Strahlendosis etwa nur ein Hundertstel der bei einer konventionellen Röntgenaufnahme erforderlichen.

Im einzelnen gehen wir so vor:

Die CT-Untersuchung beginnt mit Übersichtsaufnahmen a p und seitlich. Die Aufnahmen bieten Informationen über Lungen- und Pleuraveränderungen und ermöglichen die Beurteilung von Skelettverletzungen bei Bruchstückdislokation oder Kompression. Sie erlauben die Beurteilung des Zwerchfelles und zeigen etwa verwaschene Psoasstrukturen.

Bei der Seitenlage des Patienten und horizontalem Strahlengang lassen sich auch kleine Mengen freier Luft in der Bauchhöhle – etwa nach Darmperforation – nachweisen.

Zum Vergleich dazu ein Ileusbild bei einem Patienten in Seitenlage.

Bei Verletzten werden die üblichen Querschnittsbilder vor und nach Kontrastmittelgabe angefertigt. Angeschlossen werden wiederum a p-Übersichtsaufnahmen in Rücken-, eventuell auch in Schräglage des Patienten.

Wir haben dadurch die Möglichkeit, über das Ausmaß der Verletzung am Nierenhohlraum, am Harnleiter und an der Blase eine zusätzliche Information zu erhalten. Das Übersichtsbild zeigt oft eindrücklicher Lokalisation und Ausmaß der Kontrastharn-Extravasation, wie etwa bei diesem Patienten mit Nierenruptur und Kontrastharnaustritt.

Bei einem anderen Patienten ist das Pyelon ausgefüllt mit Blutkoagula. Das Ureterlumen ist normal weit.

Wir haben uns erlaubt, mit der digitalen Radiographie auf eine Untersuchungsmethode zur Ergänzung der Querschnitt-Computertomographie bei der Abklärung stumpfer Verletzungen des Bauch- und Thoraxraumes hinzuweisen, die es uns ermöglicht, die Aussage über das Ausmaß der Verletzung ohne weitere Belastung für den Patienten in Einzelfällen wertvoll zu erweitern. Wir haben versucht, dies an Hand einiger Bilder zu beweisen.

Prof. Dr. M. Bergmann
Urolog. Abt.
Allgemeines Krankenhaus
Krankenhausstraße
A-4020 Linz

Verhandlungsbericht der Deutschen Gesellschaft
für Urologie, 35. Tagung (1983), 28–33
© Springer-Verlag Berlin Heidelberg 1984

Erstversorgung von Verletzungen der Nieren

H. Marberger, A. Putz und G. Jakse

Harntraktsverletzungen, isoliert oder mit anderen Läsionen vergesellschaftet, haben in den letzten Jahren enorm zugenommen.

Wir sehen sie an unserer Klinik zumindest an jedem Wochenende. Unfallursache und -hergang entsprechen den Lebensgewohnheiten unserer Zeit und der Geographie unseres Landes. Verkehr und Sport rangieren vor Arbeitsunfällen. Besonders häufig sehen wir isolierte Nierenkontusionen als Sportverletzungen.

ten gilt es vor allem, die Läsion richtig zu klassifizieren und jene zu erfassen, bei denen chirurgische Behandlung notwendig erscheint. Es ist daher, bevor man den Behandlungsplan erstellt, ein diagnostisches Minimalprogramm zu erfüllen, das man am besten mittels Infusionsurogramm im Schockraum beginnt.

Beim polytraumatisierten Patienten bereitet die Diagnose manchmal Schwierigkeiten. Abklärung und Versorgung gefährlicher Begleitverletzun-

Tabelle 1. Zahl der nierenverletzten Männer und Frauen, die seit dem Jahr 1959 jährlich an unsere Klinik zur Behandlung kamen

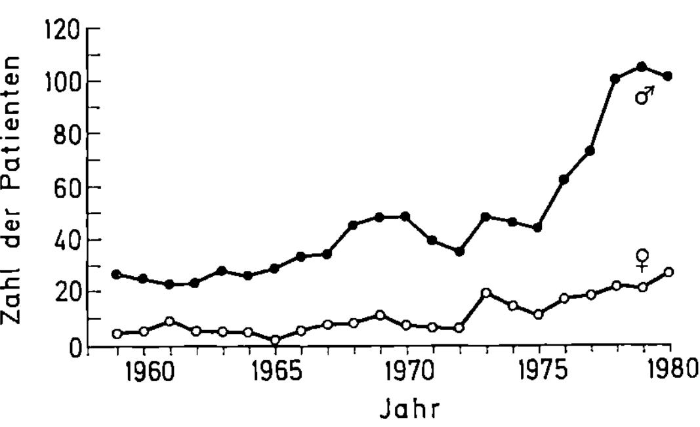

Bei $^3/_4$ der Nierenverletzungen handelte es sich um sog. leichte, bei $^1/_4$ um schwere Läsionen mit entsprechendem radiologischen Befund und klinischem Krankheitsbild, um Verletzungen, die wahrscheinlich Spätkomplikationen nach sich ziehen. Bei den sogenannten komplizierten Verletzungen, etwa 3% der Gesamtzahl, handelt es sich um Rupturen einer Solitärniere, einer erkrankten oder mißgebildeten Niere oder um kombinierte Verletzungen des Parenchyms und des Nierenstieles. Bei der Erstversorgung nierenverletzter Patien-

Tabelle 2. Nierenverletzungen mit Unterteilung nach dem Schweregrad

Urologische Universitätsklinik Innsbruck 1959–1980 Einteilung der Nierenverletzungen nach Schweregrad Gesamt 1176	
Leichte Verletzung (Hämatom, geringe rad. Veränderungen nicht bedrohliches Krankheitsbild)	909 (77%)
Schwere Verletzung (Parenchymruptur schweres klinisches Krankheitsbild)	236 (20%)
Komplizierte Verletzung (Ruptur einer solitär- oder erkrankten Niere, mißgebildete Niere, Ruptur und Gefäßläsion, Ureterabriß)	31 (3%)

Tabelle 3. Minimaldiagnostik, die bei Verdacht auf Harntraktsverletzung durchzuführen ist

Anamnese
↓
Klinik + Harnanalyse
↓
Infusionsurographie → Cystogramm → Sonographie

gen stehen oft im Vordergrund und lassen manche diagnostische und therapeutische Maßnahme, den Harntrakt betreffend, in den Hintergrund treten. Trotzdem sollte man bei jedem Polytraumatisierten an die Möglichkeit einer Harntraktsverletzung denken, bei klinischer, radiologischer und Laboruntersuchung darauf Bedacht nehmen und bei geringstem Verdacht auf eine Harntraktsläsion zum gegebenen Zeitpunkt die Abklärung des Harntraktes durchführen.

Anamnese, Klinik, Harnanalyse und Infusionsurogramm sind nach unserer Meinung durch nichts zu ersetzen. Sonografie, Computertomografie und Angiografie sind wertvolle zusätzliche diagnostische Maßnahmen, die über das Ausmaß und die Art der Läsion genauer informieren. Die Erstuntersuchung entspricht jedoch selbst unter Ausnützung aller Möglichkeiten nur einer Momentaufnahme und sagt nichts Sicheres über die mögliche Entwicklung und den Verlauf einer Nierenverletzung aus.

Tabelle 4. Akute Diagnostik des Nierentraumas

Klinik	Röntgenuntersuchung
Hämaturie	Nierenleerbild
Flankenschmerz	Infusionsurogramm
Flankentumor	mit Tomographie
Schock	Angiographie
Peritonismus	Computertomographie
Progression	Sonographie

Wir wissen aus Erfahrung, daß sich eine scheinbar harmlose Nierenkontusion sehr rasch zu einem schweren Krankheitsbild entwickeln kann. Zunahme von Hämatom und Extravasat ist klinisch und im Sonogramm recht eindrucksvoll nachweisbar und im Computertomogramm ausgedruckt zu sehen.

Ist die Verletzung abgeklärt, kann man den Behandlungsplan erstellen. Dieser richtet sich nach dem Allgemeinzustand, dem Alter etc., beim polytraumatisierten Patienten nach der Schwere der Begleitverletzungen. Beim schwer Polytraumatisierten ist die Harntraktsverletzung meist nachrangig, so daß die Versorgung der verletzten Niere aufgeschoben werden kann.

Für die Erstbehandlung des Polytraumas sind daher kaum feste Richtlinien aufzustellen. Die Entscheidung, ob konservativ oder chirurgisch zu behandeln sei, ist von den jeweiligen Umständen, der Einstellung und dem Können des Erstbehandlers, abhängig. Fehlen die für die optimale Behandlung Schwerverletzter notwendigen Hilfsmittel oder ärztliche Erfahrung, ist die Transferierung der gefährdeten Patienten an ein Medizinisches Zentrum mit allen Möglichkeiten empfehlenswert.

Leichter sind Diagnostik und Indikation beim isolierten Nierentrauma. Bei der leichten Nierenkontusion, sie erinnern sich an das Dia, behandeln wir konservativ, d.h. Bettruhe, Antibiotika und exakter Kontrolle. Bei der sog. schweren Verletzung mit meist recht ausgeprägter klinischer Symptomatik, groben radiologischen Veränderungen, Separierung von Nierenanteilen, avaskulären

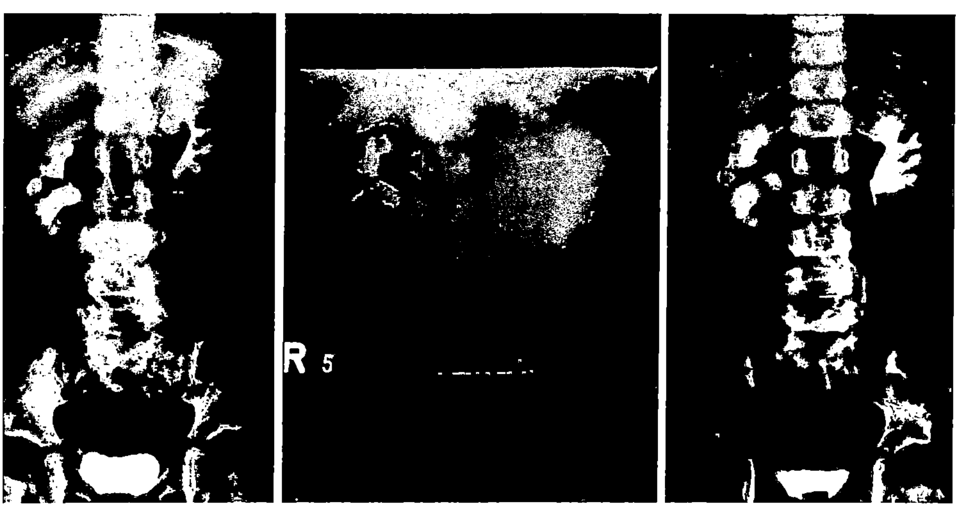

Abb. 1. a Sog. zweizeitige Nierenruptur links, **b** Urogramm am Tag der Verletzung, **c** Urogramm nach operativer Entleerung des Urinoms und Hämatoms

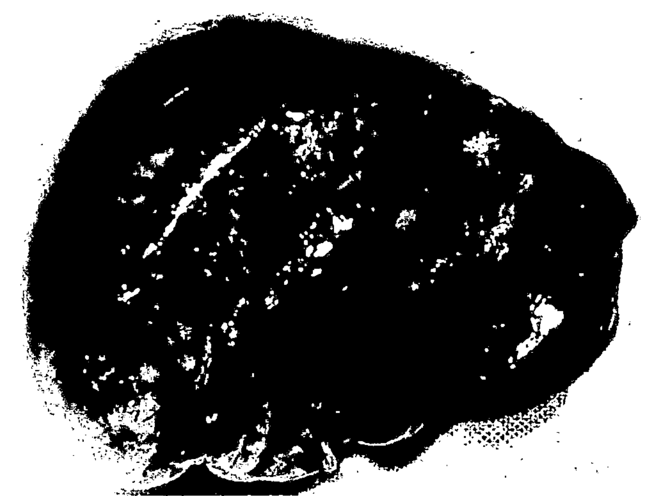

Abb. 2. Abgerissener Nierenpol

Zonen, bei stummer Niere oder deutlich verzögerter Ausscheidung, empfehlen wir die Freilegung der Niere, Evakuation des Hämatoms, Drainage des Wundbettes und wenn nötig und möglich, die chirurgische Versorgung.

Dafür gilt als Leitlinie: gut vaskularisiertes und drainiertes Parenchym zu erhalten, avaskuläre Bezirke zu entfernen, Wundflächen zu adaptieren und durch Kapselnaht oder Kleber adaptiert zu

halten. Spritzende Gefäße kann man umstechen, die venöse Blutung steht von selbst. Besonders wichtig ist die Ableitung des Resthämatoms und Harnextravasates, da sie somit die optimalen Heilungsbedingungen sichert.

Wir führen die Versorgung wenn möglich dringlich durch, weil wir dem Patienten Schmerz, Sorge und vermeidbare Spätschäden ersparen wollen, haben aber auch nach einer Woche die besten

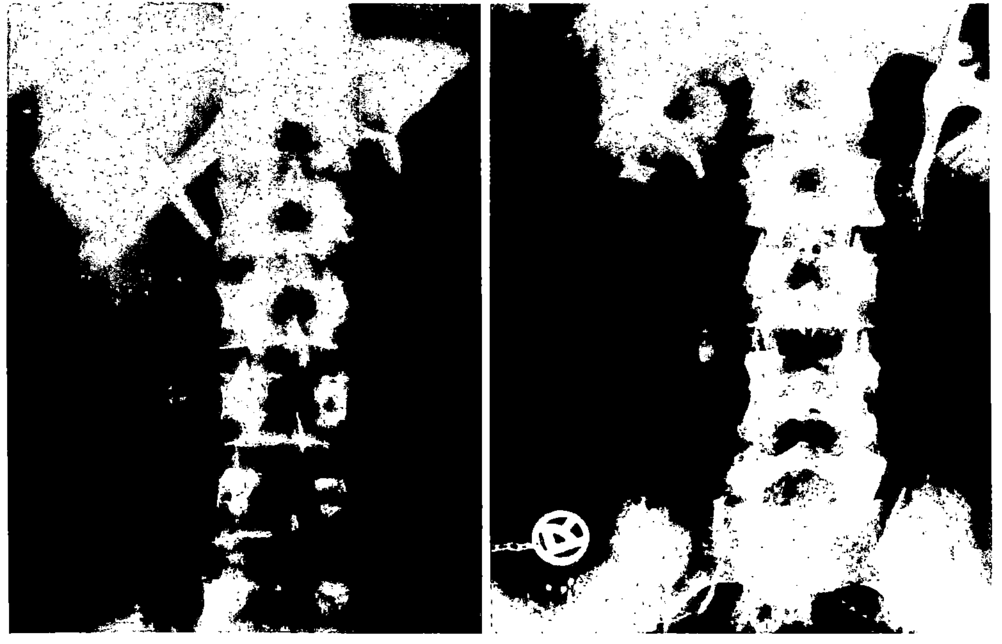

Abb. 3. a Querruptur einer Doppelniere rechts. Der quere Anteil ist im präoperativen Urogramm nicht dargestellt, **b** Urogramm 3 Tage nach operativer Versorgung. Der distale Anteil der Doppelniere hat seine Funktion wieder gewonnen

Erfolge erzielt. Trotz aller Widersprüche reduzieren sich bei eingehender und sachlicher Diskussion der verschiedenen Standpunkte die Gegensätze beträchtlich, wie das Symposium über Traumatologie in Sölden zeigte.

Unsere Einstellung beruht auf den Erfahrungen, die wir mit einem großen Krankengut, das während mehrerer Jahrzehnte an unsere Klinik zur Behandlung kam, machten.

Auf der nächsten Tabelle sind die Nierenverletzungen von 1959 bis 1980 dargestellt. Die Erfahrungen der zwei früheren Dekaden hatten mich bereits zu einer Neuorientierung hinsichtlich Diagnostik und Therapie bewogen.

Tabelle 5. Nierenverletzungen gruppiert nach pathologischem Befund und Behandlung. Die Tabelle zeigt, daß bei leichten und schweren Nierenverletzungen in annähernd gleichem Prozentsatz andere Verletzungen bestanden, und daß es sich bei den Verstorbenen durchwegs um polytraumatisierte Patienten handelte

Urologische Universitätsklinik Innsbruck 1959–1980			
Gesamtzahl Nierenverletzungen 1176			
Nierenkontusionen	909	Polytrauma	→ 47%
Nierenparenchym + Gefäßverletzungen (operativ versorgt)	234	Polytrauma	→ 45%
Nierenparenchym + Gefäßverletzungen (nicht operiert – verstorben)	33	Polytrauma	→ 100%

Tabelle 6. Frühkomplikationen bei operierten Nierenverletzungen

Urologische Universitätsklinik Innsbruck 1959–1980	
Gesamt: 234	Komplikationen: 16 (6,8%)
Paralytischer Ileus	1
Urinom	1
Verlängerte Harnextravasation	4
Paranephritischer Abszess	1
Retroperitoneale Phlegmone	1
Pleuritis	1
Lungeninfarkt	1
Prostataabszess	1
Tod durch Polytrauma	5
Gesamt	16

Bei den Nierenkontusionen leichten und schweren Grades handelte es sich bei nahezu der

Hälfte um Polytraumatisierte. Von den konservativ behandelten verstarben 33 an den Folgen des Polytraumas, einer an einem Hirnabszeß, von einer Harnphlegmone nach Nierenruptur ausgehend. Von den operativ behandelten verstarben 5 Polytraumatisierte, Vielfach-Verletzte wohl am Zusammenwirken mehrerer Schäden, bei keinem konnten die chirurgischen Eingriffe an der verletzten Niere als Todesursache angekreidet werden.

Wenn es sich auch bei den Verstorbenen um Schwerstverletzte handelte, so spräche der Anteil von konservativ und operativ Versorgten für die chirurgische Versorgung der Harntraktsläsionen.

Die nächste Tabelle zeigt, was wir bei der chirurgischen Versorgung taten. In der Hälfte der Fälle wurde der Riß in der Niere chirurgisch versorgt. In 18%, das sind auf die Gesamtzahl der Nierenverletzungen bezogen 4%, wurde eine Nephrektomie durchgeführt. Der Eingriff wurde wohl toleriert, die Komplikationsrate ist einem mittleren chirurgischen Eingriff entsprechend. Die Morbidität ist bei den Operierten deutlich geringer als bei konservativ Behandelten, wie wir an nicht operierten polytraumatisierten Patienten feststellen konnten.

Die Spätergebnisse sind in der Zeit, die mir zur Verfügung steht, kaum zu analysieren. Von den leichten Nierentraumen konnte nur ein geringer Teil nachuntersucht werden. Bei dieser Gruppe handelt es sich um ein sehr vagantes Krankengut, Touristen, Sportler, Kraftfahrer, junge Leute, die sich wohl fühlen und keinen Grund sehen, unserer Aufforderung zur Nachuntersuchung Folge zu leisten.

Tabelle 7. Art des Eingriffes bei Nierenruptur

Urologische Universitätsklinik Innsbruck 1959–1980	
Gesamt $n = 234$	
Exploration + Evakuation	
Drainage	61 (26%)
Parenchymnaht	100 (43%)
Teilresektion	21 (9%)
Nephrektomie	42 (18%)
Gefäßrekonstruktion	5 (2%)
Nierenbeckennaht	5 (2%)

Die operativ Behandelten waren zugänglicher. Wir haben von beiden eine annähernd gleich große Serie Nachuntersuchter, wenn auch Pars pro toto gelten muß.

Wir haben von der Gruppe der leichten und schwer Verletzten annähernd gleiche Gruppen

Tabelle 8. Untersuchungsprogramm bei Nachuntersuchung von Nierenverletzten

1. Anamnese
2. Klinische Untersuchung (einschließlich RR-Messung)
3. Harnanalyse
4. Blutchemie
5. Urogramm
6. Isotopenuntersuchung
7. Eventuell Angiographie und Reninbestimmung

Tabelle 9. Spätergebnisse bei 117 konservativ versorgten Nierenverletzungen

Urologische Universitätsklinik Innsbruck 1959–1980	
$n = 909$	kontrolliert 117 (12,8%)
normal	106 (90%)
Blutdruck ↑	11 (10%)
essentiell	8
ungeklärt	2
renal	1

Tabelle 10. Spätkomplikationen bei 82 operativ versorgten Nierenverletzungen

Urologische Universitätsklinik Innsbruck 1959–1980	
$n = 234$	kontrolliert 82 (35%)
Patholog. Laborbefund:	3
Patholog. Rö-Befund:	20
RR ↑ :	7
Nierenfunktion* ↓ :	9
Steine:	3

* Die verletzte Niere betreffend

nachuntersucht und bei beiden Gruppen annähernd gleiche Prozentsätze an Spätkomplikationen feststellen können. Bei den leicht Verletzten war ein Hochdruck in 10% nachweisbar, bei den chirurgisch Versorgten in 9%. In beiden Gruppen war nur bei einem die Ursache des Hochdruckes renal bedingt. Sekundäreingriffe waren bei beiden Serien nahezu gleich häufig. Bei 9 chirurgisch Versorgten nierenverletzten Patienten war die Nierenfunktion entsprechend dem Nierenparenchymverlust herabgesetzt. Die Gesamtfunktion war normal. Bei 20 Fällen fand man pathologische Röntgenbefunde, Veränderungen der Kontur oder des Hohlsystems, in 3 Fällen war es zur Steinbildung gekommen.

Für eine genaue Analyse der Nachuntersuchungen bleibt keine Zeit. Man kann jedoch abschließend sagen, daß die Spätschäden der als leicht qualifizierten Nierenläsionen gering sind und deswegen bei dieser Gruppe die chirurgische Versorgung wahrscheinlich keinen Vorteil brächte. Bei den schweren Läsionen jedoch, so glauben wir, verhindert die chirurgische Versorgung Spätschäden, wie wir sie früher sahen, bzw. reduziert sie auf ein Maß, wie man sie bei den konservativ behandelten leichteren Läsionen feststellen kann.

Literatur

1. Bandhauer K (1967) Die organerhaltende Frühoperation bei Nierenverletzungen. Urologe 6:337–340. – 2. Boehminghaus H (1949) Verletzungen der Harnorgane. Thieme, Leipzig. – 3. Campbell MF (1941) Injuries of the kidney. Surg Clin North Am 21:443–453. – 4. Carlton CE (1974) Surgery in renal trauma. Urology 3:671. – 5. Cass AS (1975b) Renal trauma in the multiple injured patient. J Urol 114:495–597. – 6. Cass AS (1982) Immediate radiologic and surgical management of renal injuries. J Trauma 22:361. – 7. Cass AS, Ireland GW (1972) Management of renal injuries in the severely injured patients. J Trauma 12:516–522. – 8. Glenn JF, Harvard JF (1960) The injuried kidney. JAMA 173:1189–1195. – 9. Hecker WC (1971) Intraabdominelle Organverletzungen bei stumpfen Bauchtraumen im Kindesalter. Munch Med Wochenschr 15:562–567. – 10. Hutter K (1940) Sport- und Nierenverletzungen. Vortrag gehalten in der Wien Med Gesellschaft am 26. 1. 1940. – 11. Körner D (1970) Aussprache über Spätfolgen nach stumpfen Nierenverletzungen. Hefte Unfallheilkd 107:108–115. – 12. Lutzeyer W (1968) Traumatologie der Niere und oberen Harnwege. Akt Chir 3:19–30. – 13. McAninch JW (1975) Acute renal artery thrombosis from blunt trauma. Urology 118:698. – 14. McAnich JW, Federle MP (1982) Evaluation of renal injuries with computed tomography. J Urol 128:456. – 15. Marberger H (1957) Dringliche Harnröhrenchirurgie. Chirurg Praxis, Heft 2. – 16. Marberger H (1965) Erstversorgung von Nierenverletzungen. Klin Med 20. – 17. Marberger H (1968) Verletzungen des Harntraktes. Chirurg 39:548–553. – 18. Marberger H (1976) Trauma to the urinary tract. Br J Urol 48:145. – 19. Marshall WH, Castellino RA (1971) Hypertension produced by constrictin renal lesions. Diagnostic Rad 101:561–565. – 20. Mitchell JP (1971) Trauma to the urinary tract. Br Med J 5:567–573. – 21. Peters P, Bright T (1976) Management of trauma to the urinary tract. Adv Surg 10:197–244. – 22. Peterson NE (1977) Intermediate-degree blunt renal trauma. J Trauma 17:425. – 23. Petritsch P, Lupsky H, Hoellerl G, Maehring M (1976) Das stumpfe Nierentrauma: Diagnostik, Therapie und mögliche Komplikationen. Chirurg 47:83–87. – 24. Rodeck G, Knappe J (1959) Zur Behandlung stumpfer Nierenverletzungen und ihrer

Folgezustände. Dtsch Med Wochenschr 84:603–612. –
25. Schmoller H et al. (1981) Sonography in blunt renal
trauma. Eur Urol 7:11. – 26. Smith J, O'Flynn J (1977)
Closed renal trauma. Br J Surg 64:753–755. – 27. Taddei L
et al. (1979) The role of urography in blunt trauma of the
kidney. Diagn Imaging 48:305. – 28. Thompson I, Latourette H, Montie J, Ross G (1977) Results of non-operative
management of blunt renal trauma. J Urol 118:522–524. –
29. Wein AJ, Murphy JJ, Mulholland SG (1977) A conservative approach to management of blunt renal trauma.
J Urol 117:425

Prof. Dr. H. Marberger
Urologische Universitätsklinik Innsbruck
Anichstraße 35
A-6020 Innsbruck

Verhandlungsbericht der Deutschen Gesellschaft
für Urologie, 35. Tagung (1983), 34
© Springer-Verlag Berlin Heidelberg 1984

Therapieform und Spätergebnisse der stadienorientierten Behandlung stumpfer Nierentraumen

P.H. Walz, R. Müller, D. Frohneberg und J. Ahlers

In der retrospektiven Studie untersuchten wir 130 Patienten, die wegen eines stumpfen Nierentraumas behandelt wurden. Anhand der vorliegenden Unterlagen wurde retrospektiv das Trauma klassifiziert als leicht (Kontusion, Laceration), mittelschwer (Parenchymeinriß, großes perirenales Hämatom) und schwer (Berstung, Nierenstielabriß).

Gemäß dieser Definition erlitten 47% der Patienten ein leichtes Nierentrauma, 36% ein mittelschweres und 17% ein schweres Trauma. Interessanterweise trat bei 8 Patienten eine Hämaturie um bis zu 8 Tage verzögert auf. Dies unterstreicht die Notwendigkeit einer engmaschigen Überwachung in der Anfangsphase. Entsprechend dem von dieser Untersuchung umfaßten Zeitraum waren Urogramm und Angiographie die am häufigsten eingesetzten Diagnoseverfahren.

Bei leichten Nierentraumen ist ein streng konservatives Vorgehen üblich, bei 3 Komplikationen mußte im späteren Verlauf jedoch zweimal nephrektomiert werden.

Beim mittelschweren Trauma wurden 14 Patienten initial konservativ behandelt und 33 Patienten primär operativ. In 7/14 konservativ behandelten Fällen traten Komplikationen auf, die operativ versorgt wurden, 3mal war die Nephrektomie erforderlich. Bei der primär operativen Behandlung konnte 26mal organerhaltend vorgegangen werden, durch die verzögerte Operation war keine höhere Nephrektomierate zu verzeichnen im Vergleich zur primär operativen Behandlung.

Bei schweren Nierenverletzungen ist die operative Behandlung angezeigt. In 17 Fällen mußte nephrektomiert werden, bei 3 Patienten wurde organerhaltend operiert. 2 Patienten verstarben vor Therapiebeginn. Vor allem bei Gefäßläsionen sollten die modernen Verfahren die Rate des Organverlustes vermindern.

57 Patienten konnten 6 Monate – 12 Jahre nach dem Trauma nachuntersucht werden. Bei keinem Patienten mit vorausgegangenem leichtem Trauma war ein Funktionsverlust nachweisbar, 3 Patienten hatten einen Hypertonus. Demgegenüber zeigte kein Patient mit vorausgegangenem mittelschwerem Trauma einen Hypertonus, bei 2 konservativ behandelten Patienten war jedoch die verletzte Niere funktionslos.

Die Problematik beim Nierentrauma besteht weniger in der einzuschlagenden Therapie als in der Diagnostik. Hauptsächlich bei den als mittelschwer eingestuften Traumen war eine exakte pathologisch-anatomische Beurteilung nicht immer vor Einleitung einer Therapie möglich. Die in den letzten Jahren bei uns routinemäßig durchgeführte computertomographische Abklärung beim Nierentrauma hat wesentlich zur Verbesserung der prätherapeutischen Diagnostik beigetragen. Im Zweifelsfall ist ein abwartendes Vorgehen gerechtfertigt, eine höhere Organverlustrate resultiert daraus nicht. Die primäre operative Therapie ohne exakte Kenntnis ist heute sicherlich abzulehnen. Mendez formulierte 1977 „keine Nierenverletzung ist derart schwerwiegend, daß eine komplette präoperative Abklärung nicht erfolgen kann".

Dr. Peter H. Walz
Urologische Klinik und Poliklinik
der Johannes Gutenberg-Universität Mainz
Langenbeckstraße 1, D-6500 Mainz

Verhandlungsbericht der Deutschen Gesellschaft
für Urologie, 35. Tagung (1983), 35–37
© Springer-Verlag Berlin Heidelberg 1984

Konservative Behandlung des stumpfen Nierentraumas

H. Frohmüller und H.R. Osterhage

Über die vorteilhafteste Therapie stumpfer Nierentraumen bestimmter Schweregrade bestehen weiterhin kontroverse Ansichten. Das Problem einer vorzugsweise operativen versus vorzugsweise konservativen Behandlung ließe sich vermutlich einer Lösung näher bringen, wenn man sich auf die beiden entscheidenden Fragen konzentrierte:

1. Mit welcher Methode kann dem Patienten die größte Menge funktionstüchtigen Nierengegewebes erhalten werden?
2. Mit welchem Verfahren treten die geringsten Komplikationen auf?

An der Urologischen Klinik der Universität Würzburg wurden im Zeitraum von 1970 bis August 1983 76 Fälle von stumpfem Nierentrauma beobachtet (Tabelle 1).

Die Klassifizierung der Nierenverletzungen erfolgte nach dem Vorschlag von Mendez in 4 Schweregrade (Abb. 1). Danach unterscheidet man eine Kontusion (Grad I) – eine Ruptur des Nierenparenchyms und/oder des Hohlraumsystems (Grad II) – eine Nierenzertrümmerung (Berstungsverletzung) (Grad III) – sowie den Abriß des Gefäßstiels (Grad IV).

Bei unseren 76 Patienten wurde eine Kontusion (Grad I) in 46 Fällen, eine mehr oder weniger ausgeprägte Ruptur des Nierenparenchyms und/oder des Hohlraumsystems (Grad II) in 24 Fällen, eine Zertrümmerung des Nierenparenchyms (Grad III) in 4 Fällen und ein Abriß des Gefäßstiels (Grad IV) bei 2 weiteren Patienten diagnostiziert (Tabelle 1).

Bei 69 der 76 Patienten wurde eine konservative, d.h. nichtoperative, Behandlung eingeschlagen. Lediglich bei 7 Patienten wurde eine Operation erforderlich. Die 6 Nephrektomien betrafen ausschließlich die Verletzungsgrade III und IV. Bei einem dieser Patienten lag die Ruptur einer ausgeprägten Hydronephrose bei congenitaler Ureterab-

Tabelle 1

Urologische Klinik der Universität Würzburg
(Zeitraum: 1970–August 1983)

Stumpfe Nierentraumen $n = 76$

♂ 66	links	49
♀ 10	rechts	27

	Anzahl der Pat.
Grad I	46
Grad II	24
Grad III	4
Grad IV	2

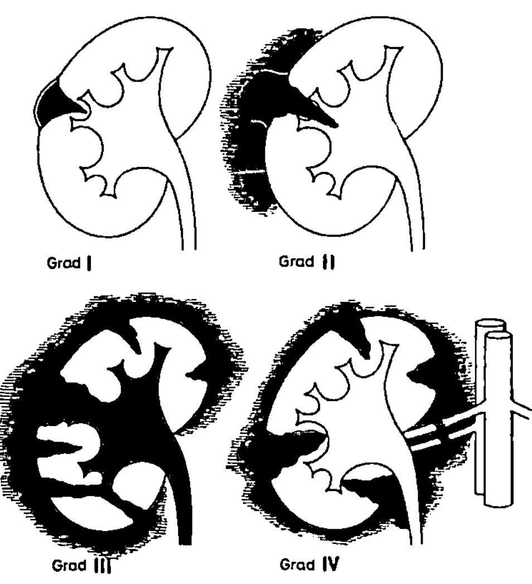

Abb. 1. Klassifizierung der Nierenverletzungen nach Mendez

Tabelle 2. Therapie des stumpfen Nierentraumas $n = 76$

Grad I	$n = 46$	konservativ
Grad II	$n = 24$	23× konservativ
		1× Hämatomausräumung
Grad III	$n = 4$	4× Nephrektomie
		(1× bei Hydronephrose)
Grad IV	$n = 2$	2× Nephrektomie

Tabelle 3. Komplikationen nach stumpfem Nierentrauma $n = 76$ (Nachbeobachtung 3 Monate–12 Jahre)

Anzahl der Pat.	Grad I 46	Grad II 24	Grad III 4	Grad IV 2
Harnwegs-infekt	7	10		
nach Entlas-sung Schmer-zen in der Nierengegend	3	1		
temporäre Hypertonie	2	1		
permanente Hypertonie	1	1	1 nach Nephrek-tomie	
Schrumpf-niere		2		

gangsstenose vor. Die Hämatomausräumung bei einer Grad II-Verletzung wurde wegen beginnender Urosepsis durchgeführt (Tabelle 2).

Die Komplikationen nach konservativer Therapie sind – wie Tabelle 3 zeigt – größtenteils geringfügig und vorübergehender Natur. Lediglich bei 2 von 69 Patienten entwickelte sich eine Schrumpfniere und bei weiteren 2 Patienten kam es zum Auftreten einer Hypertonie. Nachdem die Hypertension als mögliche Spätfolge der konservativen Behandlung von Verfechtern der operativen Intervention immer wieder als besonders schwerwiegende Komplikation herausgestellt wird, erscheint es von Interesse, darauf hinzuweisen, daß eine Hypertonie auch nach einer Nephrektomie auftreten kann, wie einer unserer Fälle zeigt.

Die aufgezeigten Resultate entsprechen im wesentlichen den in der Literatur mitgeteilten Ergebnissen, wobei zugegeben werden muß, daß bindende Schlußfolgerungen schwierig sind wegen der unterschiedlichen Art und Weise der Datenaufgliederung bei den einzelnen Autoren.

Während bei konservativer Behandlung die Nephrektomierate in der Literatur mit 4–16% angegeben wird, liegt sie bei sofortiger oder frühzeitiger operativer Intervention bei 18–67%. Die Häufigkeit posttraumatischer Komplikationen wird bei konservativer Therapie mit weniger als 5% notiert. Daß diese Komplikationsrate bei chirurgischer Intervention noch niedriger liegt, dürfte auf die hierbei höhere Nephrektomieinzidenz zurückzuführen sein.

Aufgrund der Auswertung des eigenen Krankengutes und der relevanten Literatur lassen sich folgende Schlußfolgerungen hinsichtlich der Behandlung des stumpfen Nierentraumas ziehen:

Bei einer Nierenverletzung der Grade III und IV machen die klinischen Umstände selbstverständlich die sofortige chirurgische Intervention erforderlich. Über dieses Vorgehen besteht generell Einigkeit.

Am anderen Ende der Verletzungsskala, bei der Nierenkontusion (Grad I), besteht zwischen den Befürwortern der operativen Intervention und denen der konservativen Behandlung ebenfalls im großen und ganzen Übereinstimmung bezüglich des Einnehmens einer abwartenden Haltung.

Kontrovers sind die Ansichten lediglich hinsichtlich der günstigsten Behandlungsmethode der Gruppe II, d.h. den Nierenrupturen unterschiedlichen Ausmaßes. Die Inzidenz dieser Gruppe dürfte bei etwa 5% aller stumpfen Nierentraumen liegen. Die Behandlung dieser Patienten sollte nicht allein vom röntgenologischen Bild, sondern vor allem vom klinischen Verlauf abhängig gemacht werden. Wenn sich der klinische Verlauf stabilisieren läßt, dann sprechen alle Daten für eine abwartende Haltung und eine nicht-operative Therapie. Die unbedingt erforderlichen Verlaufskontrollen würden eine Verschlimmerung des Zustandes des Patienten jederzeit aufzeigen und dann zu entsprechenden therapeutischen Maßnahmen führen, wobei der Allgemeinzustand des Patienten zu einem späteren Zeitpunkt häufig besser ist als unmittelbar nach dem Trauma. Man sollte die enorme reparative Kapazität der verletzten Niere nicht unterschätzen.

Literatur

1. Bandhauer K (1967) Die organerhaltende Frühoperation bei Nierenverletzungen. Urologe [A] 6:337. – 2. Cass AS, Ireland GW (1973) Comparison of the conservative and surgical management of the more severe degrees of renal trauma in multiple injured patients. J Urol 109:8. – 3. Evins SC, Thomason WB, Rosenblum R (1980) Nonoperative management of severe renal lacerations. J Urol 123:247. – 4. Mendez R (1977) Renal trauma. J Urol

118:698. - 5. Mogensen P, Agger P, Østergaard AH (1980) A conservative approach to the management of blunt renal trauma. Results of a follow-up study. Br J Urol 52:338. - 6. Peters PC, Bright TC III (1977) Blunt renal injuries. Urol Clin North Am 4:17. - 7. Rutishauser G (1982) Wiederherstellende Chirurgie bei Nierenverletzungen. Dtsch Aerztebl 79:33. - 8. Slade N (1971) Management of closed renal injuries. Br J Urol 43:639. - 9. Thompson IM (1977) Expectant management of blunt renal trauma. Urol Clin North Am 4:29. - 10. Wein AJ, Murphy JJ, Mulholland SG, Chait AW, Arger PH (1977) A conservative approach to the management of blunt renal trauma. J Urol 117:425

Professor Dr. H. Frohmüller
Urologische Klinik und Poliklinik
der Universität Würzburg
Luitpoldkrankenhaus
D-8700 Würzburg

Verhandlungsbericht der Deutschen Gesellschaft
für Urologie, 35. Tagung (1983), 38–40
© Springer-Verlag Berlin Heidelberg 1984

Spätergebnisse bei strenger Indikation zur operativen Therapie der Nierenverletzungen

K. Burk, G. Rodeck und A. Kuhblanck

Die konservative Behandlung der Nierenkontusion sowie die operativen Maßnahmen für schwerste Nierentraumata, d.h. bei totaler Nierenzertrümmerung oder Gefäßverletzungen des Nierenstiels sind allgemein anerkannt. Umstritten ist jedoch die Therapie der schweren Nierenverletzungen, der sowohl oberflächliche und tiefgreifende Parenchymeinrisse mit mehr oder minder ausgedehnter Eröffnung des Nierenhohlsystems als auch Polabrisse zugeordnet werden können. Bei der Vielzahl der zum Teil unterschiedlichen Klassifikationsrichtlinien ist eine eindeutige Zuordnung zu Schweregrad II und damit der Vergleich mit anderen Arbeiten erschwert.

In dem vorliegenden Beitrag haben wir die Klassifikation von Hodges übernommen. Untersucht wurden 102 Patienten mit einem stumpfen Nierentrauma, die zwischen 1965 und 1982 stationär in unserer Klinik behandelt wurden.

29% unserer Patienten waren zum Zeitpunkt des Unfalles Kinder, 11% Jugendliche und 60% Erwachsene. Das mediane Alter der Erwachsenen betrug 25 Jahre.

Die klinischen Zeichen bei Einlieferung waren, unabhängig vom Alter der Patienten, mit 71% am häufigsten die Makrohämaturie, die in 5% länger als 3 Tage andauerte, knapp 23% der Patienten hatten eine Mikrohämaturie, 15% befanden sich im Schock. Bei 5 Polytraumatisierten war eine sofortige Versorgung der Nierenverletzung erforderlich, da infolge der Begleitverletzungen der Schock nicht zu beherrschen war. Weitere 5 Patienten, ebenfalls alle mit Polytrauma, verstarben im Schock. Leichtere Begleitverletzungen wurden nicht als Polytrauma gewertet (Abb. 1).

Bei 71 Patienten lag die stumpfe Nierenverletzung isoliert vor. In 31 Fällen wurde die Nierenverletzung bei einem polytraumatisierten Patienten diagnostiziert. Entsprechend fanden sich leichte Nierenverletzungen nahezu ausschließlich bei den isolierten Traumata, während die schweren und kritischen Verletzungen meist den polytraumatisierten Patienten zugehörten.

In insgesamt 15 Fällen waren operative Maßnahmen erforderlich, die 11 organerhaltenden Operationen wurden erst nach durchschnittlich 2, 4 Tagen vorgenommen, wohingegen die 4 Nephrektomien alle bereits am Aufnahmetag erfolgten (Abb. 2).

Korreliert man den Schweregrad des Nierentraumas mit der gewählten Therapie so wird deutlich, daß bei den leichten Nierenverletzungen alle 66 Patienten konservativ, d.h. mit Bettruhe und Gabe von Antibiotika behandelt wurden. Die 4 Patienten mit kritischen Nierentraumata, 2 Verletzungen des Nierenstiels und 2 Organzertrümmerungen, mußten alle nephrektomiert werden.

Von den 26 Patienten mit Nierenverletzungen des Schweregrades II nach Hodges wurden 15, das entspricht 58%, konservativ behandelt, 11 Patienten mußten einer organerhaltenden Operation unterzogen werden (Abb. 3).

Nierentrauma	
Klinische Zeichen bei Einlieferung	
Makrohämaturie	$n = 73$
davon länger als 3 Tage	$n = 5$
Mikrohämaturie	$n = 23$
Schock	$n = 15$
davon reversibel	$n = 5$
davon permanent mit nachfolgender Operation	$n = 5$
Tod im Schock (alle mit Polytrauma)	$n = 5$

Abb. 1. Klinische Zeichen bei Einlieferung der Patienten

Nierentrauma

Material

stumpfe Nierenverletzung	$n = 102$
isolierte Nierenverletzung	$n = 71$
Polytrauma mit Nierenbeteiligung	$n = 31$

Schweregrad der Verletzung nach Hodges

Grad I	$n = 66$
Grad II	$n = 26$
Grad III	$n = 4$
Tod bis 4 h nach Einlieferung	$n = 6$

Therapie

konservativ	$n = 81$
operativ	$n = 15$
davon organerhaltend	$n = 11$
davon Nephrektomie	$n = 4$
keine urologische Therapie bei Polytrauma	$n = 6$

Abb. 2. Zusammensetzung der Patientengruppe

Untergliedert man die Patienten mit Grad II Verletzungen in die zugehörigen Altersgruppen, so finden sich hier 10 Kinder und 16 Erwachsene, Jugendliche hatten keine schweren Nierentraumata.

Die Therapie kindlicher Nierenverletzungen mit dem Schweregrad II nach Hodges unterschied sich grundlegend von der Therapie bei den Erwachsenen. 9 von 10 Kindern wurden organerhaltend operiert, dagegen konnten 14 von 16 Erwachsenen konservativ mit Bettruhe und Antibiotika behandelt werden. Der Grund für dieses unterschiedliche Therapieverhalten scheint in der höheren Toleranz von Erwachsenen gegenüber Blutverlusten und Schmerzzuständen zu liegen (Abb. 4).

Nach einer medianen Beobachtungszeit von 6,7 Jahren wurden 56 Patienten nachuntersucht, 30 von 66 Patienten mit Nierenkontusionen, 23 von 26 Patienten mit Verletzungen des Schweregrades II und 3 von 4 kritischen Verletzungen. Bei den Pa-

Nierentrauma
Therapie bei Schweregrad II nach Hodges

	operativ organerhaltend	*konservativ*	Gesamt
Kinder	$n = 9$	$n = 1$	$n = 10$
Erwachsene	$n = 2$	$n = 14$	$n = 16$

Abb. 4. Therapeutische Maßnahmen bei Kindern und Erwachsenen mit Nierenverletzungen des Schweregrades II nach Hodges

tienten mit dem besonders interessierenden Schweregrad II wurden alle konservativ behandelten und 8 von 11 organerhaltend operierten Patienten untersucht. Kontrolliert wurden die Laborparameter, der Blutdruck, nuklearmedizinisch die seitengetrennte Nierenfunktion, der sonographische und urographische Befund der Nieren (Abb. 5).

Eine Nierenfunktionseinschränkung der verletzten Niere wurde nur in 4 Fällen nachgewiesen. Alle 4 Patienten waren zum Zeitpunkt der Verletzung Kinder, bei 2 der Patienten wurde eine Nierenteilresektion durchgeführt, die beiden anderen wurden konservativ behandelt.

Im Sonogramm konnten 6 intrarenale „Cysten" und eine posttraumatische Pseudocyste am oberen Nierenpol nachgewiesen werden. Alle Patienten wurden anläßlich ihrer Nierenverletzung konservativ behandelt. Ein eindeutiger Zusammenhang zwischen den intrarenalen Cysten und dem vorausgegangenen Nierentrauma besteht nach unserer Auffassung nicht. 5 der 7 Patienten mit Nierencysten hatten Nierenkontusionen, 2 Verletzungen des Schweregrades II.

Bei 7 Patienten wurde im Rahmen der Nachuntersuchung ein Hypertonus festgestellt. 6 dieser Patienten wurden anläßlich der Nierenverletzung konservativ behandelt, 1 Patient wurde nephrektomiert. Zu bemerken ist hierbei, daß 5 Patienten

Nierentrauma
Therapie

Schweregrad Nach Hodges	*operativ* organerhaltend	Nephrektomie	*konservativ*	*Gesamt*
Grad I			66 (100%)	66 = 100%
Grad II	11 11	–	15 (58%)	26 = 100%
Grad III	4	4 (100%)	–	4 = 100%

Abb. 3. Therapeutisches Vorgehen, abhängig vom Schweregrad der Nierenverletzung

Schweregrad nach Hodges	Operative Therapie		konservativ	Gesamt
		Nierentrauma *Nachuntersuchungen*		
		Beobachtungszeitraum Median 6,7 Jahre *n = 56*		
	organerhaltend	Nephrektomie		
Grad I	–	–	30 (66)	30 (66)
Grad II	8 (11)	–	15 (15)	23 (26)
Grad III	–	3 (4)	–	3 (4)

Abb. 5. Zusammensetzung der nachuntersuchten Patientengruppe

Nierentrauma
Spätfolgen

Hypertonus	*n = 7*
Kinder	–
Jugendliche	2
Erwachsene	5
Therapie der Nierenverletzung:	
konservativ	6
Nephrektomie	1
Intrarenale Cysten (sonogr.)	*n = 7*
Kinder	3
Jugendliche	–
Erwachsene	4
Therapie der Nierenverletzung:	
konservativ	7
Funktionseinschränkung	*n = 4*
NUK MED	
Kinder	4
Jugendliche	–
Erwachsene	–
Therapie der Nierenverletzung:	
Nierenteilresektion	2
konservativ	2

Abb. 6. Spätergebnisse bei strenger Indikation zur operativen Therapie der Nierenverletzung

lediglich eine Nierenkontusion erlitten, wobei das Nierentrauma als Ursache des Hypertonus unwahrscheinlich ist. Ein Patient hatte eine Grad-II-Verletzung und ein weiterer eine Grad III-Verletzung (Abb. 6).

Zusammenfassend läßt sich aufgrund unserer Ergebnisse sagen, daß eine konservativ abwartende Haltung bei Nierenverletzungen des Schweregrades II nach Hodges gerechtfertigt ist. Voraussetzung hierfür ist jedoch die kontinuierliche genaue Beobachtung des Patienten über mehrere Tage und regelmäßige sonographische und früher auch urographische Kontrollen des Nierenbefundes. Bei permanent bestehendem oder sich ausweitendem Paravasat mit Ausbildung eines „Flankentumors" wurden die Patienten operiert. Alle diese verzögert durchgeführten Operationen waren organerhaltend.

Mit dieser Taktik konnte eine Nephrektomierate von insgesamt nur 5% erreicht werden. Die Rate der Spätfolgen liegt mit 12,5% Hypertonus bei 56 nachuntersuchten Patienten sowie 12,5% Cysten in der verletzten Niere und 7,5% Nierenfunktionseinschränkung der betroffenen Niere zumindest nicht höher als bei vergleichbaren Veröffentlichungen, in denen eine sofortige operative Versorgung der Grad II-Verletzung der Niere erfolgte.

Literatur

Bergqvist D, Grenabo L, Hedelin H, Lindblad B, Mätzsch T (1983) Blunt renal trauma, analysis of 417 patients. Eur Urol 9:1–5. – Cass AS, Cass BP (1983) Immediate surgical management of severe renal injuries in multiple-injured patients, vol XXI. Urology 2:140–145. – Hohenfellner R, Zingg EJ (1983) Urologie in Klinik und Praxis. Thieme, Stuttgart, S 800–826. – Löhr E, Mellin P, Rodeck G, Rohe J-W (1972) Atlas der urologischen Röntgendiagnostik. Schattauer, Stuttgart, New York, S 199–242. – Lutzeyer W (1981) Traumatologie des Urogenitaltraktes. Springer, Berlin Heidelberg New York, S 1–65. – Mogensen P, Agger P, Ostergaard AH (1980) A conservative approach to the management of blunt renal trauma, results of a follow-up study. Br J Urol 52:338–341. – Schmoller H, Kunit G, Frick J (1981) Sonography in blunt renal trauma. Eur Urol 7:11–15

Dr. K. Burk
Urologische Univ.-Klinik,
Robert-Koch-Str. 8
D-3550 Marburg/Lahn

Verhandlungsbericht der Deutschen Gesellschaft
für Urologie, 35. Tagung (1983), 41–43
© Springer-Verlag Berlin Heidelberg 1984

Spätfolgen nach organerhaltender Therapie bei Nierenruptur

H. Palmtag, W. Rößler, K. Dreikorn und L. Röhl

Die von Potempa (1967) aus unserer Klinik beschriebenen Spätfolgen nach konservativer Behandlung der Nierenruptur waren Anlaß, um eine großzügige Indikationsstellung zur frühzeitigen operativen Versorgung traumatisierter Nieren davon abzuleiten.

Material

Um den Erfolg dieses Behandlungskonzeptes zu überprüfen, wurden von 510 Nierenverletzungen, die in den Jahren 1960 bis 1982 an unserer Abteilung behandelt wurden, 95 Patienten retrospektiv analysiert (Tabelle 1a, b), bei denen die Diagnose einer Nierenruptur Grad I bis V nach Küster (1896) (Abb. 1) gestellt wurde. 415 konservativ behandelte Patienten mit einer Nierenkontusion blieben unberücksichtigt. Das Klassifikationsschema nach Küster wurde deshalb gewählt, da es den heutigen Klassifikationen entspricht [4–8], die ebenfalls darauf abzielen, die Nierenkontusion von der Nierenruptur abzugrenzen, andererseits eine Nierenruptur mit oder ohne Eröffnung des Hohlraumsystems sowie eine völlige Mazeration oder eine Läsion des Nierengefäßstiels zu unterscheiden. Basis dieses Klassifikationsschemas war früher der operative Befund. Heute kann diese Klassifikation bereits durch die praeoperative Diagnostik sehr präzise vorgenommen werden durch Darstellung des Hohlraumsystems, des parenchymatösen Anteils und gegebenenfalls des Gefäßbildes der Niere (Ausscheidungsurographie, Sonographie, gegebenenfalls Computertomographie oder Angiographie).

Ergebnisse

7 dieser 95 Patienten mit einer Nierenruptur (7,4%) wurden konservativ behandelt, 70 (73,6%) konnten organerhaltend operiert werden und 18 (19%) mußten primär nephrektomiert werden (Tabelle 1b). Da nur 7 Patienten konservativ behandelt wurden, läßt sich auch nur eine begrenzte Aussage über mögliche Spätfolgen dieser Behandlungsweise ableiten (Tabelle 2).

Trotzdem gilt es festzuhalten, daß 2 dieser 7 Patienten mit einem schlechten Behandlungsergeb-

Tabelle 1a. Klassifikation der Nierenverletzungen (n. Küster) (1960–1982)

Nierenkontusion	415
Nierenruptur Grad I	4
Nierenruptur Grad II	32
Nierenruptur Grad III	51
Nierenruptur Grad IV	5
Nierenruptur Grad V	3
Nierenruptur Grad I–V	95

Tabelle 1b. Therapie der Nierenruptur ($n = 95$)

	Konservativ		organerhaltende Operation			Nephrektomie			
Gesamt	7		70			18			
Verletzungsgrad (n. Küster)	I	II	I	II	III	II	III	IV	V
Patienten	1	6	3	24	43	2	8	5	3

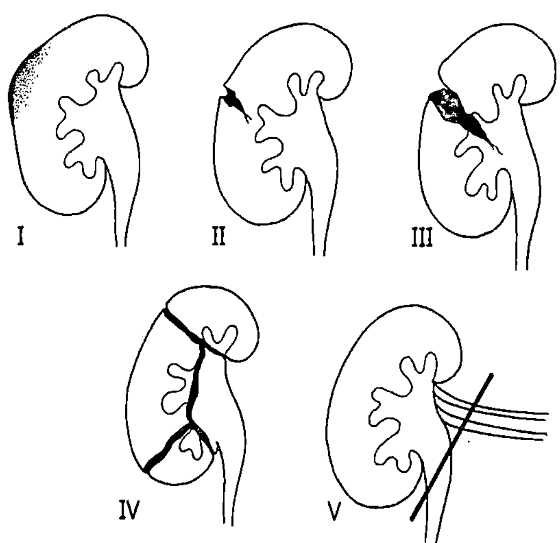

Abb. 1. Klassifikationsschema der Nierenruptur nach Küster. *Grad I:* Zerreißung oder Kontusion der Fettkapsel oder Verletzung der Capsula propria ohne Parenchymbeteiligung. *Grad II:* Zerreißung des Parenchyms ohne Eröffnung des Kelchsystems. *Grad III:* Vollständige Zerreißung der Nieren mit Eröffnung des Nierenhohlraumes. *Grad IV:* Völlige Zertrümmerung der Niere. *Grad V:* Abriß des Nierenstiels

Tabelle 2. Spätkomplikationen (konservative Therapie) ($n = 7$)

Nierenruptur Grad I		
($n = 1$)	keine Komplikation	1
	Schrumpfniere (sekundär nephrektomiert)	1
Grad II	Erheblicher Funktions-	
($n = 6$)	verlust (30%)	1
	keine Komplikationen	4

nis behaftet sind: bei einem Patienten entwickelte sich eine Schrumpfniere, bei einem zweiten Patienten trat ein erheblicher Funktionsverlust der rupturierten Niere auf.

Spätkomplikationen (chirurgische Therapie)
(Tabelle 3)

Die Spätkomplikationen der chirurgischen Therapie wurden nach Art und Zeitpunkt der operativen Behandlung aufgeschlüsselt.

Frühoperation bedeutet, daß der Patient innerhalb der ersten 3 Tage nach dem Trauma operiert wurde. 90% dieser Patienten wurden allerdings bereits in den ersten Stunden nach dem Trauma operativ versorgt.

Spätoperation heißt, daß eine operative Revision erst nach der ersten bis vierten Woche nach dem

Tabelle 3. Spätkomplikationen (chirurgische Therapie) ($n = 88$)

	Früh-operation	Spät-operation
Parenchymnaht		
verstorben (an Begleit-verletzung)	2	–
keine Spätkomplikationen	29	2
Hypertonie	1	–
Funktionsverlust der Niere ($> 20\%$)	1	1
	33	3
Nierenteilresektion		
verstorben (an Begleit-verletzung)	1	–
keine Spätkomplikationen	27	2
Chron. Pyelonephritis, Hypertonie, Nierensteine	2	2
	30	4
Nephrektomie		
verstorben (an Begleit-verletzung)	2	1
keine Spätkomplikationen	8	4
Hypertonie	–	2
Chron. HWI	–	1
	10	8
Gesamt	73	15

Trauma vorgenommen wurde. Entsprechend unserem Therapiekonzept wurde die Mehrzahl der Patienten jedoch der Frühoperation zugeführt (73/95 = 77%).

10 frühoperierte (10/73 = 13,7%) und 8 spätoperierte Patienten (8/15 = 53,3%) mußten primär nephrektomiert werden.

Die Indikation zur Nephrektomie beruhte bei den frühoperierten Patienten in 5 Fällen auf der Schwere der Ruptur, bei 4 Patienten auf einem protrahierten Blutungsschock, bedingt durch die Begleitverletzungen. In einem Fall lag bei Ruptur Grad II gleichzeitig ein maligner Tumor vor. Bei den spätoperierten Patienten war hingegen nur in 2 Fällen die Schwere der Verletzung Indikation zur Nephrektomie, während bei 6 Patienten bereits Komplikationen vorlagen, die durch die konservative Behandlung entstanden waren, nämlich: maligne Hypertonie, Niereninfarzierung und Sepsis.

Trotz Nephrektomie mußten 2 Patienten, die spätnephrektomiert wurden, wegen persistierenden Hochdrucks und ein Patient wegen persistierender Harninfektion chronisch behandelt werden. Bei der Frühnephrektomie traten in keinem Falle Spätkomplikationen auf, jedoch verstarben auch hier 2 Patienten im protrahierten Blutungsschock an ihren Begleitverletzungen.

Die Art der organerhaltenden Operation (Parenchymnaht, Nierenteilresektion) (Tabelle 3) hatte bei den frühoperierten Patienten keine Bedeutung für den weiteren Verlauf. So kam es nach Parenchymnaht bei 2 von 33 Patienten und bei Nierenteilresektion bei 2 von 30 Patienten zu Spätkomplikationen nach der Frühoperation. Dagegen entwickelte 1 von 3 Patienten nach Parenchymnaht und 2 von 4 Patienten nach Nierenteilresektion, die als Spätoperationen durchgeführt wurden, Komplikationen wie chronische Pyelonephritis, Hypertonie, Nierensteine oder erheblicher Funktionsverlust der rupturierten Niere.

Zusammenfassend betrug demnach die Komplikationsrate bei 73 frühoperierten Patienten (nephrektomiert oder organerhaltend operiert) 5,5% (4/73 = 5,5%). Bei den 15 spätoperierten Patienten lag die Komplikationsrate bei 40% (6/15 = 40%), bei den konservativ behandelten Patienten waren es 28,5% (2/7 = 28,5%). Wir glauben deshalb folgern zu können, daß die seit über 20 Jahren an unserer Klinik geltende Indikationsstellung zur frühen operativen Versorgung der Nierenruptur Grad II bis V nach Küster sich positiv bestätigt hat.

Ergänzend erscheint es wichtig, darauf hinzuweisen, daß die Nierenfunktion bei allen Patienten isotopendiagnostisch ein Jahr nach dem Trauma kontrolliert wurde. Die Ausscheidungsurographie erscheint uns zur Beurteilung der Nierenfunktion ein nicht ausreichend zuverlässiger Indikator zu sein.

Literatur

1. Küster E (1896) Die Chirurgie der Nieren. Enke, Stuttgart. – 2. Palmtag H, Rößler W, Dreikorn K, Röhl L (1983) Erfahrungsbericht über die Therapie des Nierentrauma. Unfallchirurgie 9:260–267. – 3. Potempa J, Wenz W (1968) Die Indikationsstellung zur konservativen und operativen Behandlung geschlossener Nierenverletzungen. Langenbecks Arch Klin Chir 321:149–170. – 4. Pryor JP, Williams JP (1975) A study of 137 cases of renal trauma. Br J Urol 47:45–49. – 5. Sargent JC, Marquardt CR (1950) Renal injuries. J Urol 63:1–8. – 6. Slade N (1971) Management of closed renal injuries. Br J Urol 43:639–645. – 7. Thompson JM (1977) Expectant management of blunt renal trauma. Urol Clin North Am 4:29–32. – 8. Wein AJ, Arger PH, Murphy JJ (1977) Controversal aspects of blunt renal trauma. J Urol 17:662–666

Prof. Dr. H. Palmtag
Urologische Abteilung
Chirurgisches Zentrum
der Universität
Im Neuenheimer Feld 110
D-6900 Heidelberg

**Verhandlungsbericht der Deutschen Gesellschaft
für Urologie, 35. Tagung (1983), 44–46**
© Springer-Verlag Berlin Heidelberg 1984

Das Nierentrauma – operative oder konservative Therapie

J. Rassweiler, F. Eisenberger, J. Buck und K. Miller

Einleitung

Einstimmigkeit besteht hinsichtlich der konservativen Behandlung beim leichten und der chirurgisch-aggressiven Therapie beim kritischen Nierentrauma. Umstritten ist der Grenzbereich zwischen beiden Therapieformen beim schweren Nierentrauma: eine Problemgruppe von 5–10% [2, 4, 5, 6, 7, 9, 10].

Uneinheitliche Diagnostik und oft wenig differenzierte Klassifikation der Nierenverletzung erschweren den Vergleich der verschiedenen therapeutischen Ansätze. Während die Anhänger des operativen Vorgehens die niedrigere Rate an Spätkomplikationen von 2–7% – wie Hydronephrose, renale Hypertonie, Schrumpfniere und Infektion – anführen [2, 4], halten die „Konservativen" diesem eine erhöhte Frühnephrektomierate in ca. 20–50% der Fälle entgegen [1, 6, 7, 9, 10].

Basierend auf einer differenzierteren Klassifikation empfehlen wir für die Problemgruppe des schweren Nierentraumas – wie Mendez, Peterson und Rodeck [6, 7] – das abwartend konservative Vorgehen mit „aufgeschobener Dringlichkeit".

Diagnostik

Neben dem Infusionsnephrotomogramm führen wir bei der Diagnostik der Nierenverletzung routinemäßig Sonographie und Computertomographie durch. Im Sonogramm sind makromorphologische Veränderungen, wie ein perirenales Hämatom oder intraparenchymale Läsionen zu erkennen. Eine exakte Aussage über das Ausmaß der Verletzung liefert das CT: nach Kontrastmittelgabe lassen sich Hämatom und Urinom differenzieren und eine Lokalisation der Extravasation – subkapsulär, perirenal oder retroperitoneal – ist möglich [1].

Die Angiographie hat an Bedeutung verloren und wird nur noch eingesetzt, wenn eine Operation geplant ist oder um eine Stielverletzung auszuschließen. Die nicht invasive digitale Subtraktionsangiographie, die wir in der Tumordiagnostik anwenden, kann beim Nierentrauma wegen der unzureichenden Darstellung intrarenaler Gefäße die Angiographie bisher nicht ersetzen.

Klassifikation

Die Klassifikation nach Hodges hat sich besonders für die Gruppe der schweren Nierenverletzungen (Grad II) als unzureichend erwiesen. Wir schlagen eine von Lutzeyer [5] modifizierte differenzierte Klassifikation vor (Abb. 1) und unterscheiden:

Grad IIa: die inkomplette Ruptur mit subkapsulären Extravasat.

Grad IIb: die inkomplette Ruptur mit perirenalem Extravasat, d.h. einem Urinom oder Hämatom innerhalb der Gerota-Faszie.

Grad IIc: die komplette Ruptur mit retroperitonealem Extravasat.

NIERENTRAUMA ——► Klassifikation		
Verletzung	Grad	pathol.–anat. /radiolog. Befund
leicht (60 - 80 %)	I_A I_B	Kontusion Parenchymblutung
schwer (10 - 30 %)	II_A	inkomplette Ruptur mit <u>subkapsulärem</u> Extravasat
	II_B	inkomplette Ruptur mit <u>perirenalem</u> Extravasat
	II_C	komplette Ruptur mit <u>retroperitonealem</u> Extravasat
kritisch (5 - 10 %)	III	Zertrümmerung / Stielverletzung

modifiziert nach Hodges/Lutzeyer 1982

Abb. 1. Modifizierte Klassifikation des Nierentraumas

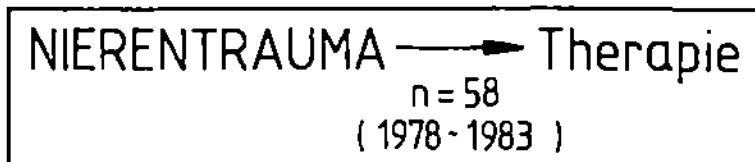

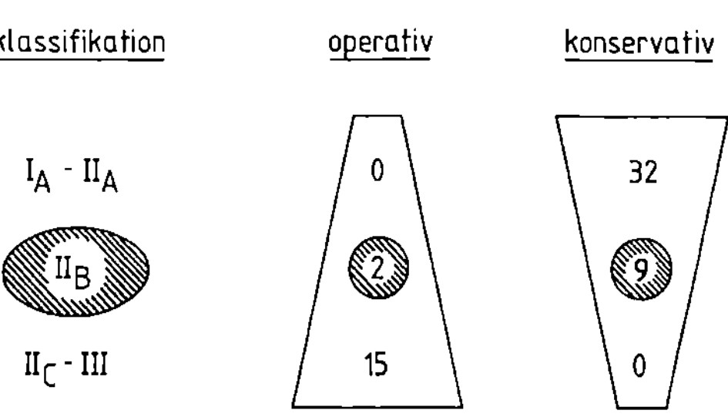

Abb. 2. Klassifikationsbezogenes Vorgehen beim Nierentrauma (Urologische Klinik Stuttgart)

Therapie

Zwischen Januar 1978 und Juni 1983 wurden 58 Patienten mit Nierentrauma behandelt (Abb. 2). Alle 32 Patienten mit einer Nierenverletzung Grad Ia bis IIa wurden konservativ behandelt, sämtliche Kranken mit Nierentrauma Grad IIc bis III wurden, soweit möglich, organerhaltend operativ versorgt. Abhängig von der Klinik, unter fortlaufender sonographischer bzw. computertomographischer Kontrolle und unter Berücksichtigung von Vor- oder Begleiterkrankungen der Verletzten und kontralateralen Niere behandelten wir die Grad IIb-Läsionen zunächst abwartend konservativ. In 2 Fällen war eine verzögerte operative organerhaltende Revision nach jeweils 4 Tagen erforderlich. In 1 Fall konnte ein blutendes Nierenarterienaneurysma durch supersektive Embolisation mit Ethibloc erfolgreich behandelt werden.

Fragen zur Therapie der Grad IIb-Verletzung

1. Führt die Operation zu unnötigem Parenchymverlust?

Zieht man zum einen die erhöhte Frühnephrektomierate nach chirurgisch-aggressiver Therapie [2, 4, 5, 6, 7, 9, 10], zum anderen die Probleme bei der Rekonstruktion frisch traumatisierten Nierengewebes mit zum Teil langen Ischämiezeiten [2, 4, 5, 6] in Betracht, ist die Frage eindeutig zu bejahen.

2. Indiziert die operative Revision eine Narbenbildung?

Bei exakter Adaptation gut durchbluteter Parenchymanteile mittels Fibrinkleber und parenchym-schonender fortlaufender Chromcatnaht ist das Risiko einer exzessiven Narbenbildung gering. Dies zeigt die Erfahrung aus der Steinchirurgie und eigene computertomographische Kontrolluntersuchungen operierter Nieren [1].

3. Werden ein undrainiertes Hämatom, Urinom oder abgesprengte Parenchymfragmente vollständig resorbiert?

Wir haben in 7 von 9 Fällen einer Grad IIb-Läsion eine Resorption subkapsulärer oder perirenaler Hämatome beobachtet (Abb. 3). Dies spricht für die konservative-abwartende Therapie, unterstreicht jedoch auch die Bedeutung der exakten Verlaufskontrolle, um eine sekundäre Fibrosierung des Hämatoms frühzeitig zu erfassen.

Entscheidend für den Grad der Resorption abgesprengter Parenchymfragmente ist deren vaskuläre Versorgung [8]:
- Sind sie vollständig von der Blutversorgung abgeschnitten, erfolgt eine vollständige Resorption.
- Besteht eine Restdurchblutung, muß mit einer sekundären Verkalkung, evtl. mit hochdruckaktivem Restparenchym gerechnet werden.
- Liegt eine ausreichende Gefäßversorgung, z.B. durch eine Polarterie vor, ist bei Anschluß an das Hohlsystem eine funktionelle Restitutio ad integrum möglich.

4. Im Falle der konservativ-abwartenden Therapie – wann soll man operieren?

Voraussetzung der konservativ-abwartenden Therapie sind exakte Diagnostik und differenzierte Klassifikation [4, 5, 10]. Im weiteren Verlauf müssen kurzfristige sonographische und, falls erforderlich, computertomographische Kontrollen erfolgen. Eine klinische Verschlechterung des Patienten, traumatisch bedingte Begleitverletzungen oder eine Vorerkrankung der Niere sind mögliche Indikationen einer verzögerten operativen Therapie [2, 6]. In Spezialfällen einer isolierten intrarenalen Gefäßverletzung kann die superselektive Embolisation den operativen Eingriff ersetzen.

5. Läßt sich eine posttraumatische Hypertonie objektivieren?

Ihre Inzidenz wird zwischen 1 und 5% angegeben [3, 5]. Trotz erweiterter Diagnostik läßt sich jedoch

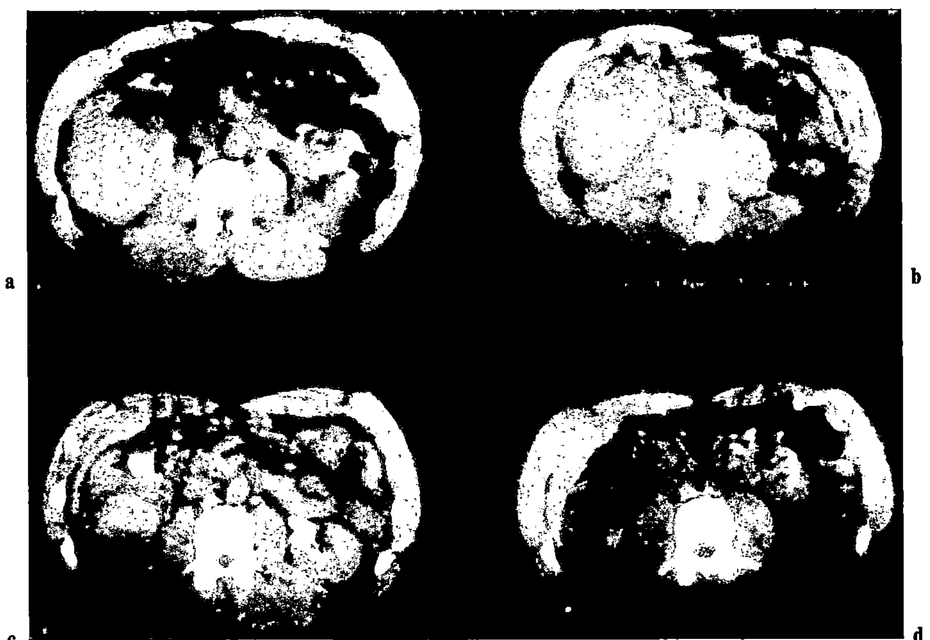

Abb. 3. Abwartend-konservative Therapie mit „aufgeschobener Dringlichkeit" bei Nierenverletzung Grad IIb rechts: a 9. 10. 79: inkomplette Nierenruptur mit ausgeprägtem perirenalem Hämatom innerhalb der Gerota Faszie, b 15. 10. 79: beginnende Resorption des perirenalen Hämatoms mit Verflüssigung, c 13. 11. 79: fortschreitende Resorption und Demarkation des perirenalen Hämatoms, d 3. 3. 83: vollständige Resorption des Hämatoms mit kleiner Narbe an der Konvexität bei Doppelniere rechts. Kein Hypertonus

ein posttraumatischer Hypertonus häufig nicht eindeutig auf das Nierentrauma zurückführen [3, 4, 5]. Unsere Intentionen müssen dahin gehen, durch enge Verlaufskontrollen einen posttraumatisch auftretenden Hypertonus früh zu erfassen und entsprechend zu behandeln.

Literatur

1. Brück W, Eisenberger F, Buck J (1981) Die Computertomographie beim Nierentrauma. Fortschr Med 99:1945–1947. – 2. Cass AS (1979) Immediate readiological evaluation and early surgical management of genitourinary injuries from external trauma. J Urol 122:772–774. – 3. Grant RP Jr, Gifford RW Jr, Pudvan WR, Meaney Th, Straffon RA, McCormack LJ (1971) Renal trauma and hypertension. Am J Cardiol 27:173–176. – 4. Jakse G, Putz A (1982) Operative Sofortversorgung von 100 konsekutiven stumpfen Nierenverletzungen. Akt Urol 13:239–245. – 5. Lutzeyer W (1982) Verletzungen der Niere. In: Lutzeyer W (Hrsg) Traumatologie des Urogenitaltraktes. Springer, Berlin Heidelberg New York. – 6. Mendez R (1977) Renal trauma. J Urol 118:698–703. – 7. Peterson NE, Stables D (1974) Blunt renal injuries of intermediate degree. Urology 3:537–543. – 8. Rassweiler J, Kauffmann GW, Rohrbach R, Richter G (1980) Kapilläre Embolisation, Teil I: Verschluß des gesamten arteriellen Gefäßsystems der gesunden Rattenniere. Fortschr Roentgenstr 133:644–653. – 9. Vermillion CD, McLaughlin AP, Pfister RC (1971) Management of blunt renal trauma. J Urol 106:478–484. – 10. Wein AJ, Murphy JJ, Mullholland SG, Chait AW, Arger PH (1977) A conservative approach to the management of blunt renal trauma. J Urol 117:425–427

Dr. Jens Rassweiler
Urologische Klinik
Katharinenhospital
Kriegsbergstraße 60
D-7000 Stuttgart 1

Verhandlungsbericht der Deutschen Gesellschaft
für Urologie, 35. Tagung (1983), 47–49
© Springer-Verlag Berlin Heidelberg 1984

Stellt das perirenale Hämatom eine Operationsindikation dar?

E. Schindler, K. Kühn, W. Döhring und M. Gebel

Perirenale Hämatome entstehen, parallel zur Intensität der Nachuntersuchung, nach 30 bis 80% aller geschlossenen Nierenbiopsien, im eigenen, ausnahmslos sonographisch nachkontrollierten Patientengut der letzten zwei Jahre bei 61%.

Auch nach Eingriffen am Nierenparenchym oder in der Nachbarschaft bilden sich trotz einliegender Drainage gelegentlich größere Hämatome, erst durch den routinemäßigen Einsatz der Sonographie im eigentlichen Ausmaß erkennbar.

Tabelle 1. Hämatome nach 200 perkutanen Nierenbiopsien (ab 4–5 ml)

Gesamtzahl: 61%
davon
1. *unmittelbar nach Punktion:* ~ 80%
   (nicht immer in der endgültigen Ausdehnung,
   nur 1× 150 ml: ausnahmslos konservativ)
2. *innerhalb der ersten 24 Std.:* u. a. 5 Haematome
   > 150 ml: konservativ
3. *nach 3 Tagen:* sehr selten
   (1× operative Übernähung erforderlich)

Sie treten meist innerhalb 24 Stunden auf, seltener am 2. und 3. Tag nach Punktion. Bei 200 Eingriffen mußte lediglich einmal wegen eines akuten Schockzustandes interveniert und ein Gefäß umstochen werden. Bleibende Funktionsverluste oder Blutdruckveränderungen wurden in keinem Fall beobachtet, das Hämatom war meist nach 14 Tagen nicht mehr nachweisbar.

Die Diskussion um die Behandlung des schweren Nierentraumas ist noch nicht abgeschlossen, die Literaturübersicht der letzten 5 Jahre zeigt einen deutlichen Trend zur konservativen Einstellung.

Ein intaktes Hohlsystem vorausgesetzt, haben wir auch bei größeren Parenchymeinrissen mit perirenalem Blutaustritt bei diesem Vorgehen keine nachteiligen Folgen registriert. Der einzige bleibende Hypertonus trat nach einer schweren Nierenkontusion auf.

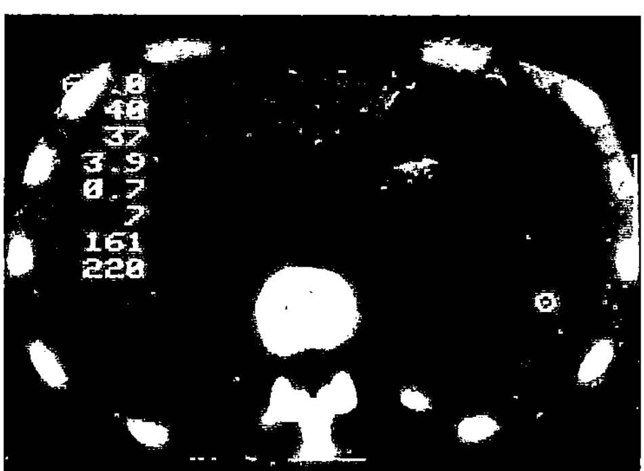

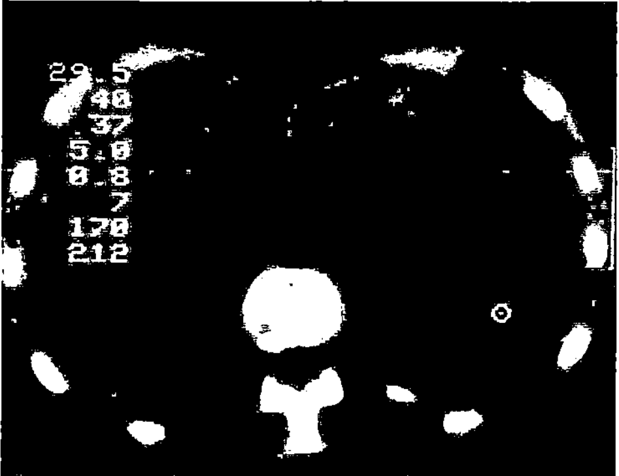

Abb. 1. 19jährige Patientin, kompensierte Niereninsuffizienz bei Wegener'scher Granulomatose, Hb-Abfall um 5 g% unmittelbar nach perkutaner Nierenbiopsie links. **a** CT: Perirenales Hämatom links (mittlerer CT-Wert des Meßbezirks + 60,0 HE), **b** CT 14 Tage später: Weitgehende Resorption des Hämatoms, Abnahme des CT-Werts auf + 29,5 HE

Tabelle 2. Konservative Behandlung des schweren Nierentraumas

Autoren	Kons.	Zahl	Hypertonus	Zeitschrift
Mendes, R.	+	–	–	J Urol, 1977
Thompson, I.M. et al	+	84	0	J Urol, 1977
Hai, M.A. et al	+	102	–	J Urol, 1977
Peterson, N.E.	(+)	(3)	–	J Urol, 1978
Elias, A.N. et al	+	(3)	passager	J Urol, 1978
Wein, A.J. et al	+	85	0	J Urol, 1977
Evins, S.C. et al	+	4	0	J Urol, 1980
Peterson, N.E.	++	300	–	J Urol, 1979
Kuzmarov, I.W.	+	240 (Kinder)	–	J Urol, 1981
Carini, M.	(+)	4	(4)	J Urol, 1981
Cass, A.S.	–	948	–	J Urol, 1979
Cass, A.S. et al	–	31	–	J Urol, 1979
Frohmüller, H.	+	56	1	Symposion Homburg/ Saar, 1981
Guice, K. et al	+	156	–	J Trauma, 1983
Bernath, A.S. et al	+	47 (Stichv.)	0	J Urol, 1983
Jakse, G. et al	+	100	0	Akt Urol, 1982
Cass, A.S.	–	219 (Kinder)	–	J Trauma, 1983
Rutishauser, G.	– (+)	–	–	Dtsch Ärztebl, 1982
Nagel, R. et al	+	–	–	Chirurg, 1978
Allgöwer, M.	+	–	–	Helv chir Acta, 1977
Carlton, C.E.	–	–	–	Complications of Urologic Surgery, 1976
Ahmed, S. et al	+	66 (Kinder)	–	Brit J Urol, 1982
Mogensen, P. et al	+	40	0 (2)	Brit J Urol, 1980
Schmiedt, E.	–	–	–	Langenbecks Arch f Chir, 1980
Bergquist, D. et al	+	216	–	Scand J Urol Nephr, 1980

Tabelle 3. Therapie bei 56 schweren und kritischen Nierentraumen

	Zahl	
Nephrektomie	10	(davon 1× nach 4 Wochen kons. Th.)
Organerhaltene OP	16	(davon 2× nach organerh. Th., 1× nach kons. Th.)
Konservativ	30	(1× Hypertonus trotz seitengleicher Nierenfunktion)

Voraussetzung für ein weitestgehend konservatives Verhalten beim perirenalen Hämatom ist eine maximale Sicherheit in der Diagnostik. Als wichtigste Untersuchungsmethode muß die Sonographie dank ihrer leichten, ungefährlichen und jederzeit wiederholbaren Einsatzfähigkeit angesehen werden. Sie ist für die Verlaufskontrolle unersetzlich und kann in Zweifelsfällen durch gezielte Punktion ergänzt werden. Dank größeren Auflösungsvermögen ist das CT sicher noch aussagekräftiger, bleibt jedoch besonderen Fragestellungen vorbehalten (z.B. Ausdehnung ins kleine Becken). Charakteristische Dichtewerte (+ 20–80 HE) sichern die Diagnose eines frischen Hämatoms, ggflls. unterstützt durch renotrope Kontrastmittel. Anlaß zu Verwechslungen mit einem Abszeß kann das sich auflösende Hämatom geben, wegen ähnlicher Dichtewerte. Hier ermöglicht dann aber die gezielte Punktion eine sichere Aussage. Die Wertigkeit der NMR-Verfahren (Kernspintomographie) bleibt abzuwarten (Abb. 2).

Doppelblindstudien zur Festlegung einer optimalen Therapie schwerer Nierenverletzungen existieren nicht, sind wahrscheinlich auf Grund der Besonderheiten jedes Einzelfalles kaum möglich. Der aktive Operateur wird naturgemäß gute Resultate aufzeigen können, theoretisch müßten allerdings die besten Ergebnisse bei der Freilegung einer völlig gesunden Niere erzielt werden. Eigene Erfahrungen und Literaturhinweise lassen ein abwartendes Verhalten beim isolierten Hämatom gerechtfertigt erscheinen, sicher bis zu einem Blutverlust von 1 l, in Einzelfällen auch mehr. Die Komplikationen sind nicht häufiger als bei Intervention. Lediglich die Klinik, in

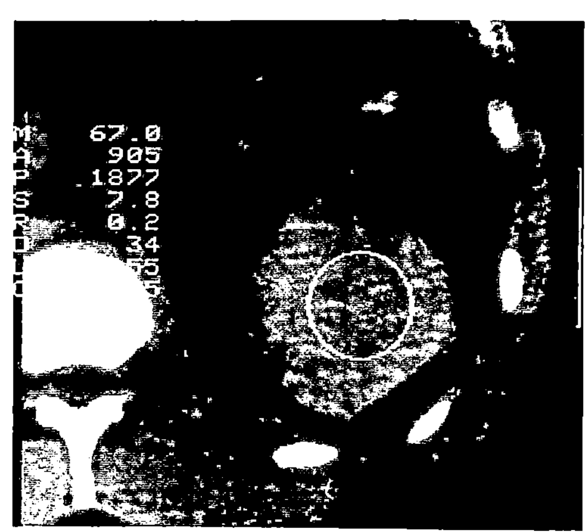

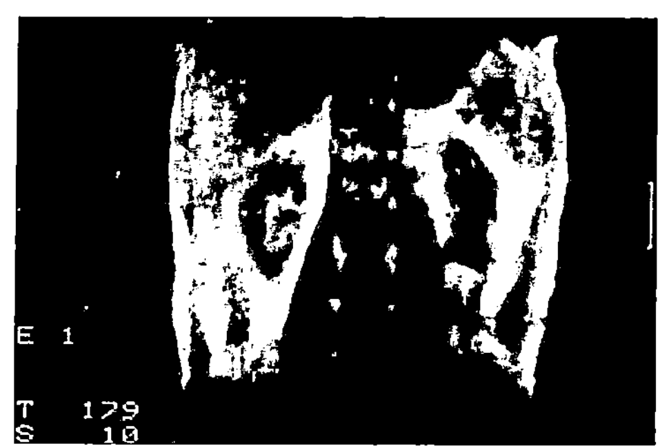

Abb. 2. 33jähriger Patient, Kreatinin um 600 µMol/l bei IgA Nephropathie. Nach linker offener Nierenbiopsie und Abtragung einer etwa 5 cm großen intrarenalen Cyste Flankenschmerzen und Hb-Abfall. **a** CT unmittelbar p.o. etwa Nierenmitte: Ausgedehntes Hämatom lateral der linken Niere und den Cystengrund füllend, p.o. Lufteinschlüsse (CT-Wert + 67,0 HE), **b** Koronares Kernspintomogramm 14 Tage p.o.: Rechte Niere o.B., Schnitt durch unteren Pol der linken Niere, Resthämatom unmittelbar kaudal

erster Linie ein akuter Blutdruckabfall, würden uns zu aktivem Eingreifen in diesen Fällen zwingen. Wenn einerseits die Operation, also eine Körperverletzung, und andererseits abwartendes Verhalten zum selben Ziel führen, besteht unseres Erachtens keine Alternative.

Literatur

1. Ahmed S, Morris LL (1982) Renal parenchymal injuries secondary to blunt abdominal trauma in childhood: a 10-year review. Br J Urol 54:470–477. – 2. Alexander ES, Clark RA (1983) Computertomographie in der Diagnostik abdominaler Blutungen. JAMA 2:139–142. – 3. Allgöwer M (1977) Das Bauchtrauma: Verletzungen am Verdauungstrakt und retroperitonealen Organen. Helv Chir Acta 44:63–72. – 4. Bergqvist D, Hedelin H, Lindblad B (1980) Blunt renal trauma. Scand J Urol Nephrol 14:177–180. – 5. Bernath AS, Schutte H, Fernandez RRD, Addonizio JC (1983) Stab wounds of the kidney: Conservative management in flank penetration. J Urol 129:468–470. – 6. Carini M, Selli C, Trippitelli A, Rosi P, Turini D (1981) Surgical treatment of renovascular hypertension secondary to renal trauma. J Urol 126:101–104. – 7. Carlton CE Jr, Guerriero WG (1976) Complications in the management of renal trauma, in: Complications of urologic surgery, prevention and management. Saunders, Philadelphia London Toronto, pp 106–112. – 8. Cass AS (1979) Immediate radiological evaluation and early surgical management of genitourinary injuries from external trauma. J Urol 122:772–774. – 9. Cass AS (1983) Blunt renal trauma in children. J Trauma 23:123–127. – 10. Cass AS, Susset J, Khan A, Godec CJ (1979) Renal pedicle injury in the multiple injured patient. J Urol 122:728–730. – 11. Elias AN, Anderson GH Jr, Dalakos TG, Streeten DHP (1978) Renin angiotensin involvement in transient hypertension after renal injury. J Urol 119:561–562. – 12. Evins SC, Thomason WB, Rosenblum R (1980) Non-operative management of severe renal lacerations. J Urol 123:247–249. – 13. Guice K, Oldham K, Eide B, Johansen K (1983) Hematuria after Blunt Trauma: When is Pyelography Useful? J Trauma 23:305–310. – 14. Hai MA, Pontes JE, Pierce JM (1977) Surgical management of major renal trauma: a review of 102 cases treated by conservative surgery. J Urol 118:7–9. – 15. Jakse G, Putz A (1982) Operative Sofortversorgung von 100 konsekutiven, stumpfen Nierenverletzungen. Akt Urol 13:239–245. – 16. Knorring J von, Fyhrquist F, Ahonen J (1981) Varying course of hypertension following renal trauma. J Urol 126:798–801. – 17. Kuzmarov IW, Morehouse DD, Gibson S (1981) Blunt renal trauma in the pediatric population: a retrospective study. J Urol 126:648–649. – 18. Mogensen P, Agger P, Østergaard AH (1980) A conservative approach to the management of blunt renal trauma. Results of a follow-up study. Br J Urol 52:338–341. – 19. Mendez R (1977) Renal trauma. J Urol 118:698–703. – 20. Nagel R, Leistenschneider W (1978) Urologische Verletzungen beim Polytraumatisierten. Chirurg 49:731–736. – 21. Peterson NE (1978) The significance of delayed posttraumatic renal hemorrhage. J Urol 119:563–565. – 22. Peterson NE (1979) Apparent exceptions to the usual patterns in renal trauma. J Urol 121:489–496. – 23. Rutishauser G (1982) Wiederherstellende Chirurgie bei Nierenverletzungen. Indikationen und taktisches Vorgehen. Dtsch Aerztebl 79:33–39. – 24. Schmiedt E (1980) Das Polytrauma, dringliche Diagnostik und Therapie bei begleitenden Verletzungen des Urogenitaltraktes. Langenbecks Arch Chir 352:249–250. – 25. Thompson IM, Latourette H, Montie JE, Ross G Jr (1977) Results of non-operative management of blunt renal trauma. J Urol 118:522–524. – 26. Wein AJ, Murphy JJ, Mulholland G, Chait AW, Arger PH (1977) A conservative approach to the management of blunt renal trauma. J Urol 117:425–427

Priv.-Doz. Dr. E. Schindler
Klinik für Urologie
Zentrum Chirurgie
Medizinische Hochschule Hannover
D-3000 Hannover 61

Verhandlungsbericht der Deutschen Gesellschaft
für Urologie, 35. Tagung (1983), 50/51
© Springer-Verlag Berlin Heidelberg 1984

Kriterien einer verzögerten bzw. späten Operation bei 10 Patienten mit Nierenverletzung

K. Gerhard, A. Korellis und H.G. Stoll

Die operative Behandlung der akuten Nierenverletzung ist abhängig vom Ausmaß der Nierenzerreißung und der dadurch bedingten klinischen Symptomatologie.

Bei den Patienten, die mit schwerster Schocksymptomatik und entsprechenden ausgedehnten Rupturen der Niere in die Klinik eingewiesen werden, ist es nicht schwierig, die Indikation zum sofortigen operativen Eingriff zu stellen.

Problematisch sind die Fälle, bei denen das Trauma zunächst in seiner ganzen Auswirkung auf das Nierenparenchym oder Hohlsystem nicht erkennbar wird. Die oft nur geringen klinischen Zeichen für die Nierenverletzung fehlen meist ganz. Die Indikation zum sofortigen Eingreifen stellte sich in diesen Fällen nicht. Aufgrund der in unserer Klinik gemachten Erfahrung ist aber ein operatives Eingreifen dann indiziert, wenn 1. protrahierte Blutungen bei vorgeschädigter Niere auftreten oder 2. bei Kontrolluntersuchungen Austritt von Kontrastmittel bei inneren Fisteln, Urinome und ausgedehntere perirenale subkapsuläre Hämatome nachweisbar werden. Die besondere Aufmerksamkeit gilt dabei der Extravasation und Hämatombildung. Beides kann zur perirenalen Fibrose mit Schrumpfung des Parenchyms führen und einen Hochdruck auslösen. Sufrin beweist dies an Hand von 2 Fällen durch seitengetrennte Nieren-Venen-Reninbestimmung. Bereits 1939 hatte Page auf diesen Zusammenhang hingewiesen und deutlich gemacht, daß mit der Beseitigung des fibrotischen Gewebes oder gar durch Nephrektomie die Hypertonie behoben werden kann. Literatur aus jüngster Zeit belegen diese Vermutung. So berichten Beretta-Piccoli, Weidmann, Boehringer und Zingg 1982 über 28 Fälle von perirenalem Hämatom mit Hypertonie. Dolfin, Hobbs und Robson veröffentlichten Anfang d. J. 40 Fälle mit perirenalem Hämatom und nephrogen bedingtem Hypertonus.

Ziel der operativen Sanierung solcher Nieren sollte es also sein, einmal das eröffnete Hohlsystem zu verschließen, zum anderen das perirenale, bereits fibrotisch umgewandelte Hämatom und vorhandene subkapsuläre Schwielenbildung zu beseitigen.

Wir haben in den Jahren 1972 bis 1982 insgesamt 25 Patienten mit Nierenverletzungen operativ behandelt. Davon wurden 15 sofort und 10 zu einem späteren Zeitpunkt operiert.

Das Dia zeigt 5 Patienten, deren rupturierte Nieren vorgeschädigt waren. Sie wurden zwischen dem 6. und 16. Tag operativ versorgt.

Eine hochgradige Hydronephrose, die rupturierte, eine Verlegung, die bis zum 6. posttraumatischen Tag kreislaufinsuffizient blieb, bot eine anämisch infarzierte Niere. Eine Drehungshemmungsmißbildung, bei der das blutende Gefäß versorgt wurde. Einer Patientin konnte die Niere durch Ausräumung eines infizierten Hämatoms und passagere Nephrostomie erhalten werden. Ein 66jähriger Patient, der unter Marcumar stand, hatte neben Rupturen multiple Nieren-Adenome. Schließlich wurde als Raumforderung in der verletzten Niere noch eine eingeblutete Cyste abgetragen.

In einem anderen Dia haben wir die 5 Patienten aufgeführt, bei denen erst die Kontrolluntersuchung das ganze Ausmaß der Nierenverletzung aufdeckte.

Bei der ersten Patientin wurde renovasographisch eine Ruptur im unteren Nierenteil belegt, Ausdehnung und Lage der Extravasation erbrachten aber erst spätere Untersuchungen. Die Freilegung zeigte den ausgedehnten Befund und nach Ausräumen des alten Hämatoms und des

Nierengewebes die ausgedehnte Ruptur, die adaptiert wurde.

Bei dem nächsten Fall brachte das Urogramm Verletzungshinweise und das Renovasogramm Anhalt für eine Gefäßläsion mit verminderter K.-M.-Anfärbung. Erst die retrograde Pyelographie machte das ausgedehnte subkapsuläre Hämatom deutlich. Es zeigte sich ein organisiertes Hämatom und ein derbes Kapselgewebe, das histologisch als Narbengewebe angesprochen wurde.

Im letzten Dia sieht man das Urogramm dieser Patientin 3 Wochen nach dem operativen Eingriff. Eine Kontrastmittelextravasation ist nicht mehr nachweisbar. Spätere Kontrolluntersuchungen ergaben normale Blutdruckwerte.

Literatur

Beretta-Piccoli C, Weidmann P, Boehringer K, Zingg E (1982) Hypertonie bei einseitigen Nierenparenchymkrankheiten: Ätiologie, Renin und chirurgischer Behandlungserfolg. Akt Urol 13:173–185. – Dolfin D, Hobbs BB, Robson CJ (1983) Page kidney: Curable hypertension. Eur Urol 9:191–192. – McAninch JW, Federle MP (1982) Evaluation of renal injuries with computerized tonography. J Urol 128. – Sufrin G (1975) The page kidney: A correctable form of arterial hypertension. J Urol 113

Oberarzt Dr. K. Gerhard
Urologische Klinik des Zentralkrankenhauses
St.-Jürgen-Straße
D-2800 Bremen

Verhandlungsbericht der Deutschen Gesellschaft
für Urologie, 35. Tagung (1983), 52-55
© Springer-Verlag Berlin Heidelberg 1984

Nierentrauma im Kindesalter

E.-J. Froelich, H. Wehinger und H. Melchior

In der Urologischen Klinik der Städtischen Kliniken Kassel wurden seit 1981 16 Kinder wegen eines stumpfen, nicht penetrierenden Nierentraumas stationär behandelt. Nur 8 der 16 Kinder waren primär in die Städtischen Kliniken eingewiesen worden und konnten bereits am Unfalltag urologisch abgeklärt werden. Die übrigen Kinder wurden zunächst in einer auswärtigen Klinik versorgt und trotz deutlicher klinischer Symptomatik erst verzögert einer gezielten urologischen Diagnostik und Therapie zugeführt (Tabelle 1).

Tabelle 1. Nierentrauma im Kindesalter: Latenz der urologischen Diagnostik ($n = 16$)

> 1 Tag	8
1–2 Tage	6
10 Tage	1
23 Tage	1

Beispiel (Abb. 1-3)

10jähriges Mädchen, welches beim Spielen von einer Kletterstange gefallen und mit der rechten Flanke gegen eine Mülltonne geschlagen war. Wegen Flankenschmerzen rechts und Atembeschwerden Vorstellung beim Unfallarzt, welcher die Einweisung in eine Chirurgische Klinik veranlaßte. Dort fand man im Rahmen der primären Diagnostik eine Makrohämaturie; das sofort angefertigte Ausscheidungsurogramm wurde als unauffällig interpretiert (Abb. 1a). Wegen positiver Peritoneal-Lavage wurde das Kind laparotomiert. Intraoperativ fand man einen Leberriß, welcher chirurgisch versorgt wurde. Ein retroperitoneales Hämatom rechts wurde als klinisch irrelevant befunden und nicht weiter abgeklärt.

Wegen anhaltender Flankenschmerzen und Mikrohämaturie wurde erst 3 Wochen nach dem Trauma ein erneutes Ausscheidungsurogramm angefertigt (Abb. 1b): Verdacht auf Nierenruptur mit Urinextravasation. Daher erfolgte die Verlegung in die Urologische Klinik.

Die Verdachtsdiagnose „Nierentrauma mit ausgeprägter Urinextravasation" konnte sonographisch (Abb. 2a) und computer-tomographisch

Tabelle 2. Nierentrauma im Kindesalter: Ursachen ($n = 16$)

Polytrauma	6
Nierentrauma	10
Fahrrad	3
Spiel/Sport	9
Pkw/Motorrad	4

Tabelle 3. Nierentrauma im Kindesalter: Leitsymptome ($n = 16$)

Hämaturie	16
Flankentumor	8
Peritonismus	6

Tabelle 4. Nierentrauma im Kindesalter: Diagnostik ($n = 16$)

	gesamt	richtig
Ausscheidungsurographie	14	9
Sonographie	14	12
Computer-Tomographie	11	11
Angiographie	$\emptyset$	$\emptyset$
retrograde Urographie	$\emptyset$	$\emptyset$

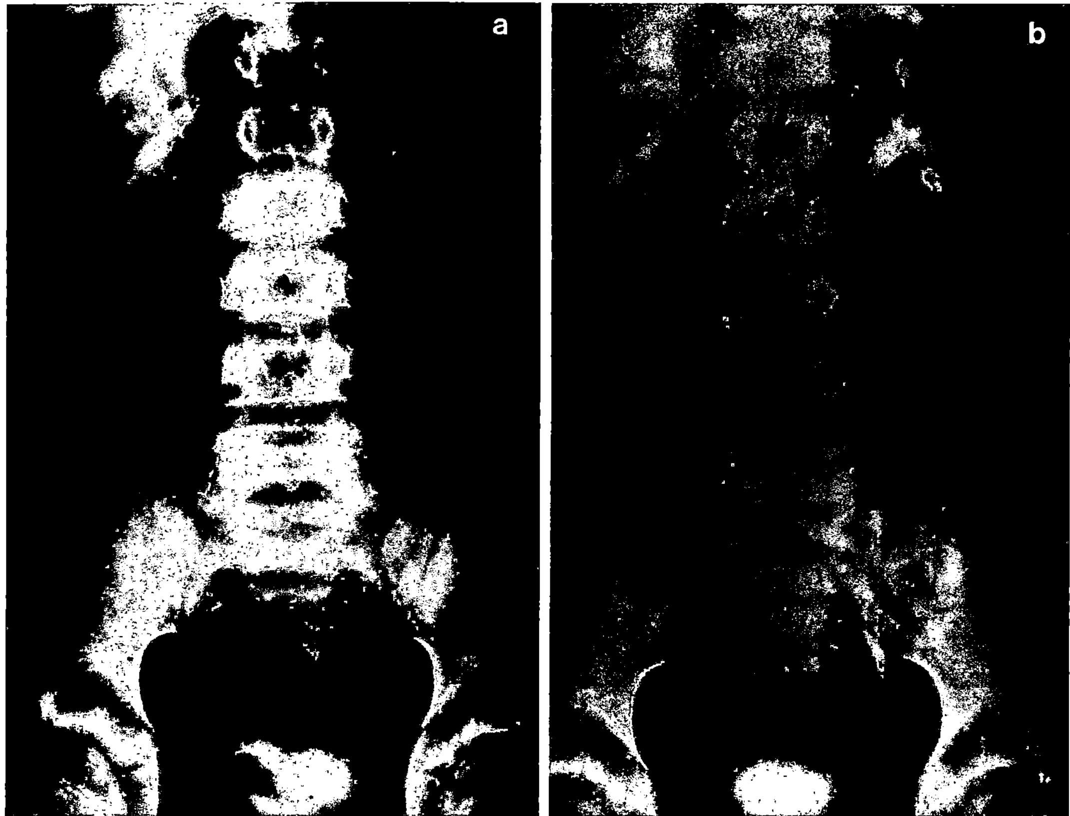

Abb. 1. Nierentrauma im Kindesalter, 10jähriges Mädchen; Ausscheidungsurographie: a am Unfalltag, b 3 Wochen nach dem Trauma

(Abb. 2b) bestätigt werden. Aus diesem Grunde wurde die Indikation zur operativen Revision gestellt. Intraoperativ fand man eine vollständige Nierenquerruptur mit Ausriß des unteren Nierenkelches bei erhaltenem unterem Polgefäßpaar, so daß man sich zur primären Rekonstruktion der Niere über einer transrenalen Schiene entschloß (Abb. 3a).

Ein 3 Wochen postoperativ angefertigtes Ausscheidungsurogramm zeigte ein gut funktionierendes Organ ohne Anhalt für Extravasation (Abb. 3b).

10 Kinder hatten ein isoliertes Nierentrauma, 6 hatten eine Nierenverletzung im Rahmen eines Polytraumas. Alle 10 Kinder mit einem isolierten Nierentrauma hatten sich z.T. schwerwiegende Nierenrupturen durch Bagatellunfälle bei Sport und Spiel zugezogen (Tabelle 2).

Die erhöhte Gefährdung der Nieren im Kindesalter ist auf den relativen Nierentiefstand unterhalb des schützenden Thorax, auf ihre erhöhte Beweg-

lichkeit sowie auf die noch geringe Spannkraft der Rücken- und Abdominalmuskulatur zurückzuführen.

Alle 16 Kinder hatten als Leitsymptom eine Hämaturie, 15 der 16 hatten Flankenschmerzen, 8 einen deutlichen Flankentumor (Tabelle 3).

Im Rahmen der gezielten Nierendiagnostik hatte man bei 14 der 16 Kinder ein Ausscheidungsurogramm angefertigt, in einem Fall hatte man wegen bekannter Jod-Allergie auf diese Untersuchung verzichtet, bei einem weiteren polytraumatisierten Kind wurde die Nierenverletzung erst intraoperativ bei einer Laparotomie diagnostiziert. 7 Urogramme waren nicht primär von Urologen angefertigt oder angesehen worden; 5 dieser 7 hatte man fehlinterpretiert (Tabelle 4). 14 Kinder wurden während der urologischen Diagnostik sonographiert; in 2 Fällen stimmte die sonographische Erstinterpretation nicht mit dem späteren Operationssitus überein (Tabelle 4). 11 Kinder wurden einer ergänzenden Computer-Tomographie zugeführt; in allen Fällen war der CT-Be-

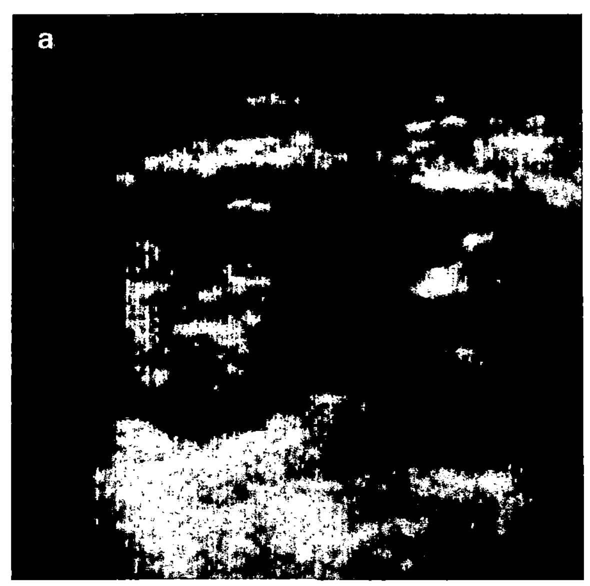

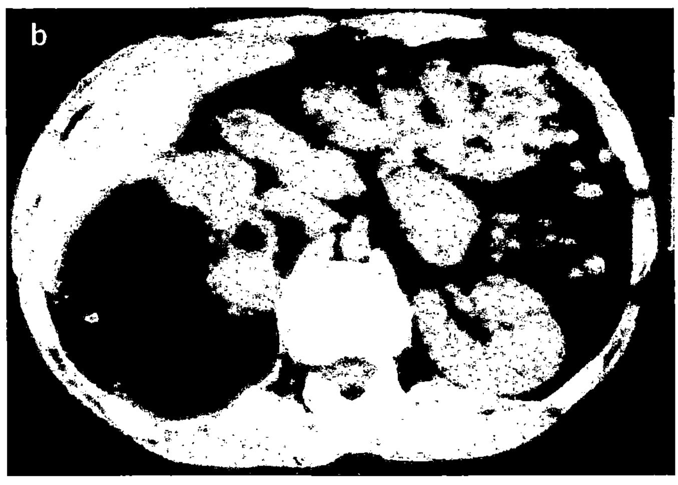

Abb. 2. Nierentrauma im Kindesalter, 10jähriges Mädchen; a Sonographie, b Computer-Tomographie 23 Tage nach dem Unfall

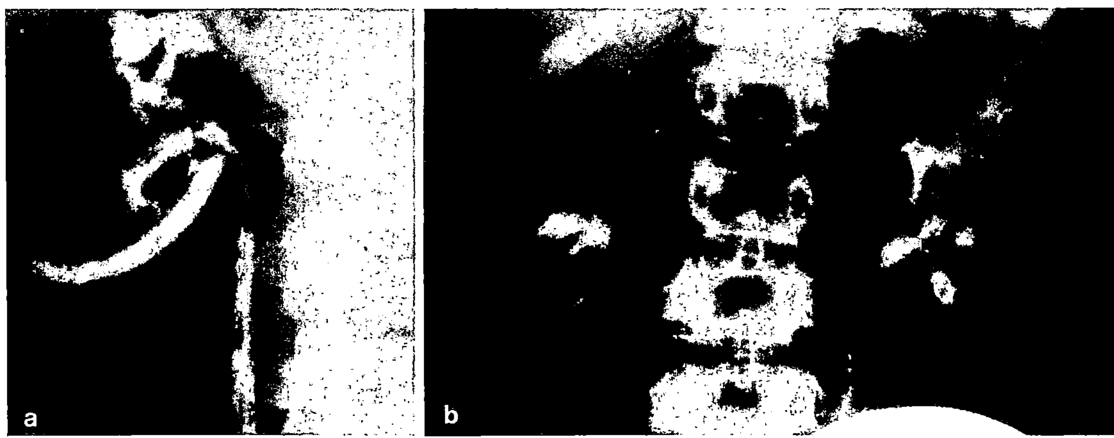

Abb. 3. Nierentrauma im Kindesalter, 10jähriges Mädchen; a Urographie über transrenale Schiene 10 Tage nach Nierenrekonstruktion, b Ausscheidungsurographie 3 Wochen nach Nierenrekonstruktion

fund mit dem Operationssitus koinzident (Tabelle 4). Auf eine Renovasographie oder eine retrograde Urographie konnte in allen Fällen verzichtet werden.

Zusammenfassung

Im Kindesalter können stumpfe Bauchtraumen auch bei Bagatellunfällen zu schweren Nierenverletzungen führen; aus diesem Grunde muß bereits bei der Erstversorgung an diese Möglichkeit gedacht werden. Das häufigste Leitsymptom ist die Hämaturie; Flankentumor und Peritonismus sind Zeichen des gravierenden Nierentraumas oder intraabdomineller Begleitverletzungen bei Polytrauma.

Die Ausscheidungsurographie ist die wichtigste Screening-Untersuchung; sie erfordert allerdings Erfahrung bei der Interpretation der Befunde. Die Sonographie gewinnt auch in der Diagnostik von Nierenverletzungen zunehmende Bedeutung; in der Hand des Erfahrenen liefert sie frühzeitig und sicher gute Ergebnisse. Die Computer-Tomographie kann, insbesondere in Form der Bolusinjektionstechnik, in Zweifelsfällen die Indikationsstellung erleichtern. Auf eine Renovasographie und retrograde Urographie wird man im allgemeinen verzichten können.

Über den Stellenwert der elektronischen Subtraktionsverfahren (DSA) liegen derzeit noch keine hinreichenden Erkenntnisse vor.

Dr. E.-J. Froelich
Oberarzt der Urologischen Klinik
Städtische Kliniken Kassel
Mönchebergstraße 41/43
D-3500 Kassel

Verhandlungsbericht der Deutschen Gesellschaft
für Urologie, 35. Tagung (1983), 56/57
© Springer-Verlag Berlin Heidelberg 1984

Beobachtungen bei Traumen vorgeschädigter Nieren

F. Baumbusch

Die klassische Definition des Unfalles als ein plötzlich schädigendes Ereignis, dessen Folgen der Stärke des Traumas adäquat sein müssen, gilt ganz allgemein auch für Verletzungen der Harnorgane.

Nach traumatischen Läsionen, die die topografische Region der Harnorgane treffen, finden wir aber gelegentlich eine Symptomatik, deren Inzidenz dem Schweregrad des Traumas nicht adäquat ist, und die dadurch diagnostische Probleme aufwirft.

Entweder treten stürmische Symptome wie Koliken, Haematurien oder Tumorbildung nach einem verhältnismäßig leichten, oft kaum beachteten oder erst bei der Erhebung der Anamnese bewußt werdenden Trauma auf, oder – umgekehrt – die auf eine Läsion der Harnwege deutenden Symptome sind nach einem schweren Trauma nur diskret oder entwickeln sich erst nach einem längeren Intervall nach der Unfallschädigung. Um hier Mißverständnisse zu vermeiden: die Begriffe „leicht" und „schwer" beziehen sich in diesem Zusammenhang nur auf die kinetische Energie der einwirkenden äußerlichen Gewalt!

In beiden Fällen kann es sich um Verletzungen vorgeschädigter Nieren handeln. Bekanntlich finden sich an den Nieren häufig Form- und Lageanomalien, manche Nierenleiden entwickeln sich asymptomatisch und sind dem Träger zum Unfallzeitpunkt noch nicht bekannt. Wir müssen also damit rechnen, daß in seltenen Fällen eine Ko-Inzidenz zwischen Trauma und Vorschädigung besteht, wenn nämlich eine Harnstauungs- oder Cystenniere, eine dystope Niere oder ein Nierentumor von einem Trauma getroffen wird und daß dann die typischen Symptome der Nierenverletzung von der vorbestehenden Schädigung beeinflußt und damit atypisch werden.

Aus eigener Beobachtung, über mehr als 25 Jahre gemeinsam mit meinem früheren Mainzer Mitarbeiter Rapp (jetzt Rüsselsheim) an drei Schwerpunktkliniken gesammelt, überblicke ich inzwischen 18 Fälle, die als Traumata vorgeschädigter Nieren zu betrachten sind und über die ich an anderer Stelle schon zusammenhängend berichtet habe.

Hier will ich nur die diagnostischen Kriterien an zwei typischen Verläufen kurz darstellen:

Fast die Hälfte der Fälle betraf Harnstauungsnieren unterschiedlichen Grades. Trifft ein Trauma eine Harnstauungsniere, so wird die Druckwelle durch den flüssigen Inhalt des erweiterten Hohlsystems aufgefangen, das als elastischer Puffer wirkt, wie in der Literatur physikalisch berechnet wurde. Kommt es zur Parenchymruptur, so füllt sich das Hohlsystem mehr oder weniger stark zusätzlich mit Blut, die traumatische Symptomatik tritt verzögert auf.

Ein typisches Beispiel: ein zehnjähriger Knabe wird nach einem Rodelunfall laparotomiert. Der Chirurg findet die Bauchhöhle unversehrt, tastet aber retroperitoneal eine fluktuierende Schwellung. Nach einer Woche findet sich im Oberbauch ein kindskopfgroßer Tumor. Im Urogramm stumme linke Niere, bei retrograder Füllung deutliche Verdrängung des linken Ureters auf die rechte Seite. Die Freilegung und Entfernung der linken Niere bestätigte die Harnstauungsniere, ein kleiner Riß im schmalen Parenchymsaum verursachte die Einblutung in das Hohlsystems, der obliterierte Ureterabgang verhinderte die diagnostisch wertvolle Hämaturie.

Ganz anders, ja geradezu konträr ist die posttraumatische Symptomatik bei einer Tumorniere. Durch den direkten Angriff der Stoßwelle auf den Tumor genügt ein relativ harmloses Trauma, um eine Blutung in den Tumor zu verursachen oder eine Hämaturie auszulösen. So führte zum Beispiel in einem beobachteten Fall eine zunächst heftige, dann aber bald sistierende Haematurie nach einem leichten Trauma zur weiterführenden Diagnostik und zur Aufdeckung eines noch kleinen Karzinoms am Rande einer Nierencyste.

Als besonders dramatisch habe ich folgenden Verlauf in Erinnerung: eine 50jährige Frau wird nach einem Kreislaufkollaps mit Zeichen einer inneren Blutung in ein nahegelegenes Krankenhaus eingeliefert und Stunden später wegen der immer bedrohlicher werdenden Situation in unsere Intensivstation verlegt. Eine unter unseren Augen wachsende Geschwulst der linken Abdominalseite ließ uns an einen blutenden Nierentumor denken. Die Angiographie bestätigte die Diagnose, nach Embolisation der Nierenarterie erholte sich die Patientin und konnte noch am gleichen Tag operiert werden: es fand sich ein zentral zerfallender Nierentumor mit massiver Einblutung von ca. 2 bis 3 Litern Blut. Die Anamnese, die wir erst später aufnehmen konnten, wies auf eine traumatische Ursache der akuten Blutung hin: die etwas füllige, aber sich sonst gesund fühlende Dame hatte sich am Morgen des Unglückstages kräftig massieren lassen!

Nach unseren Beobachtungen ist demnach die Ko-Inzidenz von Trauma und vorgeschädigter Niere keine Rarität. Man sollte an eine solche Möglichkeit denken, wenn die posttraumatische Symptomatik dem Grad oder besser der kinetischen Energie des Traumas nicht adäquat ist.

Literatur

Jonas D, Blume P, Körner F (1975) Traumatic kidney rupture in hydronephrosis. Urol Res 3:91–94

Prof. Dr. F. Baumbusch
Urologische Klinik der Städt. Krankenanstalten
Lutherplatz 40
D-4150 Krefeld

Verhandlungsbericht der Deutschen Gesellschaft
für Urologie, 35. Tagung (1983), 58–61
© Springer-Verlag Berlin Heidelberg 1984

Langzeitfolgen bei der Versorgung von Nierenrupturen mit Acryl-Kleber

N. Pfitzenmaier, K. Möhring, H. Palmtag und R. Waldherr

Nierenrupturen erfordern in Abhängigkeit von der Ausdehnung der renalen Läsion bzw. vom Allgemeinzustand des Patienten ein mehr oder weniger aktiv-chirurgisches Vorgehen. Parallel mit der Verbesserung der Diagnostik wird das aktiv-operative Procedere zunehmend praeferiert. Dabei gelten als Maximen, soviel Nierenparenchym als möglich zu erhalten, eine exakte Blutstillung zu erzielen und die Entstehung eines Hypertonus zu verhüten. Akut- und Langzeitprobleme, die sich aus Nierenparenchymnähten ergeben, sind allgemein bekannt [2, 3]. Zum einen soll das Durchschneiden des Parenchyms verhindert, zum anderen eine unerwünschte Parenchymkompression mit evtl. reaktiver Ischämie des Nierengewebes und konsekutivem Hypertonus vermieden werden.

Deswegen wurde bereits Ende der 50er Jahre nach experimentellen Untersuchungen am Hund auf die Vorzüge eines Kunststoff-Klebers, nämlich Butyl-Cyano-Acrylat (Histoacryl®), zum dauerhaften Verschluß von Gefäßen, bzw. der Deckung von Nierenparenchymdefekten hingewiesen [1]. Dieses Vorgehen wurde in der Folgezeit auch in der humanen Nierentraumatologie empfohlen [5] und von uns aufgenommen.

Anhand zweier eigener Fallbeobachtungen, bei denen Nierenrupturen mit Histoacryl® primär versorgt wurden, soll auf die in der Folge möglichen Komplikationen hingewiesen werden.

Kasuistik I

Patient P.F. (geb. 17. 06. 41) verunglückte am 05. 06. 74 als Autofahrer. Hierbei zog er sich neben einem Lebereinriß, Querfortsatzabrisse des 1. und 2. LWK rechts und einen Abriß des rechten oberen Nierenpoles zu (s. Abbildung 1).
Nach zügig durchgeführter Diagnostik erfolgte unmittelbar im Anschluß die operative Primärversorgung. Der Lebereinriß wurde übernäht. Der rechte obere Nierenpol war nicht zu erhalten und wurde ektomiert. Die feingewebliche Untersuchung erbrachte keine präexistente Nierenerkrankung.

Am Parenchymdefekt der verbliebenen restlichen ⅔ der rechten Niere wurde durch Aufbringen von Histoacryl® eine Blutstillung erzielt. Nach zunächst komplikationslosem Verlauf kam es in der Folge (ab der 4. p.op. Woche) zu rezidivierenden uroseptischen Schüben, hervorgerufen durch Klebsiella spezies, die testgerecht antibiotisch beherrscht werden konnten.

Im Ausscheidungsurogramm fand sich ein Zustand nach oberer Polresektion rechts ohne Anhalt für Kontrastmittelextravasation oder Konkrementbildung bei glatten Abflußverhältnissen bds., jedoch deutlicher Ausscheidungsinsuffizienz rechts (vergl. Abbildung 2).

1½ Jahre p.op. findet sich ausscheidungsurographisch eine weitgehend geschrumpfte rechte Niere mit deutlich entzündlichen Kelchveränderungen und einer kompensatorisch hypertrophierten linken Niere (Abbildung 3). Die rechte Niere ist isotopennephrographisch zu diesem Zeitpunkt noch mit 25% an der Nierengesamtfunktion beteiligt. Trotz supressiver Therapie des persistierenden Klebsiella Harnwegsinfektes kam es in der Folge immer wieder zum Auftreten uroseptischer Schübe sowie grenzwertig hypertoner Blutdruckwerte.

2½ Jahre nach dem Unfall ist die rechte Niere nur noch mit 11% an der Nierengesamtfunktion beteiligt. Zu diesem Zeitpunkt kam es auch zur spontanen Entleerung eines Flankenabszesses rechts. Daraufhin Entschluß zur Nephrektomie, nachdem durch retrograde seitengetrennte Uringewinnung die rechte Niere als Infektionsherd lokalisiert

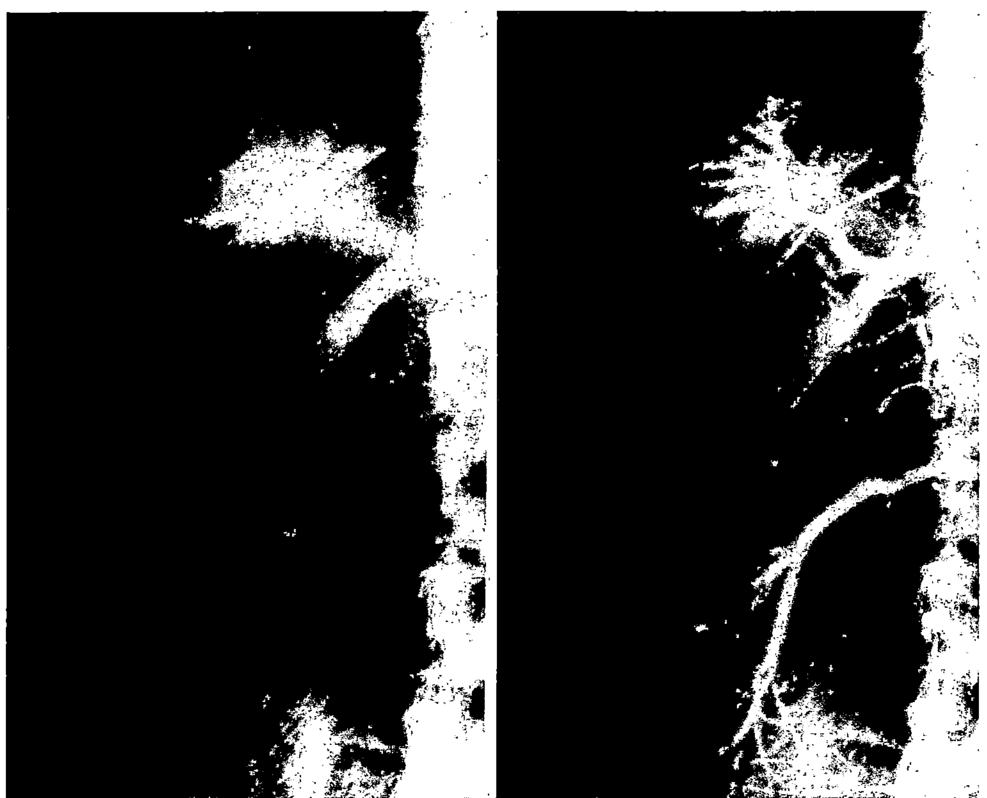

Abb. 1. Arteriographie rechte Niere – Pat. P.F. (05. 06. 74). *Rechte Bildhälfte:* arterielle Phase bei oberem Nierenpolabriß. *Linke Bildhälfte:* Parenchymphase bei oberem Nierenpolabriß

wurde. Die Nephrektomie gestaltete sich auf Grund der narbigen Adherenz des geschrumpften Organes äußerst schwierig.

Histologisch fand sich eine chronische interstitielle Nephritis mit Nierenschrumpfung sowie eine unspezifische Pyelitis.

Nach zunächst unauffälligem p.op. Verlauf wurde 2½ Wochen nach dem Eingriff die Drainage eines rechtsseitigen Flankenabszesses erforderlich. Röntgenologisch fand sich ein ausgedehntes retroperitoneales Fistelsystem rechts, so daß im Januar 1978, also 3½ Jahre nach dem Ersteingriff, die operative Fistelexcision erforderlich wurde. Es mußte dabei ein Teil des musculus psoas sowie des musculus quadratus lumbrorum bei bis an die Arteria iliaca comm. reichendem Fistelsystem reseziert werden. Das die Fistel umgebende Granulationsgewebe war teilweise knochenhart. Mehrfach fanden sich Reste von Histoacryl in dem Narbengewebe. In dem entfernten Material fand sich histologisch Fremdkörpergranulationsgewebe.

Kasuistik II

Einen vergleichbaren Verlauf, der sich bis zur Nephrektomie der linken Niere, allerdings bis zum Januar 1983 über insgesamt 8½ Jahre hinzog, nahm die Krankengeschichte des Patienten T.W. (geb. 03. 05. 55). Er zog sich im Rahmen eines Unfalles am 15. 06. 74 ein stumpfes Bauchtrauma zu und wurde in einem auswärtigen Haus primär versorgt. Am 23. 06. 74 erfolgte die Einlieferung in unsere Klinik, wobei angiographisch eine Milzruptur und eine sternförmige Ruptur der linken Niere diagnostiziert wurde. Außerdem fand sich ein Hämatothorax links. Es erfolgte das Einlegen einer Bülau-Drainage und die Milzexstirpation. Nach Ausräumen des perirenalen Hämatoms erkannte man eine Längsruptur an der Konvexität der linken Niere, zusätzlich einen Rupturherd am unteren Pol und einen teilweisen Abriß der oberen Kelchgruppe. Da der mittlere Kelch von der Papille abgerissen war und nicht mehr spannungsfrei mit der zugehörigen Papille anastomosiert werden konnte,

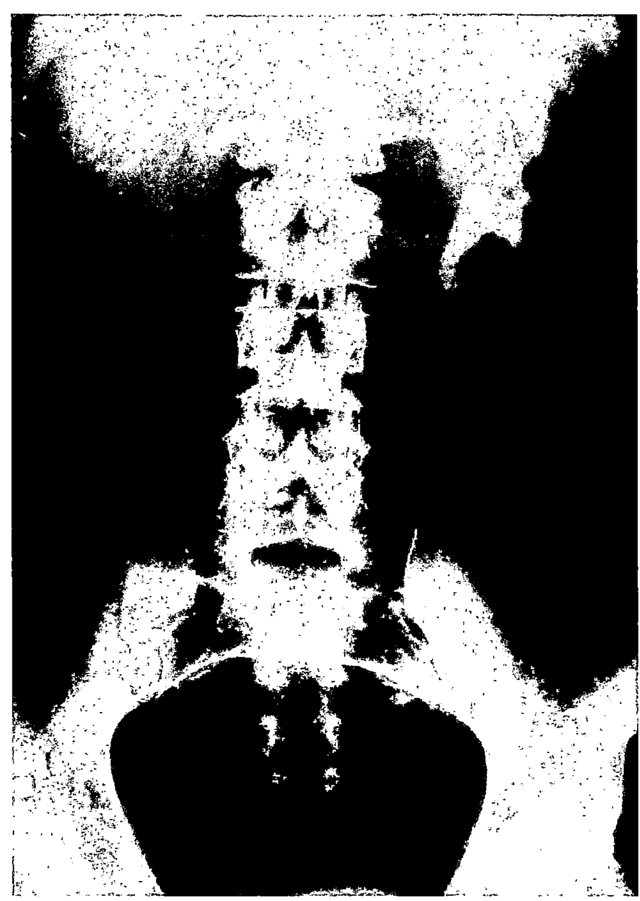

Abb. 2. Ausscheidungsurogramm von Patient P.F. 4 Wochen nach Nierentrauma rechts. Zustand nach oberer Polresektion rechts und Parenchymklebung mit Histoacryl. Zum Zeitpunkt der Untersuchung Harnwegsinfekt mit Klebsiella spezies

wurde eine geschwänzte Ch. 18 Nephrostomie in den Harnleiter bzw. das Nierenbecken eingelegt. Die beiden klaffenden Parenchymanteile des vorderen und hinteren Nierenumfangs wurden durch Histoacryl-Kleber verklebt.

P.op. kam es durch Extravasation des Urins über die Nierenkelche zur sekundären Wundheilung und Fistelbildung im Bereich der linken Flanke, die insgesamt über 3 Monate fortdauerte. In der Folge intermittierend immer wieder uroseptische Schübe mit Abszedierung im Bereich der linken Flanke sowie persistierendem therapierefraktärem Klebsiella-Harnwegsinfekt. Ausscheidungsurographisch und isotopennephrographisch fand sich im Januar 1983 eine nahezu funktionslose linke Schrumpfniere mit mehreren Kelchsteinen. Wegen Borderline-Hypertonie, persistierendem Harnwegsinfekt und intermittierend auftretenden Flankenschmerzen, erfolgte dann die Nephrektomie. Auch dieser Eingriff war operationstechnisch in Folge der ausgeprägten Verwachsungen äußerst schwierig.

Feingeweblich fand sich eine chronische interstitielle Nephritis mit Nierenschrumpfung sowie unspezifischer Pyelitis. Darüber hinaus fand sich Fremdkörpergranulationsgewebe um Histoacryl-Gewebskleberteile.

Anhand dieser beiden eigenen Fallbeobachtungen kann die Klebung traumatischer Nierenparenchymdefekte mit Histoacryl heute nicht mehr empfohlen werden. Zum einen provoziert der Kunststoff-Kleber eine Fremdkörpergranulation, zum anderen scheint dadurch die Entstehung von Fisteln und Abszessen begünstigt zu werden. Speziell dann, wenn es im p.op. Verlauf zur Ausbildung eines Harnwegsinfektes kommt, ist die Infektion durch das vorhandene Fremdkörpermaterial als therapierefraktär anzusehen. In der Folge tritt in diesen Fällen eine Organschrumpfung mit der Gefahr der Ausbildung einer Hypertonie auf. In den von uns beobachteten Fällen gestaltete sich die erforderliche sekundäre Nephrektomie aufgrund der entzündlichen Adhäsionen der

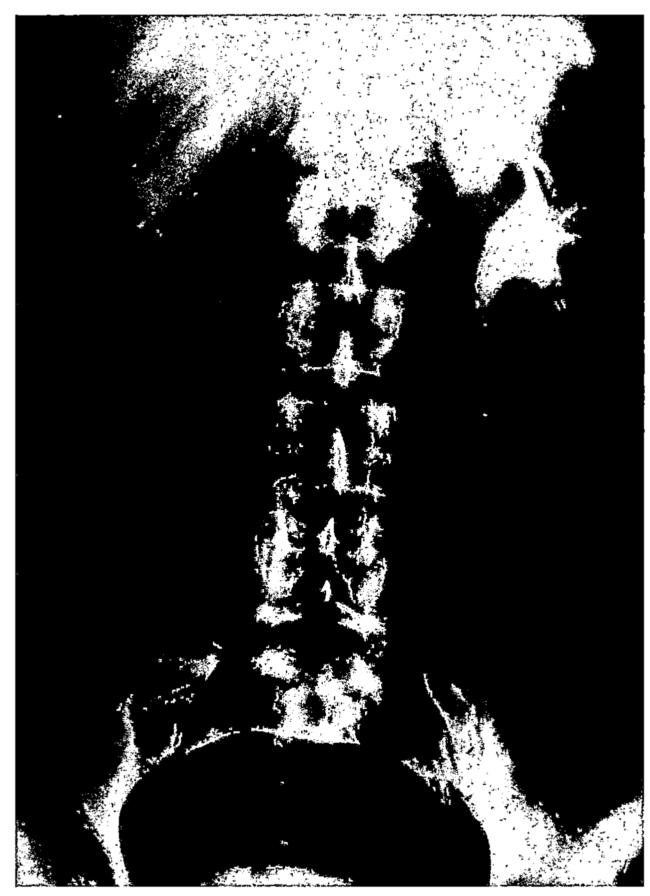

Abb. 3. Ausscheidungsurogramm Patient P.F. 1½ Jahre nach Nierentrauma rechts, oberer Polresektion rechts und Nierenparenchymklebung mit Histoacryl. Deutlich geschrumpfte rechte Niere und kompensatorisch hypertrophierte linke Niere

geschrumpften Organe mit der Umgebung operationstechnisch äußerst schwierig.

Mit der Humanfibrin-Klebung bei Operationen am Nierenparenchym liegen erste ermunternde Berichte vor [4], so daß zu erwarten ist, daß diese Komplikationen hierbei nicht auftreten.

Literatur

1. Coover HW Jr, Joyner FB, Shearer NH Jr, Wicker T Jr (1959) Chemistry and performance of cyanoacrylate adhesives. Soc Plast Eng J 15:413. – 2. Langemak O (1902) Die Nephrotomie und ihre Folgen. Zugleich ein Beitrag zur Wundheilung der Niere. Bruns Beitr Klin Chir 35:104. – 3. Lutzeyer W, Schantz R, Ebbinghans KD (1959/60) Versorgung von Parenchymdefekten der Niere nach Teilresektion und Teilamputation (eine tierexperimentelle Studie). Langenbecks Arch Klin Chir 293:494. – 4. Raucherwald K, Henning K et al. (1980) Erfahrungen mit der Humanfibrinklebung bei Operationen am Nierenparenchym. Verhandlungsbericht der Deutschen Arbeitsgemeinschaft für Blutgerinnungsforschung über die 23. Tagung in Heidelberg, Febr 1979. Schattauer, Stuttgart New York, S 267. – 5. Thiel KH, Siemensen H, Rathert P, Wiese J, Saager HJ (1966) Acrylatklebstoffe in der Nierentraumatologie. Eine tierexperimentelle Studie. Langenbecks Arch Klin Chir 314:62

Priv.-Doz. Dr. med. N. Pfitzenmaier
Chefarzt der Urolog. Klinik des Krankenhauses Singen,
Virchowstraße 10
D-7700 Singen/Htwl.

**Verhandlungsbericht der Deutschen Gesellschaft
für Urologie, 35. Tagung (1983), 62/63**
© Springer-Verlag Berlin Heidelberg 1984

Moderatoren: W. Lutzeyer, Aachen; J. Potempa, Mannheim

Traumatische Nierenarterienthrombose – Diagnostik und Therapie

G. Bartsch, G. Weimann und G. Flora

Der traumatische Verschluß der Nierenarterie ist selten. Die klinische Symptomatik ist im Gegensatz zum Nierenstielabriß diskret, die rechtzeitige Diagnose oft unmöglich. Beide Symptome, der Flankenschmerz und die Mikrohämaturie sind uncharakteristisch, bei polytraumatisierten Patienten häufig und nicht direkt durch die Gefäßläsion bedingt, sondern oft Folge einer gleichzeitig bestehenden Nierenkontusion, bzw. eines retroperitonealen Hämatoms.

Zwischen 1960 und 1982 wurden an der Urologischen und I. Chirurgischen Universitätsklinik in Innsbruck 14 Patienten mit einseitig traumatisch bedingter Nierenarterienthrombose beobachtet; bei 4 Patienten konnte in der Frühphase, mit einer Ischämiezeit bis zu 10 Stunden, bei einem Patienten in der Spätphase (nach 6 Wochen) eine erfolgreiche Rekonstruktion durchgeführt werden. Die Krankengeschichte dreier Patienten mit Rekonstruktion in der Früh- bzw. Spätphase wird aufgezeigt.

Patient 1 (Frühphase)

Ein 27jähriger Patient stürzt beim Skifahren mit der rechten Bauchseite auf einen Baum. Im Harn zeigt sich eine Mikrohämaturie, im Urogramm eine verzögerte Ausscheidung der rechten Niere. Die selektive Nierenarterienangiographie zeigt eine kurzstreckige, zirkuläre Intimadissektion der rechten Nierenarterie mit beginnender Ansatzthrombose. Der Patient wird zwei Stunden nach Aufnahme operiert, die rechte Nierenarterie ist zirkulär blutig inbibiert, die Nierenarterie wird längs inzidiert, nach Thrombektomie und Resektion des geschädigten Wandabschnittes, wird eine End-zu-End-Anastomose mit Deckung der ventralen Längsincision durch einen 1 cm langen

Venenpatch durchgeführt. Eine 24 Stunden nach der Operation durchgeführte neuerliche selektive Nierenarterienangiographie rechts zeigt eine gut durchströmte Arteria renalis. Bei einer Nachuntersuchung, 4 Jahre nach dem Unfall, finden sich im Urogramm normale Ausscheidungsverhältnisse der rechten Niere, das Funktionsnephroszintigramm zeigt Normalwerte. Der Blutdruck des Patienten beträgt 120/85.

Patient 2 (Frühphase)

Ein 20jähriger Mann wird polytraumatisiert nach einem Verkehrsunfall mit Schockzustand aufgenommen. Harnbefund: markoskopisch und chemisch unauffällig. 50 Minuten nach Aufnahme wird der Patient unter dem Verdacht auf Milzruptur laparotomiert. Nach durchgeführter Splenektomie, Exstirpation des peripheren Drittels der Bauchspeicheldrüse wird intraoperativ wegen eines ausgeprägten linksseitigen retroperitonealen Hämatoms ein Urogramm angefertigt. Dies zeigt eine stumme Niere links. Als Ursache der Durchblutungsstörung findet sich eine Intimaläsion mit folgender Nierenarterienthrombose. Eine End-zu-End-Vereinigung der Nierenarterie ist wegen der ausgedehnten Traumatisierung nicht möglich; die Gefäßkontinuität wird durch Zwischenschaltung eines Vena-saphena-magna-Transplantates hergestellt (End-zu-Seit-Anastomose von der Aorta abdominalis und End-zu-End-Anastomose mit dem peripheren Nierenarterienabschnitt). Eine am 1. postoperativen Tag angefertigte Kontrollangiographie ergibt eine funktionstüchtige Gefäßrekonstruktion. Bei der Nachkontrolle, 7 Jahre nach dem Unfall, scheiden im Urogramm beide Nieren prompt aus; isotopennephrographisch findet sich eine Funktionsein-

schränkung der linken Niere. Der Blutdruck beträgt 130/90.

Patient 3 (Spätphase)

Ein 31jähriger Patient wird mit starken Kopfschmerzen, Schwindel, Augenflimmern, Übelkeit
und Erbrechen an der Medizinischen Klinik aufgenommen. Die Untersuchung ergibt einen deutlichen Druckschmerz im epigastrischen Winkel
und druckschmerzhaftes Nierenlager links. Es besteht eine Hypertonie und Mikrohämaturie. Nach
10 Tagen entwickelt der Patient eine dialysepflich-
tige Niereninsuffizienz; aufgrund der Außenanam-
nese wird eine Glykolvergiftung als Ursache angenommen. Sonographie und Computertomographie zeigen eine unauffällige linke Niere, rechts
Schrumpfniere. 6 Wochen nach Aufnahme wird
der Patient mit der Fragestellung einer Nierenbiopsie zur Diagnosestellung der Niereninsuffizienz bzw. einer Nephrektomie rechts, wegen
immer wieder auftretender Hochdruckkrisen dem
Urologen erstmalig vorgestellt. Die Pyelographie,
antegrad durchgeführt, zeigt rechtsseitig eine
Schrumpfniere mit Megaureter. In der Szintigraphie findet sich eine fehlende Darstellung der
rechten Niere, die linke Niere ist blaß und unregelmäßig dargestellt. Die Perfusionsszintigraphie
zeigt eine deutliche Minderperfusion der linken
Niere. Im Angiogramm wird ein zentraler Nierenarterienverschluß links, weiters eine Nierenarterie
von kleinem Kaliber rechts festgestellt. Bei der
Operation zeigt sich ein zentraler thrombotischer
Nierenarterienverschluß links; die Nierenarterien-
rekonstruktion wird durch End-zu-Seit-Einpflan-
zung eines Goretex-Bypass in die infrarenale Aorta
mit distaler End-zu-End-Anastomose in die periphere Nierenarterie, knapp am Hilus, durchge-

führt. 24 Stunden später zeigt die Perfusionsszintigraphie eine gut durchblutete linke Niere; der Patient kann am 12. Tag nach der Operation mit
einem Kreatinin-Wert von 1,6 in häusliche Pflege
entlassen werden. Warum war trotz verspäteter
Diagnosestellung die Rekonstruktion der Nierenarterie erfolgreich – die nutritiven Gefäße verhin-
derten über einen Kollateralkreislauf über den
Harnleiter und über die Nebenniere die Nekrose
der Niere.

In allen nicht rekonstruierten Fällen, das sind 7,
fand sich nach einem Zeitabstand von mehreren
Monaten eine stumme Niere. Bei 3 dieser Patienten stellte sich nach Jahren nach dem Unfall eine
Hypertonie ein.

Folgerungen

Posttraumatische Nierenarterienläsionen und
Thrombosen können nur dann häufiger diagnostiziert werden, wenn bei mehrfach Verletzten mit
stumpfen Bauchtraumen ein Urogramm durchgeführt wird.

Ein Problem stellt der erst nach Wochen diagnostizierte thrombotische Nierenarterienverschluß
dar. Für die Antwort auf die Frage, ist eine verspätete Rekonstruktion einer verletzten Nierenarterie
noch sinnvoll, gelten zwei Kriterien: Nierengröße
und unauffällige Glomerulastruktur. Bei unauffällig großem Nierenvolumen und guter intraoperati-
ver Histologie sollte auch eine verspätete Rekonstruktion einer verletzten Nierenarterie angestrebt
werden.

Univ.-Doz. Dr. G. Bartsch
Urologische Univ.-Klinik
Anichstraße 35
A-6020 Innsbruck

Verhandlungsbericht der Deutschen Gesellschaft
für Urologie, 35. Tagung (1983), 64–66
© Springer-Verlag Berlin Heidelberg 1984

Nierengefäßverletzungen

R.M. Kuntz, W. Schütz und H.-M. Becker

Einige Aspekte der traumatischen Nierenarterien-Okklusion, renalen arterio-venösen Fistel und Nierenvenenthrombose sollen anhand der Literatur und des eigenen Krankengutes der Chirurgischen Klinik der Ludwig-Maximilian-Universität und der Urologischen Klinik der TU München dargestellt werden.

Nierenarterienverschluß

Die Genese des akuten Nierenarterienverschlusses ist entweder traumatisch, iatrogen oder thrombembolisch. Von den 5 operierten Patienten des eigenen Krankengutes erlitt 1 Patient einen traumatischen Nierenarterienverschluß, bei den übrigen Patienten trat das Ereignis im Rahmen eines thrombembolischen Geschehens auf.

Normalerweise führt der akute angiographisch komplette Nierenarterienverschluß frühzeitig zum ischämischen Organverlust. Es existieren jedoch gut dokumentierte klinische Fallstudien mit einer Überlebenszeit der Niere von mehreren Tagen. Auch bei einem unserer Patienten lag ein 4 Tage alter Nierenarterienverschluß vor, allerdings nicht traumatisch bedingt, sondern auf dem Boden einer Nierenarterienembolie. Folgende Gründe können für das Überleben der Niere trotz angiographisch komplettem Nierenarterienverschluß verantwortlich sein:

1. Der Nierenarterienverschluß erweist sich nach Freilegung der Arterie als inkomplette Okklusion mit Restflow.
2. Bei vorbestehender Nierenarterienstenose entwickelt sich durch langsam einsetzende Drosselung der renalen Blutzufuhr ein organerhaltender Kollateralkreislauf über suprarenale, lumbale, ureterale und Nierenkapselarterien.
3. Bei atypischer Gefäßversorgung verbleibt trotz

kompletttem Nierenarterienverschluß eine ausreichende Blutzufuhr über intakte akzessorische Nierenarterien.

In der Mehrzahl der Fälle tritt der traumatische Nierenarterienverschluß nicht isoliert, sondern im Rahmen eines Kombinationstraumas auf, wegen der größeren Mobilität der linken Niere vornehmlich linksseitig, wie auch bei unserem Patienten mit Nierenarterienverschluß nach schwerem stumpfen Bauchtrauma. Massive Gewalteinwirkung in der Nierengegend mit Hämaturie und Oligurie zwingen zur Notfallangiographie und Computertomographie. Eine operative Behandlung ist meistens wegen der häufigen Begleitverletzungen ohnehin indiziert. Diese bestimmen oft auch die Indikation zum rekonstruktiven Gefäßeingriff. Die Nephrektomie ist kontraindiziert bei ausgeprägten Nierenparenchymverletzungen oder stark reduziertem Allgemeinzustand des Patienten.

Beim iatrogenen Nierenarterienverschluß als Folge der transfemoralen Nierenarteriographie sind bezüglich der Prognose und Therapie 2 Formen zu unterscheiden:

1. Der Nierenarterienverschluß durch Abriß eines Katheterthrombus. Er ist in der Regel inkomplett und durch Antikoagulation ausreichend behandelt.
2. Der Nierenarterienverschluß durch Aortenwanddissektion. Eine causale Therapie ist nur operativ möglich, jedoch technisch äußerst schwierig. Glücklicherweise liegt die Häufigkeit dieser Angiographiekomplikation deutlich unter 1%.

Traumatische renale arterio-venöse Fistel

Renale arterio-venöse Fisteln sind in ca. 25–30% idiopathisch oder angeboren. Unter den erworbenen Fisteln sind die traumatischen mit ca. 15–20% und die iatrogenen im Rahmen der transcutanen Nierenbiopsie mit 35–40% am häufigsten. Jede renale AV-Fistel führt zum Links-rechts-shunt. Das Ausmaß dieses Links-rechts-shunts bestimmt die Symptomatik, Therapie und Prognose. Ein ausgeprägter Links-rechts-shunt führt zum deutlich erhöhten Blutrückstrom zum Herz, zur verkürzten Zirkulationszeit, zum Anstieg des zirkulierenden Blutvolumens, des systolischen Druckes und der Herzfrequenz. Ohne Therapie resultiert daraus eine progressive Rechts-links-Herzvergrößerung, mit oder ohne Stenocardie. Das Endstadium ist das sog. high carciac output-Herzversagen. Die ausgeprägte renale AV-Fistel führt darüberhinaus über eine Minderperfusion des nachgeschalteten Nierenparenchyms zur erhöhten Renin-Ausschüttung, die eine weitere Ursache der systolischen Blutdruckerhöhung darstellt.

Das in der Regel kontinuierliche Strömungsgeräusch ist am besten im Costovertebralwinkel und über dem Abgang der V. renalis im oberen abdominellen Quadranten zu auskultieren. Die Röntgen-Thoraxaufnahme zeigt eine Cardiomegalie, das EKG u. a. Zeichen einer Linksherzhypertrophie.

Die Diagnostik der renalen AV-Fistel erfolgt angiographisch. Die Darstellung der V. renalis oder V. cava, simultan mit der arteriellen Kontrastmittelinjektion oder wenige Sekunden danach, beweist das Vorliegen einer ausgeprägten renalen AV-Fistel.

Die Bestimmung des Herzminutenvolumens (cardiac output) ist am besten geeignet, die hämodynamische Relevanz der AV-Fistel abzuklären.

Ca. 70% der Biopsie-induzierten AV-Fisteln sind hämodynamisch unwirksame parenchymale Fisteln und heilen spontan. Traumatische AV-Fisteln mit Erhöhung des Herzminutenvolumens müssen operativ behandelt werden. Bei ausgedehnter Nierenparenchymzerstörung ist die Nephrektomie indiziert, ansonsten der Versuch der Rekonstruktion der arteriellen und venösen Strombahn. Bei erfolgreicher Gefäßrekonstruktion bzw. Beseitigung der Fistel, erweisen sich die cardio-vaskulären Komplikationen als reversibel, wie bei unserem Patienten mit arterio-venöser Fistel, die allerdings nicht traumatisch bedingt war, sondern als Komplikation einer Nephrektomie entstand.

Traumatische Nierenvenenthrombose

Bei einem der beiden eigenen Patienten wurde die traumatische Nierenvenenthrombose durch ein Schleudertrauma verursacht, beim anderen Patienten war sie Folge einer selektiven Nierenvenen-Phlebographie zur präop. Abklärung eines perirenalen Tumors mit Kompression der A. renalis.

Die traumatische Nierenvenenthrombose ist in der Regel akut und führt zu Flankenschmerz, vergrößert palpabler Niere, Hämaturie und Hypertension als Zeichen der akuten venösen Nierenstauung, die reflektorisch mit einer Auftreibung des Leibes, Übelkeit und Erbrechen einhergehen kann. Akutes Nierenversagen, massive Proteinurie und Ödembildung sind die Regel. Niereninfarkt oder progressive Nierenatrophie sind jedoch selbst bei beidseitigem Befall keineswegs obligat. Grundsätzlich kann jede Form der Nierenvenenthrombose durch Thrombenabriß eine Lungenembolie verursachen oder durch appositionelles Wachstum die untere Hohlvene verlegen.

Als diagnostisches Screening-Verfahren dienen das Ausscheidungsurogramm und der Ultraschall. Typisch ist die obligate Vergrößerung des Nierenschattens ohne Anzeichen einer Hydronephrose. Häufig liegt eine partielle Begleitthrombose der V. cava inf. vor, die sonographisch in der Regel gut diagnostiziert werden kann.

Die operative Rekonstruktion der venösen Strombahn wird in zunehmendem Maße auch im akuten Stadium nur bei rechtsseitiger oder beidseitiger Nierenvenenthrombose durchgeführt, da rechtsseitig kein ausreichender präformierter Kollateralkreislauf existiert. Im Gegensatz dazu zeigt die linke Niere ein ausgeprägtes Kollateralnetz über die V. suprarenalis, V. testicularis bzw. ovarica, V. ureteralis, über Kapselvenen, über die V. phrenica inf. und Lumbalvenen, die ihrerseits mit dem prävertebralen Plexus, der V. azygos und hemiazygos in Verbindung stehen. Auf Grund dieser zahlreichen Kollateralen kann bei linksseitiger Nierenvenenthrombose durch Antikoagulantientherapie die weitere Thromboseausbreitung verhindert und der venöse Abfluß gesichert werden.

Die operative Behandlung unserer beiden Patienten mit linksseitiger Nierenvenenthrombose steht in keinem Gegensatz zu diesem Therapiekonzept: Beim ersten Patienten erzwang das stumpfe Bauchtrauma die sofortige Laparatomie. Die Nephrektomie war angezeigt wegen schwerer Nierenkontusion. Beim zweiten Patienten führte der perirenale Tumor zur Operation. Das Vorliegen einer Nierenvenenthrombose war bis dahin nicht bekannt. Erst der intraoperative Befund 10 Tage nach V. renalis-Phlebographie führte zur operativen Thrombosebehandlung. Der Verlauf zeigt, daß auch mehrere Tage alte Verschlüsse der gesamten linken Nierenvene rezidivfrei thrombektomiert werden können.

Literatur

1. Anson BJ, Ceroy L, Kursh E (1955) Common variations in the renal blood supply. Surg Gynecol Obstet 100:157. – 2. Buri P (1975) Der akute Nierenarterienverschluß. Schweiz Med Wochenschr 105:941. – 3. Colombel P, L'Hermite J, Regent D, Guillemin P (1978) Traitement chirurgical ou embolisation de certaines F A V intrarenales post-traumatiques. J Urol Nephrol (Paris) 84:37. – 4. Kuntz RM, Becker H-M (1981) Der Nierenarterienverschluß als mögliche Ursache der renalen Hypertonie. In: Ziegler M, Konrad G (Hrsg) Urologische – nephrologische Probleme. Pathophysiologie der Nieren. Endokrinologie – Immunologie. Schnetztor, Konstanz. – 5. Kuntz RM, Becker H-M (1980) Post-nephrectomy arterio-venous fistula. NUA (Nephrol Urol Androl) 1:156. – 6. Kuntz RM, Schütz W (1981) Nierenvenenthrombose. Med Klin 76:590. – 7. Kuntz RM, Schütz W, Becker H-M (1981) Traumatisch bedingte Nierenvenenthrombose. Med Klin 76:595. – 8. Lessman RK, Johnson SF, Coburn JW, Kaufman JJ (1978) Renal artery embolism. Ann Intern Med 89:477. – 9. Messing E, Kessler R, Kavaney PB (1976) Renal arteriovenous fistulas. Urology 8:101. – 10. Stables DP, Fruche RF, De Villiers van Niekerk JP, Cremin BJ, Holt SA, Peterson NE (1976) Traumatic renal artery occlusion: 21 cases. J Urol 115:229

Dr. med. Rainer M. Kuntz
Urologische Klinik und Poliklinik
Rechts der Isar der Technischen
Universität München
Ismaninger Str. 22
D-8000 München 80

Verhandlungsbericht der Deutschen Gesellschaft
für Urologie, 35. Tagung (1983), 67/68
© Springer-Verlag Berlin Heidelberg 1984

Nierengefäßverletzungen bei Frakturen am thorakolumbalen Übergang der Wirbelsäule

H. Becker, G. Böttcher, H. Burgdörfer und M.W. Köllermann

Auf mehreren Symposien wurde in den letzten Jahren das sofortige Urogramm bei Wirbelsäulenfrakturen mit Querschnittslähmung ohne Nachweis einer Hämaturie immer wieder in Frage gestellt. Das Anliegen dieser Untersuchung ist daher, auf die Bedeutung des sofortigen Urogramms bei Wirbelsäulenverletzungen hinzuweisen. An der Urologischen Universitätsklinik Hamburg und dem Querschnittgelähmten-Zentrum des Berufsgenossenschaftlichen Unfallkrankenhauses Hamburg wurden in den letzten 5 Jahren 8 Patienten mit Nierengefäßverletzungen bei Frakturen im Bereich der unteren BWS und der oberen LWS behandelt. Bei 5 Patienten bestand eine Luxationsfraktur mit Querschnittslähmung, häufig ließen sich auch Abrisse der Querfortsätze der Lendenwirbelkörper nachweisen. Ein sofortiges i.v.-Urogramm ergab bei 5 Patienten eine stumme Niere (Tabelle 1). Als weitergehende Untersuchung wurde bei diesen Patienten eine Angiographie veranlaßt, die bei 4 Patienten einen einseitigen Kontrastmittelabbruch in der Arteria renalis ergab. Bei 1 Patienten bestand ein beidseitiger Kontrastmittelabbruch. Bei 2 Patienten wurde die Nierenarterienverletzung unmittelbar nach dem Unfall nicht bemerkt, da die Nieren nicht geröntgt wurden. Erst bei einer Kontrolluntersuchung nach 6 bzw. 12 Monaten wurde im i.v.-Urogramm bei diesen Patienten eine stumme Niere entdeckt. Einer dieser Patienten hatte einen Hochdruck entwickelt. Zur weiteren Abklärung der stummen Niere wurde zum Ausschluß einer Nierenaplasie zunächst ein retrogrades Pyelogramm und danach eine Angiographie durchgeführt, die in beiden Fällen ein intaktes Nierenhohlsystem zeigte und angiographisch die Nierenarterienverletzung bestätigte.

Bei 5 Patienten wurde eine Laparotomie vorgenommen, dabei fand sich in 3 Fällen ein Nierenarterienabriß und in 2 Fällen eine Thrombosierung der Nierenarterie (Tabelle 2). Bei 1 Patienten bestand ein Nierenvenenabriß, der präoperativ nicht bekannt war. Bei diesem Patienten war in Folge einer positiven Lavage eine Laparotomie vorgenommen und wegen einer Milzruptur zunächst eine Splenektomie durchgeführt worden. Es bestand darüberhinaus ein ausgeprägtes linksseitiges retroperitoneales Hämatom, als deren Ursache sich ein Nierenvenenabriß ergab.

Eine organerhaltende Operation wurde nur bei einem Patienten versucht, bei dem links ein

Tabelle 1. Urologische Universitätsklinik und Querschnittgelähmten-Zentrum des Berufsgenossenschaftlichen Unfallkrankenhauses, Hamburg

	Patienten n
Sofortiges Urogramm	5
Angiographie:	
Kontrastmittelabbruch in der	
Arteria renalis	
einseitig	4
beidseitig	1
Späteres Urogramm	2

Tabelle 2. Urologische Universitätsklinik und Querschnittgelähmten-Zentrum des Berufsgenossenschaftlichen Unfallkrankenhauses, Hamburg

	Patienten n
Laparatomie	5
Abriß der Nierenarterie	3
Thrombosierung der Nierenarterie	2
Isolierter Nierenvenenabriß	1

Nierenarterienabriß und rechts eine Thrombosierung der Nierenarterie bestand. In diesem Fall wurde 16 Stunden nach dem Unfall eine beiderseitige Bypass-Operation vorgenommen. Dieser Patient wurde dialysiert und verstarb eine Woche später an einer Hirnblutung. Die histologische Untersuchung der Nieren nach der Sektion zeigte teilweise vitales Parenchym. Die Mortalität der beiderseitigen Nierenarterienverletzung liegt nach Literaturangaben über 40%. Erstaunlicherweise bestand bei den Nierenarterienabrissen kein größeres perirenales Hämatom. Dies erklärt sich durch die starke Elastizität der Nierenarterienwand, die das Lumen der Arterie nach dem vollständigen Abriß in diesen Fällen total verschloß. Im Gegensatz dazu bestand bei dem isolierten Nierenvenenabriß ein großes retroperitoneales Hämatom mit schwerer Schocksymptomatik.

Zusammenfassung

Bei Frakturen im Bereich der unteren BWS und der oberen LWS sowie bei Abrissen der Querfortsätze der LWS muß mit Verletzungen der Nieren und isolierter Nierengefäßläsionen gerechnet werden, auch wenn sich im Urin eine Mikro- oder Makrohämaturie nicht nachweisen läßt. Bei diesen Skelettverletzungen sollte immer ein sofortiges i.v.-Urogramm vorgenommen werden. Eine operative Behandlung von Nierengefäßverletzungen ist nur in den ersten Stunden nach dem Unfall erfolgversprechend. Bei gut funktionierendem Kolateralkreislauf kann in Einzelfällen auch bei späteren Gefäßrekonstruktionen mit einer Wiederherstellung der Nierenfunktion gerechnet werden.

Priv.-Doz. Dr. H. Becker
Urolog. Univ.-Klinik Eppendorf
Martinistr. 52
D-2000 Hamburg 20

Verhandlungsbericht der Deutschen Gesellschaft
für Urologie, 35. Tagung (1983), 69/70
© Springer-Verlag Berlin Heidelberg 1984

Percutane Embolisation bei Nierenverletzung nach stumpfem abdominellen Trauma

K. van Camp, A. de Schepper, H. Vereycken und R. van de Looverbosch

Nach einem Pkw-Unfall wird ein 11jähriges Mädchen in Schock und mit Makrohämaturie in eine auswärtige Klinik aufgenommen. Ein sofort ausgeführtes Urogramm zeigte eine normale rechte Niere. Die linke Niere zeigte aber eine verzögerte und schwache Kontrastmittelausscheidung. Die Nierenkontur schien gut erhalten. In der Gegend des Nierenbeckens und Harnleiters dagegen ließ sich ein Kontrastmittelextravasat feststellen. Im Pyelum konnte man Blutkoagel vermuten.

Ohne weitere Untersuchung wurde dann, wegen der starken Blutung, anschließend eine Explorationslumbotomie durchgeführt. Es wurde nur ein kleiner Riß im Pyelum festgestellt, aber kein sichtbarer Parenchymschaden, weshalb glücklicherweise keine Nephrektomie stattfand.

In den nachfolgenden Tagen bleibt die massive Hämaturie bestehen und man muß das Mädchen wiederholt transfusieren wegen Absinkens des Hämatokrits.

Erst nach 14 Tagen erfolgt die Verlegung des Kindes in die Universitäts-Klinik.

Als erste Untersuchung wird eine percutane renale Angiographie (Abb. 1) ausgeführt, die eine intrakalizielle Blutung im unteren Pol der linken Niere vermuten läßt. Nach Weiterschieben des Katheters erfolgt eine superselektive Angiographie, die die Vermutung bestätigt (Abb. 2).

Wir entschlossen uns dann für eine Embolisation mit Gelfoampartikel.

Bei der anschließenden RX-Kontrolle ist das Extravasat verschwunden (Abb. 3).

Das Mädchen erholte sich sehr schnell, weil die Blutung vollständig und definitiv gestoppt war. Bei der Nachuntersuchung, ein Jahr später, sind Urogramm, Nierenfunktion und Blutdruck normal.

Dieser Fall illustriert, unserer Meinung nach,

einwandfrei, daß bei lebensbedrohlicher Blutung durch Nierentrauma eine percutane Angiographie unbedingt erforderlich ist aus diagnostischer und, wie gezeigt, möglicherweise auch therapeutischer Hinsicht.

Die Technik läßt sich unter lokaler Anästhesie ausführen und dauert – inklusiv eventueller Embolisation – meistens nicht länger als 30 Minuten. Eine leichte Schmerzstillung soll während 2 bis 3 Tagen gegeben werden, weil eine Embolisation immerhin eine kleine Parenchymnekrose verursacht. Die Methode ist sehr geeignet als Behandlung anhaltender Blutung nach Nierenpunktion.

Prof. Dr. K. van Camp
Lovelingstraat 70
B-2008 Antwerpen

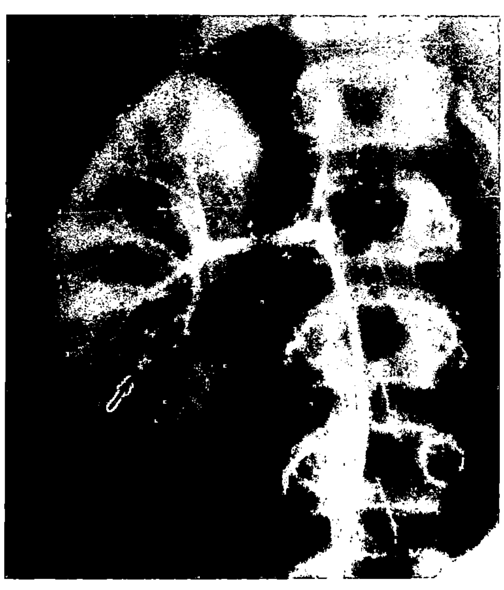

Abb. 1. Percutane renale Angiographie: Vermutung einer intrakaliziellen Blutung (†) im unteren Nierenpol

Akademisch Ziekenhuis Universität Antwerpen

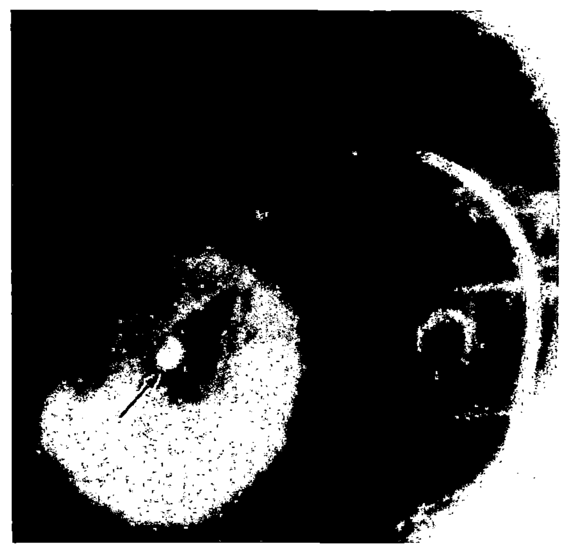

Abb. 2. Superselektive Angiographie: Kontrast-mittel-Extravasat (↑)

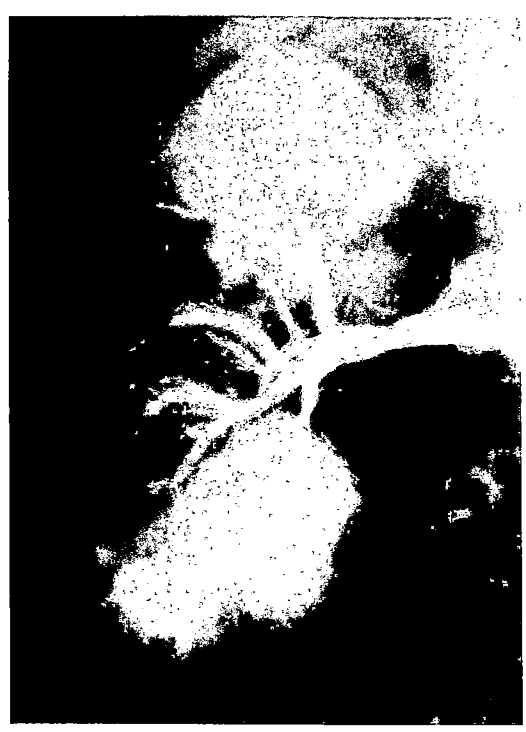

Abb. 3. Angiographische Kontrolle nach Embolisation (↓) der Gefäßblutung. Das Kontrastmittel-Extravasat im unteren Pol ist verschwunden

Verhandlungsbericht der Deutschen Gesellschaft
für Urologie, 35. Tagung (1983), 71–74
© Springer-Verlag Berlin Heidelberg 1984

Verletzungen des Harnleiters durch äußere Gewalt

A. Herrlinger, K.M. Schrott und W. Höhn

Auch in einem großen operativen Zentrum vergehen oft mehrere Jahre, ohne daß eine einzige Harnleiterverletzung durch äußere Gewalt zur Behandlung käme. Der Einzelne hat somit kaum Gelegenheit, viel persönliche Erfahrung zu sammeln. Für uns Urologen trifft das umsomehr zu, als die Erstbehandlung der Polytraumatisierten vorwiegend in den Händen der Chirurgen liegt.

In etwa $\frac{2}{3}$ der Fälle wird die *Diagnose* (Tabelle 1) verzögert gestellt, was daran liegt, daß die frische Harnleiterläsion symptomarm verläuft. Der Harnbefund ist kein verläßliches Indiz. Makrohämaturie fehlt fast immer, Mikrohämaturie meistens.

Deutlicher werden die Symptome erst nach Tagen und Wochen durch zunehmenden Druckschmerz, durch Erhöhung der Retentionswerte oder entzündliche Zeichen wie Fieber, Leukozytose, Peritonismus bis hin zur Sepsis.

Besonders wichtig für die *Diagnostik* (Tabelle 2) ist deshalb das Darandenken, daß schon bei geringstem Verdacht am Tage des Unfalls oder sobald es der Allgemeinzustand des Patienten zuläßt, eine Ausscheidungsurographie durchgeführt werden muß. Sie bleibt unverändert die zentrale Untersuchung, ergänzt durch Tomographie und Schichtaufnahmen. Die anschließende retrograde Darstellung ermöglicht eine präzise Objektivierung des Befundes. Die Sonographie vermittelt bei der frischen Verletzung keine zuverlässige Information, vor allem deshalb nicht, weil sie zwischen Hämatom und Urinextravasat nicht unterscheiden kann. Das Computertomogramm mit Kontrastmittelbolusinjektion rundet die Palette der Diagnostik ab.

Ein Beschleunigungstrauma kann über folgenden *Pathomechanismus* einen Harnleiterabriß bewirken. Die Dislokation der Niere beansprucht vor allen Dingen den subpelvinen Harnleiterabschnitt, denn sie muß allein durch die Elastizität der Harn-

Tabelle 1. Symptomatik der Harnleiterverletzung

a) *Frühzeichen*
  - gering
  - Hämaturie fehlt zumeist
  - häufig überdeckt durch andere Organverletzungen

b) *Spätzeichen* (nach Tagen bis Wochen)
  - Druckschmerz
  - tastbare Raumforderung
  - Harnstoff N erhöht
  - Entzündungszeichen (Fieber, Leukozytose, Peritonismus, Sepsis)

Tabelle 2. Harnleiterverletzung durch äußere Gewalt

Gang der Diagnostik
a) *sofortige* Abklärung
  - AUR (Infusion)
  - retrograde Darstellung
b) *verspätete* Abklärung
  - AUR (Spätaufnahmen, Schichtaufnahmen)
  - retrograde Darstellung
  - Sono
  - CT

Tabelle 3. Operative Behandlung der Harnleiterverletzung

a) *Erstversorgung*
  - End-zu-Endanastomose über Splint
  - Nephrostomie
  - Nephrektomie
b) *Zweitoperation*
  - Ureterocalicostomie
  - Transureteroureterostomie
  - Dünndarminterposition
  - Autotransplantation

Tabelle 4. Verletzungen des Harnleiters durch äußere Gewalt (Urologische Universitätsklinik Erlangen 1970–1983)

	Alter	Art	Komb.	Diagnose	Therapie	Ergebnis
1	♀ 5 J	geschl.	Commotio	verzögert	Nephrektomie	Verlust d. Niere
2	♀ 8 J	geschl.	Niere	sofort	Konserv-OP 2×	gut
3	♂ 11 J	geschl.	–	verzögert	Konserv-OP 2×	gut
4	♀ 15 J	geschl.	Multitr.	sofort	Konserv-OP 2×	gut (Urol)
5	♂ 19 J	geschl.	Multitr.	verzögert	Konserv-OP 2×	gut
6	♂ 22 J	offen	Dünndarm	sofort	Konserv-OP 2×	gut
7	♂ 34 J	geschl.	–	sofort	Konserv-OP 2×	gut
8	♂ 47 J	offen	Dünndarm	sofort	Konserv-OP 2×	gut
9	♂ 66 J	offen	Mesent.	verzögert	Konserv-OP 3×	† Urämie, Sepsis
10	♂ 39 J	geschl.	Multitr.	verzögert	Nephrektomie	Verlust d. Niere

leiterwand kompensiert werden, während weiter distal ein Teil der Energie durch die elastisch-bindegewebige Ureteraufhängung abgefangen wird. Die subpelvine Prädilektionsstelle erklärt sich somit weniger durch eine vorgegebene Wandschwäche als durch die Besonderheiten der bindegewebigen Vernetzung des Harnleiters im hinteren Bauchraum.

Bei geschlossener Harnleiterverletzung entsteht eine Urinomzyste, über deren Wand die gesamte Harnproduktion rückresorbiert wird. Die offene Verletzung drainiert den Harn zur Haut oder als Urinaszites in die Bauchhöhle hinein.

Unser Fallbeispiel zeigt einen erst drei Wochen nach Trauma diagnostizierten subpelvinen Harnleiterabriß bei einem 39jährigen Mann mit Mehrfachverletzung. Auf der *Ausscheidungsurographie* (Abb. 1) erkennt man die linke Niere gestaut und nach kraniolateral verdrängt durch eine große retroperitoneale Raumforderung, welche auf der *Tomographie* (Abb. 1) mit scharfer Abgrenzung gut wiedergegeben ist. Die anschließende *retrograde*

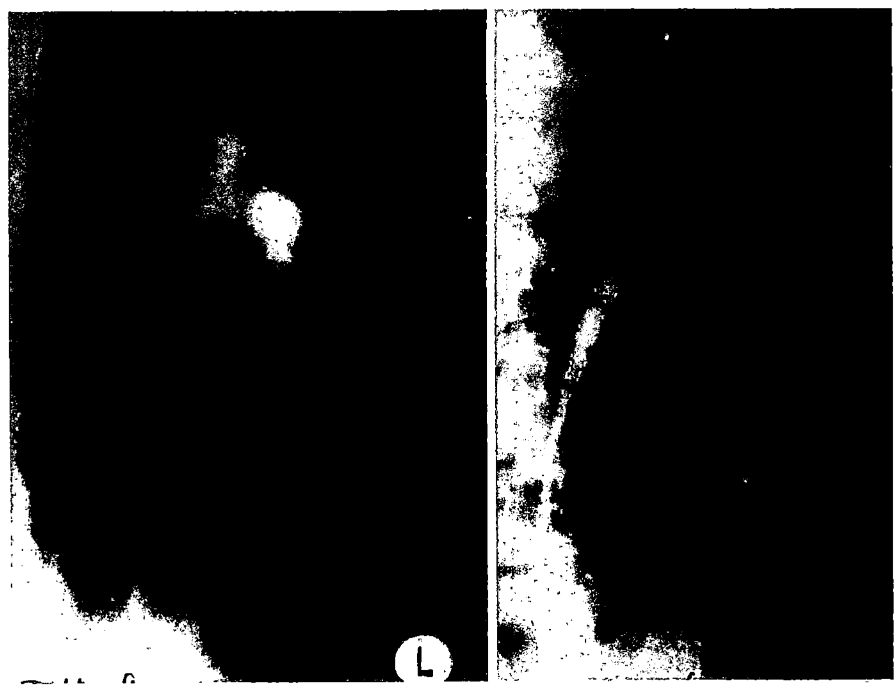

Abb. 1. ♂ 39 J., Ruptur linker Harnleiter, 3 Wo. nach Multitrauma diagnostiziert. *Links:* Inf.-AUR (Tomographie): Linke Niere durch große retroperitoneale Raumforderung nach kraniolateral verdrängt (Urinomcyste). *Rechts:* Anschließende retrograde Darstellung: Kompletter Harnleiterverschluß

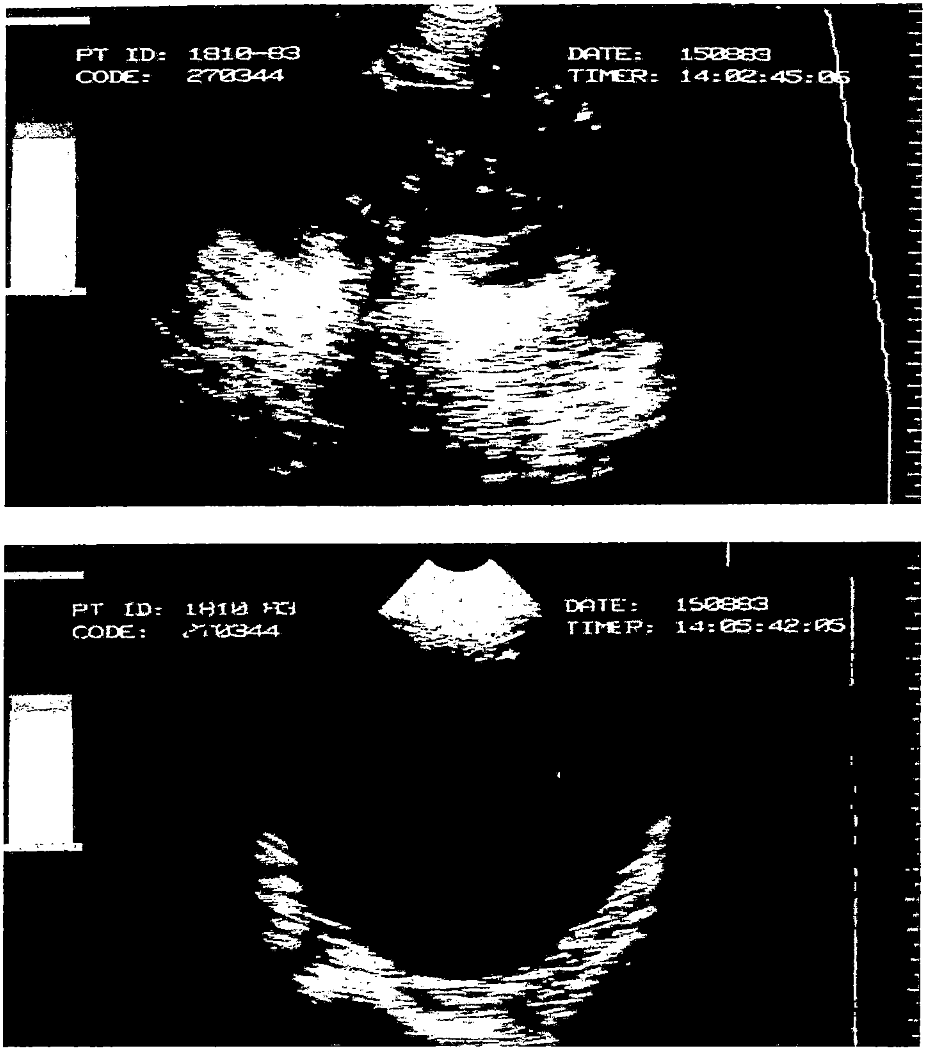

Abb. 2. Sonographie: *Oben:* Ektasie des Nierenbeckenhohlsystems. *Unten:* Große flüssige retroperitoneale Raumforderung (Urinomzyste)

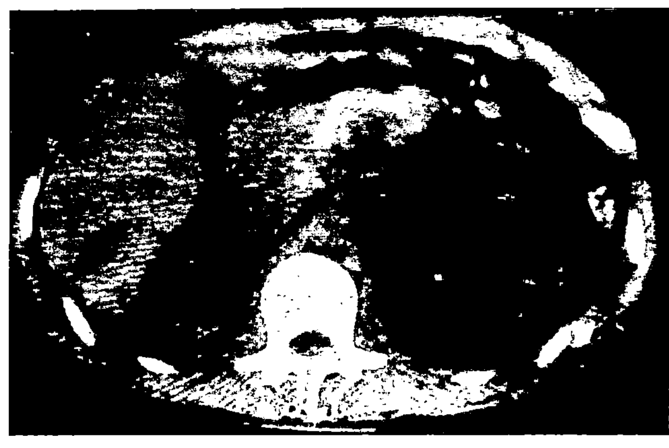

Abb. 3. Computertomographie: Urinomzyste links. Verdrängung linke Niere

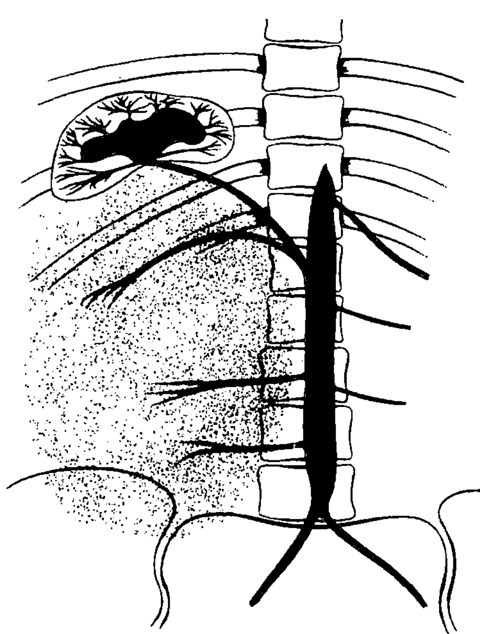

Abb. 4.14 J☐, Ruptur des rechten Harnleiters, Urinom 14 T nach dem Unfall, gezeichnet nach Angiographie. Postoperativ Normalisierung

Darstellung (Abb. 1) zeigt einen Abbruch der Kontrastmittelstraße durch kompletten Verschluß des distalen Harnleiterstumpfes. *Sonographie* (Abb. 2) und *Computer-Tomographie* (Abb. 3) zeigen die mit 2 l Urin zum Bersten gefüllte Pseudozyste.

Fast die gleichen Verhältnisse bei einem 14jährigen Jungen mit subpelvinem Harnleiterabriß auf der rechten Seite: Die schematische Zeichnung (Abb. 4) stellt die Ausdehnung der Urinomzyste und die unter das Diaphragma verdrängte rechte Niere dar.

Die Therapie der Harnleiterverletzung (Tabelle 3) besteht ausschließlich in der operativen Revision. Abriß oder Einriß wird durch Nahtanastomose über Splint nach Anfrischen der Stumpfenden versorgt. In etwa 80% der Fälle kann die Niere erhalten werden. Sind größere Strecken des Harnleiters zerstört und ist die Niere selbst grob traumatisiert, so empfiehlt sich die Nephrektomie. Aufwendigere wiederherstellende Operationen, wie Interposition von Dünndarm, Autotransplantation, Transureteroureterostomie oder Ureterokalikostomie sind häufig erst bei einer Zweitoperation durchführbar, weil sich die notfallmäßige Erstversorgung auf andere lebensbedrohliche Verletzungen beschränken muß.

Die Übersichtstabelle (Tabelle 4) führt 10 Beispiele unserer Klinik aus den Jahren 1970–1983 auf. Es handelt sich um drei offene und sieben geschlossene Harnleiterverletzungen, achtmal um Mehrfachverletzungen. Bei der Hälfte der Fälle wurde die Diagnose verzögert gestellt. Achtmal konnte die Niere erhalten werden, zweimal mußte nephrektomiert werden. Viermal waren Mehrfacheingriffe erforderlich. In einem Fall tödlicher Ausgang durch Urosepsis bei verzögerter Diagnostik einer offenen Harnleiterverletzung mit Urinaszites.

Priv.-Doz. Dr. A. Herrlinger
Urolog. Univ.-Klinik
Krankenhausstr. 12
D-8520 Erlangen

Verhandlungsbericht der Deutschen Gesellschaft
für Urologie, 35. Tagung (1983), 75–77
© Springer-Verlag Berlin Heidelberg 1984

Ureterverletzungen nach stumpfem Bauchtrauma

H.R. Osterhage, M.P. Wirth und H.E. Reichert

Ureterverletzungen nach stumpfem Bauchtrauma sind selten und werden meist nie sofort erkannt.

Von 1973–1983 wurden in der Urologischen Universitätsklinik Würzburg 4 Patienten mit geschlossenen Harnleiterverletzungen bei stumpfem Bauchtrauma nach Verkehrsunfall behandelt. Die Diagnose wurde zwar nicht zu spät, aber immer verzögert bis zu 15 Tage nach dem Trauma gestellt, was möglicherweise mit der räumlichen Trennung Unfallchirurgie – Urologie zusammenhängt.

Der Harnleiterabriß liegt fast immer subpelvin, was zur Fehldiagnose einer Nierenruptur führen kann.

Die Ruptur des Harnleiters entsteht nach Buchner [1] durch Quetschung gegen die Lendenwirbelsäule. Nach Friedenberg [2] sollen die Verletzungen durch Kompression gegen die 12. Rippe und die Querfortsätze der LWS entstehen.

Jellinghaus und Schroeder [3] sehen die Hauptursache in der extremen Lordose mit Überdehnung des Harnleiters, da in fast allen beschriebenen Fällen Verkehrsunfälle vorlagen, bei denen es zum Schleudertrauma mit extremer Lordose im LWS-Bereich kam.

Isolierte Ureterverletzungen sind ausgesprochen selten. Bei den 4 vorliegenden Fällen fanden sich 2 Polytraumen und 2mal isolierte Ureterverletzungen.

Bei einem 19jährigen Patienten wurde die Diagnose einer Nierenruptur mit Extravasat am unteren Nierenpol gestellt (Abb. 1).

Desweiteren lag eine Commotio cerebri, Unterarmfraktur, Schambeinfraktur und Blasenruptur vor, die operativ versorgt wurden. 9 Tage nach dem Unfall wurde wegen einer Urinphlegmone das linke Retroperitoneum freigelegt. Es fand sich ein 3 cm langer Uretereinriß, der geschient und vernäht wurde. Das Urinextravasat am unteren Nierenpol kommt auf der linken Bildseite von

Abb. 1 zur Darstellung. Auf der rechten Bildseite ist das postoperative Ausscheidungsurogramm nach Ureterschienung und operativer Versorgung abgebildet.

Bei einem 44jährigen Patienten mit Polytrauma, Fraktur des Os occipitale, Beckenfraktur mit Symphysensprengung und der linken Ileosacralfuge erfolgte am Unfalltag die Laparotomie und Splenektomie. 3 Tage nach dem Unfall wurde wegen unklarer Symptomatik ein Urogramm durchgeführt. Es fand sich ein subpelvines Extravasat.

In Abb. 2 sehen Sie links nach der vorausgegangenen Urographie das retrograde Ureteropyelogramm, das die Diagnose des Harnleiterabrisses sicherte. Die operative Versorgung erfolgte durch pyelo-ureterale Anastomose mit Schienung für 12 Tage und temporärer Nephrostomie. Das postoperative Ergebnis ist auf der rechten Bildseite von Abb. 2 dargestellt.

Beim 3. Patienten handelte es sich ebenfalls um einen kompletten Ureterabriß nach einem Mopedunfall. Bei dem 17jährigen Patienten erfolgte eine Ureter-End-zu-End-Anastomose mit glattem postoperativen Verlauf.

Im letzten Fall handelte es sich um einen 5jährigen Jungen, der auf dem Weg in den Kindergarten von einem Auto angefahren wurde und einen Tag nach dem Unfall in die Chirurgische Klinik verlegt wurde. Urographisch fand sich ein perirenales Kontrastmittelextravasat, der rechte Harnleiter stellte sich nicht dar. Die Kontrolle des Ausscheidungsurogramms nach 12 Tagen zeigte unverändert das Kontrastmittelextravasat. 15 Tage nach dem Unfall wurde die rechte Niere freigelegt. Hierbei fand sich ein vollständiger Harnleiterabriß 2 cm caudal des Nierenbeckens. Es wurde eine Pyelo-Ureterostomie durchgeführt. Der postoperative Verlauf war komplikationslos.

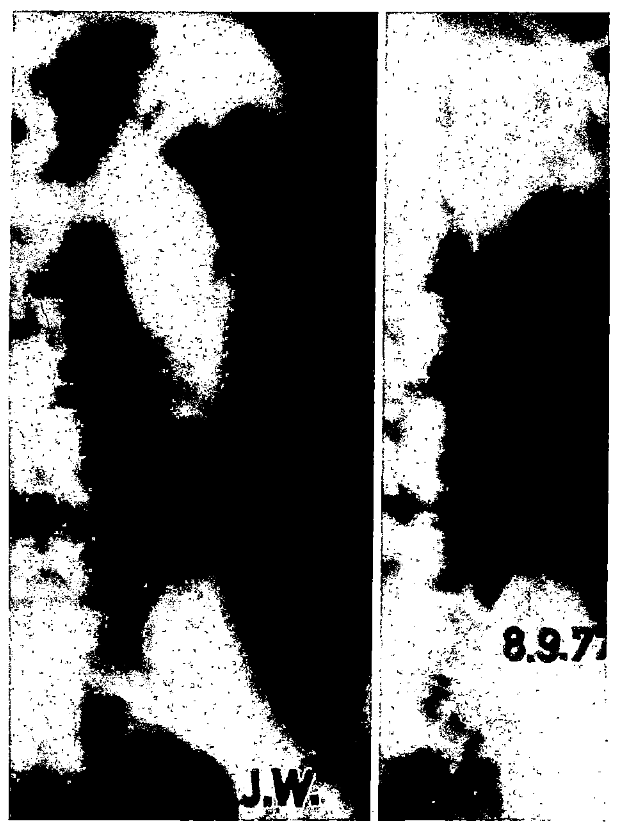

Abb. 1. 19jähriger Pat. mit subpelvinem Uretereinriß. *Linke Bildseite:* Ausscheidungsurogramm mit Extravasat am unteren Nierenpol links, nach stumpfem Bauchtrauma. *Rechte Bildseite:* Ausscheidungsurogramm nach operativer Versorgung des linksseitigen Uretereinrisses und temporärer Harnleiterschienung

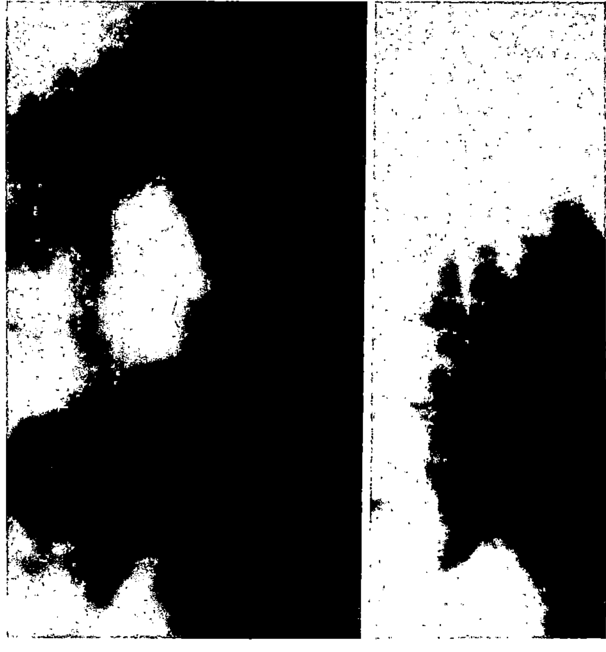

Abb. 2. 44jähriger Patient mit Polytrauma und subpelvinem Ureterabriß. *Linke Bildseite:* Retrogrades Ureteropyelogramm nach vorausgegangener Urographie. *Rechte Bildseite:* Ausscheidungsurogramm nach operativer Versorgung des linksseitigen Harnleiterabrisses durch pyeloureterale Anastomose mit Schienung für 12 Tage und temporärer Nephrostomie

Die Verdachtsdiagnose einer Ureterverletzung
nach stumpfem Bauchtrauma wird mit dem Urogramm gestellt. In der Diagnostik der Ureterverletzung hat das retrograde Ureteropyelogramm
jedoch unverändert einen Stellenwert. Es klärt die
Differentialdiagnose Ureterverletzung – Nierenverletzung, es dient zur Höhenlokalisation der
Ureterverletzung und im Falle einer inkompletten
Ruptur des Harnleiters kann die Therapie im Sinne
einer Ureterschienung in einem Arbeitsgang erfolgen.

Wie bereits erwähnt, werden Ureterverletzungen fast nie sofort erkannt. Während früher, bei
länger zurückliegendem Unfallereignis die
Nephrektomie erforderlich war, Smith [5], berichteten Ribeiro und Quartey [4] über eine noch erfolgreiche Rekonstruktion des Harnleiters 10 Wochen nach dem Trauma. Die verspätete Diagnose
einer stumpfen Harnleiterverletzung stellt somit
keine Kontraindikation zur plastisch rekonstruktiven Chirurgie dar.

Literatur

1. Buchner H, Pohl P (1961) Zentralbl Chir 86:2006. –
2. Friedenberg RM, Ney C, Elkin M (1963) Am J Roent-
genol 90:28. – 3. Jellinghaus W, Schroeder FH (1974)
Urologe [A] 13:138. – 4. Ribeiro BF, Quartey JKM (1976)
Br J Urol 48:107. – 5. Smith MJV, Nanson EM, Campbell
JM (1960) J Urol 83:277

Prof. Dr. H.R. Osterhage
Urologische Klinik und Poliklinik
der Universität Würzburg
Josef-Schneider-Str. 2
D-8700 Würzburg

Verhandlungsbericht der Deutschen Gesellschaft
für Urologie, 35. Tagung (1983), 78/79
© Springer-Verlag Berlin Heidelberg 1984

Moderatoren: E. Schmiedt, München; G. Rutishauser, Basel

Das Polytrauma aus urologischer Sicht

R.A. Zink, F.J. Marx, S. Hoffmann, R. Sommer, G. Wiborny und H. Dittmer

Im Klinikum Großhadern wurden zwischen 1978 und 1982 630 Polytraumen versorgt. Bei der retrospektiven Auswertung dieser Fälle ging es uns primär darum, bei Polytraumatisierten mit Beteiligung des Urogenitaltraktes die auftretenden Verletzungsmuster, die dazu führenden äußeren Umstände, sowie das diagnostische und therapeutische Vorgehen möglichst detailliert zu erfassen. Darüberhinaus sollte unsere urologische Strategie im Rahmen der interdisziplinären Erstversorgung Mehrfachverletzter überprüft, gegebenenfalls modifiziert werden.

Die Datenverarbeitung wurde mit Hilfe des von uns entwickelten Traumaregisters „Urotraum" bewerkstelligt. Das Poster Nr. 1 beschreibt die Funktionen und Möglichkeiten dieses Systems im einzelnen.

Die Hälfte unserer Patienten war jünger als 30, $\frac{3}{4}$ nicht älter als 45 Jahre. In etwa 70% handelte es sich um Männer, und ca. 11% aller Polytraumen wies urologische Verletzungen auf.

Bei der Versorgung von Polytraumen hat sich im Laufe der Jahre in unserem Klinikum eine sehr enge und gute interdisziplinäre Zusammenarbeit ergeben:

Der erfahrenste, verfügbare Chirurg fungiert hierbei als Teamkoordinator, der beim Vorliegen eines Torso- oder Beckentraumas vorsorglich den Urologen miteinschaltet.

In den meisten dieser Fälle wird eine Peritoneallavage durchgeführt. Ist die kardio-pulmonale Situation stabil, erfolgt die jeweils erforderliche Röntgendiagnostik, gegebenenfalls die Computertomo- oder Sonographie.

Sobald der Verdacht auf eine urologische Verletzung besteht und sich der Patient in sehr kritischem Zustand befindet, verabreichen wir Kontrastmittel noch während der Stabilisierungsmaßnahmen zusammen mit den Plasmaexpan-

dern. Hierdurch ist sichergestellt, daß sich notfalls durch eine einzige Übersichtsaufnahme auf dem Operationstisch Minimalinformationen über Niere, Harnleiter und Blase gewinnen lassen.

Bei komplett oder partiell stummen Nieren sowie bei sehr großen Extravasaten halten wir eine Renovasographie für unumgänglich. Routinemäßig erfolgt bei jedem Becken- oder Unterbauchtrauma ein Zystourethro- sowie ein Zystogramm.

Verbleiben nach den genannten Röntgenmaßnahmen und der CT-Untersuchung – deren Wert wir sehr hoch einschätzen und die für uns rund um die Uhr verfügbar ist, – immer noch diagnostische Unklarheiten, führen wir gelegentlich eine Uretero-Pyelographie durch.

Der Ultraschalluntersuchung kommt sicher eine große Bedeutung, insbesondere für die Verlaufskontrolle, zu. Bei der Primärdiagnostik bereiten nicht selten Wunden oder geblähte Darmschlingen Schwierigkeiten, die den Anwendungsbereich und die Treffsicherheit der Methode einschränken.

Die Diagnose „Nierenverletzung" z.B., stellten wir in 71% der Fälle allein durch das IUG, in 14% durch eine zusätzliche Angiographie und in 6% durch das CT.

Jeder 9. unserer polytraumatisierten Patienten wies eine urologische Verletzung auf. In ca. $\frac{2}{3}$ dieser Fälle waren die Nieren, in etwa je einem Sechstel die Harnröhre und das äußere Genitale beteiligt und schließlich entfielen 10% auf die Blase.

Die urologisch verletzten Polytraumen wiesen als Torso-Kombinationsverletzungen in $\frac{1}{3}$ der Fälle Beckenfrakturen in 17% Milz- und in 10% Leberrupturen auf. Die 11. und 12. Rippe, mit dem abdominellen Wirbelsäulenanteil sowie das Intestinum waren in je 6% betroffen.

Betrachtet man nur die Kranken mit Nierenverletzungen, so steigt der Anteil der kombinatorischen Milzrupturen auf $\frac{1}{4}$ und derjenigen der Leberrupturen auf $\frac{1}{6}$ aller Fälle.

Zusammenfassung

1. Im Trauma-Team unseres Klinikums ist der Urologe voll eingebunden und die diagnostische sowie therapeutische Strategie, die sich im Laufe der Zeit entwickelt hat, erwies sich auch retrospektiv als effizient und rationell.
2. Auch beim Schwerstverletzten lassen sich urologische Verletzungen in den allermeisten Fällen mit den klassischen Methoden IUG, CUG und Zystogramm erkennen. Der Einsatz der Computertomographie und der Ultraschalldiagnostik haben daran nichts geändert.
3. Etwa jedes 10. Polytrauma weist eine urologische Verletzung auf, gehäuft in Kombination mit Beckenfrakturen und Milz- oder Leberrupturen.
4. Bei Polytraumen mit Torso- oder Beckenverletzungen fanden sich urologische Verletzungen so häufig, daß der Urologe in allen diesen Fällen zur Diagnostik hinzugezogen werden –, und bei der Therapie zumindest so lange mitwirken muß, bis sich erwiesen hat, daß eine weitere urologische Intervention nicht erforderlich ist.

Dr. med. R.A. Zink
Urolog. Univ.-Klinik
Klinikum Großhadern
Postfach 70 12 60
D-8000 München 2

Verhandlungsbericht der Deutschen Gesellschaft
für Urologie, 35. Tagung (1983), 80-82
© Springer-Verlag Berlin Heidelberg 1984

Der Anteil der Urogenitalverletzungen an der Gesamtzahl der Unfälle (Analyse von 11 201 Unfallverletzten 1972-1982)

J. Kaufmann und D. Heinemann

Im Allgemeinen Krankenhaus Altona in Hamburg wurden von 1972-1982 11 201 Unfälle mit insgesamt 15 398 Verletzungen stationär behandelt. Darunter befanden sich 2 519 polytraumatisierte Patienten. Von den 15 398 Verletzungen betrafen 308 die Urogenitalorgane.

Das sind 2% aller Verletzungen und 2,7% der 11 201 Unfälle. Bei den Mehrfachverletzungen lag der Anteil der Läsionen des Urogenitaltraktes bei 9,3%. Das bedeutet, daß die Verletzungen der Urogenitalorgane vorwiegend im Rahmen eines Polytraumas zu erwarten sind. Die 308 in den Jahren 1972-1982 beobachteten Urogenitalverletzungen verteilten sich zu 23,7% auf ein Solitärtrauma, zu 76,3% auf ein Polytrauma (Tabellen 1 und 2).

Innerhalb der Gruppe der Polytraumatisierten ließ sich eine deutliche Abhängigkeit der Beteiligung der Harnwegsverletzungen vom Schweregrad des Polytraumas feststellen (Tabelle 3).

Im Schweregrad I (Definition der Schweregrade nach Schweiberer) wurden die Urogenitalorgane bei 1 227 Kombinationsverletzungen 46mal registriert. Im Schweregrad II und III bei annähernd gleicher absoluter Zahl von 1 292 entsprechend Verletzten 189mal.

Dieses zeigt, daß innerhalb der Gruppe der polytraumatisierten Patienten bei den Schwerverletzten 4mal häufiger mit einer Verletzung des Urogenitaltraktes gerechnet werden muß als bei den leichteren Verletzungsgraden.

Dieser überproportionale Anteil der Urogenitalverletzungen mit Konzentration auf die Schwerstverletzten schien uns der Schlüssel für die Erklärung zunächst widersprüchlich erscheinender Zusammenhänge. Die Häufigkeit der Harnwegsverletzungen schien uns in den letzten Jahren zugenommen zu haben. Dem standen jedoch Unfallstatistiken gegenüber, die besagten, daß die eine stationäre Behandlung erfordernden Unfälle insgesamt eine rückläufige Tendenz zeigten.

Wir haben deshalb die uns wesentliche Gruppe der Patienten mit Kombinationstraumen genauer analysiert.

Die entsprechende Tabelle 4 zeigt die absoluten Zahlen der Patienten mit Mehrfachverletzungen, aufgeteilt nach ihrer Häufigkeit in den ersten und zweiten 5½ Jahren innerhalb des Untersuchungszeitraumes 1972-1982 mit gleichzeitiger Unterteilung nach Schweregraden.

Verletzungen, die dem Schweregrad I zuzu-

Tabelle 1. Allgemeines Krankenhaus Altona, Hamburg, 1972-1982

Unfälle insgesamt	11 201
Verletzungen insgesamt	15 398
Polytraumen insgesamt	2 519
davon Verletzungen	
des Urogenital-Traktes:	308
	(2,7% d. Unfälle)
	(2% d. Verletzg.)
	(9,3% d. Polytraum.)

Tabelle 2. 308 Verletzungen der Urogenital-Organe (1972-1982)

Solitärtrauma	73 = 23,7%
Polytrauma	235 = 76,3%

Tabelle 3. Urogenital-Verletzungen und Schweregrad der Polytraumen

Schweregrad	n Polytrauma	n Urogen. Verletzung
I	1227	46
II + III	1292	189

Tabelle 4. Entwicklung der Häufigkeit von Polytraumen unterteilt nach Schweregrad

Schweregrad	I/72–VI/77	VII/77–XII/82
I	865	362
II	309	264
III	344	375
Insgesamt	1 518	1 001

Tabelle 5. Entwicklung der Häufigkeit von Verletzungen 1972–82 unterteilt nach zwei 5-Jahre-Perioden

	I/72–VI/77	VII/77–XII/82
Verletzg. insges. 15 398	57%	43%
Urogenit.-Verl. 308	35,4%	64,6%

Tabelle 6. Unfallursachen bei 308 Urogenital-Verletzungen (1972–82)

Verkehrs-Unfälle	234 =	76%
Arbeits-Unfälle	35 =	11,4%
Spiel- u. Sport-Unfälle	26 =	8,4%
Suicidversuche	8 =	2,6%
Häusliche Unfälle	5 =	1,6%

Tabelle 7. Verteilung von 308 Verletzungen des UG-Traktes, Differenzierung nach Solitär- u. Polytraumen

	solitär	polytr.
Nieren	38 = 19,4%	158 = 80,6%
Blase	1 = 2,4%	40 = 97,6%
Urethra	11 = 36,7%	19 = 63,6%
Genitale	23 = 57,5%	17 = 42,5%
Ureter		1

Tabelle 8. Verletzungen der Urogenital-Organe bei 267 Beckenfrakturen

Harnblase	35 =	13,2%
Harnröhre	14 =	5,2%
Äuß. Genit.	7 =	2,6%
insgesamt	56 =	21,0%

ordnen sind, haben in der zweiten Hälfte des Untersuchungszeitraumes um mehr als die Hälfte abgenommen. Die Verletzungen des Schweregrades II sind in etwa gleich geblieben, während die Verletzungen des Schweregrades III zugenommen haben. Insgesamt war ein Rückgang der Zahl der Kombinationstraumen um $\frac{1}{3}$ zu registrieren. Das berechtigt zu folgender Aussage: Bei insgesamt rückläufiger Tendenz der Zahl der Polytraumen haben die schweren Kombinationsverletzungen zugenommen. Die Schwerverletzten lassen aber 4mal häufiger als die Leichtverletzten eine Beteiligung der Urogenitalorgane erwarten.

Das läßt den Schluß zu, daß trotz rückläufiger Unfall- und Verletzungszahlen der Anteil der Harnwegs- und Genitalverletzungen deutlich zugenommen hat. Die Tabelle 5 unterstreicht dieses. Einem Rückgang der Verletzungen von 57% auf 43%, d.h. um 14 von Hundert steht eine Zunahme der Harnwegsverletzungen von 35 auf 64% gegenüber. Dieses bedeutet praktisch eine Verdoppelung der absoluten Zahl der Verletzungen des Urogenitaltraktes in der zweiten Hälfte des Untersuchungszeitraumes zwischen 1977 und 1982.

In Bezug auf die Unfallursachen dominieren mit 76% die Verkehrsunfälle, gefolgt von 11,4% Arbeits- und 8,4% Sportunfällen (Tabelle 6). Deutliche regionale Unterschiede sind erkennbar im Vergleich mit denen von Schmiedt 1971 mitgeteilten entsprechenden Zahlen eines Anteiles von 40% Verkehrsunfällen und 33% Arbeitsunfällen.

Die Tabelle 7 zeigt, daß die Verletzungen der Harnwegsorgane mehrheitlich bei den Polytraumen zu finden sind. Lediglich bei den Verletzungen des äußeren Genitale überwiegen die Solitärverletzungen.

Bei den Frakturen des knöchernen Beckens fanden wir eine Verletzungsbeteiligung der Urogenitalorgane von 20% (Tabelle 8). Diese Zahl liegt im Vergleich zu entsprechenden Angaben in der urologischen und chirurgischen Literatur (um 10–11%) ebenfalls überdurchschnittlich hoch und geht offensichtlich auch zu Lasten der Zunahme der von uns beobachteten Schwerstverletzungen.

Zusammenfassung

1. Der Anteil der Urogenitalverletzungen an allen Unfällen liegt bei 2,7%.
2. Bei den Mehrfachverletzungen ist in etwa 10% aller Unfälle mit Urogenitalverletzungen zu rechnen.
3. Die Häufigkeit der Unfälle ist insgesamt rückläufig. Diese Tendenz betrifft in erster Linie nur

die Leichtverletzten. Die schweren Unfälle mit
lebensbedrohlichen Verletzungen haben zugenommen. Das erklärt die Verdoppelung der
Urogenitalverletzungen in der zweiten Hälfte
unseres Untersuchungszeitraumes.

Prof. Dr. med. J. Kaufmann
Chefarzt der Urolog. Abt. des
AK Altona
Paul-Ehrlich-Str. 1
D-2000 Hamburg 50

Verhandlungsbericht der Deutschen Gesellschaft
für Urologie, 35. Tagung (1983), 83–85
© Springer-Verlag Berlin Heidelberg 1984

Urogenitalverletzungen bei polytraumatisierten Patienten

M. Hegemann, B. v. Hundelshausen, H. Schneck, W. Barthlen, R. Pfab und
W. Schütz

Von Januar 1975 bis April 1983 wurden von der anästhesiologischen Intensivbehandlungseinheit unseres Klinikums 880 polytraumatisierte Patienten behandelt. 50 d.h. 5,7% von ihnen wiesen eine Urogenitalverletzung auf. Deutlich häufiger waren nicht-urologische Abdominalverletzungen (21%), Thoraxtraumen (59%) und Schädelhirntraumen (69%). Umgekehrt dominierten bei den Polytraumatisierten mit Urogenitalverletzungen ($n = 50$) Verletzungen nicht-urologischer Abdominalorgane (58%) vor Thoraxtraumen (42%) und Schädelhirntraumen (36%) [1, 2, 3].

Das Durchschnittsalter der Patienten mit Urogenitalverletzung war mit 30,3 Jahren sehr niedrig. Die hohe Mobilität dieser Patientengruppe in Freizeit und Beruf bestimmte Unfallursache und -ablauf: Fast ¾ der Patienten kamen bei Benützung von Motorrad (21%) oder Pkw (50%) zu Schaden. Nur selten (12%) führten Gewalteinwirkungen außerhalb des Invidualverkehrs (Arbeitsunfälle etc.) oder bei der Benützung öffentlicher Verkehrsmittel (4%) zur Urogenitalverletzung.

Nach in der Regel stumpfer Gewalteinwirkung (96%) auf den Körperstamm waren Nieren und Harnblase am meisten gefährdet: Wir zählten 27 Nierenverletzungen, 17 Harnblasenverletzungen, 14 Urethraläsionen, 2 Verletzungen des äußeren Genitales, einen Ureterabriß und 6 Kombinationsverletzungen mehrerer Urogenitalorgane. Bei den Nierenverletzungen wurden 6 Leber-, 11 Milz- und 8 Rippenläsionen diagnostiziert, bei Harnblasenverletzungen fand sich 9mal eine nicht-urologische intraperitoneale Begleitverletzung (Abb. 1).

Obligates Symptom der Urogenitalverletzung bei der Aufnahme war die Makrohämaturie (100%), bei der Mehrzahl der Patienten lag gleichzeitig eine blutungsbedingte Kreislaufinstabilität vor (Verletzung der Niere 83%, Harnblase 100%, Urethra 90%).

Ein akutes Abdomen ($n = 34$) bei der Erstbehandlung wies in der Regel auf nicht-urologische intraperitoneale Begleitverletzungen ($n = 25$) hin.

9mal wurde diese Diagnose jedoch auch ohne intraabdominelle nicht-urologische Begleitverletzungen gestellt.

7mal diagnostizierte der aufnehmende Kollege ein akutes Abdomen bei überhaupt fehlenden intraperitonealen Organläsionen.

Bei der Hälfte der Patienten führte eine Probelaparatomie, bei 46% die Untersuchung mit bildgebenden Verfahren zur definitiven Diagnose einer Urogenitalverletzung. Bei 2 Patienten wurde wegen der Schwere der Gesamtverletzung (Schädelhirntrauma und Pfählungsverletzung) auf eine genauere Diagnostik verzichtet. Bei der Bewertung dieser Zahlenangaben muß dem Wandel der diagnostischen Möglichkeiten im Berichtszeitraum Rechnung getragen werden.

Bei zwei Drittel der Probelaparatomie war wegen der rapiden Verschlechterung des Allgemeinzustandes eine Probelaparatomie ohne vorhergehende urologische bildgebende Diagnostik notwendig. Bei einem Viertel der Probelaparatomierten fanden sich keine intraperitonealen Verletzungen.

Bei 7 Patienten wurde die richtige Diagnose einer Urogenitalverletzung verzögert, d.h. mehr als 8 Stunden nach dem Unfall, im Extremfall 288 h nach dem Unfallereignis, gestellt. Es handelte sich um drei Nierenrupturen, zwei Harnblasenverletzungen und zwei Urethraabrisse, die durch Probelaparatomie wegen Verschlechterung des Allgemeinzustandes, Ausscheidungsurographie und cystoskopisch erkannt wurden. 70% dieser Patienten zeigten einen septischen Krankheitsverlauf mit positiver Blutkultur. Die Letalität entsprach der des Gesamtkollektivs.

Bei der Hälfte der Nierenverletzungen konnte

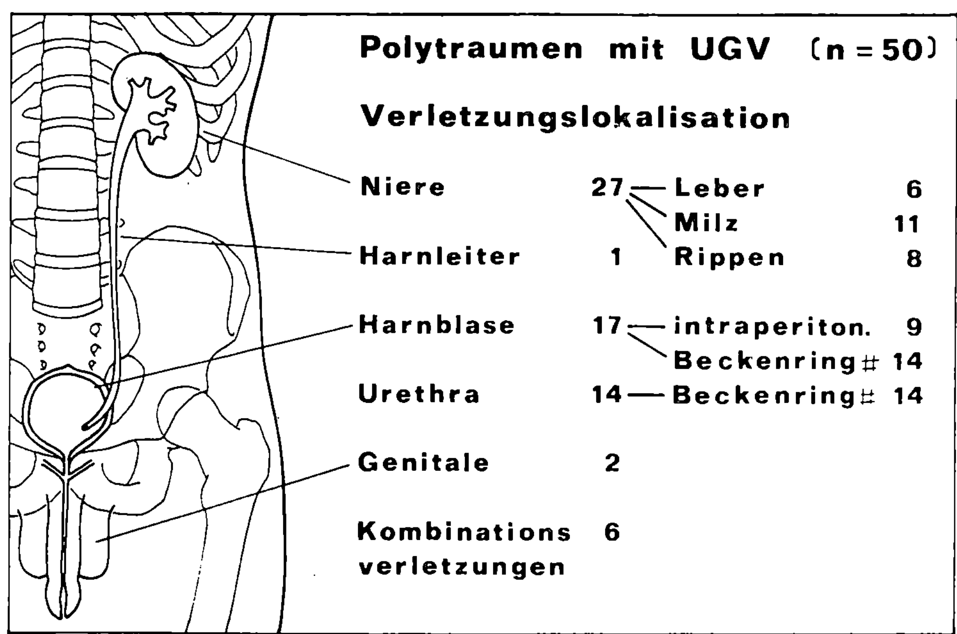

Abb. 1. Urologische Einzelverletzungen und nicht-urologische Begleitverletzungen

das Organ in toto erhalten werden. Die Letalität war jedoch mit 38% gegen 50% bei nicht organerhaltender Therapie deutlich niedriger. Harnblasenverletzungen wurden fast immer operativ versorgt. Urethraverletzungen führten in der Regel zur operativen Freilegung und Schienung durch einen Durchzugskatheter.

Bei 11 Patienten wurden Verletzungen des Urogenitalsystems verzögert, d.h. später als 8 h nach dem Unfallereignis, versorgt. Ursache dafür waren in der Regel Verzögerungen in der Diagnostik, einmal die Verschlechterung des Allgemeinzustandes bei fortgesetzt blutender Nierenruptur. Operationsbedingter Organverlust und postoperative Komplikationen waren bei diesen Patienten häufig. Die Letalität betrug 37%.

Komplizierende Faktoren, die das Schicksal der Patienten beeinflußten, waren:

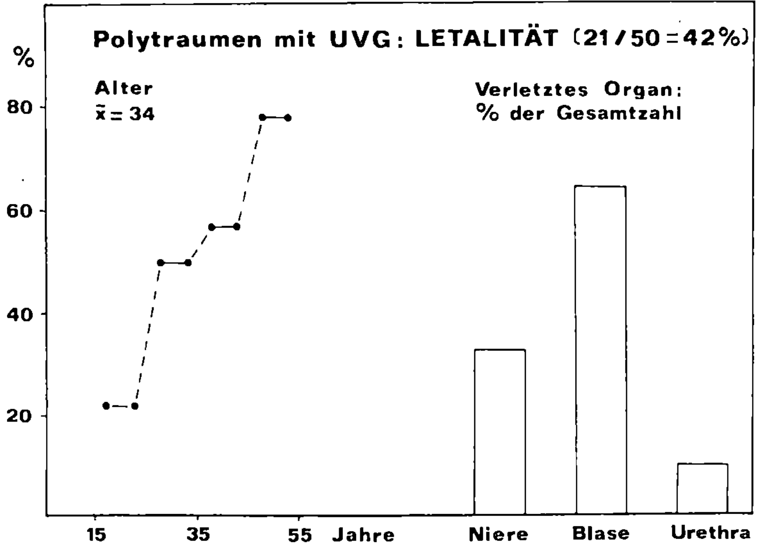

Abb. 2. Letaler Verlauf in Abhängigkeit von Alter und urologischer Verletzung

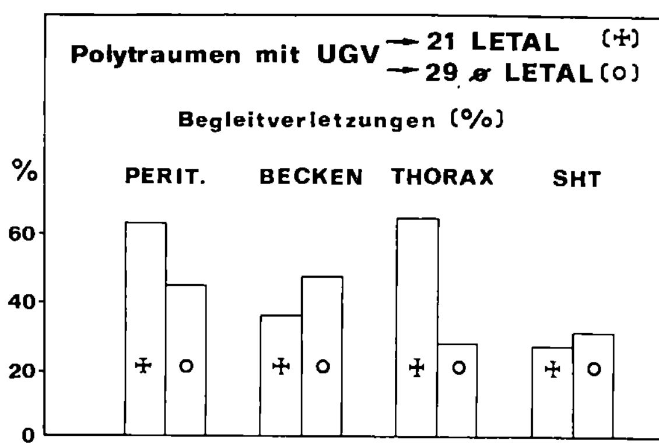

Abb. 3. Letaler Verlauf in Abhängigkeit von nicht-urologischen Begleitverletzungen

Respiratorische Insuffizienz mit Beatmungsnotwendigkeit (90%), Massenblutung mit Kreislaufinstabilität bei der Aufnahme (88%), akutes Nierenversagen und Dialysenotwendigkeit (34%) und Sepsis mit positiver Blutkultur (24%).

Wurde dialysiert, so war die Letalität hoch. 70% der Dialysierten starben, vermehrt dann, wenn in der ersten Woche dialysiert werden mußte (Letalität 80%). Bei Dialyse nach der ersten Woche lag die Letalität deutlich niedriger (57%). Die Ursache des akuten Nierenversagen ($n = 17$) war in der Regel nicht auf direkte Verletzungen der Nieren zurückzuführen. Überwiegend war ein septisch toxisches Geschehen am akuten Nierenversagen beteiligt.

Die Letalität der Polytraumatisierten mit Urogenitalverletzung (21 von 50 = 42%) nahm mit steigendem Lebensalter erheblich zu. Patienten mit Nieren- oder Harnblasenverletzungen waren gefährdeter als Patienten mit Urethraläsionen (Abb. 2). Bei den Verstorbenen, also vor allem Patienten mit Nieren- oder Harnblasenverletzung, waren Begleitverletzungen nicht-urologischer intraperitonealer Organe (64% gegen 45%) und Thoraxtraumen (64% gegen 28%) sehr viel häufiger als bei den überlebenden Patienten (Abb. 3).

Wir haben versucht, den Anteil der Urogenitalverletzung am Gesamttrauma mit Hilfe eines modifizierten „Injury Severity Score" nach Baker [4] zu quantifizieren. Dabei wiesen Patienten mit Harnblasen- oder Nierenverletzungen ebenfalls ungünstigere Punktwerte auf als Patienten mit Urethraverletzungen. Der durchschnittliche Punktwert der Urogenitalverletzung war bei über-

lebenden und verstorbenen Patienten etwa gleich groß und ließ keine sichere Aussage über die Beteiligung der Urogenitalverletzung am letalen Ausgang zu.

Dem entsprach der klinische Eindruck: Bei nur 4 Verstorbenen (19%) war die Urogenitalverletzung die wahrscheinliche Todesursache. Bei 6 Patienten (29%) lag die Todesursache mit großer Wahrscheinlichkeit außerhalb des Urogenitalsystems. Bei der Hälfte der Verstorbenen mußte eine multifaktorielle Ursache für den letalen Verlauf angenommen werden.

Literatur

1. Olsson CA, Krane RJ (1977) Genitourinary trauma. In: "Forensic medicine: A study in trauma and environmental hazards". Saunders, Philadelphia, pp 227–242. – 2. Cass AS, Cass BP (1983) Immediate surgical management of severe renal injuries in multiple injured patients. Urology 21:140–145. – 3. Cass AS (1976) Bladder trauma in the multiple injured patient. J Urol 115:667–669. – 4. Baker SP, O'Neill B, Haddon W (1974) The injury severity score. A method for describing patients with multiple injuries and evaluating emergency care. J Trauma 14:187–196

Dr. med. Michael Hegemann
Urologische Klinik Rechts der Isar
der Technischen Universität München
Ismaningerstr. 22
D-8000 München 80

Verhandlungsbericht der Deutschen Gesellschaft
für Urologie, 35. Tagung (1983), 86–88
© Springer-Verlag Berlin Heidelberg 1984

Diagnostische und therapeutische Maßnahmen beim Nierentrauma – interdisziplinäres Vorgehen bei 156 Patienten

Th. Zwergel, U. Zwergel, R. op den Winkel und G. Muhr

In den Jahren 1975 bis 1982 wurden an der Chirurgischen und Urologischen Universitätsklinik Homburg (Saar) insgesamt 156 Patienten mit Nierenverletzungen behandelt.

Die Einteilung nach Hodges hat sich für klinische Belange, die interdisziplinäre und die Zusammenarbeit mit Peripheriekrankenhäusern bewährt. Zentrale Probleme zur Therapie finden sich in der überwiegenden Mehrzahl der Fälle bei den Grad II-Traumen, wo hingegen bei den Grad I und Grad III-Verletzungen ein allgemeiner therapeutischer Konsensus besteht. Die Abbildung 1a zeigt die Schweregrade der Nierenverletzungen aufgeschlüsselt nach der Einteilung von Hodges für beide Kliniken. Unter Urologie sind Patienten mit solitären Nierenverletzungen oder solche Polytraumata aufgeführt, die in Peripheriekrankenhäusern erstversorgt wurden, unter Unfallchirurgie Patienten, die als Polytraumata primär interdisziplinär in Homburg behandelt wurden. Untersucht man die Polytraumatisierten hinsichtlich der weiteren beteiligten Organsysteme, die außer der Niere betroffen sind, so findet man Abdominal- und Thorax-Wirbelsäulenverletzungen mit 40% an der Spitze, gefolgt von Extremitätenverletzungen mit 38%, Schädelhirnverletzungen mit 37,2% sowie Beckenverletzungen mit 12,4%. Weiterhin fand sich eine Beteiligung des unteren Harntraktes mit 7,3%.

Ätiologisch sind als Unfallursache in rund $^3/_4$ der Fälle Verkehrsunfälle anzusehen (Abb. 1b). Sie verteilen sich zu 40% auf Autoinsassen, 26% Fußgänger und 9,5% Motorradfahrer. Den Verkehrsunfällen folgen an 2. Stelle beruflich bedingte Stürze sowie Grubenunfälle. Schlägereien sowie Sportunfälle bilden jeweils kleine ätiologische Gruppen.

Bei der Altersverteilung sind am häufigsten Männer im 3. Dezenium betroffen. Bei allen Altersgruppen überwiegen die männlichen Patienten bei weitem, sieht man von dem nicht unerheblichen Anteil Kinder in der Altersgruppe von 7–14 Jahren ab, wo Jungen und Mädchen nahezu gleich betroffen sind (Abb. 2).

Bei der durchgeführten Therapie ergab sich in den beiden untersuchten Patientengruppen bei den Grad I-Verletzungen nach Hodges keine wesentlichen Unterschiede. Alle 82 Patienten wurden bis auf 3 Patienten mit perirenalem Hämatom konservativ therapiert. Bei diesen Patienten waren die Nierenverletzungen zunächst klinisch als Grad II-Verletzung eingeteilt worden. 50 von 55 schweren Grad II-Nierenverletzungen nach Hodges wurden in beiden Kliniken operativ angegangen. Alle 16 Grad III-Verletzungen wurden operativ versorgt. Ein Unterschied zwischen den primär in der Unfallchirurgie versorgten Grad II- und III-Verletzungen und den zugewiesenen Patienten in der Urologie bestand nicht.

Unabhängig, ob eine Erstversorgung in den Universitätskliniken Homburg oder auswärts erfolgte, hat sich folgendes interdisziplinäres Vorgehen bewährt, wenn ein polytraumatisierter Patient versorgt werden muß (Abb. 3a). Die Versorgung erfolgt unter Federführung des Chirurgen und Anästhesisten nach dem modifizierten Schema von Wolff. In der Reanimationsphase beginnt schematisch in einem vorprogrammierten Ritus die Akutdiagnostik, die in Abb. 3b aufgezeichnet ist. Selten muß der Urologe in der 1. operativen Phase eine maßgebliche Nierenblutung stillen; im Vordergrund stehen chirurgische Blutungen. In der Stabilisierungsphase, noch im Schockraum, läuft die schematisierte Diagnostik nach dieser 1. operativen Phase weiter. Sie beinhaltet *immer* die urologische Diagnostik.

Optimal vordiagnostiziert, kann in der 2. operativen Phase eine Primärversorgung der Nierenver-

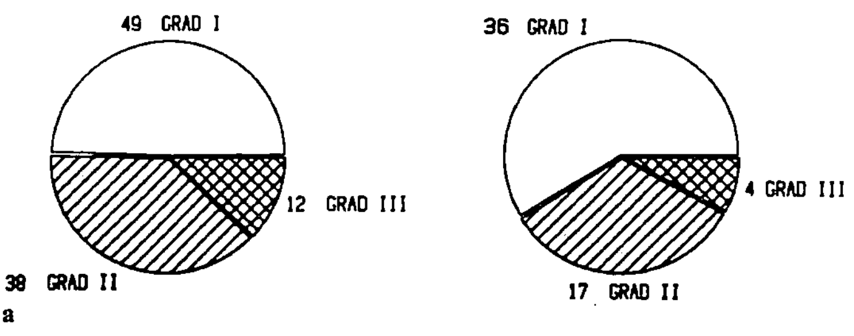

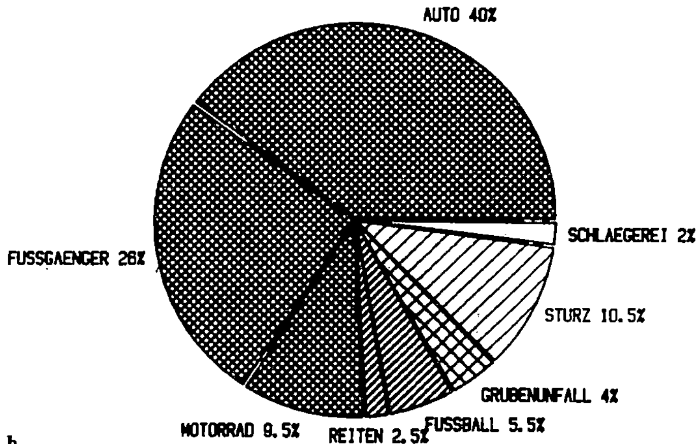

Abb. 1. Nierenverletzungen 1975–1982 – a Einteilung nach Hodges, b Ätiologie

letzung erfolgen. Durchaus mit gutem Erfolg kann bei entsprechend gewichtigeren Verletzungsbildern anderer Fachgebiete, nach einer Erholungsphase, in der 3. operativen Phase, eine verzögerte urologische Operation mit aufgeschobener Dringlichkeit erfolgen. Das konkrete therapeutische Vorgehen ist nur individuell abzuklären. Für die effektive, fachübergreifende Behandlung ist die standardisierte Akutdiagnostik ein Muß.

In dem vorgestellten Patientenkollektiv konnte

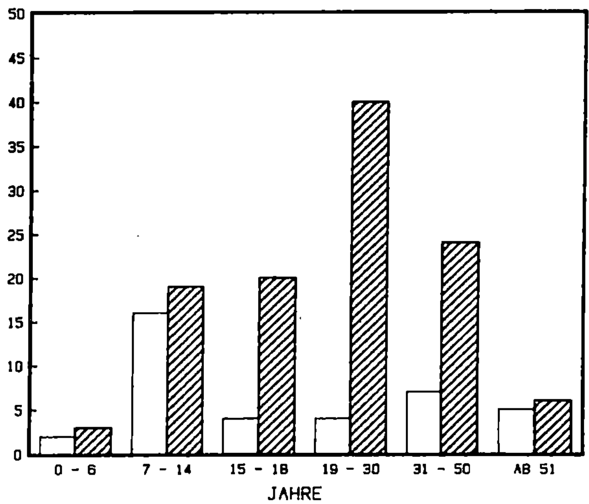

Abb. 2. Nierenverletzungen 1975–1982 – Altersverteilung; weiblich □, männlich ▨

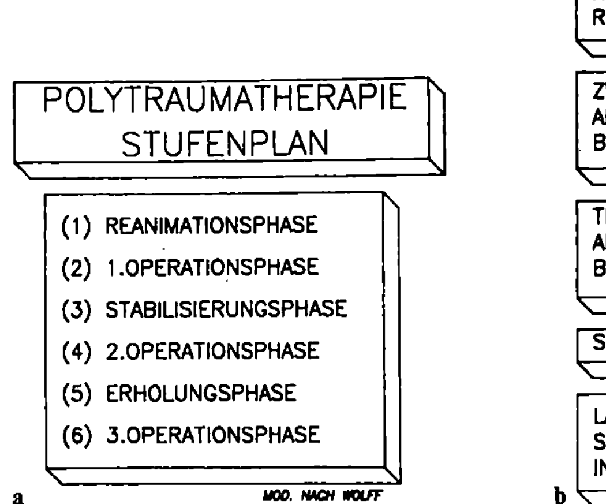

Abb. 3. a Schematische Darstellung des Stufenplanes zur Therapie polytraumatisierter Patienten, **b** Akutdiagnostik bei polytraumatisierten Patienten

das Ausscheidungsurogramm in fast 90% aller Fälle primär durchgeführt werden. Als weiteres Diagnostikum mit einer Häufigkeit von nahezu 70% der Grad II- und III-Nierenverletzungen wurde die Renovasographie eingesetzt. Aufgrund der Computertomographieerfahrung in jüngerer Zeit scheint dieses Verfahren aussagekräftiger als die Sonographie, wenngleich diese unter allen Bedingungen rasch und gefahrlos für den Polytraumatisierten anzuwenden ist.

Nach dem Ausscheidungsurogramm mit Kontrastmittelgabe werden computertomographisch Extravasationen in das Nierenparenchym sowie Hämatome ausgezeichnet sichtbar.

Auf der Basis dieser interdisziplinären Zusammenarbeit und des vorgestellten diagnostischen Konzeptes wurden bei den 156 untersuchten Nierentraumata folgende Ergebnisse erzielt, die in der Abb. 4 dargestellt sind. Alle Grad I-Verletzungen wurden organerhaltend behandelt. Nur 21,8% der Grad II-Nierenverletzungen mußten nephrektomiert werden, jedoch 87,5% der Grad III-Nierenverletzungen. Beachtet man die Gesamtheit aller Nierenverletzungen, so konnte in 78% der Fälle das Organ erhalten werden. Die Nephrektomierate bei allen Nierenverletzungen einschließlich Polytraumatisierter betrug 22%.

Literatur

1. Cass AS (1975) Renal trauma in the multiple injured patient. J Urol 114:495–497. – 2. Hodges V, Gilbert DR, Scott WW (1951) Renal trauma – a study of 71 cases. J Urol 66:627–637. – 3. Nagel R, Leistenschneider W (1978) Urologische Verletzungen beim Polytraumatisierten. Chirurg 49:731–736. – 4. Rutishauser G (1982) Wiederherstellende Chirurgie bei Nierenverletzungen. Dtsch Aerztebl 17:33–39. – 5. Wolff G, Dittmann M, Frede KE (1978) Klinische Versorgung des Polytraumatisierten. Chirurg 49:737–744. – 6. Zwank L, Schweiberer L (1979) Beckenfrakturen im Rahmen des Polytraumas. Unfallheilkunde 82:320–326. – 7. Zwergel Th, op den Winkel R, Zwergel U, Schwaiger R, Muhr G, Ziegler M (1983) Konzept über das interdisziplinäre Vorgehen im Rahmen der Traumatologie – Stellung der Urologie. Unfallchirurgie 9:244–248. – 8. Zwergel Th, Zwergel U, Khorsandian Ch, Bussmann D, Paulus E, op den Winkel R (1983) Erfahrungsbericht über die Therapie des Nierentraumas. Unfallchirurgie 9:253–259

Dr. med. Thomas Zwergel
Urologische Universitätsklinik
D-6650 Homburg (Saar)

THERAPIE DES NIERENTRAUMAS
N = 156

	KONSERVATIV	OPERATIV ORGANERHALTEND	NEPHREKTOMIE
GRAD I	96.5 %	3.5 %	—
GRAD II	9.1 %	69.1 %	21.8 %
GRAD III	—	12.5 %	87.5 %

INSGESAMT: – IN 78 % ORGANERHALT
            – IN 22 % NEPHREKTOMIE

Abb. 4. Resultate der operativen und konservativen Therapie des Nierentraumas bei 156 Patienten

Verhandlungsbericht der Deutschen Gesellschaft für Urologie, 35. Tagung (1983), 89/90
© Springer-Verlag Berlin Heidelberg 1984

Hämaturie bei schweren Kombinationstraumata

S.J.M. Monstrey, Chr. van der Werken, R.J.A. Goris und F.M.H. Debruyne

Einleitung

Bei Polytrauma und sicher bei stumpfen Bauchtraumen ist Hämaturie ein häufiger Befund. Der Grad dieser Hämaturie steht nicht im direkten Verhältnis zu dem Ernst der unterliegenden Verletzung. Retrospektiv haben wir die Bedeutung der Hämaturie beim schweren Kombinationstrauma analysiert.

Material

In der Periode 1972–1982 wurden 590 Patienten mit traumatischer Hämaturie stationär behandelt. Ein Drittel und zwar 198 dieser Patienten war polytraumatisiert. Unter Polytrauma verstehen wir ein I.S.S. (Injury Severity Score) von 20 oder mehr Punkte. Der I.S.S. ist ein Scoringssystem, mit dem man den Ernst eines Traumas objektivieren kann. Maximal sind 75 Punkte, ab 50 Punkte nimmt die Mortalität rasch zu, bei Patienten mit 75 Punkte gibt es kaum Chancen zur Überlebung. Die Punk-

Tabelle 2. Haematuria + Multitrauma ($n = 198$) Emergency Laparatomy 90

Splenic Rupture	40
Hepatic Rupture	35
Bowl & Mesenteric Injury	29
Diaphragmatic Rupture	10
Pancreatic Injury	7

tezahl in unserer Patientengruppe betrug durchschnittlich 37,2 (Tabelle 1).

In den meisten Fällen standen abdominale (87) und thorakale (102) Begleitverletzungen im Vordergrund. Fast alle (181) Patienten zeigten eine oder mehr Frakturen der Extremitäten, in mehr als der Hälfte (101) der Fälle bestand eine Beckenfraktur.

Neunzig Patienten wurden notfallmäßig laparotomiert, hauptsächlich wegen Rupturen von Leber, Milz oder Darm (Tabelle 2).

Die urologischen Verletzungen standen nicht im Vordergrund: Urethra und Blase waren jeweils

Tabelle 1. Injury Severity Score (ISS). $n = 198$ – mean ISS = 37.2

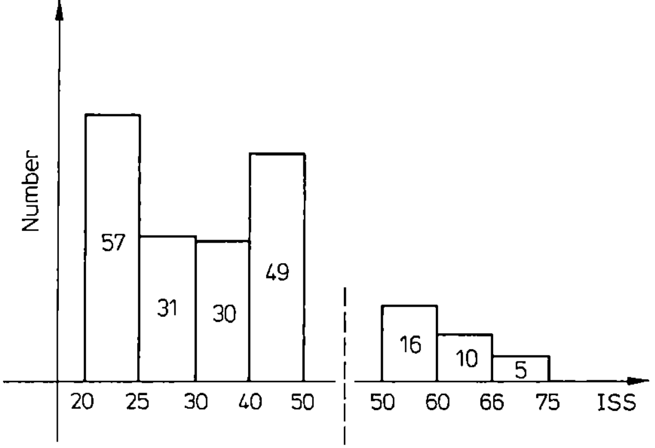

10× rupturiert, 36 Patienten zeigten eine deutliche Nierenlazeration, bei den übrigen Patienten gab es kleinere Risse oder eine einfache Kontusion.

Methoden

In unserem Krankenhaus werden die isolierten Nierenverletzungen, wenn möglich grundsätzlich konservativ behandelt. Wenn nötig findet erst 4 bis 8 Tage später die chirurgische Rekonstruktion mit Drainage statt. Mit dieser Behandlungsmethode haben wir während der letzten 10 Jahren bei isolierten Verletzungen fast alle Nieren erhalten können.

Der Polytraumapatient befindet sich in bedeutend ungünstigeren Umständen. Von den 36 polytraumatisierten Patienten mit schwerstem Nierentrauma wurden 11 notfallmäßig laparotomiert. Bei akuter retroperitonealer Exploration blieb nur in 4 von diesen 11 Fällen die verletzte Niere erhalten.

Bei den übrigen 25, konservativ und sekundär operativ, behandelten Patienten wurde nur einmal nephrektomiert.

Diskussion

Bei 198 polytraumatisierten Patienten fanden wir relativ selten eine schwere Nierenverletzung (36 von 198 = 18%). Es besteht bei diesen Patienten ein bedeutend großes Risiko für die verletzte Niere. Die Erklärungen dafür sind:

- Patienten, die notfallmäßig operiert werden müssen, bilden eine negative Selektion.
- Die Indikation zur Notfall-Laparotomie hängt manchmal mit dem Ernst der Urogenitalverletzungen zusammen.
- Meistens sind die Patienten im Schock oder in schlechtem Allgemeinzustand.
- Nicht so selten wird notfallmäßig operiert ohne jede oder wenigstens globale pre-operative urologische Diagnostik.

Wir sind der Meinung, daß wir durch unsere kombinierte agressive chirurgische Therapie die Prognose schwerster polytraumatisierter Patienten qua ad vitam wesentlich verbessert haben.

Diese agressive Behandlung aber führt manchmal zum Verlust einer traumatisierten Niere. „Life geht hier before kidney".

Die frühe Behandlung der Nierenverletzung soll immer grundsätzlich konservativ bleiben, so daß die Ergebnisse bei den Polytraumapatienten, sich denen bei isolierten Nierenverletzungen nähern.

S.J.M. Monstrey
Afd. Algemene Chirurgie
St. Radboudziekenhuis
Postbus 9101
NL-6500 HB Nijmegen

Verhandlungsbericht der Deutschen Gesellschaft
für Urologie, 35. Tagung (1983), 91/92
© Springer-Verlag Berlin Heidelberg 1984

Zur Bedeutung der diagnostischen Bauchspülung beim abdominellen Kombinationstrauma

K. Rückert und H.-J. Klotter

Bei zunehmender Häufigkeit von Verkehrsunfällen wird der Chirurg immer öfter vor die Aufgabe gestellt, bei Patienten, die ein stumpfes Bauchtrauma erlitten haben, rasch und sicher intraperitoneale Verletzungen festzustellen oder auszuschließen. Die Letalität des stumpfen Bauchtraumas hängt ab vom Ausmaß der Verletzungen und vom Intervall bis zum Einsatz einer adäquaten Therapie. Schwerwiegende extraabdominale Verletzungen (in unserem Krankengut 70%) lenken oft vom Abdominalbefund ab.

Seit 1973 hat sich uns an der Chirurg. Universitätsklinik in Mainz die diagnostische Bauchspülung in über 300 Fällen als einfache, zuverlässige, komplikationsarme Methode mit über 95%iger Treffsicherheit beim stumpfen Bauchtrauma bewährt.

Die technische Durchführung ist einfach. Zunächst wird ein Peritonealdialysekatheter in Lokalanästhesie mit Adrenalinzusatz in die Bauchhöhle eingeführt. Entleert sich spontan Blut, ist die Untersuchung beendet und die Indikation zur Laparotomie steht fest. Tritt kein Blut aus, wird die Peritonealhöhle mit einem Liter isotoner Infusionslösung gespült, und die Beurteilung erfolgt nach dem Transparenzgrad der zurückfließenden Spülflüssigkeit im Infusionsschlauch.

Bei stark positivem Ergebnis steht wiederum die Indikation zur Operation fest. Bleibt die Spülflüssigkeit klar, gilt das Ergebnis als negativ und eine intraabdominale Verletzung mit Blutung kann mit einer Treffsicherheit von 98,5% ausgeschlossen werden. Bei schwach positivem Ergebnis, d.h. Schrift bleibt durch den Infusionsschlauch hindurch erkennbar, empfiehlt sich abwartendes Verhalten mit Wiederholung der Untersuchung und weiterführender Diagnostik.

Von 1969 bis 1981 wurden 361 Patienten über 14 Jahre mit einem stumpfen Bauchtrauma behandelt. Bei 53 Patienten fanden sich urologische Begleitverletzungen, dies entspricht einem Anteil von 15%. Die Aufschlüsselung dieser Fälle zeigt, daß 45mal die Nieren verletzt waren, davon 31mal Nierenkontusion, 9mal Nierenriß und 5mal Nierenzerreißung. Insgesamt 5mal kam es zur Verletzung der Blase bzw. des Ureters und der Uretra. Bei 26% dieser Patienten bestanden außerdem Beckenfrakturen, seltener Frakturen der Lendenwirbel und der Brustwirbelkörper.

Von den 53 Patienten mit kombinierten Verletzungen von Niere und Abdomen wurde bei 22 eine diagnostische Bauchspülung durchgeführt, die in 20 Fällen zur sofortigen Operation führte, einmal negativ und einmal schwach positiv ausfiel. Dies bedeutet, daß bei 80% der Patienten, bei denen eine peritoneale Lavage indiziert war, wegen des Verdachtes auf ein stumpfes Bauchtrauma bei gleichzeitiger Verletzung von Niere und ableitenden Harnwegen, schließlich eine chirurgische Intervention notwendig war.

Am häufigsten waren Milz (12mal) und dann die Leber (7mal) verletzt, selten Mesenterium, Darm, Zwerchfell oder Retroperitoneum. 16 der 53 Patienten mit Kombinationsverletzung verstarben, davon vier Patienten infolge des Nierentraumas, die übrigen an den Folgen der anderen Verletzungen. Dies entspricht einer Letalität von 32%.

Die diagnostische Bauchspülung gestattet rasch und mit hoher Sicherheit, das Vorliegen einer intraabdominellen Blutung nachzuweisen oder auszuschließen, so daß die Therapie der urologischen Begleitverletzungen ohne Risiko geplant werden kann.

Mit Einführung der Ultraschalluntersuchung in die klinische Routinediagnostik wurde zunehmend die prinzipielle Durchführung der peritonealen Lavage als invasive Methode zur Erkennung von intraabdominellen Verletzungen beim stumpfen Bauchtrauma infrage gestellt.

Aufgrund einer in unserem Hause durchgeführten kontrollierten klinischen Studie zum Vergleich beider Methoden ergibt sich, daß die Ultraschalluntersuchung die Peritoneallavage als diagnostische Maßnahme nicht ersetzen kann. Ihre Sensitivität ist 10% niedriger. Die primär durchgeführte Ultraschalluntersuchung gestattet jedoch, die Indikation zur diagnostischen Bauchspülung strenger zu stellen. Ein Problem der diagnostischen Bauchspülung liegt in ihrer überaus großen Empfindlichkeit, da bereits wenige ml Blutbeimengung zur Spülflüssigkeit ein positives Lavageergebnis bewirken. So findet sich nicht selten beim massiven retroperitonealen Hämatom gerade infolge von urologischen Begleitverletzungen ein schwach positives Lavageergebnis, auch wenn keine intraabdominale Verletzung vorliegt. Dies bedeutet, daß bei schwach positiven Lavageergebnissen gerade die Indikation zur weiteren Abklärung von urologischen Begleitverletzungen besteht, auch wenn keine sonstigen Hinweise vorliegen. Durch Wiederholung der Lavage kann die intraabdominale Verletzung zuverlässig ausgeschlossen werden.

Priv.-Doz. Dr. K. Rückert
Chirurg. Universitätsklinik
Langenbeckstr. 1
D-6500 Mainz

Verhandlungsbericht der Deutschen Gesellschaft
für Urologie, 35. Tagung (1983), 93/94
© Springer-Verlag Berlin Heidelberg 1984

Die Bedeutung der Sonographie in der Primärdiagnostik des stumpfen Bauchtraumas an einem unfallchirurgischen Zentrum

K.H. Hauenstein und A. Baumüller

In der Chirurgischen Klinik der Universität Freiburg hat sich in den letzten Jahren die Sonographie nach stumpfem Bauchtrauma eine zentrale Stellung erobert. Durch die gute Differenzierung zwischen flüssigen und soliden Strukturen kann sowohl eine lebensbedrohliche intraperitoneale als auch eine retroperitoneale Blutung nach Organruptur schnell und zuverlässig nachgewiesen werden. Eine Organdiagnose, obwohl oft möglich, ist dabei sekundär, der Nachweis freier Flüssigkeit intraperitoneal genügt unseren Chirurgen völlig als Indikation zur Operation.

Wegen der gebotenen Eile führen wir die Untersuchung mit einem transportablen Gerät oft im Schockraum durch. Evtl. notwendige intensivmedizinische Maßnahmen werden dadurch weder verzögert, noch behindert.

Um eine möglichst kurze Untersuchungszeit zu gewährleisten, hat es sich bewährt, zunächst an folgenden 4 Stellen nach freier Flüssigkeit zu suchen:

1. Im Recessus subhepaticus, der sogenannten Morisons Pouch, dem tiefsten Punkt im rechten Oberbauch, wobei auch bei Verletzungen im linken Oberbauch hier meist Flüssigkeit nachweisbar ist.
2. Links subphrenisch bzw. subsplenisch.
3. Im Douglas'schen Raum, dem tiefsten Punkt im Unterbauch und
4. in beiden Flanken, wobei ein Flüssigkeitsnachweis hier auf bereits größere Blutverluste hinweist.

Bei geringen intraabdominellen Blutungen ermöglichen engmaschige sonographische Kontrollen zunächst ein Abwarten des Chirurgen. Zeigt sich jedoch eine Zunahme des Befundes, so ist die Indikation zur Operation gestellt.

Bei subkapsulären Hämatomen der Milz ist die Gefahr der zweizeitigen Milzruptur stets gegeben, wobei auch hier sonographische Kontrollen die Beobachtung der Zunahme oder Rückbildung des Befundes ermöglichen und evtl. die Gefahr der drohenden Ruptur häufigere Kontrollen verlangen.

Um bereits sonographisch präoperativ eine gewisse quantitative Aussage über den Blutverlust machen zu können, haben wir Peritonealdialysepatienten nach Gabe definierter Flüssigkeitsmengen über den liegenden Peritonealkatheter sonographisch untersucht. Dabei zeigte sich, daß bei Erwachsenen die kleinste sonographisch nachweisbare Flüssigkeitsmenge 50 ml beträgt, was mit einer 1–2 mm breiten echofreien Zone subhepatisch korreliert. Bereits 200 ml zeigen einen Flüssigkeitssaum von 4 mm in Morisons Pouch. Mit 400 ml ist der Recessus vollgelaufen und der Leberunterrand umspült. Jetzt findet sich auch freie Flüssigkeit in beiden Flanken. Zeigt sich bereits in der mittleren Axillarlinie im Lateralschnitt interenterisch Flüssigkeit, so muß mit einem Blutverlust von 800–1000 ml gerechnet werden.

Auch der Nachweis retroperitonealer Blutungen ist eine Domäne der Sonographie, wobei nur eine Zunahme des Befundes zur akuten Operation zwingt. Meist erkennt man ein ausgeprägtes perirenales Hämatom, wobei bei Zunahme des Befundes manchmal auch etwas intraperitoneale Flüssigkeit im Sinne einer Diapedese-Blutung erkennbar ist.

In den letzten $3\frac{1}{2}$ Jahren haben wir über 1000 Patienten nach stumpfem Bauchtrauma untersucht. Bei etwa 30% zeigte sich dabei ein pathologischer Befund. In 109 Fällen wurde aufgrund des sonographischen Nachweises größerer intraperitonealer Flüssigkeitsmengen eine Laparotomie durchgeführt. Dabei lag die Fehlerquote bei etwa 1% und somit deutlich unter der in der Literatur bei Peritoneallavage bis 8% angegebenen Fehlerquote. Bei 139 Patienten fand sich ein pathologischer Befund an der Niere, in 5 Fällen wurde eine Nierenruptur diagnostiziert. Eine akute operative Sanierung war jedoch nur in 2 Fällen erforderlich.

Die Sonographie gilt daher als derart zuverlässig, daß heute jeder Patient in unserer Klinik nach stumpfem Bauchtrauma sonographiert wird. Eine Peritoneallavage, die eine spätere sonographische Verlaufsbeobachtung nicht mehr zuläßt, wird in unserem Hause nicht mehr durchgeführt. Durch die Möglichkeit einer quantitativen Aussage über den intraperitonealen Blutverlust kann, vor allem bei geringeren Blutungen, unter sonographischen Verlaufskontrollen chirurgischerseits zunächst abgewartet werden. Die Sonographie steht somit im Zentrum der Diagnostik nach stumpfem Bauchtrauma. Und sollte einmal Zweifel an der Art der intraperitonealen Flüssigkeit bestehen, so kann unter sonographischer Kontrolle eine Punktion schnell die Diagnose sichern. Voraussetzung ist jedoch eine Einsatzmöglichkeit eines erfahrenen Ultraschallteams rund um die Uhr.

Dr. K.H. Hauenstein
Institut für Röntgendiagnostik
der Univ. Freiburg
Hugstetter Str. 55
D-7800 Freiburg

Verhandlungsbericht der Deutschen Gesellschaft
für Urologie, 35. Tagung (1983), 95/96
© Springer-Verlag Berlin Heidelberg 1984

Sonographie beim stumpfen Bauchtrauma

R. Basting und D. Bach

Die Symptomatik des stumpfen Bauchtraumas reicht von der akut vital bedrohlichen intraabdominellen Blutung bis zu einem sich über Wochen hinziehenden Zustand schwer diagnostizierbarer, gedeckter oder zweitzeitiger Rupturen parenchymatöser Organe. Eine freie Blutung in die Bauchhöhle stellt eine dringliche Indikation zu einer operativen Intervention dar und kann durch Peritoneallavage, Angiographie, Computertomographie, aber am einfachsten durch die Sonographie diagnostiziert werden. Realtimegeräte, mobil handlich und heute mit hoher Auflösung, erlauben innerhalb weniger Minuten schon im Schockbehandlungsraum eine zuverlässige Aussage über die Menge des intraabdominalen Flüssigkeitsverlustes.

Hauenstein et al. [1] konnten eine direkte Korrelation zwischen Schichtdicke der nachweisbaren Flüssigkeit im Recessus subhepaticus und dem intraoperativ nachweisbaren Blutverlust zeigen. Die Sonographie steht damit in direkter Konkurrenz zur Peritoneallavage, jedoch ohne deren Invasivität und mit dem Vorteil der beliebigen Wiederholbarkeit, so daß auch zweizeitige Rupturen miterfaßt werden können. Neben der generellen Anwendbarkeit zeigt sich die Sonographie der Peritoneallavage durch den Nachweis der Blutungsursache überlegen. Isolierte Verletzungen des Urogenitaltrakts als Folge eines stumpfen Bauchtraumas sind selten Ursache eines vital bedrohlichen instabilen Kreislaufverhaltens, andererseits weisen 30% der urogenitaltraktverletzten Patienten ein Kombinationstrauma anderer parenchymatöser Organe auf, die mortalitätsbestimmend sind [2]. In einer weiteren Statistik konnten die beiden Autoren bei 75 Blasenverletzten 43 Kombinationstraumen (Leber-, Milz- und Darmverletzungen) nachweisen [3]. 16 Fälle – alle Kombinationsverletzungen – verliefen letal.

Diese Zahlen belegen die Forderung nach einer Pan-Diagnostik, wie sie nur durch die Sonographie oder Computertomographie gewährleistet ist, letztere ist jedoch in der Kategorie der Schwerstverletzten wegen des unangemessenen Zeitaufwandes nicht durchführbar.

Im Zeitraum von August 1981 bis Dezember 1982 wurden mit Hilfe des Sonotron-Realtime-Gerätes bei 29 Patienten mit stumpfem Bauchtrauma eine Notfalluntersuchung durchgeführt. Von 29 Untersuchten wiesen 13 ein isoliertes Nierentrauma, 6 Patienten ein Kombinationstrauma auf. 16 der 19 sonographisch untersuchten polytraumatisierten Patienten hatten ein Nierentrauma, deren Symptomatik sich wie folgt darstellt:

Mikrohämaturie	6
Makrohämaturie	5
Schmerz	12
Schock	9
Flankenhämatom	10

Mittels Sonographie ist eine Klassifikation nach Hodges möglich. Unser Patientengut verteilte sich wie folgt:

Stadium

I	Parenchymbegrenzte Läsion, kein Schock, Makrohämaturie 48 h	7
II	Parenchymüberschreitende Läsion, Schock	2
III	Kritischer AZ, Nierenstielabriß und -berstung, Nebenverletzungen	7

Ein sonographischer Nachweis der isolierten Nierentraumata bei 13 Patienten gelang in jedem Fall (100%). Diese Ergebnisse bestätigen die Untersuchungen von Schmoller et al. [4]. Bei den Kombinationsverletzungen gelang der Nachweis der Leber- und Milzverletzungen in 6 Fällen, während Verletzungen der Messenterialwurzel, des Intesti-

nums sowie des Pankreas nicht erkannt wurden.
Ein Extravasat nach Harnleiterabriß wurde sonographisch als retroperitoneales Hämatom fehlgedeutet.

In unserer Pilotstudie hat sich die Sonographie
als Diagnostikum der Wahl nach Anamnese und
klinischer Untersuchung etabliert. Bei vital bedrohlichen Kombinationstraumata stellt die Sonographie das einzige Diagnostikum dar, da es patien-
tenzustandunabhängig durchführbar ist. Der intraperitoneale Blutverlust kann ab 200 ml sonographisch nachgewiesen werden, Nierenverletzungen werden in 100% nachgewiesen, Kombinationstraumata anderer parenchymatöser Organe konnten in 80% erkannt werden [5]. Damit kommt der
Sonographie des polytraumatisierten Patienten ein
hoher Stellenwert bei der Beurteilung des Ver-
letzungsausmaßes zu.

Literatur

1. Hauenstein K, Billmann P, Wimmer B, Nöldge G (1982)
Die Wertigkeit der Sonographie beim stumpfen Bauchtrauma. In: Kratochwil A, Reinold E (Hrsg) Ultraschalldiagnostik 81. Thieme, Stuttgart New York, S 85–86. –
2. Villar R del, Cass A (1972) J Urol 107:29. – 3. Villar R
del, Cass A J Urol 108:581. – 4. Schmaller HJ, Kunit G
(1980) Die Aussagekraft der Ultraschalluntersuchung
beim stumpfen Nierentrauma. In: Hinselmann M, An-
linker M, Meudt R (Hrsg) Ultraschalldiagnostik in der
Medizin. Thieme, Stuttgart New York, S 136–137. –
5. Eggemann F, Waldthaler A (1981) Das stumpfe Bauchtrauma: Diagnostik durch die Realtime-Sonographie;
Ultraschalldiagnostik, Dreiländer-Treffen, Graz 1981.
Thieme, Stuttgart New York. – 6. Basting R, Altwein JE,
Bach D (1983) Wehrmed Mschr 27:225

Dr. R. Basting
Urolog. Abt. Bundeswehrkrankenhaus Ulm
Oberer Eselsberg 40
D-7900 Ulm

Kombinationsverletzungen unter Beteiligung des unteren Harntraktes

Verhandlungsbericht der Deutschen Gesellschaft für Urologie, 35. Tagung (1983), 97/98
© Springer-Verlag Berlin Heidelberg 1984

Moderatoren: H. Marberger, Innsbruck; J. Kaufmann, Hamburg

Verletzungen des unteren Urogenitaltraktes bei Beckenringtraumata – gemeinsames urologisch-chirurgisches Vorgehen

Th. Zwergel, R. Schwaiger, U. Zwergel, M. Ziegler, R. op den Winkel und G. Muhr

Verletzungen der Blase und der Harnröhre stellen Urologen und Unfallchirurgen vor gemeinsame diagnostische und therapeutische Probleme, insbesondere wenn sie mit Verletzungen des Beckenrings vergesellschaftet sind.

In den Jahren 1975–1982 fanden sich bei dem selektierten Krankengut der Universitätskliniken Homburg (Saar) unter Einschluß aller Zuweisungen bei 316 Patienten mit Beckenringfrakturen, wobei 98 Patienten urologische Verletzungen aufwiesen. Das entspricht einem Prozentsatz von 31%. Dieser hohe Prozentsatz resultiert sicherlich aus dem selektierten Patientengut.

Die mit Beckenringfrakturen vergesellschafteten Urogenitalverletzungen setzen sich aus 57 Verletzungen der hinteren Harnröhre, 9 Verletzungen der Blase und der hinteren Harnröhre gemeinsam, 29 Blasenrupturen und 3 Harnleiter-Nierentraumen zusammen. Sämtliche Blasenverletzungen und die damit verbundenen Harnröhrenverletzungen wurden operativ versorgt. Die hinteren Harnröhrentraumen wurden abhängig von den Begleitverletzungen interdisziplinär behandelt, da es sich in 84,7% um schwere Polytraumen handelte. Eine Aufschlüsselung der Kombinationsverletzung Beckenringfraktur und hintere Harnröhrenverletzung zeigt die Abb. 1. Die schwere Verletzung einer Malgaigne-Fraktur war in 33% der hinteren Harnröhrenverletzung zu finden, gefolgt von Schambeinfrakturen und Symphysensprengungen. Zusätzlich fanden sich bei insgesamt 12% der Patienten Beckenrand- oder Hüftpfannenimpressionsfrakturen. Bei den traumatisierten Organsystemen, die bei den hinteren Harnröhrenverletzungen mitbetroffen waren, sind die Abdominalorgane mit 42%, die Extremitäten mit 39%, gefolgt vom Thorax mit 34% und dem Schädel mit 23% betroffen. Komplette Abrisse der hinteren Harnröhre fanden sich bei 12,1% des Kollektivs, da-

von konnten 7,6% primär rekonstruktiv und 4,5% zweizeitig rekonstruktiv behandelt werden. Die übrigen 87,9% des Kollektivs bestanden aus inkompletten Rupturen der hinteren Harnröhre. Hiervon konnten 7,6% primär rekonstruiert werden.

Im einzelnen wurde bei 10 Patienten zusammen mit der operativen Beckenstabilisierung die Harnröhre primär rekonstruiert (Abb. 2). Bei 2 Fällen erfolgte primär die Cystofixableitung und danach die zweizeitige Korrektur. Bei 37 Patienten wurde primär eine Urinableitung mittels transurethralem oder suprapubischem Katheter und später, wenn erforderlich, eine intern-optische Urethrotomie

Schambeinastfraktur(en)	25%
Malgaigne-Fraktur	33%
Schmetterlingsfraktur	17%
Symphysensprengung	25%
Zusätzliche Beckenrandfrakturen	9%
Zusätzliche Hüftpfannen-Impressionsfrakturen	3%

Abb. 1. Hintere Harnröhrenverletzung bei 66 Patienten mit Beckenringfrakturen. Frakturtypen

Primär operative Rekonstruktion	10
Urinableitung (Cystofix) und zweizeitige Korrektur	2
Urinableitung (Cystofix o. Katheter), Urethrotomie	37
Intraoperative Katheterschienung bei Laparatomie	8
Urinableitung Exitus wegen Polytrauma	9

Abb. 2. Therapie der hinteren Harnröhrenverletzung bei 66 Patienten

Bei operativer Rekonstruktion	60%	{	10% plast. Op.
			50% IOU*
Bei konservativen Verfahren	50%	{	4% plast. Op.
			46% IOU*

IOU* = Intern-optische Urethrotomie

Abb. 3a. Urologische Spätmorbidität bei Verletzungen der hinteren Harnröhre: Posttraumatische Strikturrate bei 56 Patienten mit verschiedenen Operationsverfahren

Komplette Inkontinenz	5,1%
Streßinkontinenz	15,4%
Komplette Impotentia coeundi	12,8%
Teilweise Impotentia coeundi	14,4%
Keine Ejakulation	12,8%

Abb. 3b. Urologische Spätmorbidität bei Verletzungen der hinteren Harnröhre: Impotenz- und Inkontinenzrate nach hinterer Harnröhrenverletzung bei 39 nachuntersuchten Patienten

durchgeführt. Bei der aus Gründen anderer Verletzungen durchgeführten Laparatomie konnte intraoperativ 8mal eine Harnröhrenschienung vorgenommen werden. Bei 9 Patienten konnte lediglich, vor dem Polytrauma-bedingten Exitus, eine Urinableitung und Drainage durchgeführt werden. Die Spätergebnisse dieser Behandlung zeigt die Abb. 3. Die operativ rekonstruierten Harnröhrenverletzungen wiesen 60% posttraumatische Strikturen auf, die in 10% plastisch offen und in 50% durch intern-optische Urethrotomie versorgt werden konnten. Geringer war die Strikturrate bei den konservativ therapierten Fällen. Hier fand sich eine Strikturrate von 50%, die in 4% offen plastisch und in 46% durch intern-optische Urethrotomie behandelt werden mußten (Abb. 3a).

Die urologische Spätmorbidität bei 39 Patienten mit Harnröhrenverletzungen, die mindestens 3 Jahre zurücklagen, zeigt die Abb. 3b.

Eine komplette Inkontinenz wiesen 5,1%, eine Streßinkontinenz 15,4% der Patienten auf. Eine völlige Impotentia coeundi fand sich in 12,8%, eine Erektionsschwäche bei 14,4%. 12,8% der Männer hatten keine Ejakulation seit dem Trauma. Signifikante Unterschiede, bezüglich des angewandten therapeutischen Konzeptes, ließen sich hierbei nicht nachweisen.

Literatur

1. Antoci JP, Schiff M (1982) Bladder and urethral injuries in patients with pelvic fractures. J Urol 128:25–26. – 2. Devine PC, Devine CJ Jr (1982) Posterior urethral injuries associated with pelvic fractures. Urol XX/5:467–472. – 3. Jakse J, Madersbacher H, Marberger H (1976) Sofortversorgung von Harnröhrenverletzungen: Technik und Ergebnisse. Akt Urol 7:83–87. – 4. Marberger H (1968) Verletzungen des Harntraktes. Chirurg 39:548–553. – 5. Veihelmann D, Bähr R, Völter D, Thielemann F (1975) Spätergebnisse bei Beckenfrakturen mit urologischen Begleitverletzungen. Unfallheilkunde 122:194–196. – 6. Zwergel Th, Winkel R op den, Zwergel U, Schwaiger R, Muhr G, Ziegler M (1983) Konzept über das interdisziplinäre Vorgehen im Rahmen der Traumatologie – Stellung der Urologie. Unfallchirurgie 9:244–248. – 7. Zwergel U, Zwergel Th, Winkel R op den, Mast G, Kopper B (1983) Blasen- und Urethraverletzungen – ein Erfahrungsbericht. Unfallchirurgie 9:288–293

Dr. med. Thomas Zwergel
Urologische Universitätsklinik
D-6650 Homburg (Saar)

Verhandlungsbericht der Deutschen Gesellschaft
für Urologie, 35. Tagung (1983), 99/100
© Springer-Verlag Berlin Heidelberg 1984

Blasen- und Harnröhrenverletzungen als Unfallfolgen

M.P. Wirth, R. Ackermann und H.G.W. Frohmüller

Unfallbedingte Verletzungen der Blase und der Harnröhre haben wegen ihrer Komplikationsmöglichkeiten eine erhebliche klinische Bedeutung.

In der Urologischen Univ.-Klinik Würzburg wurden von 1968 bis August 1983 55 Patienten wegen Blasen- oder Urethraverletzungen operativ versorgt. Ein Urethraabriß lag bei 14 männlichen Patienten und bei einer Frau vor. Blasenrupturen konnten in 28 Fällen beobachtet werden. Kombinationsverletzungen von Harnröhrenrupturen und Blasenrupturen bestanden bei 6 Männern. Bei 3 Männern fand sich eine Blasenruptur und ein Urethraeinriß. An den Folgen ihrer Mehrfachverletzungen verstarben 15 der 55 Patienten (Abb. 1).

Von insgesamt 37 operativ versorgten *Blasenrupturen* waren 28 extraperitoneal, 7 intraperitoneal und 2 extra- und intraperitoneal lokalisiert. Eine Beckenfraktur lag zusätzlich bei 31 Patienten vor. Kombinationsverletzungen von Blase und Urethra wurden in 9 Fällen beobachtet.

Die operative Versorgung der *Blasenrupturen* erfolgte stets durch einen zweischichtigen Verschluß der Rupturstelle und einer Dauerkatheterbehandlung.

An postoperativen Komplikationen wurde in einem Fall eine Urinfistel beobachtet, die nach 2 Monaten verschlossen wurde. Bei einer 18jährigen, polytraumatisierten Patientin bestand nach der Operation einer Blasenruptur eine Blasenscheidenfistel. Diese konnte wegen einer Transfusionshepatitis erst nach 8 Monaten verschlossen werden. Einem 29jährigen Mann mußte nach 33 Monaten ein Blasenstein transvesical entfernt werden. Eine einseitige Epididymitis wurde bei einem 17jährigen Patienten 14 Tage postoperativ beobachtet (Abb. 2).

Die operative Versorgung von *Urethraabrissen* ist weiterhin Gegenstand der Diskussion. Prinzipiell stehen zwei Methoden zur Verfügung: die sofortige operative Urethraapproximation oder die zweizeitige Urethraplastik nach primärer suprapubischer Harnableitung.

Sämtliche 21 Patienten unserer Klinik mit Urethraabrissen wurden primär über eine Sectio alta durch Approximation der Harnröhre unter Zuhilfenahme eines Dauerkatheters versorgt. Bei 19 Verletzten lag zusätzlich eine Beckenfraktur vor, die bei der Mehrzahl dieser Patienten ohnehin

	Anzahl der Patienten	♂	♀
Urethraruptur	15	14	1
Urethraeinriß	3	3	–
Blasenruptur	28	21	7
Blasenruptur und Urethraruptur	6	6	–
Blasenruptur und Urethraeinriß	3	3	–
Gesamt	55	47	8

Abb. 1. Operativ versorgte Urethra- und Blasenverletzungen (Urologische Klinik der Universität Würzburg)

	Anzahl der Patienten
Urinfistel	1
Blasenscheidenfistel	1
Blasenstein	1
Epididymitis	1
Gesamt	4 (11%)

Abb. 2. Komplikationen nach primärer operativer Versorgung von Blasenrupturen ($n = 37$)

	Anzahl der Patienten	Erektile Potenz
Alter < 40 Jahre	7	7
Alter > 40 Jahre	5	–
Gesamt	12	7 (58%)

Abb. 3. Erektile Potenz nach operativer Versorgung von Urethrarupturen

eine suprapubische Freilegung erforderlich gemacht hätte. 8 der 21 Patienten verstarben an den Folgen ihrer Mehrfachverletzungen. Die Therapieergebnisse von 12 der 13 verbliebenen Patienten konnten durch eine Nachuntersuchung erfaßt werden. Hierbei interessierte insbesondere die Häufigkeit von Urethrastrikturen, die Kontinenz und die erektile Potenz.

Eine interne Urethrotomie wurde bei 5 dieser 12 Patienten mit einer Urethraruptur durchgeführt. Von diesen 5 Patienten mit Urethrastrikturen wurden 3 wegen rezidivierender Strikturen mehrfach behandelt. Inkontinent blieben im eigenen Krankengut 3 von 12 Patienten mit einer Urethraruptur.

Die Häufigkeit einer erhaltenen erektilen Potenz wurde in eine Altersgruppe über 40 Jahre und eine unter 40 Jahre gegliedert. Alle 7 Patienten unter 40 Jahren sind potent und alle 5 Patienten über 40 Jahre sind impotent (Abb. 3). Dies entspricht den Ergebnissen von Mitchell, der ebenfalls bei Patienten über 40 Jahren in keinem Fall eine ungestörte Potenz beobachtet.

Ähnliche Komplikationsraten bezüglich Striktur, Kontinenz und Potenz im Vergleich zum eigenen Krankengut berichteten Patterson und Co-Autoren. Diese führten gleichfalls eine primäre Urethraapproximation durch. Unter Verwendung der gleichen Methode beschrieben Malek, O'Dea und Kelalis nur bei einem von 7 verletzten Kindern eine operationsbedürftige Urethrastriktur. Alle 7 Patienten waren später kontinent und potent. Dagegen berichteten Morehouse und Mitarbeiter von einer hohen Komplikationsrate bei primärer Urethraapproximation. Diese Autoren führen deshalb jetzt primär eine suprapubische Harnableitung und sekundär eine Urethraplastik durch. In ihrem so behandelten Patientengut von 61 Patienten traten Urethrastrikturen in 3%, eine Impotenz in 10% und eine Inkontinenz in 2% der Fälle auf.

Zusammenfassend kann festgestellt werden, daß sowohl mit der primären Urethraaproximation als auch mit der sekundären Urethraplastik gute Ergebnisse erzielt werden können. Beide Methoden sind deshalb zur Behandlung von Urethrarupturen geeignet.

Literatur

1. Malek RS, O'Dea MJ, Kelalis PP (1977) Management of ruptured posterior urethra in childhood. J Urol 117:105. – 2. Mitchell JP (1968) Injuries to the urethra. Br J Urol 40:649. – 3. Morehouse DD, Belitsky P, Mackinnon K (1972) Rupture of the posterior urethra. J Urol 107:255. – 4. Morehouse DD, Mackinnon KJ (1980) Management of prostatomembranous urethral disruption: 13 year experience. J Urol 123:173. – 5. Patterson DE, Barret DM, Myers RP, De Weerd JH, Hall BB, Benson RC (1983) Primary realignment of posterior urethral injuries. J Urol 129:513

Dr. M.P. Wirth
Urolog. Univ.-Klinik Würzburg
Josef-Schneider-Str. 2
D-8700 Würzburg

Verhandlungsbericht der Deutschen Gesellschaft
für Urologie, 35. Tagung (1983), 101/102
© Springer-Verlag Berlin Heidelberg 1984

Die transmurale Blasen- und Harnröhrenverletzung bei Polytraumatisierten

G. Wintzer, W. Franzen, U. Uekermann, W. Reichmann und R. Engelking

Dem Polytraumatisierten droht neben den schweren Hirn- und Thoraxverletzungen besondere Gefahr von seiten innerer Verletzungen, die erhöhter Aufmerksamkeit und therapeutischer Entschlossenheit des Unfallchirurgen bedürfen. Zunächst soll anhand des Krankengutes von 979 Kombinationsverletzten seit dem Jahre 1963 die von der Bauchverletzung mitbestimmte Prognose dargestellt werden: Zwar steht die Bauchverletzung nach der Schädel-Hirn-, Extremitäten- und Thoraxverletzung mit einem Anteil von 33,5% erst an 4. Stelle, die weitere Prognose wird jedoch durch die Bauchverletzung ganz wesentlich beeinflußt, da die Letalität in diesem Fall auf 48% ansteigt, gegenüber einer Letalitätsquote von 28% im Gesamtkrankengut. Das Verteilungsmuster der Verletzungskombinationen ist in den Gruppen in etwa gleich, besonders hoch ist der Anteil an Schädel-Hirn- und Extremitätenverletzungen.

Da es sich fast immer, und zwar bei uns in 97,7% um stumpfe Bauchverletzungen handelt, über deren Schwere anfangs auch der Erfahrene getäuscht werden kann, sind die Gefahren einer verzögert einsetzenden Behandlung groß. Andere, äußerlich ins Auge fallende Verletzungen, können die Aufmerksamkeit ablenken und über das Ausmaß der Gesamtverletzung hinwegtäuschen. Der intraperitoneale Blutungsschock wird vor allem bei rumpfnahen Knochenbrüchen und insbesondere bei Beckenfrakturen mit möglicherweise begleitenden urologischen Verletzungen leicht fehlinterpretiert. Beim Hirntrauma kann eine stumpfe Bauchverletzung ganz der klinischen Untersuchung entgehen.

Die Letalität wird sowohl von der Zahl verletzter Körperhöhlen als auch von begleitenden Extremitätenfrakturen, einschließlich Schultergürtel und Beckenknochen, mitbestimmt. Bei der Einhöhlenverletzung beträgt sie 28,9%, bei der Zweihöhlen-

verletzung insgesamt 39,5%, wobei dafür insbesondere die Kombination von Bauch-, Thorax- und Extremitätenverletzung verantwortlich ist. Patienten mit drei verletzten Körperhöhlen starben in mehr als 60%, und zwar unabhängig von einer begleitenden Extremitätenfraktur.

Neben dem Alter war die Überlebenschance unserer Polytraumatisierten im wesentlichen Ausmaß davon mitbestimmt, ob eine Bauchverletzung vorlag, oder nicht. Von den über 70jährigen traumatisierten Bauchverletzten überlebte keiner. In Abhängigkeit von der Anzahl verletzter Bauchorgane stieg die Letalität von 34,4% bei nur einer Organverletzung bis auf 100%, wenn vier oder mehr Organe verletzt waren.

Von den 979 polytraumatisierten Patienten (Tabelle 1) hatten 207 (21,1%) eine Beckenfraktur; von diesen hatten 105 (51,7%) gleichzeitig eine intraabdominelle Verletzung. Bei 45 Patienten – etwa $\frac{1}{4}$ – wurden 2–5fache intraabdominelle Verletzungen gefunden. Patienten mit Beckenfrakturen hatten in 22,7% eine urologische Begleitverletzung des unteren Harntraktes, der Anteil am Gesamtkollektiv betrug 4,8%. Die Letalität ist besonders hoch bei gleichzeitig vorhandenem Bauchtrauma und auch bei Beckenfrakturen, die sich aber insgesamt nicht von der Letalität bei

Tabelle 1. Letalitätsquoten von polytraumatisierten Patienten ($n = 979$)

	n	verstorben	
		n	%
Gesamtkollektiv	979	278	28,4
Bauchtraumen	328	157	47,9
Beckenfrakturen	207	68	32,9
Harnröhren-/ Blasenrupturen	47	17	36,2

Tabelle 2. Wahrscheinlichkeit (%) bei verschiedenen Beckenfrakturtypen eine bestimmte urologische Verletzung zu erleiden

	Harnröhrenruptur	Blasenruptur	Harnröhren-Blasenruptur
Hüftgelenksfraktur	3,1	3,2	1,0
Malgaigne-Fraktur	8,8	17,6	5,3
Beckenverrenkung	39,4	24,3	15,3
Schmetterlingsfraktur	31,4	46,5	6,2

gleichzeitig bestehenden Harntraktverletzungen wesentlich unterscheidet. 56% unserer polytraumatisierten Patienten mit instabilen Beckenfrakturen wurden im Blutungsschock eingeliefert. Von ihnen überlebte jeder zweite nicht, davon die überwiegende Mehrzahl - nämlich $\frac{2}{3}$ - die beiden folgenden Tage. Hierbei signalisieren (Tabelle 2) bestimmte Frakturformen des Beckenringes begleitende Blasen- und Harnröhrenverletzungen, nämlich die Beckenverrenkung und die Schmetterlingsfraktur.

Im einzelnen konnten die urologischen Begleitverletzungen folgendermaßen behandelt werden: Bei Blasenrupturen - insbesondere bei den intraperitonealen - wurde neben der transurethralen Ableitung und der periversikalen Drainage 17mal das rupturierte Organ genäht. Die Letalität bei diesen Patienten betrug infolge der Schwere der Gesamtverletzung 60%.

Die Harnröhrenrupturen behandelten wir zu etwa $\frac{2}{3}$ mit Katheterdurchzug und zu etwa $\frac{1}{3}$ durch zusätzliche Harnröhrennaht. In 10 Fällen handelte es sich um Patienten, die von auswärts in der Sekundärphase der Stabilisation zum Spezialeingriff in unser Klinikum überwiesen wurden; durch diese Selektion erniedrigt sich die Letalitätsquote auf insgesamt 13,5% gegenüber sonst 25%.

Bei den 5 kombinierten Harnröhren- und Blasenrupturen erfolgte einmal die transurethrale

Ableitung, zweimal ein Katheterdurchzug und Blasennaht und in zwei Fällen zusätzlich eine Harnröhrennaht. Zwei der fünf Patienten überlebten das schwere Gesamttrauma nicht.

Von 22 Patienten konnten 14 nach Harnröhrenrupturversorgung nach wenigstens 4 Jahren nachuntersucht werden (Tabelle 3). Hierbei wurde die Ergebnisklassifikation nach Kusmierski [1] zugrundegelegt. In unserem Patientengut, welches ausschließlich primär versorgte Harnröhrenverletzungen enthält, wurden die besseren Ergebnisse durch gleichzeitigen Katheterdurchzug und Naht erreicht.

Aus der gemeinsamen Sicht des Urologen und Unfallchirurgen können wir das operationstaktische Vorgehen unter folgenden Gesichtspunkten zusammenfassen:

1. Zunächst sind anhand der Prioritätenliste unmittelbar lebensbedrohende Verletzungen zu behandeln.
2. Erst in der Stabilisierungsphase können gezielte diagnostische Maßnahmen zur Erkennung von Verletzungen des unteren Urogenitaltraktes gemeinsam durchgeführt werden.
3. Ist - wie zuvor erwähnt - eine Beckenfraktur diagnostiziert und liegen andere - hier bekannte - Hinweiszeichen einer urologischen Begleitverletzung vor, sollte unmittelbar der Urologe in den Operationssaal gerufen werden, um gemeinsam das weitere diagnostische und therapeutische Procedere festzulegen. Dabei darf in keinem Fall außer Acht gelassen werden, daß polytraumatisierte Patienten durch langwierige diagnostische Maßnahmen und prinzipiell aufschiebbare Operationen zusätzlich entscheidend gefährdet werden können.

Tabelle 3. Spätergebnisse nach Behandlung von Harnröhrenrupturen bei Polytraumatisierten ($n = 14$)

Therapie	Spätergebnisse n. Kusmierski (1965)		
	I	II	III
Katheterdurchzug	2	3	4
Kathederdurchzug und Naht	2	2	1

I Normalbefund oder minimale Einengung ohne Funktionseinbuße

II kurzstreckige Striktur ohne prästenotische Dilatation

III hochgradige Striktur mit prästenotischer Dilatation

Literatur

1. Kusmierski S, Tobik S (1965) Some problem in surgical management of ruptured urethra in fracture of pelvic. J Urol 93:604-606

Prof. Dr. G. Wintzer
Chirurgische Universitätsklinik Köln
Joseph-Stelzmann-Straße 9
D-5000 Köln 41 (Lindenthal)

Verhandlungsbericht der Deutschen Gesellschaft
für Urologie, 35. Tagung (1983), 103–105
© Springer-Verlag Berlin Heidelberg 1984

Erstversorgung von Verletzungen der Harnröhre

H. Marberger, G. Jakse und H. Rauschmeier

Harnröhrenverletzungen

Vier Typen dringlicher Behandlung von Harn-röhrenverletzungen stehen heute in Verwendung:
1. keine Therapie
2. Versuch, die Harnableitung durch einen Harn-röhrenkatheter zu sichern
3. Harnableitung durch Zystostomie
4. Suprapubische Harnableitung und Approxima-tion der Harnröhrenstümpfe über Polyvenyl-splint, Stabilisierung des Beckens.

Die ersten zwei Behandlungsmethoden sind ausnahmsweise nicht als Fehlbehandlung zu be-trachten. Sie stehen jedoch in Verwendung, da auch heutzutage viele Verletzte beim praktischen Arzt oder beim Chirurgen im kleinen Kranken-haus als Erstbehandler, die versuchen, mit ein-fachsten Mitteln die lebenswichtige Harnableitung sicherzustellen, landen.

Wir Urologen sollten diese Behandlung ab-lehnen bzw. sie nur als Notmaßnahme nach vorausgegangener, sachgemäßer Abklärung der Harnröhrenläsion in Anwendung bringen. Darauf möchten wir besonders hinweisen, da der Kathe-terismus als Sofortmaßnahme bei schockierten Pa-tienten vom Unfallchirurgen vielfach gefordert wird.

Bei leichteren Verletzungen der bulbösen und der vorderen Harnröhre ist die Harnableitung durch suprapubische Blasenfistel allein die Methode der Wahl, wenn sie auch, wie Dr. Rausch-meier an unserem Krankengut feststellte, nur bei Minimalverletzungen Strikturbildung verhindern kann.

Die offene Zystostomie hat auch ihren sicheren Platz als Notfallsoperation bei polytraumatisierten Patienten mit Harnröhrenruptur nach Becken-bruch. Dabei ist der offenen Zystostomie vor der Troicartfistel der Vorzug zu geben, da das intrapel-vine Hämatom die Blase extrem deformieren kann.

Die sogenannte chirurgische Versorgung ver-suchen wir, wenn es der Allgemeinzustand erlaubt, bei schweren Läsionen der Harnröhre nach Beckenbrüchen durchzuführen. Durch suprapubi-sche Inzision wird das Cavum retii eröffnet, das perivesikale Hämatom entleert, eine Blasenfistel angelegt und gleichzeitig retrograd eine Polyäthy-lenschiene 10 Charr. mit Hilfe eines Leitkatheters durch die lädierte Harnröhre gezogen. Unnötige Manipulation soll man dabei vermeiden. Wesent-lich erscheint uns die Stabilisation des knöchernen Beckens, da sie die Weichteilwunde verkleinert, die geschiente Harnröhre in Position hält, die Blutung zum Stehen bringt und den Patienten vor Schmerzen und Schock bewahrt.

Eine Sonderstellung hinsichtlich Erstver-sorgung nehmen die Straddleverletzungen der bul-bösen Harnröhre – durch Gewalteinwirkung gegen

Tabelle 1. Harnröhrenläsionen (1967–1981) ($n = 27$) Loka-lisation, Ausmaß und Ergebnis nach konservativer Ver-sorgung mittels suprapubischer Harnableitung (+ funk-tionell gutes Ergebnis, – Ausbildung einer Striktur). In 80% (12/15) der schweren Harnröhrenverletzungen mußte ein operativer Zweiteingriff durchgeführt wer-den, während die leichten Verletzungen mit restitutio ad integrum ausheilten

	Schwer		Leicht		Gesamt
	+	–	+	–	
Membranös	1	7	2	–	10
Bulbär	1	4	10	–	15
Penil	1	1	–	–	2
	3	12	12	–	
	15		12		27

Tabelle 2. Bulbäre Harnröhrenläsionen (1955–1982)

	Konservativ	Operativ
Therapie ($n = 58$)	17	41
Nachkontrolle ($n = 30$)		
gut	10	12
schlecht	5	3

Tabelle 3. Hintere Harnröhrenläsion (1955–1982)

	Konservativ	Operativ
Therapie ($n = 82$)	21	61
Nachkontrolle ($n = 41$)		
gut	8	14
schlecht	9	10

den Damm, z.B. Sturz auf die Fahrradstange, verursacht - ein. Hämatome durch Blutung aus dem leicht zerreißlichen Schwellgewebe und das nachfolgende Harnextravasat provozieren Früh- und Spätkomplikationen.

Bei leichten Läsionen genügt die suprapubische Harnableitung. Bei großen Hämatomen empfiehlt sich die Entleerung des Hämatoms durch perineale Inzision, Drainage und Druckverband zum Verschluß der Wundhöhle. Der mit den Problemen der Harnröhrenchirurgie Vertraute kann mit der primären schrägen Anastomose der rupturierten Harnröhrenstümpfe im bulbösen Bereich als Erstversorgung ausgezeichnete Ergebnisse erzielen. Die zirkuläre Anastomose über einem Katheter endet in diesem Abschnitt immer mit einer Stenose.

Über die Erstversorgung der Verletzungen der Urethra im Bereich der Pars pendulans findet man im Schrifttum kaum Angaben, obwohl die Zahl dieser Läsionen zunimmt. Modern sind Masturbationsverletzungen durch elektrische Geräte wie Staubsauger, elektrische Bürsten u.a., bei denen die Glans mehr oder weniger verletzt und die Harnröhre eröffnet wird.

Die Malträtierung des Gliedes ist meist harmlos und korrigierbar, die Harnröhrenverletzung dagegen gefährlich, weil sie zu Phlegmone und Nekrose führen kann. Durch suprapubische Harnableitung oder Spaltung der verletzten Harnröhre bis in gesundes Lumen ist diese Gefahr zu bannen und die Voraussetzung für eine völlige Wiederherstellung zu sichern.

Die von uns empfohlenen Richtlinien basieren auf unserer eigenen Erfahrung, vor allem auf dem Vergleich einer Serie von Patienten, bei der wir die Erst- und Folgebehandlung selbst vornahmen, mit einer zweiten, bei der die Erstbehandlung auswärts erfolgte und die erst mit Komplikationen zur Weiterbehandlung an unsere Klinik kam.

Auf den Tabellen sehen Sie unser Krankengut. Weit die Mehrzahl betrifft die hintere und die bulböse Harnröhre, Beckenbruch und Straddleverletzung.

Durch den Vergleich der Ergebnisse unserer eigenen Serie mit denen der von auswärts zugewiesenen an- oder unbehandelten Harnröhrenverletzungen wird evident, daß durch einfache chirurgische Maßnahmen lebensgefährliche Frühkomplikationen vermieden und weit bessere Voraussetzungen für eine Restitutio ad integrum geschaffen werden können. Krüppeltum nach Harnröhrenrupturen bei Beckenbrüchen, irreparable Harnröhrenstenosen, Zerstörung des oberen Harntraktes - früher an der Tagesordnung - sind durch sachgemäße Erstbehandlung und Korrektur der Spätschäden vermeidbar geworden.

Durch die von uns geübte Erstbehandlung bei Harnröhrenrupturen nach Beckenbrüchen konnten wir in 63% ein befriedigendes Ergebnis erzielen, d.h. die Harnröhrenkontinuität so zu erhalten, daß keine weiteren chirurgischen Eingriffe notwendig waren und man ohne Therapie oder mit periodischer Dilatation das Auslangen fand. Kein Patient blieb inkontinent, über Potenzstörungen wird Dr. Scheiber aus unserer Klinik berichten.

Zusammenfassend ist zu sagen, daß bei sachgemäßer Erstbehandlung die Harnröhrenverletzung heilbar geworden ist, da man Frühkomplikationen vorbeugen und allfällige spät auftretende Harnröhrenstenosen einfach und sicher durch eine Harnröhrenplastik beseitigen kann.

Literatur

1. Antoci JP, Schiff M (1982) Bladder and urethral injuries in patients with pelvic fractures. J Urol 128:25. - 2. Chiari R (1974) Der gegenwärtige Stand der Behandlung der Harnröhrenstriktur. Akt Urol 9:335–337. - 3. Filimon C, Stancu N, Ardeleanu CH, Filimon O (1981) Réparation Précore des ruptures de l'urethre postérieur chez l'homme. J Urol Nephrol (Paris) 87:419. - 4. Jakse G, Madersbacher H, Marberger H (1976) Sofortversorgung von Harnröhrenverletzungen: Technik und Ergebnisse. Akt Urol 7:83–87. - 5. Marberger H (1957) Dringliche Harnröhrenchirurgie. Chir Praxis 2:229–246. - 6. Marberger H (1963) Verletzungen der Harnröhre. Verh Dtsch Ges Urol

20. - 7. Marberger H (1970) Plastische Eingriffe zur Rekonstruktion der Harnröhre. Helv Chir Acta 4/5, 37:506-509. - 8. Marberger H (1974) Die strikturierte Harnröhre. Verh Dtsch Ges Urol 26. - 9. Mitchell JP (1963c) Injuries to the urinary tract. Proc R Soc Med 56:1046. - 10. Morehouse DD (1982) Emergency management of urethral trauma. Urol Clin North Am 9:251. - 11. Petkovic S (1982) Les ruptures complétes de incomplétes de l'urethre. J Urol Nephrol (Paris) 88:43. - 12. Schmiedt E (1974) Plastisch-chir. Versorgung der Harnröhrenverletzungen. Z Urol 67:673-680. - 13. Schoenenberger A, Hauri D (1981) Harnröhrenstrikturen: operative Therapie und Ergebnisse. Urologe [A] 21:250-254. - 14. Sigel A, Schmidt Th (1974) Fortschritte in Systematik, Diagnostik und Therapie der membranacischen Rupturen der Harnröhre. Z Urol 67:681. - 15. Weißbach L, Klammer HL (1976) Die simultane Versorgung der Harnröhrenruptur und Symphysensprengung. Urologe [A] 15:118-121

Prof. Dr. H. Marberger
Dir. der Urolog. Univ.-Klinik
Anichstr. 35
A-6020 Innsbruck

Verhandlungsbericht der Deutschen Gesellschaft
für Urologie, 35. Tagung (1983), 106–108
© Springer-Verlag Berlin Heidelberg 1984

Posttraumatische Harnröhrenrekonstruktion nach fehlgeschlagener Erstversorgung

R. Hautmann und W. Lutzeyer

Zwischen 1977 und 1983 sahen wir 27 Patienten, bei denen eine Harnröhrenrekonstruktion nach Unmöglichkeit oder nach fehlgeschlagener definitiver Erstversorgung notwendig wurde. Die Zahl der vorangegangenen Operationen betrug jeweils 1 bis 15 offene, zumeist aber transurethrale Eingriffe. Der zu überbrückende Harnröhrendefekt war in der Regel größer als 5 cm.

Von diesen 27 Patienten hatten 14 eine hintere, 8 eine penile und 5 eine Striktur fast über die gesamte Harnröhrenlänge.

13 Patienten wurden in einer Sitzung operiert. Bei 14 Patienten erfolgte der Harnröhrenaufbau einheitlich mit der Skrotallappenplastik nach Singh und Blandy in 2 Sitzungen. Diese Operationstechnik, die sich nur durch die Herkunft des Hauttrichters von den Konkurrenzverfahren unterscheidet, soll hier nicht diskutiert werden. Statt dessen sollen 2 Beispiele der selteneren einaktigen Operationstechnik gezeigt werden.

Abbildung 1 zeigt einen kompletten Abriß der membranösen Harnröhre bei einem 21jährigen

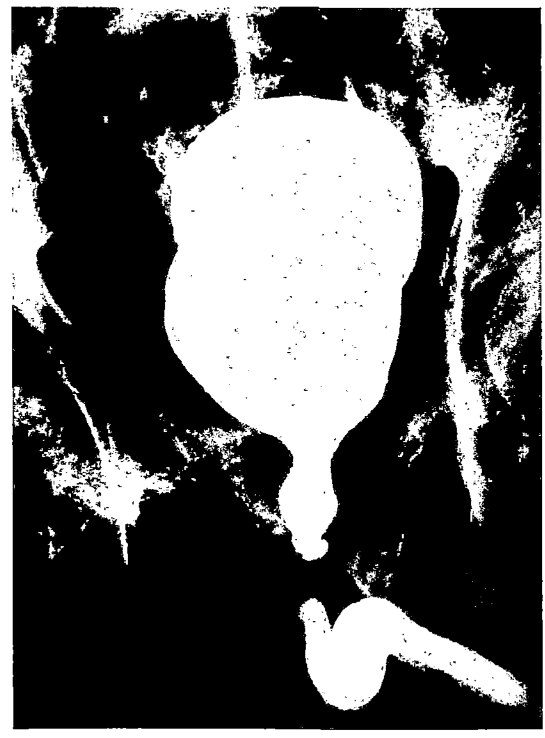

Abb. 1. Kompletter Abriß der membranösen Harnröhre nach Motorradunfall und schwerer Polytraumatisation. In der Sagittalebene liegen die beiden Harnröhrenstümpfe 4 cm auseinander (vgl. Abb. 2). Das Bild gibt einen Zustand 9 Monate nach dem Trauma wieder

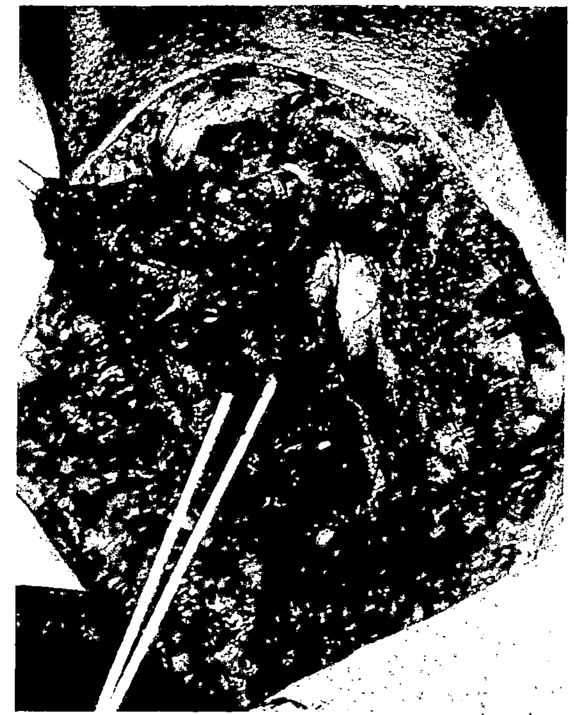

Abb. 2. Operationssitus des Patienten von Abb. 1. Die membranöse, bulbäre und prostatische Harnröhre ist von einer zungenförmigen perinealen/skrotalen Inzision aus freigelegt. An einem Haltefaden wird die bulbäre Harnröhre, die immer noch schwer traumatisiert erscheint, nach rechts gehalten. Das Halteband ist um den Stumpf der membranösen Harnröhre geschlungen, das nur schwer erkennbare Metallbougie ist durch die suprapubische Zystostomie eingeführt und ragt ca. 4 cm aus der prostatischen Harnröhre

polytraumatisierten Patienten, der primär nur suprapubisch abgeleitet werden konnte. Von einer zungenförmigen Inzision ist die bulbäre und membranöse Harnröhre so wie der Apex der Prostata freigelegt (Abbildung 2). Bulbus urethrae und Apex der Prostata liegen in der sagittalen Ebene 4 cm auseinander.

Aus dem inneren Vorhautblatt wird eine 5 cm lange, komplette „Harnröhre" gebildet.

Über einem 24 Charr Silastik-Splint wird mit diesem Inlay der Defekt zwischen prostatischer und bulbärer Harnröhre spannungslos überbrückt.

Dies ist ein postoperatives Urethrogramm. Der Patient ist kontinent und restharnfrei. Er hatte lediglich eine retrograde Ejakulation, was aufgrund dieses unmittelbar postoperativ angefertigten Urethrogramms verständlich erscheint (Abbildung 3).

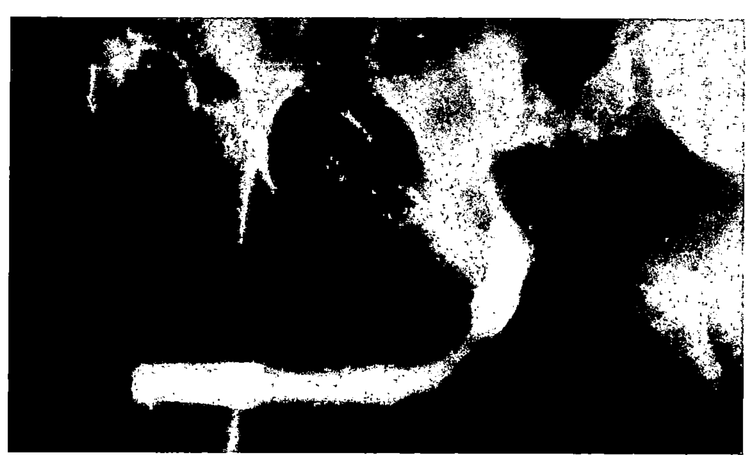

Abb. 3. Postoperatives Urethrogramm des Patienten von Abb. 1 und 2

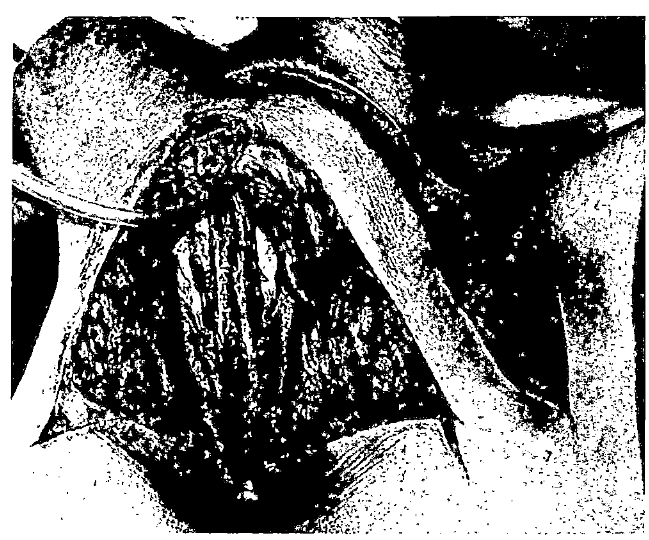

Abb. 4. Von einer zungenförmigen perinealen/skrotalen Inzision ist die obliterierte bulbäre Harnröhre freigelegt. In die durchgängige penile Harnröhre ist ein transurethraler Katheter eingegeben. Aus der ebenfalls durchgängigen membranösen Harnröhre ragt die Spitze des suprapubisch eingeführten Metallbougies heraus: Obwohl kein Urothel mehr vorhanden ist, wird die strikturierte Harnröhre nicht entfernt, sondern gespalten. Der breit gestielte perineale skrotale Hautlappen, aus dem die Neourethra gebildet wird, ist bereits sichtbar. Der breite Fettstiel wird erhalten und der gestielte Hautlappen wird nach medial einwärts rotiert und mit zwei fortlaufenden Nähten mit der gespaltenen bulbären Harnröhre vereinigt

Bei einem 43jährigen Patienten, der ebenfalls als Erstversorgung nur suprapubisch abgeleitet worden war, obliterierte posttraumatisch die gesamte bulbäre Harnröhre. Als Zugang zur hinteren Harnröhre verwenden wir ebenfalls eine zungenförmige Inzision, deren Basis am Perineum liegt. Die strikturierte Harnröhre wird proximal und distal in der Mittellinie über die gesamte Strikturlänge bis 0,5 cm in die gesunde Harnröhre hinein gespalten. Ein gestielter Hautlappen wird aus dem Skrotum und der Oberschenkelinnenseite gewonnen. Bei der Ausschaltung des Lappens und der Präparation des breiten Fettstiels ist auf eine ausreichende Blutzufuhr größter Wert zu legen (Abbildung 4).

Der gestielte Lappen wird nunmehr mit einer fortlaufenden 5-0 Vicrylnaht in die längs gespaltene Harnröhre eingenäht. Auch, wenn wie in diesem Fall kein Urothel mehr vorhanden ist, resezieren wir das Corpus spongiosum nicht, sondern spalten es und bauen um die Schnittränder herum die neue Harnröhre aus dem gestielten Hautlappen auf.

Nunmehr wird der gestielte Hautlappen komplett über den Harnröhrendefekt gedreht und mit dem gegenseitigen Schnittrand der Harnröhre bzw. des Corpus spongiosum vereinigt.

Bei diesem Patienten kam es 1½ Jahre nach der Operation zur kompletten Striktur im Bereich des ehemaligen distalen Strikturendes mit ausgeprägter Haarball-Bildung. Diese Situation zwang zur kompletten Entfernung der aus dem „pedicle flap" gebildeten Harnröhre.

Damit kommen wir zu den Komplikationen: 3 der 13 einaktig und 4 der 14 mehraktig operierten Patienten boten Komplikationen, die einen völligen Neuaufbau der Harnröhre erforderlich machten. Dies sind 23 bzw. 29% unserer Patienten. Strikturen, Fisteln und in geringem Maße Impotenz und teilweise Inkontinenz waren die wesentlichen Komplikationen.

Welche Folgerungen lassen sich aus diesen Ergebnissen ziehen? Komplikationen beim einaktigen Vorgehen sind nicht häufiger als bei den mehraktigen Verfahren. Der Wegfall der monatelangen Harnröhrenfistel und weitere Operationen lassen die einaktigen Verfahren als überlegenswerte, nicht riskante alternative Technik in der Behandlung der postoperativen Harnröhrenstriktur erscheinen.

Prof. Dr. med. R. Hautmann
Abteilung Urologie der
RWTH Aachen
Goethestraße 27/29
D-5100 Aachen

Verhandlungsbericht der Deutschen Gesellschaft
für Urologie, 35. Tagung (1983), 109/110
© Springer-Verlag Berlin Heidelberg 1984

Versorgung von Verletzungen der unteren Harnwege bei Beckenfrakturen

U. Seppelt und H. Wand

Das Kombinationstrauma von Beckenfraktur und Verletzung der unteren Harnwege ist ein typisches Beispiel für die Problematik interdisziplinärer Zusammenarbeit. Es ist trotz der Vielzahl und Vielfalt von Beckenfrakturen und unabhängig von deren Schwere selten. Im 10-Jahreszeitraum von 1973 bis 1982 waren in unserem Krankengut 335 Beckenfrakturen nur 36mal mit Harnblasen- und Harnröhrenverletzungen vergesellschaftet, d.h. nur 10,7% waren urologisch relevant. Um dem reflektorischen Griff nach dem Dauerkatheter vorzubeugen, hatten wir kürzlich den Unfallärzten des Landesverbandes Nordwestdeutschland der gewerblichen Berufsgenossenschaften nachfolgendes, weitgehend an Sigel [4] orientiertes Schema vorgelegt [5].

Symptomatik

Die Symptomatik von Harnwegsmitverletzungen ist eindeutig. Ein blutiger Meatus urethrae und eine palpatorisch oder sonographisch nachweisbar gefüllte, hochstehende Blase beweisen eine Verletzung der Harnröhre. Die Harnblase ist gefüllt, da die verschlußfähige Harnröhrenlänge erhalten bleibt und wegen der Unmöglichkeit der Relaxation des Beckenbodens eine Detrusorkontraktion nicht initiiert werden kann. Ist die Blase leer, muß ihre zusätzliche Ruptur und bei unauffälligem Meatus eine alleinige Ruptur ausgeschlossen werden.

Diagnostik

Durch Inspektion und Palpation allein ist die grundsätzliche Diagnose also bereits zu stellen. Die Palpation sollte durch die rektale bzw. vaginale Untersuchung ergänzt werden. Erlaubt es der Zustand des Patienten, d.h. ist die operative Schockbekämpfung nicht dringlicher, ist ein Infusionsurogramm mit verlängerter Ausscheidungszeit bis 40 Minuten zur Erkennung von Extravasaten auszuschließen. Es liegt vor bei:

1. blutigem Meatus
   + cranialisierter Blase   = Urethraabriß
2. blutigem Meatus
   + normotoper Blase   = Urethraeinriß
3. blutigem Meatus
   + leerer cranialisierter Blase = Urethraabriß
                                    und
                                    Blasenruptur
4. unauffälligem Meatus
   + leerer normotoper Blase   = isolierte
                                    Blasenruptur

Die Diagnostik darf nicht zur Infektion des obligaten pelvinen Hämtoms mit hierdurch induzierter paraurethraler Fibrose und Striktur als Spätfolge führen. Daher verbieten sich der Harnröhrenkatheterismus und die retrograde Kontrastmittelapplikation ohne anschließende operative Drainage.

Therapie

Zur Planung der Therapie sind folgende Gesichtspunkte wesentlich [1, 2, 3]:

1. Die überwiegende Mehrzahl der Harnröhrenverletzungen sind nur Einrisse
2. Bei Abrissen weichen die Stümpfe kaum auseinander.
3. Bei Abrissen tritt zunächst kein Harn aus der Blase aus.
4. Die pelvine Harn-Hämatommischung muß vermieden und dringlich drainiert werden.
5. Die Rate von Spätfolgen ist bei allen Behandlungsmethoden wenig unterschiedlich.

Dringliche Eingriffe bei vital-bedrohlichen Polytrauma sind die suprapubische Blasenfistel bei
Harnröhrenverletzungen und die Versorgung
einer Blasenruptur mit paravesikaler Drainage.

Ergebnisse

Wir bevorzugen die primäre Versorgung der Harnröhrenruptur durch Cystostomie mit transurethral
– transvesikalem Drainagedurchzug, d.h. die
operative Drainageintubation ohne Nahtvereini-
gung der Urethrastümpfe und ohne Nahtfixation
der Prostata. Die Indikation ist bei Harnblasenmit-
verletzung, knöcherner oder abdomineller Operationsindikation unproblematisch. Die gefensterte
Durchzugsdrainage wird nach 4 Wochen durch
einen transurethralen Dauerkatheter ersetzt, der
für 2 weitere Wochen verbleibt. Alternativ kann
auch eine sekundäre, 10–12 Tage nach Hämatom-
resorption endoskopisch gesteuerte Katheterin-
tubation durchgeführt werden.

Bei 17 polytraumatisierten Patienten nahmen
wir das Durchzugsverfahren vor. Die Komplikationen sind in Tabelle 1 dargestellt. Nur eine der
4 Harnröhrenstrikturen zeigte eine unbeeinfluß-
bare Rezidivneigung. Mit einer partiellen Inkontinenz und 3 subjektiv angegebenen Impotenzen

Tabelle 1. Komplikationen des primären Durchzugsver-
fahrens bei Kombination von Beckenfraktur und Harnröhrenverletzung (1973–1982; $n = 17$)

Komplikationen	n	%
Harnröhrenstriktur	4	27
Inkontinenz (partiell)	1	7
Impotenz	3	20
Harnleiterstenose	–	–
Nephrolithiasis	–	–
An Unfallfolgen verstorben	2	–

sind die Komplikationen bei diesem Verfahren
anderen Therapiemethoden vergleichbar.

Schlußbemerkung

Die zahlenmäßig geringe Relevanz urologischer
Begleitverletzungen führt fast zwangsläufig zu
einer verminderten Beachtung der für eine evtl.
urologische Therapie wesentlichen Kriterien. Hier
sollte ein mögliches Schema für den Gesamt-
komplex der Verletzungen der unteren Harnwege
vorgelegt werden, das ohne zusätzliche, technisch
ausgelöste Risiken den Akutverletzten aus der
unmittelbaren Gefährdung bringt und seine Hei-
lungschancen im Rahmen des unfallbedingt Möglichen erhält.

Literatur

1. Coffield KS, Weems WL (1977) Experience with mana-
gement of posterior urethral injury associated with pelvic
fracture. J Urol 117:722–724. – 2. Mitchell JP (1973)
Current concepts: Trauma to the urinary tract. N Engl J
Med 288:90–92. – 3. Morehouse DD, MacKinnon KJ
(1980) Management of prostatomembranous urethral disruption: 13-year experience. J Urol 123:173–175. – 4. Sigel
A, Chlepas S (1981) Verletzungen der Harnröhre und der
Harnblase. In: Lutzeyer W (Hrsg) Traumatologie des
Urogenitaltraktes. Springer, Berlin Heidelberg New
York, S 160–175. – 5. Wand H (1982) Verletzungen der
Harnwege bei Beckenfrakturen. In: Düben W, Have-
mann D (Hrsg) Unfallmedizinische Tagungen der Lan-
desverbände der gewerblichen Berufsgenossenschaften.
48:111–115

Priv.-Doz. Dr. med. U. Seppelt
Leitender Oberarzt der Abteilung Urologie
im Klinikum der Universität Kiel
Hospitalstr. 40
D-2300 Kiel 1

Verhandlungsbericht der Deutschen Gesellschaft
für Urologie, 35. Tagung (1983), 111–113
© Springer-Verlag Berlin Heidelberg 1984

Membranöse Harnröhrenabrisse bei Polytraumen

St.H. Flüchter, K.-H. Bichler und R. Harzmann

Problematik

Der membranöse Harnröhrenabriß bei Beckenfraktur zählt zu den Problemfällen der Traumatologie des Urogenitaltraktes [2]. Ursächlich sind die zunehmende Unfallhäufigkeit bei jungen Männern und die sich aus der Pathophysiologie der Beckenfraktur und des Harnröhrenabrisses [5, 16, 20, 22] ergebende hohe Rate an Harnröhrenstriktur, Impotenz und Inkontinenz. Während die Harnröhrenstriktur operativ transurethral, offen suprapubisch bzw. perineal oder in jüngster Zeit transpubisch [1, 11, 19, 23] heilbar ist, muß die Prognose hinsichtlich der Potenz und Inkontinenz als ungünstig angesehen werden. Allerdings ermöglichen eine sorgfältige diagnostische Differenzierung der traumatischen Impotenz in nervale bzw. vaskuläre Genese und die Verfügbarkeit mikrochirurgischer Techniken im Falle eines vaskulären Schadens die Restitution der Potenz [8, 12, 20].

Patientengut und Methodik

Im Zeitraum 1968 bis 1980 wurden an unserer Klinik 41 Patienten mit hinterer Harnröhrenruptur operiert. Das Krankengut war selektioniert. Bei 80% der Patienten fand sich eine komplette Harnröhrenruptur. Die Notaufnahme der Patienten erfolgte häufig nach frustranem Katheterismus durch den auswärtigen bzw. durch den am Unfallort behandelnden Notarzt, bzw. der Urologe wurde bei offenem Situs infolge Zerreißungen im kleinen Becken gerufen, wobei der transurethral eingebrachte Katheter sich bei der Laparotomie im Bauchraum bzw. extravesikal fand.

71% der Patienten war jünger als 40 Jahre. Ursache der Verletzungen waren in 51% Verkehrsunfälle, in 29% Unfälle im Berg-, Straßen- bzw. Kanalisationsbau und in 20% landwirtschafliche Unfälle (Abb. 1). Die operative Versorgung erfolgte primär einzeitig End zu End über einen gefensterten Harnröhrenkatheter entsprechend der Technik von Pierce [18] bzw. Turner-Warwick [21]. Weitere Behandlungsprinzipien waren: Wundrevision und Blutstillung, Entfernen scharfer Knochenkanten und -splitter, Reposition und Fixation der Beckenfraktur, Urinableitung über eine Cystostomie sowie großzügige Wunddrainage.

Ergebnisse

25 der 41 Patienten, also 61%, zeigten postoperativ eine Harnröhrenstriktur. Die Strikturhäufigkeit nahm mit dem Alter des Patienten zu. 12 von 40 Patienten, d.h. 30% waren impotent. 11 beklagten eine Erektionsschwäche, eine Imissio war jedoch mög-

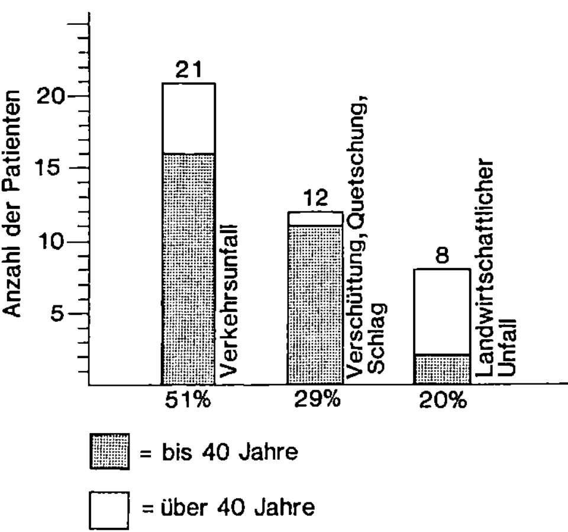

Abb. 1. Ursachen der Beckenfraktur und Harnröhrenruptur (n = 41 Patienten)

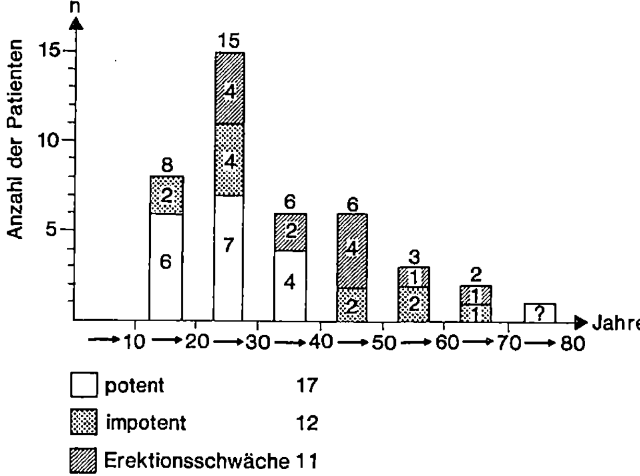

Abb. 2. Angaben zur Potenz polytraumatisierter Patienten (Beckenfraktur und
membranöse Harnröhrenruptur; $n = 41$)
in Abhängigkeit vom Alter

lich. Alle Patienten über 40 Jahre beklagten Impotenz bzw. reduzierte Potenz. Dagegen traten diese
Unfallfolgen in der Altersgruppe bis 40 Jahre nur in
je 21% der Fälle auf (Abb. 2). Komplett inkontinent
waren 5 von 41 Patienten (12%). 15 Patienten beklagten eine Streßinkontinenz. Eine Altersab-
hängigkeit dieser Folgeerscheinung fand sich nicht
(Abb. 3).

Diskussion und Folgerung

Vergleicht man diese Ergebnisse mit denen der
Literatur, so besteht Übereinstimmung mit den
Resultaten, die andere Autoren bei einzeitigem
Vorgehen erzielt haben [3, 4, 7, 9, 14, 17].

Die Interpretation der Ergebnisse ist jedoch
problematisch, da eine einheitliche Definition der
Begriffe Striktur, Impotenz und Inkontinenz fehlt.

Die Zunahme der Motorradunfälle führt zwangsläufig zu einem Anstieg der Harnröhrenabrisse bei
jungen Männern. Gerade für diese Patientengruppe stellen die postoperativen Impotenz- und
Inkontienzraten ein beträchtliches Problem dar.
Aus diesem Grunde sollte – und das nicht nur für
diese Altersgruppe – das obige Therapiekonzept
bei Harnröhrenabriß neu diskutiert werden.

Eine Alternative bietet die primäre Cystostomie
mit verzögerter Harnröhrenrekonstruktion. Diese
Technik wurde von Mitchell [13] inauguriert. In
den letzten Jahren berichteten Johanson [10],
Morehouse [15], Coffield [4] und McAninch [11]
über erstaunlich geringe Komplikationsraten von
nur bis zu 17%. Nach primärer Cystostomie führten
sie frühestens nach 3 Monaten die Harnröhrenrekonstruktion durch. Ihre Ergebnisse müssen
jedoch mit Zurückhaltung interpretiert werden.
Generell muß bei Beckenfrakturen – mit oder ohne

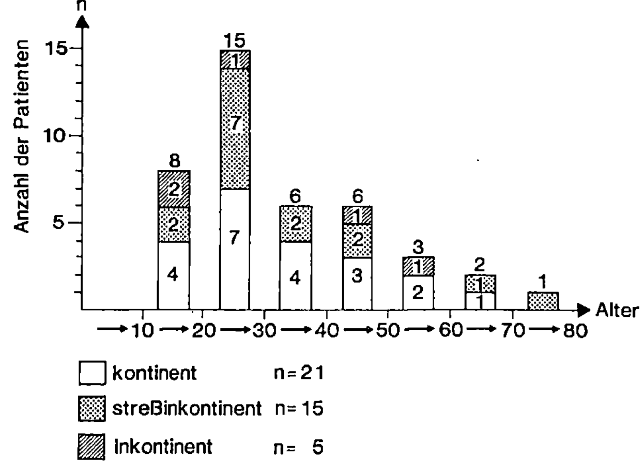

Abb. 3. Angaben zur Inkontinenz polytraumatisierter Patienten (Beckenfraktur
und membranöser Harnröhrenruptur) in
Abhängigkeit vom Alter

Harnröhrenruptur – eine mehr oder weniger ausgiebige Zerreißung der Urogenitalmembran unterstellt werden. Da funktionell wichtige Nerven (N. pudendus, N.N. erigentes) sowie Gefäße (Arteria pudenda interna – Arteria dorsalis penis und profunda penis) dieses Diaphragma penetrieren und durch das Trauma Schaden nehmen können, muß in einem Teil der Fälle mit schicksalhaften Folgeerscheinungen wie Inkontinenz und Impotenz gerechnet werden. Da diese Folgeerscheinungen im Krankengut bei obigen Autoren fehlen bzw. nur in geringem Anteil benannt sind, liegt die Vermutung nahe, daß es sich möglicherweise um nicht vergleichbar schwere Verletzungen handelt. Um objektiv die Wertigkeit beider Verfahren, primäre oder sekundäre Harnröhrenrekonstruktion, abschätzen zu können, sind randomisierte prospektive Studien notwendig.

Andererseits muß bei der Sofortversorgung des Harnröhrentraumas berücksichtigt werden, daß die unübersichtlichen lokalen Verhältnisse eine iatrogen zusätzliche Traumatisierung neurovaskulärer Strukturen begünstigen. Dies ist vor allem dann der Fall, wenn eine ausgiebige Revision des Wundgebietes erfolgt und eine Anastomosierung der Harnröhrenenden erzwungen wird. Dies war retrospektiv zumindest bei einem Teil unserer Patienten der Fall.

Wir verzichten deshalb heute, wenn unfallchirurgisch vertretbar, bei der primären Versorgung der membranösen Harnröhrenruptur auf jegliche Wundrevision. Nach diagnostischer Laparotomie und Blaseninspektion wird primär die Harnröhrenschienung mit einem 20 Charr. Silastikkatheter durch Interlocking-Technik [6] angestrebt. Mißlingt dies, erfolgt die alleinige Cystostomie. Wir verzichten zur Annäherung der Harnröhrenstümpfe auf jegliche Traktion. Statt dessen preferieren wir die scharfe Durchtrennung des Ligamentum puboprostaticum nach Devine [5] sowie externe rekonstruktive Maßnahmen des Beckens, z.B. mit dem Fixateur extern, um eine spannungsfreie Annäherung der prostatischen Harnröhre in Richtung Urogenitalmembran zu erreichen.

Literatur

1. Allan TD (1972) Transpubic approach for strictures of the posterior urethra superior to the urogenital diaphragma. Urol Clin North Am 4:95–104. – 2. Bichler K-H, Flüchter StH (1979) Zur Problematik der Harnröhrenruptur bei Beckenfrakturen. Unfallheilkunde 82:477–484. – 3. Cass AS, Godec CJ (1978) Urethral injury due to external trauma. Urology 11:607–611. – 4. Coffield KS, Weems WC (1977) Experience with management of posterior urethral injury associated with pelvic fracture. J Urol 117:722–724. – 5. Devine PC, Devine CJ (1982) Posterior urethral injuries associated with pelvic fractures. Urology 20:467–470. – 6. Weerd JH de (1957) Care of the severely injured patient-urologic aspects. JAMA 165:1916. – 7. Gibson GR (1874) Urological management and complications of fractured pelvis and ruptured urethra. J Urol 111:353–355. – 8. Goldlust RW, Daniel RK, Trachtenberg J (1982) Microsurgical treatment of vascular impotence. J Urol 128:821–822. – 9. Janosz F, Zielinski J, Szkodny A, Czopik J, Piekarski J (1975) Surgical technique and Results of primary Repair in recent Urethral injuries. Eur Urol 1:278–281. – 10. Johanson B (1981) persönliche Mitteilung laut Literatur aus 5 (Devine). – 11. McAninch JW (1981) Traumatic inguries to the urethra. J Trauma 21:291–297. – 12. McDougal WS, Jeffery RF (1983) Microscopic penile revascularization. J Urol 129:517–521. – 13. Mitchell JP (1968) Inguries of the urethra. Br J Urol 40:649–670. – 14. Morehouse DD, Belitsky P, Mac Kinnon K (1972) Rupture of the posterior urethra. J Urol 107:255–258. – 15. Morehouse DD, Mac Kinnon KJ (1980) Management of prostatomenbranous urethral disruption. 13-year experience. J Urol 123:173–174. – 16. Patterson DE, Barrett DM, Myers RP, Weerd JH de, Hall BB, Benson RC (1983) Primary realignment of posterior urethral injuries. J Urol 129:513–516. – 17. Peters PC, Bright TC (1976) Management of trauma to the urinary tract. Adv Surg 10:197–244. – 18. Pierce JM (1972) Management of dismemberment of the prostatic membranous urethra and ensuing stricture disease. J Urol 107:259–264. – 19. Pierce JM (1979) Posteroir urethra stricture repair. J Urol 121:739–742. – 20. Sharlip JD (1981) Penile arteriography in impotence after pelvic trauma. J urol 126:477–480. – 21. Turner-Warwick R (1973) Observations on the treatment of traumatic urethral injuries and the valvue of the fenestrated urethral catheter. Br J Surg 60:775. – 22. Walsh PC, Donker PJ (1982) Impotence following radical prostatectomy: Insight into etiology and prevention. J Urol 128:492–497. – 23. Waterhouse K, Laungani G, Patil U (1980) The surgical repair of membranous urethral strictures: Experience with 105 consecutive case. J Urol 123:500–505

Dr. St.H. Flüchter
Urolog. Univ.-Klinik Tübingen
Calwerstr. 7
D-7400 Tübingen 1

Verhandlungsbericht der Deutschen Gesellschaft
für Urologie, 35. Tagung (1983), 114/115
© Springer-Verlag Berlin Heidelberg 1984

Vorgehen bei durch eine Unterbrechnung des Beckenringes mit Verlagerungen komplizierten Traumen der Harnblase und Harnröhre

J. Darewicz, K. Molski, L. Zaremba und B. Karasewicz

Schweren Beckenbrüchen mit Verlagerungen der Knochensplitter und einem Auseinandergehen der Schambeinfuge sind oft Beschädigungen der Harnblase und Harnröhre beigesellt.

Unabhängig davon, ob bei solchen Fällen die Behandlung sich ausschließlich auf die Drainage und das Anlegen einer suprapubischen Fistel beschränkt, oder ob eine primäre Naht angelegt werden soll, besteht weiterhin das Problem einer Stabilisierung der Knochensplitter. Ein multipler Beckenbruch mit Transpositionen ohne entsprechender Reposition und Stabilisierung der Knochen droht mit einer sekundären Beschädigung der Harnblase und Harnröhre und verunmöglicht manchmal während des Eingriffes deren regelrechtes Zusammennähen.

Die von uns seit 1979 angewandte Methode der primären Versorgung der Beschädigung durch den Urologen und die darauf folgende Stabilisierung des Beckenbruches im Gipsverband erwies sich als ungenügend. Es wurden sekundäre, durch Knochensplitter verursachte Beschädigungen, und vor allem eine Verlagerung des Harnröhrenkanals, die eine Harnröhrenstriktur verursachte, beobachtet, was in der Folge mehrmalige Eingriffe nötig machte.

Im Zusammenhang damit wurde eine einfache und sichere Stabilisierungsmethode der Beckenknochen schon während des operativen Eingriffes

bearbeitet. Dieser Methode entspricht die von Molski vorgeschlagene Metalldruckklammer (Abb. 1), die aus einem zweiteiligen Rahmen und zwei Einstellschrauben besteht. Dank einer Drehung kann sie nach oben oder unten verschoben werden, was nicht nur die Eingriffe an der Blase sondern auch an der Harnröhre und in der Bauchhöhle ermöglicht.

Gegenwärtig wird der folgende Vorgehensmodus angewandt:

1. Bei frischen Traumen der Harnblase und Harnröhre (bis zu 8 Stunden nach dem Unfall), die durch einen Beckenbruch ohne ein größeres Auseinandergehen der Schambeinfuge kompliziert sind, wenden wir die primäre Naht an. Bei Traumen der Blasenwand wird eine zweischichtige Naht mit Zurücklassen einer suprapubischen Fistel (mit Ausnahme der Frauen, wo der Harn mittels eines Katheters durch die Harnröhre abgeführt wird), angelegt und eine Drainage der Blasenumgebung durchgeführt. Bei Harnröhrentraumen wird eine semizirkuläre Naht angelegt. Nach der Durchführung dieser Eingriffe wird gleichzeitig, noch auf dem Operationstisch, die Stabilisierung der Beckenknochen mittels der Metallklammer durchgeführt. Der Druck der Metallklammer wird bis zur gewünschten Einstellung der Splitter unter Monitorkontrolle geregelt.

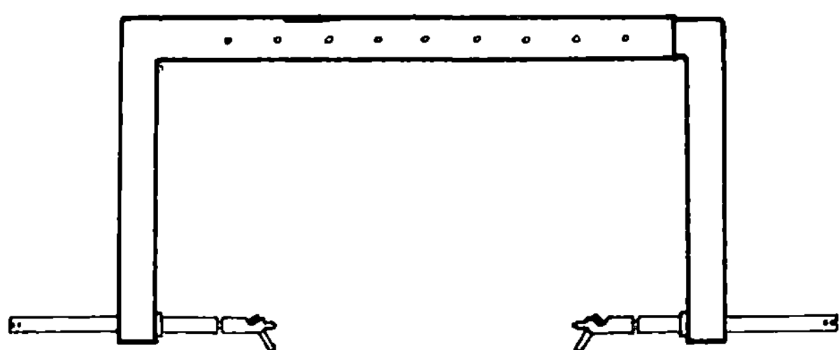

Abb. 1. Metalldruckklammer

Bei veralteten Traumen der Harnröhre, denen
Harninfiltrate beigesellt sind, wird ausschließlich
eine suprapubische Fistel, mit gleichzeitiger Stabilisierung der Splitter mittels der Metallklammer,
angelegt, und die Rekonstruktion der Harnröhrenkontinuität wird für später verlegt.

2. Bei frischen Traumen der Harnblase und Harnröhre, die durch einen Beckenbruch mit bedeuten-
der Verlagerung der Knochensplitter und einem
bedeutenden Auseinandergehen der Schambeinfuge, die ein Zusammennähen der Harnröhrenstümpfe erschweren, kompliziert sind, führen wir
in erster Reihe eine Reposition der Knochensplitter durch (Abb. 2). Erst nach der Rekonstruktion der anatomischen Verhältnisse der Beckenknochen (Abb. 3) werden die Harnröhrenstümpfe
mittels einer semizirkulären Naht zusammenge-
näht.

Auf 12 Verunglückte mit bedeutendem Auseinandergehen der Schambeinfuge, die zur Behandlung
innerhalb von 8 Stunden nach dem Unfall eingewiesen worden waren, wurden in den 3 Wochen
nach dem Eingriff durchgeführten Kontrolluntersuchungen bei 10 Patienten ein normales Bild der
Harnblase und Harnröhre sowie eine befriedigende Reposition der Beckenknochen beobachtet.
Nur bei 2 Beobachteten waren die Behandlungser-
gebnisse 3 Wochen nach dem Trauma unbefriedigend.

Einer Hervorhebung verdient die Tatsache, daß
die Stabilisierung der Knochensplitter bei bedeutenden Verlagerungen weitgehend die Blutungen
verhindert, die bei Beckenbrüchen manchmal sehr
intensiv sind. Außerdem beugt sie einer Transposi-
tion der Harnblase und Harnröhre vor und lindert
die durch die Destabilisierung der Splitter hervor-
gerufenen Schmerzen. Die Klammer eliminiert die
Metallnähte, was bei einer Harninfiltration nicht
selten die Ursache einer chronischen Knochenent-
zündung ist. Sie ermöglicht einen bequemen
Zugang zur Operationswunde, den Drainen und

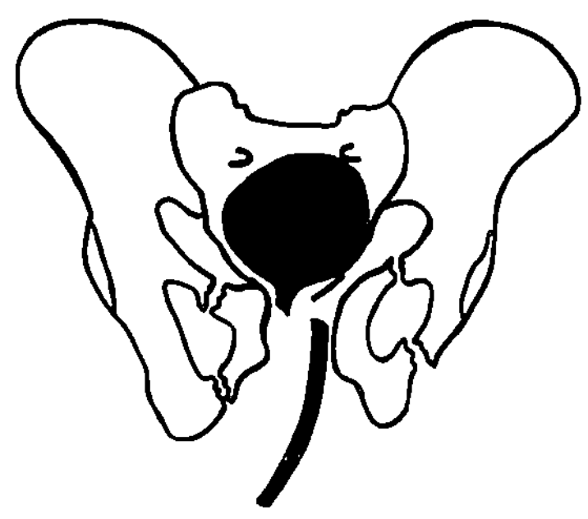

Abb. 2. Schema eines Harnröhrentraumas, das durch
einen Beckenbruch mit Auseinandergehen der Schambeinfuge kompliziert ist

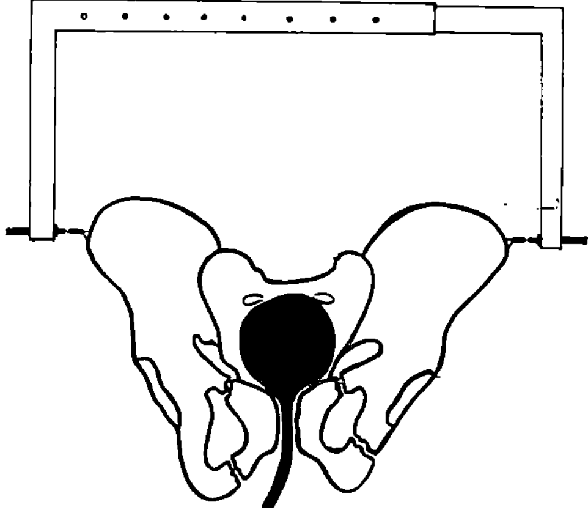

Abb. 3. Schema eines Harnröhrentraumas, das durch
einen Beckenbruch kompliziert worden ist, nach der
Stabilisierung mittels der Metalldruckklammer

Kathetern sowie ein schnelles Einleiten der
motorischen Rehabilitation.

Doc. dr hab. J. Darewicz
Klinika Urologii Akademii Medycznej
ul. M. Skłodowskiej-Curie 24a
15-276 Bialystok – Polska

Verhandlungsbericht der Deutschen Gesellschaft
für Urologie, 35. Tagung (1983), 116–119
© Springer-Verlag Berlin Heidelberg 1984

Moderatoren: H. Wand, Kiel; W. Schmandt, Münster

Offene Verletzungen der Niere und der ableitenden Harnwege

K.-H. Bichler, R. Harzmann, St.H. Flüchter und S. Halim

Die Nieren werden am häufigsten von stumpfen Traumen betroffen. Ausgedehnte offene Verletzungen oder penetrierende Wunden sind in Friedenszeiten seltener und haben ihre Ursache in schweren Verkehrsunfällen mit ausgedehnten Weichteilverletzungen, Pfählungsverletzungen oder Schußverletzungen. Nach amerikanischen Angaben werden die Nieren in 5,9% der Pfählungsverletzungen und 7% der Schußverletzungen des Abdomen betroffen [5]. Derartige Verletzungen sind bei uns noch selten. Es steht aber zu befürchten, daß Rutherford mit seinen Bemerkungen recht behält, daß Gewehrschüsse und Explosionen Bestandteil der normalen Friedensszenerie werden [8].

Offene Verletzungen der Harnwege finden sich am häufigsten in den unteren Abschnitten. So fanden wir unter 52 Verletzungen des Urogenitaltraktes in den letzten drei Jahren 12 offene, 9 davon in den distalen Regionen.

Selten werden die Niere bzw. die ableitenden Harnwege bei penetrierenden Verletzungen allein verletzt. 80% der offenen Nierenverletzungen sind kombiniert mit anderen intraabdominalen Läsionen [5]. Die Nierenverletzungen können bei der chirurgischen Exploration unentdeckt bleiben. Der interdisziplinären Kooperation und der sinnvollen präoperativen Diagnostik kommt daher große Bedeutung zu. Darüberhinaus ist festzuhalten, daß die Versorgung schwerster offener Nieren- und Harnwegsverletzungen spezielle Kenntnisse der urologischen Traumatologie erfordert.

Für die Diagnostik spielen neben der Anamnese die Inspektion und die Röntgenuntersuchungen sowie Sonographie eine Rolle. Die anamnestischen Angaben zum Unfallgeschehen sind von Interesse z.B. bei Schußverletzungen die Art der Waffe bzw. des Kalibers. So ergeben sich gewisse Unterschiede bei der Anwendung von hoch- und niederrasanten Geschossen [6].

Zur Röntgenuntersuchung der ableitenden Harnwege bei offenen und penetrierenden Verletzungen dient das Urogramm, Zystogramm und evtl. die Renovasographie. Wichtige Informationen sind das Ausmaß der Verletzung bzw. die morphologischen Gegebenheiten.

Die Aussagefähigkeit des Ausscheidungsurogramms kann durch Schock oder eingeschränkte Diurese vermindert sein. Es empfiehlt sich daher die Ultraschalluntersuchung bei vermuteter Nierenverletzung, vorausgesetzt, daß diese durch Haut- oder Knochenverletzungen nicht undurchführbar ist. Die Behandlung der offenen Nierenverletzungen ist abhängig vom Ausmaß des Traumas. Eine Klassifizierung in kleine und große Verletzungen ist von praktisch-klinischem Interesse. Bei einfachen Pfählungs- und Schußverletzungen mit kleinem Kaliber z.B. 22 (Abb. 1) kann eine Drainage oder ein eingelegter Ureterenkatheter zur Urinableitung genügen oder wie in dem hier zu demonstrierenden Fall eine Revision und Übernähung.

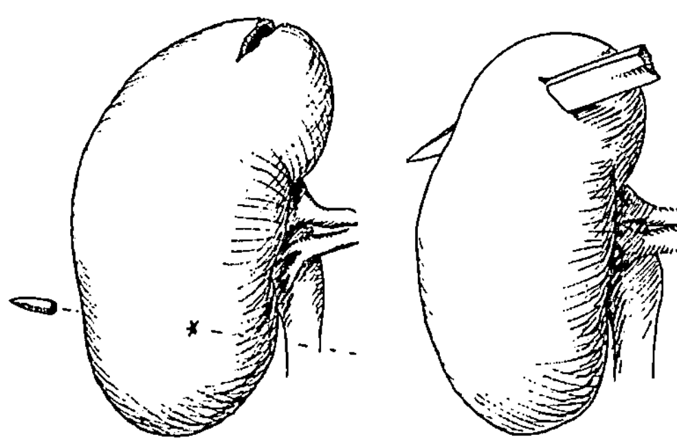

Abb. 1. Einfache Schuß- und Pfählungsverletzung der Niere

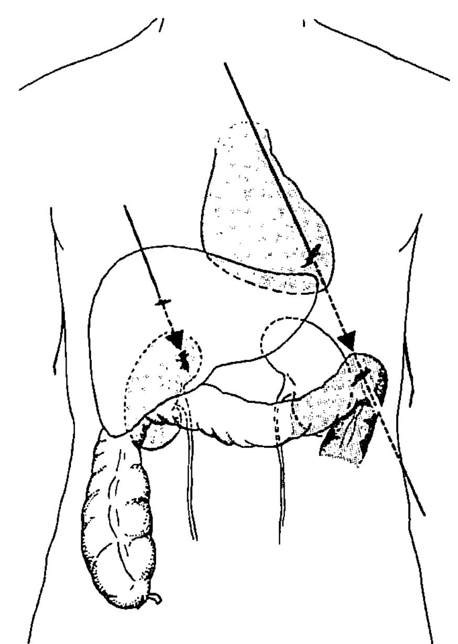

Abb. 2. Pfählungsverletzung durch eine Landmaschine, markiert sind die verletzten Organe

Es handelt sich hier um eine Pfählungsverletzung durch eine Landmaschine. Im Schema sind die Verletzungen verschiedener Organe wie Darm, Herz und Niere zu erkennen (Abb. 2).

Tangentiale Nierenverletzungen mit schüsselförmigen Defekten erfordern eine Ausschneidung des zerstörten Gewebes, eine Deckung mit Nierenkapsel bzw. mit einem Peritoneallappen. Falls das Hohlraumsystem eröffnet wurde, ist eine möglichst wasserdichte Naht notwendig. Polwärts lokalisierte Verletzungen bzw. tiefe Querrisse machen eine partielle Nephrektomie bzw. Polresektion notwendig.

Die Mitverletzung des Nierenstils wird in der Mehrzahl der Fälle zum Verlust des Organs führen. Ausgedehnte Zertrümmerung von Nierenparenchym und/oder Kelchabrisse zwingen ebenfalls zur Entfernung der Niere. Wo immer möglich, ist eine partielle Resektion zu versuchen.

Zur Exploration empfiehlt sich bei einer großen offenen Nierenverletzung eine breite Incision. Ein derartiger Zugang ermöglicht die Suche nach Blutungsquellen und die Identifizierung weiterer Läsionen der Abdominalhöhle [3]. Die frühzeitige Kontrolle des Nierenstils verhindert schwere Blutverluste und verbessert die Übersichtlichkeit, Faktoren, die nicht selten voreilig zu einer Nephrektomie zwingen.

Die am häufigsten mitbetroffenen Abdominalorgane sind in der Reihenfolge Leber, Milz, Magen, Colon, Pankreas, Dünndarm und die Lungen. Die Mitverletzung von großen Gefäßen wie Cava und Aorta bedingt eine primäre Mortalitätsrate von 55–60%. Die Spätmortalität ist abhängig von der Zahl der verletzten intraabdominalen Organe.

Der Porta hepatis, Pankreas und Duodenum haben die höchste Mortalität. Viszerale Verletzungen, kombiniert mit Gefäßverletzungen der Niere, zeigen eine signifikant hohe Mortalität in der operativen Phase. Insbesondere kombinierte Verletzungen von Pankreas und Niere zeigen eine Reihe von Komplikationen z.B. Fistelbildung [5]. Wichtige Behandlungsgrundsätze sind dabei unter anderem getrennte Pankreasharnwegsdrainagen, sowie wasserdichte Nähte der ableitenden Harnwege (Tabelle 1). Primäre offene Ureterverletzungen können z.B. durch Pfählungs- oder Schußtrauma, operative Verletzungen bei abdominalen oder gynäkologischen Eingriffen auftreten.

Die operative Versorgung der Harnleiterverletzung richtet sich nach der Lokalisation des Traumas am Ureter. Nachfolgende Übersicht (Tabelle 2) gibt eine systematische Darstellung der von der Traumalokalisation abhängigen Therapie.

Operationstechnisch am kompliziertesten sind ausgedehnte Verletzungen im uretero-pelvinen Anteil. Möglicherweise müssen hier zunächst eine Urinableitung und später entsprechende rekonstruktive Maßnahmen durchgeführt werden. Als

Tabelle 1. Behandlung von kombinierten Pankreas- und Harnwegsverletzungen

1. getrennte Pankreas- und Harnwegsdrainagen
2. wasserdichte Naht der ableitenden Harnwege
3. Interposition von Gewebe zwischen Pankreas und Niere
4. Entfernung von nekrotischem Gewebe
5. Verschluß der ableitenden Harnwege (ohne Spannung)
6. großzügig proximale Harnableitung bei Becken- und Harnleiterverletzungen

Tabelle 2. Behandlung der Harnleiterverletzungen

1. Ureteropelviner Anteil:
   Nephrostomie, Kapsellappen, Ileumersatz
2. Mittlerer Anteil:
   End-zu-End-Anastomose
3. Unterer Anteil:
   Reimplantationen, Boari-Lappenplastik

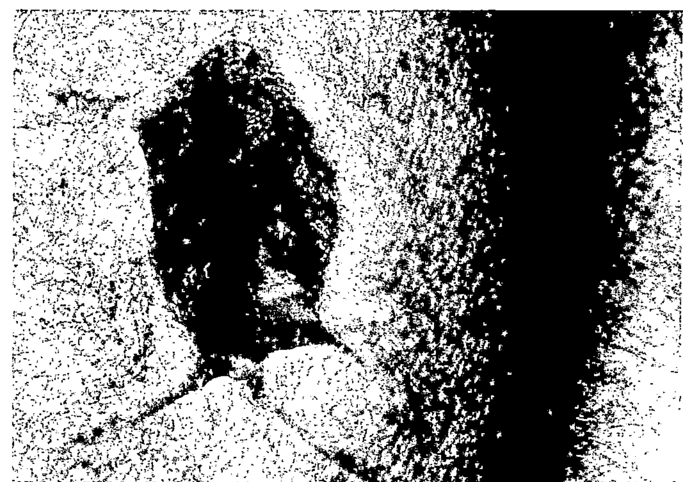

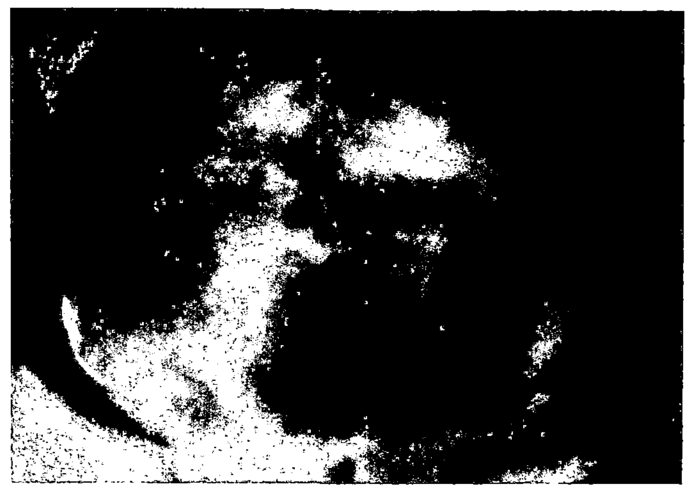

Abb. 3. a Einstichstelle in der Glutealregion bei einer Stichverletzung. **b** Kontrastmittel-Extravasation am Harnblasen-Harnleiterübergang nach einer Stichverletzung

Beispiel eine Harnleiterabtrennung in Blasennähe durch Stichverletzung. Der Patient kam verzögert in unsere Behandlung, wie der Einstich zeigt (Abb. 3a). Im Röntgenbild findet sich eine Extravasation am Harnblasen-Harnleiterübergang (Abb. 3b). Die Versorgung erfolgte durch eine Harnblasenlappenplastik (Abb. 4). Offene Harnblasenverletzungen kommen in 10–25% der vesikalen Traumen vor [6]. Die Mehrzahl der Patienten mit penetrierenden Harnblasentraumen wird laparatomiert wegen begleitender abdominaler Verletzungen. Ein Zystogramm vor der Laparotomie ist insbesondere bei Verletzungen im Bereich des Harnblasenbodens hilfreich. Zu unterscheiden sind intraperitoneale und extraperitoneale Blasenverletzungen. Insbesondere die extraperitonealen sind von der Bauchhöhle aus nicht ohne weiteres feststellbar. Schwerste Harnblasenverletzungen mit Zerreißungen der ureterovesikalen Ver-

bindung beiderseits erfordern dagegen obere Harnableitungen und rekonstruktive Maßnahmen zu einem späteren Zeitpunkt. Derartige Verletzungen können bei Explosionen oder durch großkalibrige Waffen mit hochrasanter Munition auftreten.

Harnröhrenverletzungen, die häufig in Folge von Beckenzertrümmerung offen oder geschlossen auftreten, machen eine Versorgung durch suprapubische Harnableitung und Harnröhrenschienung notwendig [9]. Hierbei ist eventuell ein zweitzeitiges Vorgehen notwendig. Bei der Primärversorgung ist sorgsames Vorgehen angezeigt, um nicht zusätzliche Traumatisierungen der Nerven und Gefäße zu verursachen. Wichtig dabei ist die Ableitung des urethralen und periurethralen Exsudates.

Offene Verletzungen des äußeren männlichen Genitale und der Harnröhre im Bereich der Pars

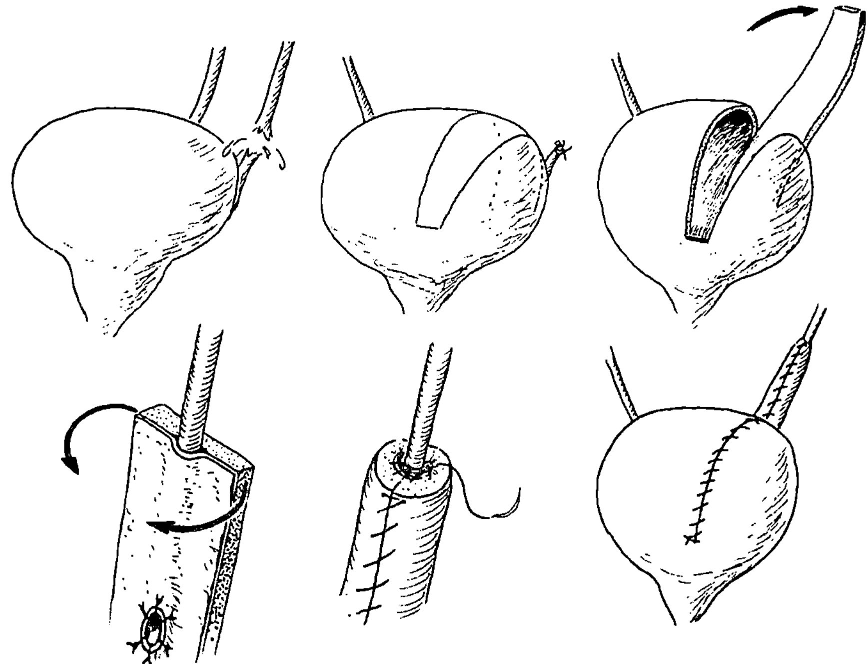

Abb. 4. Harnblasenlappenplastik (nach Boari) zur Behandlung distaler Harnleiterverletzungen

pendulans können durch Schnitt, punktuelle Verletzung oder Abriß erfolgen. Am häufigsten handelt es sich um leichte bis mittelgradige Penisverletzungen, die nur selten plastische Eingriffe erfordern.

Vor allem die völlige Abtrennung der äußeren männlichen Genitale bzw. Denudierung bringt größere operative therapeutische Probleme mit sich. Zur Erstversorgung ist es möglich, das denudierte Glied in einer skrotal- oder Bauchwandtasche einzubringen. Eine spätere plastische Versorgung kann dann angeschlossen werden. Besser ist jedoch eine sofortige Versorgung mit frischen Hauttransplantaten z.B. von der Innenseite des Oberschenkels.

Auch die Verletzung des äußeren weiblichen Genitale kommt häufiger vor (Motorradverletzung). Offene Verletzungen des weiblichen Genitale können auch die Harnröhre mitbetreffen. Zusammenfassend ist festzuhalten, daß insgesamt gesehen die geschlossenen Verletzungen des Urogenitaltraktes häufiger sind als die offenen. Die offenen penetrierenden Verletzungen sind dagegen häufiger mit Verletzungen anderer Organe kombiniert. Der präoperativen Diagnostik Urogramm, Zystogramm, Sonographie und Computertomographie zur präoperativen Aufdeckung derartiger Verletzung kommt große Bedeutung zu.

Von großer Wichtigkeit ist die interdisziplinäre Kooperation bei der Behandlung der offenen Verletzungen der ableitenden Harnwege, vor allem in Hinsicht auf die dabei zu beobachtende häufige Mitverletzung anderer Abdominalorgane.

Literatur

1. Bichler K-H, Flüchter StH (1979) Zur Problematik der Harnröhrenruptur bei Beckenfrakturen. Unfallheilkunde 82:477–484. – 2. Bichler K-H (1970) Sportverletzungen des Urogenitaltraktes. Sportarzt und Sportmedizin 21:14. – 3. Carlton CE, Scott R, Goldmann M (1968) The management of penetrating injuries of the kidney. J Trauma 8:1071. – 4. Culp DA (1977) Genital injuries. Urol Clin North Am 4:143. – 5. Guerriero WG (1977) Penetrating renal injuries and the management of renal pedicle injury. Urol Clin North Am 4:3. – 6. Haag W (1977) Diagnostische Überlegungen bei Schuß- und Splitterverletzungen. Wehrmed Mschr 21:371. – 7. Montie J (1977) Bladder injuries. Urol Clin North Am 4:59. – 8. Rutherford WH (1973) Advances in traumatic surgery. Practitioner 211:427. – 9. Turner Warwick R (1973) Observations on the treatment of traumatic urethral injuries and the value of the fenestrated urethral catheter. Br J Surg 60:775

Prof. Dr. K.-H. Bichler
Abteilung für Urologie der Universität Tübingen
Calwerstr. 7
D-7400 Tübingen

Verhandlungsbericht der Deutschen Gesellschaft
für Urologie, 35. Tagung (1983), 120–122
© Springer-Verlag Berlin Heidelberg 1984

Kombinationsverletzungen von Rektum, Vagina und unterem Harntrakt

H. Riedmiller, P. Alken und R. Hohenfellner

Diagnose und Therapie isolierter Verletzungen des unteren Harntraktes sind weitgehend schematisierbar. Die Angaben in der Literatur zur Versorgung von Kombinationstraumata des unteren Harntraktes unter Mitbeteiligung von Rektum und Vagina sind spärlich, ein einheitliches Konzept läßt sich hier nicht formulieren [1, 2, 3]. Anhand von 7 ausgewählten Fällen sollen einige Möglichkeiten der primären und sekundären Versorgung aufgezeigt werden.

Die bei den 4 männlichen Patienten und den 3 Patientinnen vorliegenden Kombinationsverletzungen sind aus Tabelle 1 ersichtlich. Mit Ausnahme eines Falles lagen jeweils Beckenringfrakturen und weitere schwere knöcherne Verletzungen vor. Die Versorgung – primär oder sekundär – erfolgte in Abhängigkeit von der Zuweisung.

Fall 1 (S.A., männlich, 26 J.): Die hier nach Autounfall vorliegende Symphysensprengung, extraperitoneale Blasenruptur und Zerstörung des analen Verschlußapparates konnte problemlos primär durch Blasenübernähung, Naht der Puborektalschlinge und vorübergehende Stuhlableitung versorgt werden.

Fall 2 (S.G., männlich, 30 J.): Die durch Pfählungsverletzung bedingte Beckenbodenzerreißung mit Blasenabriß direkt kranial der Prostata und partiellem Rektumriß konnte durch primäre operative Rekonstruktion des inneren Blasenmundes, Naht des Analsphinkters und passageren Anus praeter erfolgreich versorgt werden. 4 Wochen postoperativ miktionierte der Patient ohne subjektive Beschwerden restharnfrei.

Zum Verschluß vesikorektaler und vesikovaginaler Fisteln, insbesondere nach erfolgloser Primärrekonstruktion, bietet sich die Interposition von Peritoneum oder ggf. Omentum majus an (Abb. 1a, 1b) [4, 5].

Fall 3 (H.G., männlich, 21 J.): Nach Polytrauma mit Verletzung des analen Verschlußapparates und Blasenruptur persistierte nach primärer Versorgung eine vesikorektale Fistel. Auf transabdominalem Zugangsweg wurde diese Fistel durch einen retrovesikalen gestielten Peritoneallappen verschlossen.

Fall 4 (O.J., männlich, 28 J.): Der Sturz dieses Patienten in einen umgestürzten Drehhocker führte durch Perforation von Rektum, Prostata und Blase zur Ausbildung einer großen vesikorektalen Fistel (Abb. 2a).

3 Monate nach erlittenem Trauma – die Urinableitung erfolgte zwischenzeitlich über einen suprapubischen Zystofix-Katheter – konnte nach Abklingen der entzündlichen Reaktionen dieser Defekt auf ungewöhnlichem Zugangsweg, *transanal,* durch einen freien Tunica vaginalis Patch aus den Hodenhüllen verschlossen werden. Das post-

Tabelle 1. Kombinationsverletzungen von unterem Harntrakt und Rektum/Vagina

Patient			Verletzte Organe	Versorgung
S.A.	♂	26 J.	Blase, Rektum	primär
S.G.	♂	30 J.	Blase, Rektum	primär
H.G.	♂	21 J.	Blase, Rektum	sekundär
O.J.	♂	28 J.	Blase, Urethra, Rektum	sekundär
R.C.	♀	23 J.	Blase, Urethra, Vagina	sekundär
S.J.	♀	8 J.	Urethra, Vagina	primär
B.L.	♀	14 J.	Blase, Urethra, Vagina, Rektum	sekundär

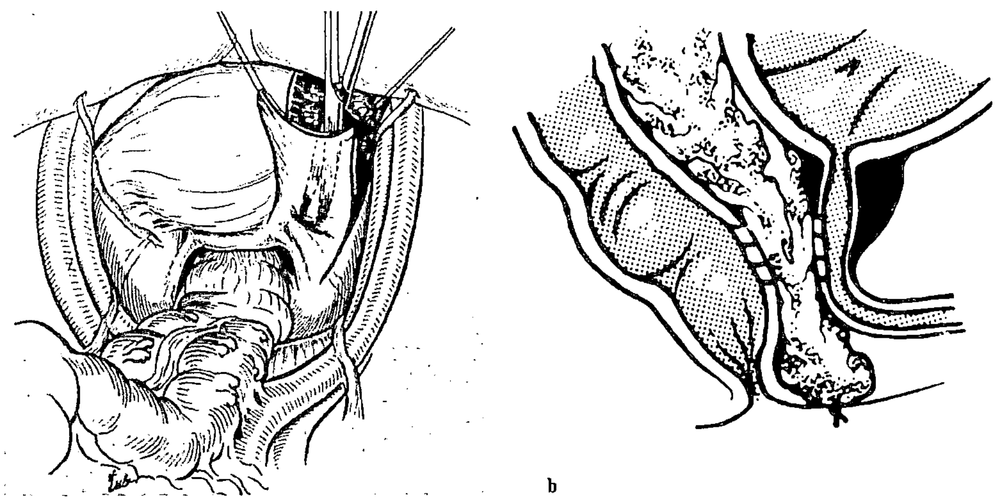

Abb. 1a, b. Versorgung von vesikorektalen/vesikovaginalen Fisteln. a Interposition eines gestielten retrovesikalen Peritoneallappens, b Interposition von Omentum majus

operative Miktionszysturethrogramm zeigt bei restharnfreier Blasenentleerung eine unauffällige Harnröhrenmorphologie (Abb. 2b).

Bei den drei Patientinnen war die endgültige Versorgung der Kombinationsverletzungen problematischer und erforderte mehrere operative Schritte.

Fall 5 (R.C., weiblich, 23 J.): Nach traumatischem Abriß von Urethra und Vagina sowie Blasenruptur war bei diesem Mädchen der 4fache Versuch einer anatomischen Rekonstruktion erfolglos. Narbige Urethrastrikturen und eine persistierende Ureth-

rovaginalfistel führten zum Anlegen einer Rektumblase. Nach Zuweisung in unsere Abteilung war hier bei etabliertem Zustand nach Harnumleitung bei rezidivierenden pyelonephritischen Schüben und zunehmender Dilatation des oberen Harntraktes nurmehr eine Harnableitung – in diesem Fall über ein Sigma-Conduit – möglich, mit dem die Patientin seit nunmehr 12 Jahren problemlos lebt.

Fall 6 (S.J., weiblich, 8 J.): Günstiger waren die Vorbedingungen zur sekundären Versorgung in diesem Fall. Nach Urethra- und Vaginaabriß war

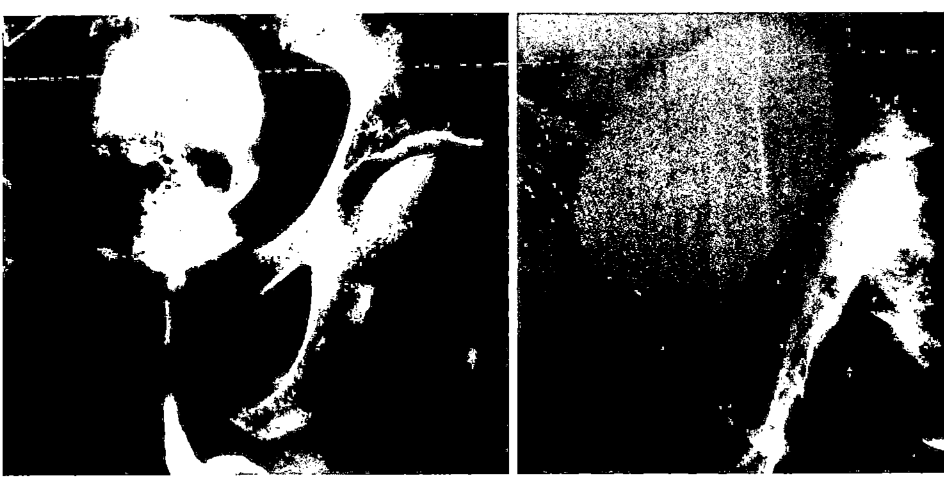

Abb. 2a, b. 28jähriger Patient mit vesikorektaler Fistel nach Pfählungsverletzung. a Retrogrades Urethrogramm nach erlittenem Trauma, b Miktionszysturethrogramm 14 Tage nach Fistelverschluß durch Tunica-vaginalis-Interponat

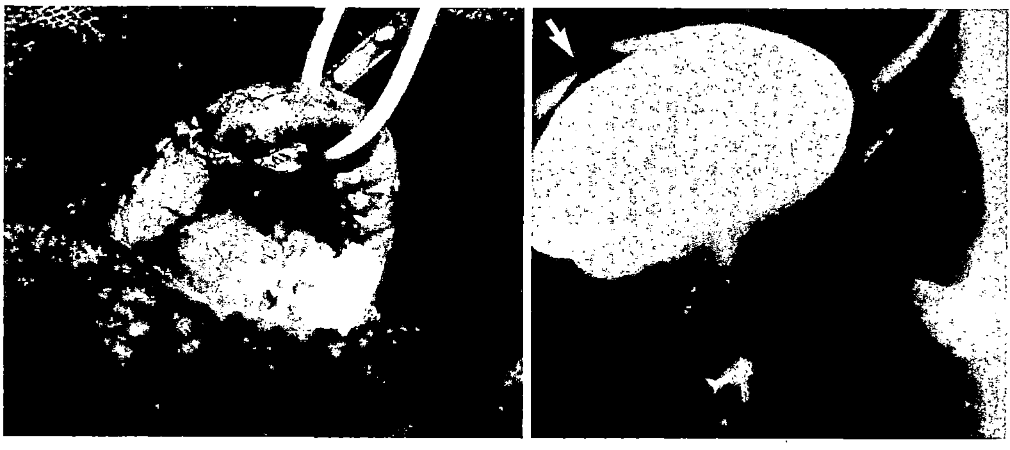

Abb. 3a, b. Anlegen einer Neourethra. a Bilden eines beidseitig gestielten Rohres aus dem Blasenvorderwandbereich, b postoperatives Zystogramm mit Darstellung des gestielten Rohres (↑)

die primäre Rekonstruktion zwar anatomisch erfolgreich. Im weiteren Verlauf kam es jedoch zur Entwicklung einer schlaffen Blasenlähmung mit paradoxer Streßinkontinenz. Zur Beseitigung der subjektiv erheblich belästigenden Inkontinenz wurde eine Suspensionsplastik mit Faszienstreifen aus der Externusaponeurose durchgeführt. Die daraus resultierende infravesikale Widerstandserhöhung bei gleichzeitiger Detrusorschwäche erfordert nunmehr den intermittierenden Einmalkatheterismus, der von dieser Patientin seit 7 Jahren erfolgreich durchgeführt wird, wie der zarte obere Harntrakt bei den uro- und sonographischen Spätkontrollen bewies.

Eine hoffentlich auf lange Sicht zufriedenstellendere Lösung konnte im letzten Fall erreicht werden.

Fall 7 (B.L., weiblich, 14 J.): Nach externer Primärversorgung von Blasenruptur, Harnröhren- und Scheidenabriß sowie Sigmaverletzung persistierte eine große Vesikovaginalfistel, die durch Peritoneal- und Omentuminterposition verschlossen werden konnte. Bei vorliegendem partiellem Urethraverlust mit Inkontinenz wurde hier letztlich zur anatomischen und funktionellen Wiederherstellung eine Neourethra angelegt [6].

Aus einem beidseits gestielten Lappen aus dem Blasenvorderwandbereich wurde in erster Sitzung ein Rohr geformt (Abb. 3a), das auch auf dem postoperativen Zystogramm erkennbar ist (Abb. 3b).

3 Monate später wurde nach Durchtrennen des kranialen Fußpunktes die neue Harnröhre infrasymphysär durchgezogen und zur Herstellung der Kontinenz eine Faszienzügelplastik durchgeführt. Bei vollständiger Kontinenz war 2 Monate nach Operation die Blasenentleerung restharnfrei möglich.

Das Endziel der Versorgung von Kombinationsverletzungen von unterem Harntrakt und Rektum oder Vagina sollte in jedem Fall die Wiederherstellung der anatomischen und funktionellen Integrität sein. Die Variabilität der Verletzungen sowie vor allem der daraus resultierenden Folgezustände erlaubt keine therapeutische Schematisierung, die zur Verfügung stehenden operativen Möglichkeiten müssen im Einzelfall individuell abgewogen werden.

Literatur

1. Lutzeyer W (Hrsg) (1981) Traumatologie des Urogenitaltraktes. Springer, Berlin Heidelberg New York. – 2. McDougal W, Persky L (eds) (1981) Traumatic injuries of the genitourinary system. Williams & Wilkins, Baltimore. – 3. (1982) The urological clinics of north america urological emergencies. Saunders, Philadelphia. – 4. Hohenfellner R, Janisch H, May P (1966) Zur Therapie gynäkologischer Harnleiter- und Blasenverletzungen. Urol Int 21:452. – 5. Pecherstorfer M (1964) Peritoneal-Fettlappenplastik zum Verschluß der Blasenscheidenfistel. Geburtshilfe Frauenheilkd 24:1079. – 6. Thüroff J, Hutschenreiter G, Rumpelt HJ, Hohenfellner R (1984) Neourethra: A new two-stage procedure for reconstruction of the functional urethra. J Urol (im Druck)

Dr. H. Riedmiller
Urologische Klinik und Poliklinik im Klinikum
der Johannes Gutenberg-Universität Mainz
Langenbeckstr. 1
D-6500 Mainz

**Verhandlungsbericht der Deutschen Gesellschaft
für Urologie, 35. Tagung (1983), 123-125**
© Springer-Verlag Berlin Heidelberg 1984

Pfählungsverletzungen

R. Tauber

Ätiologie

Pfählungsverletzungen, die durch das Eindringen stumpfer oder . spitzer Gegenstände in den menschlichen Körper hervorgerufen werden, können nicht nur am Damm, sondern an allen Körperregionen vorkommen. Am häufigsten ist jedoch die nach Madelung benannte *typische* Pfählungsverletzung der Regio anoperinealis. Diese Verletzungsart kommt wegen der geschützten Lage des Dammes zwar selten vor, verdient aber wegen den zahlreichen lebensgefährlichen Komplikationsmöglichkeiten unsere besondere Aufmerksamkeit. Pfählungen des Dammes mit Peritonealbeteiligung sind lebensgefährliche Verletzungen. Die Letalität, die Madelung 1925 bei seinem Bericht über 103 Pfählungsverletzungen noch mit 58% angab [6], liegt mittlerweile unter 10% [4, 8].

Man unterscheidet zwischen der *aktiven* und der *passiven* Pfählung, wobei man sich definitionsgemäß nach dem verletzenden Gegenstand richtet.

Bei der aktiven Pfählung gelangt der Pfahl aus einer Bewegung heraus in den Körper. Bei der passiven Pfählung fällt die Person in den Pfahl. Die häufigste Art der Pfählung ist die passive. Es genügt dabei bereits das Gewicht des fallenden Körpers, um den Pfahl durch die Haut tief in das Körperinnere dringen zu lassen, besonders wenn der Pfahl angespitzt ist.

Man unterscheidet weiterhin zwischen der penetrierenden und der perforierenden Pfählung [2, 5]. Bei der penetrierenden Pfählung, die den Hauptanteil der typischen Pfählungsverletzungen ausmacht, nimmt der Pfahl den Weg des geringsten Widerstands, entlang den natürlichen Gewebsspalten, entlang den Faszien, Knochen und Muskeln, ohne Hohlorgane, Körperhöhlen oder größere Gefäße mitzuverletzen [4, 5].

Ungleich schwerer ist das Trauma bei der perforierenden Pfählung (Abb. 1). Der Pfahl kann ein oder mehrere Beckenorgane durchspießen, durch das Peritoneum bis zum Oberbauch vordringen und dabei schwere Verletzungen in der Bauchhöhle bewirken. Darmschlingen können perforiert oder abgerissen werden, Blutgefäße im Mesenterium oder an der Hinterwand des Bauchraums verletzt werden, um nur einige zu nennen.

Vereinzelt wurde auch von Fällen berichtet, bei denen der Pfahl noch weiter durch das Zwerchfell drang und die Thoraxorgane mitverletzte [3, 5].

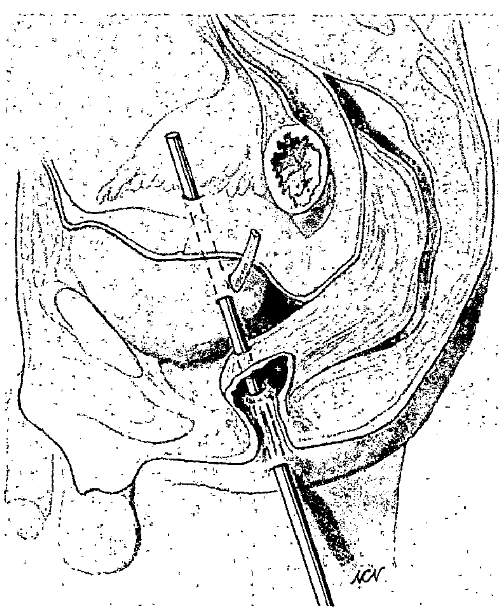

Abb. 1. Beispiel einer typischen penetrierenden Pfählungsverletzung. Der Pfahl gelangte über das Rektum, die Harnblase in die freie Bauchhöhle

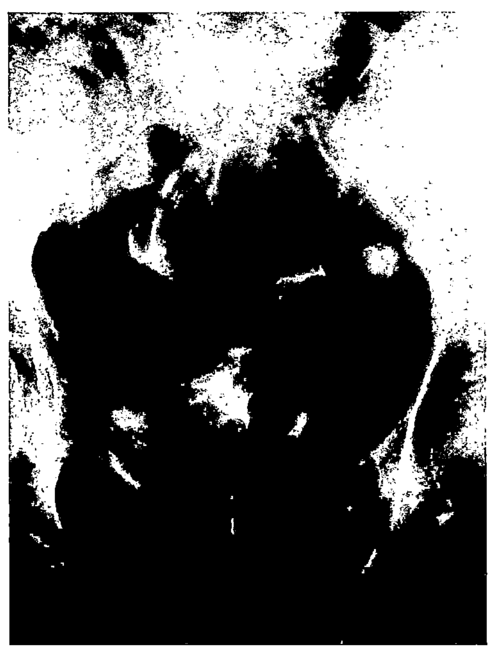

Abb. 2. Ablaufaufnahme nach Zystogramm nach typischer Pfählungsverletzung. Intraperitoneale Harnblasenruptur mit Austritt von Kontrastmittel in die freie Bauchhöhle

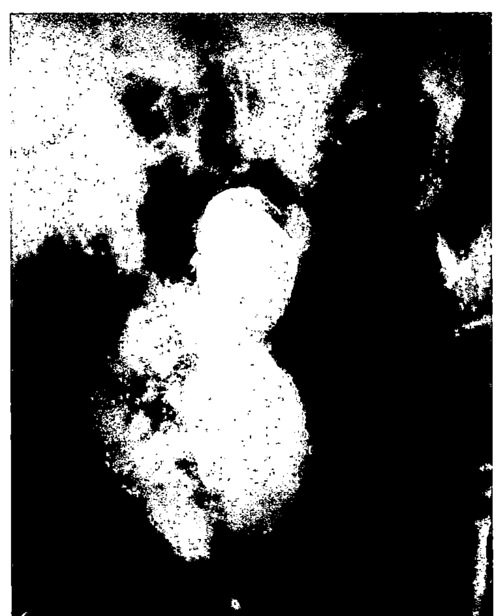

Abb. 3. Rektographie mit Gastrographien. Kontrastmittel außerhalb des Rektums

Diagnostik

Wie sieht nun die optimale Versorgung dieser Verletzten aus, die durch schwere Blutungen, das Übersehen von Organverletzungen und durch Infektion gefährdet sind? Voraussetzung ist nach initialer Schockbehandlung eine rasche, gründliche Diagnostik und eine sofortige Therapie, stets unter dem Blickwinkel, daß es sich um eine Verletzung handeln kann, die eine interdisziplinäre Versorgung erfordert. Der penetrierende Gegenstand sollte erst unter Operationsbereitschaft entfernt werden. Meist kommt der Verunglückte aber erst nach Entfernen des Pfahls in die Klinik.

Die äußere Verletzung erscheint dann zuweilen so harmlos, daß das Ausmaß der inneren Verletzung unter Umständen nicht erkannt wird. Die mögliche Verletzung in der Tiefe erfordert eine sorgfältige Exploration im Hinblick darauf, in welche Richtung und wie tief der Pfahl eingedrungen ist und welche Organe verletzt wurden. Dabei ist zu berücksichtigen, daß der Pfahl im Augenblick der Pfählung seine Richtung ändern und der Wundkanal dadurch schlangenartig verlaufen kann, zum Beispiel durch das Auftreffen auf Kreuz- oder Schambein oder durch Körperbewegungen des Verletzten [1].

Zum Ausschluß einer Urethra- oder Harnblasenverletzung bedarf es eines Urethrozystogramms, eines Zystogramms mit Vollfüllung sowie einer Ablaufaufnahme (Abb. 2). In allen Fällen muß auch eine Rektumverletzung ausgeschlossen werden. Die digital-rektale Untersuchung allein genügt allerdings nicht. Es muß ein Kontrasteinlauf mit Gastrographien durchgeführt werden (Abb. 3). Eine Rektumdarstellung mit Bariumbrei hingegen ist kontraindiziert.

Obwohl Harnleiter und Nieren bei Pfählungsverletzungen nur in Ausnahmefällen geschädigt werden, ist die Ausscheidungsurographie unerläßlich.

Gynäkologisch muß untersucht werden, auch wenn das äußere Genitale unverletzt erscheint. Bei Frauen kann der Pfahl verhältnismäßig leicht in die Scheidenöffnung und weiter bis in den Peritonealraum gelangen, wobei der Uterus ausweichen und unverletzt bleiben kann [5].

Zum *Ausschluß* von Verletzungen der Bauchhöhle und größerer Gefäße sind die chirurgisch-radiologisch diagnostischen Maßnahmen zu veranlassen.

Beim geringsten Verdacht auf eine Perforation innerer Organe muß operativ freigelegt werden. Keinesfalls darf mit der diagnostischen Laparotomie gezögert werden, bis Symptome der diffusen Peritonitis vorhanden sind.

Therapie

Therapeutisch wichtig sind eine genaue Revision des Wundkanals, Entfernung aller Fremdkörperpartikel, Blutstillung, Spülung des Wundgebiets und Rekonstruktion der verletzten Organe.

Bei Verschluß der Harnblase nach Rektum-Scheiden-Blasenverletzungen kann der Gefahr einer Fistelbildung durch Interposition von Netz oder Peritoneum vorgebeut werden [7].

Anschließend werden lokale Drainagen, eventuell Spüldrainagen, eingelegt. Hochdosierte Antibiotikagabe und Tetanusprophylaxe erachten wir als unbedingt notwendig. Sämtliche rekonstruktiven Eingriffe sollten durch drucklose Harn- und Stuhlableitungen, zum Beispiel durch suprapubische Ableitung und eine Colostomie gesichert werden.

Literatur

1. Dieminger H-J, Braune M (1970) Perforierende Pfählungsverletzungen des weiblichen Genitale. Zentralbl Chir 95:1331–1333. – 2. Gieseler H (1965) Pfählungsverletzungen. In: Traumatologie in der Chirurgischen Praxis. Springer, Berlin Heidelberg New York, S 374–379. – 3. Höllwarth M (1977) Pfählungsverletzungen im Kindesalter. Unfallkunde 80:465–469. – 4. Kolb A, Zängl A (1955) Erfahrungen mit Pfählungsverletzungen und Bericht über einen erfolgreich operierten Fall einer thoraco-abdomino-perikardialen Pfählung mit Leberdurchspießung und Hämatoperikard. Arch Orthop Chir 47:145–148. – 5. Ladwig A (1955) Pfählungsverletzungen. Zentralbl Chir 3:106–112. – 6. Madelung OW (1925) Die Pfählungsverletzungen des Afters und des Mastdarms. Arch Chir 137:1–80. – 7. Tauber R (1981) Peritoneallappeninterposition zum Verschluß von Harnblase und Rektum nach Pfählungsverletzungen des Dammes. Akt Urol 12:157–160. – 8. Welz K (1981) Klassifizierung und Behandlungsprobleme bei Pfählungsverletzungen. Zentralbl Chir 106:23–30

Prof. Dr. med. Roland Tauber
Oberarzt der Urolog. Klinik und Poliklinik
der Universität München
Klinikum Großhadern
Marchioninistraße 15
D-8000 München 70

Verhandlungsbericht der Deutschen Gesellschaft
für Urologie, 35. Tagung (1983), 126–128
© Springer-Verlag Berlin Heidelberg 1984

Urologische Verletzungen bei Beckenringfrakturen mit besonderer Berücksichtigung der Spätkomplikationen

U. Wetterauer, V. Hendrich und H. Sommerkamp

Während früher Arbeitsunfälle die häufigste Ursache von Beckenfrakturen waren, stehen heute Verkehrsunfälle im Vordergrund. Im Freiburger Raum waren in den letzten 10 Jahren Verkehrsunfälle in $^{3}/_{4}$ aller Fälle Ursache der Beckenringfraktur.

Eine Beckenringfraktur ohne Zusatzverletzungen ist selten. Fast immer ist die Beckenfraktur Teil eines Polytraumas, wobei Extremitätenfrakturen, Schädel-Hirn-Verletzungen und das stumpfe Bauchtrauma im Vordergrund stehen. Diese Teile des Polytraumas überwiegen meist an Dringlichkeit, so daß häufig die anfangs relativ symptomarmen urogenitalen Verletzungen übersehen und eine entsprechende Diagnostik vernachlässigt wird.

In den Jahren 1972 bis 1981 wurden an unserer Klinik 308 Patienten mit Beckenringfrakturen behandelt. Sie hatten alle Frakturen des vorderen Beckenringes mit oder ohne Beteiligung der Ileosakralfugen. Andere Beckenfrakturen wurden nicht herangezogen, da hierbei eine Verletzung der Urogenitalorgane unwahrscheinlich ist.

Nachuntersucht wurden 130 Patienten, bei denen eine urologische Verletzung dokumentiert war und solche, die aufgrund des Frakturtyps als Risikopatienten hinsichtlich der Spätmorbidität einzustufen waren. Von 58 an den Unfallfolgen Verstorbenen wurden lediglich die Krankengeschichten und Röntgenbilder ausgewertet.

Die Häufigkeit der einzelnen Frakturarten bei 308 Patienten mit Beckenringfraktur wurde aufgeschlüsselt. 256 hatten eine einseitige Fraktur des vorderen Beckenringes erlitten, davon 189 unkomplizierte, nicht dislozierte Brüche und 65 sog. Malgaigne-Frakturen, also Frakturen mit Beteiligung des hinteren Beckenringes. Bilaterale Frakturen des vorderen Beckenringes, sog. Schmetterlingsfrakturen, wurden 45mal diagnostiziert, 14mal ohne und in 10 Fällen mit einer Dislokation. Bei 21 Schmetterlingsfrakturen lag gleichzeitig eine Sprengung der Ileosakralgelenke vor. Eine isolierte Symphysensprengung wurde lediglich in sieben Fällen festgestellt.

Bei 130 nachuntersuchten Patienten (Tabelle 1) fanden sich in 70 Fällen urologische Komplikationen, die nach dem Zeitpunkt ihres Auftretens in Früh- und Spätkomplikationen gegliedert wurden. Nach dem Beschwerdebild stellten sich drei Gruppen heraus: 22 Patienten mit Frühkomplikationen, die bei der Nachuntersuchung beschwerdefrei waren, 24 Patienten, die nach einer urologischen Begleitverletzung auch an Spätkomplikationen litten und eine dritte Gruppe von 24 Personen, bei denen urologische Spätkomplikationen auftraten, ohne daß zum Unfallzeitpunkt eine urologische Verletzung diagnostiziert wurde.

Als urologische Frühkomplikationen trat 35mal eine Hämaturie auf. Urethraein- und -abrisse wurden 23mal festgestellt. 15mal kam es zu einer Harnblasenruptur, wobei diese in fünf Fällen mit einer Harnröhrenruptur kombiniert war. Zweimal kam es zu einer Ureterverletzung.

Zu den urologischen Spätkomplikationen

Tabelle 1. Urologische Komplikationen bei 130 Nachuntersuchten Patienten mit Beckenringfraktur

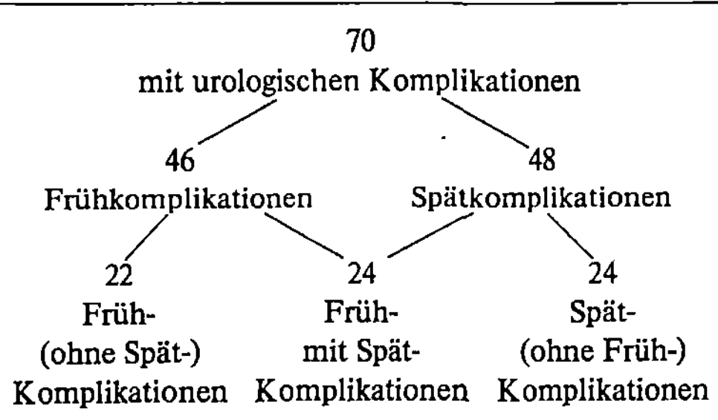

Tabelle 2. Urologische Spätkomplikationen bei 48 nachuntersuchten Patienten aus dem Kollektiv der 308 Bekkenringfrakturen

Spätkomplikation	♂	♀	gesamt	rel. %
Urethrastriktur	13	1	14	4,6
Erektionsminderung	27	–	27	8,8
passager	13	–	13	
dauernd	14	–	14	
Streßinkontinenz	5	7	12	3,9
passager	2	6	8	
dauernd	3	1	4	
Rez. Harnwegsinfekte	6	10	16	5,2
Urethrovag. u. vesiko-vaginale Fisteln	–	2	2	0,7

(Tabelle 2) zählen Urethrastrikturen, Erektionsschwächen, Inkontinenz, rezidivierende Harnwegsinfekte und Fisteln. Im einzelnen fanden sich bei 48 Patienten mit Spätkomplikationen 14 Urethrastrikturen, eine davon bei einer Frau nach komplettem Harnröhrenabriß. In fünf Fällen wurde bei der Nachuntersuchung im Miktionszystourethrogramm Strikturen nachgewiesen: Zweimal in der membranösen Harnröhre, wahrscheinlich bedingt durch Urethraeinrisse, die bei der Diagnostik am Unfalltag übersehen wurden.

27 Patienten klagten über eine Erektionsschwäche bis hin zum völligen Erektionsverlust, wobei diese in 13 Fällen passager war und in 14 Fällen über Jahre andauerte.

Die Streßinkontinenz kommt in unserem Krankengut vergleichsweise selten vor, führt aber bei den durchwegs jüngeren Patienten zu einer erheblichen gesellschaftlichen Beeinträchtigung. Rezidivierende Harnwegsinfektionen seit dem Unfall wurden bei gut fünf Prozent der nachuntersuchten Patienten festgestellt.

Bei der Zuordnung von urologischen Frühkomplikationen zu den einzelnen Frakturtypen erkennt man, daß Urethra- und Blasenrupturen bei uni- und bilateralen Ringbrüchen vorkommen können, jedoch bei Schmetterlingsfrakturen prozentual wesentlich häufiger anzutreffen sind. Im Rahmen einer alleinigen Symphysensprengung war keine einzige Ruptur nachgewiesen worden.

Die Gegenüberstellung von urologischen Spätkomplikationen und Frakturtyp (Tabelle 3) zeigt, daß die einseitige Beckenringfraktur ohne Dislokation und die isolierte Symphysensprengung kaum Spätkomplikationen aufweisen. Dagegen findet man bei sog. Malgaigne-Frakturen eine Erektionsstörung in 25%. Alle bilateralen vorderen Ringfrakturen führen zu einem hohen Prozentsatz an Spätmorbidität, wie man an den Zahlen im unteren Teil der Tabelle sieht, während die Symphysen-

Tabelle 3. Relative Häufigkeit urologischer Spätkomplikationen bei versch. Frakturtypen ($n = 256$, Verstorbene ausgenommen)

Frakturtyp	n	Urethra-striktur %	Erektions-minderung %	Streß-inkontinenz %	rez. HWI %	Fisteln %
Unilat. vordere BRF ohne Dislokation	178	2,8	5,6	0,6	2,2	–
Unilat. vordere BRF mit Dislokation	2	–	–	100	50	–
Unilat. vordere BRF komb. mit hinterer BRF	44	13,6	25	4,5	6,8	–
Bilat. vordere BRF ohne Dislokation	7	14,3	28,6	28,6	28,6	–
Bilat. vordere BRF mit Dislokation	9	11,1	22,2	33,3	44,4	22,2
Bilat. vordere BRF komb. mit hinterer BRF	9	11,1	22,2	22,2	22,2	–
Sog. Symphysensprengung	7	–	–	–	–	–

sprengung in unserem Krankengut entgegen anderen Literaturangaben zu keinen urologischen Begleitschäden führte.

Als Ergebnis dieser Nachuntersuchung konnten wir einen überraschend hohen Anteil der Verletzten mit Spätkomplikationen feststellen. Bemerkenswert ist, daß von 48 Patienten mit Spätkomplikationen bei 24 von diesen erst später urologische Beschwerden hinzugetreten waren, ohne daß gleich nach dem Unfall eine entsprechende Symptomatik vorgelegen hatte.

Dies sollte Anstoß sein, bei allen Beckenringfrakturen und insbesondere bei den Schmetterlingsfrakturen verstärkt auf mögliche urologische Begleitverletzungen zu achten.

Dr. U. Wetterauer
Urologische Abteilung der Albert-Ludwig-Universität
Hugstetterstr. 55
D-7800 Freiburg

Verhandlungsbericht der Deutschen Gesellschaft
für Urologie, 35. Tagung (1983), 129–131
© Springer-Verlag Berlin Heidelberg 1984

Urologische Spätfolgen bei primär nicht urologischer Unfallverletzung

M. Stöhrer, D. Löchner-Ernst, Ch. Weigelt, B. Mandalka und S. Bartl

Urologische Spätschäden nach primär nicht urologischer Verletzung waren bei selektiver Durchsicht des Krankengutes unserer Unfallklinik häufiger als erwartet. Insbesondere fanden sich mehrfach okkulte Schäden mit teilweise gravierenden Folgen wenige Monate nach dem Unfall, so daß bei bestimmten Patientengruppen vermehrte diagnostische und prophylaktische Maßnahmen indiziert erscheinen.

Aufgrund bestimmter Verletzungsmuster ließen sich generell 2 Gruppen mit urologischen Unfallfolgen unterscheiden (Tabelle 1):
1. Patienten mit Störungen der Innervation.
2. Patienten mit Obstruktion der ableitenden Harnwege.

Innervationsstörungen mit Auswirkung auf die Blasenentleerung und die entsprechenden Folgeschäden traten nach Querschnittlähmung in der bekannten Größenordnung auf. Bei Patienten mit Schädel-Hirntrauma fanden sich derartige Störungen in 22,8%.

Unser besonderes Interesse galt Patienten mit Beckenfrakturen. Bei den insgesamt 395 Patienten ließen sich in 15,7% primäre, in 19,5 sekundäre urologische Folgeschäden nachweisen. Von den 395 Patienten gaben bei Kontrolluntersuchung 6–12 Mon. nach dem Unfall 143 erstmals subjektive Beschwerden im Sinne einer meist geringfügigen Blasenentleerungs- oder Sexualfunktionsstörung an. Alle 143 wurden urodynamisch untersucht. Es fanden sich in 53,9% urologische Sekundärschäden. In 42,7% wurde eine Striktur der hinteren Harnröhre, in 19,6% eine neurogene Blasenentleerungsstörung nachgewiesen. 7,7% berichteten über eine Impotentia coeundi (Tabelle 2).

In der Gruppe der Patienten mit Obstruktionen im Bereich der ableitenden Harnwege fanden sich bei einem kleineren Kollektiv von 57 Patienten mit Harnröhrenstriktur neben 45,6% mit primärer Verletzung der hinteren Harnröhre, 54,4% ohne primäre urologische Verletzung. Bei letzteren war lediglich ein Katheter zur Bilanzierung während der Intensiv-Therapie eingelegt worden.

Wegen der auffälligen Häufigkeit von Obstruktionen durch Konkremente bei langzeitimmobilisierten Patienten wurden 2 als besonders gefährdet geltende Kollektive untersucht.

Bei 254 Patienten mit chronischer Osteomyelitis und Liegezeiten zwischen 3 und 18 Mon. fanden sich 7,1% Steinerkrankungen ohne anamnestischen Vorbefund. Bei dem zum Vergleich ausgewerteten Kollektiv von 1214 querschnittgelähmten Patienten hingegen nur 4,6%. Die Differenz erklärt sich möglicherweise dadurch, daß alle

Tabelle 1. Urologische Folgeschäden bei nicht urologischer Primärverletzung

	Urologische Sekundärerkrankung	Ausgewertetes Kollektiv	
1. Störung der Innervation	Neurogene Blase	Querschnittgelähmte	$(n = 1214)$
	Potenzstörung	Schädel-Hirntrauma	$(n = 118)$
		Beckenfraktur	$(n = 395)$
2. Obstruktion der ableitenden Harnwege	Harnröhrenstriktur	Gutachtenfälle	$(n = 57)$
	Steinleiden	Querschnittgelähmte	$(n = 1214)$
		Langzeitimmobilisation	$(n = 254)$

Tabelle 2. Beckenfraktur; UK Murnau 1978–1982

Urologische Erstuntersuchungen (Urodynamik) 6–12 Monate nach Unfall wegen subjektiver Beschwerden	$n = 143\ (100\%)$
Urologische Sekundärschäden	77 (53,9)
Harnröhrenstriktur	61 (42,7)
Neurogene BES	28 (19,6)
Impotent, coeundi (subjektive Angaben)	11 (7,7)

Querschnittgelähmten konsequent eine erhöhte Flüssigkeitszufuhr von mindestens 2,5 Liter täglich, sowie größtenteils zusätzlich ansäuernde Medikamente (z.B. L-Methionin, 1,5–3 g tgl.) erhielten.

Zur Demonstration gravierender Folgeschäden bei fehlender urologischer Kontrolle sei abschließend eine Kasuistik vorgestellt. Es handelt sich um einen 40jährigen, der nach einem schweren Schädel-Hirntrauma zunächst 2 Mon. in chirurgischer, dann 4 Mon. in neurologischer Behandlung war. Anschließend Entlassung in ein Sanatorium. Bei der gutachterlichen Nachuntersuchung gab der Patient an, daß er ab und zu „etwas naß" sei. Daraufhin erfolgte die Vorstellung in unserer Ambulanz. Es fand sich eine hypertone, hyperkontraktile Blase mit beidseitigem Reflux, Detrusor-Sphinkter-Dyssynergie und chronischem Harnwegsinfekt (Abb. 1).

Aufgrund unserer Auswertung typischer chirurgischer Verletzungen mit sekundären urologischen Folgen würden wir folgende Empfehlung vorschlagen:

Mehrtägige Harnableitungen sollten suprapubisch oder bei normaler Diurese gegebenenfalls durch intermittierenden Katheterismus erfolgen. Bei langzeitimmobilisierten Patienten, insbesondere mit schlecht heilenden Frakturen und mit entsprechender Aktivierung des Calcium-Stoffwechsels und zusätzlicher Infektionsgefahr halten wir aufgrund der guten Ergebnisse bei Querschnittgelähmten eine Prophylaxe in Form einer erhöhten Flüssigkeitszufuhr von minimal 2,5 Liter täglich sowie konsequentes Ansäuern auf pH-Werte unter 6 für sinnvoll.

Bei Verletzungen im Bereich des Beckens sowie bei Contusio spinalis et cerebri sollte bei der ersten Kontrolluntersuchung auch bei geringfügigen Beschwerden über Störungen im Bereich der Blasen-Mastdarmentleerung sowie der Sexualsphäre eine urologische Vorstellung erfolgen. Urodynamische Kontrollen sind geeignet, okkulte oder vermeintlich geringe Störungen nachzuweisen und einer ungünstigen Entwicklung, speziell auf den oberen Harntrakt, entgegenzuwirken.

Zusammenfassung

Aufgrund verschiedener Kollektive nicht urologischer Unfallverletzter wurde nach sekundären Unfallfolgen auf urologischem Fachgebiet gesucht. Es fand sich eine unerwartet hohe Zahl sekundärer urologischer Folgeschäden in Form

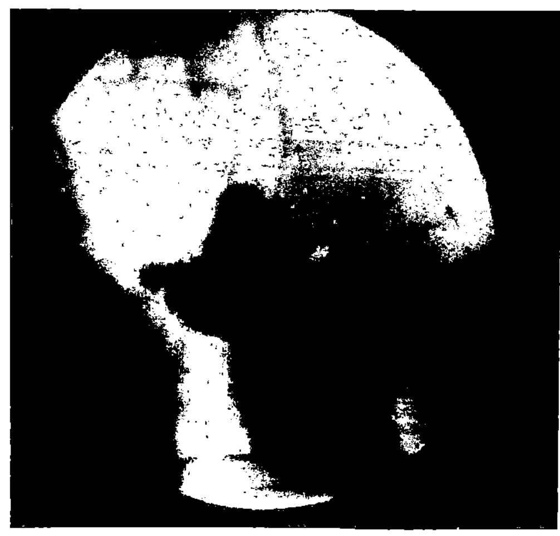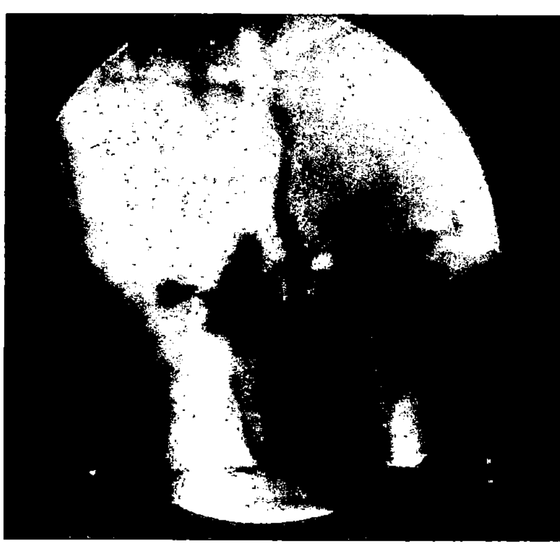

Abb. 1a, b. 40jähriger Mann 1 Jahr nach schwerem Schädel-Hirntrauma. Hypertone, hyperkontraktile Blase mit Low-pressure-Reflux beidseits und Detrusor-Sphinkter-Dyssynergie

130

von Störungen der Innervation oder Erkrankungen mit Obstruktionen im Bereich der ableitenden Harnwege. Diagnostische und prophylaktische Maßnahmen zur rechtzeitigen Erkennung oder Vermeidung derartiger Sekundärschäden werden vorgeschlagen.

Dr. med. M. Stöhrer
Chefarzt der Urolog. Abteilung
BG-Unfallklinik Murnau
Postfach 1380
D-8110 Murnau a. Staffelsee

Verhandlungsbericht der Deutschen Gesellschaft
für Urologie, 35. Tagung (1983), 132/133
© Springer-Verlag Berlin Heidelberg 1984

Urologische Spätkomplikationen nach Polytrauma

H.-E. Mellin, R.A. Zink, F.J. Marx, R. Oberneder und D. Hamperl

Bekanntlich stellen Spätkomplikationen nach Polytrauma ein großes Problem bei der Rehabilitation der Verletzten dar. Ziel unserer Untersuchung war es festzustellen, welche urologischen Spätfolgen nach einem Polytrauma in welcher Häufigkeit auftreten. Dabei unterschieden wir zwischen Schäden nach primärer Verletzung des Urogenitaltraktes und Komplikationen als Folge der Therapie bei nicht-urologischen Traumata.

In den Jahren 1978–1980 wurden 630 Kranke wegen einer Mehrfachverletzung am Klinikum Großhadern behandelt. Bei 72 Patienten, d.h. in 11%, ergab die Diagnostik eine urologische Mitverletzung. 150 Patienten im Alter zwischen 14 und 71 Jahren stellten sich 3 bis 5 Jahre nach ihrem Unfall zu einer Untersuchung wieder vor.

Nach urologischer Vorgeschichte einschließlich Sexualanamnese wurde der körperliche Befund erhoben. Urinanalyse und Blutdruckmessung schlossen sich an. Harnstrahl- und Restharnbestimmung, Urethrozystographie, Nephrosonographie und Urogramm wurden je nach Anamnese oder vorausgegangenem Trauma veranlaßt.

Von 150 Nachuntersuchten hatten 23 eine urologische Verletzung bei ihrem Polytrauma erlitten.

Abbildung 1 zeigt die Art der urologischen Verletzung. 127 Kranke waren wegen eines Schädel-Hirn-Traumas oder einer Verletzung von Thorax, Abdomen oder Extremitäten behandelt worden.

Von insgesamt 23 urologisch Verletzten waren 19 Untersuchte frei von subjektiven Beschwerden und ohne pathologische Befunde. Ein krankhaftes Untersuchungsergebnis fand sich bei 4 Patienten.

Abbildung 2 zeigt die primäre Verletzung und die diagnostizierten Spätfolgen des urologischen Traumas.

9 Kranke boten nach Polytrauma ohne urologische Mitverletzung einen pathologischen Befund.

Bei 2 Kranken wurde eine Harnröhrenstriktur gefunden, 3 Untersuchte hatten Kohabitationsbeschwerden und 4 Patienten klagten über Pollakisurie. In allen Fällen müssen die Beschwerden auf eine bis zu 3 Wochen währende transurethrale Harnableitung zurückgeführt werden.

Bei einem Anteil urologischer Verletzungen bei Polytraumatisierten von 11% fanden wir in unserer Nachuntersuchung an 150 Kranken bei 13 Patienten, d.h. in 9%, urologische Spätkomplikationen. 4 von ihnen hatten primär eine urologische Mitverletzung, bei 9 Patienten müssen die pathologischen Untersuchungsergebnisse als Folge der Therapie angesehen werden (Abb. 3).

Niere	16 Kranke
Blase	3 Kranke
Harnröhre	3 Kranke
Genitale	1 Kranker

Abb. 1. Urologische Mitverletzungen bei 150 Polytraumatisierten

Harnröhrenabriß	→	Erektile Impotenz
Nierenkontusion	→	Arterielle Hypertonie
Nierenkontusion	→	Eingeschränkte Clearance
Nierenruptur	→	Harnwegsinfekt

Abb. 2. Spätfolgen nach urologischen Traumata

Urologische Verletzung ($n = 23$)	{	19 unauffällige Befunde
		4 pathologische Befunde
nicht-urologische Verletzung ($n = 127$)	{	118 unauffällige Befunde
		9 pathologische Befunde

Abb. 3. Spätkomplikationen bei 150 Polytraumatisierten

Sind Komplikationen wie Harnröhrenstriktur, arterielle Hypertonie oder Erektionsschwäche nach Verletzung des Urogenitaltraktes erklärlich, erstaunt die Zahl der Polytraumatisierten mit urologischen Spätfolgen, die keine Beteiligung des Urogenitalsystems durch das Unfallgeschehen hatte. Bei all diesen Patienten sind die Spätkomplikationen als Folge einer zum Teil mehrwöchigen Katheterbehandlung anzusehen. Zu ihrer Vermeidung muß deshalb auch bei Mehrfachverletzungen eine großzügige Indikationsstellung zur suprapubischen Blasenpunktionsfistel gefordert werden. Darüber hinaus sollte bei Verlaufskontrollen Polytraumatisierter an urologische Folgeerkrankungen gedacht werden, damit Schädigungen des Urogenitaltraktes rechtzeitig vorgebeugt werden kann.

Dr. med. H.-E. Mellin
Urologische Klinik und Poliklinik
der Ludwig-Maximilians-Universität
München, Klinikum Großhadern
Marchioninistraße 15
D-8000 München 70

Verhandlungsbericht der Deutschen Gesellschaft
für Urologie, 35. Tagung (1983), 134-136
© Springer-Verlag Berlin Heidelberg 1984

Erektions- und Ejakulationsstörungen nach Beckenfrakturen mit Verletzung der hinteren Harnröhre

K. Scheiber, G. Jakse, G. Biedermann und H. Marberger

Ca. 10% der Beckenfrakturen sind mit Verletzungen der hinteren Harnröhre begleitet. Durch Scherkräfte, die durch Muskelzug bei Beckenfrakturen auftreten, oder durch Knochentrümmer und Splitter kann die hintere Harnröhre im intra- oder extrapelvinen Bereich verletzt werden; allein dadurch können auch Nerven- und Gefäßverletzungen im Beckenbereich verursacht werden, zusätzlich kann auch das bei den Traumen auftretende Hämatom zu Druckschädigung der Nerven- und Blutversorgung führen.

Aufgrund der anatomischen Gegebenheiten ist es naheliegend, daß bei diesen Verletzungen die die Penisschwellkörper versorgende Arterie pudenda interna mit ihren Ästen und der die parasympathisch gesteuerten Nervi erigentes beinhaltende Nervus pudendus lädiert werden kann. Daneben besteht aber auch die Gefahr einer ijatrogenen Läsion dieser vasculär-nervalen Strukturen im Rahmen der operativen Versorgung der Harnröhrenverletzung.

Die Angaben in der Literatur über die Häufigkeit von Impotenz nach Beckenfraktur mit Verletzung der hinteren Harnröhre schwanken zum Teil abhängig vom jeweils gewählten therapeutischen Vorgehen zwischen 10 bis 80%.

Der komplexe Vorgang der Ejakulation ist weniger durch eine Störung der nervalen Kontrolle irritiert, sondern eher aufgrund mechanischer Faktoren, wie zusätzliche Verletzung im Bereich des Blasenhalses und der Prostata bzw. der prostatischen Harnröhre, oder ist als Folge posttraumatischer Harnröhrenstrikturen anzusehen.

In den Jahren 1965–1980 kamen 57 Patienten mit Beckenbruch und gleichzeitiger Verletzung der hinteren Harnröhre in unsere Abteilung zur Behandlung. 3 Patienten starben kurz nach Diagnosestellung. 41 dieser 57 Patienten konnten 2–10 Jahre nach dem Trauma neben den Harnflußverhältnissen auch bezüglich der Vita sexualis nachuntersucht werden. Bei Störungen der erektilen Komponente wurde zwischen erektiler Impotenz und abgeschwächter bzw. veränderter Erektion – d.h. eine Emissio penis ist möglich, aber vermindert in qualitativer und quantitativer Hinsicht – unterschieden.

5 Patienten gaben ein völliges Fehlen der Erektionen seit dem Trauma an, wobei 3 Patienten primär operativ, 2 sozusagen konservativ (Cystostomie und Drainage des Cavum retzii) versorgt wurden.

7 Patienten berichteten über das Auftreten einer Erektionsschwäche bzw. einer Veränderung der Erektion nach dem Trauma, davon wurden 4 primär operativ und 3 primär konservativ versorgt. 2 dieser 7 Patienten waren primär nach dem Trauma impotent, nach 1 bzw. 1½ Jahren kam es zu einer allmählichen Besserung der Erektionsfähigkeit (Tabelle 1).

3 Patienten hatten isoliert eine fehlende Ejakulation. Davon hatten 2 Patienten Verletzungen der prostatischen Harnröhre bzw. Prostata, bei 1 Patienten war zusätzlich der Blasenhals verletzt.

Eine sogenannte Tripping-Ejakulation gaben insgesamt 13 Patienten an; und zwar Patienten, die posttraumatische Harnröhrenstrikturen entwickelten bzw. wegen Harnröhrenstrikturen operiert wurden (Tabelle 1). Von den 12 Patienten mit Störungen der Erektion wurden 10 Patienten weiter abgeklärt; ein 74jähriger Patient mit einem Diabetes mellitus hatte bereits vor dem Trauma eine erektile Impotenz und wurde nicht weiter evaluiert.

Bei einem Patienten bestand die als störend empfundene Veränderung der Erektion in einer Verkürzung und Deviation des Penis nach einzeitiger Harnröhrenrekonstruktion nach posttraumatischer Strikturierung.

Tabelle 1. Verletzungen der hinteren Harnröhre 1965–1980 (Urologische Universitätsklinik Innsbruck)

Therapie	Zahl	Kon-trolliert	Impotenz	Erektions-schwäche	Ejaculations-verlust	„Dripping Ejaculation"
Cystostomie, Drainage	21	17	2	3	1	6
Adaption, Splint Cystostomie	20	15	1	1	–	4
Komb. Suprapubisch Perineal	12	8	2	3	2	3
Johanson	1	1	–	–	–	–

Zur weiteren Abklärung dieser Patienten standen folgende Untersuchungsmethoden zur Verfügung:

Nocturnal penile tumnescences (NPT-Aufzeichnungen)

Hormonstatus (Testosteron, LH, FSH, Prolaktin)

Doppler-sonographische Bestimmung der Durchblutung – ausgedrückt im Penisblutdruckindex

Glukosetoleranztest

Selektive Angiographie der Arteria iliaca interna

Mittels der NPT-Messung bzw. Aufzeichnungen konnte bei einem Patienten mit angegebener Erektionsschwäche eine psychische Komponente mit größter Wahrscheinlichkeit nachgewiesen werden.

Die Hormonparameter, vor allem Testosteron und Prolaktin waren wie erwartet bei allen Patienten im Normbereich; Testosteron betrug im Mittel 5,1 bzw. 4,8 ng/ml, Prolaktin 210 bzw. 190 µg/ml. Die Dopplersonographische Blutflußmessung im Bereich der Arteria dorsalis penis und der Arteria profunda penis ausgedrückt in Penisblutdruckindex zeigt bei 7 Patienten eine eingeschränkte Durchblutung. Eindeutig pathologische Werte des Penisblutdruckindex fanden sich bei 3 Patienten, 4 Patienten zeigten einen grenzwertigen Index. Von den 4 Patienten mit völliger erektiler Impotenz hatten 3 Patienten einen pathologischen, ein Patient einen grenzwertigen Penisblutdruckindex.

Eine selektive Darstellung der Arteria iliaca interna beidseits wurde bei den 4 Patienten mit Impotenz durchgeführt. Bei einem Patienten fanden sich mehrere Engen im Bereich der Beckenarterien; da keine Zeichen von Arteriosklerose vorhanden sind, ist die Entstehung dieser Engen aufgrund von Intimaläsionen durch Zerrung der Gefäße während des Traumas wahrscheinlich. Außerdem zeigt sich links im distalen Abschnitt der Arteria pudenda interna ein völliger Verschluß und somit eine fehlende Darstellung der Penisarterien.

Ein älterer Patient hatte einen verminderten Inflow aufgrund einer höhergradigen Arteriosklerose, im Aortengabel-, Iliaca-communis- und Iliaca-interna-Gebiet.

Ein weiterer Patient mit einem grenzwertigen Penisblutdruckindex hatte ein normales angiographisches Bild.

Bei einem Patienten, der suprapubisch-perineal operiert wurde, fehlte rechts die Arteria profunda penis, links fand sich eine Enge der Pudenda Interna – im Subtraktionsbild fehlt als Folge des verminderten Inflows die Darstellung der Profunda penis und des distalen Anteils der Arteria dorsalis penis.

Als Ursachen der Erektionsstörung fanden sich somit bei 9 Patienten Störungen im Bereich der nervalen vasculären Versorgung, ein Patient hatte einen Diabetes mellitus, bei einem Patienten stand die psychische Komponente der Erektionsschwäche im Vordergrund und ein Patient hatte eine Penisverkrümmung bzw. Deviation nach einzeitiger Strikturoperation.

Zusammenfassend findet sich somit in unserem Krankengut eine erektile Impotenzrate von 12%, eine Erektionsschwäche bzw. Änderung der Erektion war bei 17% der Patienten nachzuweisen. 3 Patienten, das sind 7%, hatten eine fehlende Ejakulation.

Als therapeutische Möglichkeit steht nun bei dem Patienten mit dem Verschluß der Arteria profunda und Stenosierung im Bereich der Arteria pudenda interna ein Revascularisationsverfahren im Sinne einer Cavernoso-epigastrischen Anastomose zur Verfügung. Eine Steigerung des Inflow bei Engstellen im Bereich der Arteria iliaca interna kann, wenn technisch möglich, durch operative Rekonstruktion oder Dilatation bewerkstelligt werden.

Der Patient mit psychischer Überlagerung wurde einer Psychotherapie zugeführt.

Literatur

1. Coffield KS, Weems WL (1977) Experience with management of posterior urethral injury associated with penil fracture. J Urol 117:722–724. – 2. Gibson GR (1970)

Impotence following fractured penis and ruptured urethra. Br J Urol 42:86. – 3. Jackson DH, Williams JL (1974) Urethral injury: a retrospective study. Br J Urol 46:665–676. – 4. Jakse G, Madersbacher H, Marberger H (1976) Sofortversorgung von Harnröhrenverletzungen: Technik und Ergebnisse. Akt Urol 7:83–87. – 5. Moulongnet A (1965) Ruptures traumatiques de l'urethre posterieur. J Urol Nephrol (Paris) 71:1–96. – 6. Morehouse DD, Mackinnon KJ (1980) J Urol 123:173. – 7. Patterson DE (1983) Primary realignment of posterior urethral injuries. J Urol 129:313–516. – 8. Trafford HS (1955) Traumatic rupture of the posterior urethra. Br J Urol 27:165–171

Dr. K. Scheiber
Urolog. Univ.-Klinik Innsbruck
Anichstraße 35
A-6020 Innsbruck

Verhandlungsbericht der Deutschen Gesellschaft
für Urologie, 35. Tagung (1983), 137–141
© Springer-Verlag Berlin Heidelberg 1984

Traumatische Impotenz – Ursachen, Diagnostik, Therapiemöglichkeiten

H. Porst, W. Thon, J.E. Altwein und M. Oberneder

Die Ursachen einer posttraumatischen Impotenz können je nach Unfallhergang mannigfaltig sein, wie Tabelle 1 zeigt. Dementsprechend ist zur genauen Abklärung von posttraumatischen Erektionsstörungen eine subtile Diagnostik unabding-

Tabelle 1. Mögliche Ursachen einer posttraumatischen Impotenz

Neurogen	1. Cerebrale Läsionen (Schädelhirn-traumen: Limbisches System, Temporallappenaffektionen)
	2. Rückenmarksläsionen (Querschnitte, u. a. untere motorische Läsionen)
	3. Periphere Nervenläsionen (trauma-tisch o. iatrogen)
	a) N. pudendus (Beckenfrakturen, Straddle- o. Pfählungsver-letzungen)
	b) Autonomes Nervensystem (meist iatrogen: Sympathektomien, abdo-minosakrale Rektumamputatio-nen, gefäßchirurgische Eingriffe)
Vaskulär	1. Aortoiliacale Gefäßachse (meist iatrogen: Ligaturen, Gefäßprothetik)
	2. Pudendale und penile Gefäße
	a) A. pudenda Segment II (vordere Ringfrakturen)
	b) A. pudenda Segment III bzw. A. penis (Straddle- o. Pfählungs-verletzungen: Abrisse, Thrombo-sen, Aneurysmen)
	c) Penisgefäße (meist in Kombina-tion mit Genitalverletzungen)
Genital-verletzungen	1. Penisfrakturen (mit/ohne Gefäß-beteiligung)
	2. Penisamputationen
	3. Genitalchirurgische Eingriffe (Läsionen des dorsalen Gefäß-nervenbündels)

bare Voraussetzung (Abb. 1), da sich daraus die entsprechenden Therapiemaßnahmen herleiten.

Im Rahmen der urologischen Gutachtertätigkeit sei kurz auf die verschiedenen Möglichkeiten einer posttraumatischen neurogenen Impotenz einge-gangen. Nach Hierons und Saunders gehen Temporallappenläsionen oft mit irreversiblen Erektionsstörungen einher. Dies ist insbesondere dann der Fall, wenn, wie Weiss zeigt, Erektion bahnende Impulse vom Gehirn zu den Rücken-markszentren unterbrochen werden und somit erektionhemmende Impulse dominieren. Bei Rük-kenmarksverletzungen mit kompletter oder inkompletter Querschnittssymptomatik kann je nach Höhe der Läsion ein unterschiedliches Erek-tionsverhalten angetroffen werden. Nach Chapelle unterscheidet man dabei drei verschiedene Erek-tionsmuster.

Unwillkürliche reflexogene Erektionen, meist durch taktile Reize auslösbar, werden bei Unver-sehrtheit des reflexogenen Erektionszentrum (S_2–S_4) angetroffen, wie es insbesondere bei obe-ren motorischen Läsionen der Fall ist. Man unter-scheidet hierbei noch zwischen Erektionen beider

Noninvasiv	Invasiv
Doppler	Selektive Angiographie (Aa. iliacae internae)
Plethysmographie	
NPT-Messung	Infusionscavernosographie (Flow-, Druckstudien mit-tels Caversonumpumpe)
Snap-Gauge-Band	
Erektiometer	Evtl. Phalloarteriographie
BCR-Latenzzeit	
Urodynamik	

Abb. 1. Diagnostische Untersuchungsmethoden bei post-traumatischer Impotenz

Schwellkörper (Corpus cavernosum und Corpus spongiosum), wie sie bei Läsionen oberhalb T_{12} in der Mehrzahl der Fälle auftreten und alleinigen Erektionen des Corpus cavernosum, die vor allem bei Läsionen unterhalb T_{12} vorkommen. Eine vollkommene zufriedenstellende reflexogene Erektion setzt somit in der Mehrzahl der Fälle eine Unversehrtheit der dorsolumbalen Efferenzen in Höhe T_{10}-L_2 voraus.

Willkürliche psychogene Erektionen bestehen meist nur aus einer mehr oder weniger ausgeprägten Tumeszenz und lassen eine für die Kohabitation ausreichende Rigidität vermissen. Diese durch cerebrale Impulse gesteuerten Erektionen werden vor allem bei einer Intaktheit des psychogenen Erektionszentrums $T_{10\,(11)}$-$L_{2\,(3)}$ angetroffen, wie es insbesondere der Fall bei unteren motorischen Läsionen ist.

Mischformen zwischen Reflexerektionen und psychogenen Erektionen werden vor allem bei Läsionen mit einer Höhenlokalisation zwischen beiden Erektionszentren, also zwischen T_{12} und S_2, angetroffen. Nach Bors und Comarr besteht somit bei inkompletten oberen motorischen Läsionen die größte, bei kompletten unteren motorischen Läsionen die geringste Chance auf kohabitationsfähige Erektionen.

Verletzungen des autonomen Nervensystems sind meist iatrogener Natur und treten bei entsprechenden Eingriffen im Rahmen von gefäßchirurgischen, abdominal- und beckenchirurgischen Operationen auf. Nach Whitelaw und Smithwick ist bei Sympathektomie das Erektionsverhalten am meisten bei Entfernungen der Ganglien L_1-L_3 bzw. deren Efferenzen (Plexus hypogastricus superior) beeinträchtigt. Verletzungen der sogenannten Nervi erigentes werden insbesondere bei operativen Eingriffen im Beckenraum (z.B. abdominosacrale Rektumamputation) beobachtet.

Verletzungen des Nervus pudendus sind meist kombiniert mit entsprechenden Gefäßverletzungen und treten vor allem in der Folge von Becken- und Darmverletzungen auf.

Gemeinsam ist allen neurogenen Impotenzformen die spezifische Diagnostik, die neben einer Erhebung eines ausführlichen neurologischen Status die Durchführung einer Urodynamik sowie seitengetrennte Messungen der Latenzzeit des Bulbocavernosusreflexes beinhaltet. Als alleinige erfolgversprechende Therapieform kommt dabei lediglich die Prothesechirurgie in Form der derzeit zur Verfügung stehenden verschiedenartigen Modelle in Betracht. Vaskulär bedingte posttraumatische Impotenzformen sind meist Ausdruck von Gefäßverletzungen im pudendalen oder penilen Stromgebiet.

Circa 10% der Beckenverletzungen gehen mit Verletzungen der hinteren Harnröhre einher und umgekehrt sind 90% der hinteren Harnröhrenabrisse mit Beckenfrakturen vergesellschaftet. Nach McDougal entwickeln dabei 20–40% dieser Patienten eine posttraumatische Impotenz, wobei bei einer sofortigen chirurgischen Versorgung dieser Verletzungen die Impotenzrate mit 32% wesentlich höher liegt, als dies bei einer verzögerten operativen Korrektur mit 7% der Fall ist. Anhand einer Literaturübersicht stellte Sharlip 262 Fälle von hinteren Harnröhrenverletzungen mit primärer operativer Versorgung (Harnröhrennaht, Drainierung) 190 Fällen mit primär konservativer Versorgung (nur suprapubische Harnableitung) und nachfolgend verzögerter operativer Versorgung der Harnröhrenverletzung gegenüber. Von den 262 Patienten mit primär operativer Therapie der Harnröhrenverletzung wurden 116 (44%) impotent, von den 190 Patienten mit primär konservativer Versorgung zeigten lediglich 8 (4%) eine posttraumatische Impotenz. Sharlip führt dies darauf zurück, daß bei primärer operativer Versorgung eine ausgedehnte Revision des infolge des ausgedehnten Hämatoms unübersichtlichen periprostatischen Raumes erforderlich ist und es dabei zu einer Verletzung der direkt der hinteren Harnröhre anliegenden parasympathischen Nervi cavernosi kommt, was die hohe Impotenzrate erklären würde. Unabhängig davon konnte Sharlip aber auch bei einer Anzahl von Fällen mit Beckenfrakturen mit oder ohne hintere Harnröhrenverletzungen angiographisch gesicherte Verschlüsse der Arteria pudenda im Segment II oder III nachweisen, so daß man bei einem derzeit noch nicht näher erfaßten Prozentsatz dieser Patienten von einer vaskulären Genese der posttraumatisch aufgetretenen Impotenz ausgehen muß (siehe auch Abb. 2).

Insbesondere in jüngster Zeit häufen sich Publikationen über angiographisch gesicherte Gefäßverschlüsse der Arteria pudenda in den Segmenten II oder III nach Becken- oder Straddleverletzungen, wobei z.B. von Zorgniotti und Mitarbeiter auch über posttraumatische arteriovenöse Aneurysmen im pudendalen Stromgebiet und deren erfolgreichen Korrektur berichtet wurde.

Bislang wurden in der Literatur über knapp 100 Patienten mit Penisfrakturen berichtet, wobei die Dunkelziffer ein Vielfaches davon sein dürfte. Nach Hudson sind 30% der Penisfrakturen mit gleichzeitigen Harnröhrenverletzungen, meist sichtbar an einem Blutaustritt aus dem Meatus

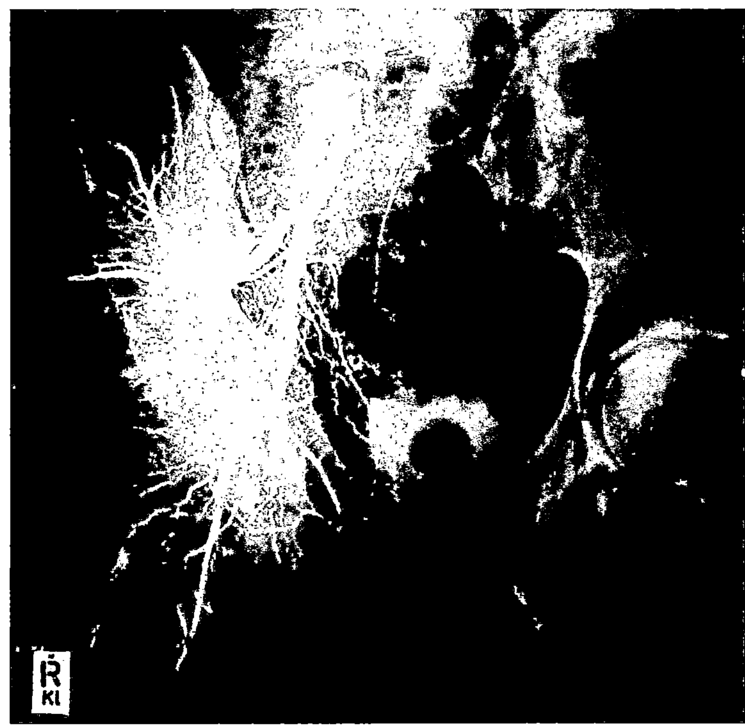

Abb. 2. Verschluß der A. pud. int. im Segment II. 30jähriger Patient mit Z. n. vorderer Beckenringfraktur und nachfolgender Impotenz

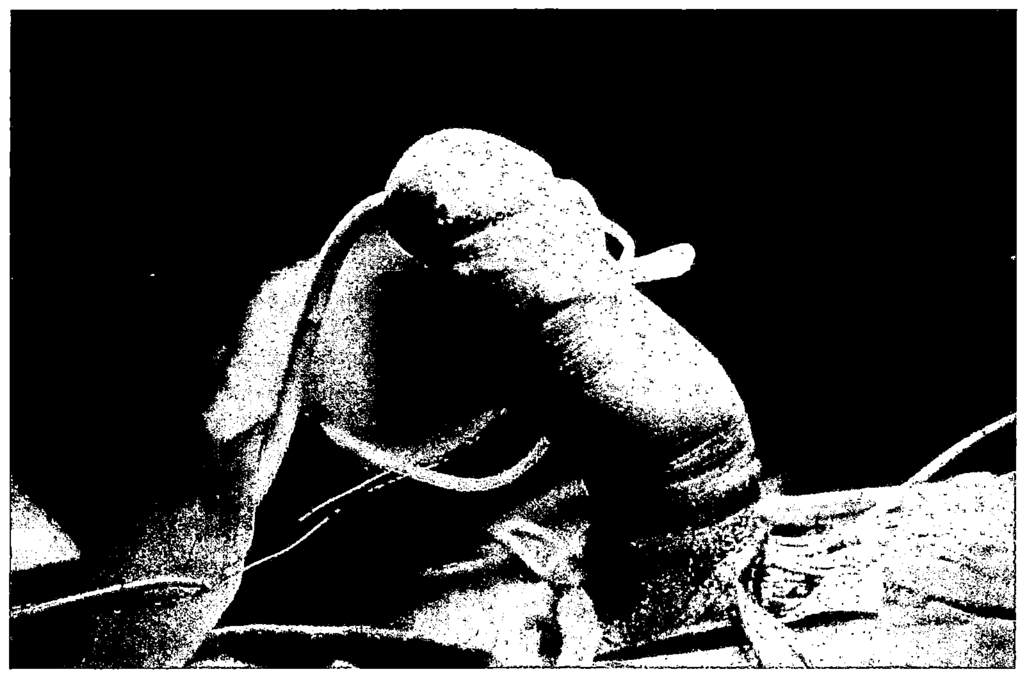

Abb. 3. 22jähriger Patient mit 4 Wochen alter Penisfraktur und nachfolgender Impotenz. Siehe Text

externus, kombiniert. Die Diagnostik umfaßt retrogrades Urethrogramm und Cavernosographie, wobei insbesondere bei länger zurückliegenden Penisfrakturen auch eine Darstellung der Penisgefäße in Form der selektiven Angiographie beider hypogastrischer Arterien erfolgen sollte, um somit Mitverletzungen der Penisgefäße mitzuerfassen und gegebenenfalls auch die therapeutischen Konsequenzen (Revaskularisation) daraus zu ziehen. In unserem Krankengut konnten wir im letzten Jahr zwei Fälle von länger zurückliegenden Penisfrakturen beobachten. Bei dem einen Patienten handelte es sich um einen 22jährigen Mann mit 4 Wochen alter Fraktur und nachfolgender Impotenz aufgrund einer erheblichen Penisdeviation mit pathologischer Gelenkbildung in Höhe der alten Frakturstelle (Abb. 3), die eine Imissio unmöglich machte. Nachdem die Angiographie eine Unversehrtheit der Penisgefäße zeigte, wurde das inzwischen organisierte Hämatom unter Schonung der Schwellkörperarterie exzidiert und am kontralateralen Schwellkörper eine Korrektur nach Nesbit vorgenommen, so daß eine kohabitationsfähige Erektion wieder erreicht werden konnte. Bei dem zweiten Patienten handelte es sich um einen 70jährigen Mann mit 9 Monate alter Penisfraktur und nachfolgender Impotenz bei vorher voll erhaltener Vita sexualis. Anamnestisch lag wohl eine gleichzeitige Harnröhrenverletzung mit vor (Koagelaustritt aus der Harnröhre für 4 Wochen). Nachdem im retrograden Urethrogramm keinerlei Narbenbildung im Sinne einer Striktur zu sehen war und die Cavernosographie einen entsprechenden Defekt im mittleren Schwellkörper zeigte, wurde noch eine selektive Darstellung der Penisgefäße durchgeführt, die rechtsseitig eine normale Gefäßsituation, linksseitig aber keine Gefäße zur Darstellung brachte. Auf eine operative Behandlung wurde in diesem Fall verzichtet, da dies mit einer gleichzeitigen Revaskularisation des Schwellkörpers bzw. alternativ mit einer Protheseimplantation hätte kombiniert werden müssen und der Patient dies angesichts seines Alters nicht mehr wünschte.

Die Therapie der frischen Penisfrakturen kann konservativ oder operativ sein, wobei aufgrund der besseren funktionellen Ergebnisse der operativen Therapie der Vorzug gegeben werden sollte, wie dies insbesondere die Publikationen der letzten Jahre zeigen. Penisamputationen sind meist das Resultat von Selbstverstümmelungsversuchen auf dem Boden einer gestörten psychosexuellen Entwicklung im Rahmen einer pathologischen Persönlichkeitsstruktur und zählen zu den Raritäten in der Medizin, wobei auch hier eine entspre

Tabelle 2. Therapiemöglichkeiten bei posttraumatischer Impotenz

Neurogen (cerebral, spinal, peripher)	Prothesenimplantate

Vaskulär	1. Aortoiliacale Gefäßachse: Prothese, Bypass
	2. Pudendale o. penile Gefäße: Revaskularisationschirurgie
	  a) direkte penile Gefäßanastomosen (A. epigastrica – A. dors. penis: Michal II) (A. epigastrica – A. prof. penis) (A. femoralis – A. dors. o. prof. penis: mit Veneninterponat)
	  b) Arterialisation der V. dorsalis profunda (Typ I–VI nach Virag)

Genitalverletzungen	1. Penisfrakturen: Leakverschluß, Hämatomexstirpation, evtl. Revaskularisation 2. Penisamputation: Mikrochirurgische Anastomosierung

chende Dunkelziffer vorliegen dürfte. Sharlip berichtete 1982 anhand einer Literaturübersicht über insgesamt 22 publizierte Fälle erfolgreicher Reanastomosierungen der Amputate, wobei bei mikrochirurgischer Nahttechnik insbesondere des dorsalen Nervengefäßbündels wesentlich bessere funktionelle Ergebnisse als bei makrochirurgischer Operationstechnik erzielt wurden.

Zusammenfassend läßt sich sagen, daß insbesondere posttraumatische Impotenzformen in der Folge von Becken-, Damm- und Genitalverletzungen eine Herausforderung an jeden Urologen in Bezug auf die diagnostische Abklärung darstellen, berücksichtigt man, daß bei entsprechender Indikation neben der Prothesenchirurgie mittlerweile alternativ attraktive, gefäßchirurgische Eingriffe (Tabelle 2), zur Verfügung stehen, die den oftmals jungen Patienten zuerst angeboten werden sollten.

Literatur

Bors E, Comarr AE (1960) Neurological disturbances of sexual function with special reference to 529 patients with spinal cord injury. Urol Surv 10:191. – Chapelle PA, Durand J, Lacert P (1980) Penile erection following complete spinal cord injury in man. Br J Urol 52:216. –

McDougal WS, Persky L (1981) Traumatic injuries of the genitourinary system. Williams and Wilkins, Baltimore/London. – Hierons R, Saunders M (1966) Impotence in patients with temporallobe lesions. Lancet 2:761. – Hudson MJK (1975) Rupture of the corpus cavernosum of the penis. Br J Clin Pract 29:191. – Sharlip ID (1980) Penile arteriography in impotence due to pelvic trauma. Sec intern conf on corpus cav revascularization, Monte Carlo. – Sharlip ID (1982) Implications concerning penile neurovascular anatomy from the results of replantation following traumatic penile amputation. Third intern conf on corpus cav revascularization, Kopenhagen. – Weiss HD (1972) The physiology of human penile erection. Ann Intern Med 76:793. – Whitelaw GP, Smithwick RH (1951) Some secondary effects of sympathectomy with particular reference to disturbances of sexual function. N Engl J Med 245:121. – Zorgniotti AM, Shaw WWL, Padula G (1982) Two cases of probable pudendal arteriovenous fistula: managed surgically. Third intern conf on corpus cav revascularization, Kopenhagen

Dr. Hartmut Porst
Abteilung Urologie
Kreiskrankenhaus
D-8960 Kempten

Interdisziplinäres Podiumsgespräch: Das Polytrauma unter Beteiligung der Harnorgane

Verhandlungsbericht der Deutschen Gesellschaft für Urologie, 35. Tagung (1983), 142–151
© Springer-Verlag Berlin Heidelberg 1984

Leitung: G. Rodeck, Marburg

Teilnehmer: B. Bauer, Marburg; H. Frohmüller, Würzburg; K. Peter, München; W. Reichmann, Köln; G. Rodeck, Marburg; G. Rutishauser, Basel; L. Schweiberer, München

G. Rodeck: Diese Podiumsdiskussion soll sich mit dem Polytrauma unter Beteiligung der Harnwege beschäftigen. Ich habe heute morgen schon gesagt, daß es unmöglich ist, die umfassende Problematik der Polytraumatisierten hier in einem 1stündigen Podiumsgespräch abzuhandeln.

Wir haben heute im Verlauf der Einzelvorträge sehr viel Statistiken und Zahlen gehört und haben sie alle mehr oder weniger noch im Kopf. Auch haben wir von heute morgen ein gewisses Erbe übernommen, in dem beklagt wurde, daß wir nicht eine ganz einheitliche Sprache sprechen, bezüglich der Gradeinteilung und es liegt auch hierzu eine schriftliche Aussage vor. Sicherlich sollte man zu einer allgemeingültigen, „differenzierten" Klassifikation der Nierenverletzungen kommen. Zunächst läßt sich soviel sagen, daß wir an sich mit der Klassifikation so weit gar nicht auseinanderliegen. Es kommt nur darauf an, daß wir den jeweiligen Befund in die richtige Rubrik einordnen und dabei muß uns eben die heute zweifellos verbesserte Diagnostik helfen.

Wir sind in Marburg nach wie vor Anhänger der Einteilung nach Hodges; aber man wird zur besseren Differenzierung die etwas weit umfassende zweite Gruppe besser noch einmal unterteilen. Ich würde sagen, das Stadium I ist die Kontusion mit einem kleinen Parenchymriß und subkapsulärem Hämatom, was man ja natürlich häufig im Röntgenbild nicht so genau differenzieren kann, aber mit Hilfe des CT der Sache schon näher kommt und man muß dafür nicht das Organ in der Hand haben. Das Stadium IIa sollte die Parenchymrisse mit schon größeren Hämatomen, auch Kapselrissen beinhalten aber ohne Hohlraumeröffnung und das Stadium IIb die Parenchymverletzungen, ob es sich nun um komplette Polabrisse handelt oder tiefgreifende mediane Rupturen mit Hohlraumeröffnungen, gekennzeichnet durch

Urin- bzw. Kontrastmittelparavasate, während im Stadium III die bedrohlichen Verletzungen zusammengefaßt sind, die, wenn sie richtig erkannt werden, unbedingt eine operative Behandlung erfordern. Es handelt sich hier um die totale Organberstung oder Zerreißung, den kompletten Nierenstielabriß oder aber, wie wir ja gehört haben, um den Nierenarterienverschluß durch Intimaeinrollung. Man kann hier auch mit Erwartung auf Erfolg noch nach mehreren Stunden eine Rekonstruktion versuchen. Beim isolierten Ureterabriß ist es wichtig, ihn zu diagnostizieren. Hier müssen wir nun von urologischer Seite grundsätzlich die Forderung erheben, daß bei allen Verletzungen des Stammes, einschließlich der Beckenfrakturen, ein Ausscheidungsurogramm als wesentliche Basisuntersuchung angefertigt wird. Es informiert uns über Vorhandensein und Ausscheidung beider Nieren, ob die Ureteren sich darstellen, wie die Harnblase sich entfaltet und ob Extravasate auf den Spätaufnahmen erkennbar sind. Wir bekommen durch das Urogramm schon viele Informationen, die dann noch durch Zusatzbefunde weiter ergänzt werden können. Wenn ich z.B. nur die Sonographie durchführe und sehe ein normales Organ ohne irgendwelche Rupturen, sehe aber im Ausscheidungsurogramm eine stumme Niere, dann muß ich immer schon daran denken, daß ein Arterienverschluß vorliegt und habe so schon eine wesentliche Information erhalten. Die Indikation für eine Angiographie ist dann bereits klar herausgestellt.

Nun soviel noch zur Beantwortung zweier Fragen, die noch einmal den Stellenwert des Urogramms ansprechen.

Ich darf Ihnen zunächst die Teilnehmer dieser Podiumsdiskussion vorstellen. Es kam mir darauf an, wie ich es heute morgen formuliert habe, die Zuständigkeit der einzelnen Fachgebiete klar herauszustellen, die Prioritäten festzulegen und zu erwirken, daß wir alle eine gemeinsame Sprache sprechen und auch unsere Bereitschaft bekunden, im Interesse der Kranken maximale Zusammenarbeit zu pflegen.

Ich habe deshalb Herrn Professor *Bauer,* Leiter der Neurochirurgischen Abteilung des operativen Zentrums I im Marburger Klinikum gebeten, als Neurochirurg bei diesem Gespräch zugegen zu sein. Weiterhin Herrn Professor *Peter,* Direktor des Zentrums für Anästhesiologie im Klinikum Großhadern München; Herrn Professor *Schweiberer,* Direktor der Universitätsklinik München Innenstadt; Herrn Professor *Reichmann,* Leiter der Unfallchirurgischen Abteilung im Universitätsklinikum Köln, links von mir Herrn Professor *Frohmüller,* Direktor der Urologischen Klinik in Würzburg und Herrn Professor *Rutishauser,* Direktor der Urologischen Klinik in Basel.

Ich hoffe, daß wir auf diese Weise Vertreter der wesentlichen Fachgebiete hier am Tisch haben und ich hätte nun gleich eine Frage an Herrn Professor Peter. Bei den Polytraumatisierten ist es doch häufig unerläßlich, daß neben dem diensttuenden Chirurgen fast gleichlaufend der Anästhesist herangerufen wird und er wird nun zu gleicher Zeit mit dem Allgemeinchirurgen tätig werden, um zunächst einmal eine grobe Orientierung über die vorliegenden Befunde herbeizuführen.

Frage an Herrn Peter: Was kann und soll primär getan werden, um sekundäre Schäden, wie Schocklunge, Fettembolie, metabolische Störungen, akutes Nierenversagen und Gerinnungsstörungen zu vermeiden? Vielleicht können Sie auch noch kurz auf den Einsatz von blutdrucksteigernden Mitteln, ihre Indikation und Kontraindikation eingehen.

K. Peter: Herr Rodeck, das ist ein ganzes Bündel von Fragen, mit denen man einen Kongreß füllen könnte. Was sind jedoch die wesentlichen Fakten, die es gilt herauszuarbeiten? Erste Aufgabe sowohl am Unfallort, während des Transportes, wie auch bei Klinikaufnahme ist die Sicherung der Vitalfunktionen der verletzten Patienten. Dies bedeutet im Extremfall Reanimation des Patienten, üblicherweise jedoch Sicherung freier Atemwege und damit eines ausreichenden Gasaustausches sowie Wiederherstellung bzw. Stabilisierung einer ausreichenden Herz-Kreislauffunktion.

Einige Worte zur Sicherstellung eines ausreichenden Gasaustausches während der Erstversorgung schwerverletzter Patienten. Er kann nur durch frühzeitige Intubation und Beatmung sichergestellt werden. Auch eine ausreichende Atemmechanik würde bei einem polytraumatisierten Patienten keine Garantie dafür geben, daß in dieser Erstphase die Gasaustauschleistung ausreichend sein würde. Unter klinischen Bedingungen ist es wesentlich einfacher die Indikation zur Intubation und Beatmung zu stellen. Hier können aktuelle Werte des Säure-Blasen-Haushaltes des arteriellen Sauerstoffdruckes herangezogen werden. Ein Abfall des arteriellen Sauerstoffpartialdrucks unter altersentsprechende Normwerte würden dann die Indikation zur Intubation und Beatmung darstellen.

Gleichwertig neben der Beatmungstherapie steht die Volumentherapie. Sie wird mit den Zielen durchgeführt, ausreichende kardiale Füllungsdrucke herzustellen und das verminderte Herzminutenvolumen wieder anzuheben. Weiterhin wird durch die primäre Volumenersatztherapie versucht, die schockspezifische Mikrozirkulationsstörung zu beheben und die Gesamtvolumenbilanz zu normalisieren.

Allein die Anhebung des Intravasalvolumens ermöglicht es, diese Ziele zu erreichen, da in der Initialphase des hypovolämisch-hämorrhagischen Schocks keine überproportionale Verminderung der extrazellulären Flüssigkeit vorliegt und die Translokation der interstitiellen Flüssigkeit erst zu einem späteren Termin abläuft. Da also in der Primärtherapie die Normalisierung des intravasalen Blutvolumens an erster Stelle steht, müssen die zur Verfügung stehenden Lösungen an diesem Effekt gemessen werden. Wertet man weiterhin die Therapiesicherheit und die Durchführbarkeit der Therapie mit kristalloiden bzw. kolloidalen Infusionslösungen, so ergibt sich eindeutig beim primären Volumenersatz ein Vorteil für künstliche kolloidale Lösungen, gemeinsam verabreicht mit kristalloiden Lösungen. Im Einzelfall wird man also Lösungen auf der Basis von Dextranstärke oder Gelatine verwenden und jedenfalls auf körpereigene sogenannte natürliche kolloidale Lösungen verzichten. Inwieweit gerade beim primären Volumenersatz Sauerstoff-transportierende Lösungen z.B. stromafreie Hämoglobinlösungen eine Rolle spielen werden, kann heute noch nicht abschließend beantwortet werden.

Sogenannte blutdrucksteigernde Medikamente, z.B. Noradrenalin, haben heute im Rahmen der primären Volumenersatztherapie praktisch keine Indikation mehr. Man wird vasokonstringierende Medikamente erst dann verwenden müssen, wenn trotz ausschöpfen aller Möglichkeiten der Volumenersatztherapie kein ausreichender Perfusionsdruck erreicht werden kann. Handelt es sich um eine Reanimation, dann wird unter den vaso-aktiven Substanzen Adrenalin erste Priorität haben müssen. Zusammenfassend kann also ihre Ihre eingangs gestellte Frage, was kann und soll primär getan werden, um sekundäre Schäden, wie z.B. Lungenveränderungen nach Schock, Fett-embolie oder auch akutes Nierenversagen zu ver-meiden, sollte so beantwortet werden: Die beste Prophylaxe stellt eine möglichst rasche und suffi-ziente primäre Schocktherapie dar.

G. Rodeck: Darf ich gleich noch eine Zusatzfrage stellen? Es wird uns häufig vom Anästhesisten nach Stabilisierung des Kreislaufes gesagt: „Wenn Sie eine Operation vornehmen wollen, dann möglichst bald, denn jeder spätere Eingriff birgt die Gefahr in sich, daß man in die Phase der möglichen Schocklunge hineinkommt." Hier hätte ich gern noch eine Äußerung von Ihrer Seite dazu, denn es ist heute schon einmal die Bemerkung gefallen, der Anästhesist oder Allgemeinchirurg drängt uns da-zu, tätig zu werden und gerade wir Urologen möch-ten ja nach Möglichkeit erst dann tätig werden, wenn wir es tatsächlich unbedingt für notwendig halten, d.h., wenn wir die erforderliche Diagnostik durchgeführt haben.

K. Peter: Dies sind zwei Fragen, einmal nach dem optimalen Zeitpunkt einer Operation beim poly-traumatisierten Patienten, zum anderen, ob man die Entwicklung einer sogenannten Schocklunge durch eine frühzeitige suffiziente Therapie auf-halten kann.

Vielleicht die Antwort auf die zweite Frage zuerst.

Im anästhesiologischen Sprachgebrauch ist der Begriff Schocklunge weitgehend verschwunden. Wir sagen, wenn überhaupt, die Lunge nach Schock.

Der Oberbegriff für akute Störungen der Lun-genfunktion ist das akute Lungenversagen, es kann z.B. durch einen Pneumothorax, eine Lungen-fistel, eine Atelektase oder auch die Lunge nach Schock verursacht sein. Das akute Lungenver-sagen des Erwachsenen, kurz ARDS, ist definiert durch einen Abfall der arteriellen Sauerstoff-partialdrucke unter altersentsprechende Norm-werte. Das ARDS, früher durch den Begriff Schocklunge gekennzeichnet, tritt sowohl bei Sepsis, nach Schock, nach Transfusionen, ge-legentlich nach extrakorporalem Bypass auf. Morphologisch ist es gekennzeichnet durch ein Leak-Syndrom, also durch Veränderung der alveo-kapillaren Membran, es kommt zu einem intersti-tiellen Ödem auf dem Boden dieses Leak-Syn-

droms mit pulmonaler Hypertension. Nur wenn ein interstitielles Ödem mit pulmonaler Hyper-tension vorliegt, spricht man von ARDS. Bis heute ist nicht bekannt, warum ein Patient im Verlauf eines posttraumatischen Geschehens in ein ARDS gerät, ein anderer Patient mit ähnlich schweren Verletzungen aber nicht.

Nach heutiger Meinung werden durch Schock oder Sepsis bestimmte Transmittersubstanzen und Mediatoren freigesetzt, die einerseits zu einem Leak-Syndrom, andererseits zur pul-monalen Hypertension führen. Es handelt sich hier vor allem um das Arachidonsäuresystem.

Zusammenfassend kann man soviel sagen, daß eine frühzeitige suffiziente Primärtherapie häufig ein ARDS verhindern kann. Eine Sicherheit gibt es dafür aber nicht.

G. Rodeck: Die Frage war vielleicht zu ausführlich. Die Abgrenzung der Fettembolie, Entwicklung einer Lunge nach Schock und Transfusionslunge, ist ja im Einzelfall nicht ganz einfach auseinander-zuhalten.

K. Peter: Ein ARDS kann nur klinisch durch den Krankheitsverlauf diagnostiziert werden. Defini-tionsgemäß sind davon ganz klar zu trennen ein Lungenversagen im Rahmen eines Herzinfarktes, im Rahmen eines Linksherzversagens, bei Lun-genembolie oder bei Fettembolie. Interessant da-bei ist, daß das Lungenversagen durch Fettembolie durch eine suffiziente Primärtherapie des Schocks sehr gut beeinflußt werden kann, während der Erfolg beim ARDS fraglich ist.

L. Schweiberer: Herr Rodeck, ich wollte jetzt mal hier einhaken:

Herr Peter hat sehr ausführlich über Volumen-substitution und über ARDS gesprochen, auch das hat mit feuchter Lunge zu tun. Eine Frage an Herrn Peter, und ich stelle diese Frage, weil ich heute derartige Bemerkungen gehört habe: „Kann er sich vorstellen, daß die Bilanzierung seiner Substitu-tions- und Beatmungstherapie ohne Blasenkathe-ter möglich ist?"

K. Peter: Grundsätzlich ist eine Infusionstherapie über längere Frist, dabei muß man aber schon in Stunden rechnen, ohne Überprüfung der Aus-scheidung durch Blasenkatheter nicht denkbar. Das primäre Infusionsregime aber wird sich nach dem Venendruck richten, im Idealfall auch nach dem pulmonal-kapillärem Verschlußdruck.

G. Rodeck: Einen Katheter legen, ob das nun auf normalem Wege, transurethral oder durch die Bauchwand direkt in die Blase (Cystofixkatheter) suprapubisch zweckmäßig ist, wird im Einzelfall unter Berücksichtigung der Begleitverletzungen zu entscheiden sein.

K. Peter: Herr Rodeck, ich möchte kurz noch ihre erste Frage nach dem optimalen Zeitpunkt eines operativen Eingriffs beim polytraumatisierten Patienten beantworten. Ich glaube, daß man erst nach Stabilisierung des Schockgeschehens Zeit hat, für operative Eingriffe, auch größerer Art.

G. Rodeck: Es erhebt sich nun die Frage, wo liegen die Prioritäten?

Hierzu ist es erforderlich zunächst zu klären, welche Kombinationen der einzelnen Verletzungen liegen vor. Die Erfahrung lehrt, daß nicht immer und überall in idealer Weise eine interdisziplinäre Zusammenarbeit erfolgt. Ideal wäre es, wenn Vertreter aller in Frage kommenden Fachdisziplinen frühzeitig zu dem Verletzten gerufen werden und gemeinsam den Therapieplan unter Berücksichtigung der gegebenen Prioritäten festlegen. Entscheidend ist weiterhin die engmaschige Verlaufskontrolle.

Herr Bauer hat sich als Neurochirurg gemeldet. Wir haben gesehen, daß eine hohe Prozentzahl von gleichzeitigen Schädelhirntraumen anzunehmen ist.

B.L. Bauer: Bei mehrfach verletzten Patienten liegen die Angaben zu begleitenden Schädel-Hirn-Verletzungen der unterschiedlichsten Schweregrade zwischen 60 und 90%. Intracranielle raumfordernde Prozesse im Sinne der extracerebralen raumfordernden Blutungen - epidurale und subdurale Hämatome - gehören hinsichtlich der Dringlichkeit der Operationsindikationen zu den Sofort-Operationen.

Zu betonen ist jedoch, daß alle Maßnahmen zur Sicherung der Vitalfunktionen vor diagnostischen Maßnahmen absoluten Vorrang haben.

Fast jeder polytraumatisierte Patient erleidet einen mehr oder weniger schweren Volumenmangelschock. So steht am Beginn des Polytraumas die Gewebszerstörung mit der Makrozirkulationsstörung im großen und kleinen Kreislauf; am Ende steht die oft irreversible Organkrankheit als Folge der Mikrozirkulationsstörung auf der O_2-Transitstrecke Kapillare-Zellparenchym. Es ist selbstverständlich, daß der Hirnchirurg zum bewußtlosen Patienten gerufen wird. Die speziellen Gesichtspunkte der Neurochirurgie dürfen dabei jedoch den Blick für die Gesamtproblematik nicht verstellen. Da O_2-Mangelschäden des Gehirns nach Schädel-Hirn-Verletzungen in vielen Fällen ebenso folgenschwer sind wie die Primärschäden, plädiere ich für folgende Therapieziele: Sicherung von Atmung und Beatmung, Stabilisierung von Herz- und Kreislauffunktion, Beseitigung der Gewebsazidose. Erst nach diesen primär der Lebenssicherung dienenden Maßnahmen kann die Überführung in die Diagnostikphase erfolgen, können klinisch instrumentelle und apparative Untersuchungsmethoden in ihr Recht treten.

Wichtig ist die Erkennung neurologischer Störungen während der Primärversorgung. Die exakte Verlaufskontrolle des neurologischen Befundes vom Unfallort bis zur Notfallaufnahme im Krankenhaus ist für die weitere Beurteilung von wesentlicher Bedeutung. Hierzu gehören die Dokumentationen von Bewußtseinszustand, Pupillenreaktion, Halbseitenbefunde oder Krampfanfälle. Sie erleichtern dem neurochirurgischen Erstuntersucher die Entscheidung, ob eine Progredienz neurologischer Befunde vorliegt.

Ist eine Progredienz festzustellen, erfordert dies zwingend die computertomographische Untersuchung, eine Angiographie oder - falls beides nicht möglich ist - die notfallmäßige Bohrlochtrepanation auf der Seite der weiten Pupille. Bei den rasch einsetzenden extracerebralen raumfordernden, traumatischen Blutungen handelt es sich in der Regel um akute Subduralhämatome mit ihrer auch heute noch immer sehr hohen Mortalität und um epidurale Hämatome, die jedoch in der Regel nicht ganz so schnell verlaufen. Die traumatischen intracerebralen Blutungen sind in der Regel ohne CT-Untersuchung nicht zu diagnostizieren und sollten nur bei rascher Progredienz der neurologischen Symptomatik und beim Auftreten von zentralen Regulationsstörungen im Akutzustand operiert werden.

G. Rodeck: Würden Sie nicht meinen, daß man doch möglichst bald eine Entlastung eines subduralen oder eines epiduralen Hämatoms anstreben soll?

B.L. Bauer: Ja, Herr Rodeck, selbstverständlich muß ein subdurales und epidurales Hämatom schnellstens operativ versorgt werden.

Häufig stehen wir jedoch vor der Situation, daß der Patient intubiert und beatmet wird. Es fehlt uns jedoch die Primärinformation über den neurologischen Befund am Unfallort, so daß über die Progredienz im Sinne der Verschlechterung des neurologischen Zustandes nichts gesagt werden kann. Wir wissen dann häufig nicht, ob eine einseitige weite Pupille vielleicht schon am Unfallort aufgetreten ist und Folge einer primären Schädigung des N. occulomotorius ist oder Folge einer sekundären Traumatisation des Nerven am Tentoriumsrand durch die beginnende Mittelhirneinklemmung. So sind wir häufig gezwungen, aufwendige Untersuchungen akut durchzuführen, die bei Kenntnis des klinisch-neurologischen Verlaufs mindestens von aufgeschobener Dringlichkeit wären.

G. Rodeck: Ich glaube, wir können aus Zeitgründen diese Diskussion nicht zu sehr vertiefen, obwohl sie sicherlich sehr interessant und wichtig wäre.

K. Peter: Durch moderne Überwachungs- und Therapiemethoden ist es sehr wohl möglich, die Stabilisierungsphase der Vitalfunktionen eines polytraumatisierten Patienten sehr schnell in eine Diagnostikphase überzuleiten. Diagnostik und Therapie greifen so ineinander. Man kann sehr viel Zeit durch eine suffiziente Primärtherapie des Polytraumatisierten gewinnen. Dies ist für die weitere operative Versorgung des Patienten außerordentlich wichtig.

B.L. Bauer: Wenn wir einen Computertomographen im Hause haben ist das natürlich kein Problem. Selbstverständlich kann die weitere Behandlung auch während der Computertomographie stattfinden. Wir wissen aber, daß etwa 70 bis 80% der Schädel-Hirn-Verletzten in Kliniken versorgt werden müssen, die über keine moderne bildgebenden Verfahren verfügen. Man ist dort darauf angewiesen, eine Angiographie oder Echoenzephalographie zu machen, um die Diagnose eines Subduralhämatoms zu stellen. Dann sieht das eben doch ein bißchen anders aus.

G. Rodeck: Ich bekomme hier eine Wortmeldung von Herrn Rutishauser.

G. Rutishauser: Was wir gerade gehört haben, klingt für mich jetzt fast etwas verwirrend. Es ist heute doch so, daß ein schwer Polytraumatisierter, wenn er in die Klinik eingefahren wird, in den meisten Fällen von einem Notfallarzt begleitet ist, der sich am Unfallort über die Verhältnisse orientiert und in der Regel die Anamnese bereits erhoben hat.

Jedenfalls bekommt von uns der Neurochirurg, wenn er gerufen wird, bereits Auskünfte über Ansprechbarkeit, Pupillenreaktion am Unfallort und auf dem Transport usw. Die unmittelbar notwendigen Therapiemaßnahmen und die Diagno-

stik greifen ineinander. Um hier Probleme zu vermeiden, halten wir es für richtig, daß ein kompetenter Arzt die „Direktion" übernimmt. Nach allgemeinem Konsens ist das bei uns der Allgemeinchirurg zusammen mit dem Anästhesisten.

Selbstverständlich werden sofort alle notwendigen Konsiliarii zum Verletzten gerufen und die Angelegenheit kommt in gegenseitiger Absprache ins Rollen.

B.L. Bauer: So spielt sich das bei uns eigentlich auch ab und es sollte in einem großen Haus in dieser Hinsicht eigentlich keine Probleme geben.

G. Rutishauser: Wenn ich nochmals kurz das Wort haben darf, so möchte ich für Urologen auf die Bedeutung der „Spital-Umwelt" hinweisen. Sie spielt bei der Betreuung von Polytraumatisierten mit Urogenitalapparatbeteiligung eine wichtige Rolle. Unter „Umwelt" verstehe ich hier besonders das „Konsiliarklima" und die „Konsiliardistanz". Letztere sollte nicht mehr als etwa 200 m betragen, damit es optimal funktioniert. Ausgezeichnet ist es, wenn man unter dem gleichen Dach wohnt und gemeinsame Rapporte hat. Es kann entscheidend sein, wenn die verschiedenen Herren, die sich beim Schwerverletzten treffen, etwa die „gleiche Wellenlänge" haben. Ich glaube, diese Forderungen sind noch nicht überall realisiert und in dieser Richtung müssen wir weiter tätig werden.

G. Rodeck: Ich darf nun das Thema unter Einbeziehung des Allgemein- bzw. Unfallchirurgen in etwas andere Bahnen lenken. Wir haben heute schon viel über das stumpfe Bauchtrauma gesprochen und damit sind wir ja, sowohl der Chirurg wie auch der Urologe, häufig konfrontiert. Es kommt immer wieder vor, daß wir an ein bereits offenes Abdomen gerufen werden und dann bei Vorliegen eines retroperitonealen Hämatoms die Frage auftaucht, was ist jetzt zu tun?; muß sofort interveniert werden, oder kann man hier zunächst abwarten. Ich glaube, daß hier das Polytrauma oder der Polytraumatisierte seine eigenen Gesetze hat. Wenn man die Veranlassung gehabt hat, die Laparotomie durchzuführen und findet eine retroperitoneale Blutung, dann sollte man sie auch in der Regel weiterhin abklären und nach Möglichkeit eine definitive Therapie durchführen. Das setzt aber voraus, daß vor der Laparotomie bei jedem stumpfen Bauchtrauma, ich muß es noch einmal sagen, bereits gleichlaufend mit der initialen Schocktherapie die urologische Diagnostik durchgeführt wird, die in einfachster Form zunächst im Ausscheidungsurogramm in Kombination mit der Sonographie bestehen kann. Es sollte heute eigentlich kaum noch vorkommen, daß ohne jede Abklärung der Harnwege beim stumpfen Bauchtrauma eine Laparotomie durchgeführt wird, es sei denn, daß ein total irreversibler Schockzustand vorliegt, der sofortiges operatives Eingreifen erfordert und die einzige Chance für das Überleben bietet.

Nun hätte ich gern noch einmal, ich weiß nicht, ob Sie schon während der Vorträge zugegen waren, die Rolle der intraperitonealen Lavage mit Ihnen besprochen und Ihre grundsätzliche Meinung bezüglich des diagnostischen Vorgehens bei dem stumpfen Bauchtrauma, mit oder ohne vorliegende Hämaturie, gehört. Wir sollten vielleicht schon jetzt das Beckentrauma mit einbeziehen, weil ja letztlich auch hier immer ein stumpfes Bauchtrauma vorliegt.

Ich habe in Berlin sehr aufmerksam das von Ihnen, Herr Schweiberer, geführte Rundtischgespräch verfolgt und dort ist mir bewußt geworden, daß es doch sehr auf den Zeitpunkt des operativen Vorgehens, z.B. bei einer Beckenfraktur ankommt, um u.a. zu vermeiden, daß es zu schweren nicht beherrschbaren, meist venösen Blutungen unter der Operation kommt.

Wenn ich einen Patienten, den ich gerade eben aus dem Schockzustand herausgeholt habe, operiere und unter der Operation noch einmal eine Massenblutung erlebe, es wurden da Zahlen von 15 bis 30 l Bluttransfusionen oder Infusionen genannt, dann ist ja klar, daß diese Patienten durch den operativen Eingriff, der ihnen helfen sollte, momentan wieder in eine neue Gefahr gebracht wurden. Ich glaube, daß uns hier auch die Sonographie zur Verlaufsbeobachtung der Größenzunahme eines retroperitonealen oder perivesicalen Hämatoms sehr viel weiter helfen kann, insbesondere bezüglich eines sofortigen operativen Vorgehens aus chirurgischer oder urologischer Indikation. Würden Sie bitte beide etwas dazu sagen.

L. Schweiberer: Ich möchte zur ersten Frage mal ganz generell sagen, daß es in der Tat so ist, daß das Ausscheidungsurogramm zu selten gemacht wird, dessen sollten wir uns bewußt sein. Bei der Mehrzahl, und ich möchte die Zahl von 80 bis 85% aller Polytraumatisierten nennen, ist der Zustand nicht so akut lebensbedrohlich, daß nicht im Schockraum auch noch ein i.v.-Urogramm erstellt werden kann. Dies nur vorab. Der Urologe sollte ebenso wie der Neurochirurg sehr früh hinzugezogen werden. Ich muß sagen, gerade mit der Urologie klappt das im allgemeinen ausgezeichnet. Natür-

lich muß der Allgemeinchirurg vorab einige Untersuchungen laufen lassen, um einen orientierenden Überblick über die Rumpfverletzung ganz allgemein zu bekommen. Bei Rumpfschleudertraumen ist die Inspektion nach Prellmarken unbedingt notwendig, aber auch die zusätzliche Thoraxverletzung bedarf bei allen Rumpfschleudertraumen besonderer Beachtung. Ein Pneumo-Thorax, ein Hämatothorax, ein verbreitertes Mediastinum sowie Lungenkontusionsherde müssen rechtzeitig erkannt oder ausgeschlossen werden. Genauso wie es nie einen Polytraumatisierten geben darf, bei dem nicht auch eine Beckenübersichtsaufnahme orientierend gemacht worden ist.

Dies nur vorab zu den klinischen und röntgenologischen Übersichtsuntersuchungen. Es wurde, ich habe sehr interessiert zugehört, die Frage nach der weiteren und erweiterten Diagnostik des Abdomens, das uns ja im allgemeinen gemeinsam interessiert, gestellt. Es wurde ein bißchen kontrovers über den Wert der Sonographie und der Lavage diskutiert.

Einmal können diese beiden Verfahren nicht Konkurrenzunternehmen sein. Ich kenne die Zeit der Behandlung Polytraumatisierter, als es die Lavage noch nicht gab. Als die Lavage da war, ging die Zahl der Probelaparotomien, aber ganz besonders die Zahl der übersehenen intraabdominellen Verletzungen so rapide zurück, daß ich es einfach zum jetzigen Zeitpunkt nicht für vertretbar halte, keine Lavage durchzuführen.

Als zweites, die Sonographie ist jetzt in den letzten 2 Jahren so hervorragend entwickelt worden, und ich bin auch fest überzeugt, daß in wenigen Jahren, wenn wir wieder diskutieren, die Sonographie ganz im Vordergrund steht. Im Moment aber ist die generelle Ausbildung im Sonogramm noch nicht gewährleistet, und wenn der Röntgenologe die sonographische Diagnostik übernimmt, dann muß er auch rund um die Uhr seinen Dienst tun und mit dem Chirurgen, mit dem Urologen und mit allen gemeinsam an der Versorgung und an der Diagnostik dieser Patienten teilhaben. Im Moment ist dieses noch nicht soweit und wir Chirurgen, das kann ich klipp und klar sagen, sind in der Handhabung des Sonogramms auch bei weitem nicht soweit, um uns auf das Sonogramm voll und ganz verlassen zu können. Ich habe in München das Glück, daß die Klinik ihre eigene Röntgenologie hat und daß die Zusammenarbeit gut funktioniert. Aber ganz generell muß ich auf das ganze Land bezogen sagen, ist die Lavage nach wie vor die Methode der Wahl zum Ausschluß oder zur Verifizierung eines akuten Blutverlustes in das Abdomen.

H. Frohmüller: Herr Schweiberer, eine direkte Frage zur Lavage. Wenn ich mich recht erinnere, dann hat Herr Klaue aus der Würzburger Chirurgischen Klinik, der über eine große Anzahl von Lavagen berichtet hat, bei falsch-positiven Lavagen in 2% der Fälle Nierenverletzungen gefunden. Wenn diese nicht vorher abgeklärt sind, dann stehen wir vor einem offenen Bauch und wissen nichts über Zustand und Funktion beider Nieren. Wir wissen nicht, ob zwei Nieren vorhanden sind. Diese Beobachtung unterstreicht noch einmal die Notwendigkeit der präoperativen Abklärung.

K. Schweiberer: Es ist ganz sicher so, ich habe es zum Eingang schon gesagt, daß wir auch bei positiver Lavage im allgemeinen noch Zeit haben, ein Ausscheidungsurogramm zu machen. Es gibt zwar in seltenen Fällen, das sind die wenigen 2 bis 3%, wo wirklich keine Zeit ist und nach der Blitzdiagnose die Notlaparotomie erfolgen muß. Blitzdiagnose: auf den Bauch gesehen, kein Kreislauf mehr und der Patient ohne operative Blutstillung nicht mehr aus dem Schock herauszubekommen. Da ist die Leberruptur und/oder die Milzruptur, und ich habe überhaupt keine Zeit mehr zu irgendeiner Diagnose. So kommen die wenigen Fälle zustande, wo dann vielleicht noch der Urologe dazugerufen werden muß und wo er sagt, jetzt stehen wir da und haben natürlich keine Diagnose. Aber das will ich noch einmal betonen, daß ist ein ganz kleiner Prozentsatz.

G. Rodeck: Herr Schweiberer, es gibt aber durchaus Fälle, wo eine falsch-positive Aussage vorlag, weil man das retroperitoneale Hämatom als Ursache nicht erkannte und den Bauch aufgemacht hat. Man findet bei eingehender Untersuchung keine Blutungsquelle im Abdomen und erkennt dann erst, daß die Blutungsquelle im Retroperitonealraum liegt. Es kann ja auch einmal sein, daß die Blutung von einer Querfortsatzfraktur oder einer Vertebralisverletzung herrührt, da kann ja auch ein großes Hämatom entstehen. In diesen Fällen ist es für uns wichtig zu wissen, sind die harnableitenden Wege intakt, liegt eine tiefergreifende Organruptur vor, müssen wir möglichst in gleicher Sitzung eingreifen. Ich kann mich an einen Patienten entsinnen, der einen Schweregrad III ohne Hämaturie hatte, er wurde laparotomiert und eine Leberruptur versorgt, er blieb im Schock. Die Revision ergab einen kompletten Nierenstielabriß mit Organzerreißung. Hätte man trotz fehlender Hämaturie vorher ein Urogramm gemacht, hätte man die stumme Niere rechts gesehen und hätte

gewußt, hier liegt ein Befund vor, der einer weiteren Abklärung bedarf.

Herr Reichmann, bitte.

W. Reichmann: Die Perlen sind nun schon ziemlich verteilt, aber ich möchte noch einmal darauf hinweisen, daß Gefahrenmoment Nr. 1, das hat Herr Peter sehr ausdrücklich beschrieben, ist die Asphyxie, Gefahrenmoment Nr. 2 ist die große Blutung, die wir am meisten fürchten und vermuten, wenn die Anästhesie nicht zurecht kommt mit ihren stabilisierenden Maßnahmen. Dann ist fast immer eine noch andauernde Blutung im Bauchraum anzunehmen. Den Thorax können wir rasch überblicken mit einer Röntgenübersicht im Schockraum, Atemtyp und rein physikalischen Untersuchungsmaßnahmen; aber der Bauch ist die Sphinx. Ich stamme noch aus der Zeit, wo man die sogenannte kleine Probelaparotomie machte, d.h., kleiner Schnitt im Oberbauch, Stieltupfer in den Douglas, Stieltupfer nach rechts, nach links, kein Blut, wieder zunähen. Da kann es natürlich passieren, wenn man keine ausreichenden Informationen von dem Traumamechanismus hat, daß dennoch ein großes retroperitoneales Hämatom vorliegt. Dies wird aber nur selten in der ersten Phase den Schock so protrahieren, daß wirklich eine akute Gefahr besteht, es sei denn, es handelt sich, und da sind wir bei dem schon angesprochenen Thema, um eine Beckentrümmerfraktur. Hier stellt sich eben die Frage, wenn intraabdominal keine zu versorgende Verletzung vorliegt, soll man öffnen, soll man operieren, soll man dies in Ruhe lassen, also soll man sich auf die Eigentamponade verlassen. Wir müssen ehrlich sein, wir haben kein verläßliches Mittel, die schwere Blutung, die auf 3 bis 4 l ansteigen kann, zu stillen. Die Beckenfraktur durch Ostesynthese zu versorgen, ist in diesem Moment nicht das Entscheidende.

Es ist schon von den flankierenden, vor allem bei Bewußtlosen, sehr hilfreichen Untersuchungen gesprochen worden (CT, Angiographie, usw.), wenn wir mit der klinischen Untersuchung nicht weiterkommen. Das Entscheidende ist hier wirklich die klinische Beurteilung durch einen erfahrenen Chirurgen *und* Urologen. Wenn wir rasch eine Laparotomie machen müssen, dann können wir nur durch eine große Laparotomie entscheidend helfen.

K. Schweiberer: Wenn ich kurz noch zu den falsch-positiven Ergebnissen der Lavage Stellung nehmen darf, sie machen 1 bis 2% aus. Ich will auch noch einmal das Verdienst von Herrn Klaue hervorheben, der die Lavage 1974/75 in Deutschland eingeführt hat und die seitdem mit großem Erfolg angewandt wird. Diese falsch-positiven Ergebnisse entstehen tatsächlich beim retroperitonealen Hämatom, meist in Verbindung mit der Beckenfraktur, und deshalb habe ich vorher schon darauf hingewiesen, daß man die Beckenübersicht machen sollte.

Es sind die dorsalen Ringverletzungen, wo das Hämatom nach oben drängt und unter Umständen anpunktiert wird; dann gibt es die falsch-positiven Ergebnisse. Es hat sich erwiesen, daß bei Vorliegen einer Beckenfraktur es günstiger ist, den Katheter nicht nach unten einzuführen, sondern nach schräg oben, dann trifft man das retroperitoneale Hämatom nicht.

H. Frohmüller: Aber das können Sie vermeiden, wenn Sie vorher urologisch abklären.

K. Schweiberer: Ja, ja.

G. Rutishauser: Darf ich mir eine kleine Bemerkung zur Nierendiagnostik beim Polytraumatisierten erlauben. Ich wäre ein schlechter Urologe, wenn ich nicht die Meinung von Herrn Rodeck teilen würde, daß das Urogramm in der primären Diagnostik eine wichtige Rolle spielt, aber man muß auch ein gewisses Verständnis für die Chirurgen haben. Wir haben kürzlich die tödlich verlaufenden Polytraumfälle der letzten 10 Jahre in Bezug auf die Mitbeteiligung der Niere untersucht. Bei diesen über 1400 Fällen fanden wir 54 mit schweren Nierenverletzungen, also ganze 4%; von diesen 54 waren jedoch für den Exitus 37 ohne Bedeutung. Am Exitus beteiligt bzw. den Exitus herbeigeführt hatten gerade 17, das macht 1,2%. Dieser niedrige Prozentsatz zeigt uns etwas die Relationen.

Als Urologe kennen wir selbstverständlich nicht nur die Nierenverletzungen beim Polytrauma. Als Fachspezialisten sind wir immer wieder sehr beeindruckt – vielleicht zu sehr beeindruckt – durch die solitäre Nierenverletzung. Wenn wir uns aber die Mühe nehmen, die Nierenverletzungen vom Polytraumaproblem insgesamt aus zu beurteilen, so müssen wir anerkennen, daß sie einen vergleichsweise kleinen Prozentsatz ausmachen und ihre Bedeutung dem entsprechend beschränkt ist.

G. Rodeck: Darf ich in diesem Zusammenhang eine Frage anschneiden, die mir wichtig erscheint in der Zusammenarbeit mit dem Chirurgen, der unter Umständen zuerst tätig wird und wir dann noch hinzugerufen werden. Wenn ich die Orien-

tierung habe, die Blutung stammt aus der Leber oder aus der Milz, ist die Sache einfacher, aber wenn ich zunächst noch gar keine Anhaltspunkte habe, welche Schnittführung würden Sie praktizieren, auch mit Rücksicht auf den Urologen, der evtl. nach Ihnen noch tätig werden muß?

K. Schweiberer: Ich verwende beim Trauma immer den Mittelschnitt, den man gegebenenfalls nach allen Seiten erweitern kann. Das ist die Methode der Wahl beim Trauma. Sonst bin ich ein großer Freund der Querschnitte bei den Elektiveingriffen, aber niemals beim Trauma.

G. Rodeck: Ist das auch die Meinung der anderen Unfallchirurgen? – Zustimmung – Dann war noch nach der zeitlichen Abstimmung bei Verletzungen der unteren Harnwege (Blase, Urethra) in Kombination mit den Beckenfrakturen zu fragen. Wenn wir Anhaltspunkte haben, daß eine Blasenruptur vorliegt, ist in aller Regel von uns aus die Indikation zu einer operativen Revision gegeben. Vor 1 Jahr etwa sind wir einmal von dieser Regel abgewichen. Die Patientin war polytraumatisiert, hatte noch eine zentrale Hüftluxation mit begleitender Beckenfraktur und hatte eindeutig eine extraperitoneale Blasenruptur. Normalerweise hätte man in dem Falle gleich die Blasenwunde versorgen müssen. Da das Kontrastmittelextravasat begrenzt war und die intraperitoneale Verbindung sicher ausgeschlossen werden konnte aufgrund des cystographischen Befundes, haben wir uns hier einmal mit der alleinigen Ableitung über einen Katheter begnügt und die Kontrolle 4 Tage später ergab, daß keine Extravasation mehr bestand. Ich will damit nur sagen, daß man einmal mit Rücksicht auf die Allgemeinsituation auch von der sonst gegebenen Regel einer sofortigen Revision des urologischen Befundes abweichen kann. Das gilt auch für die Urethraverletzung, wo wir heute noch die Möglichkeit haben, wenn die Blase nicht zu sehr aus ihrer normalen Lage herausgedrängt ist, entweder unter Ultraschall- oder Röntgenleitung die suprapubische Abteilung einzulegen, um dann erst nach Stabilisierung und Versorgung der in Priorität stehenden Befunde sekundär die Versorgung der Urethraverletzung vorzunehmen. Wie stehen Sie, Herr Schweiberer und Herr Reichmann, zur Frage der primären oder erst später durchzuführenden Osteosynthese bei schweren Beckenfrakturen?

K. Schweiberer: Die primäre Osteosynthese ist beim schwer polytraumatisierten Patienten fast nie nötig und auch nicht möglich, das kann in die postprimäre, in die dritte Phase verlagert werden. Wenn wir eine Symphysenzerreißung haben und das dorsale Kompartiment praktisch immer mit zerrissen ist, also bei den Luxationsverletzungen des Beckens, neigen wir eher zur Sofortversorgung. Wenn gleichzeitig eine urologische Verletzung vorliegt, z.B. eine Urethraverletzung, dann ergibt sich natürlich eine wunderschöne Indikation für die Simultanversorgung, also in diesem Falle eine urologisch-traumatologische Versorgung. Es ist uns ein großes Anliegen, daß gerade diese Beckenfrakturen und Beckenluxationen, die ja primär häufig als Leitsymptom die Urethraverletzung haben, frühzeitig in urologische Zentren kommen. Das dorsale Kompartiment des Beckens soll durch Schrägaufnahmen unbedingt mit berücksichtigt werden, denn die dorsalen Lockerungen machen später fast die einzigen Beschwerden und hier hat die Früh- und Sofortversorgung einen sehr sehr wichtigen Stellenwert bekommen. Sie hat auch einen hohen Stellenwert bezüglich der sogenannten akuten Blutstillung. Sobald das dorsale Becken stabilisiert ist, läßt auch die Sickerblutung im Retroperitoneum nach und man kommt mit der Transfusions- und Infusionstherapie wieder nach.

G. Rodeck: Meist handelt es sich ja auch um venöse Blutungen, die dann doch zur Eigentamponade kommen. Wie stehen Sie zur Angiographie, sollte man sie nur dann durchführen, wenn man größere arterielle Blutungen im retroperitonealen und perivesicalen Raum vermuten muß?

K. Schweiberer: Die arteriellen Gefäßverletzungen machen bei Beckenfrakturen und Kombinationen nur 1,5% aus, sind also sehr selten. Trotzdem, wenn der Verdacht besteht und eine Ischämie der Extremitäten vorhanden ist, ist die Angiographie eine zwingende Notwendigkeit und heute natürlich auch die Embolisation zur Blutstillung.

G. Rodeck: Ich darf vielleicht noch unseren urologischen Wunsch an die Chirurgen präzisieren, bei Beckenfrakturen mit dem Verdacht auf Urethraverletzungen primär keinen Katheter zu versuchen, sondern primär das Infusions-Urethrogramm anzufertigen. Wir haben heute entsprechende Sets, wobei man vorsichtig einen Katheter in die Fossa navicularis einlegt und dann mit zunächst geringem Druck (30–40 cm H_2O), möglichst unter Durchleuchtungsbedingungen, das Urethrogramm anfertigt, um zu sehen, ob die glatte Passage in die Harnblase erfolgt. Wenn man das mit manuellem Druck macht, kann es möglich

sein, daß eine inkomplette Ruptur durch diese Druckerhöhung noch weiter ausgeweitet wird.

Herr Reichmann, bitte.

W. Reichmann: Ich würde Herrn Schweiberer zustimmen, im Bezug auf die Methode der Wahl, wenn man die Wahl hat, eine Beckenfraktur definitiv zu versorgen. Dann haben auch wir die Osteosynthese angewandt, sei es nun mit einer Platte, sei es mit Schrauben oder auch synchron mit der urologischen Versorgung früher mit einer Doppelcerclage an der Symphyse, wenn man unter den Bedingungen der Nottherapie handeln muß. Vor dem Hintergrund der Letalitätszahlen unserer Klinik, die an die 50% herankommen, bevorzugen wir doch eine mehr konservative Einstellung. – Kann ich mal die Dias haben –.

Wenn Sie also eine instabile Beckenfraktur haben mit großer Blutung, dann machen wir heute nicht mehr die Horizontalextension, sondern wir machen auch schon aus besseren pflegerischen Bedingungen mehr die Vertikalextension, wobei wir auch eine gewisse Möglichkeit der Kompression und einen Repositionseffekt auf die hintere Beckenpartie haben. Wir haben damit eigentlich recht gute Erfahrungen gemacht. Einziger Nachteil ist später, daß die Krankengymnastin mit den doch recht kontrakten Hüftgelenken unter Umständen sehr lange zu tun hat. – Hier sehen Sie, der Patient liegt in einem Hebebett –. Ein weiteres wichtiges Prinzip für die Behandlung der Beckenfraktur ist die Ruhigstellung, damit es nicht noch sekundär zu Blasen- oder Harnröhrenverletzungen im Bereich der Symphyse, vor allem bei den Frakturen des vorderen Beckens, kommt. Wichtig sind weiterhin möglichst gute Durchblutungsbedingungen für das Gesäß, denn es kann sehr schnell zu einer bedrohlichen Wende des Krankheitsbildes kommen, wenn es zu einer Sepsis kommt, die von einem Dekubitus ausgeht.

G. Rodeck: Vielen Dank. Die Zeit ist schon fortgeschritten, aber noch zwei Fragen, zunächst an Herrn Bauer, bezüglich der Verletzungen der Wirbelsäule beim Polytraumatisierten.

B.L. Bauer: Es ist mir ein Anliegen, darauf besonders hinzuweisen. Kombinationsverletzungen sind zur 40 bis 70% mit schweren Schädel-Hirn-Verletzungen verbunden, aber es wird vergessen, daß sie etwa zu 12 bis 15% mit Wirbelsäulenverletzungen, Luxationen, Luxationsfrakturen, Kompressionsfrakturen kombiniert sind. Es gibt doch den einen oder anderen Fall, der akut am Subduralhämatom operiert worden ist und bei dem sich am nächsten Morgen eine Querschnittslähmung herausstellt. Bei den Kombinationsverletzungen sollte nicht die Wirbelsäule vergessen werden und der neurologische Befund der unteren Extremitäten beachtet werden.

G. Rodeck: Eine letzte Frage an Herrn Peter. Was gibt es neues von seiten der Anästhesiologie in der Betreuung der Mehrfachverletzten?

K. Peter: Ich glaube, die Anästhesiologie wird sich auf zwei Gleisen fortbewegen. Einmal sicherlich die Entwicklung von Sauerstoff-transportierenden Lösungen. Es wird sich hier eine Möglichkeit ergeben, um auch bei massivsten Blutverlusten eine überbrückende Hilfe geben zu können. Zum anderen werden differenzierte Beatmungsmethoden für Patienten mit ARDS zur Verfügung stehen.

G. Rodeck: Vielen Dank. Wir haben jetzt in unserem Gespräch mehr oder weniger nur die akute Situation ansprechen können, aber ein Polytraumatisierter kann ja über Tage, Wochen und Monate hinaus Probleme aufwerfen, und ich glaube, es ist eben wichtig, daß man nicht nur am Anfang zusammenkommt, um die Situation zu besprechen, sondern immer wieder in regelmäßigen Abständen die Folgezustände bedenkt und die sich daraus ergebenden Maßnahmen. Weitgehend wird ja das Schicksal der Schwerverletzten davon abhängig sein, inwieweit unmittelbare und sekundäre Folgezustände beherrscht werden können und reversibel sind. Akutes Nierenversagen, Gerinnungsstörungen, Sepsis, das sind alles noch Probleme, die wir eigentlich noch hätten ansprechen können, aber eine Stunde ist natürlich dafür viel zu kurz.

Einer sollte der Koordinator sein, das wurde bereits angesprochen. Da die Patienten meist auf einer Intensivpflegestation liegen, die von einem Allgemeinchirurgen, Unfallchirurgen und/oder von einem Anästhesisten betreut wird, sollte der Erfahrenste diese Koordination übernehmen. Unser Wunsch ist eigentlich nur, daß wir nicht erst dann, wenn es brennt, gerufen werden, sondern so rechtzeitig, daß wir unsere Gedanken und Therapievorschläge mit einbringen können, um möglicherweise Schaden zu vermeiden.

Ich darf mich bei den Teilnehmern dieses Gespräches sehr herzlich bedanken und bei allen, die noch bis jetzt Geduld gehabt haben. Ich bin mir im klaren, daß noch Fragen offengeblieben sind, aber ich denke doch, daß manches einer Klärung näher gebracht werden konnte. Danke.

II. Hauptthema: CT und Sonographie bei urologischen Tumoren

Verhandlungsbericht der Deutschen Gesellschaft
für Urologie, 35. Tagung (1983), 155–161
© Springer-Verlag Berlin Heidelberg 1984

Computertomographie bei urologischen Tumoren

C. Claussen, B. Ludwigsen und Th. Weiss

Die Computertomographie (CT) wird zur Abklärung von Tumoren in allen Organen und Organbereichen des Urogenitalbereiches eingesetzt. Dazu gehören raumfordernde Prozesse der Nieren incl. Nierenbecken, Blasen-, Prostata- und Hodentumoren, wobei die CT in diesem Falle zum Staging insbesondere zum Nachweis von Lymphomen im Becken und Retroperitoneum eingesetzt wird. In unserem Patientengut kommen ca. $\frac{1}{3}$ der Patienten aus dieser Patientengruppe. Diese Tatsache unterstreicht die eminente Bedeutung der CT für die urologische Diagnostik.

Nieren

Einer der Schwerpunkte urologischer CT-Diagnostik ist die Abklärung von Raumforderungen im Bereich der Nieren. Nach über achtjähriger Erfahrung hat sich die CT als Methode etabliert und ist fester Bestandteil der diagnostischen Routine.

Die Indikation für die CT der Nieren (nach Love et al.) sind:
- abnormales i.v. Urogramm
- nicht urologische Probleme, die auf eine unentdeckte Nierenläsion hinweisen
- Im Sonogramm nicht eindeutig als Zyste anzusehende Raumforderung
- Staging bei bekanntem Nieren-Ca. zur Therapieplanung
- Follow-up bei Verdacht auf Rezidiv
- Verschiebungen der Nierenachse
- Störung der Nierenfunktion (z.B. „stumme Niere"), deren Ursache nicht eindeutig durch Ultraschall erkennbar ist.

Die häufigste an den Radiologen gestellte Fragestellung in der computertomographischen Nierendiagnostik ist die Abklärung einer intrarenalen Raumforderung. Die häufigste Ursache einer intrarenalen Raumforderung sind gutartige Zysten, die in der Regel im Ultraschall eindeutig erkannt werden können. Die Nierenzysten sind die häufigste Läsion bei der abdominellen CT. Nach Angaben von Love et al. haben ca. die Hälfte der Patienten über 50 Jahre – nach unseren eigenen Erfahrungen über $\frac{1}{3}$ der Patienten über 50 Jahre – Nierenzysten.

Als CT-Kriterien der gutartigen Nierenzysten gelten:
- glatte Berandung gegenüber der Umgebung und Nierenparenchym
- dünne gerade oder nicht mehr erkennbare Wand
- homogener hypodenser Zysteninhalt
- Dichteanstieg nach KM-Gabe nur in der Zystenwand

Die CT-Dichtewerte bei Nierenzysten sind abhängig vom Eiweißgehalt der Zystenflüssigkeit. Meist liegt die Dichte einer Zyste zwischen 5 und 20 HE. Es können aber auch Dichtewerte über 20 HE bei gutartigen Nierenzysten auftreten, so daß bei zunehmender Dichte eine Zyste nicht mehr von einer soliden Raumforderung abgegrenzt werden kann.

Methodik

Die Untersuchung der Nieren im CT bei Verdacht auf eine intrarenale Raumforderung erfolgt in zwei Abschnitten. Zunächst werden die Nieren in cranio-caudaler Richtung nativ in 8 mm breiten Schichten untersucht. Anschließend erfolgt eine intravenöse KM-Gabe. Bei uns und auch in anderen Zentren wird dabei die intravenöse Bolus-Technik mit einem schnellen Serien-CT gegenüber der Infusions-Technik der Vorzug gegeben,

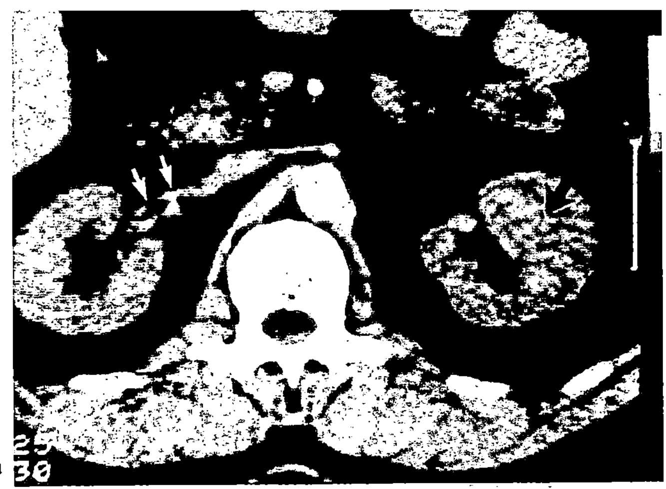

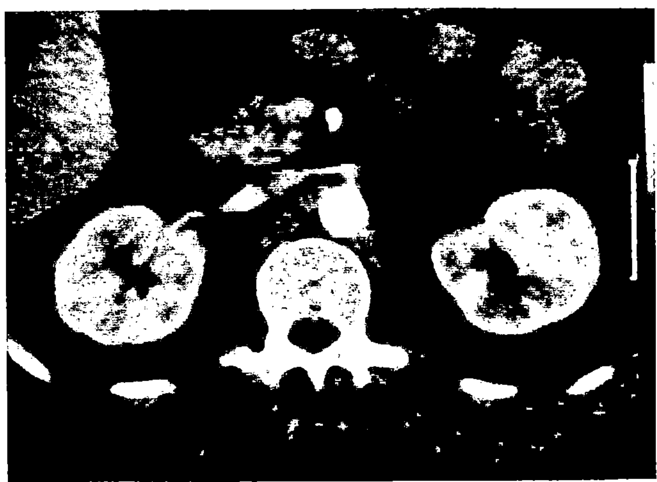

Abb. 1a, b. CT-Transversalschnitt durch beide Nieren in Höhe des Nierenhilus. a Vor Kontrastmittelgabe: Rechts horizontaler Anschnitt der Vena renalis (*Pfeile*) mit Einmündung in die Vena cava inferior. In der linken Niere ventro-lateral (*Pfeil*) deutliche Verbreitung des Nierenparenchyms. b CT nach Kontrastmittel(KM)-Bolusinjektion: In der Frühphase 20–30 s. p. i. starke Kontrastierung der Nierenrinde. Dadurch Differenzierung von Nierenmark und -rinde. Auch links lat. regelrechte Abgrenzung von Rinde/Mark, somit kein Tumor

da mit dieser Methode der Vascularisationsgrad einer intrarenalen Läsion bestimmt werden kann und so entscheidende Hinweise zur Diff.-Diagn. geliefert werden. Diese schnelle Serie nach Bolus-Injektion erfolgt in einer Schichtebene, die vorher im Nativbild ausgesucht wurde. Anschließend werden die Nieren kontinuierlich durchgeschichtet.

Nierentumoren

Seit Einführung moderner CT-Geräte mit kurzer Scan-Zeit von ca. 5 s (ca. 1978) wird über die Wertigkeit der CT in der präoperativen Abklärung bei Verdacht auf Nierentumoren diskutiert, insbesondere die Möglichkeiten der CT bei der Stadieneinteilung maligner Raumforderungen.

Als CT-Kriterien einer malignen Raumforderung gelten:
- polyzyklische, unscharfe Begrenzung gegenüber der Umgebung und Nierenparenchym
- weichteiläquivalente Dichte
- innerhalb des Tumors kommt es häufig zur Darstellung landkartenartiger hypodenser Areale, die Nekrosezonen entsprechen
- Verkalkungen
- inhomogener Dichteanstieg nach KM-Bolus-Injektion in der Frühphase

156

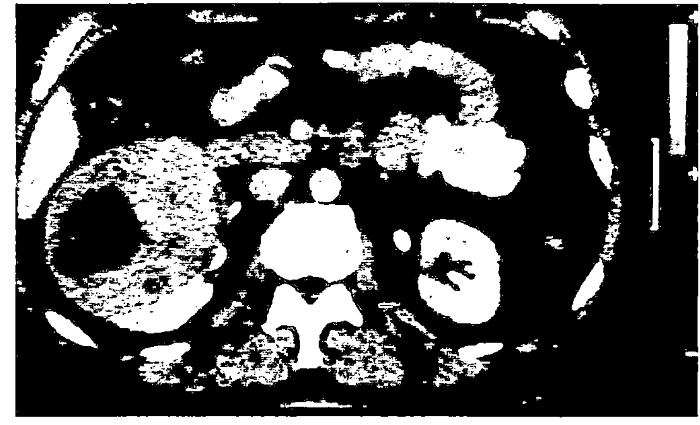

Abb. 2. Nierentumor rechts (ca. 10 cm ∅). Nierenkapsel nicht durchbrochen. Zentrale Nekrosen

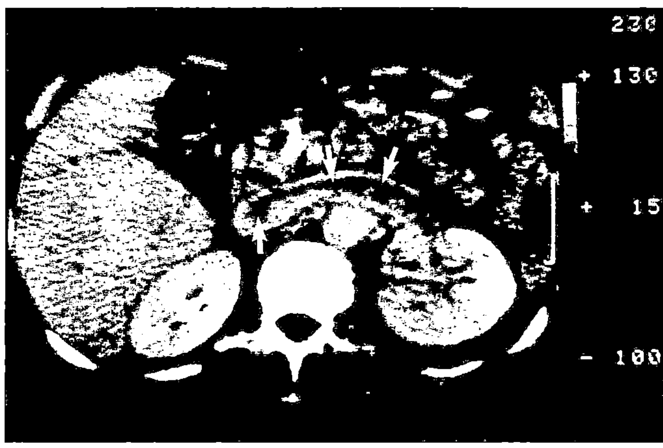

Abb. 3. Nierentumor links mit Tumorinfiltration der Vena renalis und Vena cava. Nach KM-Gabe zeigt sich in der aufgetriebenen V. renalis eine längliche KM-Aussparung (*Pfeile*), die bis in die V. cava inferior reicht (*Pfeil*)

– in der Parenchymphase verminderte Dichte im Tumor gegenüber dem umgebenden „gesunden" Parenchym.

In unserem Patientengut wurde bei 52 Patienten die Diagnose eines „malignen Nierentumors" gestellt. Bei der überwiegenden Mehrzahl fanden sich hypervascularisierte hypernephroide Karzinome, deren Vascularisationsgrad mit der dynamischen CT ebenso wie mit der Angiographie erkannt werden konnte.

Dreimal wurde eine gutartige Veränderung wie Adenom, eingeblutete Zyste mit Wandverschwielung und eine multizystische Nierengewebedegeneration als „maligner Nierentumor" angesehen, wobei auch die Angiographie falsch positive Befunde lieferte. Insgesamt ergab sich bei der CT-Diagnose maligner Nierentumoren eine Übereinstimmung mit der Enddiagnose von 90%.

Der zweite Punkt betrifft die Wertigkeit der CT in der Stadieneinteilung des Nieren-Ca., wobei wir die von Robson und Mitarbeitern modifizierte Stadieneinteilung von Flocks zugrunde gelegt haben:

Stadium I: Beschränkung des Tumors auf das Nierenparenchym, intakte Capsula renalis.

Stadium II: Tumorinfiltration in den perirenalen Raum, intakte Fascia renalis.

Stadium III: Einbruch eines Tumorthrombus in die Nierenvene (Nierenvenen), mit oder ohne Ausdehnung zur Vena cava; bzw. regionale Lymphknotenmetastasen.

Stadium IV: Durchbruch der Fascia renalis und/oder Fernmetastasierung.

Die Größe eines Tumors ist nach unseren Erfahrungen häufig unabhängig vom Stadium; so finden sich häufig große Tumoren von mehreren Zentimetern Durchmesser, die noch dem Stadium I entsprechen, bei denen die Nierenkapsel intakt ist.

Love und Mitarbeiter haben bei einem großen Patientengut eine Treffsicherheit im Staging von über 90% erreicht. Diese gute Übereinstimmung ist wahrscheinlich dadurch zu erklären, daß in seiner Abteilung ein CT-Gerät lediglich für die urologische Diagnostik zur Verfügung steht und jeder Patient mit Hilfe einer intravenösen Bolusinjektion und einer dynamischen CT untersucht wird. Ein Problem stellt bei der computertomographischen Diagnostik eine nur geringe Ausbreitung des Tumors in die Vena renalis dar. Eine erweiterte Nierenvene oder Vena cava weist nicht immer auf eine venöse Ausbreitung – besonders bei linksseitigem Tumor – hin. In unserem Patientengut sind uns wie auch anderen Autoren bei der Bestimmung der Tumorausbreitung in die Nierenvene und Vena cava Fehler unterlaufen.

Weyman und Mitarbeiter erreichten in einer Studie von 59 Patienten bei der Abklärung eines Befalls der Nierenvene eine gleich hohe Trefferquote im CT wie in der Angiographie (80%). Die Sensivität war bei der CT (70%) ein wenig geringer als in der Angiographie (75%); die Spezifität, richtig negative Befunde, lag bei der CT höher als in der Angiographie, bei der Flußphänomene einen Befall vortäuschen können.

Die Trefferquote bei einem Cavabefall liegt in den Untersuchungen von Weyman bei 93% gegenüber 100% in der Angiographie. In zweifelhaften Fällen sollte deshalb zusätzlich zur CT noch eine Sonographie und Cavographie erfolgen.

Eine der schwierigsten Fragestellungen in der radiologischen Nierendiagnostik ist die präoperative Artdiagnose einer renalen Raumforderung aufgrund ihres Verkalkungsmusters. Nach Erfahrung von Weyman weisen Verkalkungen innerhalb einer weichteildichten Raumforderung auf maligne Veränderungen hin. Periphere oder auch diffus verteilte homogene Verkalkungen ohne weichteildichte Raumforderungen sind meist bei gutartigen Veränderungen zu finden, wobei bei peripheren Verkalkungen die zentrale Dichte einer Läsion deutlich niedriger liegt als die von Weichteilen. Nach KM-Gabe zeigt eine benigne Raumforderung mit peripherer Verkalkung nach Bolus-Injektion keine Dichteanhebung; eine Dichteanhebung in der Frühphase gilt als Hinweis auf eine maligne Entartung.

Neben der CT-Diagnose „maligner Tumor" stellt die Gruppe der Raumforderungen „Tumoren mit unklarer Dignität" ein Problem dar, die ein weiteres diagnostisches Vorgehen erforderlich macht.

In Übereinstimmung mit den Ergebnissen der Arbeitsgruppe des Mallinckrodt-Instituts von Balfe, Weyman und Mitarbeitern kann nach unserer Ansicht die Angiographie in den meisten Fällen zu keiner weiteren Abklärung führen. Eine Raumforderung, die eine unklare Dignität im CT besitzt, bleibt meist auch in der Angiographie unklar.

Eine Angiographie erscheint nur sinnvoll bei unklaren Raumforderungen, wenn es sich um einen soliden Prozeß im CT handelt. Eine sorgfältige ultraschallgesteuerte Punktion bei teilweise zystischen Läsionen ist die Methode der Wahl für alle anderen Raumforderungen unklarer Dignität. Auch wenn eine Raumforderung einer Zyste ähnlich sieht, eine Dichte über 20 HE aufweist, periphere Verkalkungen vorhanden sind, eine verdickte Wand, oder eine irreguläre Kontur sichtbar werden, in jedem Falle sollte eine Punktion durchgeführt werden. Wenn aber periphere Verkalkungen eine solide Raumforderung umgeben, ist in jedem Fall eine chirurgische Intervention notwendig. Die Histologie einer nicht eindeutig zystischen oder auch nicht eindeutig malignen Raumforderung kann mit Hilfe der CT nicht immer bestimmt werden.

In Übereinstimmung mit anderen Autoren haben auch wir Fälle von entzündlichen Raumforderungen, Hämatomen, Lymphomen, polyzystischen Degenerationen und Metastasen in den Nieren gefunden, die unmöglich von einem Nieren-Ca. differenziert werden können und deshalb ein weiteres diagnostisches Vorgehen, letzten Endes eine Probefreilegung nach sich ziehen. Aber auch ein Tumor kann entzündliche und hämorrhagische Anteile besitzen, die ebenfalls die Differenzierung erschweren.

Nierenbecken-Ca.

4,5–9% aller Nierenmalignome sind Nierenbecken-Carcinome. Die Stadieneinteilung bezieht sich nach Triller und Mitarbeiter auf folgende morphologische Veränderung:

Nachweis einer intrapelvinen Raumforderung, – Infiltration des adventitiellen Fettgewebes, – Infiltration des Nierenparenchyms – Vorliegen von regionären Lymphknotenmetastasen und Fernmetastasen. Da im CT keine Differenzierung zwischen den Stadien I und II vorgenommen werden kann, wurden in der Studie von Triller die Stadien I und II den Stadien III und IV gegenüber gestellt. Hierbei gelang in 88% der Fälle eine Unterscheidung eines lokal begrenzten Tumorwachstums des Stadiums I–II gegenüber einem fortgeschrittenen Stadium III–IV.

Der computertomographische Nachweis des Stadiums III–IV beruht auf der direkten Darstellung der Infiltration des adventitiellen Gewebes sowie des Nierenparenchyms bzw. im Nachweis regionärer Lymphknotenmetastasen. Der direkte Nachweis eines Nierenbecken-Ca. entspricht so den Ergebnissen der retrograden Pyelographie, bei der in ca. 90% ein Nierenbecken-Ca. nachgewiesen werden kann. Nach einer Nativuntersuchung im CT erfolgt eine Kontrastierung mit geringen Kontrastmittel-Volumina, da durch eine starke Dichteanhebung im Pyelon kleine Tumoren übersehen werden können. Eine Differenzierung eines nur wenig Kontrastmittel aufnehmenden, invasiv wachsenden Nieren-Ca. gegenüber einem das Nierenparenchym infiltrierenden Nierenbecken-Tumors ist im CT allein meist nicht möglich.

Nachsorge bei Nierencarcinom-Rezidiven

In einer großen Autopsie-Serie konnten Benington et al. (1967) in 41,5% ein Rezidiv eines Nierentumors nachweisen.

Die CT eignet sich ideal zur Beurteilung des Retroperitoneums nach Nephrektomie. Aus diesem Grunde ist zum Ausschluß eines Rezidivs nach Nephrektomie ein Basis-CT zu fordern. Ein Rezidivverdacht muß im CT ausgesprochen werden, wenn die Vena cava inferior und Aorta sowie der ipsi-laterale M. psoas nicht klar abgrenzbar sind. In diesem Falle ist dann eine CT-gesteuerte Biopsie die Methode der Wahl.

Diskussion Nierentumoren

In Übereinstimmung mit Weyman et al. erscheint auch nach unseren Ergebnissen eine präoperative Angiographie bei den meisten Patienten mit Nierentumoren nicht mehr routinemäßig notwendig. Eine Angiographie ist weiterhin in den Fällen sinnvoll, wenn die CT zweifelhaft oder eine bessere Analyse der vasculären Anatomie wünschenswert ist. Nach den Ergebnissen von Bracken und Jonsson aus dem Tumor-Zentrum der Universität Texas in Houston im Jahre 1979 ergibt eine Analyse von 72 Nierentumoren, daß die Angiographie nur in 36% eine korrekte Bestimmung des klinischen Stadiums ermöglichte, da insbesondere eindeutige radiologische Kriterien bei der Bestimmung der Infiltration in das perirenale Fett, Nierenvenen und Ausbreitung in die regionalen Lymphknoten fehlen.

Ein präoperatives Staging kann mit der weniger invasiven und zeitsparenden CT im Vergleich zu anderen Methoden besser durchgeführt werden, da die CT insbesondere im Vergleich zur Angiographie eine höhere Sensitivität und Korrektheit

zur Bestimmung der extrakapsulären Tumorausbreitung besitzt, obwohl eine geringe Ausdehnung in das perirenale Fett auch im CT schwierig zu erkennen ist. Durch Einsatz der dynamischen CT nach intravenöser Bolus-Injektion besitzt die CT eine hohe Sensitivität und ist bei der Feststellung des Vascularisationsgrades und der Beurteilung der Venen durchaus der Angiographie vergleichbar. Außerdem gelingt mit Hilfe der CT eine bessere Beurteilung eines Lymphknotenbefalls oder einer Metastasierung z.B. in der Leber.

CT-Staging bei testiculären Tumoren

Bei dieser Fragestellung geht es vor allem um das klinische Staging, was sich im wesentlichen auf einen Lymphknotenbefall bezieht. Nur in wenigen Fällen können Lebermetastasen nachgewiesen werden. Bei ca. ¼ der Patienten konnte in unserem Patientengut von über 200 Patienten ein Lymphknotenbefall nachgewiesen werden. Der CT-Nachweis von Lymphknotenmetastasen zeigt sich im wesentlichen durch einen volumenvermehrten Lymphknoten, der einen Durchmesser von über 1,5 cm aufweist. Nach Ergebnissen von Castellino besitzt die CT eine Treffsicherheit von ca. 80%.

Falsch positive Befunde finden sich bei reaktiver Vergrößerung der Lymphknoten; falsch negative bei einer Metastasierung normal großer Lymphknoten. Eine Vergleichsstudie von Thomas, Bernadino und Bracken aus dem Texas Krebs-Zentrum zwischen CT und Lymphographie bei Hoden-Tumoren ergab eine Trefferquote von 89% (Sensitivität 90%, Spezifität 83%). Hingegen zeigte die Lymphangiographie lediglich eine Trefferquote von 70% (Sensitivität 71%, Spezifität 67%). Zusätzlich konnten mit der CT die Lymphomgrenzen in 48% besser bestimmt werden, außerdem fanden sich vergrößerte retrokrurale Lymphome in 14% und Lebermetastasen in 5%, die mit der Lymphographie natürlich nicht erfaßt werden konnten. Ein Vorteil der Lymphangiographie gegenüber der CT ist zweifellos die bessere Darstellung struktureller Veränderungen innerhalb des nicht vergrößerten Lymphknotens. Trotz allem ergibt sich hieraus die Schwierigkeit einer Mißinterpretation eines neoplastischen Befalls, wie es Thomas und Mitarbeiter nachweisen konnten, so daß die Lymphographie gegenüber der CT keinen wesentlichen Vorteil aufweist. Falsch positive Befunde im CT können durch eine entzündliche Lymphadenopathie hervorgerufen werden. Eine weitere Einschränkung im CT besteht darin, daß bei nicht vergrößerten Lymphknoten unter 2 cm ⌀ ein okulter Befall nicht

erkannt wird. Wenn in der CT ein vergrößerter
Lymphknoten über 2–3 cm nachgewiesen werden
kann, ist ein metastatischer Befall mit hoher Wahrscheinlichkeit anzunehmen. Eine Lymphographie
kann in diesen Fällen keinen weiteren Beitrag
liefern.

Eine Lymphographie ist nur noch in den Fällen
indiziert, wenn die CT negativ ist und die Erhöhung der Tumormarker auf einen Lymphknotenbefall hinweisen.

Harnblasen-Ca.

Das klinische Staging von Blasen-Tumoren wird
von den meisten Autoren als unbefriedigend angesehen. Aus diesem Grunde wird auch hier die CT
zum Staging herangezogen. Im CT kann die Blasenwand gut gegenüber dem Lumen und den perivesicalen Strukturen mit einer hohen Genauigkeit
abgegrenzt werden. Zwar gelingt eine Differenzierung von T I- Und T II-Tumoren meist nicht, aber
die Ergebnisse verschiedener Arbeitsgruppen, u.a.
Ahlberg und Mitarbeiter, weisen darauf hin, daß
eine Unterscheidung zwischen den oberflächlich
invasiven Stadien (I und II) und den tiefinvasiven
Tumoren Stadium III und höher im CT möglich
ist. Dieser Punkt scheint von großer Bedeutung, da
T II-Tumoren als operabel gelten, während T III-
Tumoren meistens nicht mehr operiert werden.

Die normale Blase sollte eine rundliche symmetrische Begrenzung haben; wenn diese Form verloren geht und es als Zeichen der Rigidität zu einer
Streckung der Blasenwand kommt, dann ist eine
tiefe Muskelinvasion – also ein Stadium III – anzunehmen.

Hingegen kann eine Durchbrechung des
Tumors durch die gesamte Blasenwand (Stadium
IIIb) meist klar im CT als perivesicale Raumforderung mit unscharfer Begrenzung als exophytisch
wachsender Tumor erkannt werden. Eine Ausdehnung und Einbruch in die Beckenwand (Stadium IVb) ist meist eindeutig zu erfassen;
während eine genaue Differenzierung eines
Tumoreinbruchs in die umgebenden Organe wie
Prostata und Samenbläschen (Stadium IVb) meist
nicht eindeutig gelingt.

Trotz allem ist die CT beim Blasen-Ca. allen
anderen konventionellen klinischen Staging-
Methoden überlegen, so daß sie auch in diesem
Bereich eine eindeutige Bereicherung darstellt.

Prostata-Ca.

Ein Prostata-Ca. in einem nicht vergrößerten oder
vergrößerten Organ kann meist in der CT nicht
erkannt werden. Lediglich im fortgeschrittenen
Stadium bei einer Tumorausbreitung in die Umgebung weist eine unregelmäßige Begrenzung des
Organs im CT auf ein Prostata-Ca. hin. Nach
unserer Ansicht liegt aber die Bedeutung der CT
beim Prostata-Ca. nicht in der Primär-Diagnose
sondern im wesentlichen im Staging bei bekanntem Prostata-Ca. In einer Studie der Universität von Minnesota bei 30 Patienten mit Prostata-
Ca. konnte der Vergleich von CT mit konventionellen diagnostischen Testen, wie Knochen-
Szintigraphie, Skelett-Rö.-Aufnahmen, der Prostataphosphatase, Ausscheidungsurogramm und
Thoraxübersicht durch CT eine Verbesserung im
Staging nachgewiesen werden. Die Sensitivität
einer extrakapsulären Tumorausbreitung führte zu
einem Ansteigen von 41% auf 59% mit Hilfe von
CT im Vergleich zu den konventionellen Methoden. Somit konnte das „Understaging" deutlich
reduziert werden.

Doch letzten Endes ist auch mit den modernsten
CT-Geräten eine Diagnose eines malignen Prostata-Ca. nur in fortgeschrittenen Stadien möglich.
Die Schwierigkeiten liegen darin, daß es im CT
nicht immer gelingt, eine Infiltration der Blasenwand oder der Samenbläschen nachzuweisen oder
auszuschließen. Hier scheint die Sonographie der
CT überlegen. Neue Hoffnungen zur Erkennung
des Prostata-Ca. und seiner Ausdehnung in die CT
erweckt die gerade in die klinische Diagnostik ein-
geführte Kernspin-Tomographie (NMR). Die
Arbeitsgruppe in San Francisco konnte bisher
anhand einiger weniger Fälle aufgrund einer
höheren Relaxationszeit den Tumor und seine
Ausbreitung in die Umgebung in den verschiedenen Schichtebenen sagittal, horizontal und vertikal
in einigen Fällen überzeugend nachweisen.

Literatur

1. Ahlberg NE, Calissendorff B, Wijkström H (1982) Computed tomography in staging of bladder carcinoma. Acta
Radiol 23/1:47–53. – 2. Balfe DM, McClennan BL, Stanley
RJ, Weyman PJ, Sagel SS (1982) Evaluation of renal
masses considered indeterminate on computed tomography. Radiology 142:421–428. – 3. Bracken B, Jonsson K
(1979) How accurate is angiographic staging of renal carcinoma? Urology 14:96–99. – 4. Castellino RA, Marglin SI
(1982) Imaging of abdominal and pelvic lymph nodes.
Lymphangiography or computed tomography? Invest
Radiol 17:433–443. – 5. Cionini L, Casamassima F, Villari
N, Pirtoli L, Forzini L (1981) Computed tomography and
lymphography of the retroperitoneal space in testicular
tumors. Acta Radiol Oncol 20/1:19–24. – 6. Crone-Münzebrock W, Brassow F (1981) Das hypernephroide Nierencarcinom: Treffsicherheit und artdiagnostische Aussagen

von iv Pyelogramm, Sonographie, Computertomographie und Angiographie. Roentgenblaetter 34:199–204. – 7. Emory TH, Reinke DB, Hill AL, Lange PH (1983) Use of CT to reduce understaging in prostatic cancer: comparison with conventional staging techniques. Am J Roentgenol 141:351–354. – 8. Fiegler W, Wegener OH, Hartmann K, Felix R (1980) Computertomographie und Sonographie: Vergleichsstudie bei Erkrankungen des Oberbauches und Retroperitonealraumes. Fortschr Roentgenstr 132/3:262–271. – 9. Fund G, Fischedick AR, Müller RP, Langenbruch K, Müller-Rensing R (1983) Die Bedeutung der Computertomographie in der Stufendiagnostik von Nierenbeckentumoren. Fortschr Roentgenstr 138/4:473–476. – 10. Golimbu M, Morales P, Al-Askari S, Shulman Y (1981) CAT scanning in staging of prostatic cancer. Urology 18:305–308. – 11. Hippeli R, Wolf K-J (1981) Die Wertigkeit angiographischer Einzelphänomene bei der Dignitätsbeurteilung gefäßarmer Nierenprozesse. Fortschr Roentgenstr 135/2:125–132, 135/3:275–282. – 12. Ishikawa I, Onouchi Z, Saito Y, Kitada H, Shinoda A, Ushitani K, Tabuchi M, Suzuki M (1981) Renal cortex visualization and analysis of dynamic CT curves of the kidney. J Comput Assist Tomogr 5/5:695–701. – 13. Katz D, Fasianos S (1981) Computed tomography in the radiology of testicular teratomas. Clin Radiol 32/6:679–682. – 14. Kothari K, Segal AJ, Spitzer RM, Peartree RJ (1981) Preoperative radiographic evaluation of hypernephroma. J Comput Assist Tomogr 5/5:702–704. – 15. Latal D, Kuber W, Imhof H, Küster W (1982) Computertomographie des Retroperitoneums bei malignen Hodentumoren. Akt Urol 13:186–189. – 16. Levine E, Lee KR, Weigel J (1979) Preoperative determination of abdominal extent of renal cell carcinoma by computed tomography. Radiology 132:395–398. – 17. Levine E, Maklad NF, Rosenthal SJ, Lee KR, Weigel J (1980) Comparison of computed tomography and ultrasound in abdominal staging of renal cancer. Urology 16:317–322. – 18. Lien HH, Kolbenstvedt A, Kolmannskog F, Liverud K, Aakhus T (1980) Computer tomography, lymphography and phlebography in metastases from testicular tumors. Acta Radiol Diagn 21/4:505–512. – 19. Love L, Churchill RJ, Reynes CJ, Moncada R, Demos T (1981) CT of the kidney and perinephric space. Semin Roentgenol 16/4:277–289. – 20. Norfray JF, Chan PK, Failma R, Cross RR (1981) Carcinoma in a renal cyst: computed tomography diagnosis. J Urol 125:102–104. – 21. Parienty RA, Pradel J, Picard J-D, Ducellier R, Lubrano J-M, Smolarski N (1981) Visibility and thickening of the renal fascia on computed tomograms. Radiology 139:119–124. – 22. Probst P, Kruker Th, Hoogewood HM (1982) Cavographie und Computertomographie zum Nachweis der Tumorinfiltration in die Vena cava bei malignen Nierentumoren. Radiologe 22:272–278. – 23. Richie JP, Garnick MB, Finberg H (1982) Computerized tomography: How accurate for abdominal staging of testis tumors? J Urol 127:715–717. – 24. Rubin BE (1979) Computed tomography in the evaluation of renal lymphoma. J Comput Assist Tomogr 3/6:759–764. – 25. Schoenenberger A, Probst P (1982) CT-Staging des hypernephroiden Karzinoms. Urologe [A] 21:195–200. – 26. Steele JR, Sones PJ, Heffner LT (1978) The detection of inferior vena caval thrombosis with computed tomography. Radiology 128:385–386. – 27. Thomas JL, Bernadino ME, Bracken RB (1981) Staging of testicular carcinoma: Comparison of CT and lymphangiography. Am J Roentgenol 137/5:991–996. – 28. Triller J, Hoogewoud HM, Schoenenberger A (1983) Computertomographie bei Nierenbeckenkarzinom. Fortschr Roentgenstr 139/1:24–30. – 29. Weyman PJ, McClennan BL, Stanley RJ, Levitt RG, Sagel SS (1980) Comparison of computed tomography and angiography in the evaluation of renal cell carcinoma. Radiology 137:417–424. – 30. Winfield AC, Gerlock AJ, Shaff MI (1981) Perirenal cobwebs: a CT sign of renal vein thrombosis. J Comput Assist Tomogr 5/5:705–708

Priv.-Doz. Dr. C. Claussen
Radiol. Univ.-Klinik
Universitätsklinikum Charlottenburg
Spandauer Damm 130
D-1000 Berlin 19

**Verhandlungsbericht der Deutschen Gesellschaft
für Urologie, 35. Tagung (1983), 162–168**
© Springer-Verlag Berlin Heidelberg 1984

Urologische Tumoren – Sonographie

W. Schwerk

Als nichtinvasives, bildgebendes Untersuchungsverfahren ist die Sonographie längst zu einem festen Bestandteil der urologischen Tumordiagnostik geworden.

Erhebliche Verbesserungen in der Transducertechnologie und in der akustischen Signalverarbeitung haben die anatomische Detailerkennbarkeit sonographischer Schnittbilder – also das sonomorphologische Auflösungsvermögen – wesentlich verbessert, die Akzeptanz der Befunde erhöht und die weite Verbreitung des Verfahrens erleichtert.

Zu Recht wird häufig auf die überwiegend sinnvolle Ergänzung der bildgebenden Verfahren – Sonographie, Computertomographie, Angiographie, Urographie – für die Diagnostikoptimierung in der urologischen Tumorfahndung verwiesen. Andererseits gibt es unzweifelhaft Situationen und Indikationen, bei denen die abbildenden Methoden in einer gewissen Konkurrenz zueinander stehen, wenn Faktoren wie Aussagekraft der Untersuchungen, Nebenwirkungen, Zeit- und Kostenaufwand die sinnvolle „Stufenleiter der

Tabelle 1. Sonographie bei Nierentumoren – Zielsetzungen

1. Tumorortung und Differentialdiagnose
2. Präoperatives Tumorstaging zur stadiengerechten Durchführung radikaler oder palliativer (chirurgischer) Eingriffe durch
   a) Beurteilung der lokalen Tumorausdehnung (technische Operabilität)
   b) Nachweis von Lymphknoten-, Lebermetastasen (allgemeine Operabilität)
3. Postoperative Kontrollen zur
   a) Erkennung von Frühkomplikationen (Blutung/Abszeß)
   b) Erkennung von Tumorrezidiven

Diagnostik" bestimmen. Allgemeingültige diagnostische Richtlinien zu empfehlen, erscheint dabei problematisch, da nicht zuletzt auch lokale und regionale (apparative und personelle) Gegebenheiten stark den individuell für den Patienten sinnvollen Untersuchungsablauf beeinflussen können.

Hierbei gilt, daß die Ergebnisse der sonographischen Tumorfahndung in noch höherem Maße von der Erfahrung des Untersuchers sowohl in der Bilderstellung als auch in der Bildinterpretation geprägt werden, als dies für die mehr standardisierten röntgenologischen Untersuchungen gelten mag.

Im folgenden soll ein kurzer Überblick gegeben werden über Zielsetzungen, Möglichkeiten und Grenzen der transcutanen Sonographie für die Tumordiagnostik von Nieren, Harnblase und Hoden.

Beginnen möchte ich mit der Ultraschalldiagnostik von *Nierentumoren,* wozu in der Literatur das umfangreichste Erfahrungsmaterial vorliegt. Für die so wichtige Differentialdiagnose renaler Raumforderungen, insbesondere die Unterscheidung ob Zyste oder solider Tumor, wird in verschiedenen, vorwiegend retrospektiven Studien übereinstimmend eine Treffsicherheit der Sonographie zwischen 93 bis 98% angegeben [4, 5, 11, 16, 17, 19].

Dabei sind solide Nierentumoren sonographisch unter geeigneten Untersuchungsbedingungen und unter Verwendung hochauflösender Geräte ab ca. 1–2 cm ∅ bereits darstellbar, wenngleich Tumoren dieser Größe – weil zumeist symptomlos – überwiegend als Zufallsbefunde diagnostiziert werden. Mit der Konsistenzdifferenzierung renaler Raumforderungen sind die Möglichkeiten der Sonographie jedoch keineswegs erschöpft. Weitere Zielsetzungen müssen den sonographischen Untersuchungsgang prägen (Tabelle 1).

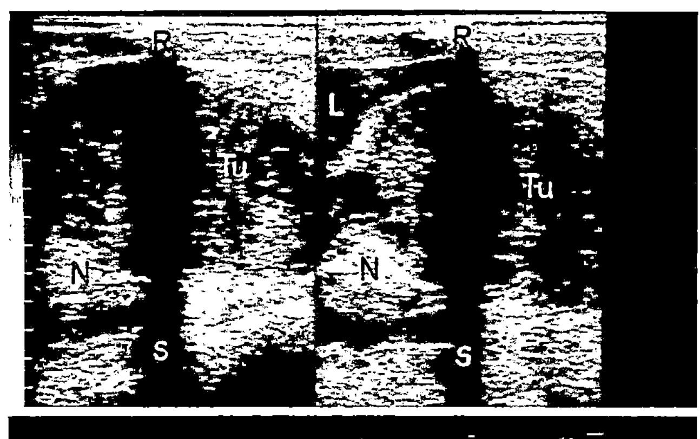

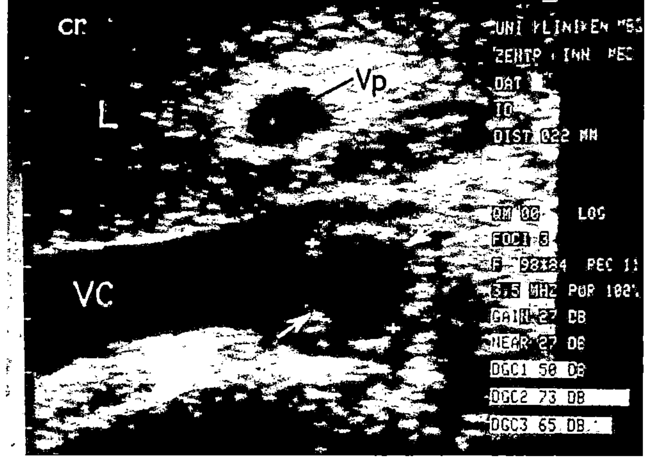

Abb. 1. Polyzyklisches solides Hypernephrom (*Tu*) der re. Niere (*N*) mit Protuberation über die Nierenkontur. *L* Leber; *R* Rippe mit Schallschatten (*S*). *Unten:* Längsschnitt Vena cava (*VC*) mit 22 mm ⌀ kugeligem, intracavalem Tumorzapfen (*Pfeile/Meßkreuze*). V_p intrahepatischer Ast der Vena porta

So können während der dynamischen real-time Sonographie präoperativ wichtige Hinweise zur klinischen Einteilung des Nierenkarzinoms gewonnen werden. Fehlende respiratorische Verschieblichkeit eines Nierentumors gegen M. psoas, Leber oder Milz lassen den Tumoreinbruch in benachbarte Organe (Std. IV n. Robson) erkennen.

Von großer Bedeutung für das operationstechnische Vorgehen ist weiterhin auch der Nachweis eines venösen Tumoreinbruches (Std. III n. Rob-

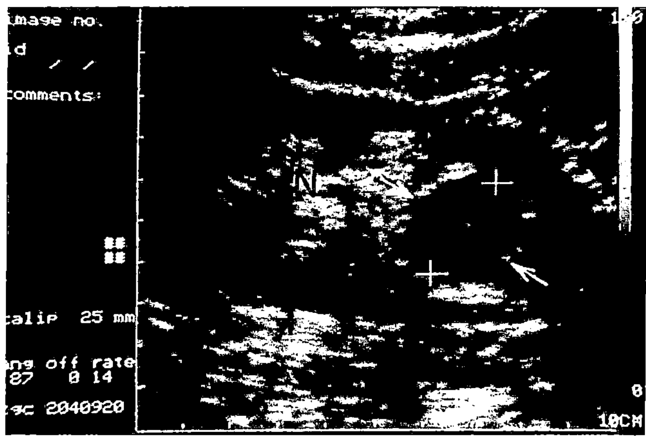

Abb. 2. Längsschnitt linke Niere (*N*): 25 mm ⌀ Nierenbeckentumor (*Meßkreuze/Pfeile*)

son). Durch gezielte Exploration der V. renalis einer tumortragenden Niere sowie der V. cava inferior mittels subtiler Untersuchungstechnik ist mit hoher Treffsicherheit ein vasculärer Tumoreinbruch sonographisch zu identifizieren (Abb. 1, 3). Die Ergebnisse einer eigenen prospektiven und kontrollierten Studie an 65 Patienten mit Nierentumoren sind in den Tab. 2 und 3 aufgelistet [18].

Die hohe Treffsicherheit der Sonographie im Nachweis venöser Tumorthromben beschränkt nach unseren Erfahrungen die Indikation zur transfemoralen Kavographie auf jene wenigen Fälle, bei denen eine ausreichende Exploration der Gefäße sonographisch nicht möglich ist.

Lymphknotenmetastasen werden sonographisch im Verlauf der regionalen Lymph-

knotenstationen darstellbar, wenn sie zu einer Vergrößerung der Lymphknoten geführt haben (Abb. 4). Kontrollierte prospektive Untersuchungen zur Wertigkeit von Sonographie und CT im Vergleich zum Nachweis lokoregionaler Metastasen bei Nierentumoren stehen noch aus. Als problematisch für die Ultraschalldiagnostik renaler Tumoren erweisen sich mitunter kleine Nierenbeckentumoren (Abb. 2). Zwar kann die Sonographie zumeist einen entscheidenden Beitrag zur Differentialdiagnose röntgenologisch im Ausscheidungsurogramm nicht-schattengebender Füllungsdefekte des Nierenbeckens (Stein, Tumor, Koagel, Zyste) leisten. Gelegentlich gelingt es jedoch durch Auswertung der Nephrosonogramme allein nicht hinreichend sicher, zwischen Nierenbeckentumoren und Parenchymbuckelungen, Lipomatosis renalis oder hypertrophen Columnae renales zu differenzieren.

Grundsätzlich sind sonographisch sichere Vorhersagen im Hinblick auf die Dignität oder den histologischen Typ eines Nierentumors durch Auswertung echographischer Kontur- oder Strukturkriterien nicht möglich.

So kann die proliferative, granulomatöse Komponente der xantogranulomatösen Pyelonephritis sehr ausgeprägte tumoröse Formationen bilden, die im US-Tomogramm nicht hinreichend sicher von einer malignen Neoplasie zu unterscheiden sind. Andererseits weisen Angiomyolipome als Mischtumoren aus Gefäßen, glatter Muskulatur und Fett eine so charakteristische, gegen das Nierenparenchym kontrastierte Reflexdichte auf (Abb. 5), daß die spezifische Diagnose dieses Tumors vielfach bereits sonographisch gestellt werden kann.

Besonderen Stellenwert hat die Sonographie in der Überwachung tumornephrektomierter Patien-

Tabelle 2. Sonographie von Tumorthromben in der Vena cava inferior bei Nierentumoren ($n = 65$)

| | Richtig | | Falsch | | nicht/teildiagnostisch |
	positiv	negativ	positiv	negativ	
n	8/60	52/60	0/60	0/60	5/65
%	13,3	86,7	0	0	7,7
	100				

Tabelle 3. Sonographie von Tumorthromben in der Vena renalis bei Nierentumoren ($n = 65$)

| | Richtig | | Falsch | | nicht diagnostisch |
	positiv	negativ	positiv	negativ	
n	10/55	44/55	0	1/55	10/65
%	18,2	80	0	1,8	15,4
	98,2				

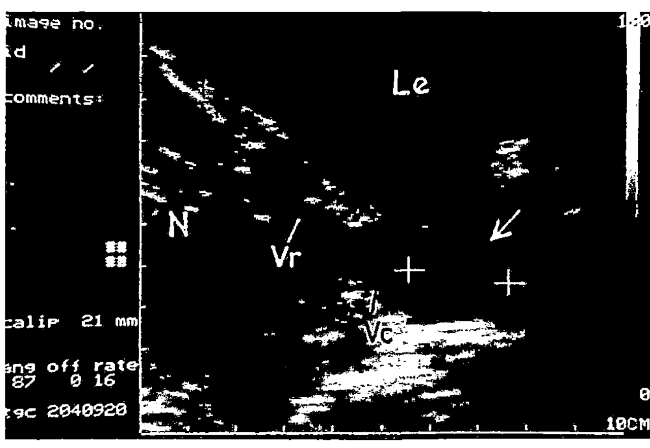

Abb. 3. Oberbauch-Querschnitt durch den re. Leberlappen (*Le*) bei einem Pat. mit linksseitigem Hypernephrom. Flottierender Tumorthrombus (*Meßkreuze/Pfeil*) in der V. cava inf. (*Vc*). Rechte V. renalis (*Vr*) frei durchgängig

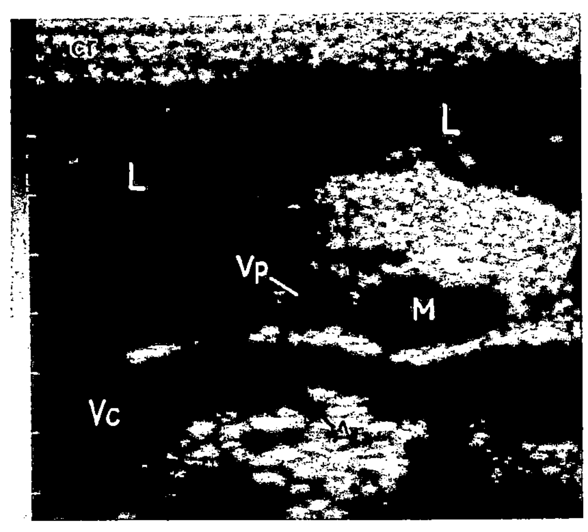

Abb. 4. 2,5 × 1,5 cm ⌀ regionale präcavale Metastase (*M*) bei Hypernephrom. Längsschnitt entlang der V. cava (*Vc*); *Ar* Arteria renalis; *Vp* Vena porta

ten. Neben der Erkennung postoperativer Frühkomplikationen wie Blutungen oder Abszeßbildungen kommt der regelmäßigen Kontroll-Sonographie im Rahmen einer Tumornachsorgeambulanz große Bedeutung zu. Ziel sollte sein, Tumorrezidive (Abb. 6) möglichst frühzeitig, im klinisch noch occulten Stadium zu erkennen und einer geeigneten Therapie zuzuführen.

Die Zielsetzungen und Indikationen zur Sonographie bei *Harnblasentumoren* sind in Tabelle 4 aufgelistet. Hauptindikationen, welche eine zunächst transabdominale sonographische Exploration der Harnblase in Prallfüllung veranlassen sollten sind (nicht renal bedingte) Makrohämaturien und unklare Harnwegsobstruktionen.

Entscheidende Bedeutung für die Prognose und die Wahl des therapeutischen Vorgehens bei Harnblasentumoren kommen dem histologischen

Malignitätsgrad sowie der Infiltrationstiefe des Tumors zu. So haben autoptische Untersuchungen gezeigt, daß bei Neoplasien mit Einbruch in die Muscularis (T_2, T_{3a}-Stadien) in 7% der Fälle bereits Lymphknoten- und Fernmetastasen vorliegen und bei Tumorinvasion in das perivesikale Fettgewebe (T_{3b}, T_4-Stadium) in sogar 37% mit Lymphknotenmetastasen und in 62% mit Fernmetastasen gerechnet werden muß [9]. Durch präoperative Sonographie können wichtige Informationen zur lokalen und allgemeinen Operabilität auf nicht invasivem Wege gewonnen werden. Dies erscheint zwingend erforderlich, da die präoperative Einschätzung des Tumorstadiums unter Hinzuziehung von bimanueller Palpation sowie der durch transuretrale Resektion gewonnenen Histologie zur Therapieplanung als weitgehend wertlos sich erwies, weil sie durch hohe Über- und Unter-

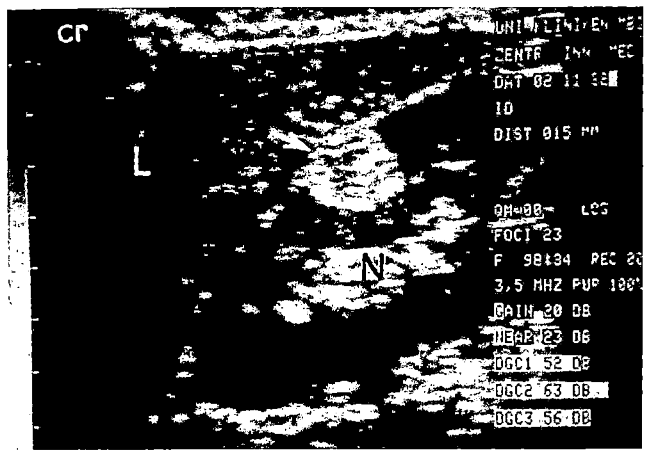

Abb. 5. Längsschnitt re. Niere (*N*) durch den re. Leberlappen (*L*): 15 mm ⌀ echodichter, scharf gegen das Parenchym kontrastierter intrarenaler Tumor: Angiomyolipom

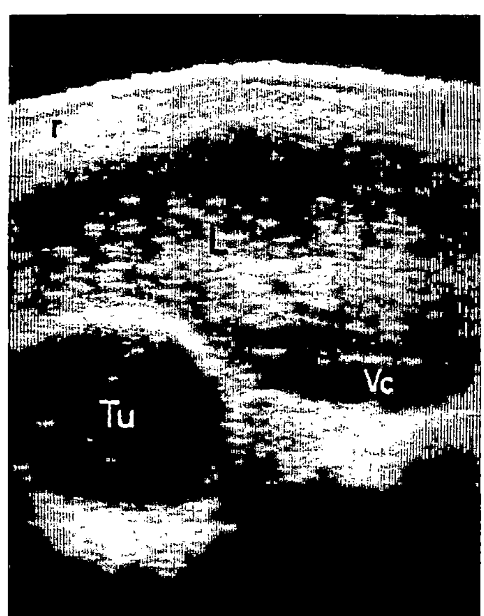

Abb. 6. Lokoregionales Rezidiv (*Tu*) eines operierten Hypernephroms der re. Niere im Oberbauchquerschnitt durch die Leber (*L*)

Tabelle 4. Sonographie bei Harnblasentumoren – Zielsetzungen

1. Tumorortung (Leitsymptom Hämaturie)
2. Präoperatives Tumorstaging durch:
    a) Beurteilung der lokalen Tumorausdehnung (T-Kategorie) mittels transurethraler Sonographie
    b) Nachweis von Lymphknoten- u. Lebermetastasen (N, M-Kategorie) mittels transabdomineller Sonographie
3. Erkennung einer mechanischen Harnwegsobstruktion
4. Postoperative Rezidivkontrolle

schätzungsraten belastet ist mit einer Treffsicherheit unter 30% [12].

Mit Hilfe der transabdominalen compound-scan Technik erreichten McLaughlin et al. [13] in ihrer Studie an 162 Harnblasentumoren für verschiedene T-Kategorien eine Treffsicherheit der Stadieneinteilung zwischen 70–87%. Eine weitere Verbesserung der Bestimmung der Infiltrationstiefe von Blasentumoren kann erreicht werden durch die in Kombination und Ergänzung zur – diagnostisch allerdings unverzichtbaren – Zystoskopie durchführbare transurethrale intravesikale Sonographie, wie sie von Holm et al. eingeführt und mittlerweile für eine breite Anwendung weiterentwickelt wurde [6, 7, 15, 21].

So fanden Nakamura et al. [15] bei 19 von 20 Tumoren und Walther et al. [21] bei 13 von 14 Harnblasenkarzinomen eine gute Übereinstimmung von transurethral-sonographischer und histopathologischer T-Stadieneinteilung mit jeweils einer sonographischen Überschätzung der Infiltrationstiefe.

Angaben zur Wertigkeit der Ultraschall-Tomographie mittels hochauflösender real-time Geräte für die Festlegung des N-Stadiums von Harnblasentumoren bedürfen der Überprüfung durch prospektive, kontrollierte Studien. Wegen der durch Darmgasüberlagerung häufig nicht ausreichenden sonographischen Untersuchungsbedingungen der regionalen und juxtaregionalen Lymphknotenstationen dürfte der Computertomographie insgesamt ein höherer Stellenwert für die N-Klassifikation zukommen.

Die Zielsetzungen der Ultraschalldiagnostik bei *Hodentumoren* sind in Tabelle 5 zusammengefaßt. Die Indikationen zur Hodensonographie ergeben sich aus Tabelle 6. Unter Verwendung geeigneter

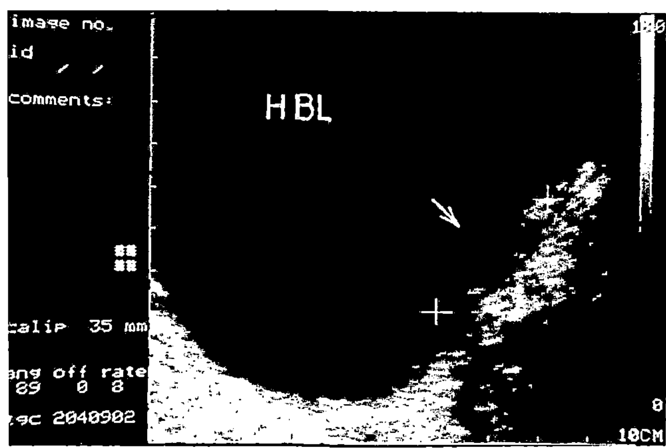

Abb. 7. Suprasymphysärer Querschnitt durch die Harnblase (*HBL*) in Prallfüllung. Breitbasiger 35 mm ⌀ solider Tumor (*Pfeil/Meßkreuze*); Kontinuität der Harnblasenwand erhalten

1. Tumordarstellung und Differentialdiagnose (Leitsymptom Hodenschwellung/-schmerz)
2. Präoperatives Tumorstaging zur stadiengerechten Durchführung chirurgischer, strahlen- und chemotherapeutischer Maßnahmen durch Nachweis von Lymphknoten- und Lebermetastasen (N, M-Kategorie)
3. Postoperative Therapie- und Rezidivkontrolle

Jede Hodenvergrößerung
Jede Hydrocele
unklare Tastbefunde
unklarer Hodenschmerz
Jede Gynäkomastie
Verlaufskontrollen bei Orchitis/Epididymitis
Postoperative Kontrollen

fokussierter Schallsonden (3,5–7 MHz) lassen sich bereits wenige mm große morphologische Veränderungen der normalerweise homogenen reflexreichen Echoarchitektur der Hoden erkennen (Abb. 8).

Unter Beachtung der Erfahrung, daß bis zu 20% der Hodentumoren zunächst das klinische Bild einer Epididymitis aufweisen können [20], bietet die echographische Beurteilung der Hodenmorphologie eine excellente und für die Differentialdiagnose wichtige Ergänzung zur bimanuellen Hodenpalpation. Auch durch Begleithydrocelen maskierte Tumoren dürften dem sonographischen Nachweis kaum entgehen.

Neben der direkten ultraschall-tomographischen Beurteilung der Hoden kommt der Sonographie besondere Bedeutung für die präoperative Fahndung nach regionären und juxtraregionären Lymphknotenmetastasen bei Hodentumoren zu. So ergab die von Melchior et al. in einer Sammelstatistik durchgeführte retrospektive Analyse von 223 malignen Hodentumoren, daß zum Zeitpunkt der Diagnosestellung bereits 51% d.F. retro-

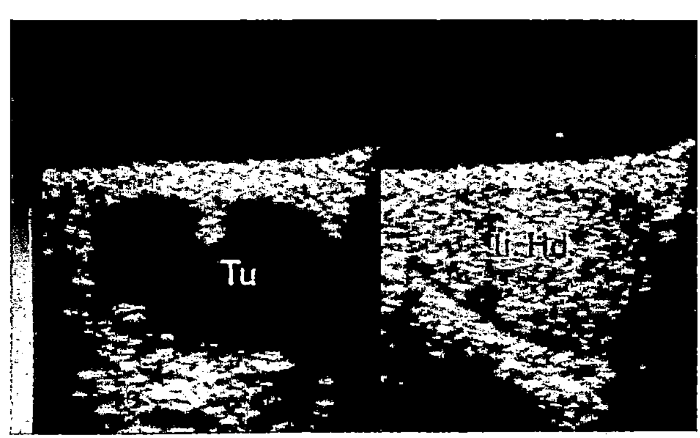

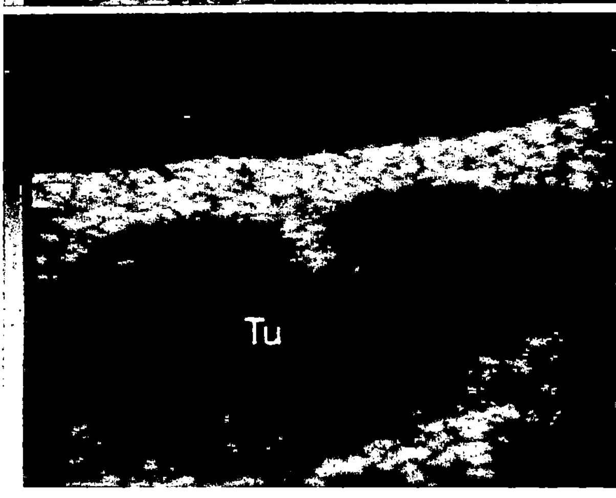

Abb. 8. Echoarmer polyzyklischer Tumor (*Tu*) des – nicht vergrößerten! – rechten Hodens ($T_1N_0M_0$). Linker Hoden (*li. Hd.*) mit homogener intakter Echoarchitektur zum Vergleich. 7 MHz-Transducer. Histologisch: Seminom. Klinisch: intermitterend dumpfer Hodenschmerz

peritoneale lumbale Metastasen und 8% d. F. ilia-
cale Metastasen aufwiesen [14].

Die Lymphographie erweist sich als nur sehr bedingt tauglich für eine hinreichend genaue N-Klassifikation der Hodentumoren, insbesondere wenn
differentialtherapeutische Konzepte vom Ergebnis
der Untersuchung abhängig gemacht werden
sollen. Die Treffsicherheit des Lymphographie-
stagings bei malignen Hodentumoren lag in verschiedenen Untersuchungen zwischen 67–89% mit
Fehlerquoten (falsch positiven/negativen Befunden) zwischen 24–50% [1, 10, 14, 20], wobei insbesondere die primären, also lumbalen Lymphknotenstationen, lymphographisch unzureichend
beurteilbar waren.

Die Ergebnisse des Ultraschallstaging von
Hodentumoren lagen in der Treffsicherheit zwischen 77 und 82% mit Angaben zur Sensitivität
zwischen 67–93% und Spezifitäten zwischen
57–98% [1, 3, 8, 22].

Im Ergebnis weisen allerdings alle klinischen
Methoden nicht selten unzuverlässige Befunde
auf, so daß die retroperitoneale Lymphadenektomie und histologische Beurteilung der Lymphknoten sicher das zuverlässigste Verfahren zur
Stadieneinteilung maligner Hodentumoren bleibt.

Abschließend ist festzuhalten, daß die Sonographie durch die hohe morphologische Detailerkennbarkeit sonographischer Schnittbilder, die zunehmende Erfahrung der Untersucher sowie die
weite Verbreitung des Verfahrens unverzichtbarer
Bestandteil der urologischen Tumorfahndung geworden ist. Dies gilt sowohl für die Frühdiagnostik
der Tumoren, die präoperative Stadieneinteilung
als auch für die lebenslange postoperative Nachsorge unserer Patienten.

Unzweifelhaft bedeutet die Abklärung eines vermuteten Tumorbefundes durch verschiedene
Untersuchungsverfahren für viele Fragestellungen
eine häufig komplementäre Ergänzung morphologischer und funktioneller Informationen im Sinne
der Diagnostikoptimierung. Andererseits sollte *ein*
Ziel der sonographischen Untersuchung sein,
durch qualifizierte morphologische Aussage invasive Maßnahmen zu reduzieren oder entbehrlich zu machen.

Literatur

1. Behrendt H, Heckemann R, Meyer-Schwickerath M,
Hartung R (1982) Ergebnisse aus sonographischen
Stagings bei Hodentumoren. Verh Dtsch Ges Urol
34:146–150. – 2. Brehmer B, Lehmann G, Mellin P (1978)
Wertigkeit der Lymphographie bei Patienten mit tera-
toiden Hodentumoren. Radiologe 18:76. – 3. Burney B,
Klatte E (1979) Ultrasound and computertomography of
the abdomen in the staging and management of testicular
carcinoma. Radiology 132:415–419. – 4. Crone-Münzebrock W, Brassow F (1981) Das hypernephroide Nierenkarzinom: Treffsicherheit und artdiagnostische Aussagen von i v Pyelogramm, Sonographie, Computertomographie und Angiographie. Roentgenblaetter 34:199–204.
– 5. Fiegler W, Friedrich M, Sörensen P (1975) Der Wert
der Sonographie in der Diagnostik renaler raumfordernder Prozesse. Fortschr Roentgenstr 122:99–103. – 6. Gammelgaard J, Holm H (1980) Transurethral and transrectal
ultrasonic scanning in urology. J Urol 124:863–868. –
7. Holm H, Nortered A (1974) A transurethral ultrasonic
scanner. J Urol 111:238. – 8. Hutschenreiter G, Alken P,
Schneider H (1979) The value of sonography and lymphography in the detection of retroperitoneal metastases in
testicular tumors. J Urol 122:766–769. – 9. Jewett H v,
Strong G (1946) Infiltrating carcinoma of the bladder:
Relation of depth of penetration of the bladder wall to
local extension and metastases. J Urol 55:366. – 10. Kademian M, Wirtanen G (1977) Accuracy of bipedal lymphangiography in testicular tumors. Urology 9:218–220. –
11. Koischwitz D, Frommhold H, Brühl P (1977) Die
Treffsicherheit der Sonographie in der Diagnostik von
Nierenerkrankungen. Fortschr Roentgenstr 127:97–106. –
12. Klippel K v, Hohenfellner R (1981) Radikale Zystektomie beim Harnblasenkarzinom: Klinische Erfahrung mit
155 Patienten. Verh der Dtsch Ges für Urol, 33. Tg. Springer, Berlin Heidelberg New York, S 316, 319. –
13. McLaughlin J, Morley P, Deane F (1974) Ultrasound
in the staging of bladder tumors. BrJ Urol 47:51–56. –
14. Melchior H, Bressel M, Eisenberger F (1982) Lym-
phoknotenmetastasen maligner Hodentumoren: Me-
tastasierungswege und Treffsicherheit der röntgenologischen Diagnostik. Verh Dtsch Ges Urol 34:142–145. –
15. Nakamura S, Nüjima T (1980) Staging of b ladder
cancer by ultrasonography: a new technique by transurethral intravesical scanning. J Urol 124:341–344. –
16. Pollack H, Banner M, Arger P (1982) The accuracy
of gray-scale renal ultrasonography in differentiating
cystic neoplasms from benign cysts. Radiology
143:741–745. – 17. Schwerk W, Braun B, Eberle F (1979)
Ultraschalltomographie zystischer Fehlbildungen der
Nieren. Fortschr Roentgenstr 131:29–35. – 18. Schwerk
WB, Schwerk WN, Drews H, Rodeck G (1984) Ultraschalldiagnostik venöser Tumorthromben bei Nierenkarzinomen. Eine prospektive Studie. Der Urologe (im
Druck). – 19. Seemann W, Wimmer B, Rau W (1983)
Sonographie, Urographie und Angiographie beim Nierenkarzinom. Radiologe 23:76–84. – 20. Vahlensiek W
(1978) Hodentumoren – Diagnostik. Verh Dtsch Ges Urol
30:14. – 21. Walther V, Schüller J (1983) Die Erweiterung
der zystoskopischen Diagnostik durch die intravesikale
Sonographie. Ultraschall 4:2–6. 22. Wiliams R, Feinberg S, Kneight L, Traley E (1980) Abdominal staging of
testicular tumors using ultrasonography and computed
tomography. J Urol 123:872–875

Priv.-Doz. Dr. W. Schwerk
Zentrum Innere Medizin
der Philipps-Universität
Mannkopffstraße 1
D-3550 Marburg

Verhandlungsbericht der Deutschen Gesellschaft
für Urologie, 35. Tagung (1983), 169/170
© Springer-Verlag Berlin Heidelberg 1984

Moderatoren: E.J. Zingg, Bern; P. Kolle, Hannover; C. Claussen, Berlin;
W.-B. Schwerk, Marburg

Präoperative Computertomographie beim hypernephroiden Karzinom

A. Schoenenberger und P. Probst

Die Berechtigung und Notwendigkeit der axialen Computertomographie als der wahrscheinlich heute besten bildgebenden Methode des hypernephroiden Nierenkarzinoms brauchen nach den Erfahrungen der letzten Jahre kaum mehr bewiesen zu werden. Hingegen ist der Wert der Computertomographie als Staging-Methode zu präzisieren.

War die Computertomographie anfänglich eine *zusätzliche* Untersuchung weniger Zentren, wird sie zusehends zur *grundlegenden*, allgemein verfügbaren diagnostischen Methode, zur *Screening-*Methode.

Diese Entwicklung zeigt sich bei unserem nunmehr 82 Patienten umfassenden Kollektiv. In den ersten 38 Fällen der Jahre 1978–81 wurde das hypernephroide Karzinom noch zu 68% mit der intravenösen Urographie festgestellt, in der zweiten Gruppe von 44 Patienten der Jahre 1981–83 sinkt dieser Prozentsatz auf 41%, während er für die Computertomographie von 18% der ersten Gruppe auf 25% in der zweiten steigt. Er beträgt sogar 55%, wenn die ebenso wenig invasive Sonographie miteinbezogen wird. Diese beiden bildgebenden Methoden werden zunehmend häufiger als erste Maßnahme zur Abklärung des hypernephroiden Karzinoms eingesetzt.

Als Screening-Methode bewährt sich die Computertomographie in der gelegentlich zufälligen Entdeckung von Nierentumoren, von T_1-Tumoren, von Tumoren in radiologisch funktionslosen Nieren, von bilateralen Tumoren oder von Tumoren in komplizierten Zysten. Im vorliegenden Kollektiv von 82 Patienten fand sich eine einzige bezüglich Tumordiagnose falsch negative CT-Aussage, was die hervorragende Sensitivität der Methode zeigt.

Um den praktischen Wert der Computertomographie als *Staging-*Methode zu umschreiben, müssen die präoperativen CT-Befunde, nierentumorspezifischen Parametern bezüglich Tumorgröße, Infiltration von Nachbarorganen und dem Befall der großen Venen zugeordnet werden. Hierzu wurde das praxisnahe TNM-System der UICC 1978 benützt. Die CT-Aussage wurde mit dem jeweiligen operativen und histopathologischen Befund verglichen.

Die lokale Tumorausdehnung, das T-Stadium, wurde zu 79% richtig erfaßt (Tabelle 1). Overstaging (16%) ist vor allem für die T_2- und T_3-Fälle festzustellen, Understaging insgesamt in 5% der Fälle. Die Unterscheidung der beiden Stadien T_2 und T_3 bereitet gelegentlich Schwierigkeiten, da in der Computertomographie zwischen echter Tumorinfiltration und entzündlich reaktiven Veränderungen der Tumorumgebung kaum zu differenzieren ist. In Einzelfällen macht auch die

Tabelle 1. Präoperatives CT-Staging des hypernephroiden Nierenkarzinoms (TNM-System der UICC 1978/n = 82)

T-Kategorie:	CT-Staging korrekt	65/ 79%
	Overstaging	13/ 16%
	Understaging	4/ 5%
		82/100%
N-Kategorie:	CT-Staging korrekt	62/ 76%
	Overstaging	14/ 17%
	Understaging	6/ 7%
		82/100%
Venenbefall (V):	CT-Staging korrekt	56/ 68%
	Overstaging	5/ 6%
	Understaging	14/ 17%
	V_X	7/ 9%
		82/100%

genaue Aussage über mitinfiltrierte Nachbarorgane, auffallend im Understaging von drei T$_4$-Fällen, Mühe (Colon, Pankreas und Nebenniere).

Der Tumorbefall regionärer Lymphknoten begrenzt in der Regel weniger die Operabilität als vielmehr oft die Radikalität des geplanten Eingriffs. Sechsmal war die CT-Aussage falsch negativ. Weniger bedeutsam ist der relativ hohe Prozentsatz des Overstagings im Stadium pN$_0$ (17%) (Tabelle 1). Die Tendenz, volumenvermehrte Lymphknoten bei bekanntem Nierentumor als metastatisch tumorbefallen zu interpretieren, ist verständlich.

Von großer praktischer Bedeutung ist die präoperative Kenntnis der intraluminalen Tumorausdehnung in Vena renalis und Vena cava. Hier war das Staging nur in 68% korrekt (Tabelle 1). Bemerkenswert ist, daß nur ein bescheidener Anteil der 17 effektiv befallenen großen Venen also solche erkannt wurden. In 7 weiteren Fällen war eine sichere Angabe nicht möglich (V$_x$). Es gilt zu bedenken, daß viele auswärtige, spitalfremde Radiologen, die zunehmend häufiger auch über die Computertomographie verfügen, noch zu wenig gezielt nach dem Befall der großen Venen suchen, beispielsweise mit der computertomographischen Kavographie durch Verabreichung eines Kontrastmittelbolus über eine Fußrückenvene.

Indikationen für zusätzliche, durchwegs sekundäre Röntgenuntersuchungen (Kavographie, Arteriographie, Darmdarstellungen) bilden unklare Gefäßverhältnisse in der CT-Untersuchung (V$_x$), entsprechende klinische Hinweise, tumortragende Einzelnieren und fragliche Infiltrationen von Nachbarorganen bei sehr großen Tumoren.

Zusammenfassend ist die axiale Computertomographie die *Basis-Untersuchung* jeder soliden Nierenparenchymraumforderung und genügt in den meisten Fällen für Diagnose und Staging des hypernephroiden Nierenkarzinoms. Indiziert ist sie auch als nichtinvasive Verlaufskontrolle der Gegenniere nach Tumornephrektomie der einen Seite und embolisierter Nierentumoren.

Dr. A. Schoenenberger
Urologische Universitätsklinik
Inselspital
CH-3010 Bern

Verhandlungsbericht der Deutschen Gesellschaft
für Urologie, 35. Tagung (1983), 171–173
© Springer-Verlag Berlin Heidelberg 1984

Der Stellenwert der Computertomographie für Diagnostik und therapeutisches Vorgehen beim Nierentumor

H. Leyh, R. Pfab, W. Schütz und St. Feuerbach

Bei Verdacht auf eine parenchymatöse Raumforderung der Niere wird in der präoperativen Abklärung von der Computertomographie die Beantwortung folgender Fragen erwartet:

1. Kann der Tumorverdacht bestätigt oder ausgeschlossen werden?
2. Lassen sich Lokalisation, Größe und Ausdehnung des Tumors genau definieren?

Eine korrekte Abklärung dieser Fragen beeinflußt nicht nur die Indikation zu einer diagnostischen Nierenfreilegung bei ungeklärter renaler Raumforderung, sondern entscheidet bei nachgewiesenem Nierencarcinom in Abhängigkeit von der Tumorausdehnung auch über Art und Umfang des chirurgischen Vorgehens.

Patientengut und Methodik

Zwischen 1980 und 1982 wurde bei 205 Patienten wegen Verdacht auf einen parenchymatösen Nierentumor in unserer Klinik eine transperitoneale Tumornephrektomie durchgeführt.

Zur Überprüfung der Aussagekraft wurden die computertomographischen Untersuchungsergebnisse von 94 Patienten hiervon, die in Form eines CT mit Kontrastmittelgabe vorlagen, mit dem Operationssitus und der Histologie verglichen. Zu Vergleichszwecken wurden auch, so weit vorhanden, die Ergebnisse der Nierenangiographien und Nierensonographien hinzugezogen.

Für die Auswertung wurden die einzelnen Tumoren entsprechend der Stadieneinteilung nach Robson und der TNM-Klassifikation der UICC (1978) aufgeschlüsselt.

Untersuchungsergebnisse

In 87 von 94 Fällen wurde der computertomographische Befund histologisch bestätigt.

Bei einem Patienten wurde der vorliegende Nierentumor im CT als Steinhydronephrose fehlgedeutet.

Bei den übrigen 6 Patienten war bei der Bewertung des CT fälschlich der Verdacht auf einen malignen Nierentumor ausgesprochen worden. Es handelte sich hierbei jedoch histologisch um eingeblutete, teils mehrkammerige Nierencysten.

Unter den 87 Patienten, bei denen die computertomographische Verdachtsdiagnose Nierentumor histologisch bestätigt wurde, konnten wir bei 76 Patienten (87%) ein korrektes Tumor-Staging durch das CT entsprechend der Stadieneinteilung nach Robson feststellen. Bei den restlichen Patienten erbrachte das CT eine Fehlinformation über die Tumorausdehnung. In 4 Fällen (5%) handelte es sich hierbei um ein Over-Staging, in 7 Fällen (8%) um ein Under-Staging.

Um die computertomographischen Fehlinterpretationen näher zu differenzieren, haben wir die Untersuchungsergebnisse entsprechend der TVNM-Klassifikation der UICC für Nierentumoren weiter aufgeschlüsselt:

Bezüglich des T-Stadiums findet sich eine korrekte Klassifizierung bei 81 Patienten (92%). In je 3 Fällen (4%) kam es zu einem Under- bzw. Over-Staging. Ursachen des Under-Stagings waren eine im CT nicht erkannte Tumorausbreitung in das perirenale Fettgewebe. Andererseits war ein Over-Staging erfolgt durch ein im CT vermutetes Tumorübergreifen auf angrenzende Organstrukturen in Form einer Psoas- oder Leberinfiltration (Abb. 1).

Bei 75 der 87 Patienten (86%) erbrachte das CT eine richtige Aussage über einen evtl. vorliegenden Tumoreinbruch in die V. renalis bzw. V. cava. Falsch-positive und falsch-negative Angaben über einen Gefäßeinbruch erhielten wir in 4 bzw. 10%. Insbesondere entging eine beginnende Tumorin-

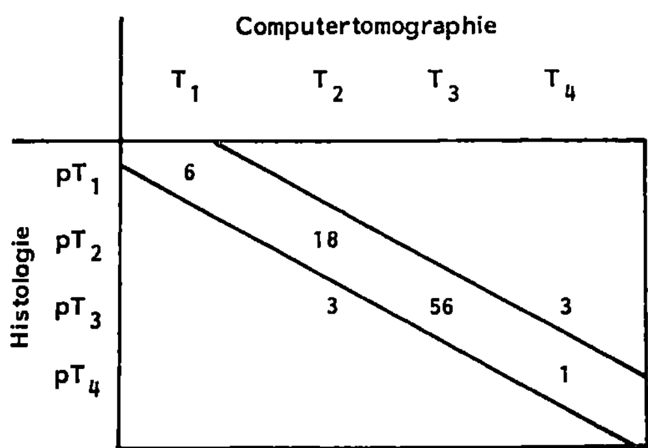

Abb. 1. Staging (TNM-Klassifikation d. UICC) bei malignen parenchymatösen Nierentumoren ($n = 87$)

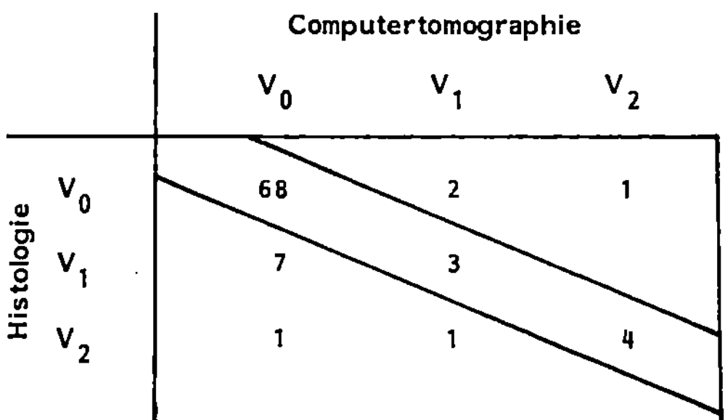

Abb. 2. Staging (TVNM-Klassifikation d. UICC) bei malignen parenchymatösen Nierentumoren ($n = 87$)

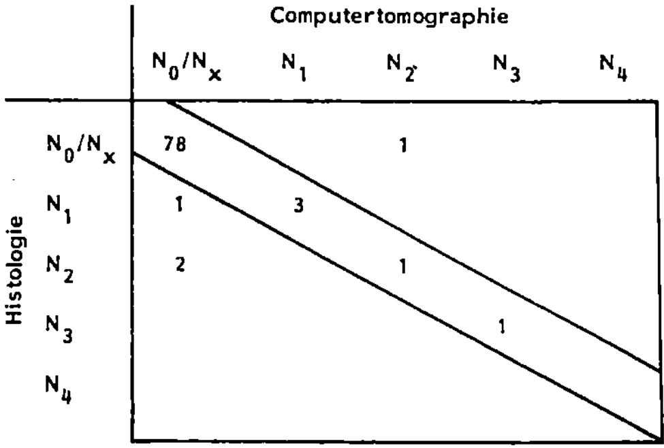

Abb. 3. Staging (TNM-Klassifikation d. UICC) bei malignen parenchymatösen Nierentumoren ($n = 87$)

filtration in die V. renalis dem computertomographischen Nachweis und konnte auch durch Angiographie oder Sonographie nicht verifiziert werden (Abb. 2).

Ein korrektes Staging bezüglich der N-Kategorie durch das CT ergab sich bei 83 Patienten (95%). Dabei ist aber einschränkend zu berücksichtigen, daß ein in der Histologie fehlender Lymphknotennachweis dem Stadium N_0 zugeordnet wurde. Bei den restlichen Patienten handelte es sich 1mal um einen falsch-positiven Befund und 3mal um ein Under-Staging, wobei jedoch hierbei in 2 Fällen eine Lymphknoteninfiltration mit einem Durchmesser von unter 2 cm vorlag (Abb. 3).

Evtl. vorhandene Fernmetastasen wurden, soweit sie im Abdomen-CT erfaßbar waren, in allen Fällen korrekt beurteilt.

Diskussion

Nach unseren Untersuchungsergebnissen sollte bei einem computertomographischen Verdacht auf einen Nierentumor stets eine Nierenfreilegung erfolgen, auch wenn sich dann in Ausnahmefällen die renale Raumforderung als eingeblutete Nierencyste oder entzündlicher Prozeß darstellt.

Hinsichtlich der das therapeutische Vorgehen beeinflussenden Tumorausdehnung fanden sich in unserem Krankengut 2 wichtige computertomographische Fehlinterpretationen:

Zum einen ein vermeintliches Übergreifen des Tumors auf benachbarte Organstrukturen und zum anderen ein Nichterkennen eines vorliegenden Tumoreinbruchs in die V. renalis.

Bezüglich der Tumorausdehnung über die Organgrenzen hinaus muß jedoch bemerkt werden, daß das Computertomogramm trotz einiger Fehlbeurteilungen den anderen Untersuchungsmethoden deutlich überlegen ist und auch am sichersten eine Lymphknotenbeteiligung erkennen läßt.

Bezüglich der Veneninfiltration stand das CT in unserem Krankengut den angiographischen Ergebnissen nicht wesentlich nach, sodaß sich die Indikation für eine zusätzliche Renalisangiographie nur noch auf die Embolisation und Gefäßdarstellung in speziellen Fällen, wie bei Patienten mit Solitärnieren, Anomalien oder sehr großen Tumoren beschränken sollte. Bei den übrigen Patienten läßt sich die Angiographie durch die nichtinvasive Computertomographie, unterstützt durch die Sonographie, ersetzen.

Literatur

1. Barth V, Eisenberger F, Buck J (1981) Angiographie und Computertomographie bei seltenen Nierenerkrankungen. Radiologe 21:52–57. – 2. Cronan JJ, Zeman RK, Rosenfield AT (1982) Comparison of computerized tomography, ultrasound and angiography in staging renal cell carcinoma. J Urol 127:712–714. – 3. Fiegler W, Wegener OH, Hartmann K, Felix R (1980) Computertomographie und Sonographie. Vergleichsstudie bei Erkrankungen

des Oberbauches und des Retroperitonealraumes. Fortschr Roentgenstr 132/3:262–271. – 4. Haertel M, Probst P, Bishop M, Zingg E, Fuchs WA (1981) Renale Computertomographie. Dtsch Med Wochenschr 106:54–59. – 5. Jaschke W, Kaick G v, Palmtag H, Strauss L (1981) Stadieneinteilung von Nierentumoren mit Hilfe der Computertomographie. Strahlentherapie 157:94–98. – 6. Mauro MA, Wadsworth DE, Stanley RJ, McClennan BL (1982) Renal cell carcinoma: Angiography in the CT era. AJR 139:1135–1138. – 7. Pötzschke B, Leining M, Leyda H (1981) Fehldiagnosemöglichkeiten bei der Ganzkörpercomputertomographie. Radiol Diagn (Berl) 22/3:275–278. – 8. Probst P, Hoogewood HM, Haertel M, Zingg E, Fuchs WA (1981) Computerized tomography versus angiography in the staging of malignant renal neoplasm. Br J Radiol 54:744–753. – 9. Schoenenberger A, Probst P (1982) CT-Staging des hypernephroiden Karzinoms. Urologe [A] 21:195–200. – 10. Weyman PhJ, McClennan BL, Stanley RJ, Levitt RG, Sagel SS (1980) Comparison of computed tomography and angiography in the evaluation of renal call carcinoma. Radiology 137:417–424

Dr. med. Herbert Leyh
Urologische Klinik u. Poliklinik
Rechts der Isar der Technischen
Universität München
Ismaninger Str. 22
D-8000 München 80

Verhandlungsbericht der Deutschen Gesellschaft
für Urologie, 35. Tagung (1983), 174–177
© Springer-Verlag Berlin Heidelberg 1984

Stellenwert der Computertomographie bei der operativen, organerhaltenden Therapie des Nierenzellkarzinoms

R. Horsch, L. Röhl, K. Dreikorn und B. Terwey

Als Alternative zur radikalen Organentfernung bietet sich bei Patienten mit bilateralen Nierenzellkarzinomen oder Karzinomen in funktionellen Solitärnieren die organerhaltende Therapie an, da in diesen Fällen die radikale Nephrektomie die ·Dauerdialysebehandlung impliziert. Organerhaltende Operationen beim Nierenzellkarzinom haben das Ziel den Tumor radikal zu entfernen und das funktionstüchtige Parenchym zu erhalten.

Im folgenden soll auf die Aussagekraft der Computertomographie bei diesem speziellen Krankengut eingegangen werden.

Material und Methode

Zwischen 1974 und 1983 wurden in unserer Abteilung 71 Patienten mit synchron-bilateralen Nierenzellkarzinomen oder Karzinomen in Solitärnieren operiert. Wie aus Tabelle 1 ersichtlich ist, mußte der Tumor 16mal extrakorporal entfernt werden, bei 55 Patienten konnte die vom Tumor befallene Niere in situ saniert werden.

Im Gegensatz zur radikalen Nephrektomie, wo verschiedene Autoren bei Vorliegen eines Computertomogramms häufig auf die Anfertigung eines Arteriogramms verzichten, wurde von allen Patienten eine renale Arteriographie zum „Gefäßmapping" angefertigt. Nuklearmedizinische Funktionsuntersuchungen nach der Regions of Interest-Technik gehörten ebenso zur präoperativen Standard-Diagnostik wie das Ausscheidungsurogramm bzw. die Ultraschalluntersuchung. Computertomographien der Nieren wurden seit 1978 von 39 Patienten angefertigt.

Ergebnisse

Für die Operabilität spielen die folgenden, computertomographisch faßbaren Kriterien eine wichtige Rolle:

1. Größe, Lokalisation und Abgrenzbarkeit des Tumors

Abbildung 1a, b zeigt die Infiltration eines Tumors einer rechten Solitärniere in die Leber. In diesem Fall war die Operation nicht mehr möglich bzw. sinnvoll. Im Gegensatz dazu können auch große Tumoren, die ein vorwiegend exophytisches, jedoch kein infiltratives Wachstum zeigen (Abb. 1c, d) entfernt werden.

2. Die Pseudotumorkapsel

Die Ausbildung einer Pseudotumorkapsel, die mit den neueren Computertomographen häufig dargestellt werden kann, ermöglicht meist ein parenchymschonendes Vorgehen, da der Tumor in diesen Fällen samt Kapsel quasi enukleiert werden kann (Abb. 2b).

3. Tumorwachstum

Während exophytisch wachsende Tumoren an

Tabelle 1. Übersicht über das Patientengut

	Anzahl Patienten	Tumorexstirpation	
		„in situ"	„extrakorporal"
bilaterale Tumoren	25	21	4
Tumoren in Einzelnieren	46	34	12
Summe	71	55	16

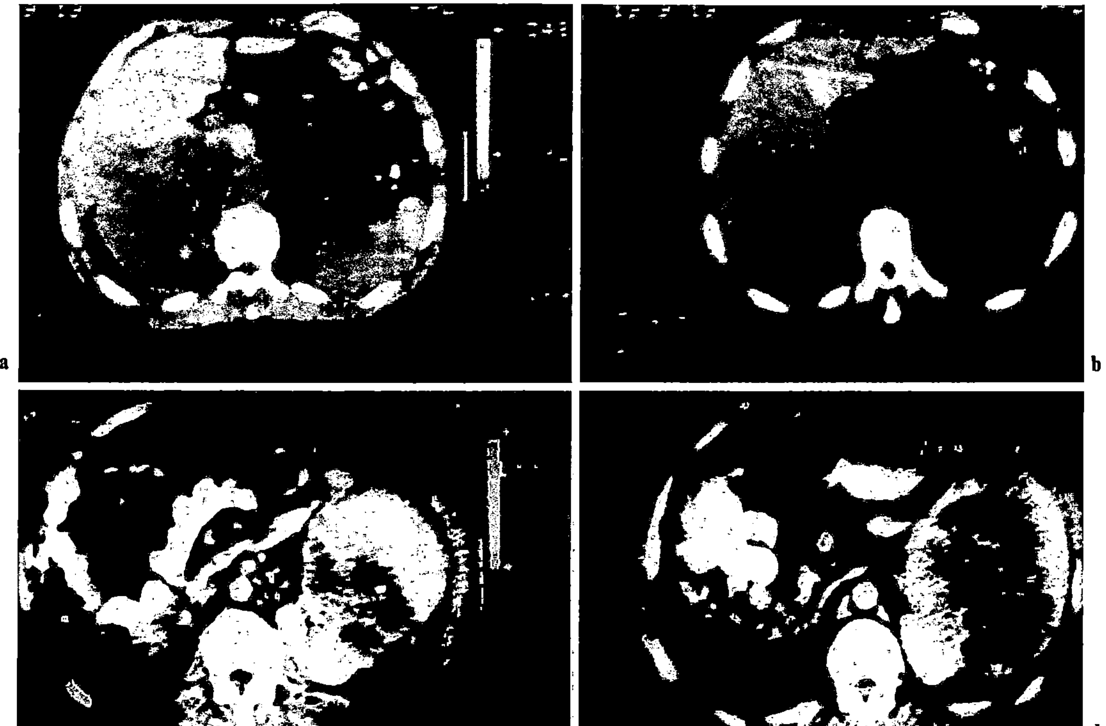

Abb. 1. Computertomogramm eines Patienten mit Infiltration eines rechtsseitigen Nierenzellkarzinoms in die Leber (a, b). Großer exophytisch, nicht infiltrativ wachsender Tumor in einer linken Solitärniere (c, d)

den Nierenpolen oder an der Nierenkonvexität (Abb. 3a) keine operationstechnischen Probleme bieten und meist in situ entfernt werden können, ist die Entfernung zentraler, am Hilus lokalisierter Tumoren (Abb. 3b) oder intrarenal, infiltrativ wachsender Tumoren (Abb. 3c) schwieriger und häufig nur extrakorporal möglich, da in diesen Fällen meist Rekonstruktionen am Hohlraumsystem und an den intrarenalen Gefäßen notwendig werden. Nieren mit multiplen intrarenalen Tumoren (Abb. 3d) sind in der Regel nicht zu sanieren, da hier die Rezidivrate, wie eigene Erfahrungen gezeigt haben, äußerst hoch ist, so daß in diesen Fällen die radikale Nephrektomie indiziert ist.

Der Nachweis von regionalen Lymphknotenmetastasen schließt eine organerhaltende Operation prinzipiell nicht aus, verschlechtert jedoch die Prognose in gleicher Weise wie nach einer radikalen Nephrektomie. Wenn jedoch eine Ummauerung der großen Gefäße durch den Tumor oder durch Metastasen nachgewiesen werden können, ist eine Indikation zur organerhaltenden Operation nicht mehr gegeben.

Postoperative computertomographische Kontrollen

In der postoperativen Kontrolle hat das Computertomogramm, das wir im ersten Jahr nach der Operation in halbjährlichen Abständen durchführen, die Kontrollangiographie weitgehend verdrängt. Die Computertomographie ist weniger invasiv und insbesondere die neuere Generation der Geräte hat aufgrund des hohen Auflösungsvermögens eine hervorragende Aussagekraft.

Diskussion

Organerhaltende Operationen bei Patienten mit bilateralen Nierentumoren oder Tumoren in Solitärnieren erfordern eine genaue präoperative Diagnostik. Während die Angiographie in diesen Fällen ihre Bedeutung hauptsächlich in der Darstellung der intrarenalen Gefäße („Gefäßmapping") hat und weniger dem Staging eines Tumors dient, erlaubt die Computertomographie eine exakte präoperative Stadieneinteilung wobei dem Nachweis von regionalen Lymphknotenmeta-

175

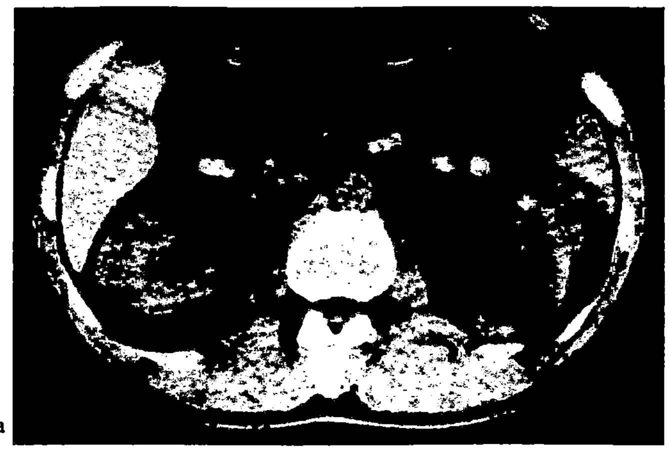

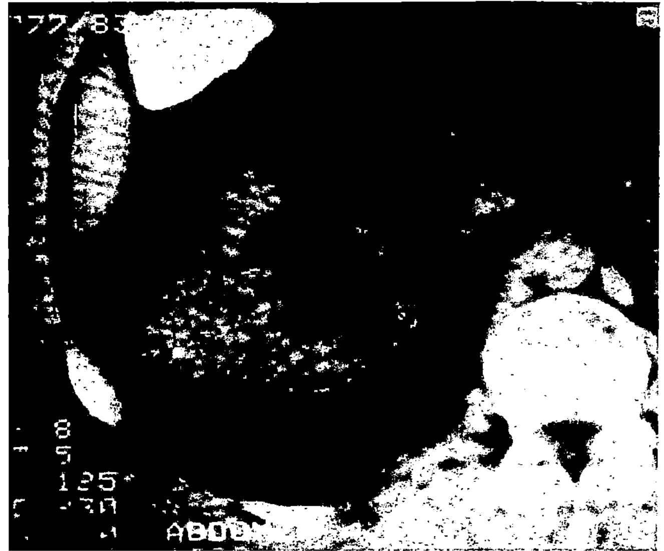

Abb. 2. a Bindegewebige Pseudotumorkapsel der linken Niere (bilaterale Tumoren). b Bindegewebige
Pseudotumorkapsel rechte Solitärniere

stasen eine große Bedeutung zukommt. Die neueren Geräte lassen zudem Aussagen über das
Wachstum des Karzinoms und seine intrarenale
Topographie zu. Zusammen mit den nuklearmedizinischen Funktionsuntersuchungen kann deshalb meist schon präoperativ festgestellt werden ob
sich vor bzw. hinter dem tumortragenden Anteil
der Niere noch funktionstüchtiges Nierenparenchym befindet, d.h. ob der Tumor exophytisch
oder intrarenal destruierend wächst. Bei synchron-
bilateralen Tumoren bestimmt die Computertomographie das operationstaktische Vorgehen
zusammen mit der Arteriographie und den Funktionsuntersuchungen, da in diesen Fällen zu entscheiden ist, welche Niere saniert werden soll bzw.
saniert werden kann und welche eventuell in einer
zweiten Operation entfernt werden muß.

Unsere Erfahrungen haben gezeigt, daß in der
postoperativen Kontrolle die routinemäßige Sonographie nicht ausreicht um ein lokales Rezidiv auszuschließen. Bei drei Patienten mit lokalen Rezidiven konnte die Diagnose eines Rezidiv-Tumors
mit Hilfe des Computertomogramms gestellt und
durch die Arteriographie bestätigt werden,
während die Sonographie keinen Hinweis für ein
Tumorrezidiv ergab.

Literatur

1. Bracken B, Kjell J (1979) How accurate is angiographic
staging of renal carcinoma? Urology 14:96. – 2. Levine E,
Rak K, Weigel J (1979) Preoperative determination of
abdominal Extent of renal cell carcinoma by computed

176

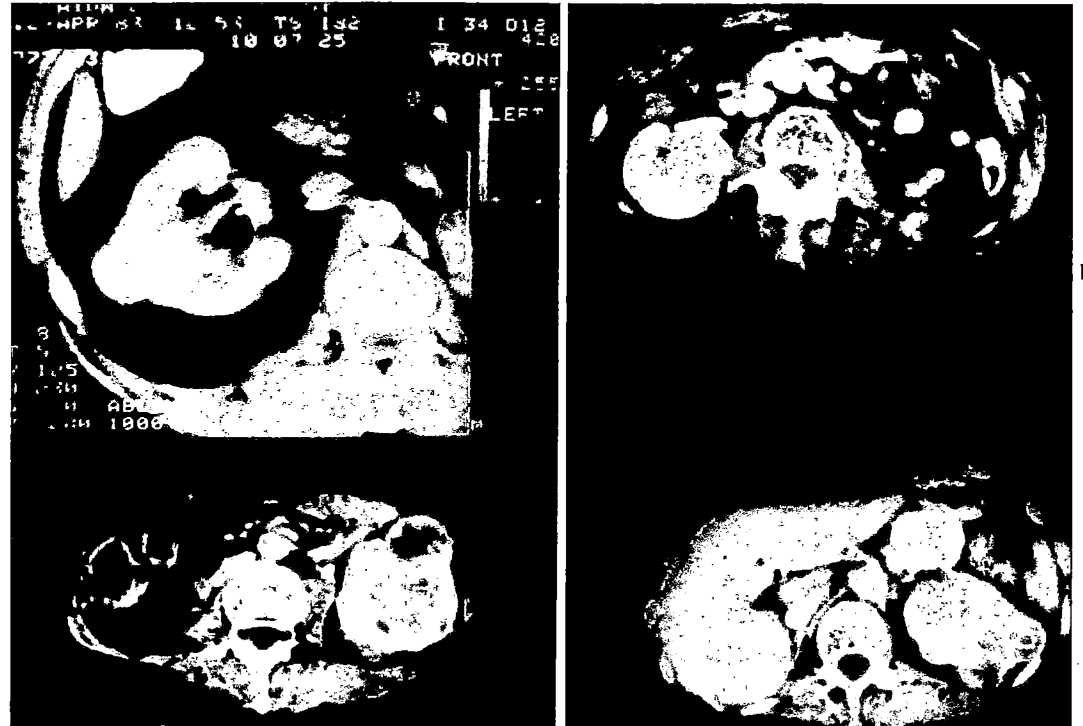

Abb. 3. a Exophytisch wachsender Tumor an der Nierenkonvexität. **b** Hilusnaher Nierentumor. **c** Intrarenal infiltrativ wachsender Tumor. **d** Multiple intrarenale Tumoren

tomography. Radiology 132:395. – 3. Mauro M, Wadsworth D, Stanley R, McClennan B (1982) Renal cell carcinoma: Angiography in the CT era. AJR 139:1135. – 4. Novick A, Stewart B, Straffon R, Bankowsky L (1977) Partial nephrectomy in the treatment of renal adenocarcinoma. J Urol 118:932. – 5. Röhl L, Dreikorn K, Horsch R (1981) Erfahrungen und Ergebnisse der in situ- und extrakorporalen Exstirpation von Tumoren in Solitärnieren und bei Patienten mit bilateralen Nierentumoren. Verhandlungsbericht der Deutschen Gesellschaft für Urologie, 32. Tagung 1980, 281. – 6. Sagel S, Stanley R, Levitt R, Geisse G (1977) Computed tomography of the kidney.

Radiology 124:359. – 7. Weyman P, McClennan B, Stanley R, Levitt R, Sagel S (1980) Comparison of computed tomography and angiography in the evaluation of renal cell carcinoma. Radiology 137:417

Priv.-Doz. Dr. med. R. Horsch
Oberarzt der Urologischen Abt. des
Chirurgischen Zentrums der
Universität Heidelberg
Im Neuenheimer Feld 110
D-6900 Heidelberg 1

**Verhandlungsbericht der Deutschen Gesellschaft
für Urologie, 35. Tagung (1983), 178**
© Springer-Verlag Berlin Heidelberg 1984

Wert der Computertomographie in der Diagnostik der Nierentumoren

K. van Camp, A. de Schepper und H. Vereycken

Unsere Serie umfaßt 74 Patienten (38 ♂, 35 ♀) mit klinischem Verdacht auf Nierentumor, bei denen eine selektive renale Angiographie durchgeführt wurde. In der Hälfte der Fälle (37/74) wurde auch ein CT angefertigt. Aortographie (6/74), Digitale Substraktionsangiographie (4/74) und Cavographie (7/74) wurden eher seltener gemacht.

Was ergibt sich nun aus den 37 Fällen, wobei CT und Angiographie ausgeführt und die Diagnostik operativ gesichert wurde?

Tabelle 1. Pathologischer Befund

Hypernephroma	12
Nierenzyste	2
Nierenabszeß	3
Sinus Lipomatosus	1
Urotheltumor	3
Metastase	1
Nebennierentumor	4
Pyelonephritisumformung	4
Thromboflebitis	1
Aneurysma	2
Normaler Befund	3
Diagnose unbekannt	1
	$n = 37$

Tabelle 2. Ergebnisse

	Positiv	Negativ oder fraglich	Diagnostische Treffsicherheit
CT	31	6	83%
Angio	29	8	78%
Kombiniert	36	1	97%

Wenn wir die Ergebnisse vergleichen stellen wir fest, daß wir mit CT, inclusiv Kontrastmittelverabreichung, eine diagnostische Treffsicherheit bekommen von 83%, mit Angiographie allein eine etwas niedrigere von 78%, die Kombination der beiden Untersuchungsmethoden aber in 97% der Fälle eine exakte Diagnostik erlaubte. Es stellt sich also heraus, daß beide Methoden sich gegenseitig ergänzen. Wir sind der Meinung, daß die Angiographie sehr gut die vaskuläre Anatomie der Nieren zeigt, sowie die Tumorvaskularisation und die Tumorabgrenzung gegenüber normales Nierengewebe. Die CT hingegen informiert uns besser bezüglich Organverhältnisse im Retroperitoneum, Umfang und Expansion des Nierentumors, Gewebsdichte und Gewebscharakterisierung, N-Staging (perirenale Lymphknoten), M-Staging (z.B. Leber). Unserer Meinung nach behält die Arteriographie, obwohl eine invasive Methode, immerhin sehr klar umschriebene Indikationen, die wir nachfolgend zusammenfassen:

1. „Vascular Mapping" bei gewebesparender Chirurgie.
2. Bei kongenitalen Mißbildungen der Nieren.
3. Bei Verdacht auf arteriovenöse Fistel.
4. DD invasive Urotheltumor versus Nierenca.
5. Therapeutischer Zweck: Embolisation.

Unsere Erfahrung mit DSA ist noch beschränkt. Wir haben aber den Eindruck, daß diese Methode in Kombination mit CT die hier aufgeführten Indikationen für Angiographie nicht einschränken wird.

Prof. Dr. K. van Camp
Lovelingstraat 70
B-2008 Antwerpen

Verhandlungsbericht der Deutschen Gesellschaft
für Urologie, 35. Tagung (1983), 179/180
© Springer-Verlag Berlin Heidelberg 1984

Seltene Nierentumoren im CT-Bild: Gelingt eine Abgrenzung gegenüber den Nierenzellkarzinomen?

W. Jaschke, St. Peter, H.J. Metzler, J. Potempa und M. Georgi

Durch eine retrospektiv vorgenommene Bildanalyse von 177 computertomographisch untersuchten und histologisch gesicherten Nierentumoren wurde eine Charakterisierung der verschiedenen Tumoren nach ihrem computertomographischen Erscheinungsbild versucht. Es wurden insgesamt 137 Nierenzellkarzinome und 40 seltene Nierentumoren ausgewertet (Tabelle 1). Bei dieser Auswertung wurden die Tumoren nach ihrer Form und Lokalisation, nach ihrem Absorptionsverhalten vor und nach Kontrastmittelgabe sowie nach der Innenstruktur des Tumors klassifiziert.

Die Nierenzellkarzinome zeigten 3 verschiedene Erscheinungsformen im CT-Bild: Ungefähr 70% aller Nierenzellkarzinome stellten sich im CT-Bild als Raumforderungen mit sehr inhomogenen Absorptionswerten dar. Nach bolusartiger Kontrastmittelinjektion erkennt man eine fleckige Anfärbung des Tumors (Tabelle 2). Weitere 20% der Nierenzellkarzinome wurden als Raumforderungen mit homogener Grautönung sichtbar, auch die Kontrastmittelverteilung im Tumor erfolgte

gleichmäßig. Bei manchen dieser Tumoren erkannte man bei entsprechender optischer Kontrastverstärkung einen dünnen Randsaum höherer Strahlenabsorption, pathoanatomisch der Pseudokapsel entsprechend (Tabelle 3). 10% der Nierenzellkarzinome imponierten im CT-Bild als sogenannte dickwandige Cysten, die im vorliegenden Material immer von banalen Nierencysten abgegrenzt werden konnten (Tabelle 4).

Die beobachteten Metastasen extrarenaler Tumoren, die Nierenadenome sowie die xanthogranulomatöse Pyelonephritis konnten nicht von den Nierenzellkarzinomen des Typs 2 und 3, die beiden computertomographisch nachgewiesenen

Tabelle 1. Erfahrungsgut (1977–1983)

n	Pathoanatomischer Befund
137	Nierenzellcarcinom
17	Nierenbeckencarcinom
7	Metastasen extrarenaler Tumoren (Bronchial-, Colon-, Cervixcarcinom, malignes Lymphom)
5	(Angio-)leiomyolipom
2	Leiomyosarkom
3	multilokuläres, cystisches Nephrom
je 1	Echinococcus, xanthogranulomatöse Pyelonephritis, Carcinoid, Nierenrindenadenom, papilläres Adenom, Liposarkom

Tabelle 2. Das Nierenzellcarcinom im CT-Bild

Typ 1: – weichteildichter Tumor mit sehr inhomogenen Absorptionswerten
– deutliche Kontrastmittelanreicherung nach Bolusinjektion
– selten: schollige Verkalkungen

Pathoanatomisches Korrelat:
Solider Nierentumor durchsetzt von Einblutungen, Nekrosezonen, Arealen von myxoidem Bindegewebe, cholesterinhaltigen Degenerationszonen

Tabelle 3. Das Nierenzellcarcinom im CT-Bild

Typ 2: – weichteildichter Tumor mit homogenen Absorptionswerten
– homogene Kontrastmittelanfärbung
– manchmal: zarter, hyperdenser Randsaum

Pathoanatomisches Korrelat:
Solider Nierentumor durchsetzt von wenigen, kleinen Blutungsherden und Degenerationszonen
Ausbildung einer Pseudokapsel

Typ 3:	– dickwandige „Cyste"
	– geringe Kontrastmittelanreicherung in der „Cystenwand"
	– inhomogene Absorptionswerte des „Cysten"-inhaltes

Pathoanatomisches Korrelat:
Dickwandige „Cyste" mit bräunlich schmutzigem Inhalt

Tabelle 5. Seltene Nierentumoren im CT-Bild

Sichere Hinweise	Nachweis von Fettgewebe im Tumor (Absorption deutlich unter 0 HE)
	Ungewöhnliche Tumorarchitektur
	Tumorlokalisation: Nierenbecken
	Homogene Strahlenabsorption (über 40 HE), schwache oder fehlende Kontrastmittelanfärbung
Unsichere Hinweise	Ungewöhnliche Tumorlokalisation (Nierenkapsel, Nierenmark)
	Nachweis von multiplen Tumoren in beiden Nieren

Leiomyosarkome nicht von den Nierenzellkarzinomen des Typs 1 unterschieden werden (Tabelle 5).

Hingegen gab der Nachweis von Fettgewebe im CT-Bild in allen Fällen Anlaß, den Operateur auf das Vorliegen eines seltenen, fettgewebshaltigen Tumors hinzuweisen. Dazu muß der Fettgewebsanteil des Tumors allerdings bereits makroskopisch sichtbar sein.

Aufgrund des charakteristischen Aufbaus des multilokulären cystischen Nephroms wurde in allen Fällen das Vorliegen eines seltenen Nierentumors vermutet.

Die typische Lokalisation der Nierenbeckenkarzinome ließ ebenfalls keine differentialdiagnostischen Unsicherheiten aufkommen, sofern diese Tumoren noch nicht das Nierenparenchym infiltriert hatten.

Zwei Raumforderungen, ein Nierencarcinoid sowie eine Echinococcuscyste, fielen durch eine relativ hohe Strahlenabsorption im Nativbild sowie ein schwaches bzw. fehlendes Kontrastmittelenhancement auf. Beides sind Beobachtungen, die wir bei den Nierenzellkarzinomen nicht machen konnten.

Multiple Tumorknoten in beiden Nieren sind typisch für das Vorliegen von Angiomyolipomen bei Patienten mit tuberöser Hirnsklerose. Wir beobachteten jedoch ein ähnliches Bild bei einer Patientin mit einem multizentrisch-wachsenden Nierenzellkarzinom. Ebenso läßt die Lage eines Tumors, im Nierenmark oder in der Peripherie der Niere, keine eindeutigen Rückschlüsse auf die Artdiagnose zu.

Dr. W. Jaschke
Institut für Klinische Radiologie
Klinikum Mannheim
Postfach 23
D-6800 Mannheim 1

Nierentumor (Sonographie und CT)

Verhandlungsbericht der Deutschen Gesellschaft
für Urologie, 35. Tagung (1983), 181–183
© Springer-Verlag Berlin Heidelberg 1984

Wert von Sonographie und Computertomographie in der Diagnostik des Nierenzellkarzinoms. Ein Vergleich bildgebender Untersuchungen am eigenen Krankengut

H. Rauschmeier, G. Jakse, G. Stampfl, G. Egender und D. zur Nedden

Computertomographie und Sonographie verdrängen in der Diagnostik des Nierenzellkarzinoms zusehends die konventionellen Diagnoseverfahren Urographie und Angiographie [1, 2, 4, 6, 10, 12]. Basierend auf Angaben aus der Literatur [3, 8, 11] soll mit dieser Studie am eigenen Krankengut, über die eigentliche Diagnose hinaus, überprüft werden, inwieweit auf Basis dieser erstgenannten Untersuchungen die nach dem TNM-System erforderte präoperative Stadieneinteilung möglich ist, bzw. inwiefern operationstaktische Erwägungen im Hinblick auf Operationsrisiko, Radikalität und Prognose angestellt werden können.

Es ist somit das Kriterium der lokalen Tumorausdehnung, des Lymphknoten- und Gefäßbefalls zu erfassen.

Material und Methodik

Aus einem Kollektiv von insgesamt 59 Fällen mit verifiziertem Nierenzellkarzinom wurde die diagnostische Treffsicherheit der einzelnen Verfahren errechnet. Diese ergab für die Urographie 81% ($n = 54$), für die Sonographie 100% ($n = 52$), für die Computertomographie 96% ($n = 50$) und für die Angiographie ebenfalls 96% ($n = 55$).

Diese Prozentsätze unterschieden sich praktisch nicht von der innerhalb des Gesamtkollektivs prospektiv ausgewerteten Gruppe von 38 Patienten, wo sämtliche Untersuchungen parallel durchgeführt wurden und sich in der oben genannten Reihenfolge 76, 100, 95 und nochmals 95% an Treffsicherheit ergaben. Aus diesem Grund wurde bei den weiteren Berechnungen zwischen prospektiv und retrospektiv nicht mehr unterschieden.

Die numerische Auswertung der Daten erfolgte für jedes der drei angeführten Kriterien unter Angabe der statistisch relevanten Größen: Treffsicherheit, Sensitivität, Spezifität sowie positiver und negativer Vorhersage.

Ergebnisse

Von operativ-technischem Interesse ist also zuerst die Frage der *Organbegrenzung* bzw. der Tumorinfiltration benachbarter Strukturen. Hier ist die Aussage von Computertomographie und Sonographie nicht befriedigend (Tabellen 1, 2), was in erster Linie an der geringen Zahl richtig positiver Resultate liegt (computertomographisch 3, sonographisch 2) und wir daher der Meinung sind, daß beide Verfahren, besonders aber die Sonographie, zu diesem Punkt keine verläßliche Aussage machen können [9].

In diesem Sinn ist auch die Korrelation zwischen dem pT- und dem computertomographisch bzw. sonographisch erfaßten T-Stadium zu sehen.

Computertomographisch (Abb. 1) herrscht die größte Unschärfe in den Stadien T2 und T3, sodaß sich insgesamt nur 66% richtige Zuordnungen ergeben.

Sonographisch ist eine T-Stadieneinteilung nicht möglich, da zwischen Stadium T1 und T2 z.B. mittels der im TNM-System angegebenen Verdrängung des Hohlsystems nicht differenziert werden kann; und ebenso verhält es sich mit der Unterscheidung zwischen T2/T3 und T3/T4, wo über das Vorhandensein von Trennschichten nicht immer eine befriedigende Aussage gemacht werden kann.

Von prognostischer Wichtigkeit ist weiters der *Lymphknotenbefall,* der infolge der routinemäßig durchgeführten regionalen Lymphadenektomie gut faßbar ist.

Die schlechten Resultate bei der Sonographie (Tabelle 2) ergeben sich daraus, daß Lymphknoten

Tabelle 1. Statistische Auswertung der computertomographisch erfaßten Veränderungen ($n = 50$)

	Tumor-infiltration	Lymphknoten	Nierenhilus gef.	Hauptvene	V. cava
Treffsicherheit	72	88	70	82	98
Sensitivität	23	25	6	40	100
Spezifität	89	93	100	87	98
Positive Vorhersage	43	25	100	25	50
Negative Vorhersage	77	93	69	93	100

Tabelle 2. Auswertung der sonographischen Untersuchungsergebnisse ($n = 52$)

	Tumor-infiltration	Lymphknoten	Nierenhilus gef.	Hauptvene	V. cava
Treffsicherheit	71	90	67	85	100
Sensitivität	13	0	0	0	100
Spezifität	95	100	100	100	100
Positive Vorhersage	50	0	0	0	100
Negative Vorhersage	73	90	67	84	100

unter 2 cm Größe nicht gesehen werden können und wir daher keine richtig positiven, jedoch eine große Zahl von 47 zufällig richtig negativen Befunden haben.

Das Auflösungsvermögen ist auch in der Computertomographie (Tabelle 1) der limitierende Faktor, dennoch ist hier die Methode exakter. Eine Lymphknotenvergrößerung über 4 mm kann erfaßt werden, jedoch kann keine Aussage über die Dignität des betroffenen Lymphknotens gemacht werden, es sei denn, es handelt sich um einen großen regressiv veränderten Lymphknoten.

$_pT$ T_{CT}	$_pT_0$	$_pT_1$	$_pT_2$	$_pT_3$	$_pT_4$
T_0			2		
T_1		1			
T_2			31	9	1
T_3			1	1	
T_4			3	1	

Abb. 1. Computertomographische Erfassung des lokalen Tumorstadiums (TNM-System): auffälliges understaging im Stadium $_pT_3$. Korrelation von T_{CT} mit $_pT$ ($n = 50$): richtig: (33/50) 60%; overstaged: (5/50) 10%; understaged: (12/50) 24%

Unter diesem Aspekt sind 3 falsch positive und 3 falsch negative Befunde zu sehen, die zu der hier gezeigten niederen Sensitivität und niederen positiven Vorhersage führen. Ein richtig positives Ergebnis liegt nur in einem Fall vor.

Operationstechnisch und prognostisch interessant ist letztlich der *Venenbefall.*

Vorangestellt werden muß, daß hinsichtlich der Erfassung des Nierenhilusgefäßbefalles, die für eine exakte T-Klassifizierung notwendig ist, jedes bildgebende Verfahren überfordert wird.

Bezüglich des Nierenhauptvenenbefalls ist die computertomographische Aussage (Tabelle 1) in unserem Kollektiv nicht optimal, da relativ viele falsch negative (3mal) und falsch positive (6mal) Ergebnisse vorkommen. Gut scheint jedoch das Ergebnis beim Vena-cava-Befall, wenn man nur die Größen Treffsicherheit, Sensitivität und Spezifität betrachtet. Durch Angabe der positiven Vorhersage allerdings, die die Relation angibt zwischen den tatsächlich positiven und den computertomographisch vermutlich positiven Ergebnissen, sinkt hier der Wert der Methode. Die angegebenen 50% positiver Vorhersage resultieren aus der gleichen Anzahl richtig positiver und falsch positiver Ergebnisse (je 1 Fall).

Sonographisch (Tabelle 2) kann ein Nierenhauptvenenbefall nicht festgestellt werden (kein richtig positiver Befund, 8 falsch negative Befunde), was die niederen Prozentsätze von Sensitivität und positiver Vorhersage erklärt.

Die den Vena-cava-Befall betreffenden Aussagen werden insofern relativiert, als es sich nur um einen Fall mit Cavathrombus handelt, der jedoch korrekt diagnostiziert worden ist.

Die Angiographie respektive Cavographie ($n = 55$), die hier vergleichsweise zur Computertomographie von Interesse ist, kann die diagnostische Aussage nicht verbessern:

Die Prozentsätze der einzelnen statistischen Parameter in der zuvor angegebenen Reihenfolge betragen für den Hilusgefäßbefall 56, 8, 93, 50 und 57%, für den Nierenhauptvenenbefall 85, 25, 96, 50 und 88% und für den Vena-cava-Befall 94, 50, 96, 33 und 98% und liegen somit weit unter den für die Computertomographie ermittelten Werten. Dabei drückt der durchwegs niedere Prozentsatz für die positive Vorhersage aus, daß diese Untersuchung als Routineverfahren aufgrund der geringen Risiko-Nutzen- bzw. Kosten-Nutzen-Relation nicht gerechtfertigt ist.

Schlußfolgerung

Nach Auswertung der eigenen Untersuchungen läßt sich in Übereinstimmung mit Angaben aus der Literatur sagen, daß Computertomographie und insbesondere Sonographie sich zur Diagnosestellung des Nierenzellkarzinoms bewährt haben. Die Sonographie hat ihren Platz als Screening-Untersuchung, jedoch ist eine exakte präoperative Tumorklassifizierung nicht möglich; es können lediglich große Lymphknotenpakete und ein Vena-cava-Thrombus erfaßt werden. Die Computertomographie stellt das derzeit beste routinemäßig angewandte bildgebende Verfahren in der Beurteilung des Nierenzellkarzinoms dar und ermöglicht die Tumorstadieneinteilung mit hinreichender Genauigkeit. Dennoch wäre unter Ausschöpfung aller technischer Möglichkeiten, insbesondere zur Erfassung des lokalen Tumorstadiums, eine größere Präzision wünschenswert. Die Cavographie sollte lediglich in Ausnahmefällen und keineswegs routinemäßig eingesetzt werden. Grundvoraussetzung für die statistisch einwandfreie Beurteilung einer Methode ist die Angabe sämtlicher relevanter Parameter zur Charakterisierung des Meßfehlers; Treffsicherheit, Sensitivität und Spezifität müssen jeweils durch die positive und negative Vorhersage ergänzt werden.

Literatur

1. Bollack C, Wenger JJ (1982) Arteriography and cancer of the kidney. Renal tumors: Proceedings of the first international symposion on kidney tumors. Liss, New York, pp 349–368. – 2. Charboneau JW, Hattery RR, Ernst EC, James EM, Williamson B Jr, Hartman GW (1983) Spectrum of sonographic findings in 125 renal masses other than benign simple cyst. AJR 140:87–94. – 3. Cronan JJ, Zeman RK, Rosenfeld AT (1982) Comparison of computerized tomography, ultrasound and angiography in staging renal cell carcinoma. J Urol 127:712–714. – 4. Gebauer A, Ribka A (1981) Sonographie und Computertomographie in der Diagnose des Nierenzellkarzinoms. Klin Exp Urol 2:84–91. – 5. Mauro MA, Wadsworth DE, Stanley RJ, McClennan BL (1982) Renal cell carcinoma: angiography in the CT era. AJR 139:1135–1138. – 6. Plainfosse MCH, Merran S (1982) How does ultrasound show cancer, diagnostic difficulties and reliability. Renal tumors: Proceedings of the first international symposion on kidney tumors. Liss, New York, pp 369–375. – 7. Richard F, Khoury S, Küss R (1982) Computed tomography in the diagnosis and evaluation of renal cell carcinoma. Renal tumors: Proceedings of the first international symposion on kidney tumors. Liss, New York, pp 377–397. – 8. Schoenenberger A, Probst P, Zingg EJ (1982) Ändert die Computertomographie das bisherige präoperative Vorgehen beim hypernephroiden Karzinom? Therapiewoche 32:708–714. – 9. Suramo I, Päivänsalo M, Leinonen A, Pamilo M (1981) The sonographic images of hypernephromas. Fortschr Roentgenstr 135/6:649–652. – 10. Wadsworth DE, McClennan BL, Stanley RJ (1982) CT of the renal mass. Urol Radiol 4:85–94. – 11. Weyman PJ, McClennan BL, Stanley RJ, Levitt RG, Sagel StS (1980) Comparison of computed tomography and angiography in the evaluation of renal cell carcinoma. Radiology 137:417–424. – 12. Nedden D zur, Sager WD, Reiffenstuhl M, Dittrich P v (1982) Computertomographische Untersuchung der Nieren. Z Urol Nephrol 75:297–300

Dr. Hans Rauschmeier
Urologische Univ.-Klinik Innsbruck
Anichstraße 35
A-6020 Innsbruck

Verhandlungsbericht der Deutschen Gesellschaft
für Urologie, 35. Tagung (1983), 184/185

Der Stellenwert von Sonographie und Computertomographie in der Diagnostik und operativen Behandlung von Parenchymtumoren der Nieren

St. Peter, W. Jaschke, H.J. Metzler und J. Potempa

Die Ergebnisse stützen sich auf 133 operierte Nierentumoren, bei denen präoperativ ein sonographischer (Combison-100) und computertomographischer (Somatom-1, GE 8800) Befund erhoben wurde. Ein Großteil der Patienten wurde zusätzlich auch angiographiert, so daß neben dem Ausscheidungsurogramm diese drei bildgebenden Verfahren als präoperative Diagnostik vorlagen.

Wie treffsicher sind Sonographie und Computertomographie bei der Diagnose von Parenchymtumoren der Niere?

Bei 5 der operierten Patienten wurde sonographisch der Tumor nicht richtig erkannt. Dabei handelte es sich ausschließlich um nicht typische Nierentumoren. So wurde z.B. in einem Fall, ohne Kenntnis des Ausscheidungsurogramms, ein verkalktes Hypernephrom vom Erstuntersucher als Kelchausgußstein fehldiagnostiziert.

Obwohl mit zunehmender Erfahrung aufgrund des sonographischen Bildes der Verdacht auf seltene Nierentumoren geäußert werden konnte, war nur mit Hilfe von Dichtemessungen computertomographisch der Ausschluß eines Hypernephroms möglich, wie z.B. im Falle eines Carcinoids, zystischen Nephroms und Lipoms. Durch die höhere Auflösung und die Möglichkeit der Dichtemessung ist für die Differenzierung ausgefallener solider Raumforderungen die Computertomographie der Sonographie überlegen.

Für die Beurteilung der Tumorausdehnung bzw. Tumorinvasion in Nachbarorgane konnte die Computertomographie bei mittelgroßen Tumoren von ca. 3–5 cm Größe für die präoperative Festlegung des T-Stadiums keine weitere Information bieten. Bei sehr großen Tumoren mit Verdacht auf Infiltration in Nachbarorgane, war die Computertomographie der Sonographie überlegen, da sonographisch Gewebsgrenzen häufig nicht festzustellen waren. In unserem Patientengut wurde bei

2 Patienten eine Tumorinfiltration computertomographisch nicht erkannt (Infiltration in Colonwand bzw. Musculus psoas) und bei 5 Patienten eine Tumorinfiltration in Nachbarorgane beschrieben, welche intraoperativ sich nicht bestätigte.

Ungelöst scheint die Diagnose der absoluten Inoperabilität: Bei 2 Patienten mußte der Eingriff als Probelaparotomie beendet werden.

Auch in der Beurteilung der paracavalen und paraaortalen Lymphknoten kann die Sonographie bei Patienten mit Nierentumor im Gegensatz zu Patienten mit einem Hodentumor weniger Hilfe bieten. Bei den im allgemeinen schlanken Jugendlichen mit einem Hodentumor bietet die sonographische Untersuchung des Retroperitoneums keine Schwierigkeiten. Mit zunehmender Adipositas ist das paraaortale und paracavale Retroperitoneum bei den älteren Nierentumor-Patienten häufig nur eingeschränkt beurteilbar, so daß wir nur eine geringe Trefferquote von ca. 50% haben.

Obwohl der Lymphknoten-Dissection beim Nierentumor nicht die vergleichbare therapeutische Bedeutung wie beim Hodentumor zukommt, ist die Kenntnis der möglich befallenen Lymphknoten im Sinne der radikalen Tumorchirurgie wichtig. Gerade die Diagnose „Lymphknotenbefall" setzt eine große computertomographische Erfahrung und möglichst enge Rückkoppelung mit den Operateuren voraus. Das Computertomogramm läßt nur eine Größenveränderung ohne Artdiagnose zu. Die falsch-positiven Befunde wurden bei uns häufig erhoben, wenn vor der computertomographischen Untersuchung eine Nierentumor-Embolisation durchgeführt wurde. Die beschriebenen Lymphknoten waren auch für den Operateur auffallend vergrößert, zeigten histologisch häufig jedoch keinen Tumorbefall.

Sonographisch konnten wir nur einmal einen Cavazapfen sichern. Die Beurteilung der Tumorin-

filtrationen in die Vena cava bzw. eines Cava-
zapfens zeigte eine hohe Treffsicherheit durch das
Computertomogramm. Wir hatten nur einen
falschnegativen Befund, welcher aus der Anfangs-
zeit stammt, als noch keine Bolus-Injektion durchgeführt wurde.

Verglichen mit Sonographie und Computertomographie konnte die Angiographie keine
weitere präoperative Diagnostik bieten. In
unserem Patientengut wurde angiographisch 5mal
der Tumor bzw. die Tumorausdehnung falsch
diagnostiziert. Bei fehlendem Gefäßbild der nicht-
hypernephroiden Nierentumoren versagte die
Angiographie, wo jedoch sonographisch schon
eine ungewöhnliche Auffälligkeit beschrieben
wurde. Die Sonographie besitzt bei großen, soliden
Raumforderungen eine ebenso große Treffsicherheit wie das Computertomogramm; bei kleinen
Tumoren unter 2 cm und zystisch zerfallenen Tumoren ist das Computertomogramm jedoch über-

legen. Weiterhin stellt das Computertomogramm
bezüglich des Befalls der Nachbarorgane und der
Lymphknoten die bessere Diagnostik, wobei allerdings ein Overstaging in Kauf genommen werden
muß.

Eine Angiographie erscheint nach unseren
Ergebnissen in den meisten Fällen überflüssig für
die präoperative Diagnostik. Dieses ist von Bedeutung, da die nichtinvasive computertomographische Untersuchung, welche ambulant
durchgeführt werden kann, nur ein Drittel bis ein
Viertel so teuer ist wie eine Angiographie mit
stationärem Aufenthalt.

Priv.-Doz. Dr. Stephan Peter
Urologische Klinik
Klinikum Mannheim der Universität Heidelberg
D-6800 Mannheim 1

Verhandlungsbericht der Deutschen Gesellschaft
für Urologie, 35. Tagung (1983), 186–188
© Springer-Verlag Berlin Heidelberg 1984

Vergleich von Sonographie und Computertomographie in der Diagnostik des renalen Adenokarzinoms und ihre Bedeutung für die präoperative Stadieneinteilung

P.C. Esk, E. Schindler und R. Hartwig-Poser

Von 325 bis 1982 in der Urologischen Klinik der Medizinischen Hochschule Hannover operierten Nierenkarzinomen wurde in 231 Fällen eine präoperative Diagnostik durch Sonographie und in 163 Fällen durch Sonographie und Computertomographie durchgeführt (Tabelle 1). Um die Leistung von Sonogramm und CT in der heutigen Diagnostik zu ermessen, haben wir einen Vergleich zwischen präoperativen Untersuchungsergebnissen und intraoperativem Befund sowie postoperativ-histologischem Befund durchgeführt. Bei allen Patienten wurde die radikale abdominelle Nephrektomie mit Adrenalektomie und Lymphadenektomie durchgeführt.

Die präoperativen Untersuchungen wurden von verschiedenen Untersuchern mit verschiedenen Geräten durchgeführt, sowohl an unserer Klinik als auch von auswärtigen Untersuchern, verteilt über unseren gesamten Einzugsbereich.

Von 231 durchgeführten sonographischen Untersuchungen wurde die Diagnose eines Nierenkarzinoms richtig gestellt in 214 Fällen, ein falsch-negativer Befund wurde in 17 Fällen erhoben. Ein falsch-positiver Befund zeigte sich bei 24 Fällen.

Die Treffsicherheit des Computertomogramms lag höher, bei 162 durchgeführten Untersuchungen wurde die Diagnose 160× richtig gestellt. 5× wurde die Diagnose durch Angiographie erhärtet, bei diesen fraglichen Fällen handelt es sich im wesentlichen um Nieren, bei denen eine alte Verletzung mit Hämatombildung oder Narben vorlag. Beim Vergleich zwischen Computertomographie und Renovasographie zeigt sich, daß von 166 Renovasographien das Angiogramm in 2 Fällen einen falsch-positiven und in 4 Fällen einen falsch-negativen Befund zeigt, so daß das Computertomogramm der Renovasographie in der Diagnostik des Nierentumors zumindest ebenbürtig ist.

Bei 58 Patienten fand sich eine Lymphknotenmetastasierung, die in 42 Fällen präoperativ erkannt wurde. Das Sonogramm zeigte 29 Fälle von Lymphknotenmetastasierung präoperativ auf, im Computertomogramm konnte die richtige präoperative Diagnose 42× gestellt werden (Tabelle 2). Die 16 Patienten, bei denen die Lymphknotenmetastasierung nicht erkannt worden ist, zeigten in 14 Fällen nur einen Befall der Lymphknoten am Gefäßhilus der Niere. Die übrigen Lymphknoten waren tumorfrei. Da diese Lymphknoten im Bereich des Gefäßstieles bei der radikalen Nephrektomie im Regelfall mit entnommen werden, kann vermutet werden, daß, wenn das präoperative Computertomogramm keine Lymphknotenmetastasierung zeigt und auch intraoperativ sich kein auffälliger Befund ergibt, die Lymphadenektomie bei Nierentumoren im wesentlichen einen Staging-Charakter hat und diese Aufgabe auch ohne erweiterte Lymphadenektomie in diesen Fällen erfüllt wäre.

Tabelle 1. Operierte renale Adenokarzinome. Urologische Klinik der MHH bis 1982

Insgesamt	325
Diagnostik mit Sono	231
Diagnostik mit Sono + CT	162

Tabelle 2

Sonographie LK-Metastasen	
erkannt	29
nicht erkannt	29
Computertomographie LK-Metastasen	
erkannt	42
nicht erkannt	16

Tabelle 3. Nebennierenmetastasen

Insgesamt	19
Praeoperativ erkannt	7
Intraoperativ erkannt	6
Nicht erkannt	6

Tabelle 4

Sonographie NN-Metastasen	
erkannt	4
nicht erkannt	15
Computertomographie NN-Metastasen	
erkannt	7
nicht erkannt	12
falsch positiv	2

Bei 19 Patienten mit Nebennierenmetastasen war es möglich, in 7 Fällen diese durch präoperative Diagnostik festzustellen. Intraoperativ erkannt wurde die Nebennierenbeteiligung 6×, in 6 Fällen wurde intraoperativ diese Beteiligung nicht ge-

Tabelle 5. Erstsymptome

Zufallsbefund	44
Allgemeine Tumorzeichen	26
Rückenschmerzen	18
Haematurie	17
Metastasen	12
Palpabler Tumor	5
Varikozele	2

sehen, erst nach Entfernung und Aufschneiden des Präparates konnte die Beteiligung makroskopisch erkannt werden (Tabelle 3). Das Erfassen von Nebennierenmetastasen ist sonographisch erfahrungsgemäß schwierig, es gelang nur 4×, auch im Computertomogramm ist diese Nebennierenbeteiligung nur schwer zu erkennen, 7× ergab das Computertomogramm die richtige Diagnose. Der Umstand, das es dem Operateur in 6 Fällen nicht gelang, intraoperativ die Nebennierenbeteiligung festzustellen und die Schwierigkeit, die Nebennierenbeteiligung präoperativ zu erkennen, be-

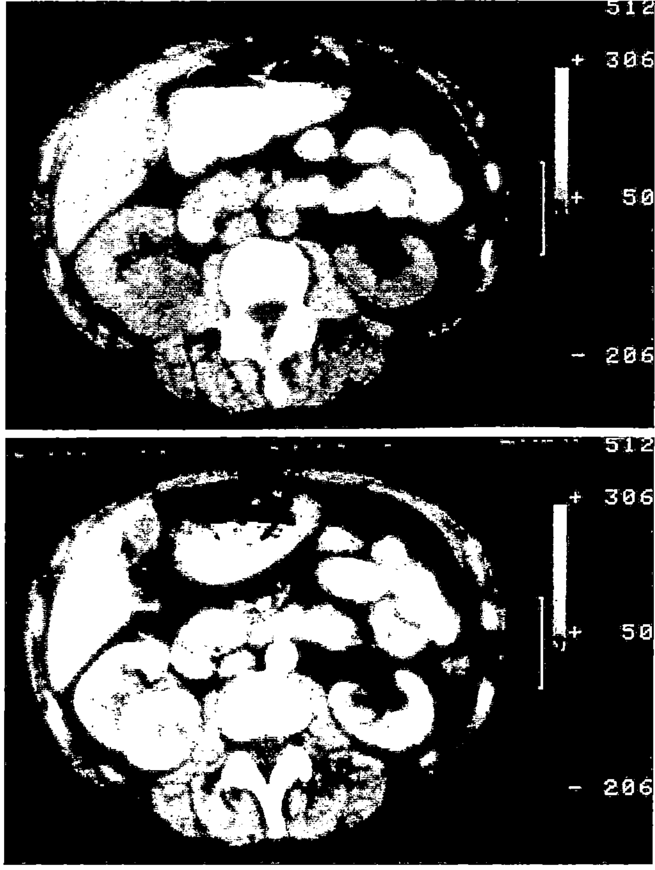

Abb. 1. Renales Adeno-Ca rechts ohne erkennbare Lymphknoten oder Nebennierenmetastasen

weist den Wert der prinzipiell durchgeführten kompletten Adrenalektomie beim Nierenkarzinom (Tabelle 4).

Bei 12 Patienten mit Cavathrombus wurde dies vom Computertomogramm 11× richtig erkannt, dagegen zeigte auch die Cavographie bei 82 durchgeführten Untersuchungen ein falsch-negatives Ergebnis in 2 Fällen, bei denen ein dünner Thrombus aus der Vena renalis in die Vena cava hineinflottierte. Korrekt ausgeschlossen werden konnte ein Cavathrombus in 63 Fällen. 4× wurde ein Thrombus in der Vena renalis vermutet, in allen Fällen stimmte das intraoperative Ergebnis mit der präoperativen Diagnostik nicht überein.

Die genannten Untersuchungsmethoden wurden, wie erwähnt, von verschiedenen Untersuchern mit verschiedenen Geräten und verschiedenen Orten aus unserem gesamten Einzugsbereich durchgeführt, bei verbesserten technischen Möglichkeiten und einheitlich erfahrenen Untersuchern sind diese Ergebnisse mit Sicherheit noch zu verbessern. Der hohe Wert der Sonographie zeigt sich besonders in der Rolle dieser Untersuchung zur Früherkennung des Nierenkarzinoms, dies spiegelt sich auch bei den Erstsymptomen wider, die zur Diagnose dieser Erkrankung führen (Tabelle 5). War 1980 bei 201 Tumoren noch die Hämaturie das häufigste Symptom, das zur Entdeckung führte, war es in den Jahren 1981 und 1982 die zufällig durchgeführte Sonographie im Rahmen einer allgemeinen Untersuchung oder bei unspezifischen Beschwerden. Diese Untersuchung wurde im Regelfalle nicht vom Urologen durchgeführt. Bei zunehmendem Anfall von Nierentumoren, bei uns etwa 60 bis 80 pro Jahr, wäre zu überlegen, ob die Sonographie in eindeutigen Fällen als präoperative Diagnostik ausreicht.

Wegen der Überlegenheit des Computertomogramms in der präoperativen Stadieneinteilung führen wir jedoch in jedem Fall ein Computertomogramm durch. Wir halten diese Diagnostik für so sicher, daß wir eine invasive Untersuchung nur noch in wenigen Ausnahmefällen für notwendig erachten (Abb. 1).

Dies gilt auch für weniger häufige Fälle von Nierentumoren, etwa beim Angiomyolipom, wo die Sonographie den Hinweis auf diesen Tumor gibt und das Computertomogramm durch das Bild von einem fett- und gefäßreichen Tumor die Diagnose sichert. Diese Diagnosestellung ist so sicher, daß wir in einzelnen Fällen beim Vorliegen multipler kleiner Angiomyolipome auf eine operative Intervention verzichten und die Erkrankung durch regelmäßige computertomographische Untersuchung kontrollieren.

Dr. P.C. Esk
Urologische Klinik
Medizinische Hochschule Hannover
Postfach 61 01 80
D-3000 Hannover 61

Verhandlungsbericht der Deutschen Gesellschaft
für Urologie, 35. Tagung (1983) 189/190
© Springer-Verlag Berlin Heidelberg 1984

Grenzen der präoperativen Diagnostik von Nierentumoren

A. Baumüller und B. Wimmer

Durch die Einführung der Sonographie und der Computertomographie hat sich die Zahl der präoperativ nicht abklärbaren unklaren Befunde an der Niere erheblich reduziert. Beide Methoden bieten den Vorteil, nicht invasiv und damit für den Patienten wenig belastend zu sein. Mit Zunahme der Ultraschall- und CT-Frequenz ging die Häufigkeit der präoperativen Angiographien in unserem Hause deutlich zurück.

Nach unserem derzeitigen Diagnostikschema unterscheiden wir zunächst sonographisch zwei Kategorien, die zystischen und die soliden Befunde. Eindeutige Zysten oder unverdächtige solide Befunde, wie z.B. Parenchymbrücken, bedürfen natürlich keiner weiteren Abklärung. Bei ca. 80% aller Ultraschalluntersuchungen der letzten Jahre ließen sich eindeutige Befunde erheben, jedoch betrachten wir einen verdächtigen Ultraschallbefund nicht als ausreichende Absicherung für eine Operationsindikation. Vielmehr wird bei verdächtigen Befunden grundsätzlich eine weitere Abklärung angestellt. Hierbei bevorzugen wir wegen der Nichtinvasivität zunächst die Computertomographie. Die Treffsicherheit lag hierbei bei ca. 90%. Ist ein eindeutiger Tumorverdacht hier gegeben, so führen wir eine operative Freilegung durch. Ist jedoch mittels Computertomographie eine eindeutige Diagnosefindung nicht möglich, so erfolgt bei soliden Prozessen die Angiographie, zystischen Prozessen jedoch zunächst eine Punktion des Zysteninhalts. Nur in Ausnahmefällen wird bei zystischen Prozessen, falls die Punktion ebenfalls kein verwertbares Material ergibt, eine Angiographie durchgeführt. Im Zweifelsfall entscheiden wir uns jedoch bei nicht komplett ausgeräumten Tumorverdacht für eine operative Freilegung.

Die kombinierte diagnostische Treffsicherheit der hier genannten Verfahren lag in unserem Hause bei ca. 95%. Dies ist in Einstimmung mit Literaturangaben, wie z.B. Eickenberg im Urologen B Anfang des Jahres, Hutschenreiter im Lehrbuch von Hohenfellner und Zingg sowie Richie in der Juni-Ausgabe des Journal of Urology.

Neben der Nichtinvasivität bietet die Computertomographie auch noch den großen Vorteil, daß vergrößerte Lymphknoten im Hilusbereich und angrenzende Strukturen mitbeurteilt werden können, während die Lymphknoten in der Angiographie nicht darstellbar sind. Andererseits ist eine Angiographie dann von Vorteil, wenn die Frage eines evtl. Gefäßeinbruches durch den Tumor im Raume steht. Die Indikation zu einer Angiographie oder Cavographie sollte daher vor allen Dingen dann gestellt werden, wenn technische Schwierigkeiten intraoperativ, z.B. bei großen Tumoren, zu erwarten sind. Ist dieses nicht der Fall und der Tumorverdacht mittels CT ausreichend erhärtet, so kann unserer Meinung nach auf eine Angiographie verzichtet werden.

Seit 1980 nun haben wir bei insgesamt 327 untersuchten Patienten in 17 Fällen eine eindeutige präoperative Diagnose nicht stellen können, so daß eine operative Freilegung durchgeführt wurde. Die endgültigen Diagnosen verteilen sich wie folgt:

Zystische hypernephroide Nierenkarzinome	5 (davon rupturiert 1)
Urorheltumoren	2
Paranephritische Abszesse	2
Echinococcus-Zyste	1
Zyste mit Einblutung	1
Steinpyonephrose	1
Nierenrindenadenom	1
Angiomyolipom	1
Atypisch gelegenes Nebennierenadenom	1
Ohne pathologischen Befund	2

Abschließend sollen noch zwei Beispiele gezeigt werden.

Als erstes der Fall einer 67jährigen Patientin, bei der im Rahmen einer generalisierten Tumorsuche eine Mikrohämaturie gefunden worden war. Im Urogramm war ein suspekter Befund im Bereich der rechten Konvexität zu erheben. Computertomographisch imponierte dieser Befund als Zyste, sonographisch wurde ebenfalls eine Zyste vermutet, jedoch war dieses nicht ausreichend abzusichern. Eine Punktion des fraglichen Zysteninhaltes ergab keinen verwertbaren Befund. Die Angiographie konnte ebenfalls nicht zur endgültigen Diagnosefindung beitragen, so daß wir uns zu einer Freilegung entschlossen. Intraoperativ fanden wir nun ein großes polyzystisches Gebilde, in dem sich blumenartige Verkalkungen fanden. Eindeutige Malignitätszeichen wie atypische Gefäßzeichnung oder Invasion in der Umgebung waren makroskopisch nicht nachweisbar. Ein Schnellschnitt aus dem Rande des Tumors ergab keinen Nachweis maligner Zellen. Der Pathologe konnte jedoch nicht mit letzter Sicherheit einen Tumor ausschließen, so daß wir uns zur Nephrektomie entschlossen. Die histologische Aufarbeitung ergab dann die Diagnose eines hypernephroiden Nierenkarzinoms Grad I, wobei dieser Befund allerdings nur auf der Größe des Bezirkes und nicht auf histologischen Kriterien beruhte.

Zweites Fallbeispiel: Bei einer 55jährigen Patientin mit bekannter Alkohol-Abusus-Anamnese fanden wir im CT eine massive Vorwölbung und Infiltration des gesamten rechten Retroperitoneums. Die Patientin war wegen unklarer Unterbauchbeschwerden zunächst in der Gynäkologie und dann in der Chirurgischen Notfallambulanz untersucht worden. Dort wurde mittels Ultraschall und Computertomographie der Verdacht auf einen paranephritischen Abszeß bzw. eine Einblutung in das Retroperitoneum gestellt. Wegen eines signifikanten Hb-Abfalls wurde die Patientin von der Flanke her notfallmäßig freigelegt. Intraoperativ fanden wir ein ca. 1–1½ l großes Hämatom, welches das gesamte rechte Retroperitoneum erfaßte. Wegen diffuser stärkerer Blutung haben wir daraufhin eine Nephrektomie mit Ausräumung des paranephritischen Gewebes durchgeführt. Histologisch fand sich dann ein Hypernephrom, welches offenbar durch ein Bagatell-Trauma rupturiert war.

Zusammenfassend bleibt also festzuhalten, daß trotz der wesentlich verbesserten diagnostischen Möglichkeiten ein kleiner Anteil von Patienten bleiben wird, welcher aus technischen oder zeitlichen Gründen nicht eindeutig präoperativ abklärbar ist. Es ist daher auch weiterhin unsere Maxime, daß im Zweifelsfall eine operative Intervention die Methode der Wahl bleiben muß.

Literatur

Eickenberg H-U, Heckemann R (1983) Urologe [B] 23:3–26. – Richie JP, Garnick MB, Seltzer S, Bettmann MA (1983) J Urol 129:1114–1117. – Hutschenreiter G, Walz P (1982) In: Hohenfellner R, Zingg EJ (Hrsg) Urologie in Klinik und Praxis. Thieme, Stuttgart New York, S 180–216

Priv.-Doz. Dr. A. Baumüller
Urolog. Abt. der Universität
Hugstetterstr. 55
7800 Freiburg

Verhandlungsbericht der Deutschen Gesellschaft
für Urologie, 35. Tagung (1983), 191–193

Gewebsdifferenzierung beim raumfordernden Prozeß der Niere mittels computerunterstützter Sonographie

G. Riedasch, H. Bihl und M.L. Sautter

Konventionelle sonographische Untersuchungen der Niere versetzen uns in die Lage, renale Raumforderungen mit einer Treffsicherheit von ca. 95% in zystische bzw. solide zu unterteilen. Ziel einer prospektiven Studie war es, die Sensitivität bzw. die Spezifität des renalen Ultraschalles zu verbessern bzw. eine erweiterte Information vor geplanter Tumorenukleation zu erzielen, d.h. auch sonographisch den Tumor vom normalen Parenchym besser abgrenzen zu können [1–3].

Es ist möglich, daß übliche Kriterien zur sonographischen Stadieneinteilung von Nierenzellkarzinomen durchaus genügen, selbst wenn Einblutungen und partielle oder totale Tumornekrosen vorkommen. Die hierfür charakteristischen Ultraschallbefunde können jedoch so diskret sein, daß sie dem weniger erfahrenen Untersucher, speziell bei konventionellen Geräten, entgehen. Hier ist ein verbesserter Standard von seiten des Gerätes und der Bildauswertung wünschenswert.

Patienten und Methode

Mit der computerunterstützten Sonographie, die auf der quantitativen Analyse der reflektierten Echos, d.h. der A-Scans basiert, sollte die Möglichkeit einer Gewebedifferenzierung des Nierenparenchyms untersucht werden [4–5]. Abbildung 1 zeigt schematisch die Anordnung zur Erfassung und Verarbeitung der Echosignale. Als Aufnahmegerät wurde ein Compound-Scanner (Fa. Picker vom Typ Echoview VI) mit einer Schallfrequenz von 2 MHz und einem Schallkopf von 13 mm Durchmesser verwandt. Die Echosignale wurden einerseits auf einen Bildschirm sichtbar gemacht, andererseits parallel über einen Analog-Digital-Wandler einem Computersystem mit einer Zentraleinheit PDP-11/34 zugeführt. Die A-Scans wurden in Zeitabständen von 400 ns mit einer Amplitudenauflösung von 8 Bit digitalisiert und zusammen mit ihrer Lokalisationsinformation auf ein Magnetband gespeichert. Die weitere Bearbeitung der Daten wurde mit einem Rechner VAX-11/780 vorgenommen. Dort wurde aus den erfaßten A-Scans das zugehörige B-Bild in einer Matrix von 256 × 256 Bildelementen aufgebaut und auf einen Farbbildmonitor dargestellt. Über ein interaktives System hatte hier der Arzt die Möglichkeit, interessante Regionen im B-Bild auszuwählen und in diesen Regionen liegenden A-

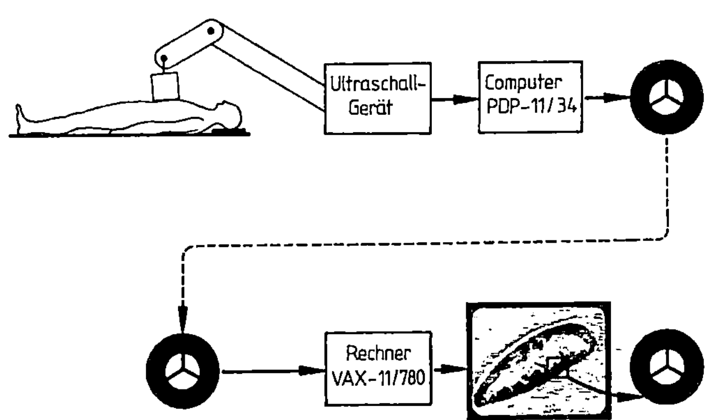

Abb. 1. Schema der Anordnung zur Erfassung und Verarbeitung der Ultraschallsignale

Tabelle 1. Parameter bzw. Parameterklassen

Amplitudenwerte	Amplitudenhistogramm
Standardabweichung	Tangierungshistogramm
Peakdichte	Verweilzeithistogramm
Dämpfung	Peakverteilungshistogramm
Autokorrelation	

Scan-Stücke für die spätere Analyse auf ein Magnetband abzuspeichern.

Zur Durchführung der mathematischen Analyse der A-Scan-Information wurde der bei der Aufnahme verwendete Tiefenausgleich eliminiert und durch einen berechneten Standardtiefenausgleich ersetzt.

Der erste Schritt der mathematischen A-Scan-Analyse bestand in einer Selektion von quantitativen Parametern, die zur Charakterisierung der A-Scans verwandt werden sollten. Der zweite Schritt bestand in der Klassifikation solcher Parameterdaten.

Tabelle 1 enthält die Parameter und Parameterklassen, die zur mathematischen Analyse der A-Scans verwandt wurden. Für den Parameter „maximale Amplitude" des reflektierten Ultraschalles sind die Mittelwerte mit doppelter Standardabweichung von Normalgewebe, Tumorgewebe und Zysten in Abb. 2 dargestellt. Gewebe mit Werten oberhalb des Mittelwertes 50 konnte so gut als Tumorgewebe erkannt werden. Gewebe mit Werten kleiner als 50 konnte mittels des Parameters nicht mehr von Normalgewebe und auch von Zysten unterschieden werden. Dieses Ergebnis entspricht der Erfahrung des Ultraschall-Diagnostikers, daß nekrotisch zerfallende Tumoren oder Tumoranteile sich als echoarme Bereiche darstellen, die von Zysten und Normalgewebe nur schwer zu trennen sind.

In einer Pilotstudie sollten 34 Normalpersonen, 24 Patienten mit Nierenzysten und 29 Patienten mit Nierenzellkarzinomen differenziert werden. Zur Klassifikation wurde das Konzept der Diskriminanzfunktion angewandt. Mit diesen Funktionen ist es möglich, trennende Flächen zu differenzieren.

Ergebnisse

Das Ergebnis der Diskriminanzanalyse der untersuchten Kollektive zeigt Abb. 3. Auf den beiden Achsen sind jeweils die Diskriminanzfunktionen aufgetragen. Dabei trennt die Diskriminanzfunk-

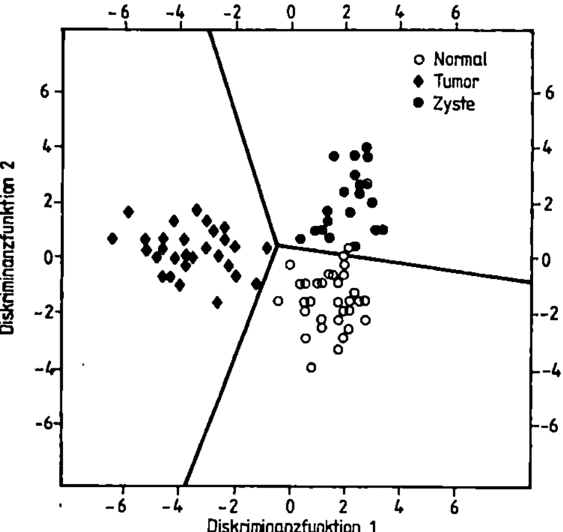

Abb. 3. Ergebnis der Diskriminanzanalyse der computerunterstützten Sonographie

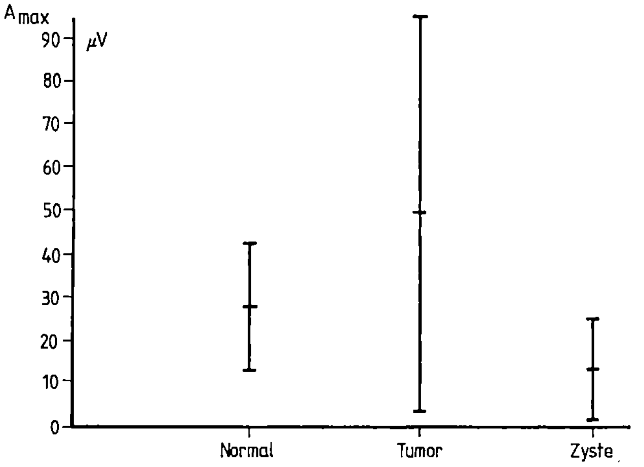

Abb. 2. Mittelwerte mit doppelter Standardabweichung des Parameters „Maximale Amplitude"

192

Tabelle 2.

| | Diagnose-Computer-Sonographie | | |
	Normal	Tumor	Zyste
Klinische Diagnose	Normal $n = 34$	97,1%	0	2,9%
	Tumor $n = 29$	0	100%	0
	Zyste $n = 24$	0	0	100%

tion 1 zwischen der Klasse der Tumoren und der Gesamtklasse von Zysten und Normalpersonen, die Diskriminanzfunktion 2 ihrerseits trennt Patienten mit Nierenzysten von Normalpersonen. Diese ermittelte Bereichsaufteilung ist von großer Wichtigkeit für die klinische Anwendung des Verfahrens.

Die mit der Computerechographie gewonnene Klassifikationen für die 3 Nierenkollektive zeigt Tabelle 2. 97% der Normalpersonen wurde als normal erkannt. Keine Normalperson wurde in die Klasse der Tumoren fehlklassifiziert. Eine Normalperson wurde fälschlich in die Gruppe der Zysten eingeordnet. Die Diagonalelemente zeigen, daß durch die Computerechographie Tumoren und Zysten in allen Fällen richtig diagnostiziert werden.

Zusammenfassung

1. Es ist möglich, die extrahierten Parameter für die Klassifikation von verschiedenen, mit Gewebsveränderungen einhergehenden Erkrankungen der Niere erfolgreich einzusetzen.
2. Mittels der Diskriminanzfunktion ist es möglich, die Wahrscheinlich für die Zugehörigkeit eines Patienten zu einer bestimmten Krankheitsklasse quantitativ anzugeben.

Die hier dargestellten Untersuchungen beziehen sich noch auf ein relativ kleines Kollektiv. Sie wurden in den letzten Jahren mit erheblichem Personal- und Sachaufwand als Pilotstudie durchgeführt. Auch wenn auf den ersten Blick wegen des großen Aufwandes diese Untersuchungstechnik noch wenig relevant für die klinische Praxis erscheint, ist doch mit entsprechenden Zusatzeinrichtungen zu rechnen, die die computerechographische Tumorbeurteilung auch für den weniger versierten Ultraschalluntersucher verläßlicher und auch aussagefähiger machen werden.

Literatur

1. Price RR, Jones TB, Goddard J, James AE (1980) Basic concepts of ultrasonic tissue characterization. Radiol Clin North Am 18:21. – 2. Rosenfield AT, Taylor KJW, Jaffe CC (1980) Clinical applications of ultrasound tissue characterization. Radiol Clin North Am 18:31. – 3. Chivers RC (1981) Tissue characterization. Ultrasound Med Biol 7:1. – 4. Mounford RA, Wells PNT (1972) Ultrasonic liver scanning: The A-Scan in normal and cirrhosis. Phys Med Biol 17:261. – 5. Lerski RA (1982) Ultrasonic tissue characterisation. Diagnostic Imaging 51:238

Priv.-Doz. Dr. med. G. Riedasch
Urologische Abteilung
Chirurgisches Zentrum
der Universität Heidelberg
Im Neuenheimer Feld 110
D-6900 Heidelberg

Verhandlungsbericht der Deutschen Gesellschaft
für Urologie, 35. Tagung (1983), 194–196
© Springer-Verlag Berlin Heidelberg 1984

Diagnostik der intravasalen Ausbreitung von Nierentumoren mit Sonographie, CT und Angiographie

E. Allhoff, F. Zanella, D. Beyer und R. Engelking

Nach Skinner [1] findet sich eine intracavale Ausbreitung des Hypernephroms bei annähernd 5% der Fälle. Cherrie [2] zeigte 1982, daß die Fünfjahresüberlebensrate von Patienten mit einem Hypernephrom und Cavatumorthrombus mit 53% besser ist, als für Patienten im Stadium II nach Robson [20].

Die Abgrenzung des Nierentumors zu Nachbarstrukturen, die Erfassung von Kaliber und cranialer Begrenzung des Tumorthrombus, Nachweis oder Ausschluß seiner möglichen Adhärenz sowie die Darstellung eines venösen Kollateralkreislaufes sind von herausragender Bedeutung für die Indikationsstellung, den Operationszugang, die Mortalität des chirurgischen Eingriffes sowie für die Prognose.

Die Realtime-Sonographie ist die Methode der Wahl für das nichtinvasive Screening bei Nierentumoren. Neben dem Tumornachweis ist sie im positiven Fall beweisend für Lymphknotenmetastasen sowie Tumorthromben in der Vena renalis bzw. Vena cava, besonders der *rechten* Seite (Abb. 1). Einen intracavalen Tumorzapfen weisen in der Regel zwei sonographische Veränderungen nach: entweder gelingt der Nachweis eines echoreichen, frei beweglichen Tumorzapfens oder. intraluminalen Thrombus ohne Beeinträchtigung des venösen Rückstroms oder man findet eine Dilatation der gesamten Vena cava inferior, die dann vollständig mit diffusen, schwachen Echos ausgefüllt ist [3, 4, 5, 6]. Nachteilig wirken sich die Trias Patient-Gerät-Untersucher sowie die nicht sichere Unterscheidung zwischen thrombotischem und neoplastischem Material aus [7].

Die CT ist die Methode der Wahl für die primäre Diagnostik und das Staging renaler Malignome [8, 9]. Gegenüber der Sonographie imponiert die bessere Darstellbarkeit der *linken* Niere und ihrer Gefäße. (Die Ursache dieser unterschiedlichen Beurteilbarkeit liegt im kürzeren und meist schrägeren Verlauf der rechten Nierenvene [10]. Dagegen verläuft die vor der Aorta und hinter der Arteria und Vena mesenterica superior liegende linke Nierenvene quer, so daß häufig sogar der Einfluß in die untere Hohlvene sichtbar wird.

Computertomographisch machen eine einseitig verbreiterte Nierenvene und eine abrupte Größenzunahme der Vena cava inferior auf einer Schnittsequenz infrarenal die Diagnose eines Tumorthrombus wahrscheinlich, insbesondere, wenn zusätzlich eine perirenale Kollateralbildung erkennbar ist [11, 12] (Abb. 2).

Die Cavographie ermöglicht die genaue Darstel-

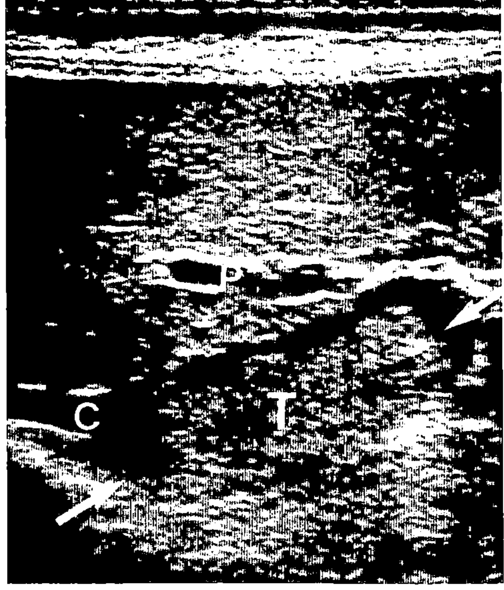

Abb. 1. Sonographie, Tumorthrombus *(T)* in der Vena cava *(C), P* Vena portae

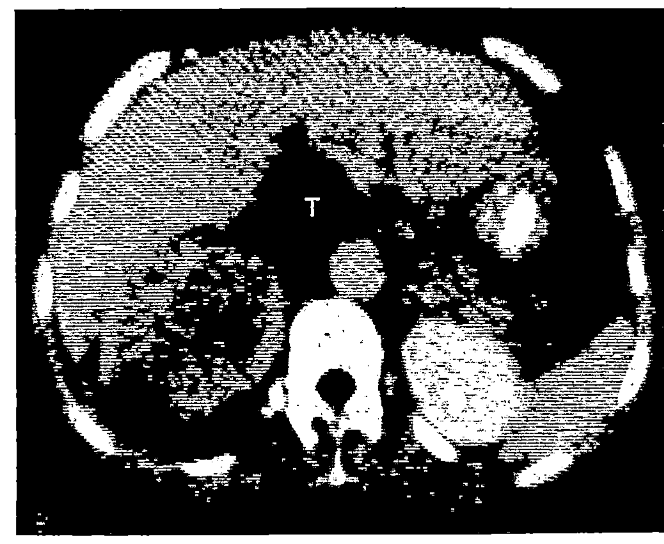

Abb. 2. CT, Tumorthrombus *(T)* in der Vena cava

lung des neoplastischen Thrombus und seiner cranialen Ausdehnung, dies besonders im Falle einer nicht eindeutigen CT-Diagnose [13, 14]. Die Untersuchung ist mit geringem Risiko verbunden, schnell durchgeführt und ermöglicht die Darstel-lung des für die Planung der Operationsstrategie wichtigen venösen Kollateralkreislaufs (Abb. 3). Bei Totalverschluß der Vena cava inferior erfolgt die Darstellung des superioren Tumorthrombus-randes über die obere Hohlvene [15, 16].

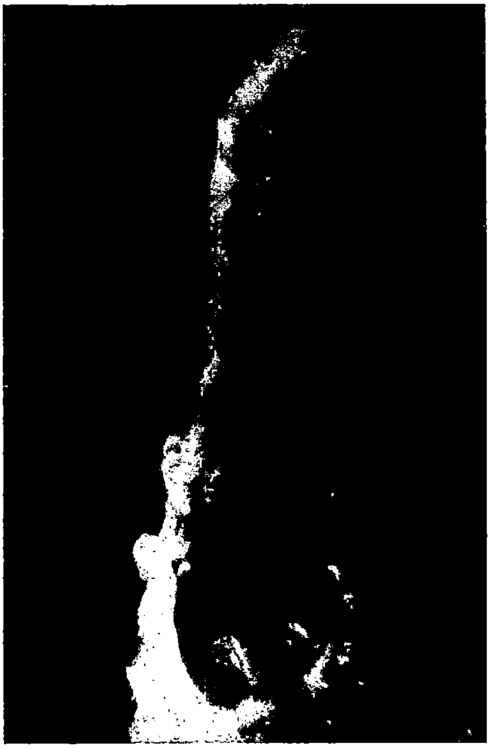

Nach Sonographie, CT und Cavographie gibt die Angiographie zwar keine zusätzliche Information [17, 18], sie ist dennoch indiziert, wenn eine ge-nauere Bestimmung der vaskulären Anatomie erforderlich ist [9, 19], zur Vorbereitung einer Embolisation bzw. Ballonokklusion oder bei zweifelhaften Befunden nach oben aufgeführten Techniken.

Aufgrund dieses diagnostischen Vorgehens kann ein Eingriff geplant werden, der es erlaubt, die radikale Nephrektomie, Lymphadenektomie sowie die totale Entfernung des intracavalen Tumors vorzunehmen unter gleichzeitiger Er-haltung der Funktion der verbleibenden Niere [16].

Literatur

1. Skinner DG, Pfister RF, Colvin R (1972) Extension of renal cell carcinoma into the vena cava: the rationale for aggressive surgical management. J Urol 107:711–716. – 2. Cherrie RJ, Goldman DG, Lindner A, Kernion JB (1982) Prognostic implications of vena caval extensions of renal cell carcinoma. J Urol 128:910–912. – 3. Beck AD (1977) Renal cell carcinoma involving the inferior vena cava: Radiologic evaluation and surgical management. J Urol 118:533–537. – 4. Boijsen E, Folin J (1961) Angio-graphy in the diagnosis of renal carcinoma. Radiologe 1:173–191. – 5. Braun B, Weilemann LS, Weigand W (1981) Ultrasonographic demonstration of renal vein throm-bosis. Radiology 138:157–158. – 6. Ferris EJ, Bosniak MA,

Abb. 3. Cavographie, Kollateralkreislauf bei Cava-Ver-schluß

O'Connor JF (1968) An angiographic sign demonstrating extension of renal carcinoma into the renal vein and vena cava. AJR 102/2:384-391. - 7. Schulze K, Benz UF, Schmitt HE, Meudt R (1977) Das echoskopische Bild der Vena-cava-caudalis-Thrombose bei Nierentumoren. Fortschr Roentgenstr 126/3:231-235. - 8. Probst P, Hoogewoud HM, Haertel M, Zingg E, Fuchs WA (1981) Computerized tomography versus angiography in the staging of malignant renal neoplasm. Br J Radiol 54:744-753. - 9. Karp W, Ekelund L, Olafsson G, Olsson A (1981) Computed tomography, angiography and ultrasound in staging of renal carcinoma. Acta Radiol 22/6:625-633. - 10. Levine E, Lee KR, Weigel J (1979) Preoperative determination of abdominal extent of renal cell carcinoma by computed tomography. Radiology 132:395-398. - 11. Marks WM, Korobkin M, Callen PW, Kaiser JA (1978) CT diagnosis of tumor thrombosis of renal vein and inferior vena cava. AJR 131:843-846. - 12. Haertel M, Probst P, Zingg E, Fuchs WA (1981) Renale computertomographie. Dtsch Med Wochenschr 106:54-59. - 13. Ortenberg J, Novick AC, Stewart BH (1982) Clinical problems involving the inferior vena cava. In: Novick, Straffon (eds) Vascular problems in urologic surgery. Saunders, Philadelphia. - 14. Probst P, Kruker Th, Hoogewoud HM (1982) Cavographie und Computertomographie zum Nachweis der Tumorinfiltration in die Vena cava bei malignen Nierentumoren. Radiologe 22:272-278. - 15. Skinner DG, Pritchett ThR, Lieskovsky G (1983) Extension of renal cell carcinoma into the vena cava: Clinical review and surgical approach, Vortrag 534. 78. Amerikanischer Kongreß Las Vegas, Nevada/USA, 17.-21. 4. 1983. - 16. Clayman RV Jr, Gonzales R, Fraley EE (1980) Renal cancer invading the inferior vena cava: clinical review and anatomical approach. J Urol 123/2:157-163. - 17. Mauro MA, Wadsworth DE, Stanley RJ, McClennan BL (1982) Renal cell carcinoma: angiography in the CT era. AJR 139/6:1135-1138. - 18. Gosink BB (1978) The inferior vena cava: Mass effects. AJR 130/3:533-536. - 19. Weyman PJ, McClennan BL, Stanley RJ, Levitt RG, Sagel SS (1981) Comparison of computed tomography and angiography in the evaluation of renal cell carcinoma. Radiology 137/2:417-424. - 20. Robson·CJ, Churchill BM, Anderson W (1969) Radical nephrectomy for renal cell carcinoma. J Urol 101:297-301

Dr. med. E.P. Allhoff
Urologische Universitätsklinik Köln
Joseph-Stelzmann-Str. 9
D-5000 Köln 41

Verhandlungsbericht der Deutschen Gesellschaft
für Urologie, 35. Tagung (1983), 197–200
© Springer-Verlag Berlin Heidelberg 1984

Wert der Sonographie in der Diagnostik von Cavaveränderungen bei retroperitonealen Malignomen

P. Schramek, E. Dünser, P. Porpaczy und H. Umek

Zusammenfassung

Bei 7 von 53 Patienten mit retroperitonealen Malignomen wurde sonographisch eine Tumorausdehnung in die Vena cava inferior (VCI) festgestellt und die Ergebnisse mit Cavographie und Operation verglichen. In drei Fällen stimmten Sonographie und Cavographie überein, bei 3 Patienten konnte die Länge der Cavaveränderungen nur im Ultraschall exakt beurteilt werden. Während sonographisch in einem Fall ein infiltratives Einwachsen vermutet wurde, ergab die Cavographie einen zapfenförmigen Tumorthrombus. Die Indikation zur Cavographie wird heute nur mehr in Einzelfällen zur Unterscheidung zwischen komplettem und inkomplettem Cavaverschluß und bei Verdacht auf Wandinfiltration gestellt.

Einleitung

Die präoperative exakte Diagnostik einer Tumorausdehnung in die Vena cava inferior (VCI) ist für Prognose und Operationsplanung besonders wichtig. Beim Adenokarzinom der Niere wird in der Literatur ein makroskopisch erkennbarer Einbruch in die Nierenvene zwischen 13%–62% [10, 14], eine Beteiligung der VCI zwischen 3%–33% [4, 5, 7, 11] angegeben. Aufgrund dieser hohen Inzidenz wurde an vielen Kliniken besonders bei rechtsseitigen Nierentumoren routinemäßig präoperativ eine Cavographie durchgeführt [8]. In der vorliegenden Arbeit soll Stellung genommen werden, welcher Wert der Sonographie bei der Diagnostik von Cavaveränderungen im Vergleich zur Cavographie zukommt. Die Vor- und Nachteile beider Methoden werden dargestellt.

Krankengut und Methode

Von 1980 bis 1. August 1983 wurden 53 Patienten mit retroperitonealen Malignomen behandelt. Bei allen Patienten erfolgte eine genaue sonographische Abklärung des Tumors und der benachbarten Organe. 7 Patienten zeigten sonographisch eine Tumorausdehnung in die VCI. Bei diesen wurde anschließend eine Cavographie durchgeführt. Insgesamt 6 Patienten (einer davon mit Cavabeteiligung) konnten wegen lokaler oder disseminierter Tumorausdehnung oder hohen Alters und schlechten Allgemeinzustandes nicht operiert werden. Bei allen anderen haben wir die erhaltenen Befunde durch die Operation verifiziert.

Die Sonographie führte in allen Fällen ein einziger Untersucher mit einem Sektorscanner der Firma Kretz-Technik, Combison 100, (3,5 Megahertz-Schallkopf) durch. Die Untersuchung erfolgte in Rücken- und Seitenlage. Die Cavographie erfolgte nach Punktion der V. femoralis (Seldinger-Methode) mit Injektion von 50 ml eines nierengängigen Kontrastmittels (z.B. Angiografin).

Ergebnisse

Erhobene Befunde und Diagnosen der 7 Patienten mit Cavabeteiligung sind in Tabelle 1 zusammengestellt. In den ersten beiden Fällen ergaben Sonographie und Cavographie übereinstimmend einen Tumorthrombus in der VCI von 1 cm bzw. 6 cm Länge. Sonographisch konnte bei den folgenden 3 Patienten exakt Art und Ausdehnung der Cavaveränderung diagnostiziert werden (Abb. 1), während die Cavographie in keinem Fall eine Aussage über die Länge des Tumorthrombus ermöglichte (Abb. 2). Bei Fall 6 (Pat. S.H.) war in der Sonographie weder Cavawand noch Cavalumen

Tabelle 1. Diagnosen und Befunde der Sonographie/Cavographie bei 7 Patienten mit Tumorausdehnung in die V. cava inferior

Patient/Alter	Diagnose	Sonographie	Cavographie
1. B.M., 76 A	Hypernephrom re.	Tu-Thromb. in V. ren. und 1 cm in VCI	1 cm zapfenförmiger Tu-Thromb.
2. H.B., 69 A	Leiomyosarcom re.	Tu-Thromb. in V. ren. und 6 cm in VCI	6 cm zapfenförmiger Tu-Thromb.
3. S.V., 71 A	Hypernephrom re.	Tu-Thromb. bis zum Diaphrag., kompl. Verschluß	kompl. Verschluß VCI mit Kollateralen – *Länge?*
4. D.M. 73 A	Hypernephrom re.	flottierender Tu-Thromb. bis zum re. Vorhof	flottierender Tu-Thromb. *Länge?*
5. O.H., 52 A	NNR-CA re.	wandständiger Tu-Thromb. bis zum re. Vorhof, ven. ren. frei	wandständiger Tu-Thromb. *Länge?*
6. S.H., 67 A	NB-CA re.	infilt. Einwachsen des Tu V. ren. und VCI, kompl. Verschluß VCI	zapfenförmiger Tu-Thromb. inkompl. Verschluß
7. B.S., 54 A	Leiomyosarkom re.	infilt. Einwachsen des Tu V. ren. und VCI	infilt. Einwachsen des Tu in VCI

von den Tumormassen differenzierbar, sodaß ein infiltratives Einwachsen in die VCI mit komplettem Verschluß angenommen wurde. Die Cavographie zeigte aber einen Tumorthrombus und ein spaltförmiges Restlumen. Im letzten Fall ergaben beide Methoden die richtige Diagnose.

Diskussion

Die Sonographie gilt heute für die Diagnostik retroperitonealer Raumforderungen als etablierte, nahezu überall angewandte Methode. Die Differentialdiagnose zwischen Nierenzyste und Tumor ist mit einer Fehlerquote von unter 5% möglich [6, 9]. Übereinstimmend mit der Literatur konnte anhand der vorliegenden Ergebnisse gezeigt werden, daß durch die Sonographie tumorbedingte Veränderungen der VCI exakt erfaßt werden [1, 2, 4, 12, 13]. Die untere Hohlvene ist sonographisch bis in den rechten Vorhof gut zu verfolgen. Neben den anerkannten generellen Vorteilen der Sonographie wie fehlende Invasivität,

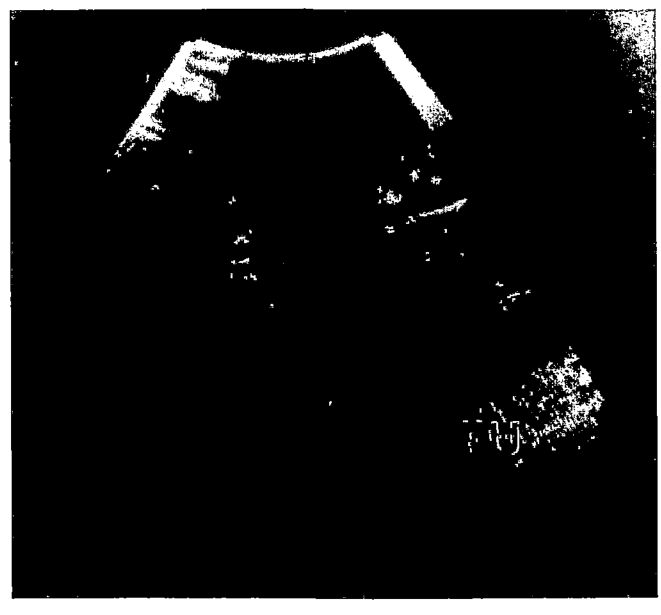

Abb. 1. Fall 3 (Pat. S.V.): Tumorthrombus (*TU*) in der Vena cava inferior (*VCI*), der nach cranial bis zum Diaphragma (*D*) reicht

198

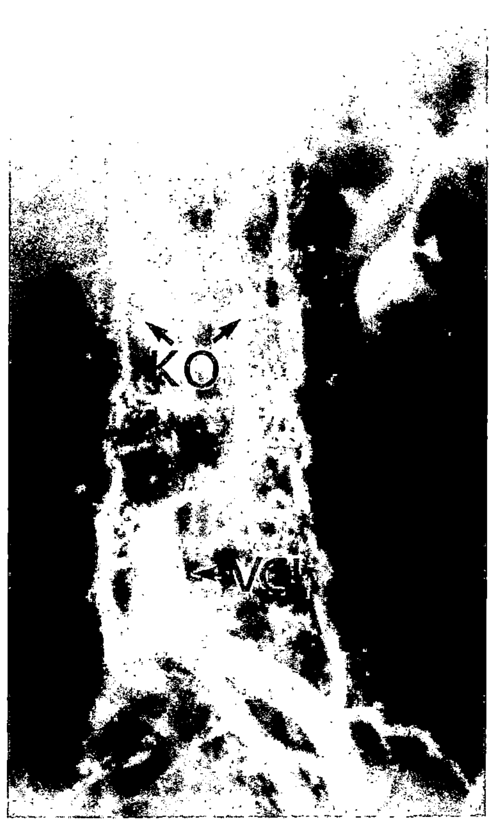

Abb. 2. Fall 3 (Pat. S.V.): Kompletter Verschluß der Vena cava inf. (*VCI*) mit Darstellung zahlreicher Kollateralen (*KO*) – keine Aussage über die Länge des Tumorthrombus möglich

ortsungebundene Wiederholbarkeit, geringe Kosten bei ambulanter Durchführung ohne Strahlenbelastung und Kontrastmittelapplikation sind bei der Beurteilung von Cavaveränderungen zwei spezifische Vorteile zu erwähnen:

1. Ursprung, Länge, Ausdehnung und Beweglichkeit des Tumorthrombus können sonographisch exakt festgestellt werden – auch bei komplettem Verschluß.
2. Vermeidung der Gefahr einer iatrogenen Tumorzellpropagation und -embolie.

Beurteilungsschwierigkeiten ergaben sich im Sonogramm dann, wenn Cavalumen oder Cavawand vom Tumor nicht abgrenzbar sind. In einem Fall (Pat. S.H.) war die Differenzierung zwischen Tumorthrombus mit oder ohne Infiltration der Venenwand und Kompression von außen nicht möglich. Bei dieser Frage liefert die Cavographie wertvolle Information und erlaubt außerdem eine

Aussage über vorhandene Kollateralen. Die Unterscheidung zwischen einem kompletten oder inkompletten Cavaverschluß ist möglich. Durch den Einsatz der Cavographie gelang es aber bei 3 Patienten nicht, die Länge der Cavaveränderungen zu bestimmten (1× bei komplettem Cavaverschluß, 1× bei flottierendem und 1× bei wandständigem bis in den rechten Vorhof reichenden Tumorthrombus).

Die erhobenen Ergebnisse bestätigen unsere Ansicht, daß heute bei retroperitonealen Malignomen routinemäßig die Vena cava inferior sonographisch untersucht werden soll. Durch Erweiterung des Einsatzbereiches der Sonographie kann die Indikation zur Cavographie seltener gestellt werden. Die gleichzeitige sonographische Beurteilung der Tumorumgebung (Lymphknoten, Leber, kontralaterale Niere, Milz: „abdominal pansonography") erlaubt, abhängig von der Erfahrung des Untersuchers, ein verläßliches präoperatives Staging zu erheben [3].

Literatur

1. Brun B, Joshi MS, Gronvall S, Holm HH (1983) Dynamic ultrasound evaluation of tumor thrombus in the inferior vena cava. Scand J Urol Nephrol 17:115–117. – 2. Crawford ED, Rogers HC, Mettler FA, Klimach W (1980) Ultrasonic detection of renal tubular carcinoma extending into the inferior vena cava. J Urol 124:538–539. – 3. Cronan JJ, Zeman RK, Rosenfield AT (1982) Comparison of computerized tomography, ultrasound and angiography in staging renal cell carcinoma. J Urol 127:712–714. – 4. Goldstein HH, Green B, Weaver RM (1978) Ultrasonic detection of renal tumor extension into the inferior vena cava. AJR 130:1083–1085. – 5. Goncharenko V, Gerlock AJ Jr, Kadir S, Turner B (1979) Incidence and distribution of venous extension in 80 Hypernephromas. AJR 133:263–265. – 6. Haschek H, Dünser E, Umek H (1983) Zur Aussagekraft der Ultraschalluntersuchung (Sonographie) in der Urologie. Oest Aerzteztg 38:611–615. – 7. Hoehn W, Hermanek P (1983) Invasion of veins in renal cell carcinoma – Frequency, Correlation and Prognosis. Eur Urol 9:276–280. – 8. McCoy RM, Klatte EC, Rhamy RK (1969) Use of inferior venacavography in evaluation of renal neoplasms. J Urol 102:556–559. – 9. Murphy JB, Marshall FF (1980) Renal cyst versus tumor: a continuing dilemma. J Urol 123:566–570. – 10. Patel NP, Lavengood RW (1978) Renal cell carcinoma: natural history and results of treatment. J Urol 119:722–726. – 11. Petkovic S (1976) Die Bedeutung der Veneninvasion bei Nierenparenchymtumoren für die Prognose. Z Urol 69:707–712. – 12. Pussel SJ, Cosgrove DO (1981) Ultrasound features of tumor thrombus in the VCI in retroperitoneal tumors. Br J Radiol 54:866–869. – 13. Thomas JL, Bernardino ME (1981) Neoplastic – in-

duced renal vein enlargement: Sonographic detection. AJR 136:75–79. – 14. Werf-Messing B van der, Heul RO van der, Ledeboer RC (1980) Adenocarcinoma of the kidney: a prospective study in Rotterdam. Ned Tijdschr Geneesk 124:1298–1303

Dr. P. Schramek
Urologische Abteilung
Allgemeine Poliklinik der Stadt Wien
Mariannengasse 10
A-1090 Wien

Verhandlungsbericht der Deutschen Gesellschaft
für Urologie, 35. Tagung (1983), 201–203
© Springer-Verlag Berlin Heidelberg 1984

Die Sonographie in der Differentialdiagnose von Kontrastmittelaussparungen im Nierenbeckenkelchsystem

R. Pfab, H. Leyh und M. Hegemann

Kontrastmittelaussparungen im Nierenhohlsystem werden meist durch nicht schattengebende Konkremente, Tumoren oder Blutkoagel verursacht. In seltenen Fällen können diese Füllungsdefekte auch durch Luftblasen, intrarenales Gas oder durch entzündliche und vaskuläre Erkrankungen der Niere zustande kommen.

Kontrastmittelaussparungen im Ausscheidungsurogramm zeigen oft ein ähnliches Erscheinungsbild, sodaß eine weitere Diagnostik erforderlich ist. Es folgen Untersuchungen, wie die retrograde Pyelographie mit Lavage-Zytologie und Bürstenbiopsie, die Renalisangiographie, die Sonographie oder ein Computertomogramm. Manchmal wird erst durch eine chirurgische Exploration eine Diagnose gesichert.

Wir untersuchten in unserer Klinik den Wert der Sonographie bei der Differenzierung von Kontrastmittelaussparungen im Ausscheidungsurogramm.

Patienten, Material und Methodik

Es wurden die Sonogramme von 43 Patienten mit einer Kontrastmittelaussparung im Nierenhohlsystem analysiert. Ursachen dieser Füllungsdefekte waren:

In 23 Fällen Harnsäuresteine. Der Steinnachweis erfolgte zweimal durch eine Pyelotomie und 21mal durch eine Harnsteinlyse unter einer alkalisierenden Therapie.

In 17 Fällen Carcinome des Nierenhohlsystems. Die histologische Untersuchung zeigte 15mal ein urotheliales Carcinom und zweimal ein Plattenepithelcarcinom.

In 3 Fällen Blutkoagel im Nierenhohlsystem. Diese Diagnose wurde zweimal durch eine chirurgische Freilegung und einmal durch eine Verlaufskontrolle nach einem Nierentrauma gesichert.

Die Ultraschalluntersuchungen wurden mit einem Real-time-Gerät der Marke Toshiba SAL 22 A und einem 3,5-MHz-Schallkopf durchgeführt. In seltenen Fällen wurde zusätzlich ein Picker Echoview B Compound-Scanner benützt.

Beide Nieren wurden in der Longitudinal- und Transversalebene durch kontinuierliches Kippen des Schallkopfes untersucht: Die rechte Niere in Rückenlage und Inspiration (durch das Schallfenster der Leber), die linke Niere in Seitenlage. Am Untersuchungstag waren die Patienten nüchtern.

Ergebnisse

Die nicht schattengebenden Konkremente ($n=23$) waren sonographisch wegen des intensiveren Echomusters und des scharf berandeten Schallschattens gut erkennbar. Diese Steine hatten einen Durchmesser von 1 cm und größer. Kleinere Steine konnten sonographisch nicht sicher identifiziert werden. Entscheidendes Kriterium für die sonographische Diagnose eines Steines war der Schallschatten, weniger das intensivere Echomuster (Abb. 1). So zeigte das Pyelonreflexmuster oft mehrere Stellen mit einem intensiven Echo, jedoch ohne Schallschatten. Die Schallauslöschung hinter Rippen ließ sich differentialdiagnostisch gut durch eine Lageänderung des Patienten oder durch Untersuchung in Inspirations- und Exspirationsstellung abgrenzen.

Die Tumoren des Nierenhohlsystems ($n = 17$) kamen sonographisch durch eine Verdrängung und Aufsplitterung des zentralen Pyelonreflexmusters zur Darstellung (Abb. 2). Außerdem waren Bezirke mit einer echoarmen Struktur im Nierenhohlsystem erkennbar (Abb. 3). Sonographisch ließen sich 15 der 17 untersuchten Nie-

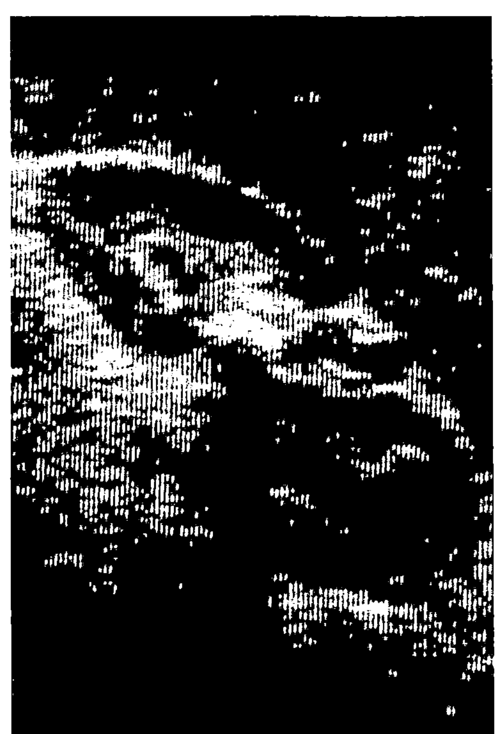

Abb. 1. Nierenstein mit Schallschatten und intensiver Echostruktur

renbeckencarcinome nachweisen, diese hatten einen Durchmesser von 2 cm und größer. In zwei Fällen waren die Tumoren sehr klein (kleiner 1 cm Durchmesser) und sonographisch nicht nachweisbar. In allen Fällen war kein Schallschatten sichtbar.

Die Blutkoagel ($n = 3$) kamen durch einen homogenen, echoarmen Bezirk im Nierenhohl-

system zur Darstellung, ließen sich jedoch sonographisch nicht sicher von einem Tumor im Nierenbecken unterscheiden.

Diskussion

Die Form und die Art der Berandung einer Kontrastmittelaussparung ermöglicht oft die Verdachtsdiagnose auf ein nicht schattengebendes Konkrement oder einen raumfordernden Prozeß.

Bei den Tumoren handelt es sich meist um Carcinome, es sind nur ganz wenige Fälle von sogenannten benignen Papillomen beschrieben. Histologisch sind das in 85% urotheliale Carcinome, in 14% Plattenepithelcarcinome und in 1% Adenocarcinome [5, 12].

Ist die Kontrastmittelaussparung unspezifisch, schließt sich eine weitere Diagnostik an. Die retrograde Pyelographie mit einer Lavage-Zytologie hat dabei auch eine Treffunsicherheit [6, 13]. Mit der diagnostisch oft wertvolleren Bürstenbiopsie werden jedoch nicht immer die wichtigen Areale erreicht [3]. Die Renalisangiographie hat bei Nierenbeckentumoren diagnostisch einen mäßigen Wert [4].

Fiedler, Pollack und Arger konnten nachweisen, daß die Sonographie bei der Differenzierung von Kontrastmittelaussparungen zwischen Nierenstein und Nierenbeckentumor sicher unterscheiden kann [1, 2, 8].

Dabei ist angeblich die Sensitivität der Sonographie bezüglich der Diagnosestellung Nierenstein oder Nierenbeckentumor mit der Computertomographie vergleichbar [7, 8].

Auch nach unseren Ergebnissen kann man mit einer Ultraschalluntersuchung bei einem Fül-

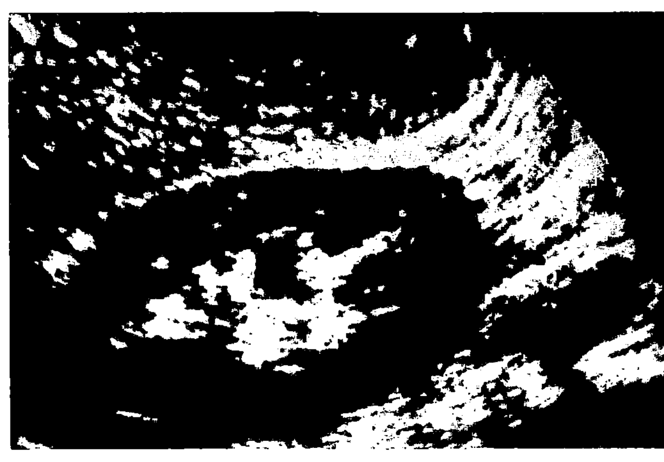

Abb. 2. Nierenbeckentumor: Aufsplitterung des zentralen Reflexmusters (Compound-Scanner)

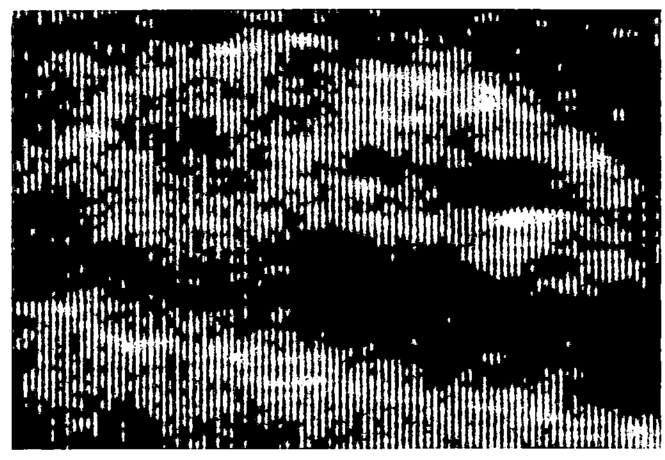

Abb. 3. Nierenbeckentumor: echo-armer Bezirk im zentralen Pyelon-reflexmuster

lungsdefekt im Ausscheidungsurogramm sicher unterscheiden zwischen einem Nierenstein und einem raumforderndem Prozeß. Dabei ist jedoch eine Mindestgröße für einen Stein (ca. 1 cm) und einen Tumor (ca. 2 cm) erforderlich. Die sonographisch darstellbare Mindestgröße eines Steines wird von verschiedenen Untersuchern unterschiedlich angegeben: 2 mm bis 1,5 cm [9, 10, 11]. Eine wichtige Rolle spielen hierbei die Frequenz des Schallkopfes, die Breite des Schallfeldes und natürlich die Übung und Ausdauer des Untersuchers.

Blutkoagel und Nierenbeckentumoren lassen sich nach unseren Untersuchungen sonographisch nicht differenzieren.

Zusammenfassung

Der Wert der Sonographie bei der Differenzierung von Kontrastmittelaussparungen im Nierenhohlsystem wurde bei 23 Patienten mit einem nicht schattengebenden Konkrement, bei 17 Patienten mit einem Nierenbeckencarcinom und bei 3 Patienten mit einem Blutkoagel untersucht.

Ab einer Mindestgröße (Stein: 1 cm, Tumor: 2 cm) konnte die Sonographie sicher zwischen einem nicht schattengebenden Konkrement und anderen Füllungsdefekten unterscheiden.

Eine sonographische Differenzierung zwischen Tumor und Blutkoagel im Nierenhohlsystem war nicht möglich.

Literatur

1. Arger PH, Mulhern CB, Pollack HM, Banner MP, Wein AJ (1979) Ultrasonic assessment of renal transitional cell carcinoma: preliminary report. AJR 123/3:407–411. – 2. Fiedler W (1981) Die Sonographie bei der Differentialdiagnose nicht schattengebender Füllungsdefekte im Nierenbecken. Roentgenblaetter 34:262–266. – 3. Gill WB, Lu LT, Thomson S (1973) Retrograde brushing: A new technique for obtaining histologic and cytologic material from ureteral, renal pelvic, and calyceal lesions. J Urol 109:573. – 4. Goldman SM, Meng CH, White RI (ed) (1977) Transitional cell tumors of the kidney: How diagnostic is the angiogram. AJR 129:99–105. – 5. Johnson DE, Boileau MA (1982) Renal pelvic and ureteral tumors: Overview. In: Genitourinary tumors. Grune & Stratton, New York, pp 353–397. – 6. Leistenschneider W, Nagel R (1979) Lavage-Cytologie bei pathologischen Veränderungen in Nierenbecken und Harnleiter. Akt Urol 10:35–43. – 7. Pollack HM, Arger PH, Banner MP, Mulhern CB, Coleman BG (1981) Computed tomography of renal pelvic filling defects. Radiology 138:645–651. – 8. Pollack HM, Banner MP, Arger PH, Goldberg BB, Mulhern CB (1979) Comparison of computed tomography and ultrasound in the diagnosis of renal masses. In: Rosenfield AT (ed) Genitourinary ultrasonography. Livingstone, New York, pp 25–72. – 9. Pollack HM, Arger PH, Goldberg BB, Mulholland SR (1978) Ultrasonic detection of non-paque renal calculi. Radiology 127:233–237. – 10. Rosenfield AT, Taylor KJW, Dembner AG, Jacobson P (1979) Ultrasound of renal sinus: New observations. AJR 133:441–448. – 11. Roters HM, Scherer K (1979) Ultraschalldiagnostik von Nierensteinen. Fortschr Roentgenstr 131:379–385. – 12. Voss T, Hermanek P, Chlepas S, Fischer M (1977) Klinische Pathologie und Therapie der Uroltheltumoren des Nierenhohlsystems und Harnleiters. Urologe 16:93. – 13. Zincke H, Aguilo JJ, Farrow GM (1976) Significance of urinary cytology in the early detection of transitional cancer of the upper urinary tract. J Urol 116:781–783

Dr. med. R. Pfab
Urologische Klinik u. Poliklinik
Rechts der Isar der Technischen
Universität München
Ismaninger Str. 22
D-8000 München 80

Verhandlungsbericht der Deutschen Gesellschaft
für Urologie, 35. Tagung (1983), 204/205
© Springer-Verlag Berlin Heidelberg 1984

Stellenwert der Computertomographie in der Differentialdiagnose intraluminaler Raumforderungen der oberen Harnwege

M. Lazica, J. Gleißner, H.-P. Volkmer und K.F. Albrecht

Zusammenfassung

In der Zeit von März 1981 bis Juli 1983 wurden 51 Patienten mit schattennegativen Raumforderungen der ableitenden Harnwege neben der urologischen Routinediagnostik der Computertomographie zugeführt. Dichtemessungen ergaben für schattennegative Steine Werte zwischen 35 und 445 Hounsfield-Einheiten (HE). 31 Patienten hatten ein Steinleiden. 17mal wurden Harnsäuresteine im Nierenbeckenkelchsystem und 14mal im Harnleiter festgestellt. 16 Patienten litten an einem Uroheltumor, der in 13 Fällen im Nierenbeckenkelchsystem und dreimal im Ureter lokalisiert war.

In der Tumordiagnostik waren konventionelle Verfahren (Sonographie, Urogramm, retrograde Füllung) und die Computertomographie gleichwertig. In der Steindiagnostik zeigte sich die Überlegenheit der Computertomographie beim Sofortnachweis der 14 Harnleitersteine, von denen nur zwei konventionell nachgewiesen werden konnten.

Die Computertomographie bewährte sich als ein Verfahren zur schnellen und belastungsarmen Differentialdiagnose bei schattennegativen Raumforderung der ableitenden Harnwege.

Einleitung

Die Differentialdiagnose intraluminaler Raumforderungen der ableitenden Harnwege wurde durch die Einführung der Sonographie, der Computertomographie und der Ureteropyeloskopie erleichtert. An 51 Fällen soll der Stellenwert der Computer-Tomographie bei der schnellen und belastungsarmen Abklärung schattennegativer Raumforderungen der Harnwege aufgezeigt werden.

Krankengut

In der Zeit von März 1981 bis Juli 1983 wurden in der Urologischen Klinik der Kliniken der Stadt Wuppertal 51 Patienten, davon 21 Frauen und 30 Männer, mit schattennegativen Raumforderungen im Bereich der ableitenden Harnwege neben der urologischen Routinediagnostik der Computertomographie zugeführt. Die Patienten waren zwischen 30 und 86 Jahre alt. Das Durchschnittsalter betrug 62,4 Jahre. 31 Patienten hatten ein Steinleiden. 17mal wurden Harnsäuresteine im Nierenbeckenkelchsystem und 14mal Harnsäuresteine im Harnleiter festgestellt. 16 Patienten litten an einem Uroheltumor, der in 13 Fällen im Nierenbeckenkelchsystem und dreimal im Ureter lokalisiert war. Bei drei Patienten bestand eine NBKS-Dilatation wegen Hiluscysten. In einem Fall konnte keine sichere Diagnose gestellt werden.

Die Diagnose wurde bei 26 Patienten durch den klinischen Verlauf, den intraoperativen Befund oder die histologische Aufarbeitung verifiziert. In den übrigen 25 Fällen bestätigten der Abgang oder die sichtbare Verkleinerung der Kontrastmittelaussparung die Diagnose Harnsäurestein.

Ergebnisse

In Tabelle 1 sind die Ergebnisse der Tumordiagnostik zusammengefaßt.

Von 13 Uroheltumoren des Nierenbeckenkelchsystems konnten je zwölf computertomographisch bzw. konventionell nachgewiesen werden. Auch der Nachweis der drei Harnleitertumoren gelang nur in zwei Fällen im CT und zweimal konventionell. Ein Harnleitertumor wurde wegen sekundärer schalenförmiger Verkalkungen

Tabelle 1. Validität der Computer-Tomographie und konventioneller Diagnostik bei intraluminären Tumoren ($n = 16$)

	Pyelon $n = 13$	Ureter $n = 3$
CT-Diagnostik	12	2
Konventionelle Diagnostik	12	2

Tabelle 2. Validität der Computer-Tomographie und konventioneller Diagnostik bei schatennegativen Konkrementen ($n = 31$)

	Pyelon $n = 17$	Ureter $n = 14$
CT-Diagnostik	15	14
Konventionelle Diagnostik	15	2

computertomographisch als Harnleiterstein angesehen. In der Tumordiagnostik waren daher konventionelle und computertomographische Verfahren annähernd gleichwertig.

In der Steindiagnostik, besonders beim Nachweis von Harnleitersteinen, war die Computertomographie überlegen (Tabelle 2). Je 15 der 17 schattennegativen Steine des Nierenbeckenkelchsystems waren konventionell, vorzugsweise sonographisch bzw. computertomographisch nachweisbar. Von 14 Harnleitersteinen konnten jedoch nur zwei konventionell, dagegen alle 14 im Computertomogramm erkannt werden.

Dichtemessungen an natürlichen Harnsäuresteinen in situ ergaben Dichtewerte zwischen 35 und 445 HE. Chemisch reine Harnsäurepreßlinge hatten in vitro Dichten von 193 bis 202 HE. In Vorversuchen traten keine Differenzen bei Messungen in situ und in vitro auf.

Diskussion

In der Differentialdiagnose schattennegativer intraluminaler Raumforderungen des Nieren-beckens lieferten die Computertomographie und konventionelle urologische Verfahrensweisen in 27 Fällen – nicht zuletzt dank der Sonographie – gleichwertige Resultate. Bei obstruktiven, nichtschattengebenden Raumforderungen des Ureters war in 16 von 17 Fällen die Diagnose allein durch das Computertomogramm eindeutig zu stellen. Konventionell war dies nur in vier Fällen möglich. Alle 14 Harnleitersteine waren im Computertomogramm dargestellt. Harnleitersteine bis ca. 1 mm Durchmesser sind computertomographisch schnell, sicher bei geringer Belastung des Patienten zu identifizieren. Auch im präsakralen Bereich und sogar tief im kleinen Becken sowie bei urographisch stummen Nieren führte das Computertomogramm sicher zum Ziel. Als Fehlermöglichkeiten sind periureterale Gefäßverkalkungen, Phlebolithen, Schleimhautinkrustationen und intraluminale Splints zu erwähnen. Die Urinzytologie ist zur Differentialdiagnose Urotheltumor/Harnsäurestein von eingeschränktem Wert [1]. Die invasive Ureteropyeloskopie bietet hier eine hilfreiche Ergänzung.

Ist bei intraluminalen nichtschattengebenden Obstruktionen im Computertomogramm auch bei dichter Schnittfolge kein Steinnachweis möglich, stellen wir die Indikation zur operativen Freilegung.

Die bei uns mit ca. 350,- DM in Rechnung gehende extern durchgeführte Untersuchung belastet primär den Krankenhausträger, langfristig jedoch bleiben dem Patienten und der Krankenkasse lange Beobachtungszeiträume durch eine schnelle und belastungsarme Sicherung der Diagnose erspart.

Literatur

1. Rübben H, Hering F, Dahm HH, Lutzeyer W (1982) Urology 20:571

Dr. med. M. Lazica
Urologische Klinik der Stadt Wuppertal
Klinikum Barmen
Heusnerstr. 40
D-5600 Wuppertal 2

**Verhandlungsbericht der Deutschen Gesellschaft
für Urologie, 35. Tagung (1983), 206–210**
© Springer-Verlag Berlin Heidelberg 1984

Wertigkeit der Sonographie und der Computertomographie beim Nierenbecken- und Harnleiter-Karzinom

M.W. Kühn, W. Scheidt, L. Weißbach und G.A. Spelsberg

1. Einleitung

Unter allen Nierenmalignomen werden 4,5 bis 9% Nierenbecken-Karzinome angetroffen, die seltenen Harnleitertumore machen insgesamt nur ca. 1% aller Malignome des Urogenitaltraktes aus [20]. In 24% findet man multifokale Nierenbecken- und Harnleiter-Karzinome, das bilaterale Auftreten ist mit Ausnahme der Tumoren mit endemischer Nephritis in ca. 1% selten [14, 16, 19, 20].

Der Altersgipfel liegt in der 7. Dekade [3, 19], das Verhältnis Männer zu Frauen beträgt 2,3/1 [16].

Histologisch überwiegen die Übergangszell-Karzinome (80–90% beim Nierenbecken, 90% beim Harnleiter-Karzinom) gefolgt von den Plattenepithel-Karzinomen [20].

Die Prognose ist abhängig von Infiltrationstiefe und histologischer Differenzierung ohne signifikanten Unterschied zwischen Nierenbecken- und Harnleiter-Karzinom [3, 7, 11, 16, 19].

Die konventionellen primären diagnostischen Maßnahmen bei Verdacht auf einen epithelialen Tumor sind die Urographie und die retrograde Ureteropyelographie. In wieweit die Sonographie und Computertomographie in der Frühdiagnostik ergänzende Informationen zu klinischem und konventionell-radiologischem Befund zu liefern vermag, soll Gegenstand nachfolgender Ausführung sein.

2. Material und Methode

Seit Einführung der Computertomographie 1977 wurden in der Urologischen Universitätsklinik Bonn und in der Urologischen und Chirurgischen Klinik der Stadt Remscheid insgesamt 28 Patienten mit einem Nierenbecken- oder Harnleiter-Karzinom diagnostiziert. Von allen Tumoren wurde die

Ausdehnung pathohistologisch überprüft. Die Stadieneinteilung folgte dem Vorschlag von Voss, Hermanek und Mitarbeitern in Anlehnung an das TNM-System für Uretheltumoren der Blase [18, 19]. Die radiologische Einteilung erfolgte nach der pathohistologischen Stadienfestlegung von Bennington und Beckwith:
- Stadium I Tumor ohne Infiltration,
- Stadium II mit Infiltration der Schleimhaut,
- Stadium III mit Überschreiten der Muskularis und Infiltration des adventitiellen Fettes oder des Nierenparenchyms,
- Stadium IV mit Infiltration benachbarter Organe oder Lymphknoten- sowie Fernmetastasen

wobei Stadium I und II zusammengefaßt wurden, da sie radiologisch nicht weiter differenziert werden konnten [4, 17].

3. Ergebnisse

3.1. Nierenbecken-Karzinom

Unter 17 Patienten mit Nierenbecken-Karzinom waren 12 Männer, das Durchschnittsalter betrug 67,4 Jahre (51–80 J.). Histologisch fanden sich 15 urotheliale und zwei Plattenepithel-Karzinome. Unter den urothelialen Karzinomen war lediglich ein Tumor ohne Infiltration der Muskularis, weiterhin fanden sich folgende Tumorstadien: pT_2 mit $n = 5$, pT_3 mit $n = 6$, pT_4 mit $n = 3$, ferner zwei Plattenepithel-Karzinome mit Invasion der Nachbarorgane.

. Mit konventionellen diagnostischen Maßnahmen wurde durch die Urographie in 50% der Tumor nachgewiesen; in drei Fällen von urographisch stummer Niere wurde die Diagnose durch die übrigen Verfahren (Pyelographie, Sonographie, Computertomographie) gestellt. Die

Tabelle 1. Treffsicherheit radiologischer diagnostischer Verfahren

	Tumornachweis in Prozent			
	Urogramm	Retrogrades/ Antegrades Ureteropyelogramm	Sonogramm	Computer- tomogramm
Nierenbecken-Karzinome				
Adolphs u. Steffens [1]	47	67	–	–
Hruby et al. [8]	73	87	87	–
Triller et al. [17]	67	100	50	100
Pollak et al. [15]	–	–	–	100
Fund et al. [6]	–	–	–	100
Eigene	50	83	65	100
NB + U KA				
Baron et al. [2]	50	100	–	100
Murphy et al. [13]	54	92	–	–
Ureter-Karzinome				
Batata et al. [3]	19	53	–	–
Mazeman [12]	58	86	–	–
Crone-Münzebrock et al. [5]	75		100	100
Eigene	50	100	50	40

retrograde Pyelographie steigerte die Treffsicherheit auf 83% (Tabelle 1).

Im Sonogramm fanden sich in 65% der Fälle direkte Tumoranhalte: nichtflüssigkeitsäquivalente Binnenechos einer Raumforderung im Nierenbecken, Invasion ins Parenchym.

In allen Fällen, in denen präoperativ eine Computertomographie vorgenommen worden war, wurde der damit diagnostizierte Tumor histologisch bestätigt. Die intrapelvine Raumforderung war im Vergleich zu Urin mit Dichtewerten zwischen 40 und 50 HE zu erkennen. Die Infiltration des adventitiellen Fettes zeigte sich durch streifige Dichteerhöhungen und Konturobliterationen. Bei einem Patienten zeigte sich eine Infiltration der Nebenniere, bei einem weiteren konnte eine regionäre Lymphknotenvergrößerung von 2 cm Durchmesser erkannt werden. Fernmetastasen waren bei unseren Patienten in den computertomographisch dargestellten Bereichen nicht nachweisbar. Bei einer Patientin stellte sich neben einem infiltrierenden Nierenbecken-Karzinom ein zweiter parenchymatöser Tumor dar (Nierenzell-Karzinom pT_2).

Bei allen 11 Patienten mit operativ verifiziertem Nierenbecken-Karzinom wurde die präoperative computertomographische Stadieneinteilung dem histopathologischen Befund gegenübergestellt (Tabelle 1). Die Treffsicherheit der Computertomographie bei der Festlegung der Infiltrations-

tiefe ist hoch. Alle muskelinfiltrierenden Tumoren wurden als solche erkannt (Abb. 1). Eine computertomographisch vermutete Lymphknotenmetastasierung konnte histopathologisch nicht bestätigt werden, während in einem anderen Fall pathohistologisch eine Lymphknotenmetastasierung nachgewiesen wurde, die sich nicht im Computertomogramm darstellte.

3.2 Harnleiter-Karzinom

Unter 11 Patienten mit einem Harnleiter-Karzinom waren 8 Männer, das Durchschnittsalter betrug 62 Jahre (47 bis 76 J.). Histologisch fanden sich ausschließlich Urothel-Karzinome. (Stadium $pT_A \triangleq n = 2$, $pT_1 \triangleq n = 1$, $pT_2 \triangleq n = 3$, $pT_3 \triangleq n = 4$, $pT_4 \triangleq n = 1$).

Durch das Urogramm konnte in 50% der Tumor nachgewiesen werden; zweimal lag eine radiologisch stumme Niere vor. Sofern ein retrogrades oder antegrades Ureterogramm vorgenommen wurde, konnte der Tumor in allen Fällen erkannt werden (Tabelle 1).

Die Sonographie und Computertomographie wiesen den Tumor erst bei einer Beteiligung der tiefen Wandschichten nach (Abb. 2). Intraluminär wachsende oder nur bis zur Lamina propria reichende Tumoren wurden mit diesen Verfahren nicht diagnostiziert.

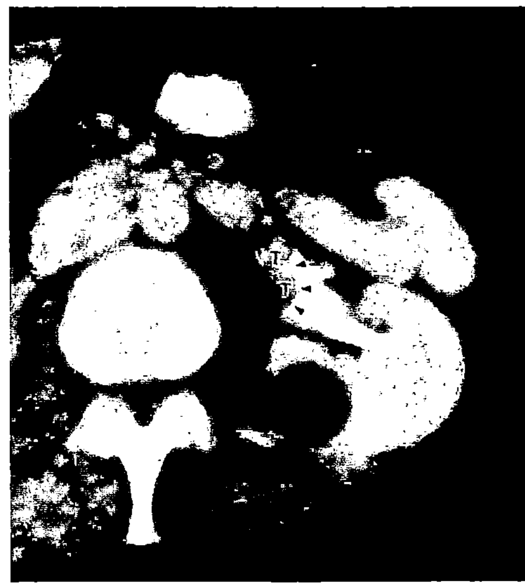

Abb. 1a, b. Nierenbecken-Karzinom. a Zonogramm der rechten Niere im Rahmen einer Ausscheidungsurographie. Das Karzinom dehnt sich breitbasig, flachpolypös wachsend an der medialen Wand des extrarenalen Nierenbeckens aus. b Korrespondierender CT-Schnitt: Der Tumor (*T*) ist gegen den kontrastmittelhaltigen Urin scharf abgrenzbar. Nach medial wachsen diskrete Tumorausläufer in das parapelvine Fettgewebe vor. Nebenbefund: große Parenchymzyste

4. Diskussion

4.1. Wertigkeit der diagnostischen Verfahren

Bei den konventionellen Nachweisverfahren eines *Nierenbecken-Karzinoms* schwankt die Treffsicherheit des Urogramms zwischen 47 und 73%; durch ein zusätzliches retrogrades Ureteropyelogramm kann die Sicherheit bis zu 100% gesteigert werden.

In Übereinstimmung mit anderen Autoren hatte bei unseren Untersuchungen die Computertomographie in allen Fällen die histologisch gesicherten Nierenbecken-Karzinome bestätigt (Tabelle 1). Bei der oben genannten gezielten Fragestellung werden neben der Nativaufnahme nur geringe Mengen von Kontrastmittel appliziert, um Überlagerungen zu vermeiden; der Schichtabstand sollte 4 mm betragen, so ist ein Tumor ab einer Größe von 6 bis 8 mm zu erkennen [6, 15, 17].

Die Sonographie wird weitgehend als Screening-Methode eingesetzt [8], der Tumorverdacht durch die übrigen Verfahren bewiesen.

Beim *Harnleiter-Karzinom* sind die konventionellen Methoden der Computertomographie und Sonographie überlegen. Erst bei einer Beteiligung der tiefen Wandschichten ist eine Verdickung der Ureterwand („wall-thickening") zu erkennen (Abb. 3). pT$_3$-Tumoren zeigen sich im Sonogramm oder Computertomogramm auffällig [5], dagegen sind nicht invasive intraluminär wachsende Tumoren nicht erkennbar.

4.2. Vorteile der Computertomographie

Bei ca. 30% aller Nierenbecken-Karzinome liegt eine urographisch stumme Niere vor [1, 12, 20], zur Abklärung der Ursache ist der Einsatz weiterer Verfahren notwendig. Die Computertomographie kann auch bei urographisch stummer Niere die intrapelvine Massenläsion als Nierenbecken-Karzinom nachweisen.

In ca. 8% aller Urotheltumoren des oberen Harntraktes liegt gleichzeitig eine Urolithiasis vor [20]. Bei Durchsicht der Literatur zeigt sich, daß mit der Computertomographie in keinem Fall Anhalt für einen Stein gewonnen wurde, obwohl das Urogramm und die retrograde Pyelographie für eine Urolithiasis als Ursache der Raumforderung sprachen [5].

Beim Nierenbecken-Karzinom ist die diagnostische Treffsicherheit der Computertomographie vergleichbar mit der retrograden Pyelographie [15, 17]. Die retrograde Pyelographie als invasive diagnostische Maßnahme kann somit durch das Computertomogramm ersetzt werden.

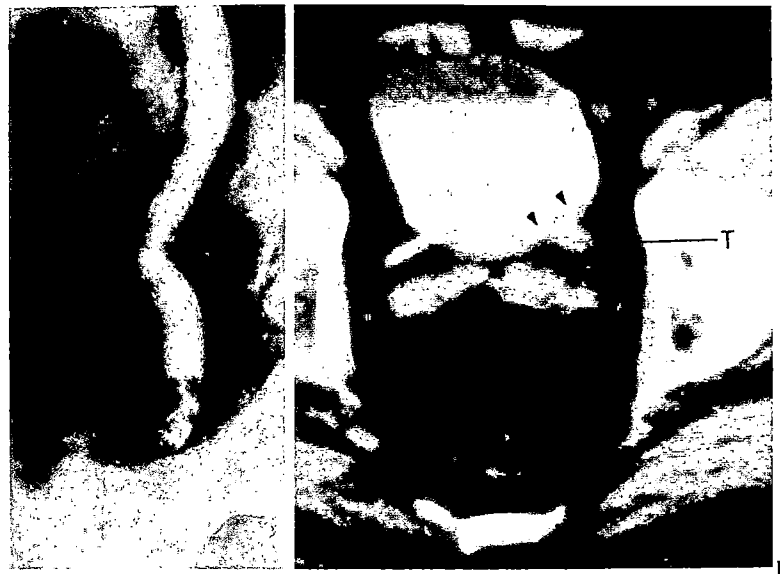

Abb. 2a, b. Multilokulär wachsendes Harnleiter-Karzinom. a Antegrades Uretero-Pyelogramm: Zahlreiche kleine wand-ständige Kontrastmittel-Aussparungen durch kleines, polypöses Tumorwachstum im mittleren Ureterdrittel. Stenosie-rende Tumorausdehnung prävesikal. b CT-Schnitt in Höhe der Ureterostien (nach Kontrastmittelgabe): Der Tumor wächst aus dem linken Ureterostium in die Harnblase vor. Im Seitenvergleich regelrechtes Kontrastmittel führendes Ureterostium rechts

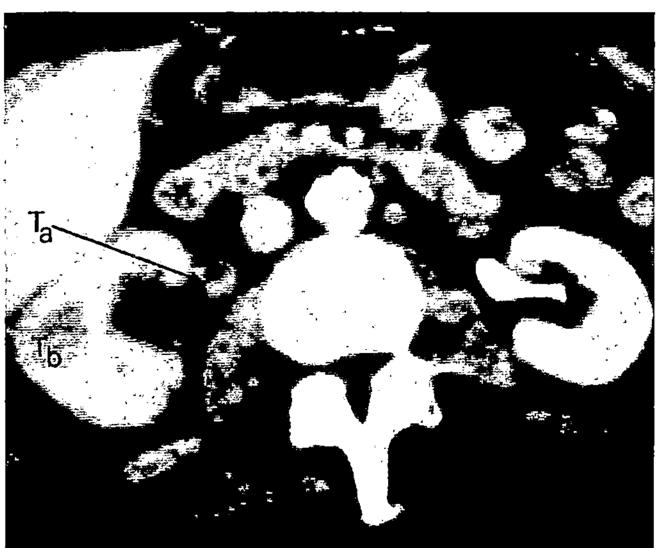

Abb. 3. Nierenbecken- und Harnleiter-Karzinom (*Ta*) und Adenokarzinom (*Tb*) der rechten Niere. CT-Schnitt in Höhe caudal des rechten Nierenhilus (nach Kontrastmittelgabe): Die verdickte, unregelmäßig gegen das parapelvine Fett be-grenzte Harnleiterwandung ist pathognomonisch („wall-thickening"). Im Seitenvergleich ein unauffälliges kontrast-mittelführendes Nierenbecken links, dessen zarte Wand nicht sichtbar ist. Stumme Niere rechts bei gestautem Nieren-hohlsystem (*Nhs*)

Eine Stadieneinteilung beim Nierenbecken-Karzinom ist durch die Computertomographie mit hoher Genauigkeit möglich, was mit keinem anderen Verfahren erreicht wird [2, 10, 17]. Für die einzuschlagende Therapie – Nephroureterektomie oder organerhaltende Resektion – kann sie damit entscheidende Hinweise geben [9].

4.3. Vorteile der konventionellen Verfahren

Die Urographie und Ureterographie haben nach wie vor einen festen Platz beim Screening und in der Diagnostik von Hohlraumtumoren des oberen Harntraktes. Der intraluminäre oder mit geringer Infiltrationstiefe wachsende Harnleitertumor ist überwiegend nur durch diese konventionellen Verfahren nachweisbar. Auch sind beim Nieren-becken-Karzinom kleinere tumoröse Veränderungen sowie lokal destruktive Vorgänge konventionell besser darstellbar [15].

4.4. Ausblick

Bei 6 Patienten des vorliegenden Krankengutes mit Nierenbecken-Karzinom war in 4 Fällen die zytologische Untersuchung des Urins positiv und zweimal negativ, beim Harnleiter-Karzinom von 6 Patienten in 4 Fällen positiv, einmal fraglich positiv und einmal negativ. Eine bessere Aussage kann durch die selektive Spülung des Nierenbeckens oder Harnleiters gewonnen werden [11]. Allerdings kann ein negativer Zytologie-Befund einen Tumor nicht ausschließen.

Literatur

1. Adolphs HD, Steffens L (1976) Klinik und Differential-diagnose von Nierentumoren. Z Urol Nephrol 69:791–804. – 2. Baron RL, McClennan BL, Lee JK, Lawson TL (1982) Computed tomography of transitional-cell carcinoma of the renal pelvis and ureter. Radiology 144:125–130. – 3. Batata MA, Whitmore WF Jr, Hilaris BS, Tokita N, Grabstald H (1975) Primary carcinoma of the ureter: a prognostic study. Cancer 35:1526–1632. – 4. Bennington JL, Beckwith JB (1975) Tumors of the kidney, renal pelvis and ureter. Armed Forces Institute of Pathology, Washington, pp 243–318. – 5. Crone-Münzebrock W, Brockmann WP, Brassow F, Meyer WH (1983) Computertomographie und Sonographie bei Uretertumoren. Roefo 138:19–21. – 6. Fund G, Fischedick AR, Müller RP, Langenbruch K, Müller-Rensing R (1983) Die Bedeutung der Computertomographie in der Stufendiagnostik von Nierentumoren. Roefo 138:473–476. – 7. Heney NM, Nocks BN, Daly JJ, Blitzer PH, Parkhurst EC (1981) Prognostic factors in carcinoma of the ureter. J Urol 125:632–636. – 8. Hruby W, Stellamor K, Zinner G, Marberger M (1983) Der Nierenbeckentumor im Sonogramm. Roefo 138:469–472. – 9. Kjaer TB, Jorgensen TM, Frederiksen P, Genster HG (1981) Transitional cell tumors of the upper urinary tract, radical or conservative treatment? Scand J Urol Nephrol 15:235–238. – 10. Lee JK, Stanley RJ, Sagel SS, McLennan BL (1978) Accuracy of CT in detecting intraabdominal and pelvic lymph node metastases from pelvic cancers. Am J Roentgenol 131:675–679. – 11. Leistenschneider W, Nagel R (1977) Erfahrungen mit der Nierenbecken- und Harnleiter-Lavage-Zytologie. Urologe [A] 16:230–233. – 12. Mazeman E (1972) Les tumeurs de la voie excretrice urinaire superieure. Ass Franc d'Urol, 66e Session Paris. – 13. Murphy DM, Zincke H, Furlow WL (1980) Primary grade 1 transitional cell carcinoma of the renal pelvis and ureter. J Urol 123:629–631. – 14. Petkovic SD (1972) A plea for conservative operation for ureteral tumors. J Urol 107:220. – 15. Pollak HM, Arger PH, Banner MP, Mulhern CB, Coleman BG (1981) Computed tomography of renal pelvic filling defects. Radiology 138:645–651. – 16. Schabert P, Nagel R (1975) Therapie und Prognose primärer Nierenbecken- und Harnleitertumoren. Verhandlungsbericht Dtsch Ges Urol 27:184–187. – 17. Triller J, Hoogewoud HM, Schoenenberger A (1983) Computertomographie bei Nierenbeckenkarzinom. Roefo 139:24–30. – 18. UICC: TNM-Klassifikation der malignen Tumoren (1979) 3e Auflage Springer, Berlin Heidelberg New York. – 19. Voss T, Hermanek P, Chlepas S, Fischer M (1977) Klinische Pathologie und Therapie der Urotheltumoren des Nierenhohlsystems und Harnleiters. Urologe [A] 16:93–98. – 20. Zingg EJ (1982) Die Tumoren des Nierenhohlsystems und des Harnleiters. In: Hohenfellner R und Zingg EJ, Urologie in Klinik und Praxis. Thieme, Stuttgart New York, pp 509–519

Dr. M.W. Kühn
Urologische Universitätsklinik Düsseldorf
Moorenstr. 5
D-4000 Düsseldorf

Dr. W. Scheidt
Radiologische Universitätsklinik Bonn
Sigmund-Freud-Str. 25
D-5300 Bonn-Venusberg

Verhandlungsbericht der Deutschen Gesellschaft
für Urologie, 35. Tagung (1983), 211/212
© Springer-Verlag Berlin Heidelberg 1984

Bildgebende Verfahren in der Nachsorge von Patienten mit Nieren- und Harnwegstumoren

H. Rübben, J. Hannappel, J. Ammon und W. Lutzeyer

In einer prospektiven Studie wurde der Wert der bildgebenden Verfahren Computertomographie (CT) und Sonographie (US) in der Nachsorge von Patienten mit Nieren- und Harnwegstumoren untersucht.

112 Patienten wurden von 1979 bis 1983 in die Studie aufgenommen. Es handelt sich ausschließlich um Patienten, die zum Zeitpunkt der Diagnose keine Fernmetastasen oder ausgedehnte Lymphknotenmetastasen aufweisen (T1-4, N0-2, M0). Die primäre Diagnostik umfaßt die von der Internationalen Union gegen den Krebs vorgeschlagenen Minimalforderungen; die Lymphographie wurde nicht durchgeführt, sondern durch US und CT ersetzt (UICC 1978). Postoperativ wurden die Patienten in ein Nachsorgeprogramm aufgenommen. Dieses schließt die klinische Untersuchung, Urinstatus, Laborchemie und Röntgen-Thorax ein. Beim Blasentumor wird das Programm durch die Endoskopie und exfoliative Urincytologie ergänzt. Darüber hinaus werden nach radikaler Organentfernung oder organerhaltender Therapie fortgeschrittener Tumoren ($\geq$ T2) ein CT und US 6 Wochen, 3 und 12 Monate nach der primären Behandlung durchgeführt (ATO 1982; Droese et al. 1982; Vock et al. 1982).

In der Studie sind 52 Patienten mit Nierentumoren und 60 mit Nierenbecken-, Harnleiter- oder Blasentumoren (s. Tabelle 1).

Bei 33 Nierentumorpatienten und 24 Patienten mit Tumoren der ableitenden Harnwege wurde kein Rezidiv diagnostiziert, bei 16 bzw. 9 Fernmetastasen und bei 3 bzw. 5 lokale Rezidive nach radikaler Organentfernung. 22 intravesikale Rezidive nach transurethraler Elektroresektion superfizialer Tumoren wurden im weiteren nicht berücksichtigt, da sie ausschließlich durch die Zystoskopie gesichert wurden.

Fernmetastasen fanden sich in folgenden Organen (s. Tabelle 2).

Das CT war für den primären Metastasennachweis entbehrlich; Metastasen in der Lunge wurden durch Röntgen-Thorax, in Knochen durch Ausscheidungsurogramm oder Szintigramm und in der Leber und der kontralateralen Niere primär durch US aufgedeckt. Lediglich symptomatische

Tabelle 1. Verlauf von 52 Patienten mit Nierentumoren und 60 mit Tumoren der ableitenden Harnwege (NED, kein Anhalt für Tumor; NED, verst., Patient verstorben ohne Anhalt für Rezidiv; M1 Fernmetastasen; M1, verst., Patient an Fernmetastasen verstorben; lok. Rez., lokales Rezidiv nach radikaler Organentfernung)

	Nierentumor		Nierenbecken Harnleiter	Blase
	T1-2	T3-4		
NED	17	12	2	17
NED, verst.	2	2	1	4
M1	–	7	–	3
M1, verst.	1	8	1	5
lok. Rez.	–	3	2	3
(intraves. Rez.)	–	–	–	(22)
	20	32	6	54

Tabelle 2. Verteilung der im Verlauf aufgetretenen Metastasen nach Organen und Nachweismethode

	Nierentumor	Blasentumor	Nachweis
Lunge	8	3	Rö-Thorax
Knochen	4	4	Szintigramm
	(2)	(2)	AUG
Leber	3	3	US/CT
ZNS	2	–	CT
Niere	1	–	US/CT

Metastasen im ZNS konnten durch CT gefunden werden.

Bedeutend problematischer ist der Nachweis lokaler Tumorrezidive nach Nephrektomie oder Zystektomie. In 7 Fällen wurde ein Tumorrezidiv im US und CT vermutet und durch die Histologie oder den klinischen Verlauf bestätigt. In 5 Fällen wurde im US ein Rezidiv vermutet, im CT aber nicht nachgewiesen. Auf eine histologische Sicherung wurde verzichtet. Der klinische Verlauf bestätigt bislang die CT-Diagnose.

Darüber hinaus wurde bei 7 Fällen postoperativ im US und bei 4 im CT ein Abzeß beschrieben, der sich klinisch nicht bestätigte.

Zusammenfassend scheint das CT bei der Suche nach Metastasen wenig hilfreich. Bei der Suche nach Lokalrezidiven ist der US ausreichend sensitiv, zeigt jedoch annähernd 50% falsch positive Befunde; daher muß sich bei positivem US eine weitere Diagnostik, z.B. in Form des CT anschließen. Inwieweit eine aufwendige Folgediagnostik indiziert erscheint, ist neben der Aussagekraft bei den hier angesprochenen Patienten auch von der Behandlungsmöglichkeit und Behandlungsnotwendigkeit abhängig. Darüber hinaus wird der Wert dieses kostenaufwendigen Nachsorgeprogramms durch die Tatsache eingeschränkt, daß etwa 40% der Rezidive symptomatisch waren.

Die Studie wird fortgesetzt; auf den routinemäßigen Einsatz des CT wird verzichtet.

Die Nachsorge für Nierentumorpatienten umfaßt: Anamnese, Untersuchung, Labor, Urinstatus, Röntgen-Thorax und Sonographie zunächst 3monatlich, ab dem zweiten Jahr 12monatlich. Das Knochenszintigramm wird jährlich durchgeführt.

Die Nachsorge für Harnwegstumorpatienten umfaßt: Anamnese, Untersuchung, Labor, Urinstatus, Röntgen-Thorax, Zystoskopie, Zytologie und Sonographie zunächst 3monatlich dann 6monatlich und im dritten Jahr 12monatlich. Das Knochenszintigramm wird jährlich durchgeführt.

Ausgenommen sind Patienten mit superfizialen Tumoren, die nur durch Zystoskopie und Zytologie kontrolliert werden.

Literatur

UICC (1978) Internationale Union gegen den Krebs. TNM-Klassifikation, Genf. – ATO (1982) Aktionsgemeinschaft Nordrhein-Westfälischer Tumorzentren und Onkologischer Arbeitskreise – Gesellschaft zur Bekämpfung der Krebskrankheiten NW eV – Düsseldorf. – Droese M, Wöltjen HH, Zimmermann A, Schröter W (1982) Urologe [A] 21:73. – Vock P, Haertel M, Fuchs WA, Karrer P, Bishop MC, Zingg EJ (1982) Br J Urol 54:158

Dr. med. H. Rübben
RWTH Aachen, Abt. Urologie
Goethestr. 27/29
D-5100 Aachen

Blasentumor

Verhandlungsbericht der Deutschen Gesellschaft
für Urologie, 35. Tagung (1983), 213/214
© Springer-Verlag Berlin Heidelberg 1984

Moderatoren: R. Hohenfellner, Mainz; W. Mauermayer, München

Die Computertomographie im Staging des Blasenkarzinoms

E.J. Zingg und W.A. Fuchs

Mit der Einführung der Computertomographie war die Hoffnung verbunden, ein Instrument für die genaue Beurteilung des Tiefenwachstums beim Blasenkarzinom in der Hand zu haben. Zahlreiche Veröffentlichungen und eigene Erfahrungen zeigen, daß der anfängliche Enthusiasmus einer nüchternen Einstellung gewichen ist.

Zwischen 1978 und 1983 führten wir an der Urologischen Klinik und am Radiodiagnostischen Institut der Universität Bern bei 428 Fällen von Blasentumoren eine computertomographische Untersuchung durch. 99 Patienten wurden einer genauen Analyse unterzogen: bei 57 Fällen wurde der CT-Befund anhand des Zystektomiepräparates überprüft, in 42 Fällen mit der Histologie nach stufenweiser transurethraler Elektroresektion verglichen. In Bezug auf das Lymphknotenstadium N wurde bei 66 Patienten eine pelvine Lymphadenektomie durchgeführt und die Resultate von Computertomographie und Histologie miteinander korreliert.

Aufgrund früherer Erfahrungen, die auch im Schrifttum bestätigt sind, ist mit der Computertomographie eine weitere Unterteilung intramuraler Tumoren der Stadien TA–T3A gemäß UICC nicht möglich. Unser Krankengut wurde daher in die Infiltrationsstufen TA–T3A einerseits, und T3B, resp. T4 andererseits eingestuft. In 18 von 72 Fällen (25%) der intramuralen Gruppe TA–T3A wurde im Computertomogramm bereits eine perivesikale Infiltration des Stadiums 3B angenommen, das Infiltrationsausmaß demnach überwertet. Wie auch Koss, Seidelmann, Sager feststellen, ist die Ursache dieser computertomographischen Fehlbeurteilung einer perivesikalen Infiltration meist bedingt durch vorausgegangene Interventionen wie tiefe Biopsien, Elektroresektionen, Teilresektionen oder Radiotherapie. Die Stadien T3B (perivesikales Wachstum) und T4

wurden in 25 von 27 Fällen im Computertomogramm korrekt diagnostiziert (Abb. 1).

In Bezug auf die pelvine Lymphknotenmetastasierung beträgt die Treffsicherheit in unserem Krankengut über 90% und liegt damit etwas oberhalb der veröffentlichten Ergebnisse. 17 von 18 Fäl-

pathological Staging n = 99 \ CT Staging n = 99	T_0–T_{3a}	T_{3b}	T_4
pT_0–pT_{3a} n = 72	54	17	1
pT_{3b} n = 17	2	15	
pT_4 n = 10			10

Abb. 1

pathological Staging n = 66 \ CT Staging n = 66	N_1–N_4	N_0
pN_1–pN_4 n = 18	17	1
pN_0 n = 48	4	44

Abb. 2

len mit Tumoraussaat wurden erkannt, 44 von 48 negativen Lymphknoten korrekt beurteilt (Abb. 2). Der Nachteil der Computertomographie liegt in der Tatsache, daß nur vergrößerte Tumorlymphknoten erfaßt werden.

Folgerungen

1. Während die bisherigen klinischen Klassifikationsverfahren wie Endoskopie, bimanuelle Untersuchung, Urographie oder gar Angiographie mit einer Fehlbeurteilung der Karzinominfiltration in über 50% behaftet sind (nach Richie 40% Understaging und 26% Overstaging), bietet die Computertomographie die Möglichkeit, eine Unterteilung in intramurale (TA-T3A), perivesikale (T3B) und fortgeschrittene Tumoren (T4) vorzunehmen. Die Treffsicherheit wird durch vorausgegangene diagnostische und therapeutische Maßnahmen geschmälert. Der Radiologe muß daher seine Beurteilung in genauer Kenntnis der Vorgeschichte abgeben.

2. Die Computertomographie bei der Beurteilung vergrößerter, tumorbefallener Lymphknoten ist mit einer Treffsicherheit von über 70% ein hilfreiches Verfahren. Im Verdachtsfalle besteht zusätzlich die Möglichkeit der Feinnadelbiopsie dieser Lymphknoten.

3. Die Indikation zur Computertomographie stellen wir heute bei denjenigen Blasentumoren, bei denen wir aufgrund der konventionellen Untersuchungen einen Verdacht auf infiltratives Wachstum hegen. Die Computertomographie sollte wenn möglich vor der Elektroresektion oder tiefen Biopsie erfolgen.

4. Die Computertomographie hat ihren Einsatzbereich ferner in der Verlaufsbeobachtung von größeren Blasentumoren unter Radiotherapie und in Zukunft vielleicht auch unter Chemotherapie. Die Tumorausdehnung ist als meßbarer Parameter im Computertomogramm festgehalten.

Prof. Dr. E.J. Zingg
Urolog. Klinik der Univ. Bern
Inselspital, Anna Seiler Haus
CH-3010 Bern

**Verhandlungsbericht der Deutschen Gesellschaft
für Urologie, 35. Tagung (1983), 215/216**
© Springer-Verlag Berlin Heidelberg 1984

Die intravesikale Sonographie in der Stadieneinteilung des Harnblasenkarzinoms

U.K. Wenderoth, U. Engelmann, P.H. Walz und G.H. Jacobi

Einleitung

Bei der Therapieplanung und Prognose des Blasenkarzinoms spielt die Tiefe der Tumorinfiltration eine wichtige Rolle. Mit der Computertomographie ist eine Differenzierung des Tiefenwachstums von Blasentumoren in der Blasenwand selbst nicht möglich. Die Treffsicherheit der transabdominellen Sonographie bei der Stadieneinteilung des Blasenkarzinoms wird in der Literatur mit 85% angegeben [1]. Die intravesikale Sonographie ist der suprapubischen Ultraschalluntersuchung überlegen: Schüller und Mitarbeiter [2] klassifizierten 26 von 28 Tumoren, also über 90%, korrekt.

Diese Untersuchungen beruhen jedoch zum Teil auf Vergleichen mit TUR-Material, die eine zweifelsfreie Identifikation des sonographischen Bildes durch den histologischen Schnitt nicht ermöglichen.

Material und Methoden

Wir haben daher in einer prospektiven Studie an 22 Patienten die intravesikale Sonographie mit Zystektomiepräparaten verglichen. Die Indikation zur Zystektomie wurde in allen Fällen durch vorhergehende transurethrale Resektion bei multifokalem Carcinoma in situ oder infiltrierendem Blasenkarzinom gestellt. Unmittelbar präoperativ erfolgte die intravesikale Sonographie mit einem über einen 24 Charrière-Schaft eingeführten 5 MHz Schallkopf. Nach Zystektomie wurde das Blasenpräparat mit 10% Formalin gefüllt und anschließend in der gleichen Lösung durchfixiert. Auf diese Weise konnten Blasenganzschnitte hergestellt werden, die eine exakte histomorphologische Beurteilung und einen direkten Vergleich mit dem sonographischen Bild ermöglichen; der zum sonographischen Schnittbild korrespondierende Tumor konnte im Blasenpräparat genau lokalisiert werden.

Ergebnisse

In unseren Händen war mit der intravesikalen Sonographie eine sichere Differenzierung der Schichten der Blasenwand in Mukosa, Lamina propria, oberflächliche und tiefe Muskulatur und perivesikales Gewebe nicht möglich. Bei drei Patienten, deren Tumor durch transurethrale Resektion vollständig entfernt wurde und die wegen multifokaler undifferenzierter Tumoren zystektomiert wurden, wurden sonographisch Resektionsulcus, Narbe und Ödem als Blasentumor interpretiert.

Bei nur 7 von 19 Blasentumoren in nicht vorreseziertem Gebiet ergab die Sonographie das korrekte Tumorstadium, 4mal sahen wir ein Overstaging und 8mal ein Understaging. Alle 6 die Blasenwand überschreitenden Tumoren wurden als solche nicht erkannt, offensichtlich gelingt mit der intravestikalen Sonographie eine Differenzierung zwischen beginnender und organüberschreitender Infiltration nicht.

Zusammenfassung

Zusammenfassend konnten wir mit unserem Material die guten Ergebnisse anderer Untersucher nicht bestätigen. Gründe hierfür sind:

1. Ein Overstaging der Patienten, bei denen der Tumor vorher vollständig durch TUR entfernt wurde. Ödem, Resektionsulcus und Narbe wurden fälschlicherweise für Tumor gehalten.

Die intravestikale Sonographie ist daher an der voroperierten Blase nicht zuverlässig.

2. Das Unvermögen zwischen verschiedenen Wandschichten der Blase zu differenzieren und Tumor von gesundem Gewebe zu unterscheiden.

Eine Untersuchungsmethode wie die intravesikale Sonographie mit einer Auflösung im Millimeterbereich ist bei der Differenzierung von Veränderungen, die sich im Mikrometerbereich abspielen, überfordert. Daher fließen bei der Bestimmung des Tumorstadiums eine Reihe von subjektiven und individuellen Parametern des Untersuchers ein, die von seiner Erfahrung und Intuition abhängig sind. Eine Methode, die am Anfang der Diagnostik stehen soll, muß jedoch leicht zu handhaben sein und verläßliche und reproduzierbare Ergebnisse erbringen.

Literatur

1. Kyle KF (1982) Ultrasound in the staging of bladder tumors. Review after 6 years. Br J Urol 54:65. – 2. Schüller J, Walther V, Schmiedt E, Staehler G, Bauer HB, Schilling A (1982) Intravesical ultrasound tomography in staging bladder carcinoma. J Urol 128:264–266

Dr. med. U.K. Wenderoth
Urologische Klinik und Poliklinik im Klinikum der Johannes Gutenberg-Universität Mainz
Langenbeckstr. 1
D-6500 Mainz 1

Verhandlungsbericht der Deutschen Gesellschaft
für Urologie, 35. Tagung (1983), 217–220
© Springer-Verlag Berlin Heidelberg 1984

Vergleich des pathologischen Staging von Blasenkarzinomen mit den Ergebnissen der präoperativen suprapubischen Sonographie

H. Denkhaus und H. Huland

Einleitung

Beeindruckt durch die hervorragenden Möglichkeiten der intravesikalen Sonographie wie sie vor allem von der Münchner Arbeitsgruppe [1] berichtet wurden, haben wir uns die Frage vorgelegt, ob die nicht invasive, suprapubische Sonographie Ähnliches im Hinblick auf die Diagnostik des Blasenkarzinoms zu leisten vermag.

In einer prospektiven Studie sollten daher folgende zwei Fragen beantwortet werden:
1. Kann man mit der suprapubischen Sonographie alle Blasentumoren sicher diagnostizieren?
2. Ist es mit dieser Technik möglich, ein sicheres Staging präoperativ zu erzielen?

Material und Methode

Es wurden bisher 50 konsekutive Patienten untersucht, die ursprünglich alle wegen eines Blasenkarzinoms in der Urologischen Klinik der Universität Hamburg betreut wurden. Die Aufschlüsselung des Patientenkollektivs zeigt Tabelle 1.

Die suprapubische Sonographie wurde bei gut gefüllter Harnblase mit einem Real-Time-Scanner in transversalen und longitudinalen Schnitten durchgeführt, jeweils ohne Kenntnis des klinischen Untersuchungsbefundes.

Nach den in Tabelle 2 aufgeführten sonographischen Kriterien haben wir folgende Stadieneinteilung vorgenommen:

Lag eine Tumorvorwölbung ins Blasenlumen vor und war eine Tumorabgrenzung von der Blasenwand möglich (Abb. 1), so diagnostizierten wir eine Mukosa- oder Submukosainfiltration. Eine genaue Differenzierung dieser beiden Gruppen halten wir aus sonographischer Sicht nicht für möglich.

War sonographisch eine Fortsetzung der Tumorechostruktur in die Blasenwand zu sehen, blieb aber eine glatte Begrenzung der Blasenwand

Tabelle 1. Patientencharakterisierung

	Zahl der Patienten
Urothel-Karzinom	28
Prostata-Karzinom mit	
Infiltration in die Blase	3
Rektum-Karzinom mit	
Infiltration in die Blase	1
Chronische Cystitis/Narben	9
Normale Blase	9
Gesamt	50

Tabelle 2. Sonographische Kriterien zur Stadieneinteilung

Tumorstadium	Sonographischer Befund
T A, T 1	Tumorvorwölbung ins Blasenlumen Tumorabgrenzung von Blasenwand möglich Keine Strukturveränderung der Blasenwand im Tumorbereich
T 2, T 3 A	Fortsetzung der Tumorechostruktur in die Blasenwand Verdickung der Blasenwand (häufig) Glatte Begrenzung der Blasenwand nach außen
T 3 B	Blasenwandstruktur im Tumorbereich nicht mehr erkennbar Wandüberschreitung des Tumors
T 4 A	Übergreifen des Tumors auf benachbarte Organe wie Prostata, Samenblase, Uterus, Rektum und Bauchwand

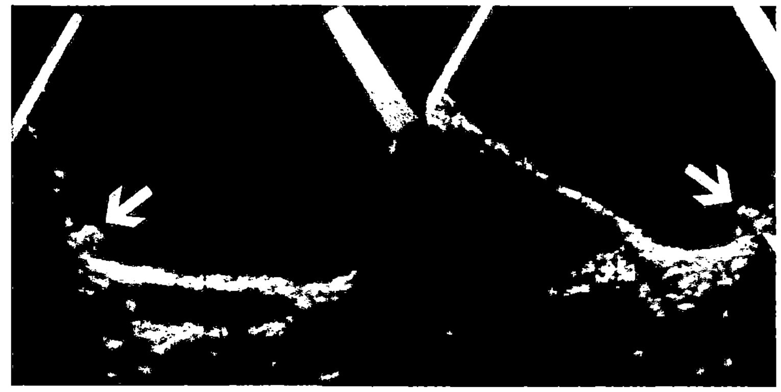

Abb. 1. Oberflächlicher, von der Blasenwand gut abgrenzbarer, ca. 5 mm großer Blasentumor (TA) (*Pfeil*) am Übergang der rechten Seitenwand in den Blasenboden. *Links:* Transversalschnitt; *rechts:* Longitudinalschnitt

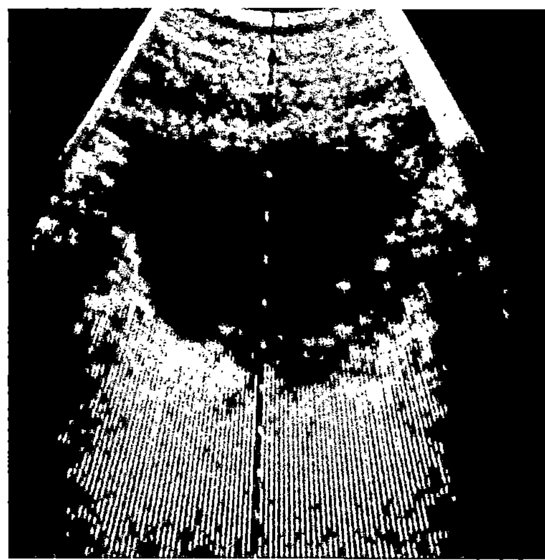

Abb. 2. Verdickte, nach perivesikal jedoch glatt begrenzte Blasenwand im Transversalschnitt; Tumorstadium T3A

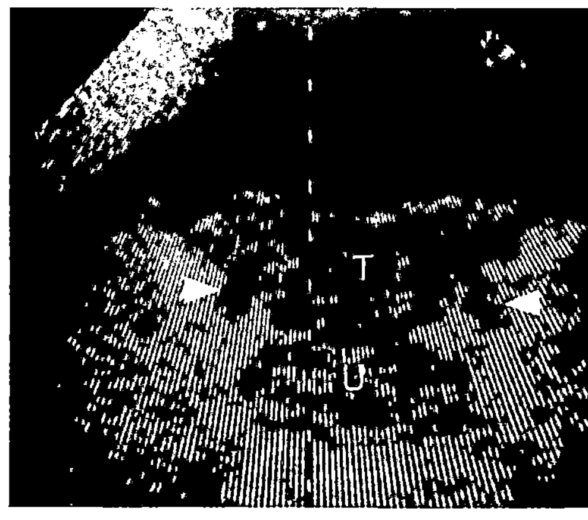

Abb. 3. Urothelkarzinom (*T*) mit Einbruch in den Uterus (*U*), Tumorstadium T4. Beidseits gestaute Ureteren (*Pfeil*)

nach perivesikal erhalten, so wurde dieses als muskelinvasives Tumorstadium festgelegt (Abb. 2), ohne auch hier nach sonographischen Kriterien eine genauere Differenzierung in oberflächliche oder tiefe Muskelinvasion vornehmen zu können.

War eine Blasenwandstruktur im Tumorbereich nicht mehr erkennbar mit Wandüberschreitung des Tumors, so lag eine Invasion des perivesikalen Fettgewebes vor.

Das Übergreifen des Tumors auf benachbarte Organe wie Prostata, Samenblase, Uterus (vgl. Abb. 3) oder Rektum wurde entsprechend als T4-Stadium festgelegt.

Die klinisch/pathologische Klassifizierung erfolgte auf der Basis des histologischen Befundes nach transurethraler Resektion oder Operation und der bimanuellen Untersuchung in Narkose.

Ergebnisse

a) Treffsicherheit der Sonographie bei der Entdeckung von Blasenwandveränderungen

Die Effizienz der sonographischen Methode im Vergleich zur Zystoskopie ist in Tabelle 3 dargestellt:
Bei den 28 Patienten mit histologisch gesicherten Urothelkarzinomen wurde mit der suprapubischen Sonographie in 96% der Fälle die Diagnose gestellt. Wie das Beispiel der Abb. 1 zeigt, sind dabei auch kleiner als 5 mm große Tumoren sicher zu diagnostizieren. Die Zystoskopie schnitt bei dem Nachweis gering schlechter ab, weil zwei Patienten ausschließlich eine Infiltration des früher bestehenden Blasenkarzinoms in die Prostata zeigten. Dies entzog sich der zystoskopischen Diagnostik.

218

Tabelle 3. Sensitivität der suprapubischen Sonographie im Vergleich zur Cystoskopie bei der Erkennung von Blasenwandveränderungen

Diagnose (Path.-Histol.)	Anzahl der Patienten	Ergebnis der Cystoskopie		Ergebnis der Sonographie		Sensitivität	
		Nachweis	∅ Nachweis	Nachweis	∅ Nachweis	Cystoskopie	Sonographie
Urothel-CA	28	26	2	27	1	93%	96%
Entzündungen Narben	9	9	–	5	4	100%	56%
Rektum – CA[a] Prostata – CA[a]	4	4	–	4	–	100%	100%
Normale Blase	9	9	–	9	–	100%	100%

[a] Rektum-Ca und Prostata-Ca jeweils mit Infiltration der Blase (vgl. Tabelle 1)

Tabelle 4. Vergleich der sonographischen und der klinisch/pathologischen Stadieneinteilung

Tumorstadium (Klin./Path.)	Patientenzahl	Sonographische Ergebnisse			Treffsicherheit
		Sonogramm korrekt	Sonogramm understaged	Sonogramm overstaged	
T A, T 1	13	11	–	2	85%
T 2, T 3 A	9	5	2	2	56%
T 3 B, T 4 A	9	8	1	–	89%
Gesamt	31				77%

Zeigte der histologische Befund Entzündungen oder Narben, so waren diese Veränderungen bereits in 56% der präoperativen Sonographien richtig nachzuweisen.

Eine eindeutige Diagnose wurde immer dann geliefert, wenn eine Tumorinfiltration in die Blase von Nachbarorganen aus bestand oder wenn eine normale Blase vorlag.

b) Präoperatives Staging mit der Sonographie

In Tabelle 4 sind die sonographischen Staging-Ergebnisse den klinisch/pathologischen Befunden gegenübergestellt: Es ist zu sehen, daß mit Hilfe der präoperativen suprapubischen Sonographie in 85% der Fälle mit oberflächlichen Blasentumoren ein richtiges Staging diagnostiziert wurde. Bei muskelinvasiven Tumoren lag die Treffsicherheit bei knapp 60%. Leichter war es, sonographisch die Tumoren zu identifizieren, die zu einer Nachbarorganinvasion geführt hatten. Im Beispiel der Abb. 3 war das Urothelkarzinom in den Uterus eingebrochen. Beidseits lagen gestaute Ureteren vor.

Diskussion

Die hier vorgelegten Staging-Ergebnisse mit der nicht invasiven suprapubischen Sonographie sind abgesehen von der eingeschränkten Treffsicherheit in der Gruppe der T2/T3A-Stadien, die wahrscheinlich noch auf die relativ geringen Fallzahlen in dieser Gruppe zurückzuführen ist, nur unwesentlich schlechter als die von Schüller et al. [3] mit der intravesikalen Sonographie erzielten Staging-Werte. Sie entsprechen den ebenfalls mit der suprapubischen Sonographie mitgeteilten Ergebnissen von Egender et al. [1] und McLaughlin et al. [2].

Zusammenfassend können daher die eingangs aufgeworfenen Fragen folgendermaßen beantwortet werden:

1. Die suprapubische, nicht invasive Sonographie ist in der Lage, einen Blasentumor in einem hohen Prozentsatz sicher zu diagnostizieren und ergänzt so sehr gut die zystoskopische Untersuchung.
2. Bei dem präoperativen Staging leistet die suprapubische Sonographie bei oberflächlichen Tumoren eine sichere Klassifizierung, ebenso

dann, wenn eine Infiltration in die Nachbarorgane erfolgt ist, was besonders für die Indikation zu einer radikalen Zystektomie wichtig
ist.

Literatur beim Verfasser

Dr. med. H. Denkhaus
Radiologische Klinik UKE
Martinistraße 52
D-2000 Hamburg 20

Prof. Dr. med. H. Huland
Urologische Klinik UKE
Martinistraße 52
D-2000 Hamburg 20

**Verhandlungsbericht der Deutschen Gesellschaft
für Urologie, 35. Tagung (1983), 221/222**
© Springer-Verlag Berlin Heidelberg 1984

Der Stellenwert der endovesicalen Sonographie

G. Janetschek, G. Jakse, G. Egender und D. zur Nedden

Die Problematik einer exakten Klassifikation der Blasentumoren ist bekannt [2, 3, 4, 5, 7, 8, 9, 10].

In einer prospektiven Studie wollten wir deshalb klären, ob die transurethrale Sonographie dazu geeignet ist, das Staging beim Blasentumor zu verbessern. Das sollte im direkten Vergleich mit der externen suprapubischen Sonographie und der Computertomographie festgestellt werden. Diese Methoden haben ihre Eignung bereits in früheren Studien unserer Klinik mit einer Treffsicherheit von 90% [1] bzw. 87% [6] bewiesen.

Zur transurethralen Sonographie steht uns dieser mechanische Sektor-Scanner USI-51 von Aloka zur Verfügung [4], der mit den entsprechenden Schallköpfen auch für die Übersichtssonographie, transrectale Sonographie und zur gezielten Punktion eingesetzt werden kann.

Als Grundlage für die histologische Tumorklassifikation haben wir das TNM-System angewandt. Der histologische Befund beruht ausschließlich auf Resektionsmaterial mit zusätzlichen Grund- und Randbiopsien sowie Nachresektionen. Es hat sich gezeigt, daß sonographisch – das gilt hier sowohl für die transurethrale als für die externe Sonographie – nur 3 Stadien unterschieden werden können (Tabelle 1):

Das Stadium I beinhaltet oberflächliche Tumore mit und ohne Infiltration der Lamina propria.

Tabelle 1. Sonographische Klassifikation der Blasentumoren

Stadium I:	Schleimhaut
	$pTis, pT_A, pT1$
Stadium II:	Muskulatur
	$pT2, pT3A$
Stadium III:	organüberschreitender TU
	$pT3B, pT4A, pT4B$

Im Stadium II wird zwischen oberflächlicher und tiefer Muskelinfiltration nicht sicher unterschieden.

Das Stadium III umfaßt alle organüberschreitenden Tumore.

Das CT kann die Stadien I und II nicht sicher differenzieren.

Ein Lymphknoten-Staging wurde nicht durchgeführt.

Vor der Präsentation unserer Ergebnisse soll noch auf einige häufige Fehlerquellen hingewiesen werden:

Eine Grenzfläche – in diesem Fall die einzelnen Schichten der Blasenwand – kann sonographisch nur dann exakt beurteilt werden, wenn die Schallebene im rechten Winkel und nicht tangential auf-

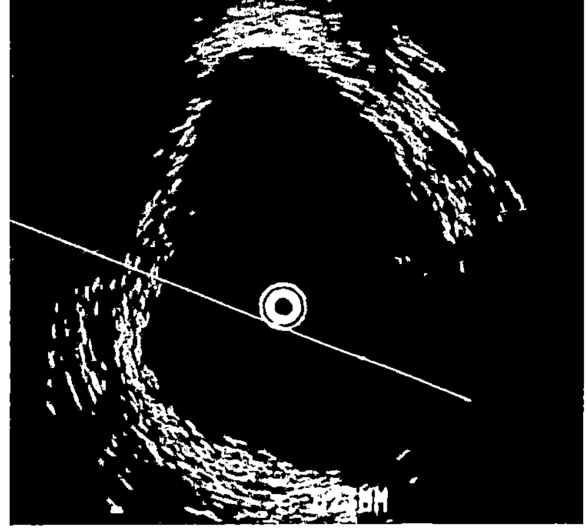

Abb. 1. Bei dem Blasentumor bei 4 Uhr wird eine Infiltration dadurch vorgetäuscht, daß die Schallebene tangential auftrifft. Das kann daran erkannt werden, daß auch die tumorfreie Epitheloberfläche nicht glatt ist. Bei 3 Uhr sieht man deutlich den Schallschatten hinter dem Blasentumor. Auch diese Schallabsorption kann eine Infiltration vortäuschen

trifft. Deshalb hat unser Gerät zwei Schallköpfe – angeordnet in einem Winkel von 90 Grad bzw. 120 Grad – zur Beurteilung der Seiten- und Vorderwand. Da ein dritter, nach vorne gerichteter Schallkopf fehlt, wird die Hinterwand von der Schallebene nur tangential getroffen. Dadurch kann eine Infiltration vorgetäuscht werden (Abb. 1). Diese falsche Einstellung der Schallebene ist eine häufige Fehlerquelle. Auch reaktiv-entzündliche Veränderungen können eine Infiltration vortäuschen. Wegen der geringen Eindringtiefe der Schallimpulse können auch sehr große Blasentumoren zu Artefakten führen, da die Tumorbasis und die Blasenwand wegen des großen Tumorvolumens dann nicht mehr beurteilbar sind.

Weitere Artefakte entstehen zum Beispiel durch Darmschlingen, die dem intraperitonealen Anteil der Blasenwand von außen anliegen, aber oft auch durch eine falsche Einstellung des Gerätes.

Problematisch ist die Beurteilung der Dicke der Blasenwand und der Infiltrationstiefe im Bereich des Trigonums, da die Muskulatur hier aufgesplittert ist und keine scharfe Grenze zur Umgebung zeigt.

50 Patienten mit einem Primärbefund wurden für diese Studie untersucht.

Bei 6 Patienten wurde ein primär vermuteter Tumor histologisch nicht bestätigt. 24mal fand sich ein Stadium I, 13mal ein Stadium II und 4mal ein Stadium III. 3mal lag ein Tumoreinbruch von außen vor.

In 86% stimmt die transurethrale Sonographie mit der Histologie überein (Tabelle 2). Die Treffsicherheit der externen Sonographie und der Computertomographie waren mit 66% bzw. 81% niedriger, als in den früheren Serien [1, 6].

Im Stadium I beträgt die Treffsicherheit der transurethralen Sonographie 79%. Die externe Sonographie zeigt hier mit 57% ein schlechteres Ergebnis.

Die Treffsicherheit im Stadium II war mit beiden Methoden noch etwas besser: 92% bzw. 78%.

Tabelle 2. Treffsicherheit des präoperativen Staging beim Blasentumor im Vergleich zum histologischen Befund

	Übereinstimmung	Overstaging	Understaging
Transurethrale Sonographie	86%	8 %	6 %
Externe Sonographie	66%	11,5%	23 %
CT	81%	11,5%	11,5%

Im CT kann das Stadium I und II nicht differenziert werden. Die hier angeführten 81% dürfen also nicht direkt mit beiden anderen Methoden verglichen werden.

Ein organüberschreitender Tumor wurde mit allen drei Methoden einmal übersehen. Wegen der geringen Fallzahl beträgt die Treffsicherheit deshalb hier nur 75%.

Nicht berücksichtigt ist das Problem von Tumoren, die von außen in die Blase einbrechen. Die Differentialdiagnose zu primären Blasentumoren ist hier oft nur histologisch zu stellen.

Was ist nun das Resumee dieser Studie?

Der transurethrale Ultraschall-Scanner ist ein relativ billiges Gerät. Der uns zur Verfügung stehende Scanner weist noch wesentliche technische Mängel auf. Er ist reparaturanfällig, die Bildqualität und die Qualität der Polaroid-Photos ist schlecht. Die damit erzielten Ergebnisse können aber trotzdem mit den anderen Methoden konkurrieren.

Die transurethrale Sonographie hat im Bereich der Schleimhaut und Muskulatur eine bessere Auflösung als die externe Sonographie und die Computertomographie. Die Auflösung nimmt aber nach außen hin rasch ab, so daß die Ausdehnung großer Tumoren nicht immer beurteilt werden kann. Lymphknoten werden nicht erfaßt.

Die Untersuchung ist nicht aufwendig, wenn sie direkt präoperativ gemacht wird. Sie erspart bei Tumoren, die auf die Blase beschränkt sind, im Zusammenhang mit der Histologie weitere diagnostische Maßnahmen. Das trifft für organüberschreitende Tumoren nicht zu, die mit einem CT weiter abgeklärt werden sollten.

Literatur

1. Egender G, Goidinger K, Jakse G (1982) Fortschr Roentgenstr 136/4:416–420. – 2. Hamlin DJ, Sant'Agnese PA, Keys HM, Cockett ATK (1981) Urology 17:622–627. – 3. Kenny GM, Hardner GJ, Murphy GP (1970) J Urol 104:720–723. – 4. Matuvschek E (1981) Tumordiagnostik 2:17–20. – 5. Nakamura S, Niijima T (1980) J Urol 124:341–344. – 6. Nedden D zur, Jakse G, Reiffenstuhl M (1983) Roentgenpraxis (in press). – 7. Schmidt DJ, Weinstein StH (1976) Urol Clin North Am 3:107–127. – 8. Schüller J, Walther V, Schmied E, Staehler G, Bauer HW, Schilling A (1982) J Urol 128:264–266. – 9. Vock P, Haertal M, Fuchs WA, Karrer P, Bishop MC, Zingg EJ (1982) Br J Urol 54:158–163. – 10. Winterberger AR, Wajsman Z, Merrin C, Murphy GP (1978) J Urol 119:208–212

Dr. G. Janetschek
Urol. Univ.-Klinik Innsbruck
Anichstr. 35
A-6020 Innsbruck

Verhandlungsbericht der Deutschen Gesellschaft
für Urologie, 35. Tagung (1983), 223–226
© Springer-Verlag Berlin Heidelberg 1984

Stadieneinteilung von Primärtumor und Rezidiv beim Blasenkarzinom durch durch endovesikale Sonographie

C.P. Schmidbauer, P. Schramek und G. Studler

Einleitung

Seitdem klar ist, wie sehr die Infiltrationstiefe eines Blasentumors seine Prognose beeinflußt, bemüht man sich zunehmend um eine möglichst genaue klinische Stadieneinteilung. Die Schwierigkeit der Differenzierung besteht nicht bei den oberflächlichen und bei den weit fortgeschrittenen tief infiltrierenden Tumoren, sondern in der Stadieneinteilung der Übergänge zwischen diesen beiden Extremen [8]. Die Einführung der Sonographie (sowohl der extrakorporalen bzw. abdominalen und der endovesikalen) gab Anlaß zur Hoffnung, die bis zu 40%igen Staging-Fehler beim Blasenkarzinom [8] deutlich zu verringern.

18 Monate, nachdem uns ein endovesikales Ultraschallgerät von der Österreichischen Krebsliga zur Verfügung gestellt wurde, analysierten wir die Effektivität dieser Methode beim Staging des Blasenkarzinoms.

Methode

Der von uns verwendete transurethrale Radialscanner (Type AS 452) stammt von der Firma Aloka (Gerät SSD 500). Dieser Realtimescanner mit einem 5-Megahertz-Schallkopf paßt mit einem Adapter an den Charrier-24-Resektionsschaft. So kann an die endovesikale Sonographie unmittelbar die transurethrale Elektroresektion des Harnblasenkarzinoms ohne Wechsel des Schaftes angeschlossen werden.

Da die Dicke der Harnblasenwand vom Füllungszustand abhängig ist, wurde versucht, bei ausreichender Blasenkapazität eine Füllung von 250–300 ml zu erreichen, um konstante Untersuchungsverhältnisse zu gewährleisten.

Bisher wurden an 63 Patienten diagnostische Eingriffe durchgeführt. 36mal handelte es sich um die erste Tumordiagnose, bei 22 Patienten bestand der Verdacht auf ein Karzinomrezidiv und 5mal fand sich kein Blasenkrebs, sondern folgende Diagnosen wurden während des Aufenthaltes erhoben: Primärer Amyloidtumor der Harnblase, kongenitaler dystoper Megaloureter, Portiokarzinom, eosinophile Zystitis und Trabekelblase.

Unser Vorgehen bei der klinischen Stadieneinteilung unterschied sich insofern von dem anderer Untersucher, als der Operateur ohne Kenntnis des zystoskopischen Bildes die endovesikale Sonographie durchführte. Nur unter Bildschirmkontrolle wurde der Scanner in der Blase bewegt und so versucht, uni- oder multifokale Blasentumoren zu lokalisieren und in der Folge das Stadium zu differenzieren. Erst dann wurde mit dem Resektoskop ohne Schaftwechsel der Tumor reseziert. Unser Vorgehen ist besonders bei der Auswertung von Tumoren geringer Infiltrationstiefe zu berücksichtigen.

Die klinische Stadieneinteilung haben wir nach den von Nakamura erarbeiteten Prinzipien durchgeführt [7]:

Sonographie Stadium T_1 (uT$_1$): Man sieht sonographisch einen prominierenden Tumor bei nicht verdickter Blasenwand; die Blasenwand ist in ihrer Homogenität nicht verändert. Bei Schallverstärkung („gain"-Erhöhung) verschwinden die Echos des Tumors während die Blasenwand unverändert erscheint.

Sonographie Stadium T_2 (uT$_2$): Sonographisch findet sich ein oberflächlich infiltrierender Tumor, seine Tumorechos verschwinden bei Echoverstärkung, während jene der Blasenwand nur teilweise reduziert werden; die oberste an den Tumor angrenzende Blasenwandschicht erscheint betont.

Sonographie Stadium T_3 (uT$_3$): Ein infiltrierender

Tumor mit deutlich verdickter Blasenwand stellt sich sonographisch dar.

Sonographie Stadium T_3-T_4 (uT$_{3-4}$): Sonographisch findet sich ein ausgedehnter Tumor, wobei die Echos von Blasenwand und Tumor bei Echoverstärkung gleichzeitig verschwinden.

Die pathologische Klassifizierung der Harnblasentumoren erfolgte nach patho-histologischer Untersuchung von Resektionsstücken. Nur in je einem Fall konnte ein Präparat nach einer Blasenteilresektion und nach einer Zystektomie zur Klassifizierung herangezogen werden.

Ergebnisse

Die durch endovesikale Sonographie ermittelte Stadieneinteilung bei 36 Patienten mit einem *Primärtumor* der Harnblase stimmte bei 30 Patienten mit dem histologischen Befund überein (Tabelle 1). Das ergibt eine Treffsicherheit der endovesikalen Sonographie für alle Stadien in Korrelation zur Histologie von 83% (Tabelle 3). Die Trefferquoten, aufgeteilt auf die einzelnen Stadien, liegen bei 90% in T_1, 92% in T_2, 50% in T_3 und 100% in T_4 (Tabelle 4).

Bei 22 wegen *Redizidiv-Verdachts* eines Harnblasenkarzinoms zugewiesenen Patienten konnte 15mal eine Übereinstimmung mit dem histologischen Befund erreicht werden, das entspricht einer Treffsicherheit der endovesikalen Sonographie in

Tabelle 1. Staging bei Erstuntersuchung. Endovesikale Sonographie vs. Histologie ($n = 36$)

sono-graphisch	pT0	pT1	pT2	pT3	pT4
uT0	1		1	1	
uT1	1	10		1	
uT2		1	11	1	
uT3				3	
uT4					5

Tabelle 2. Staging bei Rezidivverdacht. Endovesikale Sonographie vs. Histologie ($n = 22$)

sono-graphisch	pT0	pT1	pT2	pT3	pT4
uT0	6			1	
uT1		3	3		
uT2	3		1		
uT3				2	
uT4					3

Tabelle 3. Treffsicherheit der endovesikalen Sonographie, Literaturübersicht

Autor	a	n	%
Nakamura	1980	20	95
Schüller	1982	28	96
Romero	1982	46	87
Denis	1983	72	97
Lopatkin	1983	119	76
Schmidbauer	1983	36	83

Tabelle 4. Treffsicherheit der endovesikalen Sonographie

Autor	T1	T2	T3	T4
Nakamura	95%	100%	100%	
Schüller	100%	89%	86%	100%
Romero	84%		91%	
Denis	97%	100%	100%	
Lopatkin	70%	74%		85%
Schmidbauer	90%	92%	50%	100%

der Stadieneinteilung des Harnblasenkarzinomrezidivs von 68% (Tabelle 2).

Diskussion

Abhängig vom Füllungszustand der Harnblase ist die normale Blase 3–6 mm dick und zeigt sonographisch eine weiche, kaum irreguläre Innenfläche. Durch die endovesikale Sonographie ist es nicht möglich, die Strukturen der Muskulatur von jener der Mukosa oder von der Lamina propria zu unterscheiden.

Besondere Schwierigkeiten in der Interpretation treten im Trigonum auf, da die Interureterenfalte (sonolucent layer) [7] einen Tumor vortäuschen kann. Eine Unterscheidung zwischen Trabekelbildung und Harnblasentumor ist oft unmöglich. Eine begleitende Hypertrophie der Mukosa kann zu differentialdiagnostischen Schwierigkeiten bei gleichzeitig bestehendem oberflächlichen Blasentumor führen. Ein großer endovesikaler exophytischer Tumoranteil verursacht einen frühen Schallschatten, in seinem Bereich ist die Infiltrationstiefe nicht zu bestimmen.

Unsere Ergebnisse der Stadieneinteilung von Harnblasenkarzinomen bei Primärtumoren liegen deutlich unter jenen anderer Autoren (Tabellen 3, 4). Das liegt vor allem daran, daß wir ohne Kenntnis des zystoskopischen Befundes das klinische Staging durchführten. Dieses Vorgehen scheint bei Beurteilung der Effektivität der endovesikalen Sonographie zulässig, da ein bereits bekannter zystoskopischer Befund die sonographische Interpretation der Infiltrationstiefe subjektiv beeinflussen würde.

Ein Vergleich der Wertigkeit des Stagings endovesikaler Sonographie mit der Zystoskopie ergibt in unseren Händen eine Überlegenheit der Sonographie um 5%, daher erhöhen Zystoskopie und Sonographie gemeinsam die Trefferquote um 5%.

Die Analyse der Treffsicherheit der endovesikalen Sonographie aufgeteilt in die einzelnen Tumorstadien zeigt im Vergleich mit der Literatur keine einheitlichen Ergebnisse (Tabelle 4). Im Stadium T_2–T_4 stehen 100%ige Korrelation [1, 7, 10] wesentlich schlechteren Ergebnissen gegenüber [6, 9].

Gerade bei unseren untersuchten Patienten kam es im Stadium T_3 (6 Patienten) 3mal zu einem sonographischen „understaging". Aber auch beim oberflächlichen Harnblasenkarzinom T_1 sind die Angaben über die Trefferquoten der Sonographie in 70 bis 100% weit gestreut (Tabelle 4).

Die Übereinstimmung des sonographischen mit dem pathologischen „staging" beim Harnblasenkarzinom mit Rezidiv-Verdacht liegt mit 68% deutlich unter jenen bei Primärtumoren. Je dreimal wurde ein pathologisches Stadium T_2 sonographisch „understaged", während eine Resektionsnarbe klinisch als T_2 eingestuft wurde. Wir meinen, daß Narbenbildung nach transurethraler Resektion durch starke Fibrosierung und Abschwächung der Echos die Beurteilung der Tiefeninfiltration erschwert. Dagegen gibt es Berichte, nach denen die abdominale Sonographie bei der Differenzierung von Resektionsnarben in 93% ein korrektes Staging erzielen konnte [2].

Die Vorteile der transabdominalen Sonographie liegen im Staging fortgeschrittener Tumore des Stadiums T_3 und T_4 sowie in der perivesikalen Diagnostik [4]. Problematisch für die transabdominale Sonographie ist die Diagnostik von Tumoren, die kleiner als 0,5 cm im Durchmesser sind und für Blasentumoren, gleich welcher Größe, die am Blasenhals lokalisiert sind [4]. Bei der zuletzt genannten sonographischen Staging-Methode konnte bei oberflächlichen Tumoren nur eine Trefferquote von 55% erreicht werden [12], andere Autoren berichten in 90 bis 95% Übereinstimmung bei T_1-Tumoren mit der transabdominalen Ultraschalluntersuchungsmethode (Tabelle 6) [2, 10].

Im gesamten Spektrum der Differenzierung verschiedener Tumorstadien des Harnblasenkarzinoms dürfte die endovesikale Sonographie der transabdominalen überlegen sein (Tabellen 3, 5).

Tabelle 5. Treffsicherheit der transabdominalen Sonographie, Literaturübersicht

Autor	a	*n*	%
Shiraishi	1977	50	90
Egender	1982	64	91
Kyle	1982	350	87

Tabelle 6. Treffsicherheit der transabdominalen Sonographie

Autor	T_1	T_2	T_3	T_4
Shiraishi	90%	80%	89%	
Egender	95%	75%		89%
Kyle		89%	85%	

Die *Stärken der endovesikalen Sonographie* im Vergleich zur extrakorporalen Sonographie sind die Diagnostik oberflächlicher Tumoren, allerdings mit Einschränkungen an der Blasenhinterwand, am Dom der Harnblase und am Blasenausgang trotz der Möglichkeit einer Achsenänderung des Schallkopfes auf 120 Grad.

Es bleibt abzuwägen, ob eine 5%ige Erhöhung der Trefferquote für die klinische Stadieneinteilung von Harnblasenkarzinomen eine verlängerte Operationsdauer und ein erhöhtes Risiko für den Patienten nosokomiale Erreger zu acquirieren, aufwiegt. Soll die transurethrale Elektroresektion, wie allgemein postuliert, unter streng aseptischen Kautelen durchgeführt werden, benötigt der Untersucher zur Bedienung des Gerätes gut ausgebildetes Personal oder – falls er selbst am Gerät manipuliert – ist eine sterile Operation im Anschluß an die endovesikale sonographische Untersuchung nicht gewährleistet. Je nach Ausdehnung bzw. Anzahl der Harnblasentumoren ist durch die endovesikale Sonographie ein beträchtlich vermehrter Zeitaufwand vonnöten, um alle Möglichkeiten der verschiedenen Einstellungen und Vergrößerungen bis hin zur Bilddokumentation zu nützen.

Eine ideale Voraussetzung für einen Vergleich zwischen klinisch-sonographisch ermitteltem Tumorstadium mit dem p-Stadium wären Operationspräparate der gesamten Harnblasenwand, da durch Resektatstücke auch nach gründlicher histologischer Aufarbeitung die Tiefeninfiltration des Blasentumors nicht exakt beurteilt werden kann.

Dennoch tragen diese vielen weiteren Staging-Versuche vor Elektroresektionen nach den vorangegangenen ersten Veröffentlichungen mit der endovesikalen Sonographie dazu bei, Vor- und Nachteile dieser Untersuchungsmethode herauszuarbeiten.

Verbesserte Ultraschalldiagnostik wird durch zunehmende Erfahrung der Untersucher erreicht werden, die auch das Risiko verlängerter Operationsdauer und die Gefahr nosokomialer Harnwegsinfektionen einkalkulieren müssen.

Berücksichtigt man jedoch den derzeitigen Entwicklungsstand der endovesikalen Sonographie, so scheint eine weit verbreitete Anwendung dieser Geräte in der Blasentumor-Diagnostik verfrüht.

Literatur

1. Braeckman J, Denis L (1983) The practice and pitfalls of ultrasonography in the lower urinary tract. Eur Urol 9:193. - 2. Egender G, Goidinger K, Jakse G (1982) Klassifikation der Harnblasentumoren durch die Sonographie. Fortschr Roentgenstr 136/4:416. - 3. Gammelgaard J, Holm HH (1980) Transurethral and transrectal ultrasonic scanning in urology. J Urol 124:863. - 4. Itzchak Y, Singer D, Fischelovitsch Y (1981) Ultrasonographic assessment of bladder tumors. I. tumor detection. J Urol 126:31. - 5. Kyle KF (1982) Ultrasound in the staging of bladder tumours. A review after 6 years. Br J Urol 54:65. - 6. Lopatkin NA, Darenko AF, Ignashin NS (1983) Ultrasonic diagnosis of vesical neoplasmas. Urol Nefrol (Mosk) 4:3. - 7. Nakamura S, Niijima T (1980) Staging of bladder cancer by ultrasonography: A new technique by transurethral intravesical scanning. J Urol 124:341. - 8. Prout GR Jr (1982) Guest editorial: Bladder cancer. J Urol 128:284. - 9. Romero C, Berenguer A, Lovaco F, Cuero E, Mayayo T, Nova E (1982) Echographie dans l'Evalution des tumeurs vesicales. Abstracts of the 5th Congress of the European Association of Urology, Vienna, May 12th-15th, 1982, Abstract Nr 81. - 10. Schüller J, Walther V, Schmiedt E, Staehler G, Bauer HW, Schilling A (1982) Intravesical ultrasound tumography in staging bladder carcinoma. J Urol 128:264. - 11. Shiraishi T (1978) Ultrasonic diagnosis for urinary tract. Jpn J Urol 69:47. - 12. Singer D, Itzchak Y, Fischelovitsch Y (1981) Ultrasonographic assessment of bladder tumors. II. clinical staging. J Urol 126:34

Dr. C.P. Schmidbauer
Allgemeine Poliklinik der Stadt Wien
Urologische Abteilung
Mariannengasse 10
A-1090 Wien

226

Verhandlungsbericht der Deutschen Gesellschaft
für Urologie, 35. Tagung (1983), 227–230
© Springer-Verlag Berlin Heidelberg 1984

Stellenwert der transurethralen Sonographie für die T-Klassifikation des Harnblasentumors*

N. Jaeger, H.-D. Adolphs, B. Hautumm, A. Penkert, H.-W. Radeke und J. Vogel

1. Einleitung

Für die Behandlung des Harnblasen-Karzinoms ist es von entscheidender Bedeutung, neben einer differenzierten Histologie (Grading) auch eine exakte Aussage über die Infiltrationstiefe (T-Klassifikation) zu erhalten [7]. Die T-Kategorie („T-Stadium") ermöglicht darüberhinaus auch eine prognostische Beurteilung der Erkrankung. Die 1979 von der UICC zur Festlegung des Primär-Stadiums gegebenen Empfehlungen [9] sind mit einer Irrtumswahrscheinlichkeit bis zu 50% behaftet [6]. Aufgeschlüsselt für die einzelnen Kategorien betrug der Fehler 7–84% [4, 8, 10, 11]. Die Computertomographie mit einer Tendenz zum Overstaging [1] erfordert eine erhebliche Kooperationsbereitschaft des Patienten und hat daher wie die invasive Angiographie keine wesentliche Verbreitung gefunden.

Mit dem transurethralen Ultraschall bietet sich nach ersten Ergebnissen [2, 5, 7] ein vielversprechendes Verfahren an, um auf schonendem, nicht operativem Wege zuverlässigere Aussagen über die Infiltrationstiefe zu gewinnen. Wir gehen im Rahmen einer multizentrischen, prospektiven Studie dieser Frage nach und berichten im folgenden über ein Zwischenergebnis.

2. Patienten und Methode

212 Patienten mit histologisch gesichertem Karzinom liegen bislang unseren Untersuchungen zugrunde. Sie wurden jeweils in Narkose unmittelbar vor der ersten Resektion transurethral sonographiert. Der Ultraschallkopf kann durch einen

Zystoskopieschaft (> 24 Ch.) eingeführt werden. Nach Auffüllen der Blase mit Spülflüssigkeit wird er in Rotation versetzt und erzeugt 360°-Tomogramme der Blasencircumferenz. In den meisten Fällen verwenden wir einen Sonographiekopf mit einer Schallrichtung senkrecht zur Rotationsachse.

Blasenausgang und Hinterwand können mit entsprechend abgewinkelten Schallrichtungen erfaßt werden. Die benutzte Frequenz liegt bei 5,5 MHz. Das sonographisch erfaßte und festgelegte UT-Stadium wurde in jedem Fall durch eine sorgfältige Stufenresektion, ggf. in zwei Sitzungen, bzw. durch Untersuchung des Zystektomie-Präparates pathohistologisch kontrolliert (pT-Stadium).

3. Ergebnisse

Abbildung 1 zeigt die Korrelation von sonographischer (UT-) und pathohistologischer (pT-)Kategorie. Die Stadien TA und T1 sind mit der transurethralen Sonographie-Technik nicht zu unterscheiden und daher zusammengefaßt. Die über alle Kategorien gemittelte Treffsicherheit, d.h. Übereinstimmung von sonographischer und histologischer T-Klassifizierung beträgt 67%; ein Overstaging erhielten wir in 25%, ein Understaging 8% der Fälle. Die Überbewertung ist am ausgeprägtesten in der Kategorie T2: 19 von 42 Tumoren wurden richtig klassifiziert, 14 fälschlicherweise als T3 eingestuft. Die geringe Dicke der Blasenwand bringt die Schwierigkeit mit sich, tiefer von oberflächlich infiltrierenden Tumoren klar zu unterscheiden.

Entsprechend der Definition von Sensitivität und Spezifität fanden wir bezüglich der Erkennbarkeit bzw. des Ausschlusses einer Wandinfiltration folgende Ergebnisse: Bei 62 von 72 Tumoren der Stadien pT2–4 hatten wir das infiltrative Wachs-

---

* BMFT-TNM 05/81 mit Unterstützung des Bundesministeriums für Forschung und Technologie

	pTA/pT1	pT2	pT3	pT4
UT 1	103	8	2	–
UT 2	28	19	6	–
UT 3	8	14	17	–
UT 4	–	1	3	3

Abb. 1. Korrelation von sonographischer (UT-) und pathohistologischer (pT-) Kategorie beim Harnblasen-Ca ($n = 212$)

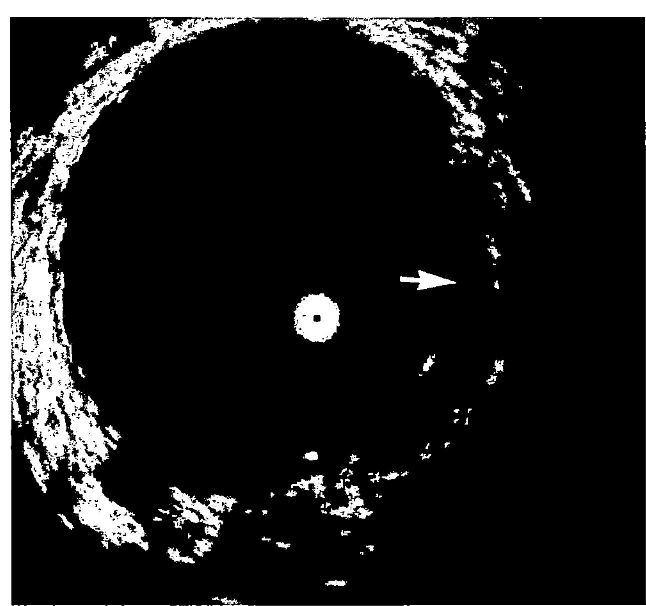

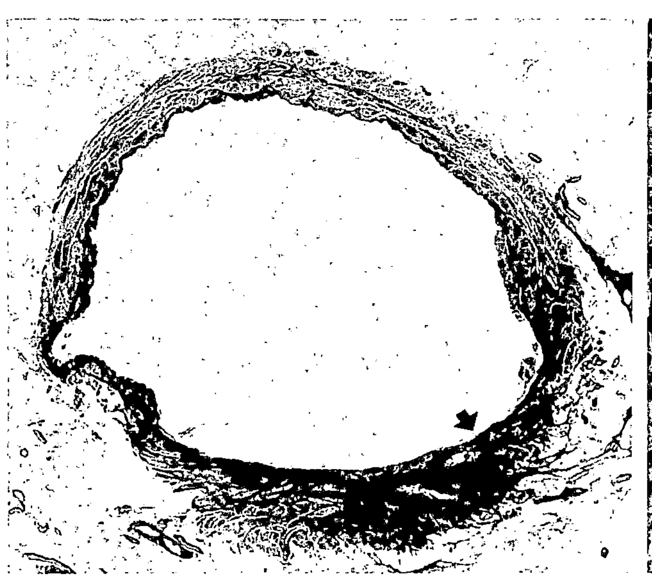

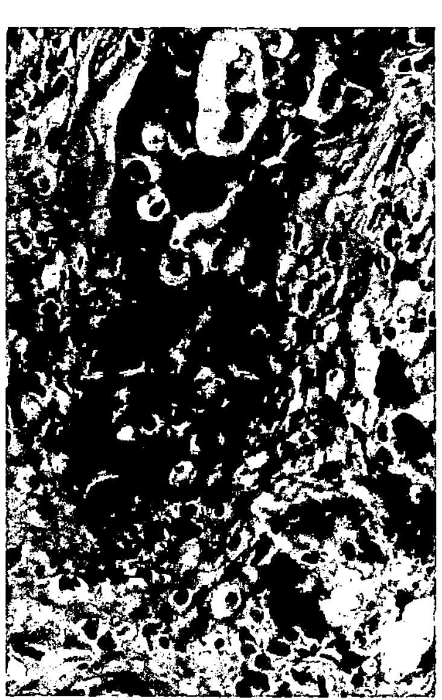

Abb. 2a, b. Infiltrierendes Harnblasen-Ca (pT2); im Sonogramm (a) Overstaging (UT3) infolge tumorumgebender Entzündung; Großflächenschnitt (b) sowie fibrotisch umsäumter Tumorzapfen in der Ausschnittvergrößerung (→) (250fach)

tum richtig erkannt (Sensitivität: 86%). Der Ausschluß einer Wandinfiltration gelang durch Ultraschall bei 103 von 139 histologisch nicht infiltrierenden Karzinomen (Spezifität: 74%).

4. Diskussion

Waren die herkömmlichen Methoden zur T-Klassifikation des Harnblasen-Karzinoms mit dem Problem eines beträchtlichen Understagings behaftet, so sehen wir bei den Ergebnissen unserer Studie in erster Linie ein ausgeprägtes Overstaging (in 25% der Fälle). Diese Überbewertung hat im wesentlichen 3 Gründe [3]:

1. Als eine wesentliche Ursache erkannten wir bei Aufarbeitung der Zystektomiepräparate anhand von Großflächenschnitten die Tumor-umgebende Entzündung bzw. Fibrose (Abb. 2a, b): Fand sich im Sonogramm ein eindeutiger Hinweis für die perivesikale Infiltration, so konnte dagegen pathohistologisch nur ein pT2-Karzinom nachgewiesen werden; charakteristisch ist die über die Blasenwand hinausreichende Fibrose, die den Ultraschallbefund eines Karzinoms imitiert.

2. Sehr schalldichte, insbesondere verkalkende Tumoren (pT1) können einen „Schlagschatten" erzeugen, der eine Wandinfiltration vortäuscht (Abb. 3a).

3. Größere, voluminöse Karzinome absorbieren einen Teil der Schallenergie und erschweren die Beurteilbarkeit der dahinter liegenden Blasenwand (Abb. 3b).

Ordnet man die Trefferquote der Ultraschalluntersuchung lediglich nach dem Ausmaß des exophytischen Tumoranteils, so nimmt das Overstaging mit zunehmender Größe deutlich zu, die Übereinstimmung zwischen sonographischer und pathohistologischer T-Kategorie entsprechend ab. Liegt die Übereinstimmung bei Befunden bis zu einem Durchmesser von 1 cm bei 83%, so reduziert sich diese Quote bei Befunden von > 3 cm auf 50%. Hier erreichen die Tumorausmaße bereits die Größenordnung der Eindringtiefe des transurethralen Ultraschalls; diese liegt bei 3–4 cm.

5. Schlußfolgerungen

Nach unseren bisherigen Erfahrungen ist das Verfahren der transurethralen Sonographie wesentlich genauer als die herkömmlichen Methoden der klinischen T-Klassifizierung. Es bedarf jedoch bei der Auswertung der Untersuchung einer längeren Erfahrung, um falsche Interpretationen für eine Infiltration zu vermeiden. Der geringe Durchmesser der Blasenwand wirft die Frage auf, ob angesichts der Schwierigkeit einer Differenzierung zwischen oberflächlicher und tiefer Muskelinfiltration die Kategorien T2 und T3a zu einer zusammengefaßt werden sollten.

Literatur

1. Hamlin DJ, Cocket ATK (1980) Modification for computerized tomographic staging of infiltrative bladder car-

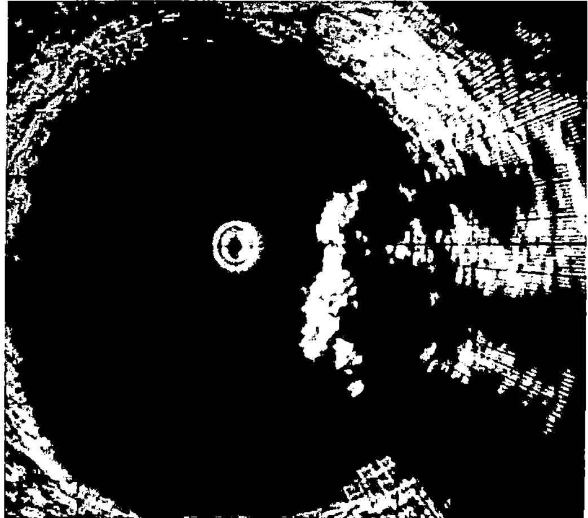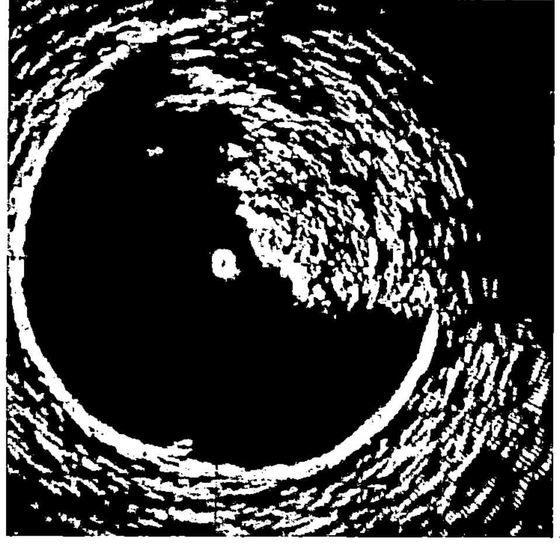

Abb. 3a, b. Sonographisches Overstaging beim Harnblasen-Ca. a Verkalkender Tumor mit Schlagschatten (UT3/pT1). b Voluminöser Tumor mit Schallabsorption (UT3/pT1)

cinoma. J Urol 123:489–491. – 2. Holm HH, Gammelgaard J (1981) Transurethral scanning. In: Watanabe H, Homes JH, Holm HH, Goldberg BB (eds) Diagnostic ultrasound in urology and nephrology. Igaku-Shoin, Tokyo New York, pp 84–89. – 3. Jaeger N, Radeke H-W, Adolphs H-D (1983) Die pathologische Harnblase im sonographischen Bild. Ultraschall 4:98–105. – 4. Murphy GP (1978) Developments in preoperative staging of bladder tumors. Urology 11:109–115. – 5. Niijima T, Nakamura S, Shiraishi T Transurethral scanning and scanning via abdominal wall. In: Watanabe H, Holmes JH, Holm HH, Goldberg BB (eds) Diagnostic ultrasound in urology and nephrology. Igaku-Shoin, Tokyo New York. – 6. Resnick MI, Boyce WH (1979) Ultrasonography of the urinary bladder, seminal vesicles and prostate. In: Resnick MI, Sanders RG (eds) Ultrasound in Urology. Williams & Wilkins, Baltimore, S 220–250. – 7. Schüller J, Schmiedt WE, Staehler G, Bauer H-W, Schilling A (1982) Intravesical ultrasound tomography in staging bladder carcinoma. J Urol 128:264–266. – 8. Skinner DG (1977) Current state of classification and staging of bladder cancer. Cancer Res 37:2838–2842. – 9. UICC (1979) TNM-Klassifikation der malignen Tumoren. Springer, Berlin Heidelberg New York. – 10. Varkarakis MJ, Gaeta J, Moore RH, Murphy GP (1975) Prognosis of bladder carcinoma in patients treated with cystectomy. Int Urol Nephrol 7:39–48. – 11. Whitmore EF Jr, Batata MA, Ghoneiim MA, Grabstald H, Unal A (1977) Radical cystectomy with or without prior irradiation in the treatment of bladder cancer. J Urol 118:184–187

Dr. N. Jaeger
Urologische Universitätsklinik
Sigmund-Freud-Straße 25
D-5300 Bonn 1

Verhandlungsbericht der Deutschen Gesellschaft
für Urologie, 35. Tagung (1983), 231–233
© Springer-Verlag Berlin Heidelberg 1984

Vergleich zwischen Computertomogramm und endovesikaler Sonographie bei der Diagnostik und Klassifikation größerer Blasentumoren

H.H. Alzin, H.U. Braedel, R. Schwaiger und B. Kopper

Voraussetzung für das therapeutische Vorgehen beim Blasencarcinom ist die genaue Kenntnis von Tumorinfiltration und Tumorausdehnung.

Trotz einer Vielzahl von Untersuchungsmöglichkeiten wurden laut Kenny und Mitarbeitern [1] 56% der Blasentumoren in ihrer genauen Ausdehnung nicht richtig erfaßt.

Durch Einführung der Computertomographie ergab sich eine weitere Möglichkeit des Stagings mit einer nicht invasiven Methode [2, 3], welche in den letzten Jahren durch die Einführung der intravesicalen Sonographie ergänzt wurde [4, 5, 6].

Die Untersuchung erfolgt bei Frauen in lokaler Harnröhrenanästhesie, bei Männer präoperativ in Periduralanästhesie.

Diese Untersuchung kam bei über 200 Patienten im Zeitraum der letzten 2 Jahre zur Anwendung. In 24 Fällen erfolgte die Sonographie zur Diagnostik extravesicaler Prozesse im kleinen Becken mit Übergreifen auf die Harnblase. 180mal wurde die Untersuchung zum Staging eines primären Blasentumors durchgeführt. Davon wurden 67 Patienten präoperativ zusätzlich einem axialen Computertomogramm des kleinen Beckens unterzogen.

Sonographisch wurde zunächst versucht, eine stadiengerechte Einteilung entsprechend der Klassifizierung der UICC zu erreichen. Es zeigte sich jedoch, daß eine Feindifferenzierung entsprechend dem histologischen Staging oberhalb des Auflösungsvermögens der zur Zeit zur Verfügung stehenden Schallköpfe liegt.

So ist es nicht möglich, zwischen oberflächigem Tumorwachstum und Invasion der Submucosa zu unterscheiden. Des weiteren ist eine Unterscheidung zwischen oberflächiger und tiefer Muskelinfiltration nicht möglich.

Eine etwas gröbere Stadieneinteilung zur sonographischen Beurteilung erschien also angebracht. Unter Zusammenfassung aller oberflächigen Tu-

moren des Stadium T_A und T_1, der muskelinfiltrierenden Tumore T_2 und T_{3a}, sowie der tief infiltrierenden Tumore T_{3b} und T_4 kann unter Berücksichtigung aller Tumorstadien eine recht gute Korrelation von 86% zwischen Ultraschall und Histologie erzielt werden (Tabelle 1).

Tabelle 2 zeigt noch einmal eine Zusammenfassung aller sonographischen Ergebnisse unter Aufschlüsselung der einzelnen sonographischen Tumorstadien.

Auffällig erscheint, daß fast alle Fehlbestimmungen im Sinne eines „Overstagings", also einer Tumorüberbewertung lagen. Sie betraf fast aus-

Tabelle 1. Sonographisches Tumorstaging entsprechend den sonographisch erkennbaren Tumorstadien

Stadium 0	kein Tumorwachstum	T0
Stadium 1	oberflächiges Tumorwachstum	TA; T1
Stadium 2	infiltratives Tumorwachstum	T2; T3a
Stadium 3	extravesikales Tumorwachstum	T3b; T4

Tabelle 2. Vergleich zwischen Histologie und sonographischem Befund unter Aufschlüsselung der einzelnen sonographischen Tumorstadien ($n = 204$)

Histologie / Sonographie	T0	TA;T1	T2;T3a	T3b;T4	%
Stadium 0	11		2	1	77
Stadium 1		48	7		87
Stadium 2			49	12	80
Stadium 3			4	70	95

Tabelle 3. Wertigkeit der Computertomographie beim Nachweis extravesikaler Tumorausbreitung und beim Nachweis vergrößerter, tumorverdächtiger Lymphknoten (> 2 cm) im kleinen Becken

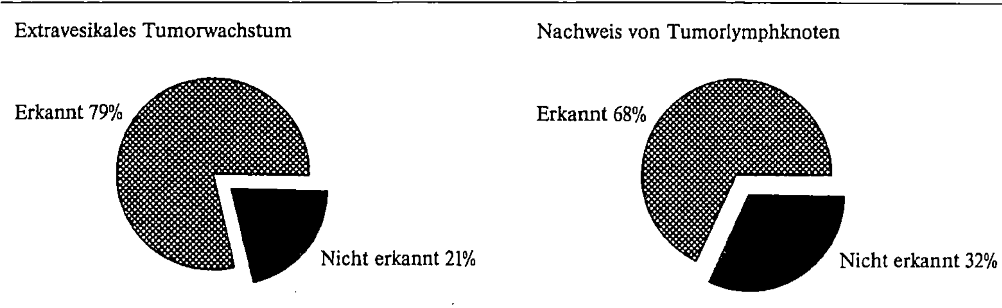

schließlich Tumore im Trigonumbereich oder vorresezierte Patienten. Als Erklärung hierfür ist die Nähe echofreier Strukturen sowie die rarefizierte Muskulatur in diesem Bereich anzusehen. Die anatomische Beziehung von Harnleiter, Samenblasen, Ductus deferentes und Vagina zur Blase kann hier eine Tumorüberbewertung vortäuschen.

Computertomographisch wurden 67 Patienten untersucht, davon 51 wegen eines primären Blasentumors.

Ziel der Untersuchungen war der Vergleich zu den sonographischen Ergebnissen, der Nachweis extravesikalen Tumorwachstums und vergrößerter, eventuell tumorbefallener Lymphknoten im kleinen Becken.

Die Auswertung unserer CT-Ergebnisse im Vergleich zur Histologie ergab, daß kleine Tumorstadien unterhalb des T_{3a}-Stadiums im Computertomogramm nicht erfaßbar sind, da das begrenzte Auflösungsvermögen von ca. 8 mm des Computertomogramms unterhalb der Blasenwanddicke von ca. 4 mm liegt. Unspezifische Hinweise wie vermehrte Blasenwanddicke, extravesikale Narbenbildung oder unruhige Blasenwandkonturen können durch Ödembildung oder Blasenwandhypertrophie bei z.B. subvesikaler Obstruktion bedingt sein [7, 8].

Unter Zusammenfassung aller intramuraler Tumoren der Stadien T_{is} bis T_{3a} und bei Unterscheidung nur zwischen intramuralem und transmuralem Tumorwachstum kann bei 26 cystektomierten Patienten eine Übereinstimmung von 79% zwischen Histologie und Computertomogramm erzielt werden (Tabelle 3).

Beim Nachweis vergrößerter, tumorös infiltrierter Lymphknoten war das Computertomogramm in 18 von 26 Fällen erfolgreich, welches einer Aussagekraft von 68% entspricht. Auffallend war hier, daß die Fehlerergebnisse eher zu falsch positiven als zu falsch negativen Ergebnissen tendierten [9].

Tabelle 4. Jeweiliger Indikationsbereich von intravesikaler Sonographie und Computertomographie

	Sonographie	CT
Tumoren < 4 mm	+	−
Blasenwandinfiltration	+	−
Extravesikale Tu-Ausbreitung	+/−	+
Invasion Nachbarorgane	+/−	+
Pelvine Tu-Lymphknoten	−	+

Zusammenfassung (Tabelle 4)

Angesichts des hohen Auflösungsvermögens der hochfrequenten Ultraschallwellen können kleine Blasentumoren unterhalb 4 mm genau lokalisiert und dokumentiert werden. Eine Unterscheidung zwischen oberflächigem, infiltrierendem oder transmuralem Tumorwachstum ist möglich. Schwierigkeiten entstehen bei Tumoren im Trigonumbereich mit Tendenz zum Overstaging oder bei massiver extravesikaler Tumorausbreitung, da durch die geringe Eindringtiefe der Ultraschallwellen die genaue Tumorausdehnung nicht mehr erfaßt werden kann.

Computertomographisch ist es nicht möglich, kleine oder auf die Blasenwand beschränkte Tumoren genau zu differenzieren. Zur genauen Erfassung der extravesicalen Tumorausbreitung sowie zum Nachweis tumorverdächtiger Lymphknoten im kleinen Becken ist das Computertomogramm jedoch von entscheidender Bedeutung. Das CT erscheint somit bei großen, wandüberschreitenden Tumoren als die ideale Ergänzung zur Sonographie.

Literatur

1. Kenny GM, Hardner GJ, Murphy GP (1970) Clinical staging of bladder tumours. J Urol 104:720–723. −

2. Ahlberg NE, Calissendorff B, Wijkstrom H (1982) Computed tomography in staging of bladder carcinoma. Acta Radiol 23:47-53. - 3. Jeffrey RB, Palubinskas AJ, Federle MP (1981) CT-Evaluation of invasive lesions of the bladder. J Comp Ass Tomogr 5:22-26. - 4. Schüller J, Walther V, Staehler G, Schmiedt E, Bauer HW (1980) Intravesikale Ultraschalltomographie zur Bestimmung der Invasionstiefe von Blasentumoren. Muench Med Wochenschr 122:1401-1433. - 5. Gammelgaard J, Holm HH (1980) Transurethral and transrectal scanning in urology. J Urol 124:863-868. - 6. Alzin HH, Braedel HU (1982) Classification des tumeurs vésicales par échotomographie intracavitaire, t 63. J Radiol 12:739-745. - 7. Vock P, Haertel M, Fuchs WA, Harrer P, Bishop MC, Zingg EJ (1982) Computed tomography in staging of carcinoma of the urinary bladder. Br J Urol 54:158-163. - 8. Koss JC, Arger PH, Coleman BG, Mulhern CB, Pollack HM, Wein AJ (1981) CT-Staging of bladder carcinoma. Am 5 Radiol 137:359-362

Dr. H. Alzin
Urologische Klinik u. Poliklinik
der Universität des Saarlandes
D-6650 Homburg/Saar

Verhandlungsbericht der Deutschen Gesellschaft
für Urologie, 35. Tagung (1983), 234–237
© Springer-Verlag Berlin Heidelberg 1984

Intra- und postoperative sonographische Überwachung der Therapie von Blasen- und Prostatatumoren

C.F. Rothauge, J. Kraushaar und W. Weidner

Wir haben versucht, die intravesikale Ultraschalltomographie der Blase und die transrektale Ultraschalltomographie der Prostata nicht nur zur Diagnostik und Stadieneinteilung der Blasen- und Prostatatumoren einzusetzen, sondern diese Verfahren auch der intra- und postoperativen Überwachung der Therapie nutzbar zu machen. Bezüglich der Methodik und technischen Durchführung der sonographieorientierten transurethralen Elektroresektion des Blasenkarzinoms muß ich Sie aus

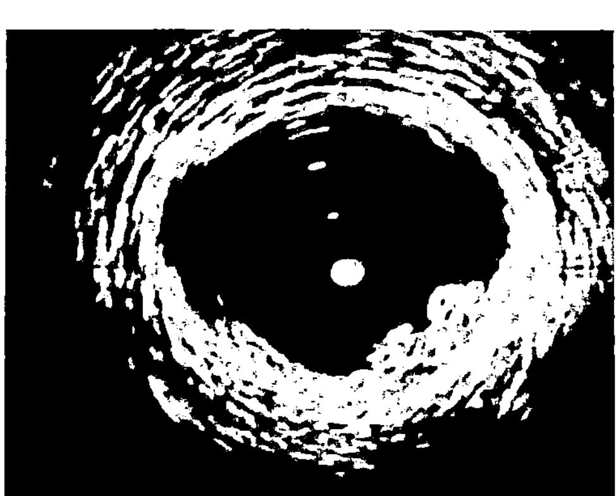

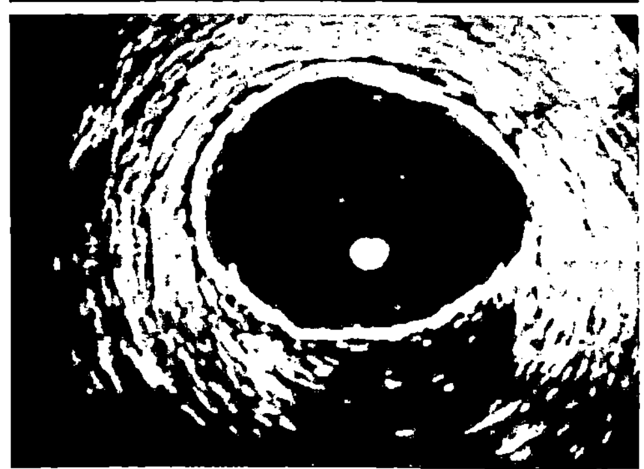

Abb. 1

Zeitgründen auf unseren auf diesem Kongreß vorgeführten Film verweisen. Das erste intravesikale Ultraschalltomogramm (Abb. 1) zeigt eine multizentrische Uroheltumorbildung am Blasenboden bei einer Frau. Mit Hilfe der intravesikalen und transvaginalen Ultraschalltomographie war es möglich, den Tumor unter Erhaltung einer dünnen Gewebsschicht zwischen Blase und Vagina auszuresezieren, wie aus dem unteren Bild ersichtlich wird. Das nächste intravesikale Sonogramm (Abb. 2) läßt ebenfalls eine multizentrische Tumorbildung im Stadium T2 erkennen, wobei fast die gesamte linke Blasenhälfte von Tumormassen ausgefüllt ist. Rechts der Zustand nach sonographieorientierter transurethraler Elektroresektion.

Gerade bei multizentrischen Blasentumoren hat die intravesikale Ultraschalltomographie den Vorteil, daß bei Einsatz von rotierenden Schallsonden mit retrograder, senkrechter und prograder Schallabstrahlung postoperativ die gesamte Blasenwand sichtbar gemacht werden kann, so daß das Zurücklassen kleinerer Tumorreste, die der endoskopischen Inspektion entgehen können, vermieden wird.

Bei der anschließenden Laserbestrahlung des Tumorbettes dienen zwei in das Sonographiegerät einblendbare sogenannte Distanzringe als wertvolle Orientierungshilfe. Die lichte Weite zwischen diesen Ringen wird digital in mm angezeigt, so daß man die Dicke der Blasenwand im zu lasernden Bezirk ausmessen kann, wie auf der nächsten Abbildung (Abb. 3) im mittleren Bild sichtbar wird.

Das nächste Schema (Abb. 4) stellt die sonographisch orientierte Elektroresektion eines Prostatakarzinoms im Stadium T2 dar. Dabei ist es ratsam, die Ultraschallsonde von einem Assistenten halten zu lassen, damit dieser durch Lagever-

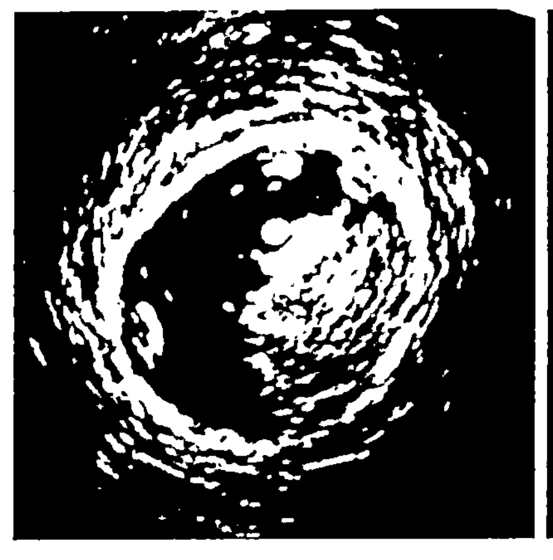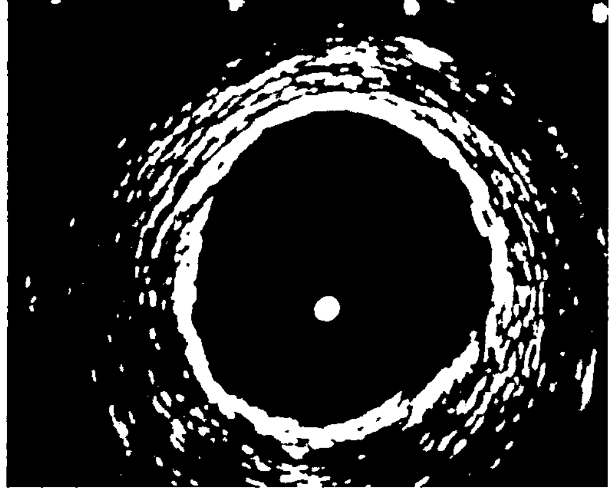

Abb. 2

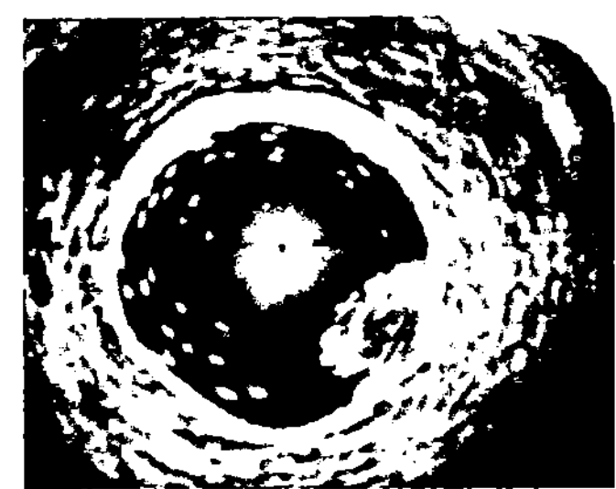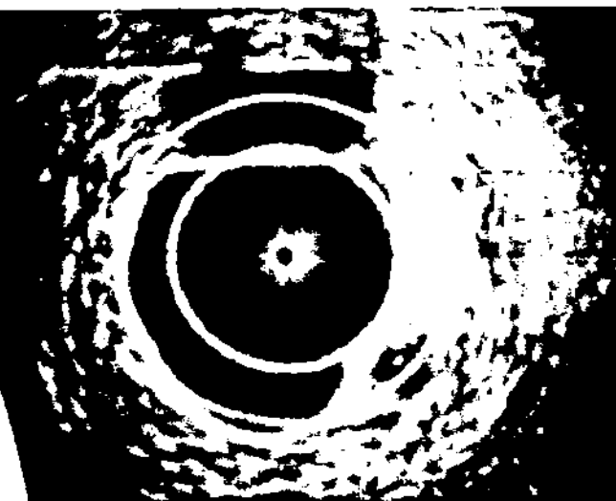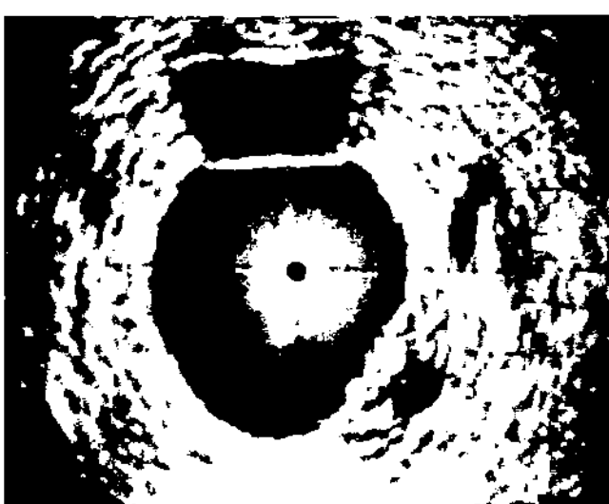

Abb. 3

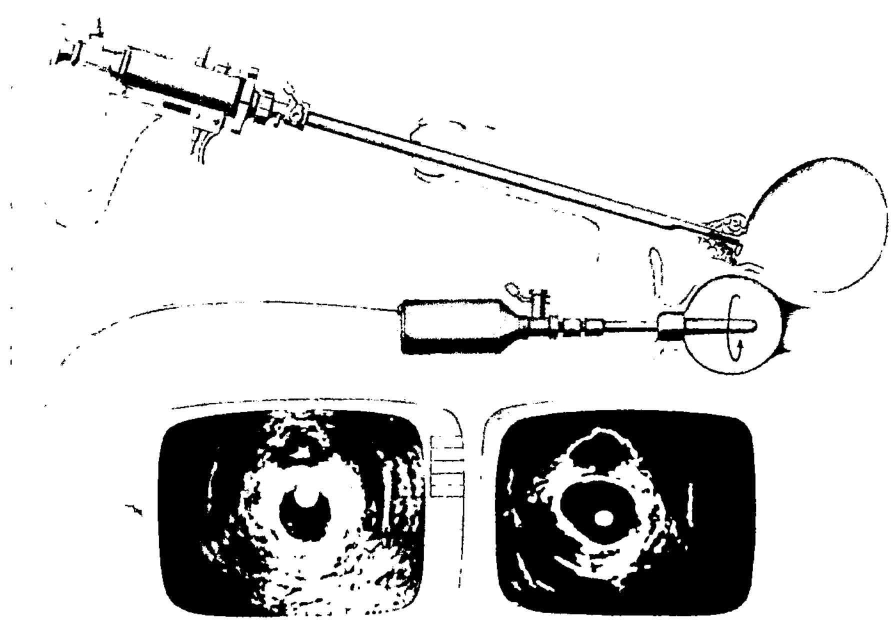

Abb. 4

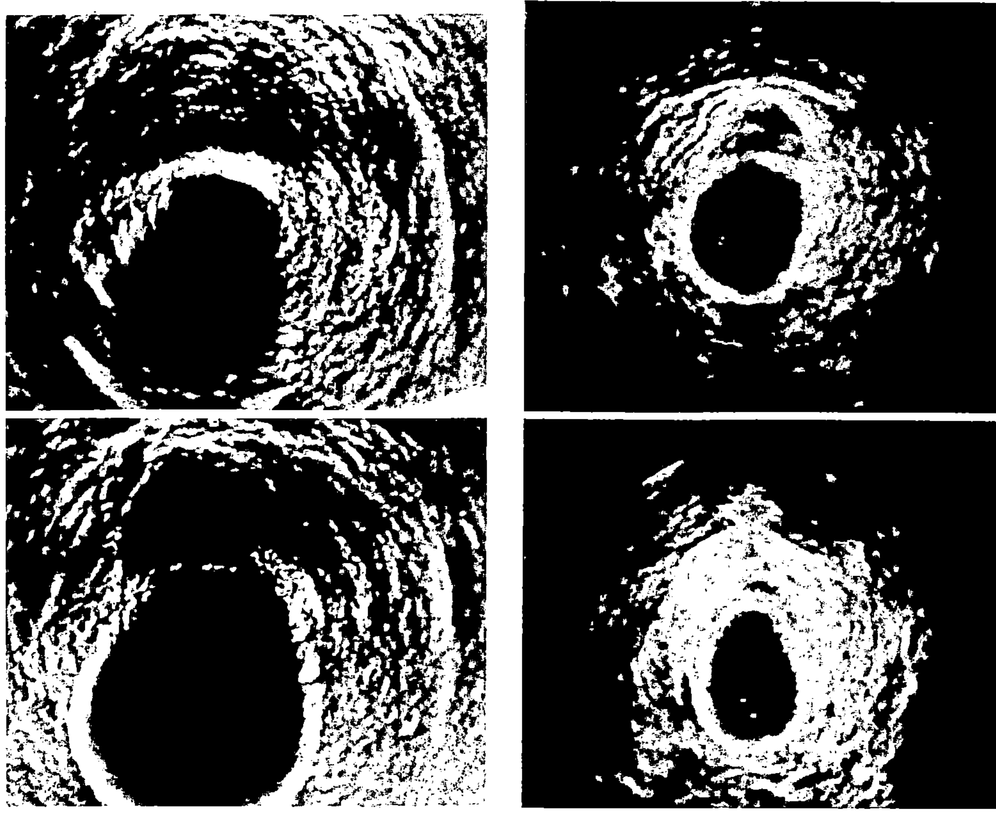

Abb. 5   **Abb. 6**

änderung der Sonde eine Behinderung des Operateurs vermeiden kann. Bei Einschalten des Schneidstroms wird das Bild auf dem Oszillographen gestört. Dies ist jedoch belanglos, da der Operateur das endoskopische und das oszillographische Bild ohnehin nicht gleichzeitig betrachten kann. Rechts unten im Bild die ausreseziierte Prostataloge. Das folgende Dia (Abb. 5) zeigt oben im Bild die Sonographie eines Prostatakarzinoms im Stadium T3 mit Infiltration der linken Prostatakapsel. Unten im Bild das ausreseziierte Karzinom unter Mitnahme der infiltrierten Kapselanteile auf der linken Seite. Die radikale oder zumindest weitgehende Resektion des Tumorgewebes erfolgt in der Erkenntnis, daß der kurative Effekt sowohl der Bestrahlung, als auch der Immuntherapie von der Größe der Tumormasse abhängt. Deshalb wird grundsätzlich an die sonographieorientierte transurethrale Entfernung eines Prostatakarzinoms eine Röntgentherapie oder neuerdings eine Laserfotoradiotherapie mit anschließender spezifischer Immuntherapie in Form der Schachbrettvakzination angeschlossen. Diese Therapie ist indiziert bei

allen Prostatakarzinomkranken in den Stadien T1-T3, die älter als 70 Jahre sind. Darüber hinaus bieten wir dieses Behandlungsverfahren denjenigen Patienten alternativ zur radikalen Prostatektomie an, die den dadurch bedingten Potenzverlust nicht in Kauf nehmen wollen. Durch die sonographieorientierte transurethrale Elektroresektion mit anschließender oben geschilderter additiver Behandlung wird der weitere therapeutische Weg zu einer radikalen Prostatektomie nicht verbaut, falls sich im weiteren Verlauf zeigen sollte, daß ein kurativer Effekt nicht erzielt werden konnte. Das letzte Diapositiv (Abb. 6) zeigt oben im Bild ein entdifferenziertes Prostatakarzinom im Stadium T2. Es wurde eine sonographiegesteuerte Elektroresektion, eine Laserfotoradiotherapie und eine spezifische Immuntherapie durchgeführt. Unten im Bild das transrektale Ultraschalltomogramm in der gleichen Schnittebene. Die Prostata ist nur noch als knapp bohnengroßes Gebilde erkennbar. Histologisch konnte Tumorgewebe nicht mehr nachgewiesen werden.

Wir haben bisher eine sonographieorientierte

236

Elektroresektion von 103 Harnblasentumoren und 45 Prostatakarzinomen durchgeführt. Ein 83jähriger Patient verstarb postoperativ an Linksherz-Versagen. Weitere postoperative Komplikationen traten nicht auf.

Prof. Dr. med. C.F. Rothauge
Dir. der Urolog. Klinik der Univ.
Klinikstr. 29
D-6300 Gießen

Verhandlungsbericht der Deutschen Gesellschaft
für Urologie, 35. Tagung (1983), 238/239
© Springer-Verlag Berlin Heidelberg 1984

Computertomographische und histologische Befunde iliakaler Lymphknoten bei malignen Blasen- und Prostatatumoren

V. Laible, H.-E. Mellin, D. Hahn und R. Tauber

Die Computertomographie hat in den letzten 6 Jahren eine stürmische Entwicklung erfahren. Mit zunehmender Verbreitung der Geräte wird sie immer häufiger zur Diagnostik angewandt und hat andere Untersuchungsmethoden wie Lymphographie und Angiographie zurückgedrängt.

Vom Staging maligner Blasen- und Prostatatumoren hängt das weitere Vorgehen ab. Waren früher zur Lymphknotendiagnostik nur Lymphographie bzw. Probelaparotomie oder Staging-Lymphadenektomie möglich, verläßt man sich heute bei der Therapieplanung zunehmend auf das präoperative Staging mittels Computertomographie.

Im Beckenbereich werden Lymphknoten computertomographisch bis zu einem Durchmesser von 1 cm als unauffällig angegeben. Lymphknoten bis zu 2 cm sind als nicht sicher pathologisch und Lymphknoten von *mehr* als 2 cm werden als pathologisch gewertet. Nach vorausgegangener Lymphographie sind die dargestellten Lymphknoten meist vergrößert.

Tabelle 1. Ergebnisse der Computertomographie im Vergleich zur Histologie ($n = 77$)

Richtig	$n = 57$ (74%)
Falsch	$n = 20$ (26%)
davon	
falsch negativ	$n = 17$
falsch positiv	$n = 3$

Tabelle 2. Ergebnisse der Lymphographie im Vergleich zur Histologie ($n = 38$)

Richtig	$n = 22$ (58%)
Falsch	$n = 16$ (42%)
Nur falsch negative Befunde	

Wie weit kann der Urologe sich heutzutage auf das präoperative Lymphknotenstaging mittels Computertomographie verlassen?

Bei 77 Kranken wurde das Ergebnis des Computertomogramms mit dem histologischen Befund bei pelviner Lymphadenektomie verglichen.

Dabei kamen 40 Patienten mit einem Blasentumor und 37 Patienten mit einem Prostatakarzinom zur Auswertung. Davon wiederum wurden 13 Patienten radikal prostatektomiert und 24 Patienten mit Jod [125] markierten Seeds behandelt.

Unsere Auswertung (Tabelle 1) zeigt, daß in 26% der Fälle, d.h. bei jedem 4. Patienten, computertomographisch ein präoperatives Staging festgestellt wurde, das sich mit dem histologischen Befund *nicht* deckte. 17mal stellten wir einen falsch negativen und 3mal einen falsch positiven computertomographisch beschriebenen iliakalen Lymphknotenbefall fest.

Bei 38 Nachuntersuchungen im gleichen Patientenkollektiv (Tabelle 2) verglichen wir den histologischen Befund mit den Befunden der Lymphographie. Hier zeigten sich sogar 16 falsch negative Befunde, entsprechend 42%. Falsch positive Beurteilungen fanden sich nicht. Dies bedeutet, daß fast jede 2. Untersuchung in dieser Patientengruppe ein falsches Ergebnis aufweist.

Zur Beurteilung des Computertomogramms (Tabelle 3) können noch folgende Aussagen gemacht werden:

1. Ein signifikanter Unterschied in der Beurteilungsfähigkeit befallener Lymphknoten zwischen Blasen- und Prostatatumoren, z.B. in der Dichtemessung durch Houndsfield-Einheiten, kann nicht festgestellt werden.
2. Zwischen Lymphadenitis und malignen Lymphknotenbefall kann computertomographisch nicht unterschieden werden.
3. In fettreichen Strukturen, also bei adipösen

1. Kein Unterschied befallener Lymphknoten zwischen Blasen- und Prostatakarzinomen, z. B. durch Houndsfield-Einheiten
2. Kein Unterschied zwischen Lymphadenitis und tumorösem Befall
3. Bessere Erkennbarkeit von Lymphknoten in fettreichen Strukturen
4. Kontrastmittel-Bolus-Injektion bei fraglichen Befunden in Gefäßnähe
5. Signifikante Übereinstimmung mit der Histologie bei eindeutig positivem computertomographischem Befund

Patienten, sind Lymphknoten besser erkennbar als bei mageren Patienten.

4. Zur besseren Beurteilung sollte in unmittelbarer Nähe von Gefäßen, bei unklaren Befunden, das Computertomogramm mit einer Kontrastmittel-Bolus-Injektion gefahren werden, um Lymphknotenstrukturen besser abgrenzen zu können.

5. Eindeutig positiver computertomographischer Lymphknotenbefall korreliert signifikant mit den histologischen Befunden, falls nicht zusätzlich eine Entzündung vorliegt, welche ebenfalls eine Lymphknotenvergrößerung hervorruft.

Das Computertomogramm ist eine elegante, nicht invasive Untersuchungsmethode. Trotzdem muß die Beurteilung kleiner bis mittelgroßer pelviner Lymphknoten bei malignen Blasen- und Prostatatumoren mit Vorsicht erfolgen.

Die hohe Zahl von 26% computertomographisch falsch eingeschätzter Lymphknoten beim Staging von Blasen- und Prostatakarzinomen veranlaßt uns, bei grenzwertigen Befunden, also bei Lymphknotendurchmessern von 1–2 cm, die pelvine Staging-Lymphadenektomie durchzuführen.

Dr. V. Laible
Urologische Klinik
Klinikum Großhadern
D-8000 München 70

Verhandlungsbericht der Deutschen Gesellschaft
für Urologie, 35. Tagung (1983), 240–243
© Springer-Verlag Berlin Heidelberg 1984

Wert der Computertomographie und Lymphographie zum Nachweis von pelvinen Lymphknotenmetastasen beim Prostatakarzinom

J.E. Altwein, A. Leitenberger und R. Ay

Über Jahre hat man argumentiert, die Prostata sei immunologisch privilegiert und es fehlten die intraprostatischen Lymphgefäße. Inzwischen wurde jedoch nachgewiesen, daß Lymphkapillaren in den Drüsenacini der Prostata entspringen und ein intraprostatisches Lymphgefäßgeflecht bilden, das über ein periprostatisches subcapsuläres Netzwerk abfließt (McCullough et al. 1977). Das periprostatische Lymphgefäßnetzwerk sendet Lymphsammelgefäße zu den externen iliacalen, internen iliacalen und präsacralen Lymphknoten. Paraaortale Lymphknoten sind in der Praxis nur dann befallen, wenn die Beckenlymphknoten bereits Metastasen enthalten.

Die Inzidenz von histologisch nachgewiesenen Lymphknotenmetastasen des Prostatakarzinoms hängt vorrangig von 2 Faktoren ab, dem Stadium P des Primärtumors – gleichsinnig wirkt das Volumen des Primärtumors – und dem Differenzierungsgrad G des Prostatakarzinoms. Beim eigenen Krankengut kam diese Abhängigkeit ebenfalls zum Ausdruck (Tab. 1). Eine Analyse der operativ entfernten Beckenlymphknoten bei 72 Patienten mit lokoregionärem Prostatakarzinom zeigt, daß im Stadium T_0 und T_1 bei allen Patienten die Lymphknoten negativ waren. In der Kategorie $T_2 G_1$ hatten 24% Lymphknotenmetastasen, deren Inzidenz mit höherem Differenzierungsgrad auf etwa 50% anstieg. Bei den fortgeschrittenen T_3–T_4-Karzinomen liegt der Anteil der lymphknotenpositiven Befunde bei etwa 70–100%. Die Computertomographie hat in der Kategorie $T_4 M_0$ zweifelsohne ihre größte Zuverlässigkeit und erlaubt simultan eine Präzisierung des klinischen T-Stadiums und informiert über die N-Kategorie. Berechnet man die diagnostische Effizienz der Computertomographie für das N-Staging des lokoregionären Prostatakarzinoms, dann fällt die hohe Rate der falsch negativen Befunde auf. 5 von 21 Patienten hatten histologisch positive Lymphknoten obwohl die Computertomographie einen negativen Befund vortäuschte. Demgegenüber ist der positive Lymphknotennachweis in der Computertomographie so zuverlässig, daß man bei diesen Patienten eine Lymphknotenexstirpation zum Zwecke einer Diagnosesicherung unterlassen sollte wie bei diesem Patienten mit einem lokoregionärem Prostatakarzinom: im externen iliacalen Lymphknotengebiet links zeigte sich dieser etwa 2,3 cm große Lymphknoten mit aufgelockerter Struktur (Abb. 1). Wird von der N-Kategorie die Entscheidung zwischen systemischer und lokaler Therapie abhängig gemacht, dann ist allenfalls bei diesen Patienten noch eine perkutane Lymphknotensaugbiopsie gerechtfertigt. In diesem Falle aber unter Verzicht auf eine Lymphographie zugunsten der Sonographie.

Schwieriger wird die Situation bei den Kategorien N_1 und N_2. Man erkennt in Abb. 2 im Iliacaexterna-Gebiet rechts idealrunde Gefäße, die vom Radiologen als negativ gelesen wurden und auch histo-pathologisch negativ waren. Auf der linken Seite schienen (Pfeile der Abb. 2) zwar auch Lymphknotenmetastasen zu fehlen: es handelte

Tabelle 1. Korrelation von T, G und N_+ beim Prostatakarzinom ($n = 72$ Patienten)

| | $N_+ = ($ $)$ | | | |
	G_1	G_2	G_3	Sa.
T_0	4	1	–	5
T_1	11	1	–	12
T_2	17 (24%)	11 (55%)	4 (50%)	32
T_3	7 (71%)	8 (62%)	5 (60%)	20
T_4	–	1 (100%)	2 (100%)	3

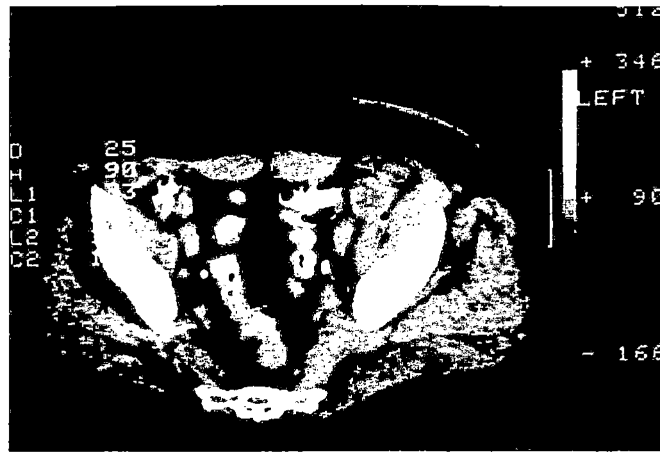

Abb. 1

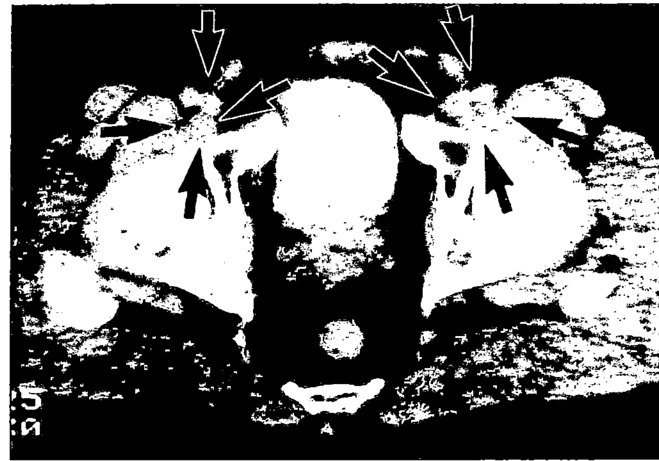

Abb. 2

sich aber in Wahrheit um ein Stadium N_2. Bei retrospektiver Überprüfung der Computertomographie zeigte sich, daß im Vergleich zur rechten Seite die linken Iliacalgefäße eine ideale Rundung vermissen lassen. Man müßte retrospektiv hier von

Tabelle 2. Zweifelhaftes/negatives LAG vs perkutane PE vs PLA: Zuverlässigkeit beim N-Staging des Prostatakarzinoms. (Modifiziert nach Nadalini et al. 1982)

Lymphogramm	n	Biopsie positiv	Biopsie negativ Lymphadenektomie positiv
Zweifelhaft	7	4/7	0
Negativ	12	2/12	2/7
Falsch negativ:	Lymphographie 33%		
	perkutane PE 28%		

einem Lymphknotenbefall sprechen. Für diese Grenzfälle wird wegen der unsicheren Lymphknotenbiopsie (Tab. 2) die Lymphadenektomie herangezogen.

Eine ähnliche Situation ist im Iliaca interna-Gebiet gegeben. Auf der rechten Seite der Abb. 3 erkennt man den kontrastgefüllten Harnleiter, die Iliaca interna und die Iliaca externa, die Schnittebene ist also unterhalb der Iliaca-Bifurkation. Auf der linken Seite färbt sich wiederum der Harnleiter und man erkennt hier praktisch unterhalb der Bifurkation, daß der idealrunde Gefäßquerschnitt aufgehoben ist. Es wird von der Erfahrung des Untersuchers abhängen, ob er dies als negativ liest wie hier geschehen – lag hier die Kategorie N_4 vor – oder ob er bezugnehmend auf die idealrunde Struktur der gesunden Gefäße dieses als zumindestens fraglich positiv ansieht (Abb. 3).

Errechnet man die N-Staging-Effizienz der

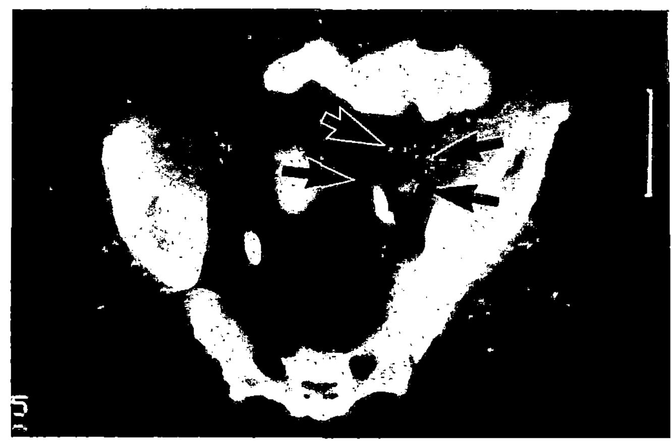

Abb. 3

Computertomographie und Lymphographie gemessen an der Histologie, dann ergibt sich eine Sensitivität von 29%, für die Lymphographie von 57%. Die Spezifität ist bei der Computertomographie 100%, bei der Lymphographie nur 50%. Die Rate der falsch-positiven entsprechen 0, bei der Lymphographie ebenfalls 50%. Die Rate der falsch-negativen ist bei der Computertomographie unvertretbar hoch mit 71%, allerdings kann hier eine präzisere Beachtung des Wertes einer aufgehobenen idealen Gefäßrundung die Rate senken. Die Genauigkeit der Computertomographie errechnet sich in unserem Krankengut mit 78%, für die Lymphographie mit 53% (Tab. 3). Setzt man die

Rate der richtig-positiven in eine Beziehung zu den falsch-positiven, dann erhält man den Wahrscheinlichkeitsquotienten L, der eine Rangordnung für die anzuwendenden Teste gestattet, d.h. je größer der Quotient L ist, umso besser der Test. Die N-Staging-Effizienz in der Computertomographie wurde bisher nur in wenigen Studien an kleinen Patientenzahlen ermittelt; die Genauigkeit wird von allen Autoren zwischen 70 und 80% angegeben, die Sensitivität liegt um die 30% und die Spezifität zwischen 90 und 100%. Demgegenüber hat die Lymphographie eine Sensivität von 57%. Die Spezifität ist offenbar stark abhängig von dem radiologischen Untersucher. Die Genauigkeit schwankt zwischen 53 und 78% (Tab. 4). Dabei ist zu berücksichtigen, daß die Lymphographie der internen iliacalen Lymphknoten nur in der Hälfte der Patienten abgebildet werden (Spellman et al., 1977). Anders ist die Situation bei den obturatorischen Lymphknoten. Merrin et al. (1977) untersuchten bei 50 Patienten die operativ entfernten obturatorischen Lymphknotengruppen nach Lymphographie und konnten histologisch in allen Lymphknoten Lipiodol nachweisen. Es trifft somit nicht zu, daß die Lymphographie die obturatorischen Lymphknoten nicht abbilden würde. Ein Gesichtspunkt der bei der hohen Rate der falsch-negativen Computertomogramme die Festlegung

Tabelle 3. N-Staging des Prostatakarzinoms: Effizienz von CT und LAG bestätigt durch Histologie ($n = 38$)

Quotient	CT %	LAG %
Richtig positiv (Sensitivität)[a]	29	57
Richtig negativ (Spezifität)	100	50
Falsch positiv[b]	0	50
Falsch negativ	71	43
Genauigkeit	78	53

[a] im Verhältnis zu [b] = Wahrscheinlichkeitsquotient L

Tabelle 4. N-Staging – Effizienz verschiedener Methoden gemessen an der Histologie

	Sensitivität	Spezifität	Genauigkeit	Quelle
CT	29	100	78	eigene Untersuchungen
LAG	57	50-95	53-78	eigene Untersuchungen Spellmann (1977)
Perkut. PE	60	96	68	Wajsman (1982)
PLA (Schnellschnitt)	59	100	85	Catalona (1982)

der N-Kategorie beim Prostatakarzinom berücksichtigt werden sollte.

Die perkutane Lymphknotenbiopsie ist nur von wenigen Autoren systematisch untersucht worden, ihre Genauigkeit ist mit 68% zu niedrig, um als zuverlässiges Staging-Instrument eingesetzt zu werden. Die perkutane Lymphknotenbiopsie hat nur als ergänzendes Verfahren zur Lymphographie oder zweifelhafter Computertomographie Bedeutung, besonders für Patienten, von Freiha et al. (1979) als Lymphknotenrisikogruppe bezeichnet, mit einem T_3 G_3-Prostatakarzinom und erhöhter saurer Phosphatase. 93% von diesen Patienten hatten Lymphknotenmetastasen. Eine Lymphadenektomie wäre somit nicht zu rechtfertigen.

Um die Problematik des N-Stagings beim Prostatakarzinom weiter zu unterstreichen, muß auch darauf hingewiesen werden, daß die Schnellschnittdiagnostik bei der pelvinen Lymphadenektomie nicht sehr zuverlässig ist, was dazu führte, daß manche Urologen die Lymphadenektomie zunächst komplettieren, das Ergebnis der endgültigen Histologie abwarten und erst in einer zweiten Sitzung den lokoregionären Tumor behandeln (Catalona et al., 1982).

Zusammenfassend läßt sich sagen, daß die Computertomographie folgende Vorteile hat: es ist ein non-invasives Verfahren, es ist sehr zuverlässig bei großen Lymphknoten, es stellt die präsacralen Lymphknoten dar und gestattet die Mitbeurteilung des T-Stadiums. Ein Nachteil ist, daß die intrano-

dale Struktur unbekannt bleibt: etwa 71% falsch-negative Lymphknotenbefunde auftreten und das Auflösungsvermögen nicht kleiner als 1,5 cm ist. Demgegenüber hat die Lymphographie den Vorteil des höheren Auflösungsvermögens und erleichtert die perkutane Saugbiopsie, hat aber den Nachteil, ein invasives Verfahren zu sein, daß die internen iliacalen Lymphknoten sich bei der Hälfte der Patienten nicht abbilden, daß die obturatorischen Lymphknoten nicht zuverlässig zu beurteilen sind – obwohl sie im histologischen Schnitt Kontrastmittel enthalten – und falsch-negativ bei metastatisch aufgehobener Lymphknotenstruktur erscheint.

Literatur

Catalona WJ, Stein AJ (1982) J Urol 127:460–461. – Freiha FS, Pistenma DA, Bagshaw MA (1979) J Urol 122:176–177. – McCullough DL, Prout GR, Daly JJ (1974) J Urol 111:65–71. – Merrin C, Wajsman Z, Baumgartner G, Jennings E (1977) J Urol 117:762–764. – Nadalini VF et al. (1982) J Urol Nephrol (Paris) 88:301–302. – Spellman CC, Castellino RA, Ray GR, Pistenma DA, Bagshaw MA (1977) Radiology 125:637–644. – Wajsman Z, Gamarra M, Park JJ, Beckley S, Pontes JE (1982) J Urol 128:1238–1240

Prof. Dr. J.E. Altwein
Urologische Abteilung
Bundeswehrkrankenhaus Ulm
Oberer Eselsberg 40
D-7900 Ulm

Prostata-Ca

Verhandlungsbericht der Deutschen Gesellschaft
für Urologie, 35. Tagung (1983), 244/245
© Springer-Verlag Berlin Heidelberg 1984

Moderatoren: F. Truss, Göttingen; D. Zoedler, Düsseldorf

Die Palette des sonographischen Bildes der Prostata

St. Peter, W. Gula, H.J. Metzler und J. Potempa

Die Ultraschallwellen werden bekanntlich an Gewebsgrenzen gebrochen, reflektiert, gestreut und absorbiert. Die Reflexion ist abhängig von der Dichte des Gewebes und der Schallgeschwindigkeit. Ziel unserer prospektiven Untersuchung war die Klärung der Frage, ob mit der von uns angewandten suprapubischen transvesikalen Sonographie anhand des Dichtemusters der Prostata eine Verdachtsdiagnose bei Prostataerkrankungen möglich ist.

Japanische, amerikanische und deutsche Autoren (Watanabe et al. 1975; Resnick et al. 1978; Walz und Wessels 1980) beschrieben im sonographischen Bild des Prostatacarcinoms Strukturen, die als pathognomonisch angesehen wurden.

Da unsere Erfahrungen nicht mit den Befunden der Literatur übereinstimmten, untersuchten wir in den Jahren 1981 bis 1982 bei über 200 Männern verschiedener Altersstufen die Prostata durch suprapubische, transvesikale Sonographie. Bei 116 Männern konnte später der histologische Befund mit der zuvor erhobenen sonographischen Diagnose verglichen werden. Entsprechend der bis 1980 vorliegenden Literatur wurden die echodichten Strukturen bei der sonographischen Untersuchung der Prostata einem Carcinom zugeordnet. Als Adenom wurde eingeordnet, wenn die Prostata ein homogenes Strukturmuster aufwies. Carcinomverdacht bestand, wenn die Prostata unter anderem gegenüber den Nachbarstrukturen sich nicht scharf abgrenzbar zeigte. In sagittalen und horizontalen Schnitten von ca. 0,5 cm Schichtabstand wurden die Prostatae mit dem Ultraschall-Gerät Combison-100 (3,5 MHz Schallkopf) der Firma Kretz untersucht und fotographiert. Nach Abschluß der systematischen Untersuchung wurden die histologischen Befunde mit der sonographischen Verdachtsdiagnose verglichen. Nach dieser Aufarbeitung wurden nochmals alle sonographischen Befunde mit histologisch gesichertem Prostatacarcinom auf charakteristische Strukturen durchgesehen und klassifiziert.

Die Prostata junger gesunder Männer ist im transversalen Ultraschallschnitt rund und allseits gut abgrenzbar. Das Binnenecho ist im allgemeinen homogen und wenig verdichtet. Auch bei jungen Männern fanden wir jedoch Prostatae mit echodichten Strukturen, die aufgrund des Alters mit Sicherheit keinem Carcinom entsprechen konnten und wahrscheinlich kleinen Prostatakonkrementen wie auch kleinen Narben zuzuordnen waren. Wegen fehlendem histologischem Befund konnte in dieser Altersgruppe die sonographische Verdachtsdiagnose jedoch nicht überprüft werden.

Bei 54 Patienten wurde aufgrund des Echomusters der Prostata die Verdachtsdiagnose Prostata-Adenom gestellt. Davon hatten 48 auch histologisch ein Prostata-Adenom, bei 6 Patienten wurde histologisch ein Prostatacarcinom diagnostiziert. Bei 26 Patienten wurde aufgrund des echodichten Strukturmusters der Prostata die präoperative sonographische Diagnose eines Prostatacarcinoms ohne Kenntnis der klinischen Diagnose festgelegt. Davon hatten 23 Patienten auch histologisch ein Prostatacarcinom, bei 3 Patienten lag ein Prostata-Adenom vor. Von 36 Patienten, die aufgrund einer unscharfen Kapselbegrenzung der Prostata als carcinomverdächtig eingestuft wurden – wiederum ohne Kenntnis des klinischen Befundes –, lag histologisch 21mal ein Prostata-Adenom und 15mal ein Prostata-Carcinom vor. Die sonographische Diagnose Carcinom und Carcinomverdächtig war damit nur in 75% richtig.

Die retrospektive Auswertung des sonographischen Befunde der Patienten mit histologisch gesichertem Prostatacarcinom zeigte, daß in 25% ein homogenes Strukturmuster der Prostata vorlag.

Bei den restlichen 75% mit inhomogenem Strukturmuster der Prostata waren in 23% überwiegend reflexarme Areale und in 66% überwiegend echodichte Areale in der Prostata vorhanden. Bei den restlichen 11% waren echodichte und echoarme Areale ausgeglichen verteilt.

Unsere Ergebnisse zeigen, daß das Strukturmuster der Prostata keine eindeutige Diagnose zuläßt und sonographische Screening-Untersuchungen der Prostata für die Früherkennung von Prostata-Carcinomen keine überzeugende Aussage haben können.

Literatur

Resnick MI, Willard JW, Boyce WH (1978) Ultrasonic evaluation of the prostatic nodule. J Urol 120:86. – Walz PH, Wessels G (1981) Ultraschalluntersuchung der Prostata: Die rechnerunterstützte Bildauswertung zur Erkennung von Tumoren. Verhandlungsbericht der Deutschen Gesellschaft für Urologie, 32. Tg., 92. – Watanabe H, Igari D, Tanahashi Y, Harada K, Saitoh M (1975) Transrectal Ultrasonotomography of the prostate. J Urol 114:734

Priv.-Doz. Dr. Stephan Peter
Urologische Klinik
Klinikum Mannheim der Universität Heidelberg
D-6800 Mannheim 1

Verhandlungsbericht der Deutschen Gesellschaft
für Urologie, 35. Tagung (1983), 246/247
© Springer-Verlag Berlin Heidelberg 1984

Ein Ultraschalluntersuchungssystem zur Erkennung von Prostatatumoren

H. Feiber, P. Nauth, A. Gaca, P.H. Walz und U. Wenderoth

Gemeinsam mit der Deutschen Klinik für Diagnostik in Wiesbaden und der Urologischen Klinik in Mainz, arbeiten wir an der Urologischen Univ.-Klinik in Marburg an einem vom Bundesministerium für Forschung und Technologie geförderten Projekt mit dem Ziel der „Realisierung und klinischen Erprobung eines Ultraschalluntersuchungssystems zur Erkennung von Prostatatumoren". Ultraschallbilder der Prostata sind grundsätzlich auf transrektalem wie auch suprapubisch-transvesicalem Wege zu gewinnen. Wir bevorzugen den letzteren Zugang, da er nach unserer Meinung für den Patienten sicher der angenehmere ist und die Ergebnisse mit beiden Methoden in etwa gleichzusetzen sind.

Wir untersuchen mit einem Compoundgerät (Combison 202 der Firma Kretz) und einem 4 Megahertz-Schallkopf. Eine besondere Vorbereitung der Patienten ist nicht erforderlich, einzige Vorbedingung ist eine möglichst gefüllte Harnblase, die wir dadurch erreichen, daß wir die Patienten auffordern, letztmalig etwa 2 Stunden vor der geplanten Untersuchung zu miktionieren.

In Rückenlange des Patienten werden Längs- und Querschnitte im Abstand von 5 mm mit einem Neigungswinkel von 15 bis 25° angefertigt und der größte Querdurchmesser sowie die „region of interest" im Polaroidbild bzw. auf Videoband festgehalten. Diese Bilder werden dann zunächst aufgrund der visuellen Parameter durch einen mit der Klinik nicht befaßten, d.h. völlig unvoreingenommenen Untersucher ausgewertet und den histologischen Diagnosen nach TUR, TVP oder Biopsie gegenübergestellt.

Die *visuellen Parameter* richten sich nach Größe, Form, Echostruktur und Organbegrenzung.

Die *normale Prostata* hat in etwa die Form eines gleichschenkligen Dreiecks und zeigt ein regelmäßiges homogenes Echomuster. Das *Adenom*

fällt durch eine symmetrische Vergrößerung auf, die Form ist fast rund bis oval, die Kapselbegrenzung glatt konturiert, die Binnenechostruktur homogen.

Das Carcinom ist gekennzeichnet durch eine asymmetrische Vergrößerung, die Kapselbegrenzung ist unscharf bzw. unterbrochen, gelegentlich lassen sich Infiltrationen des Blasenbodens und der Samenblase nachweisen. Die Binnenechostruktur ist stets inhomogen.

Zu unseren Ergebnissen (Abb. 1)

In der Zeit von Mai 1982 bis April 1983 haben wir 133 Patienten untersucht und ausgewertet. Von 88 Adenomen und 45 Carcinomen wurden 65 bzw. 38, das sind insgesamt 77,4% als richtig gedeutet. Falsch positive Aussagen fanden wir bei 23 und falsch negative bei 7 Patienten.

Diese zweifellos nicht befriedigenden Resultate konnten, wie wir zeigen werden, durch anschließende rechnergestützte Bildanalyse wesentlich verbessert werden.

Die Problematik der *visuellen Bildauswertung* ist darin begründet, daß das Auge aufgrund seiner physiologischen Struktur nur ungenügend Graustufen differenzieren kann und andererseits das B-

	AD	CA	Gesamt	
Histologie	88	45	133	
Ultraschall				
richtig	65	38	103 (77,4%)	
falsch pos.	23		} > 30 (22,6%)	{ 26,1%
neg.		7		15,5%

Abb. 1. Auswertung nach visuellen Parametern ($n = 133$)

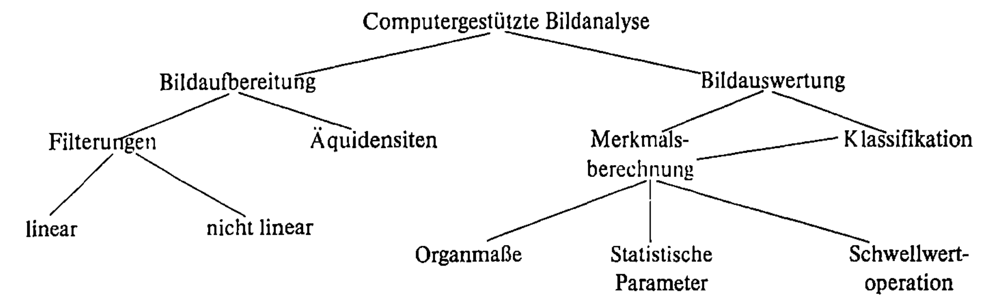

Abb. 2

	Karzinom	
	vorhanden	nicht vorhanden
Untersuchung	K	$\overline{K}$
Positiv: T	41	8
Negativ: $\overline{T}$	4	80

$$\text{Falsch negatives Ergebnis } P\,(\overline{T}/K) = \frac{\overline{T}K}{TK + \overline{T}K} = 9\%$$

$$\text{Falsch positives Ergebnis } P\,(T/\overline{K}) = \frac{T\overline{K}}{T\overline{K} + T\overline{K}} = 9\%$$

Abb. 3. Klassifikationsergebnis. Gesamtzahl der ausgewerteten Aufnahmen: 133

Bild eine weitere Vielzahl von Informationen enthält, die das Auge nicht wahrnehmen kann.

Die *computergestützte Bildanalyse* unterteilt sich in die Schwerpunkte Bildaufbereitung und automatische Bildauswertung (Abb. 2). Durch eine *Bildaufbereitung* durch Filteroperationen, wie auch Äquidensiten-Darstellungen ist eine bessere Darstellung der wesentlichen visuellen Informationen möglich, die automatische Bildauswertung erfaßt eine maximale Nutzung der in den Graustufen enthaltenen Informationen und ermöglicht eine optimale Klassifikation auch bei vielparametrigen Entscheidungsproblemen.

Wie aus der letzten Abbildung (Abb. 3) hervorgeht, kann durch die rechnergestützte Bildanalyse die Treffsicherheit der Prostatasonographie auf 90,5% gesteigert werden.

Wir sind zur Zeit dabei, den Parametersatz zu erweitern und zu verbessern, um die Fehlerquote weiter zu verringern. Die bisher gewonnenen Ergebnisse zeigen, daß mit Hilfe unseres Auswertungssystems eine hohe Erkennungssicherheit bei der Analyse von Schallbildern der Prostata erreicht werden kann.

Dr. H. Feiber
Urologische Univ.-Klinik
Robert-Koch-Str. 8
D-3550 Marburg/Lahn

Verhandlungsbericht der Deutschen Gesellschaft
für Urologie, 35. Tagung (1983), 248–252
© Springer-Verlag Berlin Heidelberg 1984

Möglichkeiten und Grenzen der suprapubisch-transvesikalen und der perinealen Sonographie zur morphologischen Analyse von Prostatatumoren

G. Heinert, E. Starck und M. Daniel

Einleitung

Zur quantitativen morphologischen Analyse benigner und neoplastisch alterierter Prostatae führten wir die suprapubisch-transvesikale und die perineale und in einzelnen Fällen auch die transrektale Sonographie durch [1, 6].

Der rektale Tastbefund und die urethrocystoskopische Untersuchung werden in der Klinik als subjektive Kriterien in der Beurteilung von pathologischen Veränderungen der Prostata eingesetzt. Dabei erlaubt die rektale Untersuchung lediglich die basalen, dem palpierenden Finger zugänglichen Prostataanteile zu analysieren.

Bei der Urethrocystoskopie können die der Harnröhre anliegenden jedoch nicht die lateralen sowie die den Colliculus seminalis überschreitenden Prostataanteile qualitativ beurteilt werden.

Weitere Informationen über die Alterationen der Prostatae können mit invasiven Röntgenmethoden wie Urethrographie und Computertomographie gewonnen werden.

Als objektivierbare, reproduzierbare, nicht belästigende, nicht invasive und alle Anteile der Prostata darstellende Methoden wurden in den letzten zwei Jahren die suprapubisch-transvesikale und perineale Prostata-Sonographie regelmäßig zur morphologischen Analyse der Vorsteherdrüse eingesetzt [1, 6, 9].

Patientengut und Methodik

Seit 1982 führten wir bei 167 Patienten die Prostata-Sonographie durch. Wir verwendeten dazu ein „Real Time", LS 3000 Digital Ultraschall Linear Scanner der Fa. Hitachi, Japan [1, 7]. Eine Multielementsonde von 3,5 MHz wurde zur suprapubischen und perinealen Sonographie sowie eine 5,0 MHz Sonde gelegentlich zur perinealen Sonographie verwendet. Zur transrektalen Untersuchung setzten wir eine Multielementsonde von 3,5 MHz, mit 50 linear angeordneten Elementgruppen, die auf einen Rektalstab angebracht waren, ein [1, 6, 8]. Die sonographischen Untersuchungen der Prostatae erfolgten mit Multielementsonden, die mit einem elektronisch fokusierten Linear Array ausgestattet waren. Der Scanconverter arbeitete mit einer Bildmatrix von $512 \times 256 \times 4$ und 16 Graustufen [1, 7]. Die laterale Auflösung betrug 2 mm, während die gesamte Auflösung bei 3 mm lag. Nach der Bildeinfrierung war es möglich, digital zwei gewünschte Untersuchungspunkte einer quantitativen Analyse zuzuführen. Mit einer Markeneinblendung konnte eine Distanzmessung erfolgen [1]. Zusätzlich ließen sich die Prostatastrukturen mit einer Linie umfahren und auf dem Bildschirm darstellen. Die Diameter der Prostata wurden in longitudinalen und transversalen Schnitten, jeweils von der chirurgischen Kapsel ausgehend, ermittelt. Die Prostataparameter Breite (B), Länge (L), Höhe (H) und Volumen (V) wurden berechnet.

Im Gegensatz zu intrakavitären Ultraschalluntersuchungen erfolgt die suprapubische und die perineale Applikation perkutan. Bei der perinealen Sonographie wird der Patient in Seitenlage mit angezogenen Knien untersucht. Die Schallwellen können meist nur longitudinal, selten auch transvers und oblique durch die Perinealregion gesendet werden.

Das untersuchte Patientenkollektiv bestand aus 18 gesunden Probanden (P) im Alter von 20–39 Jahren, 67 Prostataadenomen (PA), 21 bioptisch gesicherten Prostatakarzinomen (PCA) sowie Prostatitiden, Prostataabszessen, kongestionierten Prostatae ect.

Der Sphinkter-Colliculusabstand (SCA) wurde

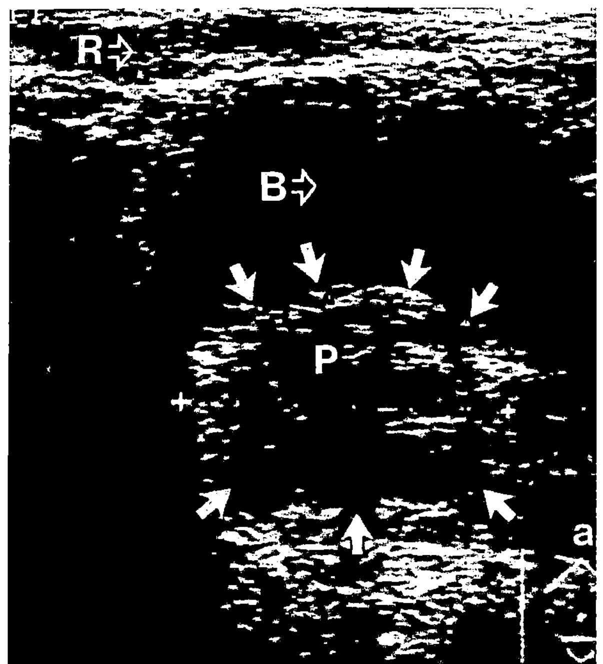
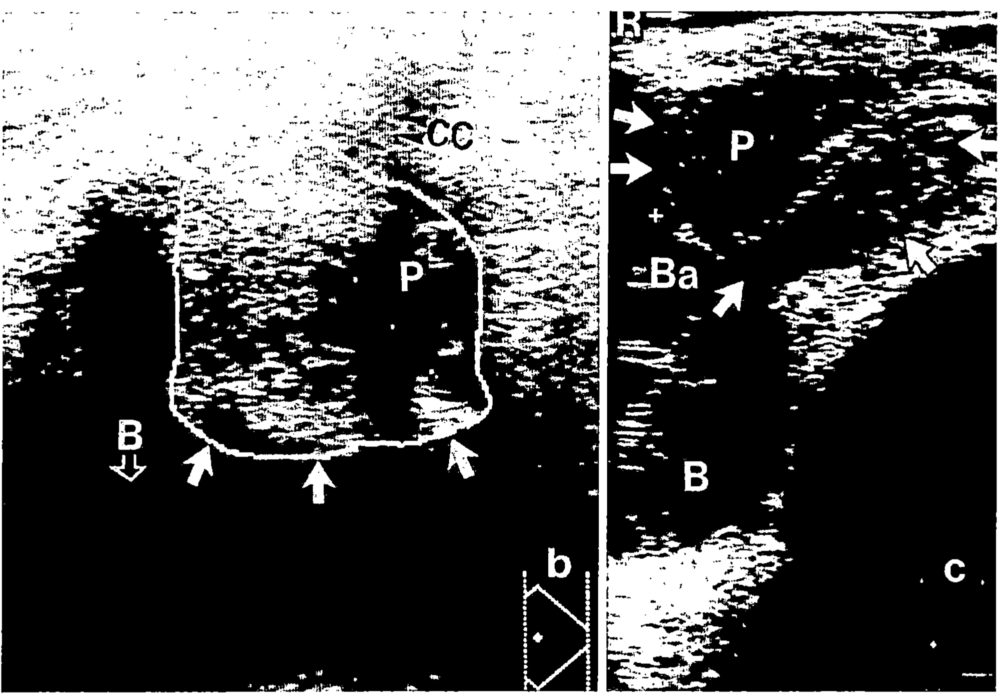

Abb. 1a–c. Ultraschallbilder eines Patienten mit einem Prostataadenom bei liegendem Dauerkatheter mit einem „Real Time" Linear Scanner. a Suprapubisch-transvesikale Sonographie, transversales Schnittbild: die Breite des Prostataadenoms (*P*) beträgt 5,2 cm, gefüllte Blase (*B*), Rektusmuskulatur (*R*). b Perineale Sonographie, longitudinales Schnittbild: die Prostatastrukturen (*P*) sind mit einer Linie umfahren und auf dem Monitor dargestellt. Länge: 5,2 cm, Blase (*B*), Corpus cavernosum (*CC*). c Transrektale Sonographie: deutlich zu erkennendes Prostataadenom (*P*). Die Distanzmessung mit der Markeneinblendung ergibt eine Länge von 5,2 cm bei liegendem Blasenkatheter mit Ballon (*Ba*) in der Blase (*B*) geblockt, Rektum (*R*)

bei allen Patienten (keine Probanden) cystoskopisch ermittelt. Das ektomierte, bzw. resezierte
Prostatagewebe wurde unmittelbar postoperativ
gewogen und danach zur histologischen Untersuchung eingeschickt.

Da eine Prostata nach ödematöser, hypertrophi-
scher Alteration weitgehend eine ellipsoide und
nicht eine kugelige Gestalt aufweist, verwendeten
wir bei der suprapubischen Analyse zur Berechnung des Volumens die Ellipsoidformel:

$$V = \tfrac{4}{3} \pi \times \tfrac{1}{2} \text{ Breite} \times \tfrac{1}{2} \text{ Höhe} \times \tfrac{1}{2} \text{ Länge [1, 2].}$$

Weil bei der perinealen Ultraschalluntersuchungsmethode der Prostata vorwiegend nur
Längsschnittbilder analysiert und deshalb regelmäßig nur Höhen und Längen gemessen werden
können, verwendeten wir zur Errechnung des
Volumens bei der perinealen Untersuchung die
Kugelformel:

$$V = \tfrac{4}{3} \pi \, r^3 \text{ [7, 9].}$$

Als Radius wurde jeweils dabei die Hälfte des
Mittelwertes von Länge und Höhe eingesetzt.

Ergebnisse

Die sonographisch gemessenen Prostatadiameter
(B, L, H) waren bei Patienten mit einem Adenom
und einem Karzinom erwartungsgemäß signifikant (Wilcoxon-Test) länger als bei Probanden (s.
Abb. 1a–c, 2) [1, 7].

Der cystoskopisch ermittelte Sphinkter-Colliculusabstand (SCA) war bei Prostataadenomen
und -karzinomen um etwa 30% kürzer als die jeweiligen sonographisch analysierten Längen (s.
Abb. 2).

Die suprapubische offene Operation: retropubische, extravesikale Prostatektomie nach Millin und
suprapubische, transvesikale Prostatektomie nach
Freyer wurden bei obstruktiven Prostataadenomen mit höheren sonographisch ermittelten Volumina dagegen transurethrale Resektionen bei
Drüsen mit nur gering hypertrophierten Volumina
durchgeführt (s. Abb. 3) [1, 8].

Bei 21 Patienten konnte kein signifikanter Unterschied (2 p > 0,5) der quantitativen morphologischen Meßwerte zwischen suprapubisch-transvesi-

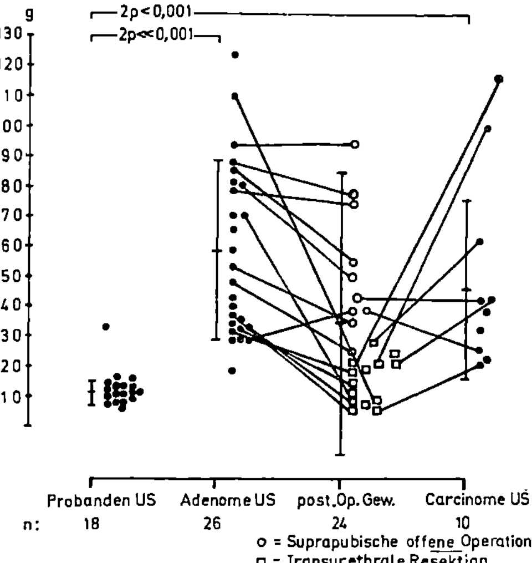

Abb. 3. Diagramm der Prostatagewichte von Probanden,
Patienten mit einem Prostataadenom und Patienten mit
einem Prostatakarzinom. Analyse der Prostatadiameter
im Ultraschallbild (*US*) zur Berechnung des Prostatavolumens mit der Ellipsoidformel (s. Methodik). Multi-
plikation des Volumens (ccm) mit dem spezifischen Gewicht der Prostata (1,05 g/ccm) ergab das Organgewicht.
Weiter ist das postoperativ gemessene Gewicht bei
Prostataadenomen und -karzinomen in der 3. Gruppe
dargestellt. Präoperativ nach sonographischer Analyse
errechnete Prostatagewichte und postoperativ gemessene
Gewichte nach Prostatektomien sind miteinander durch
Linien verbunden dargestellt. Ordinate: Gewicht in
Gramm (g)

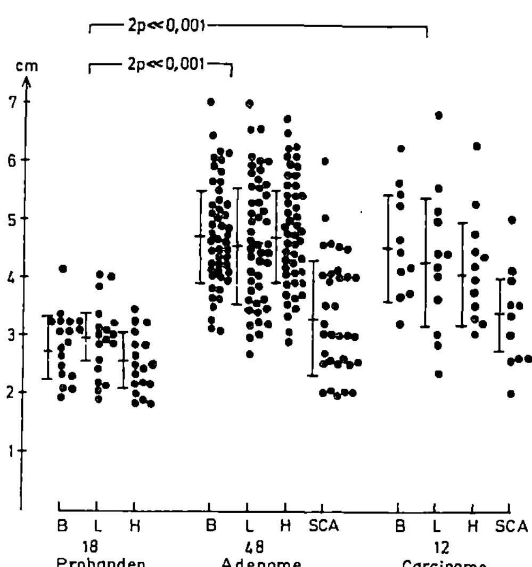

Abb. 2. Diagramm der mit einem digitalen „Real Time"
Linear Scanner gemessenen Prostatadiameter: Breite (*B*),
Länge (*L*), Höhe (*H*) bei Probanden, Patienten, die an
einem Adenom oder an einem bioptisch gesicherten Karzinom der Vorsteherdrüse litten. Zusätzliche cystoskopi-
sche Messungen des Sphinkter-Colliculusabstandes
(*SCA*) ergaben, daß dieser 30% kürzer bestimmt wurde als
die sonographisch analysierten Längen. Ordinate:
Längen in cm

250

kaler und perinealer Sonographie ermittelt werden
[7].

Diskussion

Mit der suprapubisch-transvesikalen und der perinealen Sonographie gelingt es perkutan die Prostata im kleinen Becken direkt darzustellen [1, 2, 3,
6, 7, 9]. Die Sonographie kann wertvolle Aufschlüs-
se über die Frage der Ausdehnung, Infiltration,
Abgrenzung zu benachbarten Organen geben. Die
Echotomographie erlaubt konventionelle Untersuchungstechniken der Prostata wie rektale Palpation, Urethrocystoskopie, Cytologie und Biopsie zu
ergänzen. Es kann sonographisch auch gezielt die
Lage einer Feinnadel dargestellt werden, die zur
bioptischen Diagnosesicherung des Prostatagewebes eingesetzt wird [5, 6]. Unter Miktion
lassen sich urodynamisch-funktionelle Abläufe
echotomographisch beobachten [2]. Gegenüber
der Urethrocystoskopie gab die suprapubisch-
transvesikale, die perineale sowie auch die transrektale Prostatasonographie dem Untersucher
mehr Informationen über die tatsächlich zu er-
wartende Größe in lateralen und blasenwärts gelegenen Anteilen, da alle Organteile erfaßt und
analysiert werden können [2, 3, 5, 8, 9]. Unmittelbar
können auch bisher nicht erfaßbare Analysen über
laterale, craniale und über den Colliculus seminalis
reichende Ausdehnungen sowie über Gewebs-
strukturdifferenzierungen erfolgen. Es erlaubt uns
die perineale Ultraschalluntersuchung retrovesi-
kale Gewebe und basale Strukturen der Prostata
und dem Rektum angrenzende Gewebe besser zu
beurteilen als mit der suprapubischen Untersuchungsmethode. Störende Interferenz durch
intestinale Strukturen, luftgefüllte Blase, Adipositas, Verbände etc. können ausgeschaltet werden
[7].

Problematisch bleibt die echotomographische
qualitative Beurteilung kleiner Prostatacarcinome.
Zur Verbesserung der sonographischen Treffsicherheit von Prostataneoplasien werden computergestützte Auswertungen von Ultraschallbildern durchgeführt [4].

Die sonographische Untersuchung der Prostata
gewinnt Bedeutung in der Strategie des konservativen Vorgehens (medikamentöse Therapie,
Hormonbehandlung, Radiatio) und bei der Planung des operativen Vorgehens (suprapubische

offene Operation bzw. transurethrale Resektion)
[1, 2, 6].

Zusammenfassung

1. Der cystoskopisch ermittelte Sphinkter-Colliculusabstand war bei einem Patientenkollektiv
($n = 24$) um 30% kürzer als die bei den gleichen
Patienten sonographisch gemessenen Längen
der Prostatae.
2. Es konnte kein statistisch signifikanter Unterschied der quantitativen morphologischen Meßwerte bei 21 Patienten zwischen suprapubischer
und perinealer Sonographie gefunden werden.
3. Die Prostatasonographie kann mithelfen, die
Strategie der konservativen und operativen
Prostatabehandlung zu beeinflussen.

Literatur

1. Heinert G, Daniel M, Starck E (1981) Quantitative
morphologische Analyse von Alterationen der Prostata
mit transvesikaler Ultraschalldiagnostik. Österr Ges Biomed Techn 6:150–154. – 2. Henneberry M, Carter M,
Neiman H (1979) Estimation of prostatic size by suprapubic ultrasonography. J Urol 121:615–616. – 3. Miller S,
Garvie W (1973) The evaluation of prostate size by
ultrasonic scanning: a preliminary report. Br J Urol
45:187–191. – 4. Nauth P, Loch E, Seelen W v (im Druck)
Computergestützte Auswertung von Ultraschallbildern
der Prostata. Ultraschall in der Medizin. – 5. Pfitzenmaier N, Malzacher F (1983) Spezialhalterung zur objektiven Größenbestimmung der Prostata mit Hilfe des transrektalen Ultraschalls. Ultraschall 4:13–14. – 6. Resnick M,
Sanders R (1979) Ultrasound in urology, Vol 1. Williams &
Wilkins, Baltimore, pp 220–249. – 7. Starck E, Heinert G,
Daniel M (1981) Möglichkeiten und Vorteile sonographischer Analysen der Prostata mit der perinealen Untersuchungstechnik. Biomed Tech (Berlin) 26:60. – 8. Walz
B, Alken G, Hutschenreiter G (1980) Ultraschalluntersuchungen von Prostata und Samenblasen. Ultraschall
1:158–164. – 9. Wittich G, Heckenthaler W, Salomonowitz
E, Schneider F (1981) Sonographische Lokalisation der
Prostata durch perineale Schnittführung. Roentgenblaetter 34:456–459

Priv.-Doz. Dr. med G. Heinert
Abteilung für Urologie
Zentrum der Chirurgie
Klinikum der J.W. Goethe-Universität
Theodor-Stern-Kai 7
D-6000 Frankfurt/Main

Verhandlungsbericht der Deutschen Gesellschaft
für Urologie, 35. Tagung (1983), 252–255
© Springer-Verlag Berlin Heidelberg 1984

Das Ultraschallbild des Prostatakarzinoms – Vergleich zwischen suprapubischer und transrektaler Sonographie

H. Bertermann und J. Rathcke

Die verbesserten apparativen Möglichkeiten der sonographischen Darstellung der Prostata haben in den vergangenen Jahren zahlreiche Arbeitsgruppen entstehen lassen, die ihre Erfahrungen mit diesem nicht-invasiven bildgebenden Verfahren publizierten. Als sonographisch suspekte Echostrukturen wurden einerseits echodichte Areale innerhalb der Prostata angesehen [3, 7, 8, 9, 10, 12, 13], wobei sowohl die suprapubisch-transvesikale [3, 10, 13] als auch die transrektale [7, 8, 9, 12] Sonographie durchgeführt wurden. Andererseits konnten Frentzel-Beyme et al. [4, 6] in einer großen klinischen und experimentellen [5] Studie zeigen, daß das Karzinom bei der transrektalen Sonographie überwiegend als echoarmes Areal zur Darstellung kommt. Ein wichtiges Ergebnis der „Arbeitstagung Prostatasonographie" vom April 1983 [1] war die Übereinstimmung, daß eine Inhomogenität der Echostruktur der Prostata als das sonographische Kriterium für „karzinomverdächtig" gilt.

Wir berichten hier über die ersten Ergebnisse einer prospektiven klinischen Studie, in der wir bei Prostatakarzinom-Patienten die sonographischen Befunde der suprapubischen mit denen der transrektalen Schallapplikation verglichen haben. Das Ziel war herauszufinden, ob divergierende Beurteilungen der Echostruktur und des T-Stadiums durch methodische Unterschiede bedingt sind.

Material und Methoden

Im Zeitraum von 1/82–9/83 wurden 33 Patienten mit einem unbehandelten mikroskopisch nachgewiesenen Prostatakarzinom sonographisch untersucht. Zur suprapubisch-transvesikalen Untersuchung (Entfernung Prostata–Schallkopf: 6–10 cm) wurden die Combison 100 (Frequenz:

2,5 MHz) und 100-5 (Frequenz: 4 MHz) der Fa. Kretz (Österreich) verwendet, die im Zielgebiet ein Auflösungsvermögen von etwa 1,5 mm (lateral) und 1,2 mm (axial) erreichen. Zur transrektalen Untersuchung (Entfernung Prostata–Schallkopf: 1–2 cm) wurde der Endoskopie-Sonograph 3406 D (Frequenz: 3,5 MHz) der Fa. Brüel & Kjaer (Dänemark) eingesetzt, dessen Auflösungsvermögen bei 1 mm lateral und 0,8 mm axial liegt. Beide Realtime Geräte sind mechanische Sektor-Scanner.

Ergebnisse

1. Echostruktur

Die sonographischen Kriterien für die Beurteilung „karzinomverdächtige Prostata" waren bei T_{3-4}-Tumoren eine asymmetrisch vergrößerte Drüse mit unscharf begrenzter oder durchbrochener Kapsel und inhomogener, vorwiegend echoarmer Reflexstruktur; bei T_{0-2}-Tumoren waren es inhomogene Strukturen mit echoarmen und echoreichen Herden bei glatt begrenzter Organkapsel, die Drüse konnte vergrößert und asymmetrisch sein.

Bei zwei Patienten war bei der suprapubisch und transrektalen Untersuchung trotz auffälligem Tastbefund kein suspekter Befund zu erheben. In einem Fall wurde nur bei der transrektalen Sonographie ein Tumorverdacht geäußert, die übrigen 30 Patienten (91%) boten mit beiden Methoden ein suspektes Echomuster. Suprapubisch war fünfmal ein echodichter Herd das einzige auffällige Kriterium, bei der transrektalen Sonographie nur in zwei Fällen. Die übrigen drei boten – wie sieben weitere – einen echoarmen Herd mit echodichten benachbarten Arealen. Dieses inhomogene Bild wurde suprapubisch bei insgesamt 14 Patienten erhoben. Echoarm erschien der Tumor häufiger

Tabelle 1. Echostruktur bei 33 Prostata-Karzinomen

Echostruktur	Suprapubisch	Transrektal
Normal	3	2
Echoarm	11	19
Echodicht	5	2
„Inhomogen"	14	10

(19mal) bei der transrektalen Sonographie als bei der suprapubischen (11mal) (Tabelle 1).

Abbildung 1A zeigt ein suprapubisches Ultraschallschnittbild ohne Malignitätsverdacht, bei der dynamischen Untersuchung war die Kapsel allseits abgrenzbar, innerhalb der Drüse warfen einige der hellen Reflexe feine Schallschatten wie bei kleinen Sekretsteinen. Das transrektale Schallbild derselben Prostata (Abb. 1B) zeigt ventral ein herdförmiges, vorwiegend echoarmes Areal. Die wegen Blasenentleerungsstörungen durchgeführte TUR ergab histologisch ein gering differenziertes Karzinom, das rektal nicht palpabel war.

Abbildung 2A zeigt im suprapubischen Schallbild einen echodichten Herd, die übrige Prostata hat ein homogenes Reflexmuster. Transrektal (Abb. 2B) kommt ein großer echodichter Herd im linken Prostatalappen zur Darstellung, im rechten mehr als im linken Lappen finden sich jedoch

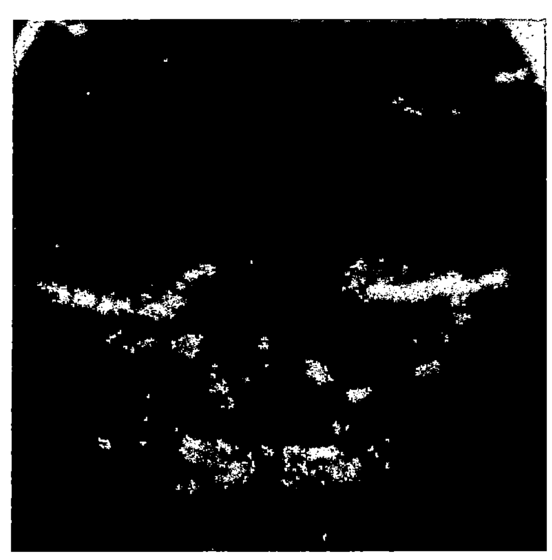
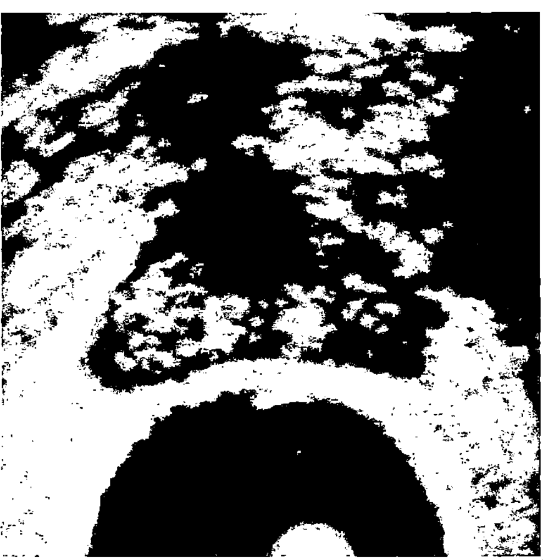

A   B

Abb. 1. T_0-Karzinom, **A** suprapubisch, **B** transrektal. Erläuterungen im Text

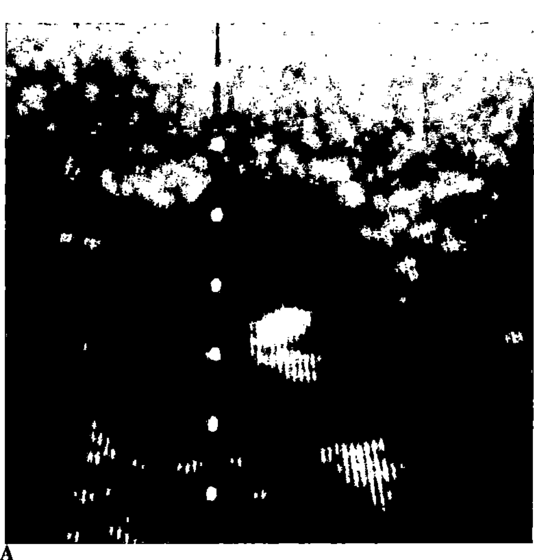
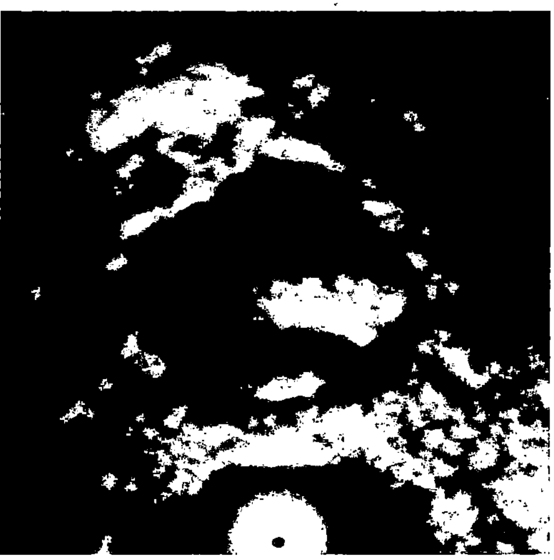

A   B

Abb. 2. T_2-Karzinom, **A** suprapubisch, **B** transrektal. Erläuterungen im Text

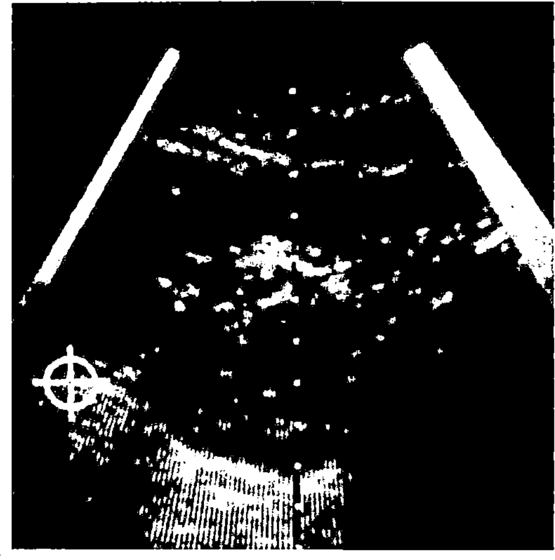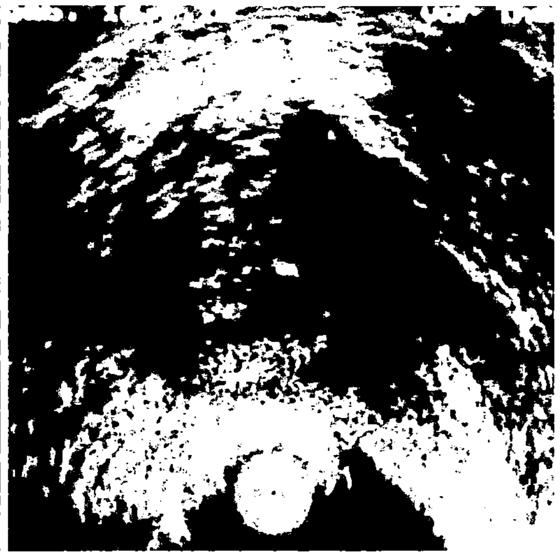

A   B

Abb. 3. T_4-Karzinom, **A** suprapubisch, **B** transrektal. Erläuterungen im Text

gleichzeitig echoarme Areale. Dieser palpatorisch und suprapubisch als T_1 imponierende Tumor wurde transrektal und aufgrund der TUR als T_2 klassifiziert.

Abbildung 3A zeigt im suprapubischen Scan einen großen echoarmen Herd, der die Kapsel links überschritten hat (T_3). Das transrektale Schallbild (Abb. 3B) bestätigt diesen Befund und weist zudem im rechten Lappen ein weiteres echoarmes Areal auf. Palpatorisch handelte es sich um einen T_4-Tumor, zytologisch um ein entdifferenziertes Karzinom.

2. T-Stadium

30 von 33 Prostata-Karzinomen waren rektal palpabel (91%), zwei der T_0-Tumoren waren sonographisch suprapubisch und drei transrektal zu erkennen. Von elf palpatorisch als T_{1-2} eingestuften Tumoren waren sonographisch bei der suprapubischen Untersuchung acht, bei der transrektalen nur sechs auf die Prostata begrenzt. Entsprechend größer war die Anzahl der als T_3 klassifi-

Tabelle 2. T-Klassifikation von 33 Prostatakarzinomen

T-Stadium	Palpatorisch	Suprapubisch	Transrektal
T_0	–	2	3
T_{1-2}	11	8	6
T_3	12	15	17
T_4	7	5	5

zierten Tumoren bei der transrektalen Sonographie.

Aufgrund der Palpation wurden häufiger Tumoren dem T_4-Stadium zugewiesen als durch die Sonographie.

Diskussion

Der Methodenvergleich der suprapubischen und der transrektalen Sonographie bei nachgewiesenen Prostatakarzinomen ergibt, daß bei suprapubischer Schallapplikation häufiger ein isolierter echodichter Herd oder ein Nebeneinander von echodichten und echoarmen Herden als sonographisches Kriterium des Malignitätsverdachts auffällt als bei der transrektalen Methode. Andererseits überwiegen bei der transrektalen Anwendung die echoarmen Herde. In unserem Patientenkollektiv sind für diese diskrepanten Befunde biologische Phänomene wie unterschiedliche Differenzierung der Tumoren [5, 6] unwahrscheinlich. Wahrscheinlicher ist, daß das höhere Auflösungsvermögen des transrektalen Scanners eine feinere Differenzierung des Reflexmusters möglich macht, so daß neben echodichten Arealen auch echoarme abgebildet werden. Zusätzlich mag von Bedeutung sein, daß das menschliche Auge helle Reflexe bei dynamischen Real-time-Untersuchungen leichter wahrnimmt als eine verminderte Reflexdichte.

Trotz der relativ kleinen Zahl der mit beiden Methoden untersuchten Patienten kann festgestellt werden, daß das Kriterium der Inhomogeni-

254

tät des Reflexmusters offensichtlich für beide Ultraschalltechniken gut geeignet ist zur Erkennung von Prostatakarzinomen.

Die Klassifikation des T-Stadiums ist nach unseren Erfahrungen mit der Sonographie exakter möglich als durch die rektale Palpation, womit wir die Ergebnisse anderer Arbeitsgruppen bestätigen [2, 3, 4, 11]. Die transrektale Sonographie ermöglicht offensichtlich eine etwas genauere Beurteilung der Kapsel und Befalls der Samenblasen als die suprapubische, wobei wir einschränkend feststellen müssen, daß für die T_{3-4}-Stadien die pathohistologische Zuordnung fehlt. Es ist jedoch erkennbar, daß der transrektalen Sonographie bei der Verlaufskontrolle von Prostatakarzinomen ein klinischer Stellenwert zukommen wird.

Literatur

1. Bertermann H, Frentzel-Beyme B (Hrsg) (1983) Prostatasonographie. Brüel & Kjaer, Naerum/Dänemark. – 2. Brooman PJC, Peeling WB, Griffiths GJ, Roberts E, Evans K (1981) A comparison between digital examination and per-rectal ultrasound in the evaluation of the prostate. Br J Urol 53:617. – 3. Denkhaus H, Dierkopf W, Grabbe E, Donn F (1983) Comparative studies of suprapubic sonography and computed tomography for staging of prostatic carcinoma. Urol Radiol 5:1. – 4. Frentzel-Beyme B (1982) Das Bild des Prostataadenoms und -karzinoms bei der transrektalen Sonographie. Fortschr Roentgenstr 137:261. – 5. Frentzel-Beyme B, Weise I, Reyher S, Schwarz J (1982) Zuordnung sonographischer Bilder von Prostataerkrankungen zur Histologie. Dreiländertreffen, Bern. – 6. Frentzel-Beyme B, Weise B, Schwarz J (1983) Das sonographische Bild des Prostatakarzinoms. In: Bertermann H, Frentzel-Beyme B (Hrsg) Prostatasonographie. Brüel & Kjaer, Naerum/Dänemark. – 7. Harada K, Igari D, Tanahashi Y (1979) Gray scale transrectal ultrasonography of the prostate. J Clin Ultrasound 7:45. – 8. Peeling WB, Griffiths GJ, Evans KT, Roberts E (1979) Diagnosis and staging of prostatic cancer by transrectal ultrasonography. A preliminary study. Br J Urol 45:565. – 9. Resnick MI, Willard JW, Boyce WH (1978) Ultrasonic evaluation of the prostate nodule. J Urol 120:86. – 10. Walz PH, Alken P, Hutschenreiter G (1980) Ultraschalluntersuchungen von Prostata und Samenblasen. Ultraschall 1:158. – 11. Walz PH, Wenderoth U (1983) Suprapubisch-transvesikale und transrektale Sonographie der Prostata. In: Bertermann H, Frentzel-Beyme B (Hrsg) Prostatasonographie. Brüel & Kjaer, Naerum/ Dänemark. – 12. Watanabe H, Igari D, Tanahashi Y (1974) Developement and application of new equipment for transrectal ultrasonography. J Clin Ultrasound 2:91. – 13. Wensky H, Bertermann H (1982) Sonographische Befunde bei Erkrankungen von Harnblase und Blasenhals. Therapiewoche 32:684

Dr. H. Bertermann
Urolog. Univ.-Klinik
Hospitalstr. 40
D-2300 Kiel

Verhandlungsbericht der Deutschen Gesellschaft
für Urologie, 35. Tagung (1983), 256/257
© Springer-Verlag Berlin Heidelberg 1984

Prostata-Diagnostik mittels transrektaler Sonographie

G. Berendsen, R. Nagel und V. Borgmann

Material und Methode

Von Mai 1981 bis Juli 1983 wurden an der Urologischen Klinik der FU Berlin, Klinikum Charlottenburg, 582 transrektale Sonographien bei 453 Patienten durchgeführt. Bei allen Patienten erfolgte die Sonographie vor der histologischen Befundung als Primärsonographie. 129 (22,2%) der Sonographien wurden bei Patienten mit lokal fortgeschrittenem Prostata-Karzinom als Kontrolluntersuchung unter antiandrogener Therapie durchgeführt.

Von den 453 Patienten hatten histologisch gesichert 237 (52,3%) ein Adenom, 95 (21%) zusätzlich eine chronisch rezidivierende, teils floride, teils eitrig einschmelzende Prostatitis, 10 (2,2%) eine granulomatöse Prostatitis und 111 (24,5%) ein Karzinom.

Ergebnisse

Von den 237 histologisch gesicherten Adenomen (Tabelle 1) wurden palpatorisch 93,3% und sonographisch 98,3% richtig beurteilt. Bemerkenswert hoch ist bei den 95 Adenomen mit teils chronisch-rezidivierender, teils florider, teils eitrig-einschmelzender Prostatitis (Tabelle 1) mit 49,5% bei der Palpation und 45,3% bei der Sonographie der falsch-positive Befund eines Karzinoms.

Bei allen 10 Patienten mit granulomatöser Prostatitis (Tabelle 1) wurde sowohl palpatorisch als auch sonographisch der Befund eines Karzinoms erhoben.

Von den 111 Prostata-Karzinomen (Tabelle 1) wurden palpatorisch 86,5% richtig-positiv und 13,5% falsch-negativ beurteilt.

Sonographisch waren die richtig-positiven und falsch-negativen Befunde mit 90,1 bzw. 9,9% etwas günstiger. Von den 111 Patienten hatten 10% histologisch ein inzidentes Karzinom, von denen 3 sonographisch präoperativ als karzinomsuspekt beurteilt worden waren.

Abbildungen 1 und 2 veranschaulichen insbesondere die sonographischen Schwierigkeiten bei der Abgrenzung von Karzinom und Prostatitis.

Tabelle 1

Histomorphologische Befunde	n	Rektale Palpation		Sonographie	
		nicht suspekt	karzinomsuspekt	nicht suspekt	karzinomsuspekt
Adenome	237	221 (93,3%)	16 (6,7%)	233 (98,3%)	4 (1,7%)
Adenome mit teils chronisch rezidivierender, teils florider, teils eitrig einschmelzender Prostatitis	95	48 (50,5%)	47 (49,5%)	52 (54,7%)	43 (45,3%)
Adenome mit granulomatöser Prostatitis	10	0 (0 %)	10 (100 %)	0 (0 %)	10 (100 %)
Karzinome	111	15 (13,5%)	96 (86,5%)	11 (9,9%)	100 (90,1%)
Gesamt	453	284	169	296	157

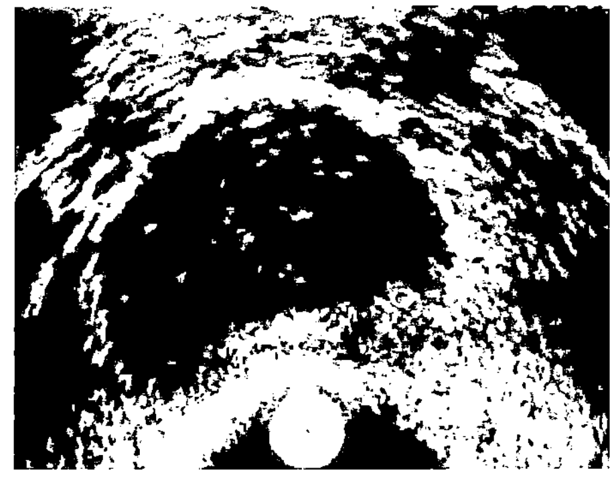
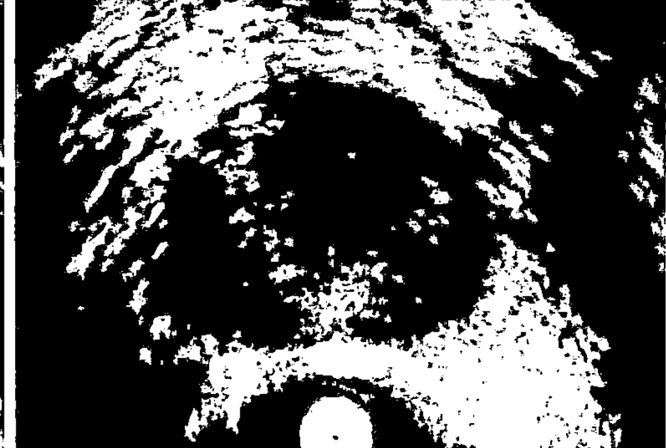

Abb. 1

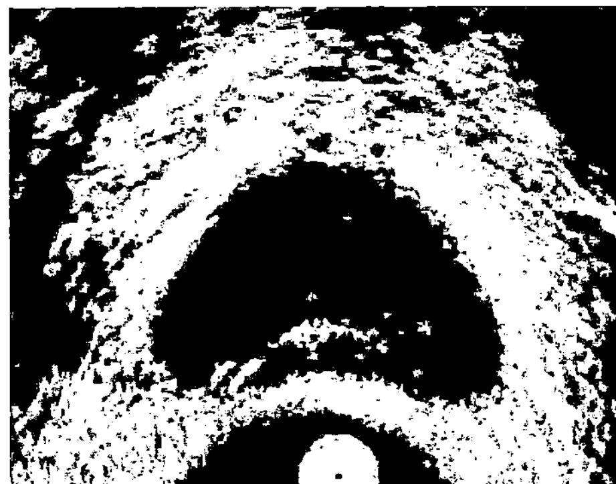
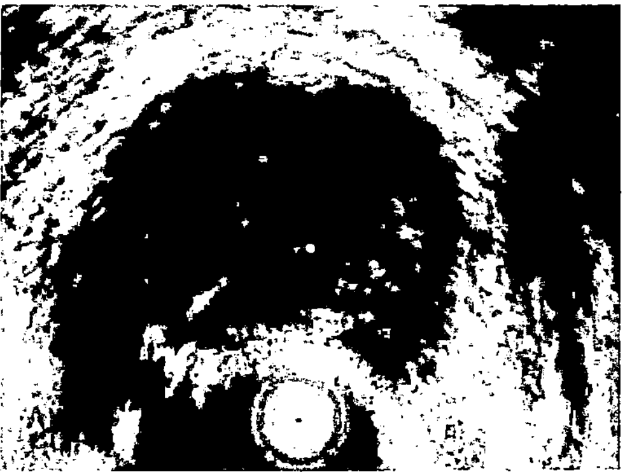

Abb. 2

Links ein typischer Sonographiebefund eines T₂-Karzinoms, rechts ein Adenom mit granulomatöser Prostatitis. Beide Prostatae zeigen ein diffuses, teils echoarmes bis echofreies Binnenmuster, die Symmetrie der Form und die Kapselstruktur sind bei beiden erhalten.

Links das Bild eines T₂-Karzinoms, rechts ein Adenom mit teils chronisch rezidivierender, teils florider, teils eitrig einschmelzender Prostatitis. Beide Prostatae weisen ein inhomogenes Binnenechomuster und isolierte hyporeflexive Areale auf, bei erhaltener Symmetrie der Form und Kapselstruktur.

Schlußfolgerungen

Unsere Erfahrungen mit der transrektalen Sonographie als primärdiagnostischem Hilfsmittel zur Erkennung von Prostata-Karzinomen lassen sich wie folgt zusammenfassen:

1. Eindeutige sonographische Karzinomkriterien sahen wir nur bei den T₃- und T₄-Karzinomen;
   a) eine nicht abgrenzbare Kapselstruktur und
   b) eine deutlich asymmetrische Prostataform.

2. Befunde mit normaler Kapselstruktur und Prostataform aber überwiegend echoarmen, teils diffusem Binnenmuster sahen wir sowohl bei nichtkapselüberschreitenden Karzinomen, als auch bei granulomatöser Prostatitis, als auch bei florider, teils eitrig einschmelzender Prostatitis. Eine eindeutige sonographische Differenzierung ist nicht möglich.

3. Isolierte echofreie Areale ohne dorsale Schallverstärkung mit unregelmäßiger Randkontur sind ebenfalls karzinomverdächtig. Differentialdiagnostisch könnte es sich jedoch auch um Prostata-Abszesse handeln.

4. Adenomhomogene oder diffuse Binnenechomuster mit überwiegend verstärkter Echodichte fanden wir vorwiegend bei der chronisch rezidivierenden Prostatitis. Wir haben nie ein Karzinom mit überwiegend hyperreflexivem Binnenechomuster gesehen.

Dr. med. G. Berendsen
Urologische Klinik und Poliklinik der FU Berlin
Klinikum Charlottenburg
Spandauer Damm 130
D-1000 Berlin 19

Verhandlungsbericht der Deutschen Gesellschaft
für Urologie, 35. Tagung (1983), 258–260
© Springer-Verlag Berlin Heidelberg 1984

Therapieplanung und Nachsorge bei Patienten mit radikaler Prostatektomie

F. Hering, M. Rist, C. Biedermann und G. Rutishauser

Lokale Tumorausdehnung und Lymphknotenbefall sind von entscheidender prognostischer Bedeutung beim Prostatakarzinom. Ist die Prognose bis zum pT_2-Stadium und bei negativen Lymphknoten noch relativ gut (Bauer et al. 1960; Montgomery et al. 1961; Correa et al. 1974; Heany et al. 1977) so verschlechtert sich diese ab pT_3 (Bauer et al. 1960; Barnes et al. 1976; Khalifa et al. 1976) insbesondere bei Metastasen in den regionalen Lymphknoten (Golimbu et al. 1978; Donohue et al. 1979; Bass et al. 1980).

In einer prospektiven Studie verfolgen wir seit 1978 alle Patienten mit radikaler Prostatektomie. In dieser Arbeit sollen präoperative Evaluation und postoperativer Verlauf dargestellt werden.

Seit 1. 1. 1978–15. 7. 1983 wurden 36 Patienten radikal operiert. Ihr mittleres Alter betrug 62,9 Jahre mit einem Altersbereich zwischen 49 und 74 Jahren.

Die präoperative Abklärung erfolgte bis Ende 1979 durch klinische Untersuchung, Labor, IVP, Lymphogramm, Szintigramm und Vesiculogramm, ab 1980 wurde mit Einführen des CT auf Lymphogramm und Vesiculogramm verzichtet.

Ein Vergleich des klinischen mit dem pathohistologischen Stadium gibt Abb. 1 wieder. In 15 von 36 Fällen stimmt das T-Stadium überein (41,7%), während 19 Patienten under- (52,7%) und 2 Patienten allerdings ohne Konsequenzen overstaged wurden. Vergleicht man die Periode, in der in der präoperativen Abklärung kein CT-Scan zur Verfügung stand mit dem Zeitraum, in dem eine CT-Untersuchung die klinische Stadieneinteilung ergänzte, so konnte die Diagnostik übereinstimmender T-Stadien von 38,5 auf 55,6% verbessert werden (Abb. 2). Die rein rechnerisch etwas höher liegenden Prozentzahlen ergeben sich daraus, daß in beiden Gruppen einige falsch klassifizierte T-Kategorien nicht berücksichtigt wurden, da in diesen Fällen die von der UICC geforderte Minimalabklärung nicht erfolgt war.

		pT_1	pT_2	pT_3	pT_4
T_0	4	2	1	1	
T_1	1		1		
T_2	25	1	10	13	1
T_3	6		1	5	
n	36	3	13	19	1

Abb. 1. Vergleich des klinischen mit dem pathohistologischen Tumorstadium

Staging	Korrekt	Under-staged	Over-staged	n
1978–1979 ohne CT	5 (38,5%)	9	1	15
1980–1983 mit CT	10 (55,6%)	10	1	21

Abb. 2. Anteil richtig und falsch klassifizierter Patienten in der Periode ohne und mit CT-Abklärung

		pN_0	pN_1	pN_2
N_0	26	23	3	
N_1	2		1	1
N_x	8	4	2	2

Abb. 3. Vergleich des klinischen und pathohistologischen Lymphknotenstagings

	pN$_0$	pN$_1$	pN$_3$
pT$_1$	3	3	
pT$_2$	13	13	
pT$_3$	19	11	6	2
pT$_4$	1			1

Abb. 4. Anteil an Lymphknotenmetastasen in Abhängigkeit vom Tumorstadium

	G$_1$	G$_2$	G$_3$
pT$_1$	3	1	1	1
pT$_2$	13	2	6	5
pT$_3$	19		7	12
pT$_4$	1			1

Abb. 5. Beziehung des Tumorstadiums zur histologischen Differenzierung

Spätkomplikationen	Strahlendosis	
1. radiogene Ureterstenose	P	6000
	LK	5500
2. Ileum Conduit wegen aktinischer Schrumpfblase	P	5000
3. aktinische Cystitis	P	6000
	LK	5000
4. Clipentfernung aus Urethra Blasenhalssklerose retrosymphysärer Abszeß	P	5180
5. Anastomosenstriktur	Be	6080
6. Anastomosenstriktur	P	6000
7. 3× TUR wegen dystrophischer Verkalkung der Anastomose, Urethraplastik	P	5860
	Be	3060
8. Urethrotomie wegen Anastomosenstriktur	P	6000

Abb. 6. Spätkomplikationen nach radikaler Prostatektomie und Nachbestrahlung

Bezüglich der N-Kategorie herrscht eine bessere Übereinstimmung (Abb. 3). So waren nur 4 von 36 Patienten understaged mit der Einschränkung, daß bei 8 Patienten präoperativ keine Aussage zum N-Stadium gemacht wurde.

Vergleicht man nun die lokale Tumorausdehnung mit dem Auftreten von Lymphknotenmetastasen, so wird deutlich, daß nur in den Stadien pT$_3$ und höher eine oder mehrere Lymphknotenmetastasen in der Lymphknotendissektion nachweisbar waren (Abb. 4).

Die Beziehung des Tumorstadiums zur histologischen Differenzierung läßt kaum stadienabhängige Unterschiede erkennen (Abb. 5). Bei allen

Patienten mit einem Tumorstadium pT$_3$ und höher wurde eine lokale Pendelbestrahlung der Prostata oder des kleinen Beckens und bei Lymphknotenbefall zusätzlich eine Bestrahlung der entsprechenden Lymphknotenregion durchgeführt. Daß eine somit notwendig gewordene Nachbestrahlung nicht folgenlos blieb, zeigt Abb. 6. Inkontinenz und Impotenz nicht berücksichtigend, traten bei 8 von 22 bestrahlten Patienten Spätkomplikationen auf, die insgesamt 10 operative Eingriffe notwendig werden ließen. Umgekehrt wurde keine derartige Komplikation beim nichtbestrahlten Patienten gesehen. Am häufigsten traten Anastomosenstrikturen auf, die in einem Fall eine drei-

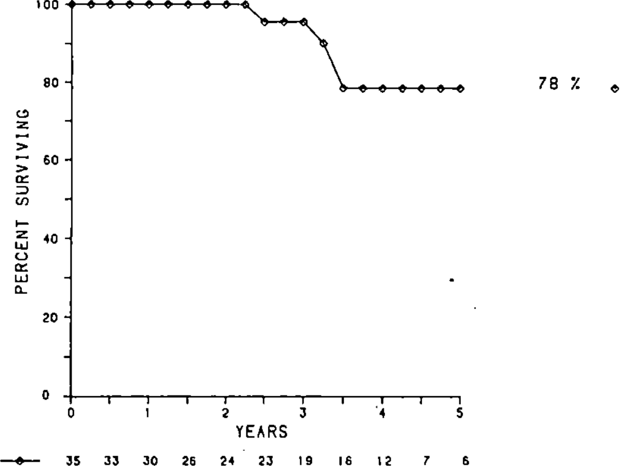

Abb. 7. Rezidivfreie Überlebensquote für alle Patienten

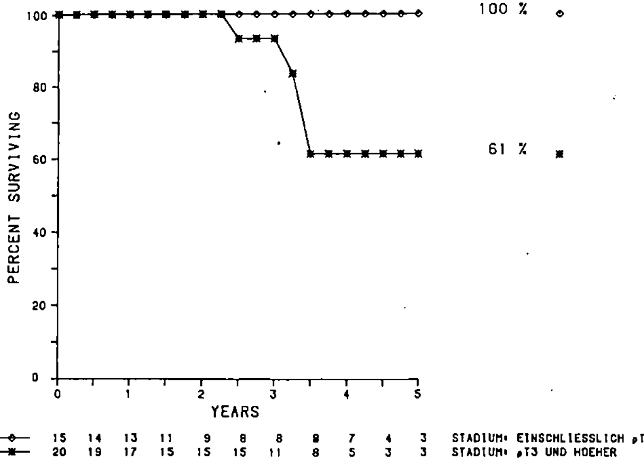

Abb. 8. Rezidivfreie Überlebensquote in Abhängigkeit vom Tumorstadium

malige TUR dystropher Verkalkungen und schließlich eine Urethraplastik nach Solovov erforderte. In der Häufigkeit folgten aktinische Veränderungen an Blase und Ureter.

Am 15. 7. 83 lebten alle Patienten, 3 mit generalisierter Metastasierung, ein Patient mit einer lokalisierten Beckenmetastase und ein Patient mit klinisch nicht entdecktem Lokalrezidiv, das anläßlich einer Urethraplastik festgestellt wurde.

Die rezidivfreien Überlebenskurven nach Kaplan und Meier (1958) ergeben für das Gesamtkollektiv ungeachtet des Tumorstadiums nach 5 Jahren bei 78% Rezidivfreiheit (Abb. 7). Trennt man diese nach dem Tumorstadium, so sind alle Patienten im pT_2-Stadium und kleiner rezidiv- oder metastasenfrei, während lediglich 61% der Patienten in höheren Tumorstadien ohne Rezidive leben (Abb. 8).

Zusammenfassung

Trotz Einführung des CT konnten nur etwas mehr als die Hälfte der Patienten klinisch korrekt klassifiziert werden. Dies hat 2 Folgen: Einerseits erhöhte eine notwendig werdende Radiatio die Anzahl der Spätkomplikationen und Folgeeingriffe, andererseits ist das rezidivfreie Überlebensintervall in der Gruppe der Understaget-Patienten deutlich niedriger.

Literatur

1. Barnes R, Hirst A, Rosenquist R (1976) Early carcinoma of the prostate: comparison of stages A and B. J Urol 115:404. – 2. Bass RB Jr, Barrett DM (1980) Radical retropubic prostatectomy after transurethral prostatic resection. J Urol 124:495. – 3. Bauer WC, McGavran MH, Carlin MR (1960) Unsuspected carcinoma of the prostate in suprapubic prostatectomy specimens: a clinico-pathological study of 55 consecutive cases. Cancer 13:370. – 4. Correa RJ, Anderson RG Jr, Gibbons RP, Mason JT (1974) Latent carcinoma of the prostate – why the controversy? J Urol 111:664. – 5. Donohue RE, Fauver HE, Whitesel JA, Pfister RR (1979) Staging prostatic cancer: a different distribution. J Urol 122:327. – 6. Golimbu M, Schinella R, Morales P, Kurusu S (1978) Differences in pathological characteristics and prognosis of clinical A_2 prostatic cancer from A_1 and B disease. J Urol 119:618. – 7. Heany JA, Chang HC, Daly JJ, Prout GR Jr (1977) Prognosis of clinically undiagnosed prostatic carcinoma and the influence of endocrine therapy. J Urol 118:283. – 8. Kaplan EC, Meier P (1958) Nonparametric estimation from imcomplete observation. J Am Stat Ass 53:457

Dr. med. F. Hering
Urologische Univ.-Klinik
Spitalstraße 21
CH-4031 Basel

Verhandlungsbericht der Deutschen Gesellschaft
für Urologie, 35. Tagung (1983), 261–263

Wertigkeit der transrektalen Sonographie und der Computertomographie der Prostata bei der Erkennung von Carcinomgewebe

J. Braun, R. Hofmann, W. Schütz, G. Steuer, R. Babic und St. Feuerbach

Die Prostata ist ein durch Lage und natürlichen Zugangsweg für die Untersuchung günstig gelegenes Organ. So reicht schon der Finger für eine begrenzte Untersuchung aus, bei der in etwa Größe, Konsistenz und Abgrenzbarkeit zu erfassen sind. Dabei ist allerdings nur der der Rektumwand anliegende Teil der Prostata zu beurteilen.

Bis zur Entwicklung des Computertomographen konnte eine weitergehende Aussage mit keiner anderen Methode erstellt werden. Das CT ließ erstmals Größenverhältnis und Abgrenzbarkeit des gesamten Organs, sowie der Samenblasen erkennen. Feinere Strukturdifferenzierungen des Prostatagewebes konnten mit dem CT jedoch nicht erfaßt werden. Die Erwartungen im Hinblick auf die Diagnostik des Prostatacarcinoms konnte das CT jedoch nur teilweise erfüllen, wie eigene Untersuchungen und Berichte anderer Autoren ergaben [1].

Eine genaue Darstellung des Organs, seiner Binnenstruktur und seiner Grenzen, zeigte erst die Sonographie – abdominell transvesikal oder transrektal [2, 3].

Wir benutzen hierfür einen transrektalen rotierenden Ultraschallscanner vom Typ ALOKA mit einem 5 MHz-Schallkopf.

Wir haben bei 58 Patienten, bei denen die Diagnose eines Prostatacarcinoms gesichert war, einen rektalen Tastbefund erhoben, sowie eine transrektale Sonographie und ein CT der Prostata zur Bestrahlungsplanung durchgeführt. Diese Befunde wurden in Bezug auf Erkennbarkeit des Carcinoms, die lokale Tumorausdehnung und die Abgrenzbarkeit untersucht. Dabei zeigte sich, daß bei einer großen Anzahl verschiedener Untersucher nur ca. 80% aller Carcinome durch rektale Palpation diagnostiziert wurden. Bei einer Nachuntersuchung dieser Patienten durch einen einzigen Untersucher, konnte bei 93% ein verdächtiger

rektaler Tastbefund erhoben werden. Sonographisch wurde bei 90% der Verdacht auf ein Carcinom geäußert. Im CT ließ sich nur bei 27% die Verdachtsdiagnose eines Carcinoms stellen.

Bei der Stadieneinteilung erwies sich das Sonogramm am genauesten, insbesondere konnte auch bei 5 Tumoren im lokalen Stadium T_0 ein Hinweis auf Carcinomveränderungen gefunden werden. Im Stadium T_4 ist die rektale Untersuchung noch vor dem CT der Sonographie deutlich überlegen, da die Fixation im Becken mit bildgebenden Verfahren schlecht darstellbar ist (Tabelle 1).

Im Computertomogramm ergab sich ein Carcinomverdacht im wesentlichen erst im Stadium T_3 und T_4 und zwar ausschließlich aufgrund eines asymmetrischen oder infiltrativen Wachstums bzw. dem Nachweis von Lymphknotenpaketen. In der Binnenstruktur erwiesen sich alle CTs von weitgehend homogener Dichte, die sich von der der Adenome nicht unterschied [1].

Bei der transrektalen Sonographie zeigte sich eine deutlich differenzierbare Binnenstruktur der Prostata mit klarer Abgrenzbarkeit in den Stadien T_1 und T_2, sowie Zeichen der Differenzierbarkeit zwischen Adenom und Carcinom, wie sie auch andere Autoren berichten [2, 4].

Tabelle 1. Lokale Stadienverteilung des PC bei verschiedenen Diagnoseverfahren

Stadium	Rektaler Tastbefund	Transrektale Sonographie	Computertomographie
T_0	0/58 (0%)	5/58 (9%)	0/58 (0%)
T_1	17/58 (30%)	11/58 (19%)	0/58 (0%)
T_2	23/58 (40%)	23/58 (40%)	4/58 (7%)
T_3	12/58 (20%)	17/58 (29%)	9/58 (16%)
T_4	6/58 (10%)	2/58 (3%)	2/58 (4%)

Tabelle 2. Echoverteilung und Differenzierungsgrad

Echoverteilung	Differenzierungsgrad			
	hochdiff.	mitteldiff.	mäßig diff.	cribriform
Echoarm homogen	0	0	0	0
Echoarme Bezirke	2 (3,4%)	9 (15,8%)	21 (36,8%)	3 (5,1%)
Normale Echoverteilung	3 (5,1%)	1 (1,7%)	1 (1,7%)	0
Echoreich homogen	3 (5,1%)	0	0	2 (3,4%)
Echoreiche Bezirke	6 (10,2%)	1 (1,7%)	4 (6,8%)	2 (3,4%)

Die meisten Carcinome wiesen im Gegensatz zu den Adenomen ein unruhiges Reflexmuster mit teils reflexreichen, teils reflexarmen Zonen auf. Reflexarme Zonen wurden in 60% aller Carcinome, reflexreiche Zonen als Hinweis auf das Carcinom, bei 22% aller Carcinome gefunden. Ein unauffälliger Befund ergab sich sonographisch bei 8,5%, eine homogene Verdichtung ebenfalls bei 8,5% aller Carcinompatienten. Eine homogene reflexarme Struktur wurde nicht beobachtet. Histologisch zeigte sich, daß die Mehrheit der mittel bis schlecht differenzierten Carcinome echoarme Bezirke in der Sonographie verursachten, wo hingegen hoch differenzierte Carcinome eher normale bis echoreiche Strukturen zeigten (Tabelle 2).

Zur weiteren Abklärung, ob es sich bei den reflexreichen oder reflexarmen Strukturen um das Carcinom handelt, haben wir ultraschallgesteuerte Biopsien durchgeführt. Abb. 1 zeigt die inhomogene Strukturierung eines T_2-Prostatacarcinoms mit dem deutlichen Reflex der Biopsienadel und den Reverberationsechos (Abb. 1).

Andererseits wurden bei radikal operierten Prostatacarcinompatienten Großflächenschnitte angefertigt und diese mit dem CT und der Sonographie verglichen. Die Sonographie ergab hierbei eine gute Übereinstimmung des Sonographiebildes mit dem histologischen Großflächenschnitt. Als Beispiel zeigt Abb. 2 eine echoarme Zone im Bereich des gesamten rechten Seitenlappens mit einer kleinen rundlichen Struktur. Die Ausdehnung des Carcinoms mit einer kleinen cystischen Aussparung deckt sich im histologischen Großflächenschnitt (Abb. 3) genau mit der sonographisch ermittelten Tumorausdehnung. Diese exakte Tumorlokalisation konnte an mehreren radikal operierten, schlecht differenzierten Prostatacarcinomen nachgewiesen werden.

Unsere Untersuchung hat gezeigt, daß das CT in der Diagnostik des Prostatacarcinoms nur im Stadium T_3 und T_4, sowie bei der Beurteilung des Lymphknotenstatus im Becken eine gewisse Bedeutung erlangt. Die Sonographie, insbesondere die transrektale Sonographie, gibt hingegen eine exakte Darstellung des Organs mit seiner Binnenstruktur und seiner Abgrenzbarkeit [2, 3, 4]. Sie ist dem tastenden Finger insoweit überlegen, da sie auch auf Veränderungen der Prostata Hinweise gibt, die ventralwärts gelegen sind. Mit Hilfe der ultraschallgezielten Biopsie ist durch die Erkennbarkeit der Nadel im Zielgebiet eine

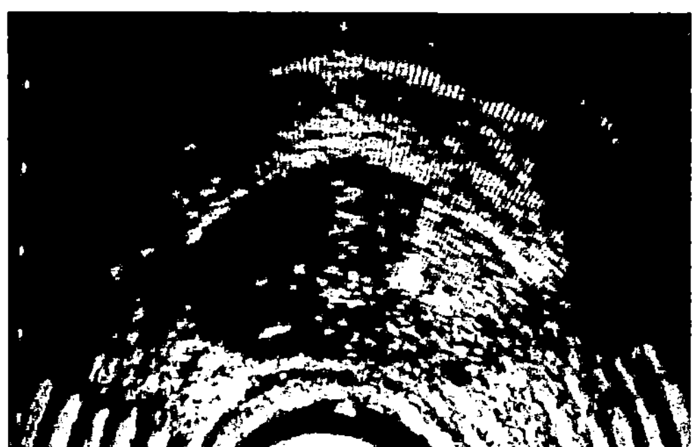

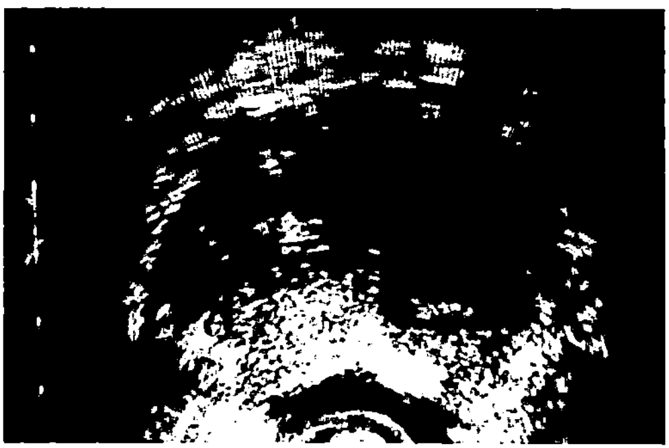

Abb. 1. Transrektale Sonographie eines Prostatacarcinoms mit Punktionsnadelreflex und Reverberationsechos

Abb. 2. Transrektale Sonographie eines Prostatacarcinoms im gesamten rechten Seitenlappen (echoarme Zone)

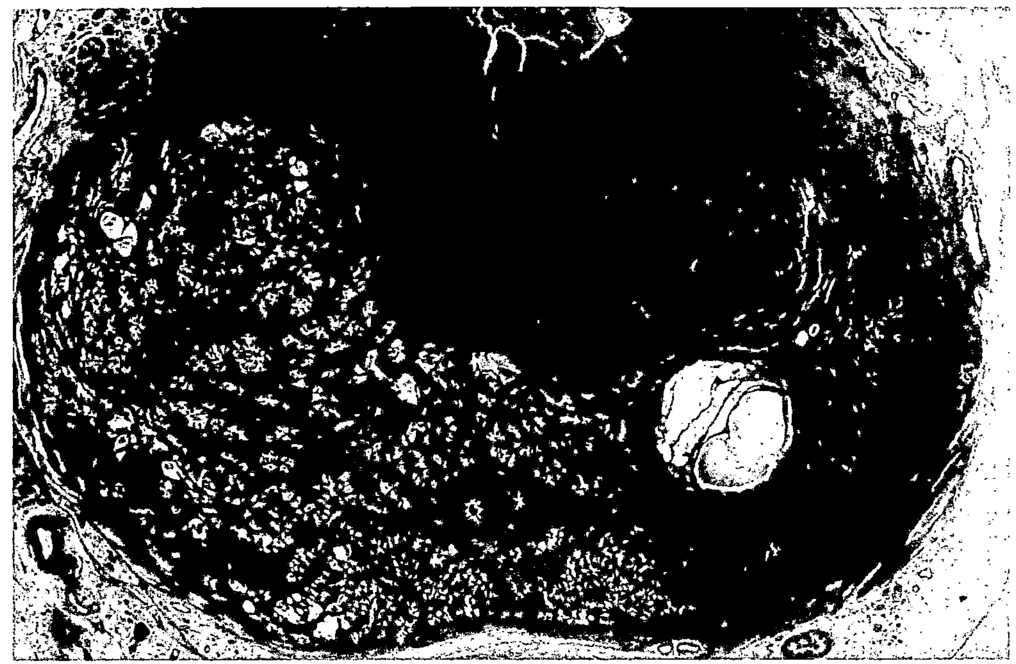

Abb. 3. Histologischer Großflächenschnitt des Carcinoms der Abb. 2 mit exakt entsprechender Tumorausdehnung

verbesserte histologische Diagnostik möglich [5]. Eindeutige sonographische Kriterien des Prostatacarcinoms im Stadium T_1 und T_2 gibt es nicht, außer der Asymmetrie und einem unruhigen Echomuster. Unregelmäßig begrenzte, echoarme Zonen scheinen noch eher auf ein Carcinom zu deuten als echodichte Strukturen ohne Schallschatten.

Die transrektale Sonographie liefert jedoch keine histologischen Diagnosen, sondern gibt Hinweise auf Veränderungen der Prostata oder Samenblasen, ebenso wie die rektale digitale Untersuchung. Der Beweis einer malignen Veränderung kann nur durch eine möglichst gezielte Biopsie und histologische Untersuchung erbracht werden. Diese sollte durchgeführt werden, wenn sich ein unruhiges sonographisches Bild der Prostata bietet, auch ohne den entsprechenden rektalen Tastbefund.

Literatur

1. Price JM, Davidson AJ (1979) Computed tomographie in the evaluation of the suspected carcinomatous prostate. Urol Radiol 1:39–42. – 2. Peeling WB, Griffiths GJ, Evans KT, Roberts EE (1979) Diagnosis and staging of prostatic cancer by transrectal ultrasonography. A priliminary study. Br J Urol 51:565–569. – 3. Walz PH, Wessels G (1980) Ultraschalluntersuchung der Prostata: Die rechnerunterstützte Bildauswertung zur Erkennung von Tumoren. Verhdlg-Ber Dtsch Ges Urol 32:92–93. – 4. Reindl P (1982) Die transrektale sonographische Untersuchung des Prostatacarcinoms. Fortschr Roentgenstr 136/5:499–505. – 5. Hastek SM, Gammelgaard J, Holm HH (1982) Ultrasonically guided transperineal biopsy in the diagnosis of prostatic carcinoma. J Urol 128:69–71

Dr. med. J. Braun
Urologische Klinik und Poliklinik Rechts der Isar
der Technischen Universität München
Ismaninger Str. 22
D-8000 München 80

Verhandlungsbericht der Deutschen Gesellschaft
für Urologie, 35. Tagung (1983), 264–266

Staging des Prostata-Carcinoms durch rektale Sonographie?

R. Hoffmeister, H.-P. Caspers und D. Zoedler

Um die Indikation zur totalen Prostatektomie zu stellen, ist die Aussicht auf die zu erzielende Radikalität ein entscheidender Parameter.

Bezüglich des präoperativen T-Stadiums war der Untersucher bisher allein auf seinen tastenden Finger angewiesen.

Es gilt nun zu fragen, inwieweit die Sonographie in der Lage ist, die Treffsicherheit der präoperativen Stadium-Einteilung zu verbessern.

Methodik

Wir haben die Patienten, die der totalen Prostatektomie zugeführt wurden, präoperativ rektal palpiert und transrektal sonographiert.

Als sonographische Untersuchungseinheit fand Verwendung das Steuergerät USI-51 und der transrektale Scanner ASU-51 der Firma Aloka.

Nach der totalen Prostatektomie wurde das Operationspräparat im Wasserbad sonographiert.

Von dem Operationspräparat selbst wurden Makrofotos angefertigt von Schnitten durch das Organ in derselben Ebene, wie sie bei der rektalen Sonographie entstehen. Die carcinomatös veränderten Anteile wurden markiert.

Ergebnisse

Um ein P_1- von einem P_2-Stadium unterscheiden zu können, ist es erforderlich, daß das Prostata-Carcinom-Gewebe sich vom nicht malignen Prostatagewebe sonographisch differenzieren läßt.

Bei unseren Untersuchungen zeigte sich, daß sonographisch z.T. eher die reflexarmen Zonen (Abb. 1a, b) und z.T. eher die echodichten Areale (Abb. 2a, b) der Verteilung des Carcinom-Gewebes entsprachen.

Es kam auch vor, daß sich sonographisch ein echodichtes Areal darstellte in Analogie zum Carcinom-Gewebe. Weitere echodichte Areale im

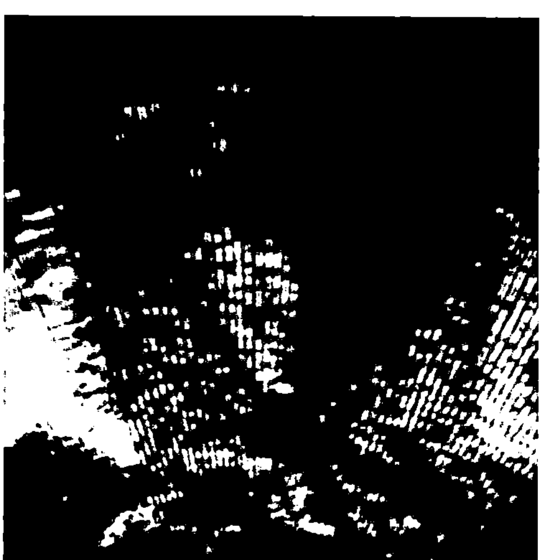
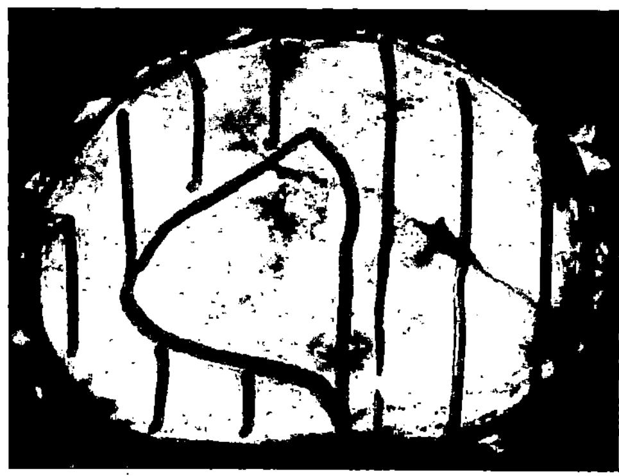

Abb. 1a, b. Im Wasserbad sonographiertes Operationspräparat und Makrofoto desselben Operationspräparates in derselben Schnittebene. Die echoarmen Areale entsprechen der Verteilung des Carcinom-Gewebes

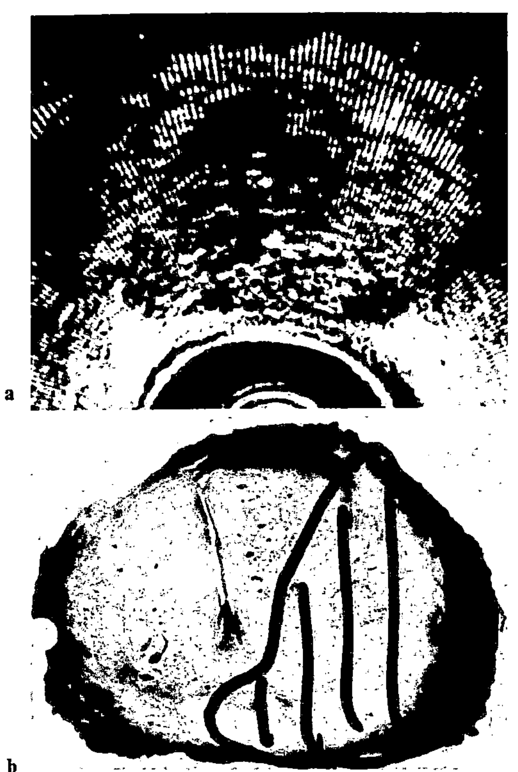

selben sonographischen Bild fanden aber nicht eine entsprechende Erklärung.

In einem Falle hatten wir den Eindruck, daß das Carcinom-Gewebe sich sonographisch als reflexarme Zone darstellte, welche gegen das Adenom-Gewebe durch einen umgebenden reflexreichen Ring abgegrenzt wurde.

Nicht selten ließ sich aber bei dem Vergleich zwischen Sonographie und Operationspräparat keinerlei Übereinstimmung darstellen.

Bedeutungsvoll erschien uns die Frage, inwieweit die Sonographie die Differenzierung absichern hilft, ob noch ein P_2-Stadium oder schon ein P_3-Stadium vorliegt, unseres Erachtens die entscheidende Frage zur Operationsindikation.

Sicher läßt sich bei ausgedehnteren Befunden sonographisch ein Überschreiten der Organgrenze feststellen.

Bei nicht so ausgeprägten Befunden kann dieses aber Schwierigkeiten machen.

So sahen wir sonographisch z.B. entsprechend dem histo-pathologischen Befund eine fragliche Abgrenzbarkeit auf der linken Seite, andererseits war die rechte Seite, welche histo-pathologisch kein Carcinom-Gewebe enthielt, ebenfalls nicht ganz eindeutig abgrenzbar (Abb. 2a, b).

Relativ gut lassen sich allerdings nach unseren Erfahrungen sonographisch die Samenblasen beurteilen.

Hier können die fehlende Darstellung, die einseitige oder beiderseitige Stauung oder Verdrängung einen Hinweis auf ein fortgeschritteneres Stadium geben.

Abb. 2a, b. Transrektal sonographierte Prostata und Operationspräparat in derselben Schnittebene. Die echodichten Areale entsprechen dem Carcinom-Gewebe. Die Organgrenze scheint links überschritten zu sein, rechts ist sie aber, ohne daß Carcinom-Gewebe vorliegt, ebenfalls aufgelöst

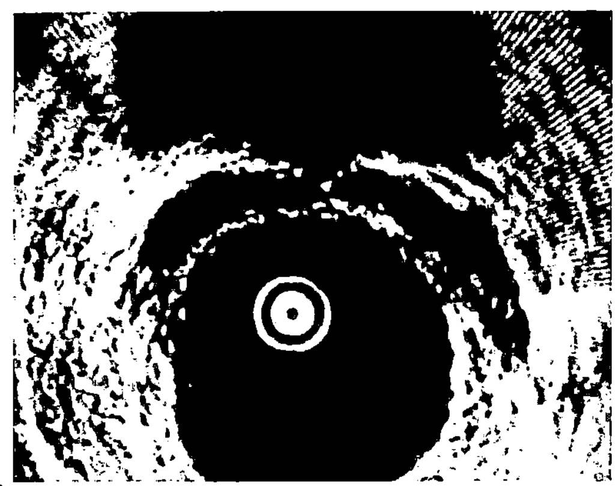

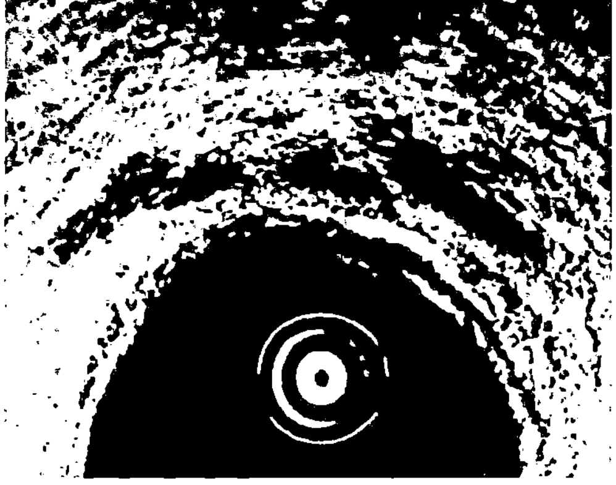

Abb. 3a, b. Transrektale Sonographie der Samenblasen mit echodichter Aussparung im Bereich der Spitze der rechten Samenblase und knotig imponierender Struktur beider Samenblasen. Histo-pathologisch Befall zum einen der rechten Samenblase, zum anderen beider Samenblasen

Bei pathologisch-histologisch nachgewiesenem carcinomatösen Befall fanden wir zum einen sonographisch eine Aussparung im Bereich der rechten Samenblase (Abb. 3a) und zum anderen eine insgesamt knotige Infiltration beider Samenblasen (Abb. 3b).

Allerdings sind die Samenblasen bei der rektalen Sonographie sehr gut beurteilbar.

Veränderungen in diesem Bereich können einen Hinweis auf das Vorliegen eines Stadiums P_3 ergeben.

Zusammenfassung

Es fällt schwer, sonographisch eindeutige Kriterien für Carcinom-Gewebe in der Prostata zu formulieren, was unseres Erachtens auch nicht zu erwarten war, zumal selbst der erfahrene Pathologe gelegentlich Schwierigkeiten hat, eine Differenzierung vorzunehmen.

Dieses würde aber auch bedeuten, daß ein Stadium P_1 von einem Stadium P_2 sonographisch kaum unterschieden werden kann bzw. daß das Carcinom-Gewebe sich nicht eindeutig vom nicht carcinomatös veränderten Prostatagewebe differenzieren läßt.

Auch die Erkennung eines frühen P_3-Stadiums macht Schwierigkeiten sowohl im Sinne eines Under- als auch Overstagings, da ein diskretes Überschreiten der Organgrenze sonographisch sicherlich nur schwer erfaßbar ist.

Literatur

Bartels H (1981) Leistungsfähigkeit und Wertigkeit der Sonographie im Bereich der Urologie. Ultraschall 2:114–120. – Eickenberg H-U, Heckemann R (1983) Diagnostischer Ultraschall für Urologen, Teil II. Urologe [B] 23:57–79. – Harada K, Igari D, Tanahashi Y (1979) Gray scale transrectal ultrasonography of the prostate. J Clin Ultrasound 7:45–49. – Matouschek E (1981) Erste Ergebnisse bei der echographischen Darstellung von Tumoren mit einem neuen transurethralen Scanner. Tumor Diagnostik 2:17–20. – Sanders RC (1981) The practical value of diagnostic ultrasound in urology. J Urol 126:283–287. – Watanabe H, Igari D, Tanahashi Y, Harada K, Saitoh M (1975) Transrectal ultrasonotomography of the prostate. J Urol 114:734–739

Dr. R. Hoffmeister
Urologische Abteilung der Klinik Golzheim
Friedrich-Lau-Straße 11
D-4000 Düsseldorf 30

Verhandlungsbericht der Deutschen Gesellschaft
für Urologie, 35. Tagung (1983), 267–269
© Springer-Verlag Berlin Heidelberg 1984

Klinische Bedeutung der transrektalen Prostatasonographie

P. Carl und P. Reindl

Die transrektale Sonographie ermöglicht eine diagnostische Beurteilung der Prostata und der Samenblasen. Die Prostata kann bezüglich ihrer Form, der einzelnen Durchmesser, sowie des Volumens beurteilt werden. Weitere Kriterien sind die Abgrenzbarkeit der Kapsel, die Binnenstruktur und die damit zusammenhängende Schalleitung. Eine gleichzeitige Untersuchung der Samenblasen ist aufgrund der Länge der handelsüblichen Schallköpfe meist gut möglich.

Die diagnostische Bedeutung der Untersuchungsmethode soll anhand einiger typischer Beispiele dargestellt werden.

Die jugendliche Prostata (Abb. 1) weist im Normalfall eine dreieckige, gut abgrenzbare Schallfigur auf. Mit zunehmender Adenomentwicklung stellt sich die Prostata mehr ovalär bis rund dar, wobei das reine Adenom durch eine homogene Binnenstruktur und eine gute Abgrenzbarkeit der Kapsel gekennzeichnet ist (Abb. 2).

Chronische entzündliche Veränderungen führen meist zu einem mehr oder weniger inhomogenen Schallbild mit wechselnden Arealen echoarmer und echodichter Strukturen. Die Echostruktur kann einem Prostatakarzinom ähneln, jedoch weist die chronische Prostatitis eine glatt begrenzte Kapsel auf (Abb. 3). Ein inhomogenes Echomuster findet sich auch beim Prostatakarzinom, wobei die Veränderungen in Abhängigkeit von der T-Kategorie einen oder beide Lappen betreffen. Bei fortgeschrittenen Karzinomen überwiegen meist echoarme Bezirke, bei gleichzeitig unscharf begrenzter Kapsel (Abb. 4).

Die Samenblasen waren bis zur Entwicklung der Computertomographie und Sonographie einer Diagnostik schwer zugänglich, wenn man von der invasiven Methode der Vesikulographie absieht. Bei der transrektalen Sonographie sind ein- oder beidseitige Samenblasenvergrößerungen gut erkennbar. Eine unilaterale Volumenzunahme muß den Verdacht auf ein Prostatakarzinom lenken. Beidseitige Samenblasenvergrößerungen finden sich bei entzündlichen Prozessen, jedoch auch bei Prostata-Adenomen. Unregelmäßige Strukturen und inkomplette Darstellung spricht

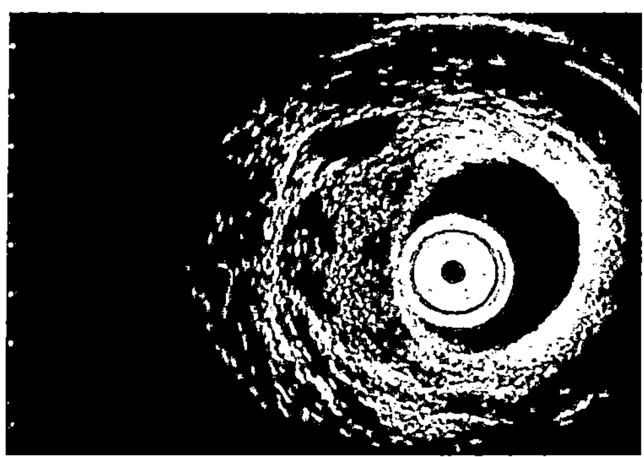

Abb. 1. Juvenile Prostata, gut abgrenzbar, dreieckige Schallfigur bei einem 20jährigen

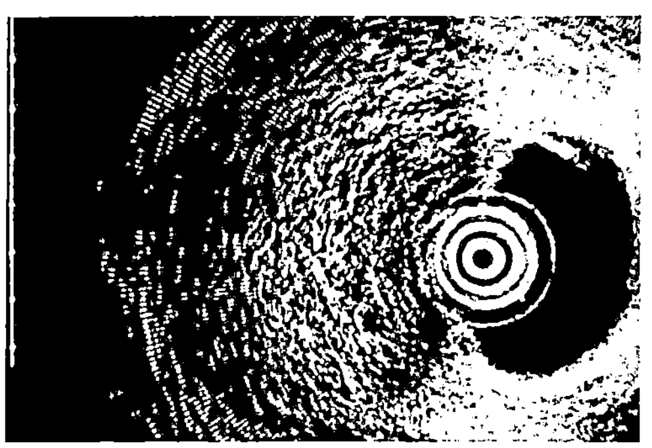

Abb. 2. Homogenes Schallbild und gute Abgrenzbarkeit bei großem Adenom (Gew. = 200 g)

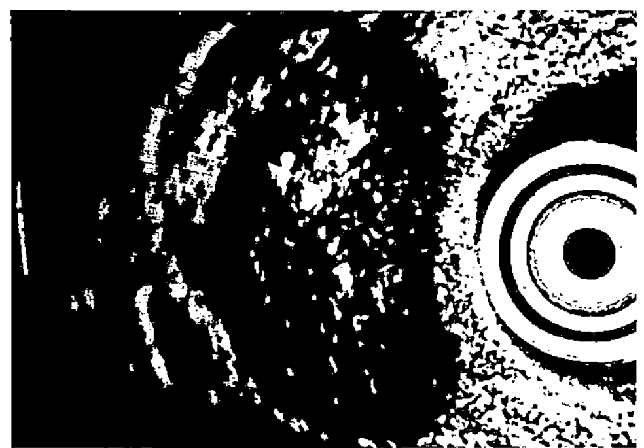

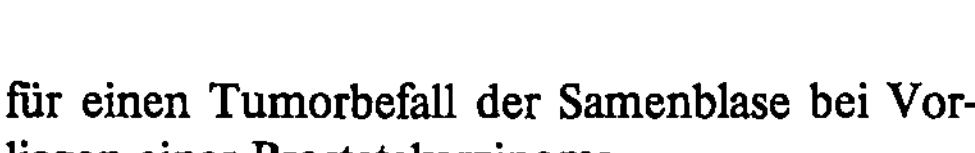

Abb. 3. Hyperdense zentrale Bezirke bei 45jährigem mit chron. Prostatitis; gute Abgrenzbarkeit der Prostata

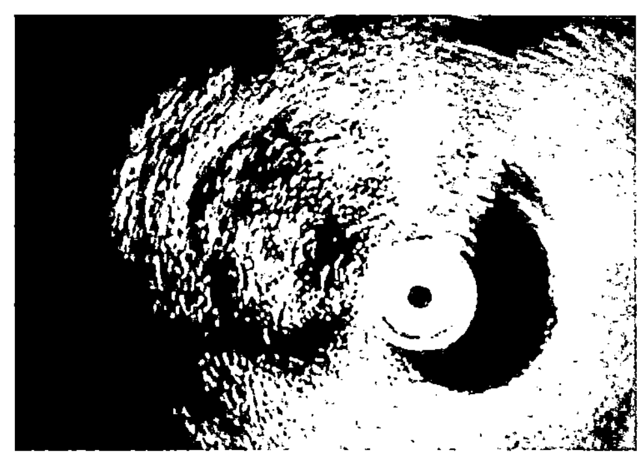

Abb. 4. Prostata-Karzinom (T4) mit dorsalem hypodensem und zahlreichen hyperdensen Bezirken in beiden Lappen, links Organgrenze überschritten

für einen Tumorbefall der Samenblase bei Vorliegen eines Prostatakarzinoms.

Nach transurethraler Resektion findet sich ein zentraler schallfreier Raum mit runder, ovalärer oder auch unregelmäßiger Begrenzung, welcher der Resektionshöhle entspricht. Eine inkomplette Resektion kann somit auch sonographisch nachgewiesen werden. Zu berücksichtigen ist allerdings die postoperative Kontraktion der Prostatakapsel, welche zu einer allmählichen Verkleinerung des Gesamtorgans, und damit auch der Resektions-

höhle, führt. Das gleiche gilt für den Zustand nach suprapubischer Adenomektomie.

In den letzten 2 Jahren haben wir fast 1500 Untersuchungen mit dem transrektalen Scanner der Firma Aloka durchgeführt. Die durchschnittlichen sagittalen, transvesalen und longitudinalen Durchmesser wurden bei den ersten 308 untersuchten Patienten für die einzelnen Altersgruppen erfaßt und zur Orientierung in den Befundbogen aufgenommen (Tabelle 1).

Eine Auswertung von 344 histopathologisch abgeklärten Fällen zeigte beim Prostata-Adenom knapp 91% richtige sonographische Diagnosen (Tabelle 2). Differenzialdiagnostische Schwierigkeiten ergaben sich bei 11 von 92 Fällen mit chronischer Prostatitis, bei denen das sonographische Bild karzinomverdächtig erschien. Beim Prostatakarzinom konnte die Diagnose anhand des sonographischen Befundes in 85,3% gestellt werden (Tabelle 3). In 10 Fällen sprach das Schallbild hingegen für eine chronische Entzündung, sodaß die transrektale Sonographie beim Karzinom zu insgesamt knapp 15% falsch negativen Befunden führte. Es handelt sich hierbei ausnahmslos um T1- und T2-Tumoren.

Ein Vergleich von Literaturangaben zeigt, daß

Tabelle 1. Prostatamaße (mm): Bestimmung an 308 Patienten

Alter	AP (sagittal)	RL (transversal)	LD (longitudinal)
50–59 (n = 68)	25 ± 6	47 ± 7	29 ± 6
60–69 (n = 113)	29 ± 8	49 ± 9	33 ± 8
70–79 (n = 98)	30 ± 9	51 ± 8	34 ± 10
80–89 (n = 29)	37 ± 12	57 ± 13	40 ± 13

Tabelle 2. Gegenüberstellung histopathologischer und sonografischer Befunde (n = 344)

Histopathologie	n	Übereinstimmung mit sonografischen Befunden	Sonografische Befunde			
			Vd. a. PC	Prostatitis	PPH	o. B.
BPH	143	130 (90,9%)	5	8		
Chron. Prostatitis	92	79 (85,9%)	11[a]		2	
PC	109	93 (85,3%)		10	2	4[b]

[a] Zweimal granulom. Prostatitis.　[b] Viermal „incidental carcinoma"

Tabelle 3. Sonografische Diagnostik des Prostatakarzinoms

Autor	n	Sonografische Diagnose richtig (n)	%
Brooman et al. (1981)	99	91	90
Harada (1980)	21	18	86
Watanabe (1981)	57	54	94,7
Frentzel-Beymen (1982)	89	75	84,2
Eigene Untersuchungen (1982)	109	93	85,3

Tabelle 4. Ergebnisse der ultraschallgesteuerten Punktion ($n = 18$)

Tastbefunde	Sonografisch suspekt	Histopathologie		
		PA + Prostatitis	granulom. Prostatitis	PC
Suspekt: 14	10	5	2	7
Nicht suspekt: 4	4	1	–	3

fund. Die sonographisch gesteuerte Punktion bestätigte bei 3 von 4 sonographisch suspekten Befunden ein Karzinom, ebenso bei 7 von 14 suspekten Palpationsbefunden, welche primär nicht histopathologisch bestätigt werden konnten (Tabelle 4).

Zusammenfassend können wir anhand von über 1400 Untersuchungen feststellen, daß die transrektale Prostatasonographie wichtige diagnostische Hinweise liefern kann, wobei jedoch stets alle sonographischen Kriterien in die Beurteilung einbezogen werden müssen. Die größten diagnostischen Schwierigkeiten bereitet die Differentialdiagnose Prostatakarzinom/chronische Prostatitis. Zur Früherkennung des Prostatakarzinoms kann das Verfahren daher nur im begrenzten Maße beitragen. Es erscheint nach unseren Erfahrungen

die Diagnose Prostata-Karzinom durch die transrektale Prostatasonographie derzeit in 84 bis 94% der Fälle gestellt werden kann.

Eine entscheidende Orientierungshilfe kann die transrektale Prostatasonographie für die perineale Biopsie liefern. Dies gilt erstens für Fälle mit suspektem Tastbefund und primär negativem Biopsie-Ergebnis, zweitens für palpatorisch unauffällige Prostaten mit sonographisch suspektem Befund. Die sonographisch gesteuerte Punktion ist jedoch unabdingbar, jeden sonographisch suspekten Befund weiter abzuklären.

Prof. Dr. med. P. Carl
Urologische Abteilung
des Kreiskrankenhauses Deggendorf
Perlasberger Str. 41
D-8360 Deggendorf

Verhandlungsbericht der Deutschen Gesellschaft
für Urologie, 35. Tagung (1983), 270–273
© Springer-Verlag Berlin Heidelberg 1984

Sonographische Verlaufsbeurteilung bei Prostatakarzinomen nach Bestrahlung

W.H. Meyer, H. Denkhaus und H. Becker

Einleitung

Um den Erfolg einer Strahlentherapie bei Patienten mit einem Prostatakarzinom sicher beurteilen zu können, haben wir im Rahmen einer prospektiven Studie 33 Patienten über den Zeitraum von 1 Jahr serienmäßig mit der nichtinvasiven, suprapubischen Sonographie untersucht.

Es sollten folgende Fragen beantwortet werden:
1. Wie ändert sich beim radiotherapeutisch behandelten Prostatakarzinom das Volumen und die Abgrenzbarkeit der Prostata?
2. Wie weit stimmen der klinische und der sonographische Untersuchungsbefund nach lokaler Bestrahlung eines Prostatakarzinoms überein?

Tabelle 1. Charakterisierung von 33 Patienten mit strahlentherapiertem Prostatacarcinom

Therapie	Zahl der Patienten	
Radiatio	10	
Radiatio + Orchidektomie	15	} 23
Radiatio, Orchidektomie und zusätzl. medikamentöse endokrine Therapie	8	

Material und Methode

Alle 33 untersuchten Patienten mit einem histologisch gesicherten Prostatakarzinom im Stadium B–C wurden mit einer perkutanen Hochvolttherapie behandelt. Die Prostataregion wurde mit einer durchschnittlichen Herddosis von 65 Gy und die Lymphknotenstationen mit einer Dosis von 40 Gy bestrahlt. Von den 33 Patienten erhielten 23 zusätzlich eine endokrine Therapie, 15 eine Orchiektomie und 8 neben der Orchiektomie eine medikamentöse Therapie (Tabelle 1). Alle Patienten wurden unmittelbar vor und 3, 6 und 12 Monate nach der Strahlentherapie sonographiert. Gleichzeitig wurden auch ein klinischer- und laborchemischer Befund erhoben. Die Sonographie erfolgte bei gut gefüllter Harnblase mit einem 4 MHz-Schallkopf in transversalen und longitudinalen Schnitten.

Ergebnisse

a) Veränderung des Prostatavolumens (Tabelle 2)

3 Monate nach Bestrahlungsende wurde eine deutliche Verkleinerung der Prostata festgestellt (vgl.

Tabelle 2. Veränderung des Prostatavolumens nach Radiatio und/oder endokriner Therapie ($n = 31$)

	Volumen vor Therapie (cm³)	Volumen nach Therapie (cm³)		
		3 Monate	6 Monate	12 Monate
Radiatio ($n = 10$)	21 ± 8	16 ± 7	16 ± 5	14 ± 8
Radiatio und/oder endokrine Therapie ($n = 21$)	50 ± 26	16 ± 11	15 ± 10	14 ± 6

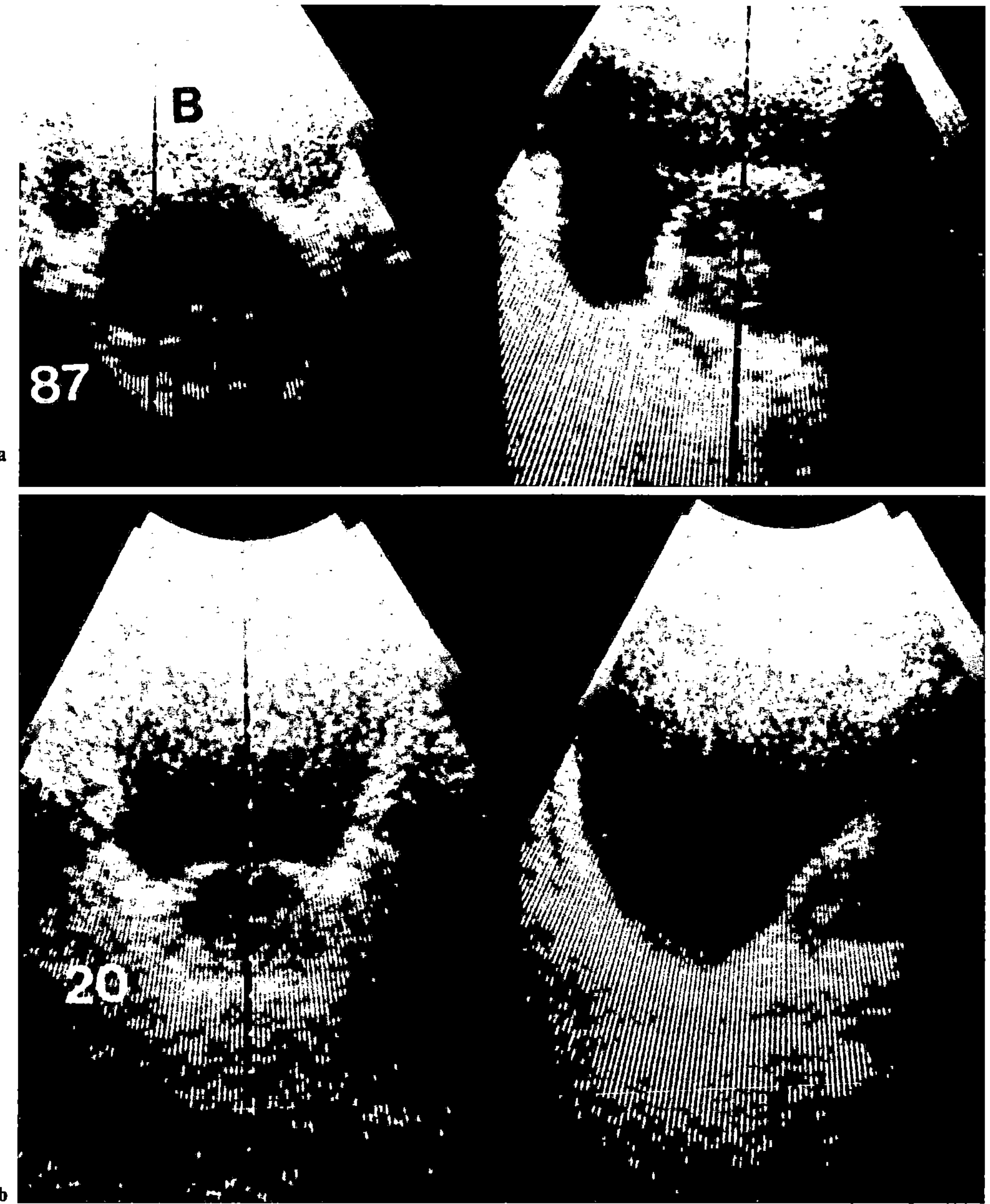

Abb. 1. a Großes Prostatakarzinom vor Strahlentherapie mit einem Volumen von 87 cm^3. *Links:* Transversalschnitt, *rechts:* Longitudinalschnitt, Blase. **b** Deutliche Abnahme des Prostatavolumens auf 20 cm^3 3 Monate nach Beendigung der Strahlentherapie

Abb. 1). Dieser Effekt war bei den kombiniert behandelten Tumoren besonders deutlich, denn das Prostatavolumen verringerte sich von 50 cm^3 vor Bestrahlung um 68% auf 16 cm^3 nach Bestrahlung und änderte sich bis zum Ende der Kontrollperiode nicht mehr. In der radiotherapeutisch behandelten Gruppe lagen fast ausschließlich kleinere, dem Stadium A oder B entsprechende Tumoren mit einem Ausgangsvolumen von 21 cm^3 vor. Die Größenabnahme der Prostata war in dieser Gruppe mit nur 24% deutlich geringer.

Tumorstadium vor Therapie	Zahl der Patienten	Randkonturen	
		verändert	unverändert
Organbegrenzt (T_1-T_2)	10	5 (50%)	5 (50%)
Organüber-schreitend (T_3-T_4)	21	16 (75%)	5 (25%)

b) Abgrenzbarkeit der Prostata (Tabelle 3)

Das lokale Tumorstadium bei Prostatakarzinomen wird sonographisch durch die Abgrenzbarkeit (Tumorstadium A–B) oder Unterbrechung der Prostatarandkonturen (Tumorstadium C) beurteilt.

Um den Einfluß der Strahlentherapie hierauf deutlich zu machen, haben wir 2 Patientengruppen unterschieden: Bei 10 Patienten lag vor Beginn der Bestrahlung ein sonographisch organbegrenzter Tumor, bei 21 weiteren Patienten ein organüberschreitender Tumor vor. Bei den 10 Patienten mit einem eindeutig organbegrenzten Tumorstadium vor Therapie fanden sich in 50% der Fälle verwaschene, unscharfe Randkonturen nach Strahlentherapie. Eine genaue Interpretation dieser Fälle ist nur durch den Vergleich mit dem präthera-

peutischen Befund möglich, um die verwaschenen Randkonturen nicht fälschlicherweise als unterbrochene Konturen im Sinne einer Organüberschreitung fehlzuinterpretieren.

In der zweiten Gruppe kam es bei 21 Patienten mit einem organüberschreitenden Tumor vor Therapie in 75% der Fälle zu einer Verschärfung der Randkonturen und zu einer besseren oder vollständigen Abgrenzbarkeit der Prostata (vgl. Abb. 2).

c) Korrelation zwischen sonographischem und klinischem Untersuchungsbefund (Tabelle 4)

Zur Prüfung dieser Frage haben wir bei 20 Patienten aus dem Gesamtkollektiv, bei denen zum Zeitpunkt der sonographischen Kontrolluntersuchung 3, 6 und 12 Monate nach Strahlentherapie auch ein klinischer Untersuchungsbefund vorlag, die sonographischen und klinischen Untersuchungsbefunde verglichen. Bei der klinischen Untersuchung fand sich bei 15 Patienten eine Remission des Tumors, bei 2 Patienten ein fraglich progredienter Verlauf und bei 3 Patienten ein eindeutiger Progreß. Sonographisch zeigte sich in 18 Fällen dagegen eine deutliche Remission im Sinne einer Verkleinerung des Organs und in 2 Fällen ein progredienter Verlauf mit Volumenvergrößerung und unruhiger Prostatarandkontur. Damit konnte eine gute Übereinstimmung beider Untersuchungsmethoden in annähernd 90% der untersuchten Fälle erzielt werden. Bei 2 Patienten mit einem

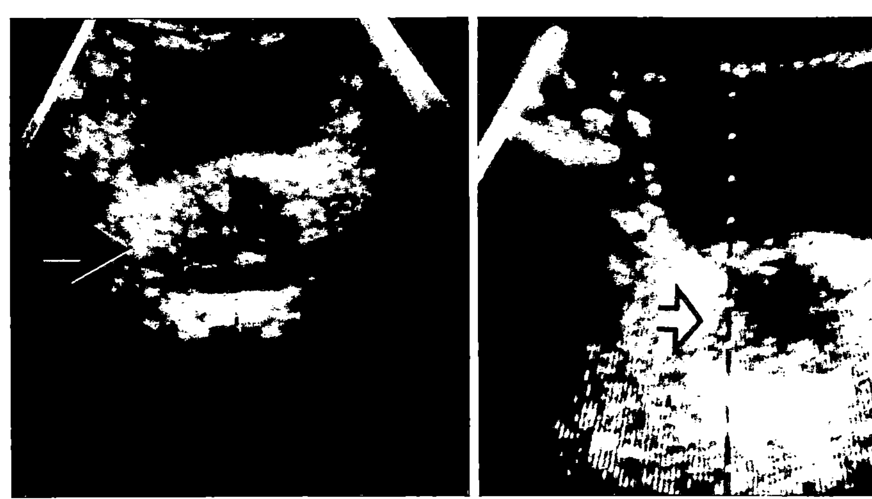

Abb. 2. Rückgang des organüberschreitenden Tumorwachstums nach der Radiatio. *Links:* Transversalschnitt: Randkontur rechtsseitig vom periprostatischen Gewebe nicht sicher abgrenzbar (*Pfeil*). *Rechts:* 6 Monate nach der Radiatio ist die Randkontur wieder abgrenzbar (*Pfeil*)

Tabelle 4. Sonographische und klinische Befunde bei radiogen und/oder endokrin behandeltem Prostatakarzinom ($n = 20$)

	Remission	Progreß	Fraglicher Progreß
Klinischer Befund (Tastbefund/ Laborparameter)	15	3	2
Sonographiebefund	18	2	0

klinisch fraglich progredienten Verlauf zeigte die Sonographie eine Remission, die im späteren Verlauf bestätigt werden konnte.

Zusammenfassung

Die vorliegende prospektive Studie an 33 serienmäßig sonographisch untersuchten Patienten mit einem radiotherapeutisch behandelten Prostatakarzinom hat gezeigt, daß die Ergebnisse der nichtinvasiven suprapubischen Sonographie und die klinische Untersuchung gut korrelieren. Insbesondere in klinischen Grenzfällen ist die suprapubische Sonographie ein gut geeignetes und den Patienten schonendes Verfahren zur sicheren Beurteilung des Therapieerfolges. Voraussetzung hierfür ist allerdings eine konsequente Verlaufskontrolle in regelmäßigen Abständen nach Beendigung der Therapie. Die Beurteilung eines progredienten Tumorwachstums beim Prostatakarzinom ist dagegen anhand eines Einzelbefundes unserer Erfahrung nach nicht möglich.

Dr. W.-H. Meyer
Urologische Universitätsklinik Eppendorf
Martinistr. 52
D-2000 Hamburg 20

Hodentumor

Verhandlungsbericht der Deutschen Gesellschaft
für Urologie, 35. Tagung (1983), 274/275
© Springer-Verlag Berlin Heidelberg 1984

Moderatoren: R. Nagel, Berlin; R. Engelking, Köln

Vergleichende Untersuchungen zur Festlegung der T-Kategorie von Hodentumoren durch Palpation, Sonographie und Großflächenschnitt

D. Molitor, R. Nagel, U. Seppelt, J. Metzler, A. Kranz, M. Al-Naieb und
C. Thomas

1. Einleitung

Im Auftrag des BMFT führen wir eine prospektive, multizentrische Studie durch, um die Praktikabilität und Validität des TNM-Systems beim Hodentumor zu überprüfen.

Anhand von 120 Patienten werden im Rahmen der Diagnostik des Primärtumors der Palpations-, Sonographie- und Operationsbefund dokumentiert und nach Semikastration pathohistologisch kontrolliert. Zur Erhebung des Sonographiebefundes finden Schallkopffrequenzen von 3,5–7 MHz Verwendung.

2. Methode

Ein Ziel unserer Studie ist es, die Minimalerfordernisse der UICC [7] – Palpation und Operation – hinsichtlich ihres Wertes zur Festlegung der T-Kategorie zu prüfen. Dabei soll der Wert der skrotalen Sonographie ermittelt werden. Vergleichbare Kriterien sind die Erkennung des Tumors und die Festlegung der T-Kategorie, die für alle Untersuchungen dokumentiert werden. Die UICC wählte zur Charakterisierung der Tumorausdehnung beim Hoden die Infiltration von Organstrukturen. Die pathohistologische Aufarbeitung des tumortragenden Hodens in Großflächenschnitten ist Auflage der Studie.

3. Ergebnisse

Die palpatorisch ermittelte T-Kategorie stimmte mit dem pathohistologischen Korrelat in der Hälfte der Fälle überein. Over- und Understaging bedingen gleichermaßen dieses Ergebnis (Tabelle 1). Der Grund der relativ hohen Fehlerquote ist durch die schwierige palpatorische Differenzierung bei Invasion des Rete testis und der paratestikulären Strukturen erklärbar.

Weist der gesunde Hoden in der Regel ein homogenes Reflexmuster auf, so zeigen die meisten Tumoren ein hyporeflexives Bild. Auch hyperreflexive Areale können gesehen werden. Sie finden sich fast ausschließlich in Kombination mit hyporeflexiven Zonen. Lediglich Seminome weisen ein mehr homogenes Erscheinungsbild auf. Der Nachweis, daß spezielle Reflexmuster mit histologischen Tumortypen korrellieren, konnte bisher nicht geführt werden. Orchitis, alte Torsion und Hämatom können sich ebenfalls durch ein hyporeflexives Echomuster darstellen. Zur Differentialdiagnose müssen hier weitere klinische und sonographische Parameter herangezogen werden.

Bei 101 untersuchten Patienten zeigte die skrotale Sonographie ein Understaging von 25%, ein Overstaging von 21% (Tabelle 1). Die präoperative Festlegung der T-Kategorie erfährt dadurch keine wesentliche Verbesserung. Erwartungsgemäß liefert der operative Befund das beste Ergebnis. Doch hat auch hier die Zuordnung zu der richtigen T-Kategorie, wie bei der Palpation, die gleichen Schwierigkeiten (Tabelle 1). Die Häufigkeitsverteilung der pT-Kategorie auf der Grundlage der pathohistologischen Aufarbeitung durch Groß-

Tabelle 1. Wertigkeit der diagnostischen Methoden bei der Festlegung der T-Kategorie

Methode	n	Richtige T-Kategorie	Over-staging	Under-staging
Palpation	106	47%	26%	26%
Sono	101	51%	21%	26%
OP	106	55%	20%	23%

Tabelle 2. Häufigkeitsverteilung der pT-Kategorie

pT-Kategorie	Reg. Verb. St. ($n = 1\,120$)	TNM-Studie ($n = 102$)
1	40%	28%
2	18%	3%
3	33%	64%
4a	8%	5%

Tabelle 3. Histologische Tumortypen bei 106 Patienten mit Hodentumoren

Tumoren von einem histologischen Typ	
Seminom	41
Embr. Ca	12
Dottersacktumor	–
Chorio-Ca	–
Teratom, reif	2
Teratom, unreif	–
Teratom, maligne Veränderungen	3
Tumoren von mehr als einem histologischen Typ	
Teratokarzinom	8
Andere	40

flächenschnitte zeigt bevorzugt die Stadien pT_1 und pT_3 (Tabelle 2). Besonders interessant ist die Verdopplung der pT_3-Kategorie gegenüber den Ergebnissen der Bonner Register-Studie.

Bei einer Gesamtzahl von 108 Patienten waren 58 Tumoren von einem histologischen Typ – davon 41 Seminome – und 48 Mischtumoren (Tabelle 3).

4. Diskussion

Eine zuverlässige Einstufung der T-Kategorie gelingt weder mit der Palpation, der Operation noch mit der Sonographie. Aus klinischer Sicht ist die präoperative Festlegung der T-Kategorie jedoch nicht erforderlich, da bei hinreichend begründetem Tumorverdacht in jedem Fall die operative Hodenfreilegung erfolgt.

Der Wert der skrotalen Sonographie liegt in der Entscheidungshilfe des Klinikers zur operativen Exploration bei palpatorisch fraglichen Befunden,

sehr kleinen Tumoren und Raumforderungen, die durch eine simultan bestehende Hydrocele maskiert sind. Bei der Entdeckung okkulter Tumoren zeigt sich ihre Überlegenheit als nicht invasive diagnostische Methode [1, 2, 3, 6].

Die Großflächenschnitt-Technik hat eine Konzentration auf 2 pT-Kategorien ergeben. Vielleicht können weitere Kriterien, wie z.B. Größe oder Lokalisation des Tumors die Frage klären, inwieweit Primärtumoren die Prognose beeinflußen. Nach den bisherigen Ergebnissen sollte man sich überlegen, ob man der UICC empfiehlt, die pathohistologische Untersuchung des Hodens durch Großflächenschnitt zu standardisieren. Patienten mit pT3-Tumoren sind z.B. offenbar wegen der häufigeren hämatogenen Metastasierung eine Risikogruppe [4, 5].

Literatur

1. Bertermann H, Förster R, Seppelt U (1982) Sonographische Beurteilung des Skrotalinhalts mit einem neuen Real-Time-Nahfeld-Scanner. Therapiewoche 32:692–698. – 2. Fischer P, Franken Th, Molitor D (1983) Ein neues einfaches Verfahren für die Immersionssonographie des Skrotalinhaltes in real-time-Technik. Ultraschall 4:15–20. – 3. Glazer HS, Lee JKT, Melson GL, McClennan BL (1982) Sonographic detection of occult testicular neoplasms. Am J Radiol 138:673–675. – 4. Hildenbrand G, Weißbach L, Oberhoffer G, Sommerhoff Ch (1982) Stadienzuordnung. In: Weißbach L, Hildenbrand G (Hrsg) Register und Verbundstudie für Hodentumoren – Bonn. Zuckschwerdt, München, S 125–136. – 5. Kröpfl D, Ringert RH, Niederle N, Scheulen ME, Seeber S, Eickenberg H-U, Hartung R (1983) Ergebnisse der retroperitonealen Lymphadenektomie bei nicht-seminomatösen Hodentumoren im klinischen Stadium I – Analyse der Risikofaktoren, die zu einem Therapiemißerfolg führten. Akt Urol 14:123. – 6. Richie JP, Birnholz J, Garnick MB (1982) Ultrasonography as a diagnostic adjunct for the evaluation of masses in the scrotum. Surg Gynecol Obstet 154:695–698. – 7. UICC (1978) TNM. Klassifikation der malignen Tumoren. Springer, Berlin Heidelberg New York

Dr. med. D. Molitor
Urologische Universitätsklinik
Sigmund-Freud-Straße 25
D-5300 Bonn 1

Verhandlungsbericht der Deutschen Gesellschaft
für Urologie, 35. Tagung (1983), 276-281
© Springer-Verlag Berlin Heidelberg 1984

Überprüfung der „Minimal Requirements" der UICC zur Erfassung des N-Stadiums beim Hodentumor

L. Weißbach, R. Bußar-Maatz, R. Nagel, U. Seppelt, J. Haselberger, M. Al-Naieb, A. Kranz und A. Knipper

1. Einleitung

Die primären Stationen der lymphogenen Metastasierung bei Hodentumoren sind die paraortalen, paracavalen und parailiacalen Lymphknoten. Die Erstabsiedlung kann sich somit von der A. mesenterica superior bis zur A. iliaca externa erstrecken (primärer Lymphdrainageraum). Die dem Kliniker zur Verfügung stehenden Untersuchungsmethoden müssen hier möglicherweise vorhandene Metastasen nachweisen und richtig lokalisieren. Unter Berücksichtigung dieser Vorgaben erscheinen die bisher publizierten Ergebnisse für die zur Anwendung gelangenden diagnostischen Maßnahmen bei Patienten mit Hodentumoren außergewöhnlich gut. In Tabelle 1 sind die seit 1970 publizierten Ergebnisse zusammengefaßt. Demnach können verschiedene Autoren in mehr als 90% der Fälle mit Hilfe der Sonographie, der Computertomographie bzw. der Lymphographie Metastasen als solche erkennen. Noch günstiger schneidet die Spezifität ab, was an den Durchschnittswerten ($\bar{x}$) in Tabelle 2 erkennbar wird. Diese veröffentlichten Zahlen würden bedeuten, daß einige Autoren mit einer der genannten Untersuchungsmethoden in nahezu allen Fällen das Lymphknotenstadium bei Hodentumoren richtig diagnostizieren. Aus verschiedenen Gründen müssen die mitgeteilten Zahlen jedoch kritisch eingeschätzt werden. Beispielsweise wird die radiologische Diagnose nicht selten in Kenntnis anderer Befunde gestellt. Daß in den meisten Arbeiten eine topographische Korrelation zwischen klinischem und pathologischem Untersuchungsergebnis fehlt, reduziert zusätzlich ihren Wert. Bei genauer Analyse der Literatur wird ein weiterer Mangel deutlich: Die meisten Autoren verfügen nur über sehr kleine Fallzahlen. In den Tabellen 3-5 sind Sensitivität, Spezifität und Trefferquote (Anteil der richtigen Diagnose an ihrer Gesamtzahl aufgrund histologischer Untersuchungen) für die Sonographie, die Computertomographie und die Lymphographie getrennt dargestellt.

Tabelle 1. Sensitivität diagnostischer Methoden nach Analyse von 31 Veröffentlichungen (1970-1983) bei Patienten mit Hodentumoren

Methode	n	pN_+ n	Sensitivität	
			%	$\bar{X}$ (%)
Sonographie	418	213	32- 93	70
Computertomographie	531	290	50- 93	80
Lymphographie	1173	600	18-100	69

Tabelle 2. Spezifität diagnostischer Methoden nach Analyse von 31 Veröffentlichungen (1970-1983) bei Patienten mit Hodentumoren

Methode	n	pN_0 n	Spezifität	
			%	$\bar{X}$ (%)
Sonographie	418	184	57-100	90
Computertomographie	531	190	45-100	81
Lymphographie	1173	458	27-100	79

2. Eigene Untersuchungen

In einer prospektiven, multizentrisch durchgeführten Untersuchung[1] haben wir bei Patienten mit

[1] Mit Unterstützung des BMFT, Förderungszeichen 0701906 6

Tabelle 3. Diagnostischer Wert der Sonographie (Literaturanalyse) bei Patienten mit Hodentumoren. Sämtliche Befunde wurden histologisch kontrolliert

Autoren (Jahr)		n	Sensitivität		Spezifität		Trefferquote
Tyrell et al. (1977[a])	(26)	95	43/47	(92%)	26/30	(87%)	90%
Hutschenreiter u. Alken (1978)	(9)	29	9/11	(82%)	15/18	(83%)	83%
Williams et al. (1979)	(30)	21	–	(93%)	–	(57%)	81%
Burney u. Klatte (1979[b])	(3)	51	22/32	(69%)	16/17	(94%)	78%
			25/32	(78%)	11/15	(73%)	77%
			24/32	(75%)	13/16	(81%)	77%
Magnusson et al. (1982)	(15)	10	4/ 6	(67%)	4/ 4	(100%)	73%
Rowland et al. (1982)	(21)	64	8/25	(32%)	26/28	(93%)	64%
Behrendt et al. (1983)	(1)	148	62/92	(67%)	55/56	(98%)	79%
eigene		72	14/28	(50%)	38/44	(86%)	72%

[a] Nur z. T. histologisch validiert   [b] Befundung durch 3 unabhängige Radiologen

nicht-seminomatösen Hodentumoren während der Lymphadenektomie die retroperitonealen Lymphknoten topographisch zugeordnet. Hierzu wurde eine Feldereinteilung gewählt, die auf die Vorschläge von Ray et al. [18] und Donohue et al. [4] zurückgeht. Diese Feldereinteilung orientiert sich am retroperitonealen Gefäßverlauf und ermöglicht eine Unterteilung des Retroperitoneums in 15 verschiedene Areale (Abb. 1).

Die Metastasengröße wurde vom Pathologen bestimmt und diente als Bezug für die Korrelation mit den klinischen Befunden.

Bei sämtlichen Patienten waren präoperativ Sonographie, Computertomographie und Lymphographie durchgeführt worden. Die Untersuchungsergebnisse wurden vor der Operation (ohne Kenntnis des Operationsbefundes) der Studienzentrale mitgeteilt.

Tabelle 4. Diagnostischer Wert der Computertomographie (Literaturanalyse) bei Patienten mit Hodentumoren. Sämtliche Befunde wurden histologisch kontrolliert

Autoren (Jahr)		n	Sensitivität		Spezifität		Trefferquote
Lackner et al. (1979)	(13)	64	36/45	(80%)	15/19	(79%)	80%
Burney u. Klatte (1979[a])	(3)	40	23/28	(82%)	8/10	(80%)	82%
			22/28	(79%)	8/12	(67%)	75%
			21/26	(81%)	9/11	(82%)	81%
Williams et al. (1979)	(30)	32	14/15	(93%)	14/17	(87%)	87%
Dunnick u. Javadpour (1981)	(5)	50	25/30	(83%)	6/ 6	(100%)	86%
Ehrlichman et al. (1981)	(6)	17	1/ 2	(50%)	9/15	(60%)	59%
Schmidt u. Schulz (1981)	(23)	16	–	(93%)	–	(93%)	–
Thomas et al. (1981)	(25)	27	19/21	(90%)	5/ 6	(83%)	89%
Latal et al. (1982)	(14)	16	7/ 9	(78%)	5/ 7	(71%)	75%
Magnusson et al. (1982)	(15)	28	13/16	(81%)	10/12	(83%)	82%
Richie et al. (1982[b])	(19)	30	13/20	(65%)	9/10	(90%)	73%
Rowland et al. (1982)	(21)	64	16/31	(50%)	27/32	(84%)	68%
Vogler et al. (1982)	(26)	21	14/15	(90%)	–	–	–
Knoke et al. (1983)	(12)	30	13/19	(68%)	5/11	(45%)	60%
Melchior et al. (1983)	(17)	96	35/41	(85%)	41/55	(75%)	79%
eigene		75	18/30	(60%)	41/45	(91%)	79%

[a] von 3 Radiologen getrennt befundet   [b] bei 9 Patienten Restaging nach primärer Chemotherapie

Tabelle 5. Diagnostischer Wert der Lymphographie (Literaturanalyse) bei Patienten mit Hodentumoren. Sämtliche Befunde wurden histologisch kontrolliert

Autoren (Jahr)		n	Sensitivität		Spezifität		Trefferquote
Wallace u. Jing (1970)	(29)	67	17/25	(68%)	41/ 42	(98%)	87%
Maier u. Schamber (1972)	(16)	57	42/48	(88%)	6/ 9	(67%)	84%
Jonsson et al. (1973)	(10)	22	10/12	(83%)	9/ 10	(90%)	86%
Hulten et al. (1973)	(8)	39	21/25	(84%)	12/ 14	(86%)	85%
de Roo u. v. Minden (1973)	(20)	10	9/19	(90%)	–	–	–
Safer et al. (1975)	(22)	33	8/11	(73%)	18/ 22	(82%)	79%
Kademian u. Wirtanen (1977[a])	(11)	45	28/32	(88%)	12/ 13	(90%)	89%
Storm et al. (1977)	(24)	45	10/20	(50%)	18/ 25	(72%)	62%
Zaunbauer et al. (1977)	(32)	33	7/14	(50%)	18/ 19	(95%)	76%
Hutschenreiter u. Alken (1978)	(9)	29	2/11	(18%)	15/ 18	(83%)	59%
Lackner et al. (1979)	(13)	64	33/45	(73%)	15/ 19	(79%)	75%
Zwicker u. Alder (1980)	(33)	36	12/20	(60%)	16/ 16	(100%)	78%
Dunnick u. Javadpour (1981)	(5)	56	34/44	(77%)	12/ 12	(100%)	82%
Ehrlichman et al. (1981)	(6)	16	4/ 4	(100%)	7/ 12	(58%)	69%
Schmidt et al. (1981)	(23)	55	17/21	(81%)	20/ 24	(83%)	82%
Thomas et al. (1981)	(25)	27	15/21	(71%)	4/ 6	(67%)	70%
Magnusson et al. (1982)	(15)	17	6/ 8	(75%)	8/ 9	(89%)	82%
Vogler et al. (1982)	(27)	113	–	(86%)	–	(89%)	87%
Vugrin et al. (1982)	(28)	60	23/60	(38%)	–	–	–
Wobbes et al. (1982)	(31)	86	22/38	(58%)	45/ 48	(94%)	78%
Blech et al. (1983)	(2)	41	25/26	(96%)	4/ 14	(27%)	71%
Melchior et al. (1983)	(17)	222	68/96	(71%)	81/126	(64%)	67%
eigene		65	16/24	(66%)	28/41	(68%)	68%

[a] RLA nach Strahlentherapie

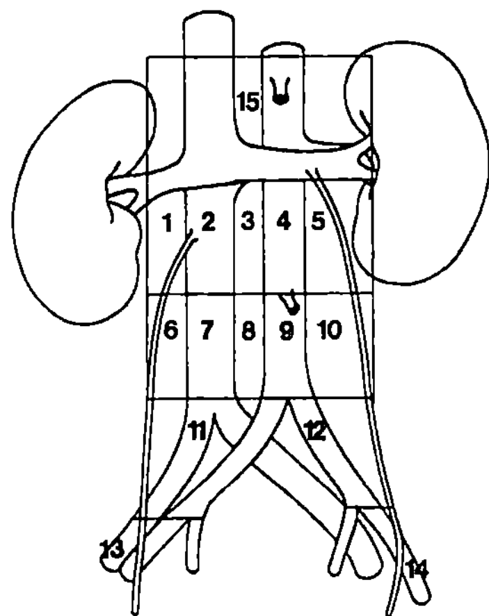

Abb. 1. Aufteilung des retroperitonealen Lymphdrainageraums in 15 Areale

3. Ergebnisse

3.1. Pathohistologische Untersuchung

Bei 47 Patienten, die einer radikalen Lymphadenektomie unterzogen worden waren, wurden alle exstirpierten Lymphknoten gezählt. Dabei war es unerheblich, ob Metastasen vorhanden waren oder nicht. Es waren insgesamt 1678 Knoten, die sich auf die retroperitonealen Areale unterschiedlich verteilten (Abb. 2). Die meisten Lymphknoten fanden sich paraortal sowie in Umgebung der Aa. iliacae comm. Deutlich geringer war ihre Zahl vor den großen Gefäßen (präaortal u. präcaval) sowie oberhalb des Nierenhilus (suprahilär). Pro Patient gelangten 36 Lymphknoten zur histologischen Beurteilung. Hermanek u. Sigel geben eine Vergleichszahl von 39 an [7].

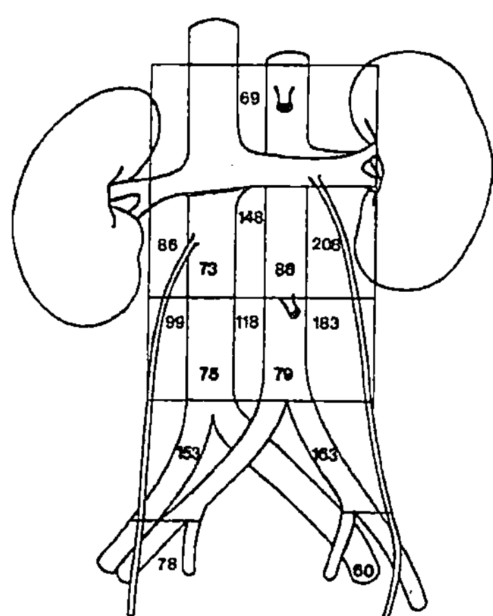

Abb. 2. Lokalisation und Anzahl der pathohistologisch untersuchten Lymphknoten bei 47 radikal lymphadenektomierten Patienten

3.2. Klinische Diagnostik

Unter den präoperativ durchgeführten diagnostischen Maßnahmen zeigte die Lymphographie mit 66% die höchste Sensitivität. Für die Computertomographie betrug sie 60% und für die Sonographie 50%. Die Spezifität war bei der Computertomographie mit 91% am höchsten, gefolgt von der Sonographie (86%) und Lymphographie (68%).

Erwartungsgemäß ließ sich die diagnostische Treffsicherheit durch Kombination der Untersuchungsverfahren erhöhen. Computertomographie und Sonographie führten zu einer Sensitivität von 65%, Sonographie und Lymphographie zu 73% sowie Computertomographie und Lymphographie zu 77%. Wurden alle drei Untersuchungen durchgeführt, so betrug die Sensitivität 81%.

Da anläßlich der Lymphadenektomie und der pathohistologischen Untersuchung sämtliche Metastasen gemessen wurden, konnte eine Korrelation zwischen ihrer Größe und der Sensitivität der verschiedenen diagnostischen Maßnahmen hergestellt werden. Bei der Lymphographie nahm die Sensitivität bei Metastasen von größer als 2 cm kontinuierlich ab, während sie bei der Computertomographie oberhalb dieser kritischen Größe zunahm. Die Sonographie zeigte eine Sensitivitätssteigerung für Metastasen, die größer als 4 cm waren.

Unter Einschluß der von Ray et al. veröffentlichten Ergebnisse [18] ordneten wir die histologisch nachgewiesenen Metastasen dem retroperitonealen Situs topographisch zu. Felderübergreifende Konglomerat-Tumoren wurden in die

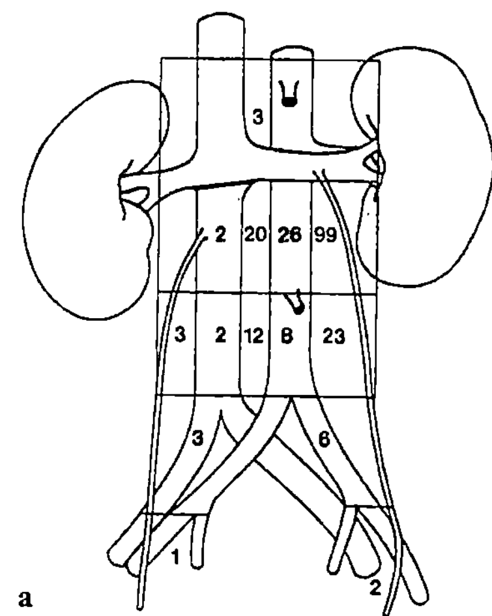

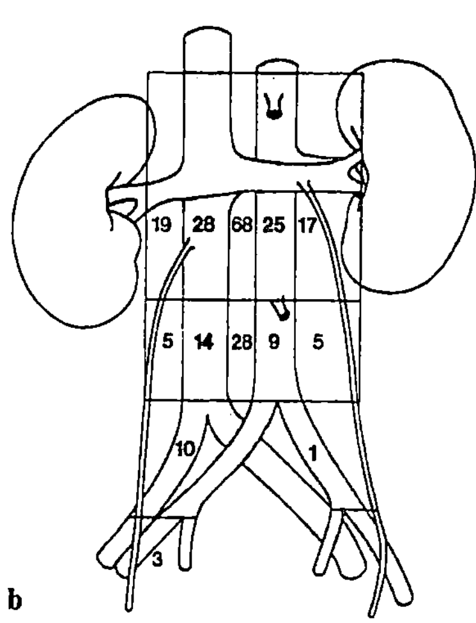

Abb. 3a, b. Topographie der Lymphknotenmetastasen einschließlich von Konglomerat-Tumoren (eigenes Krankengut und Angaben von Ray et al. 1974 [18]. a Linksseitige Hodentumoren ($n = 145$), b rechtsseitige Hodentumoren ($n = 171$)

Auswertung eingeschlossen. Unter Berücksichtigung der Lokalisation des Primärtumors zeigte sich bei linksseitigen Tumoren vor allem eine paraortale Metastasenlokalisation. Eine Beteiligung der präcavalen und paracavalen Felder galt nur für Konglomerate (Abb. 3a). Bei rechtsseitigen Tumoren waren die Metastasen diffuser verteilt, wobei die kontralaterale parailiacale Region mit Ausnahme eines Konglomerat-Tumors ausgespart blieb (Abb. 3b).

Nach unseren bisherigen Ergebnissen waren die drei radiologischen Untersuchungsverfahren (Lymphographie, Sonographie, Computertomographie) nicht in der Lage, die Metastasen topographisch richtig zuzuordnen. Für den Diagnostiker ist offenbar die Orientierung im retroperitonealen Raum äußerst schwierig, weil die von uns gewählten Bezugsgrößen wie Aorta, V. cava, Nierengefäße, obere und untere Mesenterialarterie, Ureteren und Iliacalgefäße nicht immer zur Darstellung gebracht werden können. Dadurch reduzierte sich die Sensitivitität der Lymphographie auf 35% und die der beiden übrigen Untersuchungsverfahren auf weniger als 10%.

4. Schlußfolgerungen

Die Stadienzuordnung von Patienten mit Hodentumoren ist mit Hilfe bildgebender Verfahren derzeit nicht mit ausreichender Sicherheit möglich. Bei nur etwa 75% der Patienten kann eine vorhandene oder fehlende Metastasierung präoperativ richtig eingeschätzt werden. Eine genaue topographische Zuordnung der Metastasen gelingt in weitaus weniger Fällen.

Weitere Untersuchungen müssen zeigen, inwieweit sich Lymphographie, Sonographie und Computertomographie bei dieser Patientengruppe ergänzen oder entbehrlich sind. Diese Ergebnisse sind bei einer Neufassung der UICC-Richtlinien zu berücksichtigen.

Literatur

1. Behrendt H, Heckemann R, Meyer-Schwickerath M, Hartung R (1983) Ergebnisse des sonographischen Stagings bei Hodentumoren. Verh Ber Dtsch Ges für Urol. Springer, Berlin Heidelberg New York Tokyo, S 146–150. – 2. Blech M, Zimmermann A, Basak D, Truss F (1983) Die Aussagekraft der Lymphangiographie bei metastasierenden urologischen Tumoren. Verh Ber Dtsch Ges für Urol. Springer, Berlin Heidelberg New York Tokyo, S. 18–19. – 3. Burney BT, Klatte EC (1979) Ultrasound and computed tomography of the abdomen in the staging and management of testicular carcinoma. Radiology 132:415–419. – 4. Donohue JP, Zachary JM, Maynard BR (1981) Distribution of nodal metastases in non-seminomatous testis cancer. J Urol 14:315–320. – 5. Dunnick NR, Javadpour N (1981) Value of CT and lymphography: distinguishing retroperitoneal metastases from nonseminomatous testicular tumors. Am J Roentgenol 136:1093–1099. – 6. Ehrlichman RJ, Kaufman StL, Siegelman StS, Trump DL, Malsh PC (1981) Computerized tomography and lympangiography in staging testis tumors. J Urol 126:179–181. – 7. Hermanek P, Sigel A (1982) Necessary extent of lymph node dissection in testicular tumours. Eur Urol 8:135–144. – 8. Hulten L, Kindblom L-G, Lindhagen J, Rosencrantz M, Seeman T, Wahlqvist L (1973) Funicular and pedal lymphography in testicular tumours. Acta Chir Scand 139:746–758. – 9. Hutschenreiter G, Alken P (1978) Retroperitoneale Metastasen bei Hodentumoren: Wertigkeit der Sonographie und der Lymphographie. Verh Ber Dtsch Ges für Urol. Springer, Berlin Heidelberg New York Tokyo, S 161–164. – 10. Jonsson K, Ingemansson S, Ling L (1973) Lymphography in patients with testicular tumours. Br J Urol 45:548–554. – 11. Kademian M, Wirtanen G (1977) Accuracy of bipedal lymphangiography in testicular tumors. Urology 9:218–220. – 12. Knoke P, Mohebbi Gh, Zimmermann A, Truss F (1983) Operativ gesicherte Fehlinterpretationen computertomographischer Befunde bei Metastasen urologischer Tumoren. Verh Ber Dtsch Ges für Urol. Springer, Berlin Heidelberg New York Tokyo, S 22–24. – 13. Lackner K, Weißbach L, Boldt I, Scherholz K, Brecht G (1979) Computertomographischer Nachweis von Lymphknotenmetastasen bei malignen Hodentumoren. Ein Vergleich der Ergebnisse von Lymphographie und Computertomographie. Fortschr Roentgenstr 1306:636–643. – 14. Latal D, Kuber W, Imhof H, Küster W (1982) Computertomographie des Retroperitoneums bei malignen Hodentumoren. Akt Urol 13:186–189. – 15. Magnusson A (1982) Pre- and postoperative abdominal examinations in testicular carcinoma. Acta Radiol 23:203–208. – 16. Maier JG, Schamber DT (1972) The role of lymphangiography in the diagnosis and treatment of malignant testicular tumors. Am J Roentgenol 114:482–491. – 17. Melchior H, Bressel M, Eisenberger F, Schreiter F, Stockamp K (1983) Lymphknotenmetastasen maligner Hodentumoren: Metastasierungsweg und Treffsicherheit der röntgenologischen Diagnostik. Verh Ber Dtsch Ges für Urol. Springer, Berlin Heidelberg New York Tokyo, S 142–145. – 18. Ray B, Hajdu SI, Whitmore WF Jr (1974) Distribution of retroperitoneal lymph node metastases in testicular germinal tumors. Cancer 33:340–348. – 19. Richie JP, Garnick MB, Finberg H (1982) Computerized tomography: how accurate for abdominal staging of testis tumors? J Urol 127:715–717. – 20. Roo R de, Minden SH van (1973) Lymphographic findings in a series of 258 patients with tumors of the testes. Lymphology 6:97–100. – 21. Rowland RG, Weisman D, Williams SD, Einhorn LH, Klatte EG, Donohue JP (1982) Accuracy of preoperative staging in stages A and B nonseminomatous germ cell testis tumors. J Urol 127:718–720. – 22. Safer ML, Green JP, Crews CE, Hill DR (1975) Lymphangiographic accuracy in the staging of testicular tumors. Cancer 35:1603–1605. – 23. Schmidt F, Schulz HG (1981) Retroperitoneale Geschwulstausbreitungsdiagnostik mit der Computertomographie. Radiol Diagn (Berl) 22:297–300. – 24. Storm PB, Kern A, Cening SA, Erown RC, Culp DA (1977) Evaluation of pedal lymphangiography in staging nonseminomatous testicular carcinoma. J Urol 118:1000–1003. – 25. Thomas JL, Bernardino ME, Pracken RB (1981) Staging of testicular carcinoma: comparison of CT and lymphangiography. Am J Radiol 137:991–996. – 26. Tyrell CJ, Cosgrove DO, McCready VR, Peckham MJ (1977) The role of ultrasound in the assessment and treatment of abdominal metastases from testicular tumors. Clin Radiol 28:575–581. – 27. Vogler H, Altmann R, Schmidt V, Kumm K-P, Seeger W (1982) Stellenwert der Lymphographie, Kavographie, Sonographie

und Computertomographie bei der Stadieneinteilung und Verlaufskontrolle germinaler Hodentumoren. Z Urol Nephrol 75:723–728. - 28. Vugrin D, Whitmore WF Jr (1982) Correlation of serum tumor markers and lymphangiography with degrees of nodal involvement in surgical stage II testis cancer. J Urol 127:683–684. - 29. Wallace S, Jing B-S (1970) Lymphangiography: diagnosis of nodal metastases from testicular malignancies. JAMA 213:94–96. - 30. Williams RD, Feinberg SB, Knight LC, Fraley EE (1979) Abdominal staging of testicular tumors using ultrasonography and computed tomography. Surg Forum 30:563–564. - 31. Wobbes T, Blom JM, Oldhoff J, Koops HS (1982) Lymphography in the diagnosis of non-seminoma tumours of the testis. J Surg Oncol 19:1–4. - 32. Zaunbauer W, Kunz R, Leuppi R (1977) Die diagnostische Zuverlässigkeit der Lymphographie bei Patienten mit malignen Hodentumoren. Fortschr Roentgenstr 126:335–338. - 33. Zwicker H, Alder W (1980) Die Wertigkeit der prätherapeutischen Lymphographie bei Hodentumoren und Blasencarcinomen. Urologe [A] 19:365–368

Prof. Dr. L. Weißbach
Urologische Universitätsklinik
Sigmund-Freud-Straße 25
D-5300 Bonn 1

Verhandlungsbericht der Deutschen Gesellschaft
für Urologie, 35. Tagung (1983), 282/283
© Springer-Verlag Berlin Heidelberg 1984

Sonographie des Skrotums bei Verdacht auf Hodentumor

E. Varenhorst, G. Ålund, U. Björnlert und A. Herder

Die klinische Beurteilung von Veränderungen des Skrotalinhaltes ist oft unsicher. Diese Tatsache ist besonders schwerwiegend, weil bösartige Tumore in erster Linie der Hoden immer mit in die differentialdiagnostischen Erwägungen mit einbezogen werden müssen. Wir haben deshalb untersucht inwieweit die Sonographie die Diagnostik des Skrotalinhaltes verbessern kann.

Material und Methode

In einer prospektiven Untersuchung wurde bei 33 Patienten mit Verdacht auf Hodentumor eine Sonographie des Skrotums ausgeführt. In den meisten Fällen wurde ein Real-time-Scanner mit einem 3,5 MHz-Schallkopf benutzt und in einigen Fällen ein 7,5 MHz-Schallkopf. Das Schallbild der Hoden wurde als normal – homogen, pathologisch – unregelmäßig oder auf andere Art abweichend beurteilt sowie das Schallmuster extratestikulärer Strukturen und Flüssigkeitsansammlungen registriert. Die endgültige Diagnose wurde in 28 Fällen durch die operative Freilegung und feingewebliche Untersuchung gestellt. In den Tumorfällen wurden Großflächenschnitte angefertigt und diese mit dem Schallbild verglichen. In den restlichen 5 Fällen, die nicht operiert wurden, war der klinische Befund nach 6 Monaten stabil oder normal.

Ergebnisse

Von den 33 untersuchten Patienten wurde in 13 Fällen (36%) ein abweichendes Schallbild eines Hodens gefunden und damit der Verdacht auf Hodentumor auch sonographisch geweckt. Bei diesen 13 Fällen wurden folgende endgültige Diagnosen gestellt: Seminom (5), embryonales Karzinom (5), Lymphom (1), granulomatöse Orchitis (1) und verschleppte Hodentorsion (1). Bei 2 Patienten dieser Gruppe lag damit kein bösartiger Hodentumor vor. In 20 Fällen wurden sonographisch nur extratestikuläre Abweichungen festgestellt und so der klinische Verdacht auf Hodentumor sonographisch nicht bestärkt. Die endgültigen Diagnosen waren in diesen 20 Fällen Hydro- oder Spermatozele (7), Hydatide (2), Epididymitis (10) sowie verschleppte Hodentorsion (1). In dieser Gruppe mit normalem Schallbild des Hodens wurde damit kein Hodentumor gefunden. Das Schallbild sowohl der Seminome als auch der embryonalen Karzinome war unregelmäßig und hauptsächlich durch einzelne oder multiple Zonen verminderter Echogenizität gekennzeichnet. Im Großflächenschnitt konnten die sonographisch aufgezeigten Strukturen wiedererkannt werden. Die soliden Partien der Tumoren zeigten verminderte Echogenizität und das Schallbild von Tumornekrosen war verstärkt. Bei 2 Patienten handelte es sich um einen sukzessiv aufgetretenen Zweittumor in dem verbliebenen Hoden.

Schlußfolgerung

Die Sonogaphie des Skrotums ist ein wertvolles Komplement bei der Diagnostik von Patienten mit Hodentumor. Bei Abweichungen des Schallbildes des Hodens ist eine operative Freilegung des Hodens unbedingt angezeigt. Ist der Tumor sonographisch schon diagnostiziert, so kann der Eingriff schon für die hohe Inzision in der Leiste unter Verschluß des Lymphabflusses geplant werden. In unserer Serie ergibt sich bei 2 falsch positiven Sonographien eine Spezifität der Methode von 90,9% und bei Fehlen von falsch negativen Befunden eine Sensitivität von 100%. Bezogen auf die Diagnose Hodentumor waren 93,9% der sonographischen Diagnosen korrekt. Im Gegensatz zu den Angaben von Nachtsheim [1] können Seminome und nichtseminomatöse Tumoren in unserem Material sonographisch nicht unterschieden werden. Die Diagnose Hodentorsion ist in unseren beiden Fällen unsicher. Nur einmal liegt ein diskret unregelmäßiges Schallbild des Hodens vor. In beiden Fällen ist der Hoden im Schallbild von Exsudat umgeben. Durch die beiden sonographisch bestärkten Hodentumoren, die sukzessiv im verbliebenen Hoden aufgetreten waren, wird die Anwendbarkeit der Sonographie beim Follow-up von Hodentumoren erneut hervorgehoben [2].

Literatur

1. Nachtsheim DA, Scheible FW, Gosing B (1983) Ultrasonography of testis tumors. J Urol 129:978. – 2. Hering F, Hust W, Morales M (1982) Sonographische Diagnose eines bilateralen sukzessiv aufgetretenen Hodenseminoms. Urologe [A] 21:235

Dozent Dr. med. E. Varenhorst
Urologische Abt. Chirurgische Klinik
Zentralkrankenhaus
S-601 82 Norrköping/Schweden

Verhandlungsbericht der Deutschen Gesellschaft
für Urologie, 35. Tagung (1983), 284/285

Zur Definition des klinischen Stadiums I beim Hodentumor: Reduzierung des Staging-Irrtums durch Kombination von Sonographie, Computertomographie, Lymphographie und Tumormarker-Bestimmung?

H. Behrendt, R. Heckemann, M. Meyer-Schwickerath und R. Hartung

Einleitung

Die klinische Differenzierung des Stadiums I beim Hodentumor ist nach wie vor problematisch. Nach Daten des Memorial SK CC (Vugrin et al. 1982) bezüglich der Resultate der Lymphographie und der Tumormarkerbestimmung waren im Stadium N_1 nur 9% der Patienten (1 von 11) markerpositiv und ebenfalls 9% (1 von 11) in der Lymphographie positiv. Wir selbst (Behrendt et al. 1982) fanden bei der Kombination der Sonographie des Retroperitoneums mit der Tumormarkerbestimmung im Stadium IIA 41,7% falsch-negative Befunde, diese Patienten waren präoperativ fälschlich dem Stadium I zugeordnet worden. Andererseits ist bei dem Hintergrund der sich anbahnenden Tendenz, beim nichtseminomatösen Hodentumor im Stadium I ein Konzept des „wait and see" zu vertreten, die exakte Definierung des Stadiums I wichtiger denn je. Wir haben deshalb geprüft, ob durch Kombination aller diagnostischer Möglichkeiten der Staging-Irrtum im Stadium I reduzierbar ist.

Methodik

Da wir bei der sonographischen Diagnostik des Retroperitoneums praktisch keine falsch-positiven Befunde gesehen haben (Spezifität bei der Diskriminierung von Stadium I/IIA = 98%; s. Behrendt et al. 1982), haben wir nur die Hodentumorpatienten einer weitergehenden Diagnostik unterzogen, welche nach Semikastratio aufgrund des sonographischen Befundes in Kombination mit der Tumormarkerbestimmung (AFP, Beta-HCG, LDH) als Stadium I eingeschätzt wurden. Dies waren in diesem Jahr bisher 9 Patienten im Alter von 18 bis 36 Jahren, von denen 4 ein Teratokarzinom, 4 ein embryonales Karzinom und 1 ein Beta-HCG-positives Seminom aufwiesen. Als weiterführende Diagnostik erfolgte bei diesen 9 Patienten eine Computertomographie und anschließend eine Lymphographie. Unabhängig von den erhobenen Befunden wurden alle Patienten anschließend einer RLA unterzogen (Abb. 1).

Resultate

Die Resultate sind aus Abb. 2 zu entnehmen. Die Computertomographie ergab keine über den negativen sonographischen Befund hinausgehende Information, sie war bei allen Patienten negativ. Die Lymphographie war zweimal positiv; beide Patienten hatten bei makroskopisch unauffälligen Lymphknoten einen mikroskopischen Tumorbefall in wenigen Lymphknoten und mußten somit postoperativ als Stadium IIA eingestuft werden. Von den 7 Patienten, bei welchen alle zum Staging durchgeführten Untersuchungen (Tumormarker, Sonographie, CT, Lymphographie) einen negativen Befund ergaben, zeigten 2 bei makroskopisch ebenfalls unauffälligen Lymphknoten einen

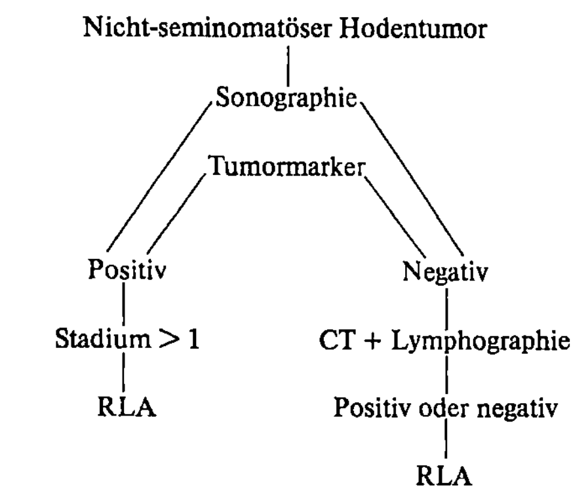

Abb. 1. Aktuelles diagnostisches und therapeutisches Konzept beim nichtseminomatösen Hodentumor

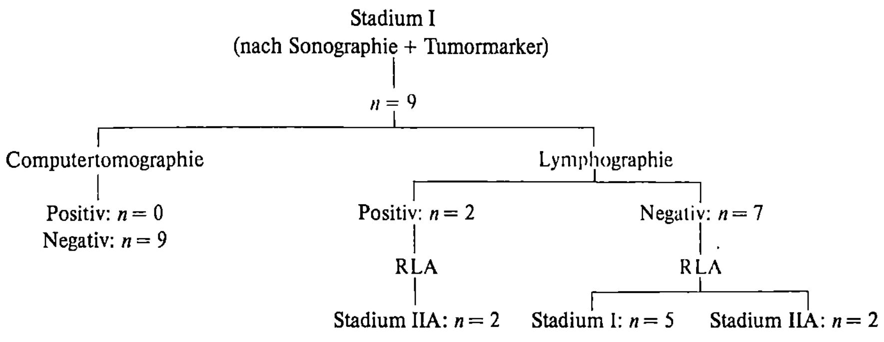

Abb. 2. Ergebnisse des klinischen Stagings beim nichtseminomatösen Hodentumor

mikroskopischen Tumorbefall einzelner Lymphknoten und waren damit dem Stadium IIA zuzuordnen.

Während bei negativer Sonographie die Computertomographie keine zusätzlichen Informationen ergab, konnten mit der Lymphographie immerhin 2 von 4 Patienten im Stadium IIA präoperativ so definiert werden. Zweimal sahen wir falsch-negative Befunde der Lymphographie, falsch-positive Befunde wurden nicht beobachtet.

Somit sind auch nach kombinierter Anwendung alle zum Staging zur Verfügung stehenden diagnostischen Möglichkeiten 2 von 7 Patienten (28,5%) präoperativ fälschlicherweise dem Stadium I zugeordnet worden.

Diskussion

Auch unter Ausnutzung aller diagnostischer Möglichkeiten bleibt der Staging-Irrtum bei der klinischen Diskriminierung von Stadium I und IIA mit fast 30% erheblich. Eine Korrelation der erhobenen Stagingresultate mit dem lokalen Tumorstadium war bei der kleinen Fallzahl nicht möglich, eine positive Korrelation muß aber als wahrscheinlich angesehen werden. Angesichts der Höhe des Staging-Irrtums bedarf das Konzept des „wait and see" im klinischen Stadium I einer sehr kritischen Bewertung. Peckham, als einer seiner ersten Vertreter, berichtete kürzlich über eine Relapsquote von 20% bei 84 Patienten. Ebenfalls 20% Relapse wurden bei 45 Patienten des Memorial SK CC (Vugrin) beobachtet. Es gilt hier, die „high risk"-Gruppen besser zu definieren (Berücksichtigung des pT-Stadiums und der Histologie des Primärtumors) und abzuwarten, ob tatsächlich alle primär nur semikastrierten Patienten mit einem Relaps mit einer kombinierten Chemotherapie oder retroperitonealer Lymphadenektomie plus Chemotherapie geheilt werden können. Am Memorial SK CC ist immerhin einer von 9 Patienten mit Relaps und anschließender Chemotherapie am Tumor verstorben (Vugrin).

Literatur

Behrendt H, Heckemann R, Meyer-Schwickerath M, Hartung R (1982) Ergebnisse des sonographischen Stagings bei Hodentumoren. Verh Ber Dtsch Ges Urol 34:146–150. – Peckham MJ (1983) Wait and see policy in stage I disease. Vortrag beim „International Symposium: Progress and controversies in oncological urology", Noordwijkerhout, 8.-9. Sept 1983. – Vugrin D, Whitmore W Jr, Nisselbaum J, Watson R (1982) Correlation of serum tumor markers and lymphangiography with degrees of nodal involvement in surgical stage II testis cancer. J Urol 127:683–684. – Vugrin D (1983) Persönliche Mitteilung

Dr. H. Behrendt
Urologische Universitätsklinik
Klinikum der Gesamthochschule
Hufelandstraße 55
D-4300 Essen

Verhandlungsbericht der Deutschen Gesellschaft
für Urologie, 35. Tagung (1983), 286/287
© Springer-Verlag Berlin Heidelberg 1984

Vergleich simultan durchgeführter Sonographien und Computertomogramme im prä- und postoperativen Staging nichtseminomatöser Hodentumoren

D. Gonnermann und H. Huland

An der Urologischen Klinik der Universität Hamburg haben wir seit 5 Jahren Hodentumorpatienten prospektiv verlaufsbeobachtet. Von diesen Patienten konnten 42 von ursprünglich 47 Patienten mit nichtseminomatösen Tumoren ausgewertet werden, da hier die genannten Untersuchungsverfahren eindeutige Aussagen zuließen und die Patienten in einem entsprechenden Verlaufsbeobachtungszeitraum gesehen worden sind.

Das Alter (Tabelle 1) beträgt zwischen 18 und 72 Jahren, im Mittel 28 Jahre. Es handelt sich in dieser Auswertung ausschließlich um nichtseminomatöse Hodentumoren. 16 im Stadium I, 19 im Stadium II, 7 im Stadium III. Die Mindestverlaufsbeobachtung beträgt 12 Monate, die mittlere $2^1\!/_2$ Jahre.

Zunächst möchte ich die hier gestellte Frage, nämlich der Aussagekraft von CT und Sonographie bei der Stadieneinteilung anhand der Patienten überprüfen, bei denen eine Metastasierung histologisch-pathologisch nachgewiesen ist. Das beinhaltet natürlich, daß wir nur eine Aussage machen können, wie oft die einzelnen Untersuchungsverfahren richtig-positive oder falsch-negative Ergebnisse bieten.

Bei der computertomographischen Untersuchung wurde das gesamte Abdomen beurteilt.

Bei der Sonographie wurden die Lymphknoten entlang der großen Gefäße, der Nierenhili sowie die Leber untersucht. Aus Tabelle 2 ist zu ersehen, daß die computertomographische Untersuchung allein in 79% der Untersuchungen richtig-positive Ergebnisse lieferte und in 21% der Fälle falsch-negative Aussagen gemacht hat. Sie schneidet damit etwas besser ab als die Sonographie, die in 67% eine richtig-positive Diagnose gestellt hat. Die Tumormarker sind in 83% richtig-positiv, die Lymphographie nur in 44% der Fälle.

Interessant ist die Frage, ob die hier zur Debatte stehenden Untersuchungsverfahren, nämlich die Computertomographie oder Sonographie miteinander, oder durch weitere Untersuchungsmethoden in ihrer Aussage verbessert werden können. Aus Tabelle 3 geht hervor, daß das CT allein eine bessere Aussage zuläßt als die Sonographie, daß CT und Sonographie eine 83%ig sichere Aussage liefern, daß diese Aussage durch die Tumormarker noch verbessert werden kann, nicht jedoch durch die Lymphangiographie. Die zweite Frage, wie häufig beide Untersuchungsverfahren richtig-negative Ergebnisse liefern, können wir nicht durch eine Bestätigung der histo-pathologischen Diagnose beantworten. Wir haben in dieser Untersuchungsserie 16 Patienten, bei denen

Tabelle 1. Charakterisierung der Patienten ($n = 42$)

Alter	18–72
Tumorart	nicht seminomatöse Hodentumoren
Tumorstadium I	16
Tumorstadium II	19
Tumorstadium III	7
Verlaufsbeobachtung in Monaten	12–61 ($\varnothing$ 31)

Tabelle 2. Diagnostik bei Patienten mit Stadium II–III ($n = 26$)

	Zahl der Befunde	positiv (%)	negativ (%)
CT	21/26	79	21
Sonographie	14/21	67	33
Tumormarker AFP, HCG	22/26	83	17
Lymphographie	11/25	44	56

CT und Sonographie sowie Tumormarker und Lymphographie keinen Anhalt für eine Metastasierung ergaben.

Diese Patienten wurden in unserer Klinik lediglich einer cytostatischen Behandlung nach den in Tabelle 4 angegebenen Schemata unterzogen und mittlerweile im Mittel $2\frac{1}{2}$ Jahre verlaufsbeobachtet. Zwei dieser Patienten zeigten während dieser Zeit einen Tumorprogreß, jeweils entwickelte sich ein Stadium III. Nimmt man den klinischen Verlauf bei einer mittleren Verlaufsbeobachtungszeit von $2\frac{1}{2}$ Jahren als Parameter um das ursprüngliche Staging zu widerlegen oder zu bestätigen, dann haben wir mit Sicherheit bei 2 Patienten ein understaging mit dieser kombinierten klinischen Stadieneinteilung gehabt. Es sei denn man postuliert einen direkten Sprung von einem Stadium I in ein Stadium III. Wahrscheinlicher ist, daß durch die Cytostase bedingt, möglicherweise sogar noch ein größerer Anteil understaged geworden ist. Entscheidend für uns ist, daß die beiden Patienten mit pulmonalem Progreß jeweils durch 3 Kurse des Einhorn-Schemas in ein tumorfreies Stadium gebracht werden konnten. Keiner dieser Patienten ist verstorben.

Diese Daten zeigen, daß mit den heute zur Verfügung stehenden diagnostischen Mitteln, insbesondere des Computertomogramms und der Sonographie, ein Stadium I in 90% erkannt werden kann.

Eine fehlerhafte Diagnostik kann durch die bekannten Cytostatika kaschiert werden. Bei höheren Stadien ist die Kombination von CT und Sonographie eine sichere diagnostische Methode mit einer richtig-positiven Diagnose in 83% der Fälle. Dies kann nur noch geringfügig durch die

Tabelle 3. Diagnostik bei Patienten mit Stadium II–III ($n = 26$)

	Zahl der Befunde	
	positiv (%)	negativ (%)
CT	79	21
Sonographie	67	33
CT + Sonographie	83	17
CT + Sonographie + Tumormarker	95	5
CT + Sonographie + Lymphographie	83	17

Tabelle 4. Behandlung der Patienten im klin. Stadium I

Behandlungsschema	Zahl der Patienten	Progreß (Stadium)
Cytostase nach „Skinner" (Endoxan, Methotrexat, Vincristin, Actinomycin D)	13	2 (III)
Cytostase nach „Einhorn" (Platinex, Bleomycin, Velbe)	3	0

Tumormarker verbessert werden, nicht aber durch die Lymphangiographie.

Dr. D. Gonnermann
Prof. H. Huland
Urologische Universitätsklinik Eppendorf
Martinistr. 52
D-2000 Hamburg 20

Verhandlungsbericht der Deutschen Gesellschaft
für Urologie, 35. Tagung (1983), 288–290

Diagnostik des Retroperitoneums bei Hodentumor-Patienten mit Sonographie, Lympho-Urographie und Computertomographie

U. Seppelt und H. Bertermann

Die Diagnostik des Retroperitoneums bei nicht-seminomatösen Hodentumor-Patienten nach durchgeführter Semikastration kann sich hinsichtlich ihrer Treffsicherheit am Nachweis und der Lokalisation der einzelnen Lymphknotenmetastasen oder aber an einem Stadium-bezogenen Therapiekonzept orientieren. Letzteres wird hier dargelegt.

Material und Methode

Bei allen Patienten wurden nach der Semikastration als bildgebende Verfahren zur Diagnostik des Retroperitoneums die abdominelle Sonographie, die kombinierte Lympho-Urographie und die Computertomographie durchgeführt. Als Tumormarker wurden AFP und Beta-HCG bestimmt.

Unser derzeitiges Therapiekonzept zeigt Tabelle 1. Im Stadium I wird die schnellschnittgesteuerte modifizierte retroperitoneale Lymphadenektomie (RLA) [6, 7], in den Stadien IIA und IIB die radikale RLA, im Stadium IIC die primäre Chemotherapie mit nachfolgender verzögerter RLA [1, 2] und im Stadium III die primäre Chemotherapie mit evtl. verzögerter RLA nach individuellen Gesichtspunkten durchgeführt. Die Anzahl der Patienten in den einzelnen Stadien zeigt Tabelle 2.

Ergebnisse und Diskussion

Die histologisch kontrollierte Sensitivität und Spezifität der einzelnen und kumulativ bewerteten bildgebenden Verfahren ist in Tabelle 3 dargestellt. Die hohe sonographische Spezifität [5] besagt allerdings nur, daß es falsch positive Sonographie-Befunde nicht gab. Bei sonographisch darstellbaren Lymphknoten, d.h. bei einer Größe von 1,5–2 cm lag stets ein metastatischer Lymphknotenbefall vor. Annähernd galt dies auch für die Computertomographie. Die Lympho-Urographie hatte die schlechteste Treffsicherheit. Ihr Vorteil war, daß sie partiell befallene, nicht vergrößerte Lymphknoten darzustellen vermochte (Abb. 1).

Die stadienbezogenen singulären und kumulativen Treffsicherheiten der bildgebenden Verfahren zeigt Tabelle 4. Die kumulative Treffsicherheit lag im Stadium I bei 91,6%. Dieser hohe Prozentsatz macht die Tendenzen verständlich, im Stadium I auf eine RLA zu verzichten, zumal bei einem Progreß durch nachfolgende Chemotherapie eine Heilung zu erreichen sein soll [3, 4]. Wir möchten diese Frage jedoch bis zum Ergebnis der Bonner Therapiestudie für nicht-seminomatösen Hodentumoren im Stadium I zurückzustellen.

In den Stadien IIA und IIB addierten sich die ungenügenden Treffsicherheiten der einzelnen

Tabelle 1. Aktuelles Therapiekonzept nicht-seminomatöser Hodentumoren

Bonner Schema	TNM	
Stadium I	T1–4a N0 M0	modifizierte schnellschnittgesteuerte RLA
Stadium IIA	T1–4a N1 M0	radikale RLA
Stadium IIB	T1–4a N1–2 M0	radikale RLA
Stadium IIC	T1–4a N2–3 M0	primäre Chemotherapie, verzögerte RLA
Stadium III	T1–4b N1–4 M1	primäre Chemotherapie, evtl. verzögerte RLA

Tabelle 2. Anzahl der Patienten in den verschiedenen Stadien

Stadium	n
I	12
IIA	2
IIB	7
IIC	7

Tabelle 3. Diagnostische Wertigkeit der Sonographie, Lympho-Urographie und Computertomographie in den Stadien I, IIA, IIB (n = 21) (in %)

	Sono	LUG	CT	Kumulativ
Sensitivität	55,5	55,5	77,7	95,2
Spezifität	100	75,0	91,6	100
Treffsicherheit	80,5	66,6	85,7	95,2

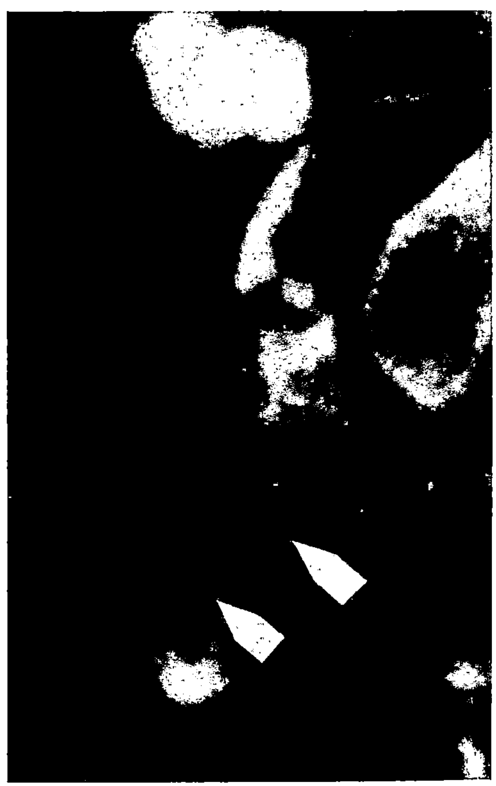

Abb. 1. Lympho-urographisch nachgewiesene, partiell metastatisch befallene, nicht vergrößerte paraaortale Lymphknoten

Tabelle 4. Singuläre und kumulative Treffsicherheit der Sonographie, Lympho-Urographie und Computertomographie in den Tumorstadien I, IIA/IIB und IIC

Stadium		I	IIA/IIB	IIC
Sono	positiv	–	6	7
Sono	negativ	12	3	–
LUG	positiv	–	6	7
LUG	negativ	12	3	–
CT	positiv	–	7	7
CT	negativ	12	2	–
Histologie	positiv	1	9	(7)
Histologie	negativ	11	–	–
Kumulative Treffsicherheit:		11/12 (= 91,6%)	8/9 (= 88,8%)	7/7 (= 100%)

Untersuchungen zu einer vergleichbar guten Kombinationsaussage von 88,8%. Dies galt jedoch nur in Bezug auf die Frage, ob ein metastatischer Befall von Lymphknoten vorlag. Anzahl und Topographie befallener Lymphknoten war hier, wie einleitend erwähnt, nicht gefragt.

Im Stadium IIC scheint uns während und nach Durchführung von 4 Chemotherapiekursen die Computertomographie die informativste diagnostische Methode vor der verzögerten RLA zu sein (Abb. 2). Zunehmende Abgrenzbarkeit von den großen Gefäßen, Größenreduktion der Lymphknotenmetastasen, zentrale Nekrosen und Pseudomembranbildungen waren gut zu erkennen. Relymphographien waren schon wegen der noch vorhandenen Kontrastmittelspeicherungen ohne Wert, sonographisch konnten allenfalls Größenabnahmen der Metastasen ermittelt werden.

Schlußfolgerung

Insgesamt ist aus den dargelegten Ergebnissen zu folgern, daß zur Diagnostik des Retroperitoneums bei Hodentumor-Patienten als bildgebende Verfahren weiterhin die Kombination von Sonographie, Lympho-Urographie und Computertomographie zum diagnostischen Repertoire gehören sollte. Nur hiermit läßt sich eine hohe kumulative stadienbezogene Treffsicherheit erreichen.

Literatur

1. Donohue JP, Einhorn LH, Williams SD (1980) Cytoreductive surgery for metastatic testis cancer: considera-

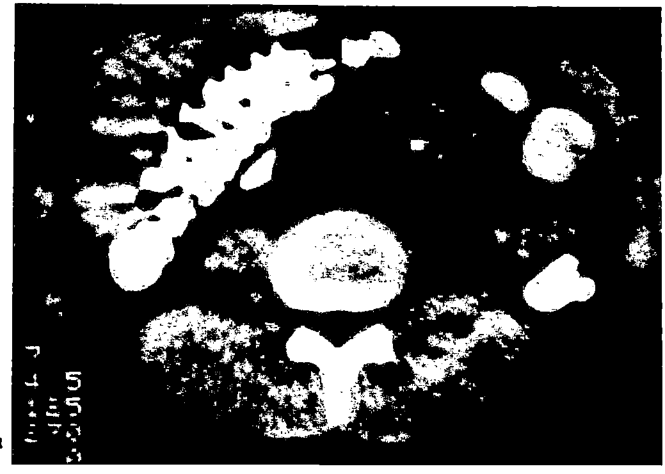

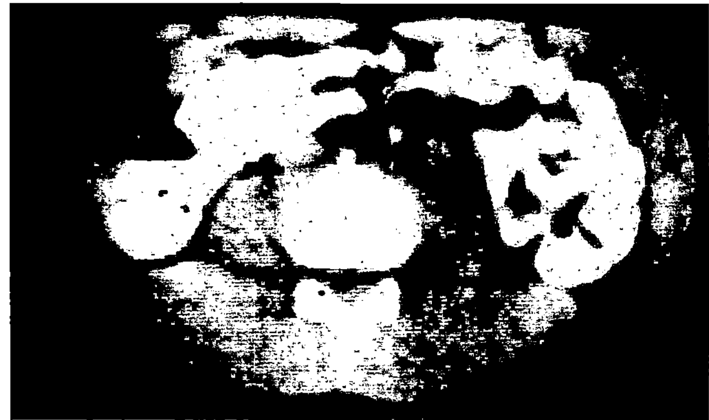

Abb. 2. Paraaortale Lymphknotenmetastase (Stadium IIC) vor (a) und
nach 4 Chemotherapiekursen (b)

tions of timing and extend. J Urol 123:876–880. – 2. Einhorn LH, Donohue J (1977) Cis-Diaminedichloroplatinum, vinblastine and bleomycin combination chemotherapy in disseminated testicular cancer. Ann Intern Med 87:293–298. – 3. Peckham MJ, Barret A, Husband JE, Hendry WF (1982) Orchidectomy alone in testicular stage I non-seminomatous germ-cell tumours. Lancet 25:678–680. – 4. Schwedler T, Waegner W, Zöckler H, Schmoll H-J (1982) Verlaufsbeobachtungen bei 169 Patienten mit nicht-seminomatösen Hodentumoren. Verh Dtsch Ges Urol 24:188–194. – 5. Seppelt U (1982) Validierung des klinischen Staging und Metastasenmuster bei germinalen Hodentumoren. In: Weißbach L, Hildebrand G (Hrsg) Register und Verbandstudie für Hodentumoren – Bonn. Ergebnisse einer prospektiven Untersuchung. Zuckschwerdt, München, S 137–146. – 6. Seppelt U, Bertermann H (1982) Mittelfristige Ergebnisse der modifizierten retroperitonealen Lymphadenektomie bei nicht-seminomatösen Hodentumoren. Verh Dtsch Ges Urol 34:200–201. – 7. Seppelt U, Bertermann H (1982) Modifizierte retroperitoneale Lymphadenektomie bei nicht-seminomatösen Hodentumoren. Therapiewoche 32:548–553

Priv.-Doz. Dr. med. U. Seppelt
Leitender Oberarzt der Abtlg. Urologie
im Klinikum der Universität Kiel
Hospitalstr. 40
D-2300 Kiel 1

Verhandlungsbericht der Deutschen Gesellschaft
für Urologie, 35. Tagung (1983), 291–293
© Springer-Verlag Berlin Heidelberg 1984

Sonographische Diagnostik (Real-Time-Gerät) retroperitonealer Lymphknotenmetastasen beim Hodentumor

Ch. Kratzik, W. Kuber, W. Kautzky und G. Lunglmayr

Einleitung

Vergrößerte Lymphknoten im Retroperitoneum können mittels Lymphographie, Computertomographie oder Ultraschall erfaßt werden. Der Wert der bipedalen Lymphangiographie bei Hodentumoren erscheint bereits seit längerer Zeit zweifelhaft, da es in vielen Fällen unmöglich ist die primären Lymphknotenstationen des renalen Hilusgebietes darzustellen. Die Computertomographie ist die dzt. sicher genaueste Methode zur Erfassung retroperitonealer Lymphknoten, die erforderlichen Kosten und der erforderliche Aufwand sind jedoch um vieles höher als beim Ultraschall. Die Sonographie des Retroperitoneums kann prinzipiell mittels compound-Geräten oder mittels real-time-Geräten erfolgen. Da letztere in den letzten Jahren eine zunehmende Verbreitung erfahren haben, erscheint es berechtigt Untersuchungen anzustellen, inwieweit nicht auch diese billigere und rascher durchzuführende Methode zu einer hohen diagnostischen Treffsicherheit führt.

Krankengut und Methode

Bei insgesamt 22 Patienten wurde der sonographische Befund mit dem Operationssitus verglichen. Besonderes Augenmerk wurde bei der sonographischen Untersuchung sowohl auf die Größe als auch auf die exakte Lage der Metastasen im Retroperitoneum gelegt. 10 Patienten wiesen keine Metastasen auf.

Die sonographische Untersuchung erfolgte in Rückenlage des Patienten mittels 3,5 MHz-Transducer. Alle Patienten waren zum Zeitpunkt der Untersuchung nüchtern. In Übereinstimmung mit dem Metastasierungsschema bei Hodentumoren wurde bewertet, ob die Metastasen paracaval, präcaval, interaortocaval, präaortal oder paraaortal lagen. Ebenso wurden vergrößerte Lymphknoten iliacal links bzw. rechts bewertet. Patienten mit einer „bulky disease" erhielten überdies einen halben Liter Tee, und wurden danach nochmals untersucht. Auf diese Weise wurde versucht die Nähebeziehung zwischen Darm und Lymphknotenmetastase zu klären.

Ergebnisse

Der sonographische Befund korrelierte völlig mit dem Operationssitus bei den 10 Patienten, welche im Stadium N_0 waren. Wir hatten keinen falschpositiven Befund. Von den 12 Patienten, welche Metastasen hatten, wies der sonographische Befund und der Operationssitus zehnmal eine völlige Übereinstimmung auf. Einmal war die Ausdehnung der Metastasierung in der Sonographie falsch beurteilt worden, die Iliacalregion wurde als frei beschrieben, es fand sich jedoch ein länglicher knapp über 1 cm dicker Lymphknotenstrang bei der Operation. Bei einem weiteren Patienten, welcher sonographisch als metastasenfrei beurteilt wurde, war das Retroperitoneum im Operationssitus zwar makroskopisch unauffällig, bei der histologischen Aufarbeitung fand sich eine Mikrometastasierung in einem Lymphknoten.

Die kleinste sonographisch erfaßte Metastase hatte einen Durchmesser von 18 mm, die größte von mehr als 11 cm.

Bei den Patienten, welche nach dem Trinken von Tee nochmals geschallt wurden, ließ sich der nun flüssigkeitsgefüllte Dünndarm nicht von der Lymphknotenmetastase wegdrücken. Dies führte zur Vermutung der Adhäsion des Darmes – eine Vermutung, die sich intraoperativ bestätigte.

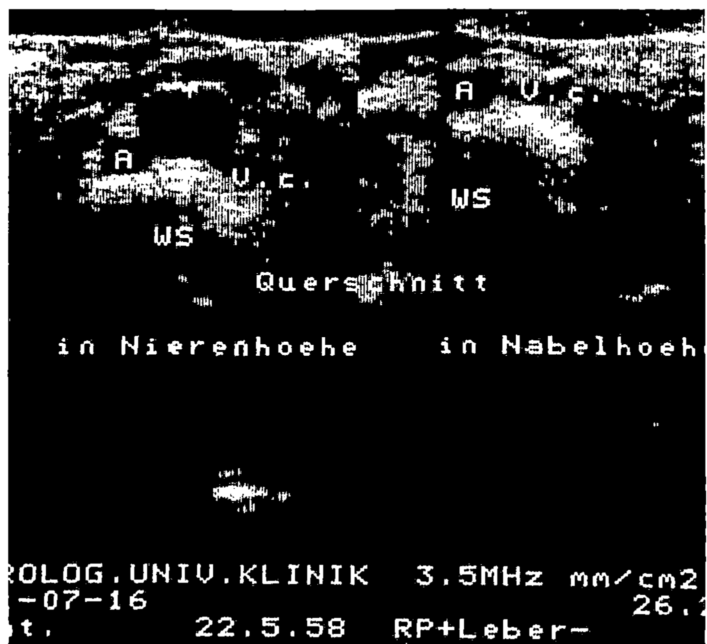

Abb. 1. Interaortocaval gelegene Metastase in Hilushöhe, im Bereich des Nabels ist das Retroperitoneum unauffällig; *A* Aorta, *V.c.* V.cava, *WS* Wirbelsäule

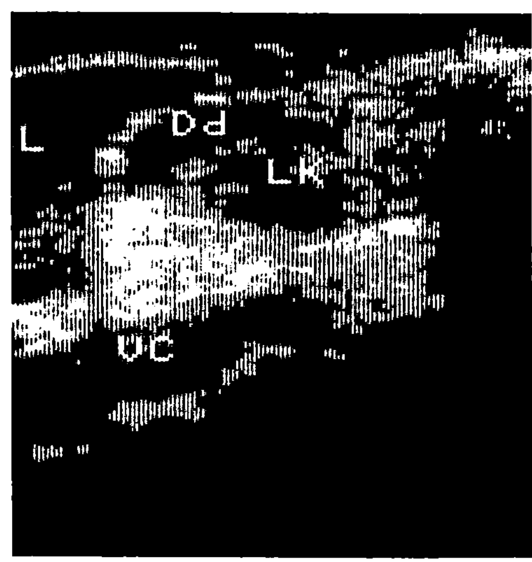

Abb. 2. Der flüssigkeitsgefüllte Dünndarm ist an das Lymphknotenpaket adhaerent; *L* Leber, *Dd* Dünndarm, *LK* Lymphknotenmetastase, *VC* V.cava

kommen sein, andererseits aber auch aufgrund der Tatsache, daß alle Patienten bei der Untersuchung nüchtern waren. Überdies wurde in jenen Fällen, welche zweifelhaft waren, die Untersuchung wiederholt, und bei der zweiten Untersuchung war es immer möglich eine Aussage zu treffen.

Die Verabreichung von Flüssigkeit und nachfolgende nochmalige Untersuchung könnte sich als screening-Methode erweisen um jene Patienten herauszufinden, bei denen eine röntgenologische Magen-Darm-Passage durchgeführt werden sollte.

Somit darf gesagt werden, daß auch die realtime-Sonographie eine rasche, kostengünstige und treffsichere Methode zur Erfassung retroperitonealer Metastasen ist. Bei jenen Patienten, welche einer Lymphadenektomie unterzogen werden, dürften sich weitere Untersuchungen – wie z.B. die Computertomographie – erübrigen. Empfehlenswert erscheint eine zusätzliche Untersuchung allerdings dann, wenn eine Operation nicht oder zumindest vorerst nicht durchgeführt wird.

Diskussion

Die Tatsache, daß in unserem Krankengut kein falsch-positiver sonographischer Befund vorlag, verwundert zunächst. Dies könnte aber einerseits aufgrund der relativ kleinen Fallzahl zustande ge-

Literatur

Burney BT, Klatte EC (1979) Ultrasound and computed tomography of the abdomen in the staging and management of testicular carcinoma. Radiology 132:415–419. – Fraley EE, Lange PH, Williams RD, Ortlip AS (1980)

Staging of early nonseminatous germ-cell testicular cancer. Cancer 45:1762–1767. – Hillman BJ, Haber K (1980) Echographic characteristics of malignant lymph nodes. J Clin Ultrasound 8:213–215. – Hutschenreiter G, Alken P, Schneider HM (1979) The value of sonography and lymphography in the detection of retroperitoneal metastases in testicular tumors. J Urol 122:766–769. – Latai D, Kuber W, Imhof H, Küster W (1982) Computertomographie des Retroperitoneums bei malignen Hodentumoren. Akt Urol 13:186–189. – Ray B, Hajdu I, Withmore WF (1974) Distribution of retroperitoneal lymph node metastases in testicular germinal tumors. Cancer 33:340–348. – Ritchie WGM (1982) Sonographic demonstration of abdominal visceral lymph node enlargement. Am J Radiol 138:517–521. – Skolnick ML (1980) Real-time ultrasound imaging in the abdomen, chap. 8. Springer, New York Heidelberg Berlin, pp 165–190. – Williams RD, Feinberg SB, Knight LC, Fraley EE (1980) Abdominal staging of testicular tumors using ultrasonography and computed tomography. J Urol 123:872–875

Dr. Ch. Kratzik
Urolog. Univ.-Klinik
Alserstr. 4
A-1090 Wien

Freie Themen

Röntgendiagnostik

Verhandlungsbericht der Deutschen Gesellschaft
für Urologie, 35. Tagung (1983), 297/298
© Springer-Verlag Berlin Heidelberg 1984

Moderatoren: W. Weber, Frankfurt; L. Röhl, Heidelberg

Klinische Anwendungsmöglichkeiten der digitalen Subtraktionsangiographie (DSA) in der Urologie

M. Knöner, E. Starck, K. Rauber, D. Jonas und W. Weber

Die digitale Subtraktionsangiographie – DSA – beinhaltet technisch
- das Umsetzen der analogen Video-Bildsignale in digitale Rechengrößen,
- den Subtraktionsvorgang mit Eliminierung der nichtvasculären Bildhintergrundanteile sowie
- die anschließende elektronische Verstärkung des kontrastierten Gefäßbildes.

Nach Nierenleeraufnahme werden 40–50 ml hochkonzentriertes Kontrastmittel peripher in eine Ellenbeugenvene injiziert. Durch eine zusätzliche 12-Minuten-Übersichtsaufnahme ist ein herkömmliches i.v. Urogramm mit eingeschlossen. Dies bezeichnen wir als funktionelle Urographie.

In der Frankfurter Klinik entfielen von 2 682 DSA-Untersuchungen in der Zeit von Dez. 1981 bis Aug. 1983 528 auf die Nieren.

Als Indikation haben sich folgende Schwerpunkte ergeben:

In über 50% der Fälle wurde das neue Verfahren im Rahmen der Hypertonie-Diagnostik bei der Suche nach Nierenarterienstenosen als funktionelle Urographie eingesetzt, da hierbei direkt der causale Erkrankungsnachweis erbracht werden kann. Auf diese Weise wurden 70 Nierenarterienstenosen diagnostiziert.

Mit 25% der Gesamtuntersuchungen ist die Transplantatniere derzeit überrepräsentiert. Wir haben die Methode routinemäßig eingesetzt, um nach Transplantation relativ frühzeitig die Anastomosenfunktion und die Parenchymdurchblutung zu dokumentieren. Da wir bisher die Parenchym-Perfusion nur anhand der Parenchymkontrastierung überwiegend qualitativ beurteilen konnten, war es günstig, einen normalen Ausgangsbefund zum Vergleich zu haben (Abb. 1). Bei der Abstoßungsreaktion, die ja das Hauptproblem bei der sekundären Funktionsverschlechterung des Transplantats darstellt, haben wir eine z.T. aus-

geprägte Reduktion der Parenchymkontrastierung als Ausdruck der Minderperfusion gefunden (Abb. 2). Der Nachweis der intakten Anastomose und eine gute Parenchymkontrastierung ist ein wichtiger Parameter für die Differentialdiagnose bei der primär funktionslosen Transplantatniere.

Bei der Diagnostik von Nierentumoren haben wir die transvenöse und intraarterielle DSA mit der konventionellen Angiographie verglichen. Die angiographische Diagnose eines malignen Tumors war konventionell in allen Fällen zweifelsfrei. Bei der transvenösen DSA war sie dagegen in 3 Fällen zweifelhaft bei vergleichsweise reduzierter Detailauflösung in allen Fällen. Diese war zwar bei der intraarteriellen Kontrastmittelapplikation wesentlich besser, erreicht aber noch nicht das Ausmaß der konventionellen Angiographie. Bezüglich der Tumor-Parenchym-Kontrastierung war sie aber in

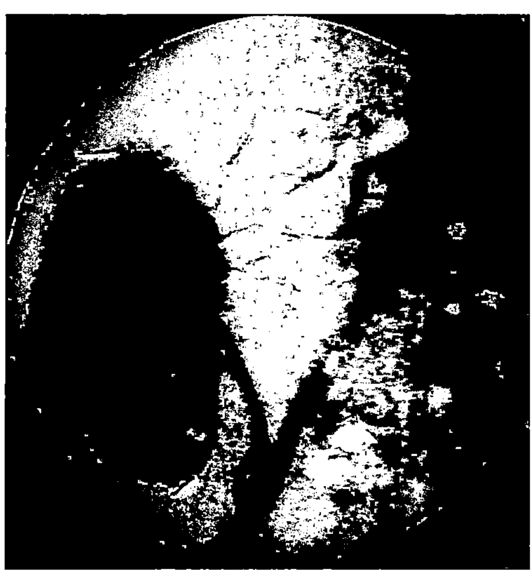

Abb. 1

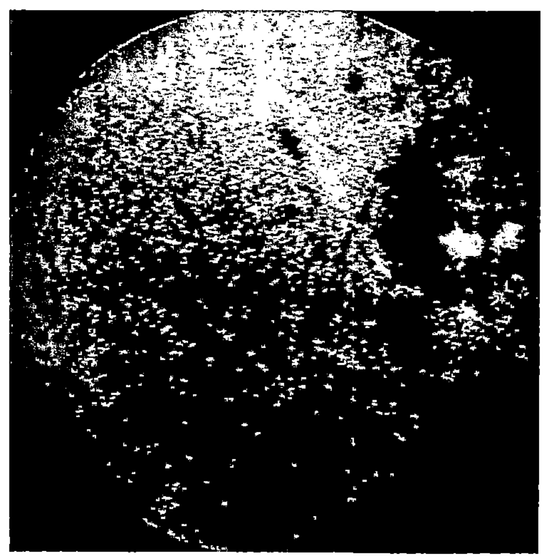

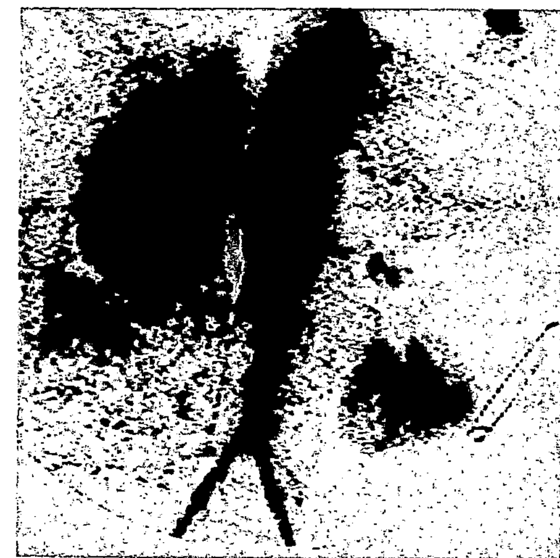

Abb. 2   Abb. 3

3 Fällen der herkömmlichen Angiographie überlegen. In keinem Fall jedoch war die Tumor-Diagnostik bei der intraarteriellen DSA unsicher. Daher sollte man bei klinischem Verdacht auf einen Nierentumor und entsprechender Bestätigung durch die Sonographie als nächsten diagnostischen Schritt die DSA mit funktioneller Urographie anstreben. Bei positivem Nachweis einer hypervasculären Raumforderung entfallen dann weitere angiographische Maßnahmen. Wenn als Injektionsort dabei die untere Hohlvene gewählt wird, entfällt auch die Cavographie.

Auch bei der urographisch stummen Niere ist mit der DSA häufig durch Darstellung von Parenchym, sowie intra- und extrarenalen Gefäßen eine Klärung des zugrunde liegenden Befundes möglich.

Noch weitaus vorteilhafter hat die DSA sich im Einsatz bei traumatisierten Patienten bewährt. Nicht nur periphere Gefäßläsionen werden einwandfrei nachgewiesen, sondern auch die Nierenarterienruptur oder Okklusion durch Intimaaufrollung.

Auf Abb. 3 sieht man sehr gut die Perfusion des Restparenchyms bei ausgedehnter Organzerreißung, sowie die deutliche Verlagerung durch das ausgedehnte Hämatom.

Die eindeutige angiographische Diagnosesicherung gelingt im Durchschnitt innerhalb von ca. 10 Minuten; die eingeschlossene Urographie erlaubt gleichzeitig eine Aussage über die kontralaterale Niere, so daß der Patient, falls nötig, sofort operiert werden kann.

Im Rahmen der heute soviel diskutierten Kostenersparnis soll nicht unerwähnt bleiben, daß der Preis für die DSA nur ca. 9% einer konventionellen Angiographie beträgt.

Dr. med. M. Knöner
Urolog. Abteilung, Klinikum J.W. Goethe-Universität
Theodor-Stern-Kai 7
D-6000 Frankfurt/Main

Verhandlungsbericht der Deutschen Gesellschaft
für Urologie, 35. Tagung (1983), 299–301
© Springer-Verlag Berlin Heidelberg 1984

DSA in der Diagnostik des Nierentumors

M. Oudkerk, E.H. Overbosch und U. Jonas

Die digitale Subtraktion ist eine bildformende Technik, die auf dem alten Prinzip der Subtraktion beruht, wie sie durch Ziedses des Plantes (1934) beschrieben wurde: Dabei werden zwei aufeinander folgende Bilder aus einer Serie voneinander subtrahiert, so daß als „Endprodukt" nur die gegenüber dem ersten Bild (Maske) zusätzlich gewonnenen Informationen sichtbar werden. Somit können kleine Kontrastunterschiede, die sonst durch das Auge gegen den Hintergrund nicht sichtbar werden, dargestellt werden.

Bis vor kurzem konnte diese Methode nur fotographisch angewandt werden, in dem man das Negativ des ersten Fotos bzw. das Bild ohne Kontrastdarstellung vom zweiten Foto (nach KM-Injektion) subtrahierte. Heute ist es möglich, die Bilder, die über den Bildverstärker angeboten werden, zu digitalisieren und diese *mathematisch* voneinander zu subtrahieren. Dies ist in Bruchteilen von Sekunden möglich.

Diese Methode, *digitale Subtraktion* genannt, wird insbesondere bei der Gefäßdiagnostik verwendet. Es zeigt sich, daß bereits mit i.v. Injektionen von geringen Kontrastmittelmengen durch die digitale Subtraktion selbst schwache Kontrastunterschiede so zu verstärken sind, daß auf dem Bildschirm eine Beurteilung der arteriellen vaskulären Anatomie und Pathologie, wie z.B. ein Aneurysma oder Stenosen (Abb. 1a, b) möglich wird. Eine noch bessere Diagnostik wird jedoch dadurch verhindert, daß durch das geringe räumliche Auflösungsvermögen die Abbildung der peripheren vaskulären Strukturen bei intravenöser Gabe des Kontrastmittels unzureichend bleibt. Dies ist durch die zunehmend schlechtere Auflösung bei hoher Verstärkung erklärt. Bleibt das Signal-Geräuschverhältnis unterhalb einer bestimmten Norm, dann wird das Geräusch dysproportional mitverstärkt. Das heißt in der Praxis, daß z.B. beim Nierentumor die intravenöse KM-Gabe nicht aus-

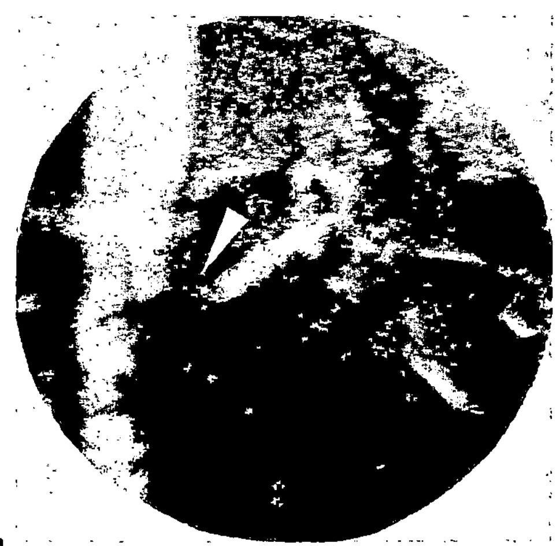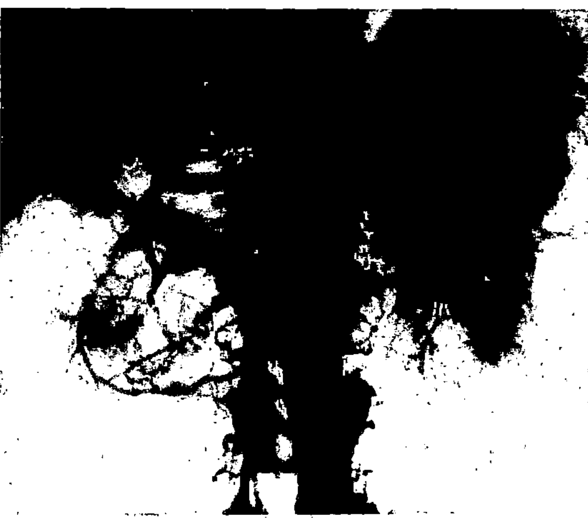

Abb. 1. Intravenöse digitale Subtraktionsangiographie bei einem Patienten mit Hypertension, die Nierenarterienstenose (*Pfeil*) ist deutlich ersichtlich (a). Diese Abweichung wird durch die Übersichtsangiographie bestätigt (b)

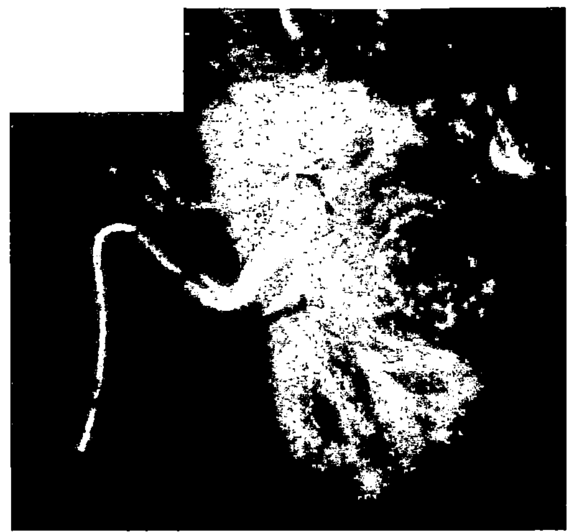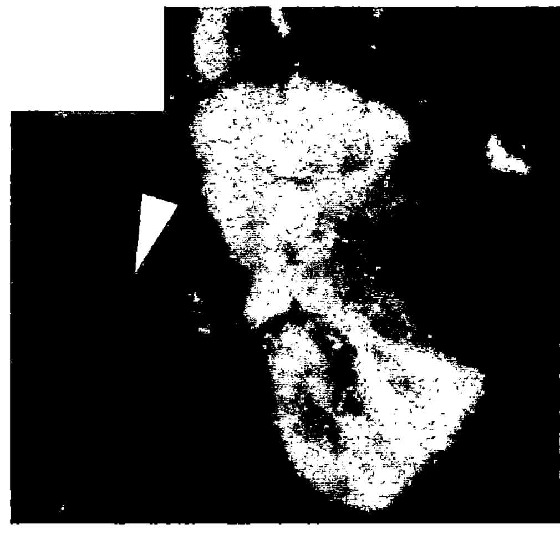

Abb. 2. Arterielle DSA mit deutlich ersichtlichen Tumorgefäßen bei Grawitztumor im Mittelgeschoß der linken Niere (a). In der venösen Phase ist die Durchgängigkeit der Vena renalis (*Pfeil*) deutlich erkennbar (b)

reicht, da die periphere Vaskularisation unzureichend dargestellt wird. So kann zwar der Tumor deutlich identifiziert werden, jedoch Ausdehnung, Tumoreinbruch, Vorhandensein von z.B. kollateralen Gefäßversorgungen sowie Tumoren in der Vena cava sind nicht gut darstellbar. Aus diesem Grund wurde in unserer Klinik in der Diagnostik von Nierentumoren bei der Arteriographie auch die digitale Subtraktionsangiographie durchgeführt.

Intraarterielle Subtraktionsangiographie

Mit Hilfe der Seldingertechnik wurde die Niere selektiv katheterisiert und ein Standardangiogramm durchgeführt. Darauf folgte die digitale Subtraktionsangiographie, um die Ergebnisse mit denen der konventionellen Angiographie zu vergleichen. Alle Daten wurden gespeichert, um eine „postprocessing"-Analyse ohne Informationsverlust durchführen zu können. Dabei konnten folgende Vorteile der arteriellen DSA-Technik festgestellt werden:

Durch die enorme Kontrastauflösung bei selektiver Katheterisierung waren bereits geringste Kontrastmitteldosen ausreichend, um ein gutes Bild zu erhalten (Abb. 2a). Durch die DSA-Technik war außerdem eine „physiologische" antegrade Darstellung des venösen Abflusses (Tabelle 1), der Vena renalis und der Vena cava inferior ohne eine zusätzliche Katheterisierung möglich. Unsere Erfahrung zeigte, daß mit Hilfe der DSA alle Informationen erhalten werden konnten, die auch bei der konventionellen Arteriographie gewonnen wurden mit dem zusätzlichen Gewinn der Darstellung der nephrographischen Phase, die eine bessere parenchymatöse Beurteilung ermöglichte (Abb. 2b). Dazu kam, daß in einer Sitzung eine gute Beurteilung des venösen Systems möglich war, und somit eine venöse Katheterisierung unnötig wurde. Die Methode ist jedoch eingeschränkt, wenn der venöse Abfluß (z.B. bei Okklusion durch Tumorkompression oder Tumoreinbruch) gestört oder unterbrochen ist. Daher sollte in den Fällen, in denen eine unzureichende Abbildung des venösen Systems bei der DSA feststellbar ist, anschließend doch eine Phlebographie durchgeführt werden. Es zeigte sich, daß bei allen Patienten, bei denen bei der DSA-Untersuchung eine unzureichende Venenfüllung zu sehen war, durch die selektive Phlebographie ein pathologischer Gefäßabfluß diagnostisiert wurde. Ein Vergleich der DSA-Technik mit den anderen routine-diagnostischen Verfahren zeigt Tabelle 2.

Tabelle 1. Vergleich Arteriographie/Venographie mit DSA

	Arteriographie Venographie	DSA
n-Untersuchungen	2	1
Venenfüllung	retrograd	antegrad (physiologisch)
Intrarenale Beurteilung	schlecht	gut

Tabelle 2. Aussagewert von Echographie, CT, Arteriographie und DSA: Vergleich

	Beurteilung		
	DD: Zyste-solide	Gefäß- architektur	Venöser Abfluß
Echographie	+	−	−
CT	+ (+ KM)	−	(−)
Arteriographie	+	+	+/−
DSA	+	+	+

Durch die oben beschriebene Technik in der Diagnose von Nierentumoren wird in den meisten Fällen eine zusätzliche Katheterisierung (Venographie) unnötig. Dies spart Zeit und Kosten, da die Anzahl der Filme verringert und der Untersuchungsgang deutlich beschleunigt werden.

Darüberhinaus können bereits bei Injektion des Kontrastmittels die Bilder beurteilt werden, sodaß lange Wartezeiten (Entwicklung der Röntgenbilder) erspart bleiben.

Zuletzt kann aufgrund der Computerspeicherung die gesamte Untersuchung später erneut ausgewertet werden, somit sind sekundäre Bildbearbeitungen möglich, um bestimmte Strukturen und Abweichungen besser abbilden zu können. In Zukunft scheint mit Hilfe des „pixel shifts", einer Technik, bei der die Maske in alle Richtungen bewegt werden kann, eine noch genauere Subtraktion der beiden Bilder erreicht und damit die Aussage weiter verbessert werden.

Prof. Dr. U. Jonas
Urolog. Klinik der Universität
Academish Ziekenhuis
Rijnsburgerweg 10
NL-2333 AA-Leiden

Verhandlungsbericht der Deutschen Gesellschaft
für Urologie, 35. Tagung (1983), 302–305
© Springer-Verlag Berlin Heidelberg 1984

Möglichkeiten der digitalen Subtraktionsangiographie (DSA) bei der percutanen transluminalen Angioplastie (PTA) der Niere und Transplantatniere

E. Starck, W. Fassbinder, D. Jonas, M. Knöner und W. Weber

Einführung

Nur 4–5% aller arteriellen Hypertonien sind reno-vasculärer Genese [1], d.h. ursächlich liegt eine Einengung der Arterienstrombahn der A. renalis zugrunde, die über den Renin-Angiotensin-Mechanismus den Hypertonus auslöst. Die Lebenserwartung der operierten Patienten ist etwa doppelt so groß wie die der rein medikamentös behandelten. Soweit mit Vorbehalt wegen der kurzen Erfahrungen beurteilbar, dürfte ähnliches auch für die Patienten nach percutaner transluminaler Angioplastie gelten, wenn man von den Rezidiven absieht, die aber redilatiert werden können.

Zum diagnostischen Routineprogramm der Hypertonieabklärung gehörte das i.v. Urogramm als Frühurogramm, die nuklearmedizinischen Verfahren, das Isotopennephrogramm mit Clearence und Nierensequenzszintigraphie sowie die Plasmareninaktivität peripher und im Nierenvenenblut [2]. Diese diagnostische Palette ist sehr teuer und vermag obendrein nur indirekte Nachweise zu liefern. Der direkte Stenosenachweis gelingt nur durch die Angiographie. Die konventionelle Angiographie ist invasiv und wird wegen der Komplikationen nur stationär ausgeführt. Sie stand daher am Schluß der Diagnostik und kam nur für einen begrenzten Patientenkreis zur Anwendung.

Bevor in einem zweiten Arbeitsgang die Therapie ausgeführt werden konnte, vergingen zusätzlich mindestens einige Tage.

Mit der DSA steht jetzt aber eine angiographische Methode zur Verfügung, die einerseits den direkten Stenosenachweis liefert und andererseits wegen der geringen Invasivität ambulant ausgeführt wird.

Material und Methodik

Die Untersuchung wird als sogenannte funktionelle Urographie ausgeführt, indem man vor und nach der DSA eine Nierenübersichtsaufnahme anfertigt. Neben dem Gefäßsystem und Parenchym läßt sich dann, wie üblich, auch die Ausscheidungsfunktion bzw. das Hohlsystem mitbeurteilen.

Seit Dezember 1981 wurden 528 Nieren-, einschließlich der 131 Transplantatnierenuntersuchungen durchgeführt. Die Indikation Hypertonie nahm mit 49,1% dabei den größten Raum ein. Der hohe Anteil 87 nachgewiesener Stenosen ist Ausdruck der klinischen Vorauslese. Eingeschlossen sind 13 Transplantatarterienstenosen einschließlich der intrarenalen Stenosen bei der chron. vasculären Abstoßung.

Indikation zur PTA

Als besonders geeignet gelten Stenosen der A. renalis. Stenosen mit Aortenwandbeteiligung neigen zu Rezidiven, wenn sie nicht ausreichend dilatiert werden können. Sehr schwierig, wenn überhaupt dilatierbar, sind intrarenale Stenosen. Bei der Transplantatniere sind Stenosen im eigenen Gefäßsystem optimal für die Angioplastie geeignet. Anastomosenstenosen können gelegentlich zu derb sein, infolge Naht. Anastomosennahe Stenosen neigen mitunter zu Rezidiven, man sollte sie nicht öfter als zweimal dilatieren. Intrarenale Transplantatarterienstenosen liegen bei der chron. vasculären Abstoßung vor, sie sollten daher nicht dilatiert werden.

Nach dem DSA-Stenosennachweis erfolgt nach stationärer Aufnahme die endgültige Diagnosesicherung wie bisher üblich durch die konventionelle Angiographie, an die sich in einem Arbeitsgang die Therapie in Form der Katheterdilatation anschließt. Der stationäre Aufenthalt bleibt bei diesem diagnostisch-therapeutischen Konzept allein auf den für die Angioplastie erforderlichen Umfang begrenzt, das sind 2–4 Tage in unproblematischen Fällen.

Ergebnisse

Seit Herbst 1980 wurden bei 35 Patienten 55 Nierenarteriendilatationen durchgeführt mit einer primären Erfolgsquote von 84%, eingeschlossen sind dabei 13 Nierentransplantatpatienten mit 18 Dilatationen, für die eine primäre Erfolgsquote von 83% galt.

Mit der DSA wurden dabei 65 Untersuchungen durchgeführt, beim Einsatz vor der Angioplastie sind nur die Patienten mitgezählt, bei denen die Dilatation auch zur Ausführung kam.

Die relativ kleine Zahl der Patienten, die letztlich auch der Nierenangioplastie zugeführt wurden (20× wurde die DSA vor PTA ausgeführt), verdeutlicht andererseits den unzumutbaren Kostenaufwand bei der herkömmlichen Hypertonieabklärung für alle Patienten, auch wenn einige Dilatationen seitens unserer kardiologisch-nephrologischen Kollegen hinzukommen.

Fallbeispiel

DSA bei einem 12jährigen Mädchen mit doppelter Transplantatarterie und weiten Gefäßlumina 4 Wochen nach der Transplantation (Abb. 1). 3 Monate später wurde wegen mittlerweile aufgetretener Hypertonie bei der ambulant durchgeführten Kontroll-DSA der Befund einer langstreckigen anastomosennahen Stenose der caudalen Nierenarterie erhoben (Abb. 2). Nach stationärer Aufnahme erfolgte die Sicherung der Diagnose wie üblich durch die konventionelle Angiographie in einem Arbeitsgang mit der Angioplastie (Abb. 3a, b), kontrollangiographischer Abschlußbefund einer wieder normalweiten caudalen Nierenarterie (Abb. 3c), DSA-Kontrolle nach einer Woche (Abb. 4).

Auch nach der Angioplastie ist durch die DSA die Patientenbetreuung wesentlich besser und gezielter möglich, sie wurde bei 45 Untersuchungen ausgeführt (35× eigene Nieren und 10× Transplantatnierenuntersuchungen).

Neben einer in 10% besseren Darstellungsqualität haben wir 8× Rest- und 4 Rezidivstenosen ge-

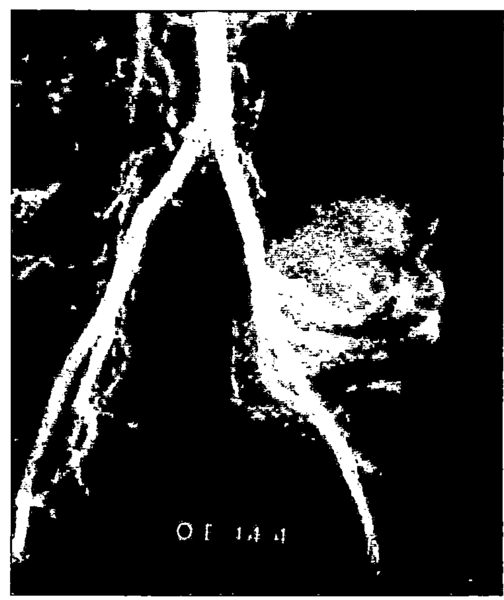

Abb. 1

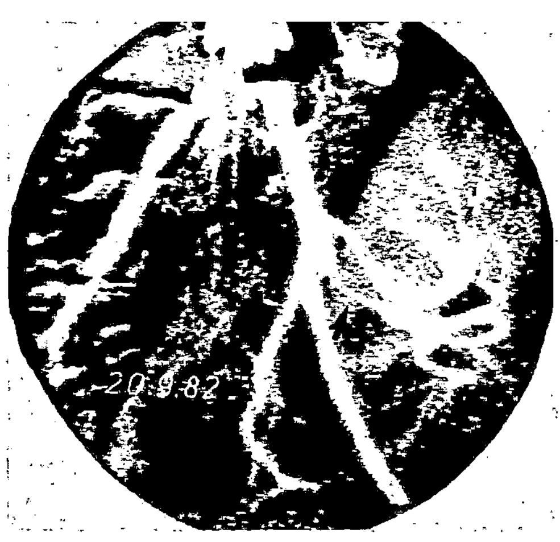

Abb. 2

funden, die 3× unverzüglich zu einer erneuten Redilatation geführt haben.

Diskussion

Bei der Abklärung der arteriellen Hypertonie als Einsatzmethode vor der Angioplastie können die über 90% arteriellen Hypertonien ohne Nierenarterienstenosen jetzt im ersten weiterführenden diagnostischen Arbeitsgang durch die DSA mit einer Genauigkeit von 71% bis 87% ausgeschlossen

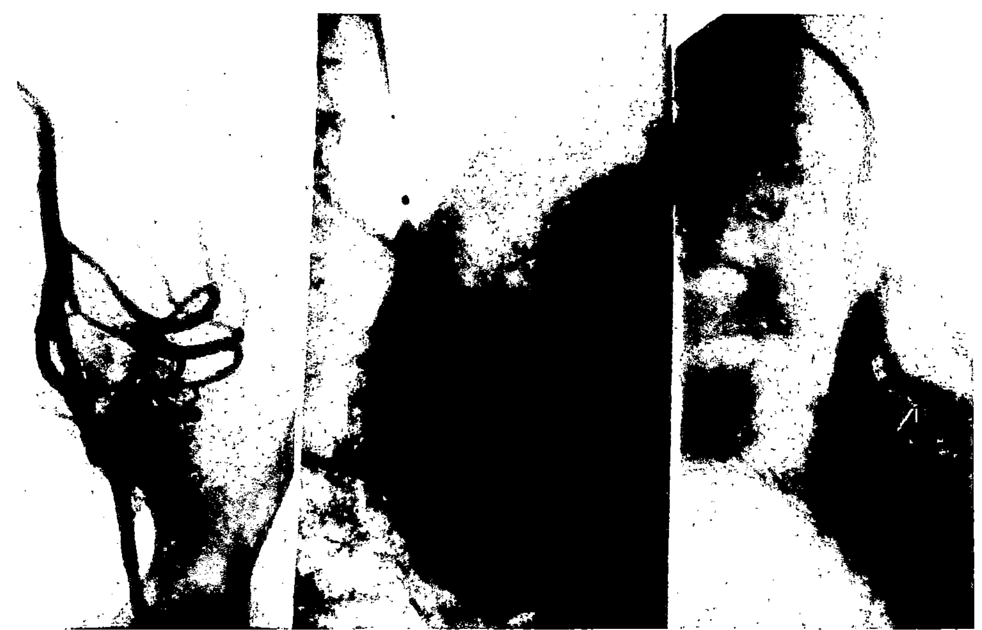

Abb. 3a–c

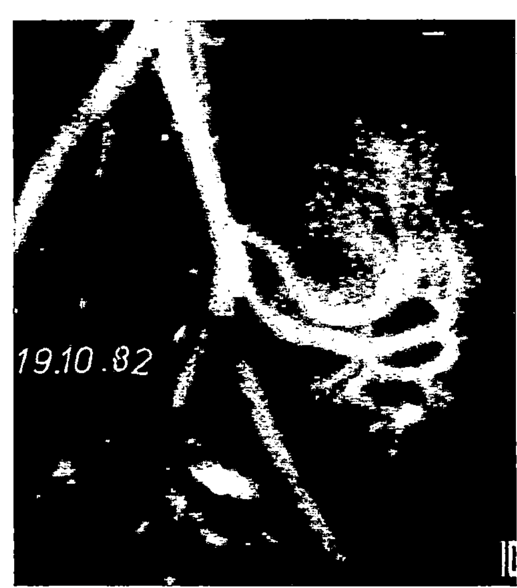

Abb. 4

werden [3], die sich auf über 90% erhöht, wenn man unzureichende Darstellungen ausschließt [4]. Sie übertrifft damit alle anderen oben genannten nichtinvasiven Verfahren, außer der Angiotomographie, die aber methodisch aufwendig ist. Die Zuverlässigkeit kommt praktisch der konventio-

nellen Angiographie gleich, wenn man das Verfahren mit der selektiven Nierenvenenreninanalyse kombiniert, die sich in einem Arbeitsgang ausführen läßt bei Injektion in die V.cava inferior [5]. Die urographische Information liegt bei Anwendung als sogenannte funktionelle Urographie [6] gleichfalls vor.

In der Frühphase nach der Angioplastie wird bei gravierenden Komplikationen die Kontrolle der Gefäßmorphologie und Parenchymdurchblutung mit Infarktausschluß ohne zusätzlich gefährdende Kathetersondierung wesentlich vereinfacht.

Auch nach der Entlassung wird die Patientenbetreuung durch die DSA ebenso erleichtert. Noch bestehende oder rezidivierende Hypertonien haben früher immer wieder zur konventionellen Reangiographie geführt, wegen Verdacht auf Rezidivstenose. Diesen Patienten bleibt der stationäre Aufenthalt jetzt erspart. Die geringe Invasivität und Verkürzung der stationären Verweildauer sind wesentliche Vorteile der Angioplastie bei der Therapie von Nierenarterienstenosen gegenüber der operativen Therapie. Die gleichen Vorteile gelten für die DSA bei der Gegenüberstellung zur konventionellen Angiographie. Die Kombination beider Verfahren ist nicht nur für den Patienten sehr günstig, sondern auch unter dem Aspekt der Kosteneinsparung, dem heute besondere Bedeutung zukommt.

Zusammenfassung

Eine Abklärung der Hypertonie erscheint obligat, da sich bei den Formen mit Nierenarterienstenosen die Lebenserwartung nach Beseitigung der Ursache grundlegend verbessert. Es ist aber nur in 4–5% aller arterieller Hypertonien mit einer Nierenarterienstenose zu rechnen. Der herkömmliche diagnostische Aufwand: i.v. Urogramm, Isotopennephrogramm mit Clearence, Kamerasequenzszintigraphie, Renindiagnostik peripher und selektiv, ist für alle Patienten zu aufwendig, zudem kann nur der indirekte Stenosenachweis erbracht werden. Die DSA als Erstuntersuchung führt wesentlich billiger und schneller zum Ziel, bei direktem Nachweis der Ursache. Die geringe Invasivität des Verfahrens führt gerade in Kombination mit der PTA zu einer wesentlichen Verkürzung der stationären Verweildauer.

Literatur

1. Genest J, Boucher R, Rojo-Ortega JM (1977) Renovascular hypertension. In: Genest J, Koiw E, Kuchel O (Hrsg) Hypertension. McGraw-Hill, New York, S 815. – 2. Starck E, Harth P, Grützmacher P, Tuengerthal S, Kollath J (1982) Moderne radiologische Diagnostik und Therapie der renovasculären Hypertonie. Diagnostik 15:465–473. – 3. Smith CW, Winfield AC, Price RR, Harding DR, Tucker SW, Witt SW, Hollifield JW (1982) Evaluation of digital venous angiography for the diagnosis of renovascular hypertension. Radiology 144:51–54. – 4. Buonocore E, Meany TF, Borkowski GP, Pavlicek W, Gallagher J (1981) Digital subtraction angiography of the abdominal aorta and renal arteries. Radiology 139:281–286. – 5. Sos TA, Snidermann KW, Saddekni S (1982) Renal vein renin assay and digital intravenous angiography in patients with renovascular hypertension. 68th Scientific Assembly and Annual Meeting of the Radiological Society of North America, Chicago, 28. 11.– 2. 12. 82. – 6. Riemann HE, Starck E, Tuengerthal S, Kollath J (1982) Möglichkeiten eines „Funktionsurogrammes" mit Hilfe der digitalisierten Radiographie. Dtsch Roentgenkongreß, Berlin 20.–22. 5. 1982

E. Starck, M.D.
University of Wisconsin
Clinical Science Center
Department of Radiology
6000 Highland Avenue
Madison, Wisconsin 53792, USA

Verhandlungsbericht der Deutschen Gesellschaft
für Urologie, 35. Tagung (1983), 306
© Springer-Verlag Berlin Heidelberg 1984

Nierenfunktionsuntersuchungen mit der Sequenz-CT

P.H. Walz, U.J. Klose, F. Hahn und P. Alken

Die CT hat sich als hervorragendes Diagnostikum zur Darstellung der Morphologie bewährt, eine Verfeinerung der computertomographischen Diagnostik kann noch durch die Kontrastmittelinjektion in Bolusform erreicht werden.

Durch Registrierung der zeitabhängigen Dichte-Änderungen über Aorta, sowie Cortex und Medulla, die in der Frühphase nach Injektion gut differenzierbar sind, erhält man charakteristische Zeit/Dichte-Kurven. Diese Kurven weisen eine große Ähnlichkeit auf mit jenen, die bei der Nierenfunktionsuntersuchung mit Radioisotopen erhalten werden.

Bis 2 min nach Injektionsbeginn wurde im 11 s-Abstand ein CT-Schnitt gefahren, bis 5 min im 30 s-Abstand und ein letzter Schnitt wurde nach 10 min angefertigt. Zur Messung können der Zeitpunkt der Kurvenüberschneidung sowie die Fläche bis 300 oder 600 s herangezogen werden.

Die Fläche zwischen den Zeit/Dichte-Kurven der Aorta und der Medulla ist abhängig von der Konzentrationsfunktion der einzelnen Niere und repräsentiert damit funktionelle Aspekte dieser Niere.

Bei 31 Patienten mit 57 Nieren verglichen wir die mit der Sequenz-CT erhaltenen Werte mit den Ergebnissen der Isotopen-Clearance nach der Oberhausen-Methode. Die anhand der Isotopen-Clearance klassifizierte normale oder reduzierte Nierenfunktion war auch mit der CT-Messung signifikant unterschiedlich.

Insgesamt konnte im gesamten Patientengut eine gute Korrelation zwischen den Ergebnissen der [131]J-Hippuran-Clearance und der Sequenz-CT gefunden werden bezüglich der Funktion der einzelnen Niere, noch besser waren die Übereinstimmungen bei der Seitentrennung.

Mit zunehmender Untersuchungsdauer wurde die Übereinstimmung der Ergebnisse von Isotopen-Clearance und CT-Messung besser. Der Zeitpunkt der Kurvenüberschneidung korreliert nicht mit der Jod-Hippuran-Clearance, wohl aber mit zunehmender Genauigkeit die Flächenmessung bis 300 s und bis 600 s.

Die Computertomographie wird bisher hauptsächlich zur Klärung morphologischer Fragestellungen eingesetzt. Nach Gabe von Kontrastmittel in Bolusform lassen sich Informationen über die Funktion ohne wesentliche Mehrbelastung des Patienten erhalten. In vielen Situationen, wie bilateralem Tumor, bilateralem Ausgußstein oder hier bei zentralem Tumor in der funktionellen Einzelniere rechts ist die genaue Kenntnis sämtlicher Funktionsparameter entscheidend. Die Funktionsmessung über einem morphologisch exakt definierbaren Areal könnte dabei zu einer weiteren Verbesserung der Diagnostik führen.

Dr. P.H. Walz
Urologische Klinik und Poliklinik
der Johannes Gutenberg-Universität Mainz
Langenbeckstraße 1
D-6500 Mainz

Verhandlungsbericht der Deutschen Gesellschaft
für Urologie, 35. Tagung (1983), 307–309
© Springer-Verlag Berlin Heidelberg 1984

Der Wert der Lymphangiographie in der Diagnostik lymphogener Metastasen urologischer Tumoren: eine röntgenologisch-pathologische Korrelation

F.M.J. Debruyne und S.P. Strijk

Die Lymphangiographie hat in der Stadierung urologischer Tumoren immer einen wichtigen Platz eingenommen. Die Zuverlässigkeit wird in der Literatur verschieden wiedergegeben: die Genauigkeit variiert zwischen 50 und 95% falsch-positive und 0 und 70% falsch-negative Befunde (Wajsman et al. 1975; Storm et al. 1977; Castellino et al. 1973; Cerny et al. 1975; Cosgrove u. Metzger 1975). Vielleicht darum wird in letzter Zeit von vielen Kliniken mehr und mehr die Computertomographie bevorzugt. Diese Untersuchung ist für den individuellen Patient einfacher und die Aussagekraft über die metastatische Betroffenheit der Lymphknoten scheint sich der der Lymphangiographie mindestens zu gleichen (Lackner et al. 1979; Levine et al. 1981).

Bevor wir uns auch für die Computertomo-graphie entscheiden, wollten wir doch erst den Wert der Lymphangiographie in unseren Händen bestimmen. Darum haben wir 90 nacheinanderfolgende Lymphangiogramme blind nachuntersucht. Obwohl bei 58 Patienten eine Lymphadenektomie durchgeführt wurde im Rahmen radikaler Chirurgie, können wir aufgrund studienbedingter Restriktionen nur über 59 auswertbare Lymphangiogramme berichten (Tabelle 1).

Es handelt sich um 26 Blasenkarzinomen, 13 Prostatakarzinomen, 16 Hodentumoren und 4 sonstige (Penis- und Paratestikulaire Malignitäten). Von diesen Fällen unterzogen sich 38 Patienten einer Lymphadenektomie.

Die Forderungen für das Einschließen in diese Studie war ein nach Regionen eingeteilte Lymphadenektomie. Das heißt, daß nur die Patienten in

Tabelle 1

Tumor Site/Type	No. of Cases	Lymphographic Diagnosis	Histological Material Available	
			No. of Patients	No. of Regions
Bladder	26	12 + 14 −	7 + (58%) 12 − (86%)	8 + 64 −
Prostate	13	8 + 5 −	5 + (63%) 2 − (40%)	3 + 26 −
Testis (non-seminomatous)	10	4 + 6 −	4 + (100%) 5 − (83%)	8 + 38 −
Testis (seminoma)	6	4 + 2 −	1 + (25%) 0 −	1 + 0 −
Miscellaneous	4	0 + 4 −	0 + 2 − (50%)	0 + 3 −
Total	59	28 + 31 −	17 + (61%) 21 − (68%)	20 + 131 −
		59	38 (66%)	151

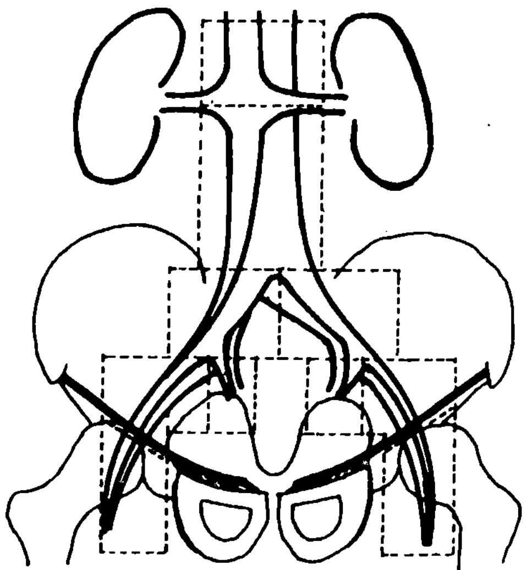

Abb. 1. Schematic drawing of the 10 lymph node regions compared in this study

Betracht kamen, bei denen von jeder entfernten Lymphknotenregion ein histopathologischer Befund vorhanden war. Wir haben die Lymphknoten in 10 verschiedene Regionen eingeteilt (Abb. 1).

Je nach Ausbreitung der Dissektion wurden mehr oder weniger Lymphknoten pro Patient beurteilt.

Die Verteilung positiver und negativer Lymphangiogramme ist wie folgt: Beim Blasenkarzinom-Patienten wurden 12 Lymphangiographien positiv beurteilt und 14 negativ. Beim Prostatakarzinom ist das Verhältnis 8 positiv und 5 negativ. Im ganzen waren 28 Lymphangiographien positiv und 31 negativ. Nach den einzelnen Regionen sind die Befunde wie folgt auszuwerten. 19 Blasenkarzinom-Patienten wurden lymphadenektomiert, 7 mit positiven und 12 mit negativen Lymphangiographien. Hierbei handelte es sich histopathologisch um 8 positive und 64 negative Regionen.

Eine gleiche Beurteilung beim Prostatakarzinom ergab, daß bei den 7 operierten der insgesamt 13 Patienten histopathologisch 3 positive und 26 negative Regionen bestanden.

Zusammen handelt es sich so um 38 operierte Patienten, 17 mit positiv beurteilten Lymphangiogrammen und 21 mit einem negativen Röntgenbefund. Von der positiven Gruppe wurden 20 Regionen histopathologisch untersucht, von der negativen Gruppe 131 Regionen.

Vergleichen wir nun die Röntgenbefunde mit den histopathologischen Ergebnissen, so sehen wir 4 falsch-positive Lymphangiographien. Jedoch waren bei 3 dieser Patienten bei der röntgenologischen Nachuntersuchung die positiv beurteilten Lymphknoten oder Lymphknotengruppen nicht entfernt. Abbildung 2 ist hiervon ein Beispiel. Abbildung 2a zeigt das positive Lymphangiogramm, Abbildung 2b der zurückgelassene positiv beurteilte Lymphknoten. Das heißt, daß schließ-

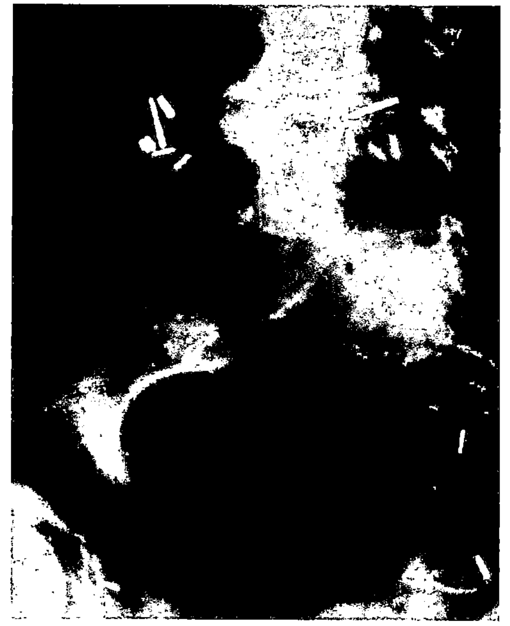

Abb. 2a, b

lich 1 der 22 Patienten (5%) falsch-positiv war.
Wenn man die untersuchten Regionen betrachtet,
dann war nur 1 der 119 (0,8%) untersuchten Regionen falsch als positiv beurteilt. Pro Lymphangiographie ist die Spezifizität 95% und pro Regio
mehr als 99%.

Von 16 Patienten mit histopathologisch bewiesenen Metastasen wurden die Lymphangiogramme
bei 3 Patienten (19%) falsch-negativ beurteilt. Die
Verteilung pro Regio zeigt, daß 13 aus 32 (41%)
röntgenologisch negativ beurteilten Lymph-
knotenregionen bei histopathologischer Untersuchung metastatisch betroffen waren. Die Sensitivität der Lymphangiographie ist so 81%, aber nur
49%, wenn man die einzelnen Regionen betrachtet. Dieser deutliche Unterschied zwischen Patienten und Regionen hat das therapeutische Vorgehen jedoch nicht beeinflußt.

Um die Rate der falsch-negativen röntgenologischen Interpretationen zu verbessern, haben wir in
einer separaten Patientengruppe den Wert der perkutanen Lymphknotenbiopsie analysiert.

Bis jetzt haben wir 51 Patienten perkutan
biopsiert.

Nur bei diesen Patienten, bei denen ein positiv
beurteiltes Lymphogramm vorlag, konnten positive Biopsien erhalten werden. Bei keinem der röntgenologisch negativ beurteilten Lymphangiogramme war bis jetzt ein positiver Biopsiebefund erhoben worden.

Aus dieser Studie können wir folgende Schluß-
folgerung ziehen:

1. Die Lymphangiographie ist mit einer Spezifizität von 95% und einer Sensitivität von 81% in
   unseren Händen eine zuverlässige Untersuchungsmethode.
2. Wenn die Lymphangiographie falsch-negativ ist,

dann sind mehr als die Hälfte der histologisch
bewiesenen Metastasen kleiner als 0,5 cm.
3. Dies erklärt, warum die perkutane Lymphknotenbiopsie in unseren Händen keinen zusätzlichen Vorteil bietet, um die Rate der falsch-
   negativ beurteilten Lymphangiogramme zu
   erniedrigen.

Literatur

Wajsman Z, Baumgartner G, Murphy GP, Merrin C
(1975) Evaluation of lymphangiography for clinical
staging of bladder tumors. J Urol 114:712–714. – Storm PB,
Kern A, Loening SA, Brown RC, Culp DA (1977) Evaluation of pedal lymphangiography in staging non-seminomatous testicular carcinoma. J Urol 118:1000–1003. –
Castellino RA, Ray G, Blank N, Govan D, Bagshaw M
(1973) Lymphangiography in prostatic carcinoma. Preliminary observations. JAMA 223:877–881. – Castellino RA
(1975) The role of lymphography in „apparently localized"
prostatic carcinoma. Lymphology 8:16–20. – Cerny JC,
Farah R, Rian R, Weckstein ML (1975) An evaluation of
lymphangiography in staging carcinoma of the prostate.
J Urol 113:367–370. – Cosgrove MD, Metzger CK (1975)
Lymphangiography in genitourinary cancer. J Urol
113:93–95. – Lackner K, Weissbach L, Boldt I, Scherholz
K, Brecht G (1979) Computertomographischer Nachweis
von Lymphknotenmetastasen bei malignen Hodentumoren. Ein Vergleich der Ergebnisse von Lymphographie und Computertomographie. ROEFO
130:636–643. – Levine MS, Arger PH, Coleman BG, Mulhern CB Jr, Pollack HM, Wein AJ (1981) Detecting
lymphatic metastases from prostatic carcinoma:
superiority of CT. AJR 137:207–211

Prof. Dr. med. F.M.J. Debruyne
Klinik für Urologie
Radboud Krankenhaus
NL-6500 HB Nijmegen

Verhandlungsbericht der Deutschen Gesellschaft
für Urologie, 35. Tagung (1983), 310–313
© Springer-Verlag Berlin Heidelberg 1984

Vergleich der renalen Wirkung nieder- und hochosmolaler Röntgenkontrastmittel

U. Uthmann, H.P. Geisen, E. Glück und R. Bürk

Seit Beginn der Anwendung nierengängiger Kontrastmittel wird in diesem Zusammenhang über Nierenschädigungen bis hin zur terminalen Niereninsuffizienz berichtet.

Eine Zusammenfassung der klinischen Publikationen zeigt, daß die Kontrastmittelanwendung bei Patienten mit Diabetes mellitus, Plasmocytom und präexistentem Nierenschaden mit einem besonders hohen renalen Risiko belastet ist.

Ein wesentlicher Faktor der renalen Schädigung scheint die Osmolalität der Kontrastmittel zu sein, die je nach deren Generation zwischen 2200 und 600 mosmol liegt. Nierenbiopsien und Urinelektrophoresen nach Angiographien sowie tierexperimentelle Untersuchungen haben gezeigt, daß eine Vakuolisierung des proximalen Tubulus bzw. eine Funktionseinschränkung dieser Nierenregion in vielen Fällen nach Kontrastmittelgabe auftritt. Das histologische Bild gleicht dem der osmotischen Nephrose. Hierdurch wurde ein besonderes Augenmerk auf die Hyperosmolalität der angewandten Kontrastmittel gelenkt. Teilweise aufgrund dieser Untersuchungen wurden Röntgenkontrastmittel gleichen Jodgehalts, jedoch niedrigerer Osmolalität entwickelt.

Die routinemäßig zur Beurteilung der Nierenfunktion herangezogenen Kreatinin- und Harnstoff-Serumspiegel sind glomerulär bestimmt und nicht zur Erfassung von Funktionsstörungen der proximalen Tubulusregion geeignet. Hierzu bietet sich die Bestimmung des β-2-Mikroglobulins an.

β-2-M ist ein Polypeptid mit einem Molekulargewicht von 11 600 Dalton, das als Bestandteil des HLA-Antigens auf der Oberfläche aller kernhaltigen Körperzellen vorkommt. Bei normalem Zellverfall wird es in konstanter Menge freigesetzt. Die endogene Tagesproduktion beträgt ca. 300 mg. Der Abbau des β-2-M erfolgt allein über die Niere, wo es aufgrund seiner geringen Molekülgröße glomerulär frei filtriert wird. Im proximalen Tubulus wird es zu 99,9% aus dem Primärharn rückresorbiert und weiter zu kleineren Bruchstücken aufgespalten. Mit 40 min ist die physiologische Halbwertszeit sehr kurz. Die Normalwerte des β-2-M liegen im Serum zwischen 1,6 und 2,8 mg/l und im Urin unter 300 µg/l. Die quantitative Bestimmung des Polypeptids erfolgt in einem Radioimmunoassay.

Umfassende Erfahrungen zur diagnostischen Aussagekraft der β-2-M-Bestimmungen liegen vor allem im Rahmen der Nierentransplantation, der Nephrotoxizitätserfassung von Antibiotika, Zytostatika und Schwermetallen sowie der Verlaufskontrolle lymphozytärer Tumoren vor.

In einer randomisierten Studie erfaßten wir neben den konventionellen Nierenfunktionsparametern auch die Serumspiegel des β-2-M sowie seine Ausscheidung im Urin nach Applikation verschiedener Kontrastmittel mit unterschiedlicher Osmolalität. Neben anderen Kontrastmitteln untersuchten wir Diatrizoat (Urovist 65%ig, 1580 mosmol/l) und Omnipaque 300 (720 mosmol/l). Kontrastmittelmenge und Jodgehalt war jeweils gleich. Pro Kontrastmittel wurden 10 Patienten untersucht.

Ausschlußkriterien für die Untersuchung waren präexistenter Diabetes mellitus, eine allergische Diathese, schwere Herz- und Kreislauferkrankungen sowie eine bekannte Niereninsuffizienz mit Kreatinin-Werten über 1,6 mg/dl. Als Kontrollgruppe dienten 10 freiwillige Probanden, denen ein gleiches Volumen physiologischer Kochsalzlösung injiziert wurde. Vor Kontrastmittel- bzw. Kochsalzapplikation wurde über 24 h Urin gesammelt. In diesem Sammelurin wurden ebenfalls die vorhergenannten Laborparameter bestimmt.

Nach Kontrastmittelapplikation betrugen die Urinsammelintervalle 0 bis 3, 3 bis 6, 6 bis 12 und 12

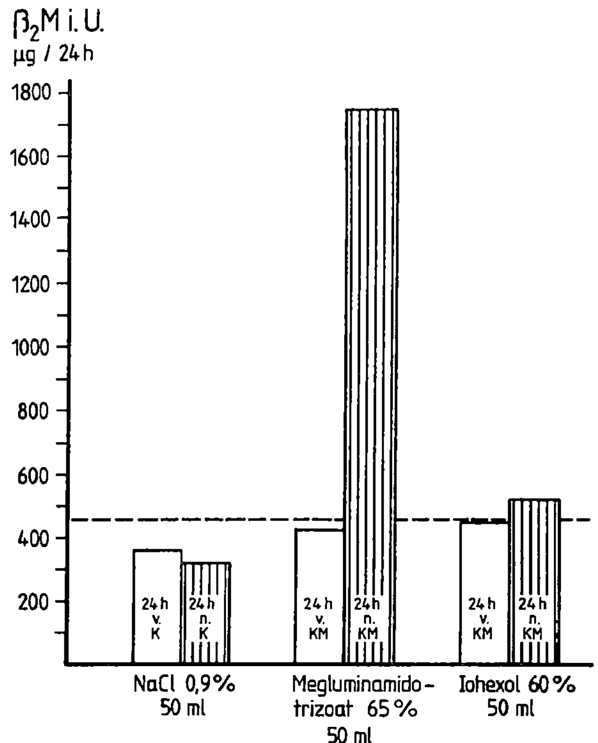

Abb. 1. Durchschnittliche Beta-2-Mikro-globulinausscheidung 24 h vor und nach Gabe von NaCl 0,9%, Diatrizoat 65% und Iohexol 60%

bis 24 h. Um eine annähernd gleiche Hydratation der Patienten und Probanden zu erhalten, wurde die orale oder parenterale Flüssigkeitszufuhr auf 2000 ml/24 h festgelegt.

Nach physiologischer Kochsalzlösung (NaCl 0,9%) trat in der Kontrollgruppe eine durchschnitt-liche Diurese von 1380 ml/24 h auf. Nach Iohexol wurden durchschnittlich 1740 ml/Urin in diesem Zeitraum ausgeschieden und nach Diatrizoat 2440 ml.

Die β-2-M-Ausscheidung 24 h vor und nach Gabe der physiologischen Kochsalzlösung weist in

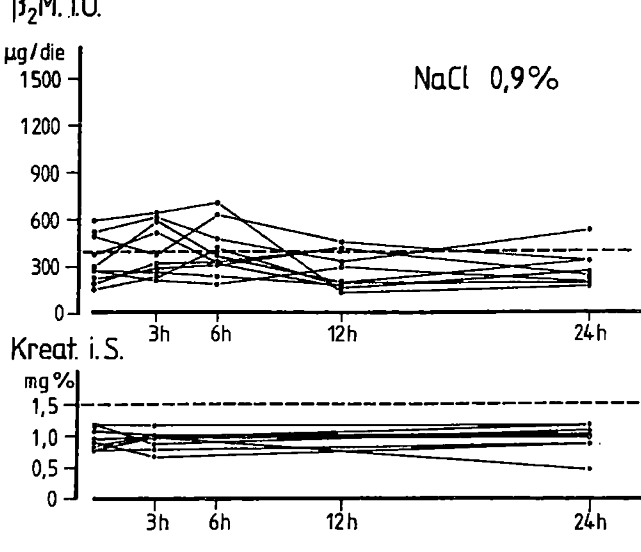

Abb. 2. Beta-2-Mikroglobulinausschei-dung in den Sammelintervallen 0–3, 3–6, 6–12 und 12–24 h nach Gabe von 50 ml NaCl 0,9%

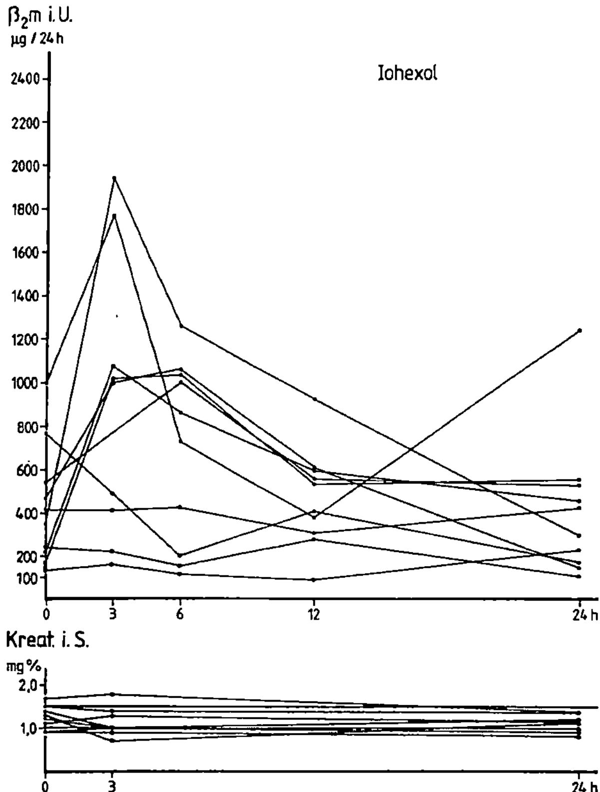

Abb. 3. Beta-2-Mikroglobulinausscheidung in den Sammelintervallen 0–3, 3–6, 6–12 und 12–24 h nach Gabe von 50 ml Iohexol 60%

der Kontrollgruppe keine wesentlichen Unterschiede auf. Beide Durchschnittswerte liegen im Normbereich. In den Gruppen mit Kontrastmittelapplikation steigt die vorher an der oberen Grenze der Norm liegende durchschnittliche β-2-M-Ausscheidung nach Iohexol leicht, nach Diatrizoat jedoch fast auf das Vierfache an. Der Anstieg der β-2-M-Ausscheidung nach Gabe von Diatrizoat ist sowohl im Vergleich mit der Kontrollgruppe, als auch mit der Gabe von Iohexol signifikant (Abb. 1). Eine Aufgliederung in die einzelnen Urinsammelintervalle zeigt für die Kontrollgruppe keine wesentliche Verschiebung (Abb. 2).

Nach Gabe von Iohexol kommt es bei 6 der 10 Patienten zu einem Anstieg der β-2-M-Ausscheidung, der jedoch auf das 1. und 2. Sammelintervall beschränkt ist. Im 3. Sammelintervall (6–12 h) liegt die Ausscheidung in fast allen Fällen wieder im Bereich vor Kontrastmittelapplikation (Abb. 3).

Nach Diatrizoat kommt es zu wesentlich stärkeren und länger anhaltenden Anstiegen der β-2-M-Ausscheidung, die in einer Reihe von Fällen 4500 µg/24 h, also das 10fache der oberen Normgrenze überschreitet.

Ein Patient, dessen Ausgangswert weit über dem Durchschnitt liegt und der die höchste β-2-M-Ausscheidung nach Kontrastmittelapplikation zeigt, ist bei der Berechnung der Durchschnittswerte vor und nach Kontrastmittelgabe ausgeklammert (Abb. 4).

Unsere Untersuchungen zur β-2-M-Ausscheidung nach Kontrastmitteln unterschiedlicher Osmolalität zeigen, daß die quantitative Bestimmung dieses Polypeptids eine wesentliche Aussage zur Beeinträchtigung der proximalen Tubulusregion ermöglicht. Diese ist in Schweregrad und Dauer offenbar von Osmolalität und applizierter Kontrastmittelmenge abhängig. Kontrastmittel niedrigerer Osmolalität verursachen unter gleichen Bedingungen einen geringeren Anstieg der β-2-M-Ausscheidung im Urin.

Das Ergebnis dieser klinisch-labordiagnostischen Untersuchungen stimmt mit den eingangs erwähnten morphologischen Befunden bei Nierenbiopsien sowie den Urinelektrophoresen nach Angiographien überein. Für die Klinik läßt sich hieraus folgern, daß bei vorbestehenden Nierenschäden, hoher Kontrastmitteldosierung oder einer Kontrastmittelsummation z.B. in der

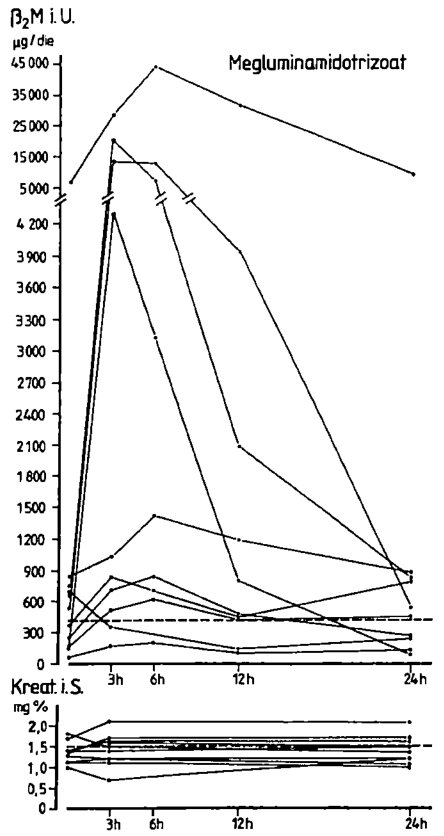

Abb. 4. Beta-2-Mikroglobulinausscheidung in den Sammelintervallen 0–3, 3–6, 6–12 und 12–24 h nach Gabe von 50 ml Diatrizoat 65%

diagnostischen Trias: i.v.-Urogramm, CT mit Kontrastmittel und Angiographie, das niederosmolale Kontrastmittel gewählt werden sollte, da seine Nephrotoxizität geringer ist.

Niederosmolale Kontrastmittel besitzen eine geringere diuretische Wirkung. Dadurch ist der Anteil des kontrastgebenden Jods im Urin höher, was zu stärkerer Kontrastierung bei gleicher applizierter Jodmenge führt. Durch die geringere diuretische Wirkung niederosmolaler Kontrastmittel ist zudem die Gefahr von Kelchrupturen bei Nierenbecken- und Harnleiterobstruktionen vermindert.

Die früher vertretene Meinung, daß auch bei eingeschränkter Nierenfunktion eine Darstellung des Hohlsystems durch Erhöhung der Kontrastmitteldosis und Verlängerung der Applikationsdauer erzwungen werden darf, scheint nach den neueren Untersuchungsergebnissen nicht mehr gerechtfertigt.

Literatur beim Verfasser

Dr. med. U. Uthmann
Facharzt für Urologie
Gaisbergstr. 2
D-6900 Heidelberg 1

Verhandlungsbericht der Deutschen Gesellschaft
für Urologie, 35. Tagung (1983), 314/315
© Springer-Verlag Berlin Heidelberg 1984

Erste Erfahrungen mit Omnipaque bei der i.v.-Urographie im Neugeborenen- und Säuglingsalter

H. Rausch, G. Wiese und H.J. Kaufmann

Urogramme im Säuglingsalter sind bekanntermaßen eine relativ schwierige und besonders in den ersten Lebensmonaten selten voll aussagekräftige Untersuchung. Die Ursache dafür ist in der noch geringen Ausreifung der Nierenfunktion in diesem Alter zu suchen. Aus diesem Grunde wurde bei der Verwendung ionischer Kontrastmittel die Gabe einer doppelten Dosis relativ zu höheren Altersgruppen empfohlen.

Im Zeitraum vom 1. November 1982 bis Anfang September 1983 haben wir deshalb bei allen Säuglingen und Kleinkindern bis zu 2 Jahren, die zu einer Urographie in unsere pädiatrisch-radiologische Abteilung zugewiesen wurden, diese Untersuchungen mit dem neuen, nicht ionischen Kontrastmittel Omnipaque durchgeführt. Nach gleichbleibenden Kriterien wurden bewertet:
1. der Nephrogrammeffekt,
2. die Erkennbarkeit der NBKS und
3. die Anfärbung der Ureteren.
Außerdem wurde auch die Verträglichkeit von Omnipaque beurteilt.

Material und Methode

Die Gegebenheiten bei der Durchführung der Urogramme waren:

Darmvorbereitung: keine Injektionsmenge: 2 ml/kg
Durchführung: nüchtern Injektionszeit: 3 min → 30 s
Prämedikation: keine Bildfolge: 5 min, 15 min (Stau), 20 min Abflußbild.

Die Untersuchung wurde bei allen 33 Patienten in praktisch gleichbleibender Art und Weise vorgenommen.

Tabelle 1 zeigt die Altersverteilung.

Die Beurteilung des Parenchymeffektes (Abb. 1) zeigt, daß bei 54 Einzelnieren von 65 ausgewerteten die Beurteilung als gut bis ausreichend eingeschätzt wurde und nur bei 11 von 65 Nieren als schlecht oder gar nicht beurteilbar.

Die Anfärbung des Nierenbeckenkelchsystems (Abb. 2) konnte sogar bei 60 von 65 Nieren als gut

Tabelle 1. Ausscheidungsurographie mit Omnipaque (300 mg J/ml): Altersverteilung (KAVH 1983)

Alter	Anzahl
Neugeborene	2
8 Tage bis 1 Monat	0
1 Monat bis 6 Monate	10
6 Monate bis 1 Jahr	8
1 Jahr bis 2 Jahre	10
Ältere	3
	33

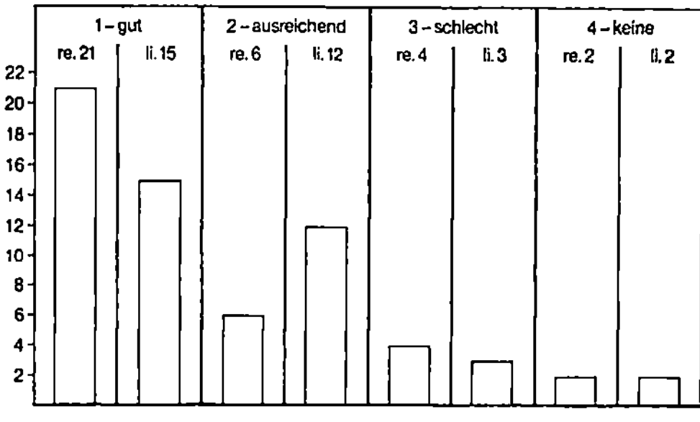

Abb. 1. Ausscheidungsurographie mit Omnipaque (300 mg J/ml): Parenchym-Darstellung (KAVH 1983)

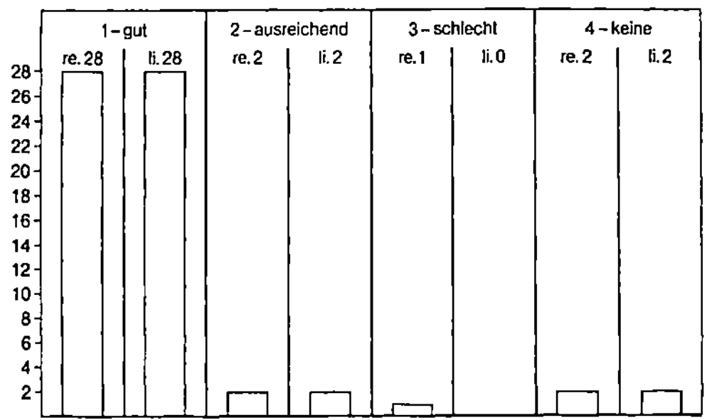

Abb. 2. Ausscheidungsurographie mit Omnipaque (300 mg J/ml): NBKS-Darstellung (KAVH 1983)

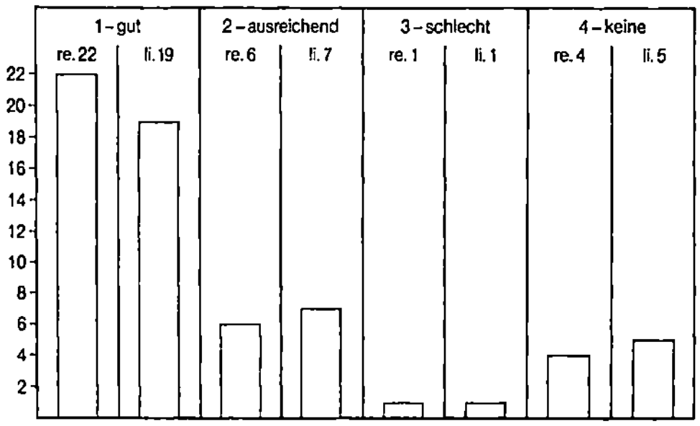

Abb. 3. Ausscheidungsurographie mit Omnipaque (300 mg J/ml): Ureter-Darstellung (KAVH 1983)

bis ausreichend bewertet werden. Nur bei 5 Nieren fanden wir eine schlechte oder nicht beurteilbare Darstellung.

Die Auswertung der Ureteranfärbung (Abb. 3) ergab bei 54 von 65 Ureteren gute bis ausreichende und 12 schlechte oder überhaupt keine Beurteilbarkeit.

Faßt man die bisherigen Aussagen zusammen, dann waren – trotz der partiellen Einschränkungen – alle 33 Urogramme in Bezug auf die klinische Fragestellung voll aussagekräftig. Bei allen Patienten wurde das Kontrastmittel ohne jegliche Zeichen einer abnormen Reaktion toleriert.

Als vorderhand subjektiver Eindruck sei die Besonderheit der Urogramme mit dem nichtionischen Kontrastmittel Omnipaque hervorgehoben: Der Nephrogrammeffekt ist weniger langandauernd als bei ionischen Kontrastmitteln.

Eine Ausweitung des Nierenbeckens sowie des Ureters entfällt, weil das nichtionische Kontrastmittel keinen diuretischen Effekt hat. Dadurch wird ein normaler Ureter nicht immer in der Phase getroffen, in der das Kontrastmittel gerade abläuft. Die Anfärbung der Blase wurde nicht gesondert bewertet, war aber in allen Untersuchungen zeitgerecht.

Zudem zeigen unsere ersten 33 Urographien mit Omnipaque bei Säuglingen und Kleinkindern einen qualitativ erheblichen Fortschritt bei deutlich besserer Verträglichkeit.

Dr. med. H. Rausch
Pädiatrische Radiologie in der Kinderklinik
KAVH der Freien Universität Berlin
Heubnerweg 6
D-1000 Berlin 19

Neue Untersuchungsmethoden

Verhandlungsbericht der Deutschen Gesellschaft
für Urologie, 35. Tagung (1983), 316–318
© Springer-Verlag Berlin Heidelberg 1984

Moderatoren: C.F. Rothauge, Gießen; U. Jonas, Leiden

Kernspin-Tomographie (NMR) des Urogenitaltrakts

T.H.M. Falke, U. Jonas, B. Jones, J. Doornbos und R. Steiner

Einleitung

An der Abteilung Radiodiagnostik der Universitätsklinik Leiden wurde ein 0.15 Tesla Philips Kernspin Tomograph (*N*uclear *M*agnetic-*R*esonance) installiert, mit dem erste Erfahrungen in der Diagnostik des urologischen Patienten gesammelt werden konnten. Die Kernspin Tomographie ist ein nicht strahlenbelastendes Untersuchungsverfahren, das insbesondere zur Darstellung der Beckenorgane geeignet erscheint. Erfahrungen mit dieser Methode sind noch begrenzt [2, 3]. Über die eigenen ersten Ergebnisse soll hier berichtet werden.

Der Kernspin-Tomograph besteht aus einem 0.15 Tesla Philips NMR-System mit einem Widerstandsmagneten. Die Bildebenen waren frontal, sagittal und transversal. Die mittlere Untersuchungsdauer pro Patient betrug 45 Minuten.

Bildtechnik bei Kernspin-Tomographie

Die Protonendarstellung ist eine Emissionstomographie von elektromagnetischer Strahlung einer bestimmten Frequenz, die durch resonierende Wasserstoffkerne (Protonen) im menschlichen Körper ausgesendet werden. Das Bild kann in jeder beliebigen Schnittebene zusammengestellt werden, die Kontraste beruhen auf dem relativen Unterschied der Protonendichtheit und der Resonanzeigenschaften der angrenzenden Gewebe.

Um eine Kernspin-Resonanz zu erhalten, wird der Körper in ein starkes magnetisches Feld gebracht, wodurch eine schwache paramagnetische Magnetisierung der Wasserstoffkerne resultiert. Das dadurch entstehende Gleichgewicht kann radiofrequente Energie von einer spezifischen Wellenlänge absorbieren und abgeben. Das schwache Radiofrequenzsignal der Protonenkerne wird über eine Antenne empfangen. Die Intensität dieser Signale hängt bei einer gleichbleibenden Feldstärke von der Protonenkonzentration und von den Relaxationszeiten ab. Wichtig sind die Zeiten zwischen den Impulsen der einzelnen Pulssequenzen: tD (delay time), tR (recovery time) und tE (echotime). In der Literatur ist über den Aufbau dieser Pulssequenzen und den Einfluß auf das Spinsystem ausgiebig berichtet [1, 4]. Der Einfluß dieser o.a. „Interpulszeiten" und dem Bildkontrast soll an einer transversalen Aufnahme der Niere in Höhe des Nierenbeckens demonstriert werden (Abb. 1).

Abbildung 1a zeigt eine Pulssequenz, die einen deutlich guten Kontrast zwischen Nierenparenchym und retroperitonealem Fett zeigt (Pfeil), während Abb. 1b eine weniger gute Empfindlichkeit dieser Gewebsunterschiede demonstriert. So ist hier die Niere schlecht von der Umgebung abzugrenzen, jedoch zeigt sich ein exzellenter Kontrast zwischen Urin und Nierenbecken (Pfeil).

Zum Wert der Kernspin-Tomographie zur Diagnostik des kleinen Beckens ein Sagittalschnitt (Abb. 2). Deutlich sind Harnblase und Urethra, Symphyse, Prostata und Samenblase zu erkennen und von einander abzugrenzen. Es kann jedoch die Intensitätsverteilung innerhalb der Prostata *nicht* zur Unterscheidung zwischen Karzinom und Adenom herangezogen werden.

Im Kernspin-tomographischen Bild ist der Bildkontrast stark von der verwendeten Pulssequenz abhängig. Diese Pulssequenz muß daher an die anatomische und klinische Fragestellung angepaßt werden. Bei allen Patienten war der NMR in der Lage, pathologische Abweichungen zu entdecken. Durch die verschiedenen Schnittebenen ergibt sich die Möglichkeit, Lokalisation und Ausbreitung der verschiedenen Körperstrukturen zu erkennen.

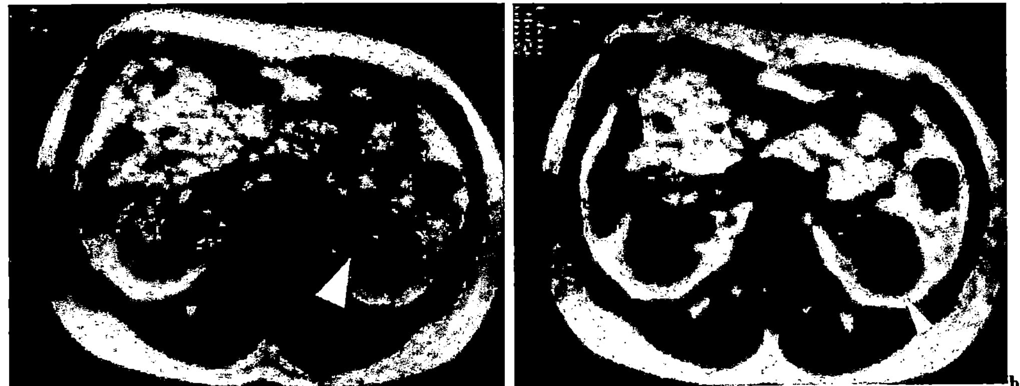

Abb. 1a, b. Zwei kernspin-tomographische Abbildungen der Nieren mit verschiedenen Pulssequenzen, Erläuterungen s. Text

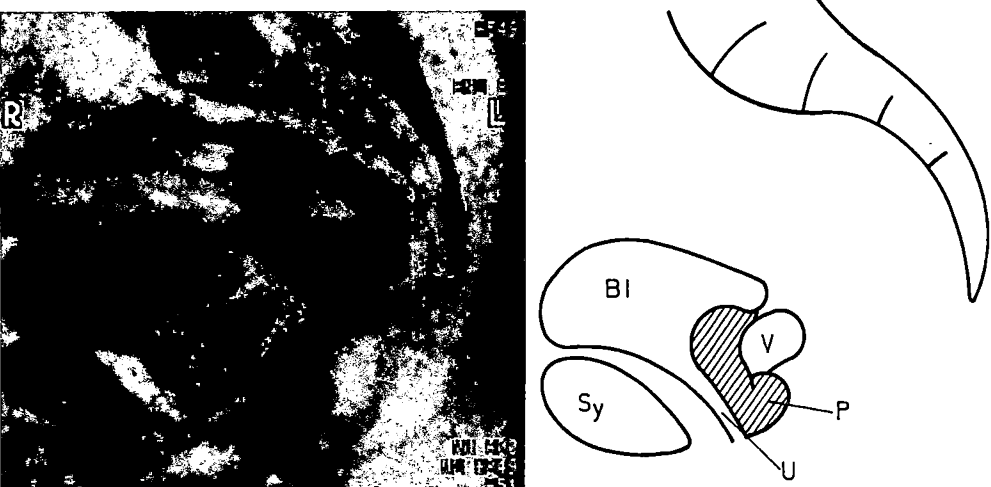

Abb. 2. Sagittale Kernspin-Tomographie bei einem Patienten mit Prostatakarzinom; *Bl* Blase, *V* Vesicula seminalis, *U* Urethra, *P* Prostata, *Sy* Symphyse

So sind auch Abbildungen von Gefäßen und Flow möglich und erlauben die Diagnose von Gefäßverschlüssen z.B. durch Tumoreinbruch. Ein Unterschied zwischen benignen und malignen Geweben aufgrund der Relaxationszeitunterschiede konnte jedoch in dieser Studie nicht festgestellt werden. Ein Nachteil der Kernspin-Tomographie ist sicher das Unvermögen, Verkalkungen aufzuzeigen. Darüberhinaus verursachen die noch langen Meßzeiten z.B. durch z.B. Atembewegungen Störungen in der Bildberechnung.

Die ersten eigenen Erfahrungen am urologischen Patienten zeigten, daß diese Technik eine gute und nicht strahlenbelastende Methode ist, die aufgrund der großen Kontraste zwischen den verschiedenen Weichteilabbildungen Darstellungen auch von Gefäßen ohne intravenöse Kontrastmittelgabe jeder beliebigen Schnittebene erlaubt, so daß die Erwartung gerechtfertigt erscheint, daß diese Methode die Untersuchungsmethode der Wahl beim Patienten mit urologischen Erkrankungen werden kann.

Literatur

1. Ziedses des Plantes BG Jr, Falke TH, Boer JA den, Voorthuisen AE van (to be published) The relationship between interpulse times and image content. Radiographics. – 2. Hricak H, Moon KL (1983) Adrenal glands and kidneys. Radiology: 147:155–159. – 3. Hricak H (1983)

Pelvis. In: Margulis AR (ed) Clinical magnetic resonance imaging, University of California, pp 229–249. – 4. Pyket IL, Newhouse JH, Buonanno FS, Brady TJ, Goldman MR, Kistler JP, Pohost GM (1982) Principles of nuclear magnetic resonance imaging. Radiology 143:157–168

Prof. Dr. U. Jonas
Urolog. Klinik der Universität
Academisch Ziekenhuis
Rijnsburgerweg 12
NL-2333 AA-Leiden

Verhandlungsbericht der Deutschen Gesellschaft
für Urologie, 35. Tagung (1983), 319/320
© Springer-Verlag Berlin Heidelberg 1984

Kann die Kernspintomographie die urologische Diagnostik verbessern?

M. Meves, G. Bielke, A. Gaca und E. Rummeny

Der klinisch tätige Radiologe sieht das rasche Heraufziehen einer neuen diagnostischen Methode mit gemischten Gefühlen. Vor allem die exponentiell wachsende Zahl von Firmen, welche NMR-Tomographiegeräte produzieren (zur Zeit werden weltweit über 70 Hersteller genannt), zeigt das riesige Interesse der Industrie und die großen Erwartungen, die dieser neuen Methode entgegengebracht werden. Im vorangegangenen Beitrag wurden die physikalischen Grundlagen der Methode demonstriert, ich kann daher darauf verzichten und fasse die wesentlichen Punkte noch einmal zusammen:

1. Im Unterschied zur Röntgendiagnostik, wo die Schwächung der Röntgenstrahlung die Kontraste im Bild bedingt, haben wir bei der Kernspintomographie mindestens 4 Parameter (die Relaxationszeiten T_1 und T_2, die Protonendichte und den Fluß), die zum Bildkontrast beitragen, wir haben daher theoretisch eine weitaus höhere Kontrastauflösung und spezifischere Aussagemöglichkeiten bei zur Zeit noch schlechterer räumlicher Auflösung als bei der vergleichbaren Computertomographie.
2. Das bedingt aber eine weitgehende Manipulierbarkeit der Kontraste im Bild je nach angewendeter Technik (Pulssequenz, Feldstärke, Rekonstruktionsmethode).
3. Praktisch bedeutet dies, daß wir z.B. Fett von Muskel und Nierenparenchym gut differenzieren können, dies aber nur bei günstiger Wahl der Pulssequenz. Bei ungünstiger Wahl können diese Kontraste völlig verschwinden, so daß die Organe nicht voneinander getrennt werden können. Es können aber pathologische Befunde gerade bei dieser, für die Differenzierung anatomisch normaler Strukturen ungünstigen Pulssequenz, sehr deutlich werden. An Hirntumoren konnten wir dies bereits nachweisen [3].

4. Ein wesentlicher Vorteil der Methode ist die Möglichkeit der Bilderstellung in allen drei Raumebenen, ohne den Patienten zu verlagern.
5. Ein weiterer Vorteil gegenüber Röntgen-CT ist das Fehlen von ionisierenden Strahlen, so daß Verlaufsuntersuchungen von daher problemloser werden.

In Tierversuchen gelang die Unterscheidung von Urin von Nierenparenchym, ferner gelang es, am Tiermodell die Diagnose der Hydronephrose, der akuten Nierenischämie und der akuten venösen Stauung nachzuweisen [2]. Am Menschen wurde die Methode zum Nachweis raumfordernder Läsionen im Nierenbereich eingesetzt [4], eine systematische Untersuchung liegt jedoch noch nicht vor. Es gelang jedoch, den Cortex und die Markkegel zu unterscheiden, da die Medulla eine etwas längere T_1-Zeit aufweist, auch Fett im Nierenhilus ist nachweisbar, die großen Nierengefäße sind aufgrund ihres raschen Flusses als signalarme Zonen nachweisbar.

Was kann die Kernspintomographie, nachdem erste Erfahrungen mit Prototypen vorliegen, leisten, beziehungsweise wo sind in der urologischen Diagnostik Ansatzpunkte, wo sich der Einsatz einer solch teuren und aufwendigen Methode lohnt?

Niere

Hier haben wir mehrere erprobte Methoden (Intravenöses Urogramm, CT, Ultraschall, Angiographie), die die Diagnostik von raumfordernden Prozessen weitgehend abdecken. Ein möglicher Einsatz der Kernspintomographie wird also hier nur sinnvoll sein, wenn darüberhinaus klinisch bedeutungsvolle Information gewonnen werden kann, das wäre z.B. eine Differenzierung von soli-

den Raumforderungen nach ihrem Malignitätsgrad. Erste Ergebnisse aus den Untersuchungen
von Hirntumoren lassen uns annehmen, daß dies
möglicherweise erfolgen kann. Dazu ist jedoch ein
weiterer, technisch aufwendiger Entwicklungs-
schritt notwendig: Die Möglichkeit, reine Relaxa-
tionszeitbilder zu errechnen, was mit genügender
Statistik zur Zeit nicht möglich ist.

Harnblase

Hier ist die Frage, die auch von der Röntgen-
computertomographie nicht sicher beantwortet
werden kann, die Ausdehnung der Wandinfiltration eines Tumors und die perivesikale Ausbreitung beziehungsweise die Darstellung von Lymphknotenmetastasen im Becken.

Eine wesentliche Hilfe bei der Darstellung
pathologischer Prozesse im Bereich der Harnblase
ist die Möglichkeit der Herstellung von Schnitten
nicht nur in transversaler, sondern auch in sagittaler Richtung, was bei der topographisch anatomischen Zuordnung hilft.

Prostata

Das diagnostische Problem, das auch mit Ultraschall oder Computertomographie nicht immer gelöst werden kann, ist die Differenzierung von
benignen und malignen Strukturen in einer vergrößerten Prostata sowie die Erkennung von
metastatisch befallenen Lymphknoten im Becken.
Erste Ergebnisse stimmen uns hier optimistisch.
Auch hier muß bis zum breiten klinischen Einsatz
jedoch die softwaremäßige Weiterentwicklung der
Geräte hinsichtlich der Bestimmung von T_1- und
T_2-Zeiten abgewartet werden.

Schlußfolgerung

1. Die Kernspintomographie ist eine zur Zeit noch
   in der Entwicklung befindliche Methode. Sie hat
sehr große klinische Möglichkeiten der Gewebedifferenzierung [1] und wahrscheinlich auch der
Gewebecharakterisierung, zur Zeit können aber
nur unterschiedliche Signalstärken im Bild als
Grauwerte dargestellt werden ohne Spezifität,
abhängig von der jeweiligen Art der Bilder-
zeugung (Pulssequenz). Das bedeutet, daß noch
keine einheitliche Systematik vorliegt und daß
die Geräte für einen breiten klinischen Einsatz,
der die hohe Kontrastauflösung zur Grundlage
hat, noch nicht geeignet sind.
2. Ein wesentlicher Vorteil der Kernspintomographie gegenüber der Röntgencomputertomo-
   graphie ist die Möglichkeit der Erstellung der
   Bilder in allen drei Raumebenen.
3. Ein weiterer Vorteil, der vor allem in der gegenwärtigen Zeit der Strahlenangst hoch wiegt, ist
   die Unschädlichkeit der Methode.
4. Ein Nachteil ist der hohe Preis der Geräte und
   die komplizierte Technologie.

Literatur

1. Hricak H, Williams RD, Moon KL Jr, Moss AA, Alpers
Ch, Crooks LE, Kaufman L (1983) Nuclear magnetic
resonance imaging of the kidney: Renal masses. Radiology 147:765. – 2. London DA, Davis PL, Williams RD,
Crooks LE, Sheldon PE, Gooding ChA (1983) Nuclear
magnetic resonance imaging of induced renal lesions.
Radiology 148:167. – 3. Meves M, Bielke G, Rinck PA,
Bieler EU, Pfannenstiel P Modifizierte Spin-Echo-Fre-
quenz in der NMR-Tomographie. 21. Jahrestagung der
Soc of Nuc Med Europe, Ulm, 13.–16. 09. 1983 (im Druck).
– 4. Newhouse JH (1982) Urinary tract imaging by nuclear
magnetic resonance. Urol Radiol 4:171

Prof. Dr. M. Meves
Deutsche Klinik für Diagnostik
Aukammallee 33
D-6200 Wiesbaden

Verhandlungsbericht der Deutschen Gesellschaft
für Urologie, 35. Tagung (1983), 321–323
© Springer-Verlag Berlin Heidelberg 1984

Antegrade Druck-Fluß-Messungen, Radionukleid-Transitzeiten und Diurese-Nierenszintigraphie in der Diagnostik der Obstruktion des oberen Harntraktes

R.M. Kuntz, W. Schütz, E. Vogel, I. Wolf und W. Kanitz

Eine signifikante Obstruktion des oberen Harntraktes führt ohne Behandlung letztlich zur obstruktiven Nephropathie. Die Obstruktion stellt sich röntgenologisch als Dilatation des oberen Harntraktes dar, im Radioisotopennephrogramm als Akkumulationstyp. Es ist jedoch bekannt, daß weder jede Dilatation in der Standard-Ausscheidungsurographie noch jede Aktivitätsakkumulation im Standard-Isotopennephrogramm notwendigerweise Ausdruck einer Stauung des oberen Harntraktes sein muß. Beides kann ebenso verursacht werden durch einen verzögerten Harnabfluß aus einem voluminösen schlaffen Hohlsystem.

Die Differenzierung zwischen obstruktiver und nicht-obstruktiver oberer Harntraktdilatation und Nierenbeckenaktivitätsakkumulation ist von großem klinischen Interesse, da nur eine echte Obstruktion einer chirurgischen Therapie bedarf.

Material und Methoden

Bei 36 eigenen Patienten mit dilatiertem oberen Harntrakt oder Harnableitung über eine Nierenbeckenfistel, wurden insgesamt 56mal sämtliche der folgenden Untersuchungsmethoden angewandt:

1. Urodynamische Druck-Fluß-Studien:

Hierbei wird nach ultraschallgesteuerter transcutaner Nierenbeckenfistelung der obere Harntrakt mit 10 ml/min perfundiert und der Nierenbeckendruck, simultan mit dem Blasendruck, registriert. Als fehlende Obstruktion wurde ein relativer Nierenbeckendruck (registrierter Nierenbeckendruck abzüglich innerer Flußwiderstand des Perfu-

sionssystems und des registrierten Blasendruckes) von weniger als 15 cm H_2O gewertet, als Obstruktion ein relativer Nierenbeckendruck größer als 22 cm H_2O.

2. Nuklearmedizinische Untersuchungen mit Jod-123-Hippuran unter Verwendung einer Gamma-Kamera:

a) Nach i.v.-Applikation von 2 mCi 123-Jod-Hippuran wurde die Gesamt- und seitengetrennte Nierenclearance nach der Ganzkörpermethode bestimmt.
b) Im Rahmen einer Funktionssequenzszintigraphie wurden Isotopennephrogramme der Gesamtniere und der Nierenrinde abgeleitet.
c) Aus diesen Nephrogrammen wurde die mittlere Transitzeit der Nierenrinde bestimmt. Ein Wert kleiner als 6 min wurde als nicht-obstruktiv, ein Wert größer als 6 min als obstruktiv gewertet.
d) Nach Beendigung der Standard-Funktionssequenzszintigraphie wurde nach Gabe von 0,5 mg/kg KG Furosemid eine Diurese-Sequenzszintigraphie durchgeführt. Als fehlende Obstruktion wurde gewertet, wenn 10 min nach Furosemid-Gabe die Nierenbeckenaktivität um mindestens 40% absank, als Obstruktion, wenn sie sich um weniger als 20% verringerte.

3. Kombinierte urodynamisch-nuklearmedizinische Untersuchungen

Bei 16 Patienten wurde während der Furosemid-Sequenzszintigraphie der Nierenbeckendruck registriert.

Ergebnisse

Die Auswertung der o.g. Untersuchungen ergab folgende Resultate:

1. Standard-Isotopennephrogramm und -sequenzszintigramm können nicht zwischen obstruktiver und nicht-obstruktiver Harntraktdilatation unterscheiden.
2. In 93% ergab die Druck-Fluß-Studie entweder einen eindeutig obstruktiven oder eindeutig nicht-obstruktiven Nierenbeckendruckwert.
3. In 94% stimmten die Ergebnisse der Druck-Fluß-Studie und der Nierenbeckendruckmessung während der Furosemid-Sequenzszintigraphie überein.
4. Der Grenzwert zwischen Obstruktion und fehlender Obstruktion war eine mittlere parenchymale Transitzeit von 6 min. Die Bestimmung der mittleren parenchymalen Transitzeit zeigte in 93% eine Übereinstimmung mit den Ergebnissen der Druck-Fluß-Studie, wenn Patienten mit extrem reduzierter Nierenfunktion nicht gewertet wurden.
5. Die Furosemid-Sequenzszintigraphie lieferte nur in 77% eindeutig obstruktive oder eindeutig nicht-obstruktive Ergebnisse. In den übrigen 23% mit fraglicher Obstruktion ergab die Druck-Fluß-Studie in der Mehrzahl eine Obstruktion.

Diskussion

Druck-Fluß-Studien ermöglichen eine genaue Bewertung der Urodynamik des oberen Harntraktes unter Bedingungen einer hohen Harnflußrate (10 ml/min), jedoch keine Beurteilung der Nierenfunktion. Falsch-nicht-obstruktive Ergebnisse können auftreten bei dilatiertem oberen Harntrakt mit großer Kapazität, wenn die Perfusion nicht ausreichend lang durchgeführt wird, um die maximale Füllungskapazität zu überschreiten.

Durch Bestimmung der parenchymalen mittleren Transitzeit wird vorwiegend die Funktion des Tubulus beurteilt, da Hippuran zu 80% tubulär sezerniert und nur zu 20% glomerulär filtriert wird. Es ist bekannt, daß durch obstruktive Nierenbeckendruckerhöhung und retrograde Druckausbreitung in die Sammelrohre und Tubuli zunächst die Funktion des distalen Nephrons gestört wird. Die mittlere parenchymale Transitzeit beschreibt die Zeit, die die radioaktive Substanz zur Passage des Nierenparenchyms benötigt. Bei bestehender Obstruktion wird durch intraluminale Druckerhöhung mit konsekutiv vermehrter Rückresorption von Wasser die Passagezeit der radioaktiven Substanz in den Tubuli und Sammelrohren verlängert. In den eigenen Untersuchungen wurde die mittlere parenchymale Transitzeit nur unter den Bedingungen einer normalen Harnflußrate bestimmt, evtl. distale Nephronfunktionsänderungen bei diureseinduzierter Steigerung der Harnflußraten konnten somit nicht erfaßt werden. Eine Verlängerung der mittleren parenchymalen Transitzeit ist auch durch nicht-obstruktive Nierenerkrankungen möglich, jedoch lag bei unserem Krankengut die Transitzeitverlängerung dann überwiegend nur zwischen einem Wert von 3–6 min. Deshalb wurde bei der Auswertung der Ergebnisse zur Differenzierung zwischen obstruktiver und nicht-obstruktiver Harntraktdilatation nicht das Überschreiten des Normwertes von 3 min, sondern des Wertes von 6 min herangezogen. Die Bestimmung der mittleren parenchymalen Transitzeit verliert ihre Aussagekraft bei hochgradig eingeschränkter Nierenfunktion.

Die Furosemid-Sequenzszintigraphie ermöglicht eine Beurteilung des Harntransportes unter hohen Harnflußraten. Die exakte Rate ist jedoch ebenso wenig bekannt, wie der im Nierenbecken entstehende Druck. Falsch-obstruktive Ergebnisse sind möglich, wenn aufgrund hochgradig eingeschränkter Nierenfunktion die Gabe des Diuretikums nicht zur signifikanten Erhöhung der Harnflußrate führt und die radioaktive Substanz deshalb weiterhin im Nierenbecken verbleibt. Falsch-negative Ergebnisse können dadurch entstehen, daß bei voll funktionsfähiger Niere durch die furosemidinduzierte Diuresesteigerung die Aktivität trotz bestehender Obstruktion ausgewaschen wird, jedoch auf Kosten eines pathologisch hohen Nierenbeckendruckes. Falsch-nicht-obstruktive Ergebnisse lassen sich letztlich mit Sicherheit nur ausschließen, wenn während der Furosemid-Sequenzszintigraphie der Nierenbeckendruck über eine Nierenbeckenfistel registriert wird.

Schlußfolgerungen

Die Auswertung der eigenen Untersuchungen erlaubt folgende Schlußfolgerungen:

1. Die verschiedenen diagnostischen Verfahren ergänzen sich. Kein Verfahren für sich allein ermöglicht die gleichzeitige Beurteilung der Nierenfunktion, des Nierenbeckendruckes, der Harnflußrate und der Transportkapazität des oberen Harntraktes unter Bedingungen einer hohen Diurese.
2. Die kombinierte Anwendung der o.g. Verfahren ermöglicht deshalb die differenzierteste Beur-

teilung der Abflußverhältnisse im oberen Harntrakt. Bei der initialen Abklärung eines Patienten mit fraglicher Obstruktion sollte auf die Durchführung einer Druck-Fluß-Studie nicht verzichtet werden. Sie ist immer indiziert bei unklaren nuklearmedizinischen Befunden sowie bei Patienten mit stark eingeschränkter Nierenfunktion, wenn eine Organerhaltung angestrebt wird.

3. Für Kontrolluntersuchungen scheint sich die Bestimmung der mittleren parenchymalen Transitzeit in gleichem Maße zu eignen wie die Furosemid-Sequenzszintigraphie.

Dr. med. R.M. Kuntz
Urologische Klinik und Poliklinik Rechts der Isar
der Technischen Universität München
Ismaninger Str. 22
D-8000 München 80

Verhandlungsbericht der Deutschen Gesellschaft
für Urologie, 35. Tagung (1983), 324–326
© Springer-Verlag Berlin Heidelberg 1984

Diurese-Nephrographie zum Ausschluß einer obstruktiv bedingten Dilatation der oberen Harnwege

F.-J. Deutz, K. Anger, H. Rübben und W. Lutzeyer

Die indikationsgerechte Therapieplanung bei der Korrektur der ein- oder beidseitigen Dilatation der oberen Harnwege erfordert die Unterscheidung zwischen funktionell wirksamer Obstruktion und funktionell bedeutungsloser Weitstellung des Hohlsystems. Die Ausscheidungsurographie und die Isotopennephrographie unter Standardbedingungen erlauben keine verläßliche Differenzierung in obstruierte oder nicht obstruierte Hohlsysteme. Die übliche Isotopennephrographie zeigt in solchen Fällen fast immer pathologische Kurven, sogenannte Kletterkurven. Zur Klärung dieses Problems wurde häufig der Whitaker-Test, die direkte Druckmessung im Harntrakt unter konstanter Infusion benutzt. Dieses Verfahren ist jedoch invasiv und mit einer Reihe möglicher Komplikationen behaftet.

Mit der Technik der Diurese-Nephrographie wurde vor etwa 5 Jahren erstmalig eine nicht invasive Methode beschrieben, die ebenfalls diese Unterscheidung ermöglicht (O'Reilly et al. 1978, 1979; Koff et al. 1979, 1980). Die klinische Bedeutung des Tests wurde durch Verlaufskontrollen und Vergleich mit der Druckmessung im Nierenbecken gesichert. Ein Übersichtsartikel von Thrall et al. (1981) faßt mit den Erfahrungen an 429 Patienten die wichtigsten Indikationen, die wesentlichen Befundmuster und die Schwierigkeiten bei der Interpretation zusammen.

Aus unserem Krankengut wird anhand prä- und postoperativer Befunde über die ersten Erfahrungen berichtet.

Methode

Nach oraler Flüssigkeitszufuhr von 10 ml/kg/KG wird die Nierenfunktionsszintigraphie entweder ausschließlich mit 80–100 MBq ^{99m}Tc-DTPA an einer Großfeld-Gammacamera (Siemens ZLC, Szintiview, 96 Bilder á 16 s, Blutabnahme zur Clearancebestimmung nach 15 und 25 min) oder als Doppelradionukliduntersuchung mit ca. 15 MBq ^{99m}Tc-DTPA und 10 MBq ^{131}J-Hippuran durchgeführt (Großfeld-Gammacamera Toshiba Jumbo, Vorinjektion von ^{99m}Tc-DTPA, Anfertigung des 1. Szintigramms und Einstellen der ROI am Bildschirm, nach 9 min Injektion von ^{131}J-Hippuran, Anfertigung von 3 Szintigrammen in verschiedenen Untersuchungsphasen, direkte Analogschreibung der ING-Kurven aufgrund der vorgewählten ROI, Blutabnahme nach 7 (16) und 17 (26) min und Clearance-Berechnung über Schultersonden modifiziert nach Oberhausen). Wenn aufgrund der Szintigrammbilder am Schirm oder der direkt mitgeschriebenen Analogkurven eine Abflußstörung anzunehmen ist, werden zusammen mit der 2. Blutabnahme 0,5 mg/kg Körpergewicht Furosemid i.v. injiziert und die Kurve weitere 15 min beobachtet. Die Auswertung erfaßt für die jeweils injizierten Radiopharmaka Gesamtclearance, Clearance der Einzelniere und die qualitative Beurteilung der Furosemidreaktion mit den Bewertungszahlen 0/1 = unveränderter Kurvenverlauf bzw. nur angedeuteter Aktivitätsabfall nach Furosemidinjektion (signifikante Obstruktion), 2 = mäßig verstärkte Aktivitätselimination aus dem Nierenbecken (partielle Obstruktion), 3 = rascher Aktivitätsabfall nach Furosemidgabe (nicht obstruktive Dilatation).

Ergebnisse

Wir berichten über 34 Untersuchungen an 30 Patienten, entsprechend 68 Nieren, wobei das Alter von 6 Monaten bis 77 Jahren reicht (Tabelle 1).

41 Nieren hatten eine durch Urographie und

Tabelle 1. Diurese-Nephrographie RWTH Aachen 1983

Untersuchte Patienten	30
Diurese-Nephrographien	34
Untersuchte Nieren	68
Normale Nieren	13
Nephrologische Erkrankungen	14
Dilatierter Harntrakt	41

Tabelle 2. Ergebnisse der Diurese-Nephrographie bei 41 Nieren mit dilatiertem Hohlsystem

Diagnose	n	Bewertungszahl der Furosemidreaktion		
		0/1	2	3
Dilatierter Harntrakt nicht operiert bzw. präoperativ	23	11	6	6
Dilatierter Harntrakt postoperativ	18	(8)	4	6

Tabelle 3. Kurveninterpretation bei dilatiertem Harntrakt nach Korrektur-Operation

	$n = 18$
Nicht interpretierbar wegen schlechter Nierenfunktion	5 (28%)
Ohne Diurese-Provokation guter Abfluß interpretierbar	4 (22%)
Nur mit Diurese-Nephrographie guter Abfluß dokumentierbar	9 (50%)

Sonographie gesicherte Dilatation des oberen Harntraktes. Bei 14 Nieren mit bekannter nephrologischer Erkrankung, ebenso bei 13 normalen Nieren war eine Stauung durch das gleiche Verfahren ausgeschlossen.

Bei gesunden Nieren ist in der Regel die Aktivität nach 17 min so weitgehend abgeflossen, daß eine Reaktion auf Furosemid nur in einzelnen Fällen dokumentiert werden konnte (2/13). Bei Nierenparenchymerkrankungen mit erheblicher Nierenschädigung und parenchymaler Aktivitätsretention war ebenfalls die Abflußphase durch Furosemid kaum zu beschleunigen (1/14). Bei den Krankheitsbildern mit Dilatation des oberen Harntraktes zeigte sich das Reaktionsmuster auf Furosemid erwartungsgemäß gleichmäßig verteilt (Tabelle 2). Zwecks Indikationsstellung operative oder konservative Behandlung wurden 23 Nieren untersucht. Bei 11 dieser Nieren war durch Diurese-Provokation kein verbesserter Abfluß dokumentierbar. Intraoperativ konnte in allen Fällen eine mechanische Abflußbehinderung nachgewiesen werden. In 6 Fällen war eine mäßiggradige und jedenfalls kontrollbedürftige Kurvenänderung nachweisbar. 6 weitere Nieren zeigten ein dilatiertes Hohlsystem ohne Behinderung des Harnabflusses.

Postoperativ wurden 18 Nieren kontrolliert, wobei die vorausgegangene Operation zum Teil bis zu 7 Jahren zurücklag. 6× konnte eine Abflußbehinderung ausgeschlossen werden, 4 Nieren zeigten eine kontrollbedürftige Kurvenänderung, bei 8 Nieren konnte durch die Diurese-Provokation keine bzw. nur eine angedeutete Kurvenänderung registriert werden. Es handelt sich bei diesen 8 Nieren ausnahmslos um Karzinom-Patienten nach supravesikaler Harnableitung wegen Ummauerung der Ureteren und stark reduzierter Nierenfunktion, die auch durch den versuchten operativen Eingriff nicht wesentlich gebessert werden konnte.

Von den 18 postoperativ untersuchten Nieren (Tabelle 3) waren 5 aufgrund der zu geringen Funktion nicht beurteilbar. In 4 Fällen war der gute Abfluß direkt zu sehen. 9 Nieren zeigten erst nach Furosemidgabe den Operationserfolg, also den guten Abfluß trotz Dilatation.

Zusammenfassung

An diesen ersten Fällen konnte die Bedeutung der Diurese-Nephrographie für die Differentialdiagnose zwischen einzelnen Graden der Harnwegsobstruktion und der nicht obstruktiven Dilatation aufgezeigt werden. Durch verschiedene Einflüsse ist die Aussage der Untersuchung nicht absolut. So schränkt die Abhängigkeit von der Nierenfunktion die Aussagekraft der Untersuchungsmethode teilweise ein. Unter Kenntnis dieser Einschränkung erscheint die Diurese-Provokation jedoch als nützliche Zusatzinformation zur Nierenfunktionsszintigraphie, zumal sie ohne weiteren Aufwand in diese Untersuchung mit eingebaut werden kann. Durch die im Vergleich zur Ausscheidungsurographie erheblich geringere Strahlenbelastung, ist eine Verlaufskontrolle bei unklaren Befunden sowie ihr Einsatz in der Kontrolle des Operationsergebnisses von großer Bedeutung. Wird der Aktivitätsabfall im Nierenbecken nach Diurese-Provokation quantitativ berechnet, so ergeben sich mit den Diurese-Index-Werten $< 5\% =$ signifikante

Obstruktion und $>15\%$ = nicht obstruktive Dilatation (Probst et al. 1983) eindeutige und vergleichbare Befunde, die für die Indikationsstellung einen entscheidenden Beitrag leisten können. In diesen Fällen kann dem Patienten das invasive Verfahren der direkten Druckmessung im Harntrakt erspart werden. Zur Beurteilung der Gruppe von Patienten mit uncharakteristischer Reaktion auf die Diurese-Provokation (Diurese Index-Werte zwischen 5 und 15% = partielle Obstruktion) bedarf es weiterer Erfahrung mit der Methode, die zur Zeit noch eine enge Verlaufskontrolle erforderlich macht.

Literatur

1. O'Reilly PH, Testa HJ, Lawson RS, Farror DJ, Edwards EC (1978) Diuresis renography in equivocal urinary tract obstruction. Br J Urol 50:76–80. – 2. O'Reilly PH, Lawson RS, Shields RH, Testa HJ (1979) Idiopathic hydronephrosis – the diuresis renogram: A new non-invasive method of assessing equivocal pelvioureteral junction obstruction. J Urol 121:153–155. – 3. Koff SA, Thrall JH, Keyes JW Jr (1979) Diuretic radionuclide urography: A non-invasive method for evaluating nephroureteral dilatation. J Urol 122:451–454. – 4. Koff SA, Thrall JH, Keyes JW Jr (1980) Assessment of hydroureteronephrosis in children using diuretic radionuclide urography. J Urol 123:531–534. – 5. Thrall JH, Koff SA, Keyes JW Jr (1981) Diuretic radionuclide renography and scintigraphy in the differential diagnosis of hydroureteronephrosis. Semin Nucl Med XI:89–104. – 6. Probst P, Ackermann D, Noelpp U, Roesler H (1983) Obstructive uropathy: Frusemide test and analysis of renographic curve patterns. Nucl Med XXII:128–135

Dr. med. F.-J. Deutz
Abt. Urologie der RWTH Aachen
Goethestr. 27–29
D-5100 Aachen

Verhandlungsbericht der Deutschen Gesellschaft
für Urologie, 35. Tagung (1983), 327/328
© Springer-Verlag Berlin Heidelberg 1984

Der Druckverlauf im Nierenbecken unter Furosemid-induzierter Diurese und seine Bedeutung für das Diurese-Isotopennephrogramm

R. Tscholl, J. Locher und M. Schmutz

Das Urogramm erlaubt in den meisten Fällen die Frage zu klären, ob ein oberer Harntrakt gestaut oder bloß erweitert ist. Bleibt das Urogramm die Antwort schuldig, so erwartet man vom Whitaker-Test [1] oder vom Diurese-Isotopennephrogramm [2] weiteren Aufschluß. Letzteres liefert 3 Kurventypen, die als Normal-, Stauungs- bzw. als Dilatationskurve gedeutet werden. Im folgenden befassen wir uns mit der Dilatationskurve, die abfällt, nachdem Furosemid verabreicht wurde. Der Abfall wird als Beweis des freien Abflusses interpretiert. Diese Interpretation ist nicht unbestritten. Gegen sie kann man einwenden, daß der Diurese-induzierte Kurvenabfall zwar einen beschleunigten Abtransport der Isotopen aus der Niere anzeigt. Damit ist aber nicht ausgeschlossen, daß dieser beschleunigte Abtransport unter einem pathologisch gesteigerten Druck erfolgt. Wir wollten klären ob dieser Einwand zutrifft.

Material und Methodik

Die dafür geeigneten Patienten sind nicht häufig, denn sie müssen eine urographisch gestaute und gleichzeitig isotopennephrographisch nur dilatierte Niere aufweisen. Vier derartige Probanden standen zur Verfügung. Die Methodik bestand darin, über eine perkutane Nephrostomie den intrapelvinen Druck simultan mit dem Diurese-ING aufzuzeichnen. Zusätzlich wurde ein Whitaker-Test durchgeführt. Urogramm und ING wurden nach einem Jahr wiederholt. Zehn pyelotomierte Patienten ohne Abflußhindernis dienten als Kontrollen.

Resultate

Die simultane Aufzeichnung von ING und Druckverlauf ergab einen engen zeitlichen Zusammenhang zwischen dem Isotopenabtransport und dem Anstieg des Nierenbeckendruckes. Zwischen 0 und 2 Minuten (120 Sek., 0 Sek., 90 Sek., 60 Sek.), im Mittel 68 Sekunden nachdem der Druckanstieg im Nierenbecken eingesetzt hatte, begann die Isotopenaktivität abzusinken.

Der Druck stieg bei den Probanden im Mittel von 8,4 (9,1, 5,1, 10,1, 8,2) auf 32,4 (29,9, 21,8, 21,8, 56,1), bei den Kontrollen von 8,0 (6,1, 8,6, 6,8, 9,5, 6,1, 5,4, 7,0, 12,7, 7,0, 11,0) auf 23,4 (13,6, 21,8, 43,5, 19,0, 43,5, 16,3, 14,8, 27,9, 12,0, 21,0) cm H_2O an. Der Druckanstieg bei den Probanden war demnach im Mittel etwas höher als bei den Kontrollen. Dieser Unterschied war nicht signifikant (Wilcoxon-Test).

Für die Klinik wesentlicher als die Mittelwerte ist die Analyse der Einzelwerte. Bei drei der vier Probanden entwickelte sich der Nierenbeckendruck innerhalb der Normwerte. Im Whitaker-Test sprachen zwei Gradienten (5,5 und 10,5 cm H_2O) eindeutig und der dritte (19 cm H_2O) nur mit Vorbehalt für einen freien Abfluß. Ein Jahr später zeigten alle drei Probanden ein unverändertes Urogramm und ING.

Beim vierten Probanden stieg der Druck höher an (56,1 cm H_2O) als bei den Kontrollen. Der Perfusionsgradient (26 cm H_2O) zeigte eine Stauung an. Dennoch war urographisch im Verlaufe eines Jahres keine Progredienz im Sinne einer Obstruktion nachweisbar. Das ING hingegen war inzwischen vom Dilatationstyp in den Obstruktionstyp umgeschlagen.

Kommentar

Verglich man nur die Mittelwerte der Basis- und Maximaldrucke im Nierenbecken, die zwischen Probanden und Kontrollen nicht signifikant differierten, so erschien der zu untersuchende Einwand gegen das Diurese-ING zunächst widerlegt. Die Analyse der Einzelfälle zeigte, daß nach dem Kriterium des pelvinen Druckverlaufes das Diurese-ING des vierten Probanden eindeutig falsch-negativ war. Der Einwand gegen das Diurese-ING, daß ein nach nuklearmedizinischen Kriterien angeblich freier Abfluß tatsächlich unter pathologischen Druckverhältnissen erfolgen kann, trifft somit zu, wie die Druckmessungen von Anfang an und das ING ein Jahr später zeigten. Das Diurese-ING taugt deshalb nicht zum sicheren Ausschluß einer Harnstauungsniere.

Dennoch bieten Isotopen vorläufig die beste Aussicht, eine nicht-invasive quantitative Analyse der oberen Harnwege zu realisieren. Die Resultate jeder neu vorgeschlagenen Methodik zur Verarbeitung von Isotopendaten müssen aber mit urodynamischen Meßwerten korreliert werden, bevor ein nuklearmedizinisches Verfahren für sich beanspruchen darf, die Funktion des oberen Harntraktes quantitativ erfassen zu können.

Literatur

1. Whitaker RH (1973) Methods of assessing obstruction in dilated ureters. Br J Urol 45:15–22. – 2. O'Reilly PH, Testa HJ, Lawson RS, Farrar DI, Charlton EE (1978) Diuresis renography in equivocal urinary tract obstruction. Br J Urol 50:76–80

Prof. Dr. R. Tscholl
Urologische Klinik
Kantonsspital Aarau
CH-5000 Aarau

Verhandlungsbericht der Deutschen Gesellschaft
für Urologie, 35. Tagung (1983), 329–332
© Springer-Verlag Berlin Heidelberg 1984

Moderatoren: H. Klosterhalfen, Hamburg; H. Sommerkamp, Freiburg

Immunhistochemische Untersuchungen bei benigner Prostatahyperplasie*

G. Aumüller, J. Seitz und W. Weidner

Neuere morphologische Methoden wie Raster- und Transmissionselektronenmikroskopie haben nur wenig zum Verständnis der Pathogenese der benignen Prostatahyperplasie beigetragen (zusammenfassende Darstellung s. Hinman 1983). Die Immunhistochemie, die den spezifischen Nachweis definierter Proteine auf zellulärer und subzellulärer Ebene erlaubt, ist bislang bei dieser Fragestellung kaum angewendet worden. Ihre Aussagekraft bei der benignen Prostatahyperplasie soll gezeigt und damit belegt werden, daß bestimmte morphologische Kriterien wie reif/unreif, Hyperplasie/Metaplasie etc. nur bedingt mit definierten funktionellen Aussagen übereinstimmen.

Die funktionelle Charakterisierung des Prostatagewebes normaler und hyperplastischer Prostatae haben wir durch den Vergleich prämaturer, pubertaler und adulter Drüsen, d.h. des Organs vor, während und nach Einsetzen der Androgenabhängigkeit, vorgenommen. Als Parameter wurden Antikörper gegen Proteine unterschiedlichen Herkommens und unterschiedlicher Funktion verwendet.

Material und Methoden

Es wurden Paraffinmaterial, fixiert in 10% Formol aus dem Sektionsgut des Pathologischen Instituts der Universität Marburg verwendet. Herrn Prof. Dr. C. Thomas, Direktor des Pathologischen Instituts, danken wir für die freundliche Überlassung des Materials. Daneben untersuchten wir in Bouinscher Lösung fixiertes Operationsmaterial aus der Urologischen Universitätsklinik Gießen. Untersucht wurden Prostatae der Altersstufen Neugeborener, 5 Jahre, 12 Jahre, 14 Jahre, 15 Jahre, 16 Jahre, 17 Jahre, 19 Jahre sowie 10 Präparate von Männern über 40 Jahre (BPH-Operationsmaterial).

Die unten näher aufgeführten Antiseren wurden in jeweils ausgetesteten optimalen Verdünnungen angewendet. Der immunhistochemische Nachweis erfolgte zumeist mit der PAP-Reaktion nach Sternberger et al. (1970).

Antiseren gegen die folgenden Proteine wurden zur immunhistochemischen Charakterisierung des Materials herangezogen:
a. Serumproteine: Coeruloplasmin, IgA, Albumin (Behringwerke Marburg), Orosomucoid (Dako/Boehringer); b. sekretorische Prostataproteine: CEA-like Antigen (Dako/Boehringer), Prostatic Antigen (Immulok), sowie saure Phosphatase (verschiedene Isoenzyme, eigene Produktion); c. Membrangebundene bzw. Skleroproteine: Laminin, Fibronectin (Bethesda Res. Labor.), Arylsulfatase (Prof. van Etten, Purdue University, West Lafayette, Indiana, USA), saure Phosphatase (lysosomales Isoenzym, eigene Produktion). Zum Spezifitätsnachweis wurden die üblichen immunhistochemischen Kontrollen durchgeführt (Inkubation mit Prä-Immunserum anstelle des Antiserums, Fortlassen einzelner Reaktionssubstanzen, z.T. auch Absorptionskontrollen).

Ergebnisse und Diskussion (Tabelle 1)

In der kindlichen Prostata sind verständlicherweise die sekretorischen Proteine noch nicht nachweisbar. Sie treten erst mit der Pubertät, also mit dem 14. Lebensjahr in den aduminalen Zellagen des mehrschichtigen Gangepithels auf. Diese positiv reagierende Zellschicht breitet sich nach proximal,

---

* Mit dankenswerter Unterstützung des DFG (SFB 103 „Zellenergetik und Zelldifferenzierung", Teilprojekt C 14)

Tabelle 1. Zusammenfassung der Ergebnisse

	Kindliche Drüse		Reifende Drüse		Reifes Organ		BPH	
	Stroma	Epithel	Stroma	Epithel	Stroma	Epithel	Stroma	Epithel
a) Serumproteine								
Coeruloplasmin	∅	∅	∅	∅	∅	∅	(+)	∅—+
Transferrin	∅	∅	∅	∅	∅	∅	(+)	∅—+
IgA	∅	∅	∅	∅	∅	(+)	(+)	+—+++
Albumin	∅	+	∅	+	∅	(+)	(+)	∅—+++
Orosomucoid	∅	∅	∅	∅	∅	∅	(+)	(+)
b) Sekret. Prostataproteine								
saure Phosphatase (50 KD)	∅	∅	∅	∅—+++	∅	+++	∅	∅—+++
CEA-like Antigen	∅	∅	∅	∅—+++	∅	++	∅	∅—+++
Prostatic Antigen	∅	∅	∅	∅—+++	∅	++.+	∅	∅—+++
c) Membran- und Skleroproteine								
saure Phosphatase (76 KD)	(+)	+	(+)	(+)	(+)	+	+	∅—++
Arylsulfatase	∅	∅	∅	(+)	∅—+	+	+	+
Laminin	∅	∅	∅	∅	+	+	∅	Sekretion?
Fibronectin	∅	∅	∅	∅	?	∅	∅	∅

d.h. dem urethralen Mündungsteil und nach distal, d.h. zum blinden Ende des Drüsenganges hin aus. Am Ende der Pubertät, also mit ca. 18 Jahren, sind auch die letzten terminalen Endstücke der Drüsen immunreaktiv auf Prostatic Antigen, CEA-like Antigen und sekretorische saure Phosphatase. Serumproteine sind im Epithel der infantilen, pubertären und reifen Drüsen nur ausnahmsweise nachweisbar. Lysosomale Enzyme wie die Arylsul-

fatase treten nach der Pubertät im basalen Zellabschnitt auf und sind als Zeichen des Membranumsatzes bei der Sekretionsaktivität der Drüsen zu werten.

Eine Besonderheit, die noch weiterer Überprüfung bedarf, ist das Fehlen des Basalmembran-Proteins Laminin in der kindlichen und hyperplastischen Prostata.

Bei der BPH wiederholen sich bestimmte

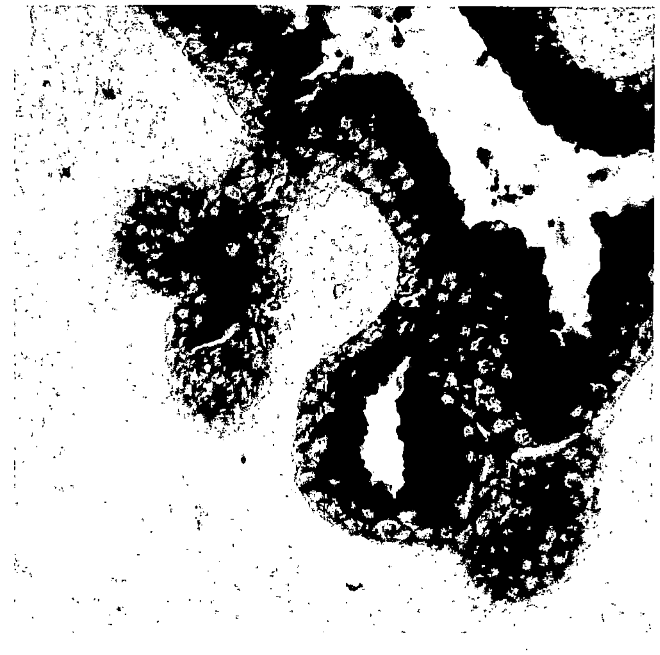

Abb. 1. Sproßbildung aus einem hyperplastischen Acinus. Der Nachweis der sekretorischen Prostataphosphatase ist nur in den adluminalen Zellen positiv (× 600)

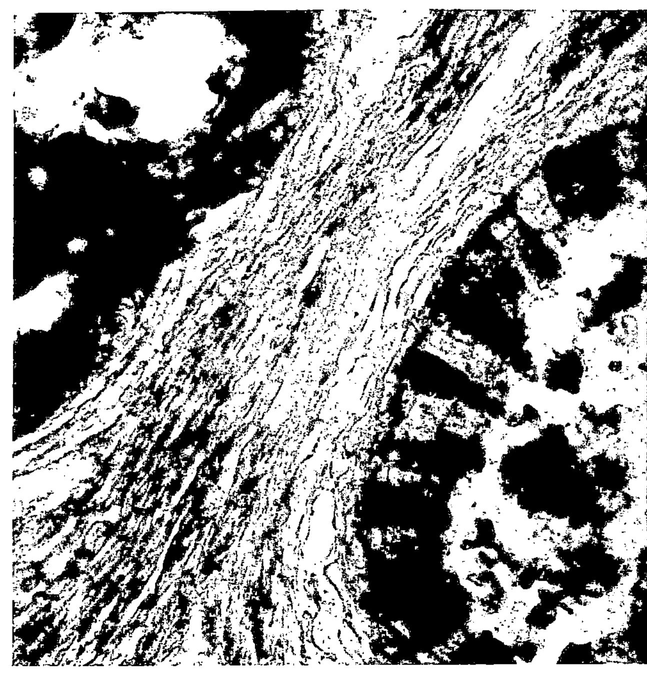

Abb. 2. Nachweis von IgA im hyperplastischen Prostataepithel. Intensive Anfärbung eines Acinus, fleckförmige Reaktion von Einzelzellen im Nachbaracinus (× 600)

Phasen der pubertären Ausreifung des Epithels (Abb. 1). Von einzelnen reifen bis hyperplastischen Acini sprossen langgestreckte, bogig um die fibrovasculären Noduli verlaufende, oft solide Epithelstränge aus, die zunächst meist keine Immunreaktivität auf sekretorische Proteine aufweisen. Sobald Lumina oder Acinus-ähnliche Strukturen auftreten, entwickelt sich auch sekretorische Aktivität. Daneben kommen aber auch immer inaktive Acini vor. Eine Besonderheit des hyperplastischen Epithels ist die Immunreaktivität mit Antiseren gegen Serumproteine. IgA und Albumin treten entweder versprengt in einzelnen Zellen oder in ganzen Acini in unterschiedlicher Konzentration auf (Abb. 2). Daneben ist auch immer das Stroma (d.h. die Bindegewebsspalten) in variabler Weise mit Serumproteinen durchtränkt.

Durch den Nachweis von Skleroproteinen, in diesem Fall das Laminin, zeigt sich, daß die fibrovaskulären Knoten histologisch sehr unterschiedlich gebaut sind. Neben ausgereiften, von einer Lamina externa umgebenen glatten Muskelzellen kommen Fibroblasten oder mesenchymartige Zellen um die Gefäße herum vor, die ebenfalls eine große morphologische Streubreite aufweisen.

Die verwendeten Antiseren lassen keine weitere Differenzierung des Entwicklungsganges der fibrovasculären Noduli zu. Ihre Zusammenfassung als „Stroma" und die Charakterisierung der hyperplastischen Acini als „Epithelfraktion" wie dies von

biochemischer Seite häufig geschieht (Cowan et al. 1977; Krieg et al. 1981) stellt jedoch eine unzulässige Vereinfachung der tatsächlichen Verhältnisse dar.

Aufgrund der morphologischen und immunhistochemischen Befunde muß man davon ausgehen, daß die verschiedenen Entwicklungsformen der fibrovaskulären Knoten und auch das Epithel in seinen verschiedenen Differenzierungen einen sehr unterschiedlichen Enzym- und Receptorbesatz aufweisen dürfen.

Will man versuchen, das hyperplastische Wachstum der Prostata zu charakterisieren, so kann man von einer Dissoziation des stromalen und epithelialen Wachstums sprechen, wobei die normalerweise zwischen Epithel und Stroma ablaufenden Steuerungsmechanismen der Proliferation nur noch teilweise greifen.

Die aus der Entwicklungsgeschichte hergeleitete „epitheliomesenchymale Interaktion" (Cunha 1972) läßt sich nur sehr bedingt auf die Verhältnisse der hyperplastischen Prostata übertragen.

Zusammenfassung

1. Prostatagewebe verschiedener Altersstufen und von hyperplastischen Prostatae (BPH) wurden immuncytochemisch durch den Nachweis verschiedener Serumproteine, sekretorischer Proteine und Membran- bzw. Skleroproteine verglichen und funktionell charakterisiert.

2. Die Epithelreaktion bei der BPH ähnelt weitgehend denen der pubertären Prostata, d.h. von reifen, funktionell aktiven Drüsenacini sprossen inaktive, zunächst solide Zellstränge ab, die terminal ausreifen, dilatieren und anschließend verändert werden. Im Unterschied zum normalen Epithel jedoch findet man im hyperplastischen Epithel in sehr variabler Weise Serumproteine, vor allem IgA und Albumin.

3. Bei der hyperplastischen Prostata liegt eine Desintegration von stromaler und epithelialer Ausreifung vor, die wesentlich durch das Verhalten der terminalen Strombahn bestimmt wird. Stromaknoten unterschiedlichen Reifungsgrades lassen keine direkte Zuordnung zur funktionellen Reife des hyperplastischen Epithels zu.

4. Das Vorkommen und Verteilungsmuster verschiedener Serumproteine wie Stroma und Epithel deutet auf Veränderung der Gefäßpermeabilität, die möglicherweise auch lokale Veränderungen des (Steroid)stoffwechsels nach sich zieht.

Literatur

Cowan RA, Cowan SK, Grant JK, Elder HY (1977) Biochemical investigations of separated epithelium and stroma from benign hyperplastic prostatic tissue. J Endocrinol 74:111–120. – Cunha GR (1972) Epithelio-mesenchymal interaction in primordial gland structures which become responsive to androgenic stimulation. Anat Rec 172:179–196. – Hinman F Jr (ed) (1983) Benign prostatic hypertrophy. Springer, New York, Heidelberg, Berlin. – Krieg M, Klötzel G, Kaufmann J, Voigt KD (1981) Stroma of human benign prostatic hyperplasia: Preferential tissue for androgen metabolism and oestrogen binding. Acta Endocrinol 96:422–432. – Sternberger LA, Hardy PH, Cuculis JJ, Meyer HJ (1970) The unlabelled antibody-enzyme method of immunohistochemistry. Preparation and properties of soluble antigen-antibody complex (Horseradish peroxidase-anti horseradish peroxidase) and its use in identification of spirochetes. J Histochem Cytochem 18:315–333

Prof. Dr. G. Aumüller
Institut für Anatomie und Zellbiologie
Robert-Koch-Str. 6
D-3550 Marburg/Lahn

Verhandlungsbericht der Deutschen Gesellschaft
für Urologie, 35. Tagung (1983), 333–335
© Springer-Verlag Berlin Heidelberg 1984

Cytoplasmatische Steroidhormonrezeptoren im malignen und hyperplastischen Prostatagewebe

B. Schwemmer, G. Reidel, I. Böttger und J. Braun

Einleitung

Beim Mammacarcinom besteht eine gute Korrelation zwischen Steroidreceptorgehalt und dem Ansprechen auf hormonelle Therapie [1, 2]. Eine vergleichbare Beziehung wurde im Fall des Prostatacarcinoms vermutet.

Die routinemäßige Bestimmung der Hormonreceptoren im Prostatacarcinomgewebe wird jedoch erschwert durch die meist nicht hinreichenden Gewebsprobenvolumina.

Unser Ziel war es deshalb, eine Methode zu entwickeln, die eine Receptorbestimmung auch in Prostatastanzzylindern ermöglicht. Sodann sollten die Receptorkonzentrationen in PA- und PC-Gewebe verglichen werden.

Material und Methodik

Als spezifischer Ligand für den Testosteronreceptor wurde tritiummarkiertes Methyltrienolon eingesetzt. Es wurde eine Mehrpunktsmethode mit 7 Meßpunkten angewandt. Die Trennung von gebundenem und ungebundenem Steroid erfolgte mit Dextran-Aktivkohle. Die Ergebnisse wurden nach der Methode von Scatchard ausgewertet [3].

Für den Microansatz genügten 30 mg Gewebe. Dies entsprach einem Probenvolumen von 1 bis 2 Stanzzylindern.

Ergebnisse und Diskussion

Im Prostataadenomgewebe konnte in 22 von 24 Fällen ein spezifischer Testosteronreceptor nachgewiesen werden (Tabelle 1). Die Konzentration des Receptors wurde auf den Proteingehalt des Cytosols bezogen. Sie betrug im Mittel 18 femtomol/mg Protein.

Die Dissoziationskonstante lag jeweils im Bereich von 10^{-9} Mol/l und weist somit auf die spezifische Receptor-Liganden-Bindung hin.

Verdünnungsversuche zeigten, daß die Receptorkonzentration pro mg Protein abhängig vom Verdünnungsgrad abnimmt. Bei einer Proteinkonzentration unter 2 mg/ml Cytosol war in keinem Falle mehr ein Receptor nachweisbar.

Der Einsatz von unmarkiertem Progesteron zur Bestimmung der Kreuzreaktion von Progesteron mit dem Testosteronreceptor brachte keine Veränderung der Bindungskapazität, lediglich die Assoziationskonstante wurde um den Faktor 5 erniedrigt.

Ein spezifischer Progesteronreceptor konnte in 4 von 9 Fällen gefunden werden, während der Nachweis eines Östrogenreceptors in keinem Fall gelang.

Tabelle 2 zeigt die Androgenreceptorkonzentrationen bei bereits hormonell vorbehandelten PC-Patienten.

Tabelle 1. Cytoplasmatische Steroidhormonreceptoren im Prostataadenomgewebe

	Anzahl der receptorpositiven Fällen	Receptorkonz. (femtomol/mg)	K_d (Mol/l)
Testosteronreceptor	22 (24)	$18,2 \pm 9,8$	$1,0\text{--}4,3 \cdot 10^{-9}$
Progesteronreceptor	4 (9)	$22,5 \pm 7,6$	$1,4\text{--}3,4 \cdot 10^{-9}$
Östrogenreceptor	0 (9)	–	–

Tabelle 2. Androgenreceptorkonzentrationen bei hormonell behandelten PC-Patienten

	B_{max} (femtomol/mg)	K_d (Mol/l)	Histologischer Diff.-Grad	Therapie	Verlauf
W. K.	140	$2,9 \cdot 10^{-9}$	mäßig	Orch. + Honvan	Progression
S. W.	46	$5,6 \cdot 10^{-10}$	niedrig	Orch. + Estradurin	Progression
W. J.	52	$1,1 \cdot 10^{-9}$	mäßig	Orch. + Honvan	part. Remission
S. R.	70	$2,6 \cdot 10^{-9}$	niedrig	Orch. + Honvan	part. Remission
P. J.	23	$3,8 \cdot 10^{-9}$	niedrig	Orch. + Honvan	Progression
E. R.	0	–	niedrig	Estradurin	nicht bekannt
B. J.	81	$6,7 \cdot 10^{-10}$	niedrig	Orch. + Honvan	Progression
B. J.	538	$4,7 \cdot 10^{-10}$	niedrig	Orch. + Estracyt	Progression

Es handelt sich dabei ausschließlich um niedrig bzw. mäßig differenzierte Carcinome.

Hier war nur ein Patient receptornegativ, die übrigen wiesen Receptorkonzentrationen auf, die deutlich höher als bei den Prostataadenompatienten lagen.

Die beiden letzten Zeilen der Abbildung 2 repräsentieren einen Patienten, bei dem im Abstand von einem Jahr zweimal Gewebe entnommen worden war. Die bereits initial hohe Receptorkonzentration war unter Estracyt-Therapie weiter angestiegen. Trotzdem war weder unter Honvan noch unter Extracyt ein Therapieerfolg zu verzeichnen.

Auch bei 3 der übrigen Patienten war es trotz positivem Receptornachweis zur Progression des Krankheitsbildes gekommen.

Eine Erklärungsmöglichkeit für die Erhöhung der Androgenreceptorkonzentrationen bei hormonell behandelten Patienten bieten die Berichte von Moore und Mitarbeitern [4] und von Bouton [5]. Sie haben im Tierversuch gezeigt, daß Östrogeninjektionen eine Erhöhung des cytoplasmatischen Androgenreceptors zur Folge haben. Bouton [5] konnte nachweisen, daß es sich dabei um eine „de-novo"-Synthese von Receptorprotein und nicht lediglich um eine Receptorverschiebung aus dem nukleären in das cytoplasmitische Kompartiment handelt.

Tabelle 3. Androgenreceptoren bei nicht vorbehandelten PC-Patienten

Receptorpositive Fälle:	8 (16)
Mittlere Receptorkonzentration bei receptorpositiven Fällen (femtomol/mg)	$33,7 \pm 30$
Receptorpositive Fälle bei:	
Hohem Differenzierungsgrad	2 (3)
Mittlerem Differenzierungsgrad	2 (6)
Niedrigem Differenzierungsgrad	4 (7)

Ein derartiger Regulationsmechanismus, mit dem die Androgenreceptorkapazität durch Östrogenzufuhr erhöht wird, scheint also auch im Fall des Prostatacarcinoms zu bestehen.

Bei nicht vorbehandelten PC-Patienten war nur in der Hälfte der Fälle ein spezifischer Androgenreceptor nachzuweisen (Tabelle 3).

Die Variationsbreite der Receptorkonzentrationen bei den receptorpositiven Proben war erheblich größer als bei den Prostataadenom-Patienten. Eine eindeutige Korrelation zwischen positivem Receptorgehalt und histologischen Differenzierungsgrad bestand nicht.

Der Beobachtungszeitraum ist bei einem Teil der Patienten noch zu kurz, um eine Aussage über eine Korrelation zwischen Receptorgehalt und dem Ansprechen auf hormonelle Therapie zu treffen. Auch in dieser Gruppe war es bei einigen Patienten trotz positivem Receptornachweis nicht zu einem Ansprechen auf die Therapie gekommen.

Der Wert der cytoplasmatischen Receptorbestimmung zur Voraussage des Therapieerfolges erscheint somit zweifelhaft.

Möglicherweise könnte durch die Bestimmung des nukleären Androgenreceptors eine solche Voraussage ermöglicht werden. So konnte Trachtenberg [6] keine Korrelation zwischen dem Ansprechen auf hormonelle Therapie und dem prätherapeutischen, cytoplasmatischen Androgenreceptorgehalt feststellen. Der nukleäre Androgenreceptorgehalt jedoch wies eine positive Korrelation mit der Zeitspanne, in der die hormonelle Therapie wirksam war, auf.

Literatur

J. Jerabek R, Daxenbichler G, Marth Ch, Dapunt O (1983) Steroidreceptoren und Therapie beim fortgeschrittenen Mammacarcinom. Tumor Diagnostik und Therapie 4:7–14. – 2. Leake RE, McBeth F, Smith DC, Calman KC,

Laing L (1979) Steroid hormone receptor status as an index of prognosis and in therapy selection. Cancer Treat Rep 63:1188. – 3. Scatchard G (1949) The attractions of proteins for small molecules and ions. Ann NY Acad Sci 51:660–672. – 4. Moore RJ, Gazak JM, Wilson JD (1979) Regulation of cytoplasmic dihydrotestosterone binding in dog prostate by 17-beta-estradiol. J Clin Invest 63:351–357. – 5. Bouton MM, Pornin C, Grandadam JA (1981) Estrogen regulation of rat prostate androgen receptor. J Steroid Biochem 15:403–408. – 6. Trachtenberg J, Walsh PC (1882) Correlation of prostatic nuclear androgen receptor content with duration of response and survival following hormonal therapy in advanced prostatic cancer. J Urol 127:466–471

Dr. B. Schwemmer
Urologische Klinik der Univ. Rechts der Isar
Ismaningerstr. 22
D-8000 München 80

335

Verhandlungsbericht der Deutschen Gesellschaft
für Urologie, 35. Tagung (1983), 336–338
© Springer-Verlag Berlin Heidelberg 1984

Verbessertes Staging des Prostata-Carcinoms durch Anwendung immunhistochemischer Methoden

E. Allhoff, C.M. Chapman, G. Prout und R. Engelking

Entdifferenzierte Carcinome und Metastasen werfen häufig schwierige diagnostische Probleme auf, die mit herkömmlichen pathohistologischen Techniken nicht gelöst werden können.

Seit der Entdeckung der spezifischen Antigenität der sauren Prostataphosphatase (PSAP) [1, 2] wurde wiederholt über ihre immunhistochemische Bedeutung zur Identifizierung von Prostatagewebe unter Nutzung verschiedener Techniken berichtet [3–11]. Darüber hinaus war seit seiner Identifizierung 1979 das prostataspezifische Antigen (PSA) ebenso als histochemischer Marker erfolgreich [12–16].

Gegenstand unserer Untersuchung war der Vergleich der Wertigkeiten von saurer Prostataphosphatase und prostataspezifischem Antigen bei simultaner Anwendung mittels der Immunperoxydasetechnik nach Sternberger [17]. Diese Methode ermöglicht, über die Bindung eines Farbstoffes an das Antigen mittels einer Antikörperverknüpfung die Antigenexpression bzw. deren Fehlen nachzuweisen (Abb. 1).

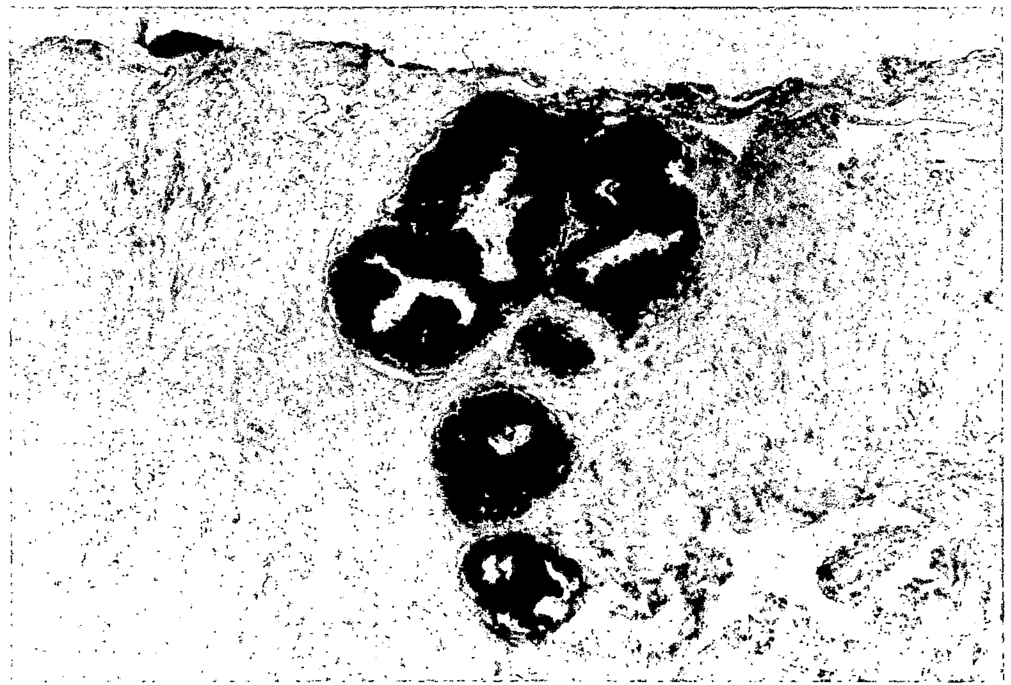

Abb. 1. Stanzbiopsie, normales Prostatagewebe, positive immunhistochemische Untersuchung auf saure Prostataphosphatase

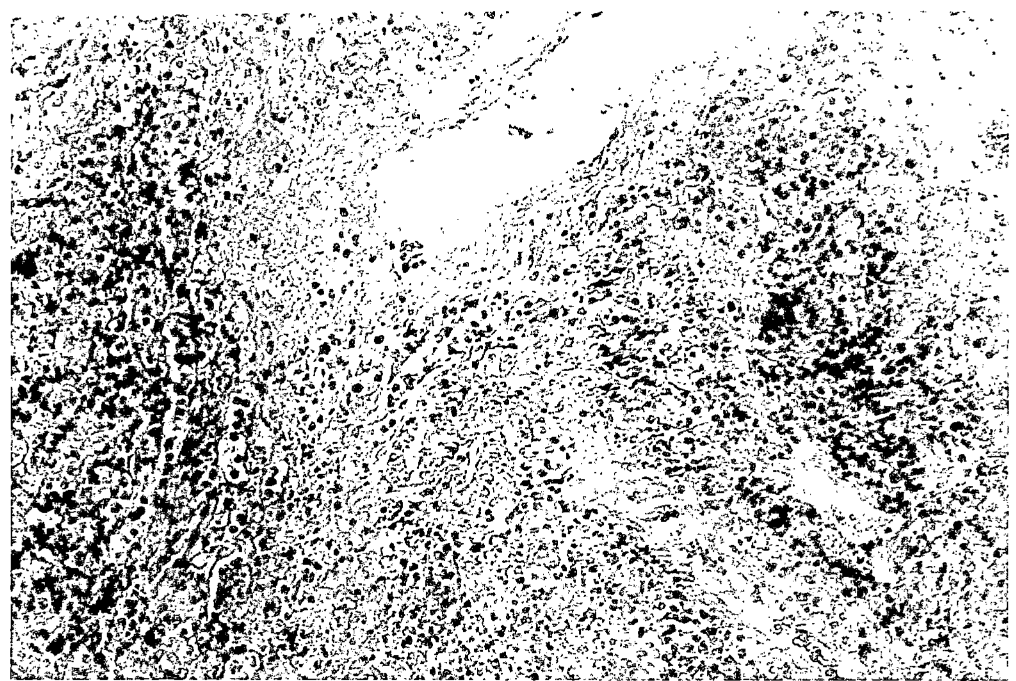

Abb. 2. Blasen PE, negative immunhistochemische Untersuchung auf saure Prostataphosphatase

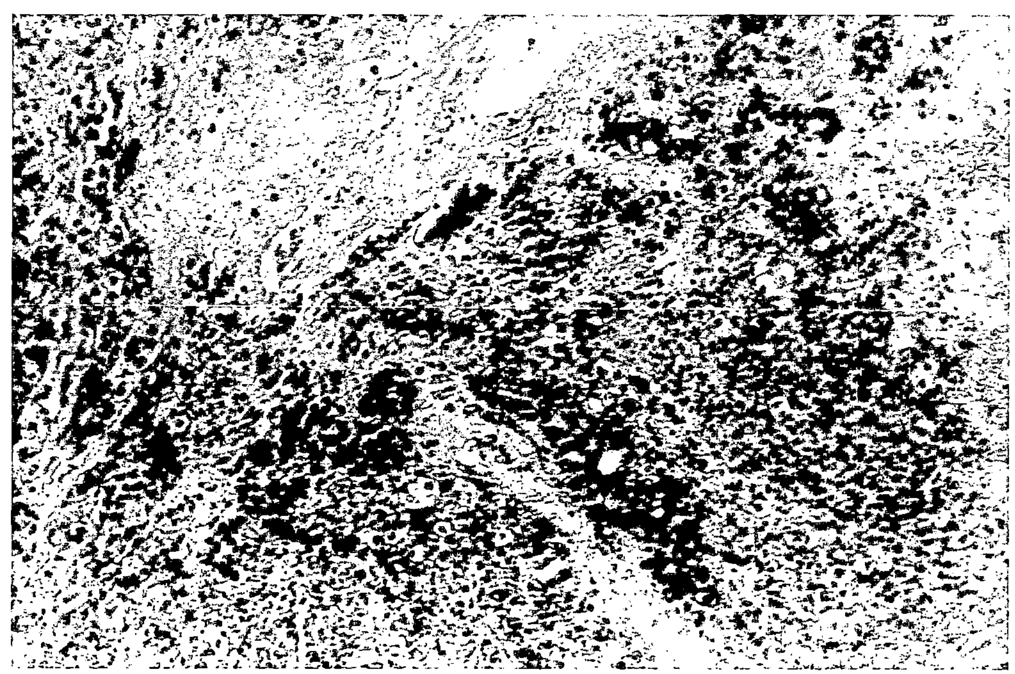

Abb. 3. Blasen PE, positive immunhistochemische Untersuchung auf PSA (Prostate Specific Antigen)

Primärtumor- und Metastasengewebe von insgesamt 33 Patienten wurde zunächst histopathologisch und in der Folge auf den Gehalt von PSAP und PSA immunhistochemisch untersucht.

Bei 16 Patienten mit Prostata-, periprostatischen und intravesikalen Tumoren bestanden Zweifel über den Zelltyp. In 11 Fällen wies PSAP ein Prostata-Carcinom nach, PSA jedoch ermöglichte zusätzlich die Identifizierung von zwei weiteren Tumoren als Prostata-Carcinome (Abb. 2, 3).

Bei 17 Metastasen war eine Zuordnung zum Primärtumor mittels herkömmlicher, histopathologischer Techniken nicht möglich. In 6 Fällen bestätigte PSAP den prostatischen Ursprung, PSA jedoch wies in 7 Fällen ein Prostata-Carcinom als Primärtumor nach.

Neben den für PSA positiven und PSAP negativen Fällen beobachteten wir jedoch auch eine nur fokale und schwache Reaktion für PSA, so daß in diesen Fällen die eindeutige Diagnose erst durch PSAP ermöglicht wurde.

Die kurze Überlebenszeit für nicht identifizierte Adenomcarcinome [18] sowie die in diesen Fällen erfolglose radiologische Diagnostik [19] machen den Wert der aufgezeigten Technik für die Diagnostik und damit mögliche Therapie des Prostata-Carcinoms deutlich. Neben der pathohistologischen [20] und in Bezug auf seine hormonale Sensitivität [21] bereits bekannten Heterogenität des Prostata-Carcinoms konnte diese jetzt auch immunologisch nachgewiesen werden. Wie von Fidler für überwiegend heterogene Neoplasmen gefordert [22], sollte das Prostata-Carcinom nicht länger als immunologische Einheit, sondern zusammengesetzt aus Subpopulationen von Zellen mit unterschiedlichen immunologischem und metastatischem Potential gesehen werden.

Durch Anwendung immunhistochemischer Methoden konnte das Staging des Prostata-Carcinoms verbessert werden durch PSA und PSAP bei nicht eindeutiger konventioneller, histopathologischer Diagnose von Primärtumoren oder Metastasen sowie durch simultanen Einsatz von PSA und PSAP bei immunologisch heterogenem Prostata-Carcinomgewebe.

Literatur

1. Shulman S, Mamrod L, Gonder MJ, Soanes WA (1964) The detection of prostatic acid phosphatase by antibody reaction in gel diffusion. J Immunol 93:474. – 2. Moncure GW, Prout GR Jr (1970) Antigenicity of human prostatic acid phosphatase. Cancer 25:463. – 3. Pontes JE, Choe B, Rose N, Pierce JM Jr (1977) Indirect immunofluorescence for identification of prostatic epithelial cells. J Urol 117:479. – 4. Pontes JE, Rose NR, Ercole C, Pierce JM Jr (1981) Immunofluorescence for prostatic acid phosphatase: clinical applications. J Urol 126:187. – 5. Mahan DE, Bruce AE, Manley PN, Franchi L (1980) Immunohistochemical evaluation of prostatic carcinoma before and after radiotherapy. J Urol 124:488. – 6. Yam LT, Janckila AJ, Lam WKW, Li C-Y (1981) Immunohistochemistry of prostatic acid phosphatase. The Prostate 2:97. – 7. Li C-Y, Lam WKW, Yam LT (1980) Immunohistochemical diagnosis of prostatic cancer with metastasis. Cancer 46:706. – 8. Stegehuis F, Vries GP de, Joebsis AC, Meijer AEFH (1979) Comparative investigation of mixed aggregation immunocytochemical technique and indirect peroxidase technique for the detection of prostate specific acid phosphatase in paraffin or paraplast sections. Histochemistry 62:45. – 9. Burns J (1977) Prostatic acid phosphatase in tissue sections revealed by the unlabelled antibody peroxidase-antiperoxidase method. Biomedicine 27:7. – 10. Nadji M, Tabei SZ, Castro A, Chu TM, Morales AR (1980) Prostatic origin of tumors. Am J Clin Pathol 73:735. – 11. Joebsis AC, Vries GP de, Anholt RRH, Sanders GTB (1978) Demonstration of the prostatic origin of metastases. Cancer 41:1788. – 12. Nadji M, Tabei SZ, Castro A, Chu TM, Murphy GP, Wang MC, Morales AR (1981) Prostatic specific antigen. Cancer 48:1229. – 13. Wang MC, Papsidero LD, Kuriyama M, Valenzuela LA, Murphy GP, Chu TM (1981) Prostate antigen: a new potential marker for prostatic cancer. The Prostate 2:89. – 14. Papsidero LD, Kuriyama M, Wang MC, Horoszewicz J, Leong SS, Valenzuela L, Murphy GP, Chu TM (1981) Prostate antigen: a marker for human prostate epithelial cells. J Natl Cancer Inst 66:37. – 15. Wang MC, Valenzuela LA, Murphy GP, Chu TM (1979) Purification of a human prostate specific antigen. Invest Urol 17:159. – 16. Mostofi KF, Sesterhenn IA (1981) The role of prostatic acid phosphatase in histological diagnosis of carcinoma of prostate. Presentation Nr 42. American Urological Association, 67, Annual Meeting. – 17. Sternberger LA (1974) Immunocytochemistry. Prentise Hall, Engelwood Cliffs/NJ, pp 18–55. – 18. Snyder RD, Mavligit GM, Valdivieso M (1979) Adenocarcinoma of unknown primary site. Med Pediatr Oncol 6:289. – 19. Nystrom JS, Weiner JM, Meshnik R, Bateman JR, Viola MV (1979) Identifying the primary site in metastatic cancer of unknown origin. JAMA 241:3181. – 20. Rosai J (1981) In Ackerman's surgial pathology. Mosby, St Louis, pp 856–869. – 21. Kliman B, Prout GR Jr, Maclaughlin RA, Daly JJ, Griffin PP (1978) Altered androgen metabolism in metastatic prostate cancer. J Urol 119:623. – 22. Fidler IJ (1978) Tumor heterogeneity and the biology of cancer invasion and metastasis. Cancer Res 38:2651

Dr. med. E.P. Allhoff
Urologische Universitätsklinik Köln
Joseph-Stelzmann-Str. 9
D-5000 Köln 41

Verhandlungsbericht der Deutschen Gesellschaft
für Urologie, 35. Tagung (1983), 339–341
© Springer-Verlag Berlin Heidelberg 1984

Prolactinreserve bei Prostatacarcinompatienten

B. Schwemmer, I. Böttger und J. Braun

Einleitung

Die Rolle der Prostata als Zielorgan für Prolactin ist durch eine Reihe experimenteller Untersuchungen belegt [1]. Die Arbeiten von Grayhack und Farnsworth zeigten, daß Prolactin und Androgene eine synergistische Wirkung auf das Wachstum der Prostata ausüben [2, 3]. Aufgrund dieser Untersuchungen stellte sich die Frage, ob erhöhte Prolactinspiegel in der Pathogenese des Prostatacarcinoms eine Rolle spielen könnten. Wegen der bekannten, erheblichen Schwankungen der Prolactinausschüttung ist die Einzelbestimmung des basalen Prolactinspiegels mit Vorbehalt zu beurteilen [4, 5]. Unser Ziel war es deshalb, die Prolactinsecretion unter Stimulationsbedingungen zu prüfen.

Material und Methodik

Wir bestimmten radioimmunologisch die Prolactinspiegel vor und 25 Minuten nach Injection von 0,2 mg Thyrotropin-releasing Hormon (Relefact TRH). Jacobs hat gezeigt, daß zu diesem Zeitpunkt das Maximum der Prolactinausschüttung erreicht ist [6]. Unsere Kontrollgruppe setzt sich aus 40 Männern im Alter zwischen 58 und 85 Jahren zusammen. Ausschlußkriterien waren maligne und akute Erkrankungen, tastbare Prostatavergrößerung sowie Einnahme von Medikamenten mit bekannter Wirkung auf den Prolactinspiegel, wie z.B. Neuroleptika oder Reserpin.

Ergebnisse

In der Kontrollgruppe wurde durch die TRH-Injektion im Mittel eine Prolactinerhöhung auf das Vier-fache des Basalspiegels erreicht (Abb. 1). Bei PA-Patienten sind im Vergleich dazu die Spiegel nach Stimulation geringfügig höher. Eine weitere Erhöhung weisen die Patienten mit nicht metastasiertem PC auf. Der Unterschied zur Kontrollgruppe läßt sich dabei auf dem 1%-Niveau sichern. Bei Patienten mit metastasiertem PC ist demgegenüber die Prolactinreserve erheblich erniedrigt (p < 0,001). Die Basalspiegel von PA-Patienten, PC-Patienten mit und ohne Fernmetastasen und Kontrollgruppe zeigen keine wertbaren Unterschiede.

Eine verringerte Prolactinreserve bei fortgeschrittener Tumorkrankheit ist nicht PC-spezifisch. Auch bei Patienten mit inoperablen Blasentumoren zeigt sich eine Tendenz zu verringerten

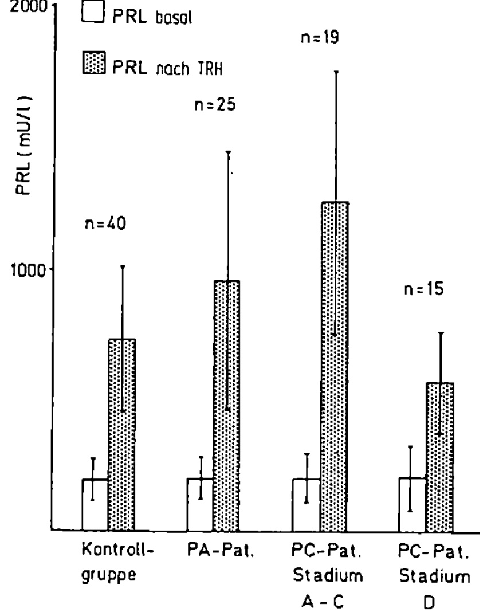

Abb. 1. Prolactinspiegel bei PA- und PC-Patienten mit und ohne Fernmetastasen

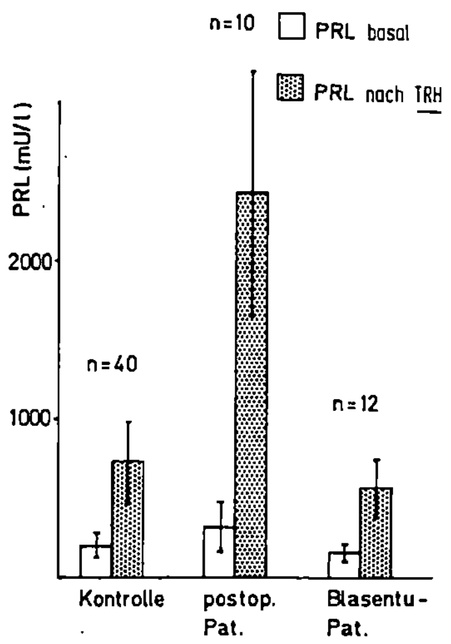

Abb. 2. Prolactinspiegel bei Patienten postoperativ und mit inoperablem Blasencarcinom

Prolactinspiegeln nach Stimulation (Abb. 2). Zum Vergleich wurden die Werte bei Patienten in den ersten fünf Tagen nach größeren chirurgischen Eingriffen aufgetragen. Diese Patienten reagieren auf die TRH-Stimulation mit einer mehr als dreifach höheren Prolactinausschüttung. Prolactin verhält sich somit in diesem Fall wie ein Streß-Hormon.

Bei PC-Patienten, die Honvan und Estracyt erhalten, sind bereits die Basalspiegel auf etwa das Dreifache der Kontrollgruppe erhöht (Abb. 3). Nach TRH-Stimulation kann bei mit Honvan be-

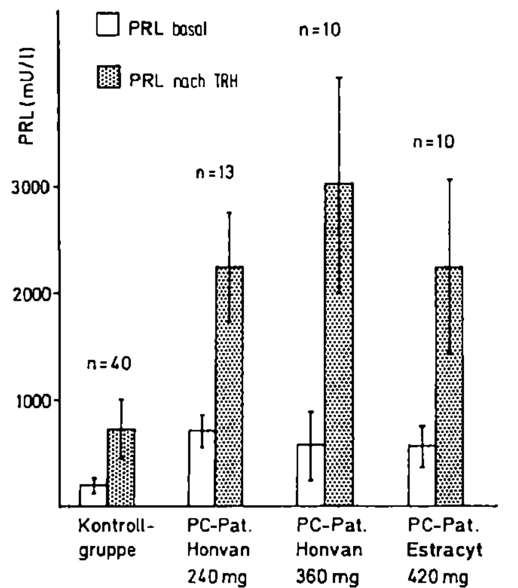

Abb. 3. Prolactinspiegel bei PC-Patienten unter gegengeschlechtlicher Medikation

handelten Patienten eine dosisabhängige Erhöhung auf das Drei- bis Fünffache des Basalwertes beobachtet werden. Patienten unter Estracyt erreichen ähnlich hohe Stimulationsspiegel. Die Prolactinsecretion ist also bei diesen Patienten, die sich – bedingt durch die Östrogenzufuhr – bereits unter permanenten Stimulationsbedingungen befinden, durch TRH noch erheblich zu steigern.

Diskussion

Unsere Ergebnisse bezüglich der Prolactinreserve bei nicht vorbehandelten PC-Patienten ohne Fernmetastasen bestätigen die Beobachtung von Giuliani und Mitarbeitern [7], die in dieser Patientengruppe ebenfalls eine erhöhte Prolactinausschüttung nach TRH-Injektion festgestellt hatten. Eine Erklärungsmöglichkeit für die erhöhte Prolactinreserve bei diesen Patienten würde ein erhöhter endogener Östrogenspiegel bieten. Wie am Beispiel der gegengeschlechtlich therapierten PC-Patienten gezeigt wurde, können Östrogene die Prolactinreserve erheblich steigern. Pirke [8] konnte allerdings bei älteren Männern generell erhöhte Östrogenspiegel beobachten. Dieses Phänomen ist somit nicht auf Patienten mit Prostataerkrankungen beschränkt. Die Ursache der beobachteten Erhöhung der Prolactinreserve ist somit derzeit nicht geklärt.

Nicht geklärt ist auch die Frage, ob der erhöhten Prolactinreserve in der Pathogenese des PC's eine ursächliche Bedeutung zukommt oder ob es sich dabei lediglich um eine Folgeerscheinung im Rahmen der Tumorerkrankung handelt.

Literatur

1. Asano M, Kanzaki S, Sekiguchi E, Tasaka T (1971) Inhibition of prostate growth in rabbits with antiovine prolactin serum. J Urol 106:248. – 2. Farnsworth WE, Slaunwithe WR, Sharma M, Oseko F, Brown JR, Gonder MJ, Cartagena R (1981) Interaction of prolactin and testosterone in the human prostate. Urol Res 9:79–88. – 3. Grayhack JT (1963) Pituitary factors influencing growth of the prostate. Natl Cancer Inst Monogr 12:189. – 4. Mortimer CH, Besser GM, Goldie DJ, Hook J, McNeilly AS (1974) The TSH, FSH and prolactin responses to continuous infusions of TRH and the effects of oestrogen administration in normal males. Clin Endocrinology 3:97–103. – 5. Selli C, Benvenuti M, Melone F, Tarquini B (1983) Prolactin and prostate. A chronobiologic study. Eur Urol 9:109–112. – 6. Jacobs LS, Snyder PJ, Utiger RD, Daughady WH (1973) Prolactin response to thyrotropinreleasing

hormone in normal subjects. J Clin Endocrinol Metab 36:1069–1073. – 7. Giuliani L, Pescatore D, Martorana G, Giberti C, Barreca T, Rolandi E (1979) Increased serum prolactin pituitary reserve in patients with prostatic neoplasms. Br J Urol 51:390–392. – 8. Pirke KM, Doerr P (1973) Age related changes and interrelationships between plasma testosterone, oestradiol and testosterone-binding globulin in normal adult males. Acta Endocrinol 74:792–800

Dr. B. Schwemmer
Urolog. Klinik der Univ. Rechts der Isar
Ismaningerstr. 22
D-8000 München 80

Verhandlungsbericht der Deutschen Gesellschaft
für Urologie, 35. Tagung (1983), 342–344
© Springer-Verlag Berlin Heidelberg 1984

Endokrinologische Untersuchungen bei Patienten mit Prostatakarzinom unter Palliativtherapie mit dem Gonadotropin-Releasing-Hormon Analog Buserelin

U.K. Wenderoth und G.H. Jacobi

Einleitung

Das vom Hoden sezernierte Testosteron steuert über einen negativen Feed-back-Mechanismus die hypothalamische Gonadotropin-Releasing-Hormon-(GnRH)Ausschüttung. GnRH stimuliert seinerseits die LH- und FSH-Sekretion der Hypophyse, LH dann die testikuläre Testosteronproduktion. Neuerdings stehen synthetische, sehr potente GnRH-Analoga zur Verfügung, die in supraphysiologischer Dosierung nach einer kurzfristigen Stimulation zu einer Verarmung der Hypophyse an LH führen. Folge des fehlenden LH-Stimulus auf die Leydig-Zelle ist ein Abfall des Serum-Testosterons auf Kastrationswerte.

Patienten und Methodik

In den vergangenen zwei Jahren wurden an der Urologischen Universitätsklinik Mainz 75 Patienten mit fortgeschrittenem Prostatakarzinom mit dem GnRH-Analogon Buserelin behandelt. Das Medikament wurde initial über 6 Tage subkutan injiziert und dann pernasal verabreicht. Vor und während der Therapie wurden die Gonadotropine LH und FSH, die Androgene Testosteron und Dihydrotestosteron, die freie Testosteronfraktion und die Testosteronproduktionsrate, die Nebennierensteroide Androstendion, Dehydroepiandrosteronsulfat und Cortisol und die hypophysenabhängigen, nicht steroidalen Hormone Thyroxin und Prolaktin im Serum bestimmt.

Ergebnisse

Die hier vorgestellten Ergebnisse basieren auf den von 50 Patienten gewonnenen Daten mit einem Follow-up von mindestens 15 Monaten.

In den ersten 4 Wochen nach Beginn der Thera-

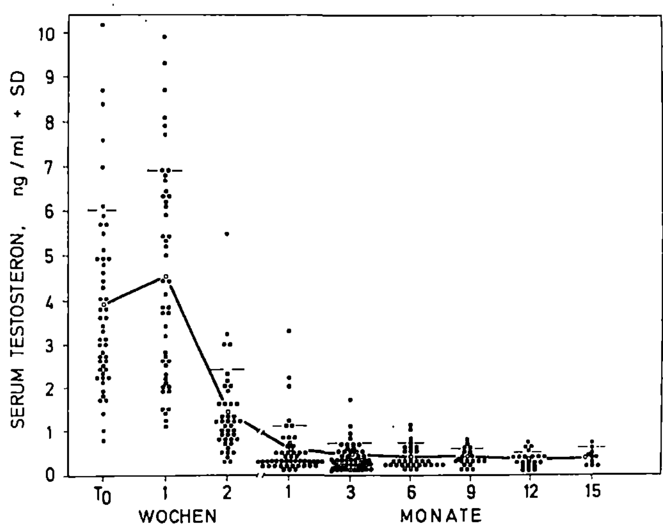

Abb. 1. Serum-Testosteron von 50 Patienten mit fortgeschrittenem Prostatakarzinom vor und während 15-monatiger Therapie mit dem Gonadotropin-Releasing-Hormon Analog Buserelin

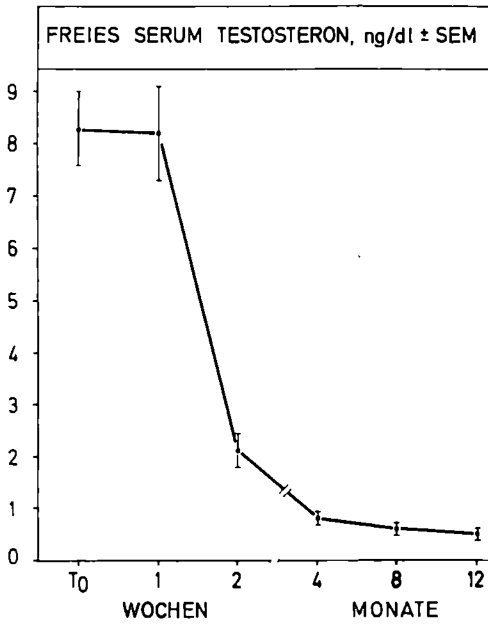

Abb. 2. Freies Serum-Testosteron vor und während der Therapie mit dem Gonadotropin-Releasing-Hormon Analog Buserelin

pie mit Buserelin kam es zu einem steilen Abfall des Serum-LH, gefolgt von einer weiteren langsamen Abnahme bis zum 15. Therapiemonat. Parallel hierzu fiel FSH in den ersten 4 Wochen ebenfalls steil ab und blieb über den übrigen Beobachtungszeitraum konstant.

Nach einem kurzen Testosteronanstieg von 3,9 auf 4,5 ng/ml nach einer Woche war das mittlere Serumtestosteron bereits nach zwei Wochen auf 1,4 ng/ml gefallen und lag ab der vierten Woche im Kastrationsbereich (Abb. 1).

Noch steiler als das Gesamttestosteron fiel die freie Testosteronfraktion ab, möglicherweise über eine kompensatorische Zunahme des Sexualhormonbindenden Globulins (Abb. 2).

Die tägliche Testosteronproduktionsrate lag nach zweiwöchiger Therapie mit Buserelin bereits genauso niedrig wie zwei Wochen nach operativer Kastration.

Die medikamentöse Kastration durch Buserelin spiegelte sich ebenfalls in der profunden Abnahme des in der Prostata durch 5-Alpha-Reduktion des Testosterons entstehenden letztlich wirksamen Androgens Dihydrotestosteron wieder (Abb. 3).

Die Nebennierensteroide Androstendion und Dehydroepiandrosteronsulfat wiesen über einen Zeitraum von 12 Wochen keine signifikanten Änderungen auf.

Ebenso blieben Prolaktin, Thyroxin und Cortisol während der 15monatigen Therapie mit Buserelin konstant im Normbereich.

Zusammenfassung

Die Therapie des fortgeschrittenen Prostatakarzinoms mit dem Gonadotropin-Releasing-Hormon Analog Buserelin führt über eine Downregulation der hypophysären LH- und FSH-Freisetzung zu einer profunden Suppression des freien und Gesamttestosterons im Serum und der Testosteronproduktionsrate, konsekutiv kommt es zu einem Abfall des metabolisch aktiven Androgens Dihydrotestosteron. Der therapeutische Effekt des

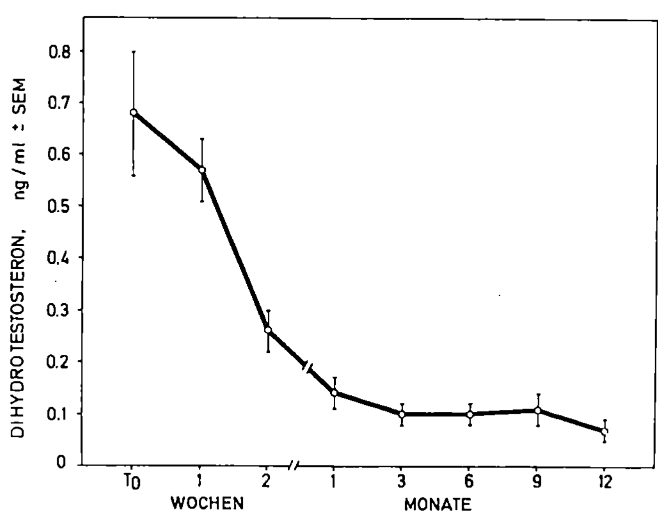

Abb. 3. Serum-Dihydrostestosteron vor und während der Therapie mit dem Gonadotropin-Releasing-Hormon Analog Buserelin

Buserelins beruht allein auf der medikamentösen
Kastration, andere Hormone sind nicht beteiligt.

Literatur beim Verfasser

Dr. med. U. Wenderoth
Urologische Klinik und Poliklinik
Johannes Gutenberg-Universität
Langenbeckstr. 1
D-6500 Mainz 1

Verhandlungsbericht der Deutschen Gesellschaft
für Urologie, 35. Tagung (1983), 345–347
© Springer-Verlag Berlin Heidelberg 1984

Behandlung des fortgeschrittenen Prostatakarzinoms mit dem Gonadotropin-Releasing-Hormon-Analog Buserelin: klinische Ergebnisse

G.H. Jacobi, U.K. Wenderoth und R. Hohenfellner

Einleitung

Wie aus der vorangegangenen Veröffentlichung (Wenderoth u. Jacobi 1984) hervorgeht, ist das Gonadotropin-Releasing-Hormon-Analog Buserelin sowohl in subkutaner, als auch in pernasaler Applikation in der Lage, über eine Down-Regulation der hypophysären Freisetzung des luteinisierenden Hormons eine Suppression des Serumtestosterons auf Kastrationswerte zu bewirken. Dieser für die Therapie des Prostatakarzinoms signifikante biologische Effekt tritt, wie Abb. 1 zeigt, mit einer mehr als 95%igen Wahrscheinlichkeit ab dem 28. Behandlungstag auf. Vergleichbare endokrinologische Daten wurden von der Arbeitsgruppe um Nagel (Borgmann et al. 1972) berichtet.

Nach unseren ersten vorläufigen Untersuchungen (Wenderoth et al. 1982) berichten wir hier über die klinischen Zweijahresergebnisse bei einer Gruppe von 51 Patienten unter Buserelin-Monotherapie.

Patienten und Methodik

Von August 1981 bis September 1983 wurden an der Urologischen Klinik und Poliklinik im Klinikum der Johannes-Gutenberg-Universität Mainz insgesamt 81 Patienten mit fortgeschrittenem, bisher unbehandeltem Prostatakarzinom mit dem GnRH-Analoghormon Buserelin erstmals behandelt. Neben einer weitreichenden und engmaschigen endokrinologischen Verlaufskontrolle wurden diese Patienten einer aufwendigen klinischen Beobachtungsstudie unterzogen, wobei die Kriterien für die Auswertung von Phase-II-Studien berücksichtigt wurden. Hierbei wurden, wenn immer möglich, meßbare Läsionen als sogenannte Indikatorläsionen herangezogen. Lagen meßbare

Läsionen (z.B. CT-beurteilbare Lymphknotenmetastasen, CT-beurteilbare lokale Tumorausdehnung, Lungenmetastasen) nicht vor, so basierte die klinische Beurteilung auf zweidimensional beurteilbaren Läsionen, wie z.B. Röntgenbefunden des Skeletts oder auf der Befundung der Ganzkörperskelettszintigraphie. Der Therapieeffekt wurde außerdem durch wiederholte transrektale Prostata-Aspirationsbiopsien des lokalen Tumors am Regressionsgrading beurteilt.

Die hier vorliegende Analyse basiert auf den 51 Patienten mit einer Beobachtungszeit von mindestens 1 Jahr nach Therapiebeginn. Bei 41 Patienten lag ein fernmetastasierendes Prostatakarzinom des Stadiums M_1 vor, in 10 Fällen wurde das Karzinom als lokoregionär fortgeschritten (T_4 oder T_{0-4} N_+) klassifiziert. Bei keinem der Patienten war vor Therapiebeginn eine Hormontherapie durchgeführt worden, das Serumtestosteron lag zu Therapiebeginn im Bereich der normalen Schwankungsbreite. Der Therapieeffekt wurde sowohl nach subjektiven Kriterien beurteilt (Verbesserung des Allgemeinzustandes, Reduktion ossärer Metastasenschmerzen), als auch nach objektiven Kriterien

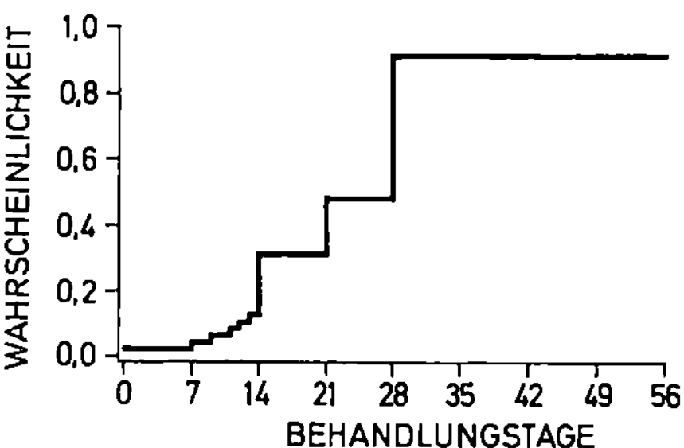

Abb. 1. Wahrscheinlichkeitsberechnung über das Zeitintervall bis zur medikamentösen Kastration bei 51 Patienten unter Buserelin-Monotherapie

entsprechend den Vorschlägen des amerikanischen National Prostatic Cancer Project.

Subjektives Ansprechen: Von den 36 Patienten mit ossärer Schmerzsymptomatik reagierten 21 Patienten (58%) auf die Therapie mit dem GnRH-Analog, in der überwiegenden Zahl der Fälle trat die subjektive Besserung 2–3 Wochen nach Therapiebeginn ein und erreichte den vollen Eintritt der analgetischen Wirkung nach ca. 4 Wochen. In der Anfangsphase der Therapie wurde die Analgetikamedikation schrittweise reduziert.

Objektives Ansprechen: Bei 28 der 51 Patienten (54,9%) trat eine objektivierbare Regression des Tumorgeschehens ein, bei 13 Patienten (25,5%) kam es zu einer Progression, bei 10 Patienten (19,6%) zu einer Stabilisierung des Tumorgeschehens (sog. *no change*-Reaktion).

Lokaler Therapieeffekt: Bei 31 Patienten steht das Regressionsgrading nach mehrmaliger transrektaler Prostata-Aspirationsbiopsie im Verlaufe der Nachbeobachtungsphase zur Verfügung (Tabelle 1). Hiernach waren 6 Patienten dem primären Malignitätsgrad I zuzuordnen, 7 Patienten Grad II und 18 Patienten Grad III. Wie aus Tabelle 1 hervorgeht, antwortete der lokale Tumor in 38,7% mit einem Regressionsgrading der Kategorien 10-8, wohingegen bei 10 Patienten (32,3%) eine ausgezeichnete Regression (Regressionsgrad 2-0) zu verzeichnen war.

Therapiezuverlässigkeit (Compliance): Bei insgesamt 13 der 51 Patienten wurde die Therapie unterbrochen oder abgebrochen, dabei in 7 Fällen wegen frühzeitiger Tumorprogression oder Nebenwirkungen. Bei den verbleibenden Patienten mit selbständigem Therapieabbruch ergibt sich eine mangelnde Compliance von 11,8%.

Klimakterium virile: Bei 39 Patienten (76%) traten Symptome des Klimakterium virile in Form von Hitzewallungen und Schweißausbrüchen auf. Bei 28 Patienten wurden diese Symptome während des ersten Monats der Therapie beobachtet, bei 8 Patienten ab dem zweiten Monat und bei drei Patienten erst ab dem dritten Monat der Behandlung.

Auswirkungen der Behandlung auf die Vita Sexualis: 29 der 51 analysierten Patienten berichteten über eine subjektiv „intakte" Libido und Vita Sexualis vor Beginn der kontrasexuellen Behandlung. Entsprechend des biologischen Therapieeffektes waren am Ende des ersten Therapiemonats 25 der 29 Patienten impotent, nach dem zweiten Monat weitere drei Patienten. Ein Patient blieb trotz suffizienter Testosteronsuppression in den Kastrationsbereich weiterhin sexuell aktiv.

Zusammenfassung

Die hier vorliegenden klinischen Daten an einem wohldefinierten und engmaschig kontrollierten Krankengut zeigen, daß die pernasale Dauertherapie mit dem Gonadotropin-Releasing-Hormon-Analog Buserelin neben der effizienten und sicheren medikamentösen Kastration eine objektivierbare Palliation bewirkt. In mehr als der Hälfte der Fälle kommt es zu einer objektivierbaren Tumorregression, parallel hierzu findet sich bei Patienten mit ossärer Schmerzsymptomatik ein entsprechendes subjektives Ansprechen. In über 60% der Fälle kommt es zu einem mäßiggradigen bis guten lokalen Therapieeffekt gemessen an der zellulären Tumorregression. Die problemlose Selbst-Applikation mittels Nasenspray garantiert eine gute Compliance von fast 90%, wie sich durch wiederholte Testosteronkontrollen nachweisen ließ. Nebenwirkungen im Sinne des Klimakterium virile treten bei 76% der Patienten auf, diese Rate liegt offensichtlich höher als nach Orchiektomie, Langzeitverläufe über diese Nebenwirkung nach der Orchiektomie liegen jedoch nicht vor. Der besondere Vorteil dieser kontrasexuellen Behandlung im Vergleich zur konventionellen Behandlung mit Östrogenen, Gestagenen oder Antiandrogenen liegt darin, daß die steroidtypischen Nebenwirkungen bei der Buserelin-Therapie nicht beobachtet werden. Somit liegt mit diesem Therapiekonzept eine sichere, nebenwirkungsarme und reversible Form der medikamentösen Kastration vor. Patienten, die auf diese Therapie nicht positiv ansprechen, profitieren klinisch ebenfalls nicht von der Orchiektomie. Damit ergibt sich durch diese Behandlungsform die Möglichkeit eines Testverfahrens zur Initialüberprüfung, ob bei

Tabelle 1. Lokaler Therapieeffekt bei 31 Patienten unter Buserelin-Therapie gemessen am Regressionsgrading nach transrektaler Prostata-Aspirationsbiopsie

Regressions-Grading	Primärer Malignitätsgrad			Gesamt (31)
	I (6)	II (7)	III (18)	
10-8	–	2	10	12 (38,7%)
6-4	2	3	4	9 (29 %)
2-0	4	2	4	10 (32,3%)

einem vorliegenden Prostatakarzinom Hormon-
sensibilität und damit positives Ansprechen auf
kontrasexuelle Maßnahmen zu erwarten ist.

Literatur

1. Wenderoth UK, Jacobi GH (1984) Endokrinologische
Untersuchungen bei Patienten mit Prostatakarzinom
unter Palliativtherapie mit dem Gonadotropin-Releasing-Hormon Analog Buserelin. Verhandlungsbericht
der Deutschen Gesellschaft für Urologie. – 2. Borgmann
V, Nagel R, Schmidt-Gollwitzer M, Hardt W (1982) Langzeitsuppression der gonadalen Testosteronproduktion
durch den LH-RH-Agonisten (Buserelinacetat; Hoe 766)
beim fortgeschrittenen Prostatakarzinom – eine neue
Therapieform? Akt Urol 13:200–203. – 3. Wenderoth UK,
Jacobi GH (1983) Gonadotropin-releasing-hormone analogues for palliation of carcinoma of the prostate. A new
approach to the classical concept. World J Urol 1:40–48

Prof. Dr. G.H. Jacobi
Urologische Klinik und Poliklinik im Klinikum der
Johannes Gutenberg-Universität Mainz
Langenbeckstr. 1
D-6500 Mainz 1

**Verhandlungsbericht der Deutschen Gesellschaft
für Urologie, 35. Tagung (1983), 348–350**
© Springer-Verlag Berlin Heidelberg 1984

Ergebnisse der Behandlung des lokal fortgeschrittenen Prostatakarzinoms mit LH-RH-Agonisten: zytologische und zytophotometrische Therapiekontrolle

V. Borgmann, R. Nagel, H. Al-Abadi, W. Leistenschneider und
M. Schmidt-Gollwitzer

Von Juni 1981 bis September 1983 wurden an der Urologischen Klinik und Poliklinik der Freien Universität Berlin, Klinikum Charlottenburg, 51 Patienten wegen eines lokal fortgeschrittenen Prostata-Karzinoms mit dem potenten LH-RH-Agonisten Buserelin behandelt.

Es handelt sich bei 47 Patienten um ein Stadium C $(T_3N_{0/+}M_0)$ und bei 4 Patienten um ein Stadium D $(T_3N_{0/+}M_1)$. Die Beschränkung auf Patienten ohne Skelettmetastasen erfolgte bewußt, da sich das Antiandrogen HOE 766 noch in der klinischen Erprobung befindet.

Bei 36 von 51 Patienten liegt der Behandlungs- bzw. Beobachtungszeitraum zwischen 6 und 28 Monaten, bei 22 Patienten über 12 Monaten und bei 15 Patienten bis zu 6 Monaten.

In unseren Suppressionsuntersuchungen von Juni bis Dezember 1981 konnten wir zeigen, daß durch eine kombinierte subkutane und intranasale Applikation von Buserelin bei entsprechender Dosierung sicher in allen Fällen innerhalb von 3 Wochen die Serum-Testosteronwerte auf Kastrationswerte gesenkt werden können. Tabelle 1 zeigt die dabei verwendeten Dosierungsschemata.

Seit Juli 1983 wurden von uns bisher 8 Patienten *ausschließlich* durch *intranasale Applikation* von 3× 400 mcg Buserelin von Tag 1 bis Tag 28 und anschließend mit 3× 300 mcg Buserelin/die intranasal behandelt.

Wie Abb. 1 zeigt, konnte bei diesen 3 Patienten ebenso wie bei weiteren 5 Patienten durch die ausschließliche intranasale Applikation der Serum-Testosteronspiegel innerhalb von 3 Wochen auf Kastrationswerte gesenkt werden. Vorteil dieser Behandlung ist es, daß unter Umständen eine stationäre Aufnahme des Patienten vermieden werden kann.

Ausdrücklich möchten wir darauf hinweisen, daß der Plasmatestosteronspiegel, auch wenn die Werte im Kastrationsbereich liegen, keine Aussage darüber zuläßt, ob es zu einer Tumorprogression kommt.

Im 1. Behandlungsjahr wurden in 3monatigen Abständen Kontrollaspirationsbiopsien und DNS-Bestimmungen durch *Einzelzellzytophotometrie* durchgeführt.

Aufgrund dieser Untersuchung ergab sich ein guter Therapieeffekt, d.h. Regressionsgrad II–IV bei 31 Patienten = 86,1% sowie ein schlechter Therapieeffekt (Regressionsgrad VIII–X) bei 5 Patienten = 13,9%. Bei diesen 5 Patienten erfolgte eine Therapieumstellung auf Estracyt.

Wegen der Kürze der Zeit möchten wir auf typi-

Tabelle 1

Buserelin	Dosierungsschemata			
I	2× 1000 mcg/s.c./	Tag 1– 3,	ab Tag 4	3× 200 mcg/die/i.n.
II	3× 1000 mcg/s.c./	Tag 1– 6,	ab Tag 7	3× 200 mcg/die/i.n.
III	2× 1000 mcg/s.c./	Tag 1–14,	ab Tag 15	{ 2× 200 mcg/die/i.n. 3× 400 mcg/die/i.n.
IV	3× 500 mcg/s.c./	Tag 1– 7,	ab Tag 8	3× 400 mcg/die/i.n.
Gegenwärtiges Dosierungsschema				
	3× 400 mcg/intranasal/Tag 1–28,		ab Tag 29	3× 300 mcg/die/i.n.

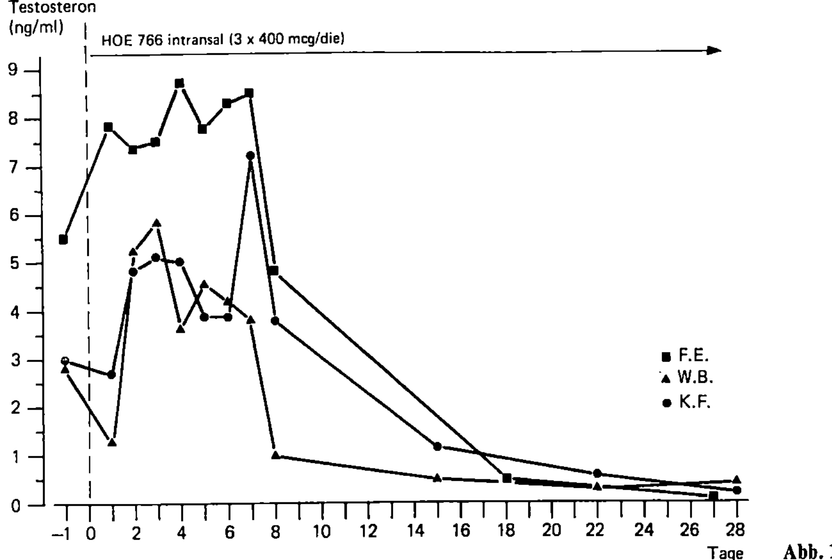

Abb. 1

sche zytologische Befunde verzichten und Ihnen nur 2 charakteristische DNS-Zytophotogramme von Patienten zeigen.

Bekanntlich kommt es bei erfolgreicher Therapie eines Karzinoms zu einer deutlichen Verschiebung des Gipfels des DNS-Gehaltes vom polyploiden bzw. aneuploiden Bereich zum diploiden Bereich.

Abbildung 2 zeigt die DNS-Zytophotogramme eines Patienten mit einem G_2-Prostata-Karzinom. Das obere Zytophotogramm vor Therapie, das mittlere 12 Wochen nach Therapie mit Buserelin und das untere 1 Jahr nach Buserelin-Therapie. Der DNS-Gehalt wird als AU aufgetragen, der für 2c korrespondierend zum diploiden DNS-Gehalt menschlicher Leukozyten standardisiert wird. Vor

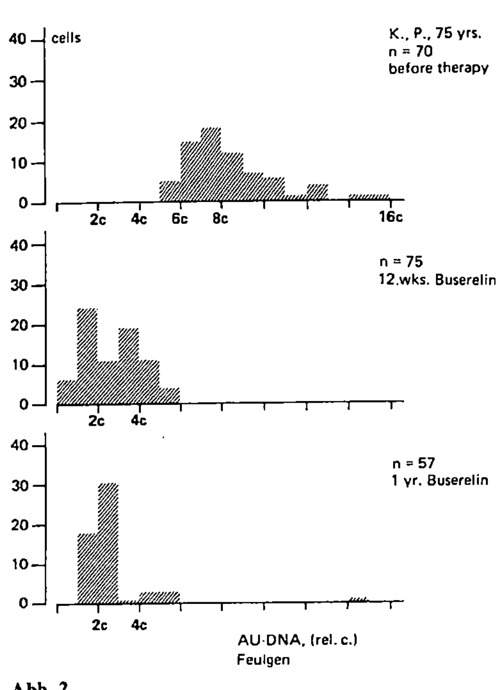

Abb. 2

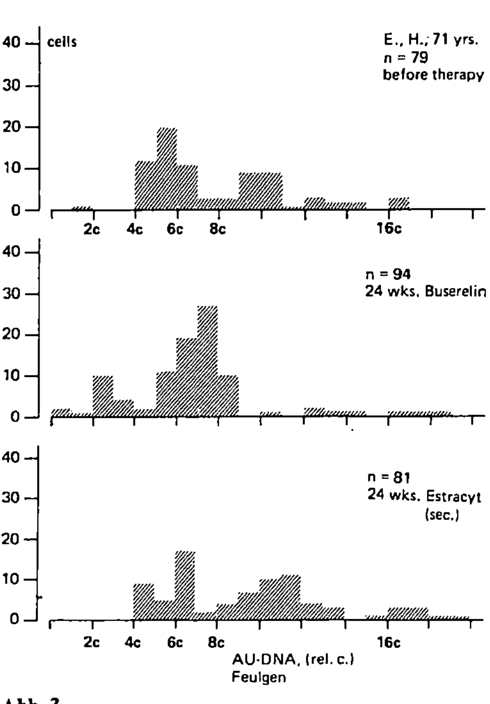

Abb. 3

der Therapie hatte der Patient einen breiten Gipfel im oktaploiden Bereich mit streuenden Werten bis zu 16c. 1 Jahr nach Buserelin-Therapie sehen Sie nun einen schlanken Gipfel im 2c-Bereich. Dies ist ein guter Therapieeffekt und entspricht dem zytologischen Bild.

Abbildung 3 zeigt Ihnen die Zytophotogramme von einem Patienten gleichfalls mit einem G-II-Karzinom mit Resistenz gegen Buserelin und auch gegen sekundäre Estracyt-Therapie. Vor der Therapie mit Buserelin findet sich ein Häufigkeitsgipfel bei 5c sowie weitere Gipfel bei 9c und Streuwerte bis über 16c. 24 Wochen nach Buserelin weiterhin breiter Gipfel bei 8c mit Streuwerten bis zu 16c.

24 Wochen nach sekundärer Estracyt-Behandlung keine wesentliche Befundänderung im DNS-Zytophotogramm. Daraufhin erfolgte eine Umstellung auf Endoxan. Auch unter dieser Therapie kam es zu keinem Ansprechen des Tumors. Der Patient verstarb 26 Monate nach Therapiebeginn an seinem Grundleiden.

In unserer, wenn auch kleinen Serie hat sich bisher die Tatsache bestätigt, daß erwartungsgemäß bei etwa 20% der Patienten beim lokal fortschritte-nen nicht-metastasierten Prostata-Karzinom mit einer primären Hormonresistenz zu rechnen ist und dementsprechend die Therapie mit Buserelin durch eine andere Therapieform ersetzt werden muß. Durch engmaschige Kontrollbiopsien ist unseres Erachtens ein mangelnder oder fehlender Therapieeffekt bereits frühzeitig, d.h. noch vor Auftreten von Metastasen nachzuweisen.

Beim lokal fortgeschrittenen nicht-metastasierten Prostata-Karzinom erscheint eine Aussage über die Wirkung der Behandlung nur dann gerechtfertigt, wenn eine objektive Therapiekontrolle durch Zytologie oder DNS-Zytophotometrie möglich ist, da eine Beurteilung eines fehlenden Therapieeffektes allein durch rektale Palpation oder laborchemische Untersuchung nicht ausreichend früh möglich ist.

Dr. med. V. Borgmann
Urologische Klinik und Poliklinik
der Freien Universität Berlin
Klinikum Charlottenburg
Spandauer Damm 130
D-1000 Berlin 19

Verhandlungsbericht der Deutschen Gesellschaft
für Urologie, 35. Tagung (1983), 351–353
© Springer-Verlag Berlin Heidelberg 1984

Die klinische Bedeutung des zytologischen Regressions-Gradings beim Prostata-Karzinom

N.T. Schmeller, P. Faul, H. Göttinger, D. Jocham, V. Laible, H. Leick und
E. Schmiedt

Die Aspirationszytologie der Prostata wird seit 1970 an der Urologischen Klinik der Universität München zur Diagnose und Therapiekontrolle des Prostatakarzinoms eingesetzt.

Wie bereits Alken und Dhom für die Histologie und Leistenschneider und Nagel für die Zytologie festgestellt haben, kommt es nach Therapiebeginn zu unterschiedlich ausgeprägten regressiven Veränderungen. Je nach Ausprägung der regressiven Veränderungen können nach genau definierten Kriterien drei Gruppen gebildet werden, nämlich ein guter, mittlerer oder schlechter therapeutischer Effekt.

Das Ziel unserer Studie war nun, den klinischen Wert der zytologischen Therapiekontrolle und hier insbesondere den zeitlichen Zusammenhang zwischen Zytologie und Klinik zu untersuchen.

Es wurden nur Patienten berücksichtigt, deren Diagnose mindestens fünf Jahre zurücklag und die mindestens einmal mehr als sechs Monate nach Beginn der kontrasexuellen Behandlung biopsiert worden waren.

Insgesamt wurden 919 Biopsien von 187 Patienten und deren klinische Unterlagen retrospektiv ausgewertet. Hierfür wurden alle Biopsien von zwei Zytologen (N.S. und V.L.) nochmals befundet, wobei keine klinischen Angaben zur Verfügung standen. Das Grading erfolgte nach der von Böcking angegebenen reproduzierbaren Technik und das Regressions-Grading in Anlehnung an die Angaben von Leistenschneider und Nagel.

Zur Überprüfung der interindividuellen Reproduzierbarkeit der Regressions-Gradings wurden 54 Biopsien von zwei Zytologen (N.S. und D.J.) unabhängig voneinander beurteilt. Insgesamt ergab sich eine Übereinstimmung in 86% der Präparate. Bei den schlechten Therapieeffekten traten keine Differenzen auf (Tabelle 1). Zur Definition einer klinischen Progression wurden die Kriterien des National Prostatic Cancer Project der USA angewandt.

Von besonderem klinischen Interesse sind Patienten, die zytologisch einen schlechten Therapieeffekt zeigen bzw. klinisch progredient sind, da bei diesen hormonrefraktären Fällen eine Chemotherapie diskutiert werden muß. Aufgrund der geringen Proliferationsaktivität der Prostata müssen mindestens sechs Monate vergehen, bevor ein schlechter Therapieeffekt als endgültig gewertet werden kann. Dies war bei 72 Patienten unserer Studie der Fall. In 47 Fällen konnte die zytologische Diagnose retrospektiv durch eine klinische Progression des Tumorleidens bestätigt werden. Bei 25 Patienten mit zytologisch schlechtem Therapieeffekt wurden die Kriterien des NPCP für eine klinische Progression retrospektiv nicht erfüllt. Im zeitlichen Verlauf von Zytologie und Klinik zeigt sich, daß bei fast der Hälfte ($n = 23$) der 47 Patienten ein schlechter Therapieeffekt zytologisch früher erkennbar war, und zwar im Mittel um 1,1 Jahre. Bei 44% ($n = 21$) war die Zytologie gleichzeitig mit der Klinik und nur bei 3 Patienten (6%) trat der zytologisch schlechte Therapieeffekt im Mittel um 4,8 Monate später auf (Abb. 1).

Tabelle 1. Interindividuelle Reproduzierbarkeit des zytologischen Regressions-Gradings

		Untersucher N.S.			
		gut	mittel	schlecht	
Unter-	gut	10	1	0	11
sucher	mittel	5	23	0	28
D.J.	schlecht	0	0	15	15
		15	24	15	54

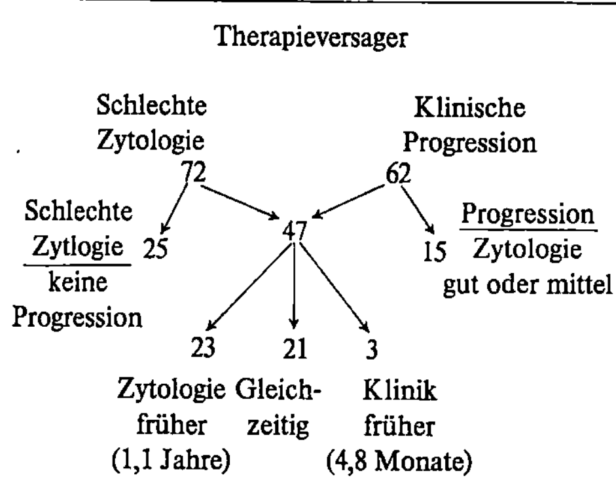

Abb. 1. Anzahl und zeitlicher Zusammenhang zwischen zytologisch schlechtem Therapieeffekt und klinischer Progression bei 187 Patienten

Bei 15 Patienten lag eine eindeutige klinische Progression vor, zytologisch jedoch ein guter oder mittlerer Therapieeffekt. Dies entspricht den Beobachtungen von Franks, der bei 52 Autopsien von am Prostatakarzinom verstorbenen Patienten in 10 Fällen einen regressiv veränderten, inaktiven Primärtumor, jedoch einzelne aktive und von der Therapie nicht beeinflußte Metastasen fand.

Nach der Feststellung, daß ein zytologisch schlechter Therapieeffekt oft schon vor einer klinischen Progression auftritt, sollte eine Aussage über die Prognose der Patienten gemacht werden, bei denen zytologisch ein schlechter Therapieeffekt

festgestellt wird. Abbildung 2 zeigt die Überlebensrate (nach Cutler-Ederer), wie sie nach der Diagnose eines zytologisch schlechten Therapieeffektes beobachtet wurde. Dieser trat im Mittel 2,9 Jahre nach Therapiebeginn auf. Gestrichelt erscheinen die Kurven für die Überlebensrate gemessen von dem Zeitpunkt eines guten oder mittleren Therapieeffektes an, im Mittel 3,0 Jahre nach Therapiebeginn. Die Kurve für die zytologisch schlechten Therapieeffekte ist durchgezogen und aufgeteilt in die 47 Patienten, die auch eine klinische Progredienz hatten, und die 25, bei denen klinisch keine Progression festgestellt wurde. Dabei wird deutlich, daß nur die Patienten mit klinischer Progredienz auch eine schlechte Prognose hatten (im Logrank-Test statistisch signifikant). Eine schlechte Zytologie alleine hatte keine schlechtere Überlebensrate zur Folge.

Die Zytologie ist daher in unseren Augen wertvoll als ein frühzeitiger Hinweis auf Therapieversager, da sie meist schon vor der Klinik auftritt. Eine Änderung der Therapie ausschließlich aufgrund eines schlechten zytologischen Befundes erscheint nicht gerechtfertigt.

Literatur

1. Alken CE, Dhom G, Straube W, Braun JS, Kopper B, Rehker H (1975) Therapie des Prostatakarzinoms und Verlaufskontrolle. Urologe [A] 14:112. – 2. Franks LM

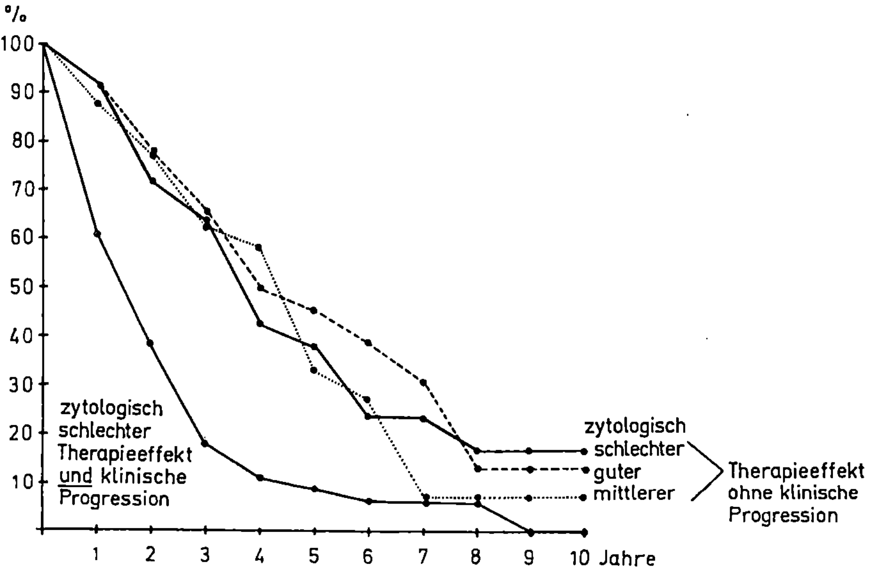

Abb. 2. Überlebenswahrscheinlichkeit nach dem Auftreten eines zytologisch schlechten Therapieeffektes (durchgezogene Linie) mit und ohne klinische Progredienz, eines zytologisch mittleren Therapieeffektes (gepunktete Linie) und eines zytologisch guten Therapieeffektes (gestrichelte Linie) im Mittel drei Jahre nach Therapiebeginn

(1960) Estrogen-treated prostatic cancer. The variation in responsiveness of tumor cells. Cancer 3:490. – 3. Leistenschneider W, Nagel R (1983) Zytologische Therapiekontrolle des konservativ behandelten Prostatakarzinoms. Urologe [A] 22:144

Dr. N.T. Schmeller
Urologische Klinik der
Medizinischen Hochschule Lübeck
Ratzeburger Allee 160
D-2400 Lübeck 1

Verhandlungsbericht der Deutschen Gesellschaft für Urologie, 35. Tagung (1983), 354/355
© Springer-Verlag Berlin Heidelberg 1984

Dosimetrie und Strahlenschutz bei der interstitiellen Strahlentherapie des Prostatacarcinoms mit Jod-125-Kapseln

H. Knüfermann, K. Kuphal, M. Wannenmacher und H. Sommerkamp

Die im Anschluß an eine bilaterale, diagnostische pelvine Lymphadenektomie durchgeführte interstitielle Strahlentherapie mit Jod-125-Kapseln erlaubt es, eine außerordentliche hohe lokale Strahlendosis auf die Prostataregion zu applizieren. Entsprechend der niedrigen Photonenenergie ist diese Dosis lokal sehr eng einzugrenzen; die lange Halbwertszeit des Dauerimplantates von 60 Tagen führt zu einer biologisch wünschenswerten protrahierten Bestrahlung. Die praktische Durchführung besteht in einer Durchstechung der Prostata und des Prostatatumors mit mehreren, parallel geführten Hohlnadeln unter rektal-digitaler Kontrolle und einem anschließenden Einbringen der Jod-125-Kapseln durch diese Hohlnadeln mit einem speziellen Applikator. Die notwendige Zahl der Jod-125-Kapseln bestimmt sich aus der Einzelaktivität der Kapseln (zwischen 0,4 bis 0,55 mCi), sowie der mittleren Abmessung der Prostata. Diese mittlere Abmessung ergibt sich aus der durch drei dividierten Summe von Länge, Breite und Tiefe der Prostata, die intraoperativ bestimmt wird. Die notwendige Zahl der zu implantierenden Kapseln entnimmt man dann einem von Kuan und Anderson entwickelten Nomogramm; die implantierte Gesamtdosis liegt bei 250 bis 300 Gy. Diesem Nomogramm entnimmt man auch den Abstand zwischen den einzustechenden Nadeln sowie den Abstand der einzelnen Jod-125-Kapseln im Stichkanal der einzelnen Hohlnadel. Bei Kenntnis der Gesamtzahl der zu implantierenden Kapseln und der Abmessung der Prostata läßt sich die Gesamtzahl der einzustechenden Nadeln sowie die Zahl der pro Nadel zu implantierenden Kapseln ermitteln. Die Gesamtdauer einer solchen Implantation, bei der der operierende Urologe, der Strahlentherapeut und der Medizinphysiker beteiligt sind, beträgt ca. 30 Minuten.

Zur Bestimmung der zu erwartenden Tumordosis und der Rectumbelastung werden postoperativ, bei gleichzeitiger suprapubischer Harnableitungen, die entsprechenden Strahlendosen thermolumineszenzdosimetrisch bestimmt. Dazu werden Katheter mit einer Kette von Lithiumfloridkristallen, die durch kleine Bleimarkierungen getrennt sind, gefüllt. Diese werden dann in die Harnröhre und das Rectum eingelegt und nach einer Verweildauer von 24 Stunden ausgewertet. Diese Messungen beweisen die hohe erreichbare lokale Tumordosis von bis zu 300 Gy in der Harnröhre und die relativ geringe, sich über einen kurzen Abstand erstreckende Belastung der Rectumvorderwand von ca. 80 Gy. Dieser starke Dosisabfall beruht auf der niedrigen Photonenenergie des Jod-125.

Der Patient verläßt nach einer solcher Behandlung die Klinik als Träger von Radioaktivität. Diese Radioaktivität tritt nicht in allen Richtungen um den Patienten gleichmäßig aus. Sie hat ein ventrales Maximum von 6–8 mrem/h, ein dorsales Maximum von 3–5 mrem/h und ein caudales Maximum von 12–16 mrem/h. Seitlich von dem Patienten tritt nahezu keine Strahlung mehr aus. Der Grund dafür ist die unterschiedliche Dicke des die Strahlung absorbierenden Gewebes vor den entsprechenden Austrittstellen. Aus den gemessenen Daten ergibt sich ein Kontrollbereich um den Patienten von maximal 50 cm, der innerhalb von 3–4 Monaten im Körper des Patienten aufgrund des Abklingens der Strahlung verschwindet. Nach einem postoperativen stationären Aufenthalt von ca. 14 Tagen wird der Patient nach entsprechender Belehrung bezüglich des Strahlenschutzes in den häuslichen Bereich entlassen. Die Strahlendosis im ventralen Maximum liegt dann in der Regel um 5 mrem/h auf der Körperoberfläche des Patienten; im Abstand von 1 m liegt die gemessene Dosis fast stets unter der dem örtlichen Gewerbeaufsichtsamt zu meldenden Grenze von 0,08 mrem/h (die Behandlung als solche, die zu implantierende Gesamtaktivität sowie die Zahl der applizierten Kapseln sind dem Gewerbeaufsichtsamt bei Entlassung des Patienten stets zu melden). Sollte der Patient aufgrund seiner persönlichen häuslichen Situation, z.B. Kinder und Schwangere in der gleichen Wohnung, eine vollständige Abschirmung der aus seinem Körper austretenden Strahlung wünschen, so ist dies durch die Anfertigung eines Strahlenschutzmieders leicht möglich. Dazu werden auf ein kommerziell erhältliches Herrenmieder entsprechend dem Abstrahlungsprofil im Körperquerschnitt und im Longitudinalprofil des Patienten leicht bleiimprägnierte Gewebestücke mit einem Bleigleichwert von 0,125 mm aufgenäht, die die aus dem Patienten austretende Strahlung um ca. 95% reduzieren. Mit einem solchen Mieder braucht sich der Patient keinerlei weiterer Maßnahmen und Verhaltensregeln mehr zu unterziehen.

Auch bezüglich des Strahlenschutzes des klinisch tätigen Personals ist diese Therapieform beim Prostatacarcinom problemlos durchzuführen. Die beim Operateur, Strahlentherapeuten und Medizinphysiker mit TLD-Fingerdosimetern gemessene Fingerbelastung beträgt ca. 30 mrem/h pro Implantation, die mit Stabdosimetern gemessene Ganzkörperbelastung beträgt ca. 1 mrem pro Implantation. Diese Werte sind so gering, daß das Tragen von Schutzkleidung während der Operation nicht notwendig ist. Wesentlich ist zudem, daß bei allen anderen Personen im klinischen Bereich, wie OP-Schwester, Anaesthesist und auch dem stationären Pflegepersonal keine meßbare Strahlenbelastung nachgewiesen werden konnte.

Zusammenfassend ist festzustellen, daß die interstitielle Strahlentherapie mit Jod-125-Kapseln bei geeigneter Indikationsstellung eine wirksame Methode zur sicheren Applikation sehr hoher Strahlendosen auf den Tumor unter gleichzeitiger optimaler Schonung der benachbarten kritischen Organe ist. Auch aus der Sicht der gesetzlichen Bestimmungen zum Strahlenschutz bietet diese Methode in ihrer Durchführung keine wesentlichen Probleme.

Dr. H. Knüfermann
Abt. Strahlentherapie
Universitätsklinikum
Hugstetter Str. 55
D-7800 Freiburg/Brsg.

Verhandlungsbericht der Deutschen Gesellschaft
für Urologie, 35. Tagung (1983), 356–360
© Springer-Verlag Berlin Heidelberg 1984

Die ultraschallgesteuerte perineale Prostatabiopsie in der Diagnostik des umschriebenen karzinomverdächtigen Prostatabefundes*

W. Weidner, S. Gutschank, J. Alles, H. Ebner und J. Kraushaar

Einleitung

Die Arbeitsgruppe um Holm und Gammelgaard [1, 2] propagiert die ultraschallgesteuerte perineale Prostatabiopsie zur Abklärung des karzinomverdächtigen Prostatatastbefundes unabhängig vom Stadium. Die bisher übliche Abklärung mit kombinierter perinealer Stanz- und transrektaler Saugbiopsie ist jedoch mit einer Trefferquote von circa 96% für alle Stadien ungemein effizient [3].

Die Verbesserung der Treffsicherheit der perinealen Stanzbiopsie durch zusätzliche sonographische Steuerung kann sich unseres Erachtens nur dann klar zeigen, wenn die Methode am umschriebenen Prostatakarzinombefund erprobt wird. In diesen Fällen wird mit der üblichen konventionellen Technik in ca. 30% nicht die richtige histologische Diagnose objektiviert [4]. Die zusätzlich optische Darstellung der veränderten Prostataregion und Ultraschallsteuerung der anschließenden Biopsie sollte dann im Vergleich mit der konventionellen Technik bessere Ergebnisse bringen.

Eigene Untersuchungen

Patientengut

Im Zeitraum vom 1. 3. 82 bis 15. 9. 83 wurden bisher 45 Patienten (67,2 ± 9,6 Jahre) in unserer urologischen Poliklinik mit einem lokalisierten Prostatakarzinom-verdächtigen Tastbefund für die Studie ausgewählt. 35 Patienten gehörten palpatorisch dem T1-, 10 Patienten dem T2-Stadium an. Patienten im palpatorischen T3-Stadium mit tastbaren Bläschendrüsen oder einem organüberschreiten-

dem Karzinom (T4) wurden von der Studie ausgeschlossen.

Methodik

Sonographische Kriterien für die Biopsie: Als sonographisch karzinomverdächtig wurden asymmetrische Verdichtungen und Schallabschwächungen des Innenechos bzw. eine Kombination beider Veränderungen angesehen. Zusätzlich wurden knotige Reflexmuster, zystische Reflexmuster und Reflexmuster im Sinne eines Prostatasteines abgegrenzt [5]. Deformationen der Prostatakapsel wurden als karzinomverdächtig angesehen [5, 6], sonographisch nachweisbare Defekte der Bläschendrüsen [6] waren ein Ausschlußkriterium.

Ultraschallgesteuerte Biopsie: Ein kommerziell erhältlicher rektaler Ultraschallscanner[1] mit spezieller Biopsievorrichtung [2] wurde benutzt. Die Ultraschalltomographie, die Fixation der Nadel, die Distanzmessung und der Biopsievorgang wurden analog zum beschriebenen Vorgehen von Hastak et al. [2] durchgeführt.

Ablauf der Biopsie: In allgemeiner Narkose wurden hintereinander durchgeführt: a) Ultraschalltomographie, b) sonographiegesteuerte Stanzbiopsie (perineal), c) konventionelle Stanzbiopsie (perineal), d) Feinnadelbiopsie (transrektal). Wenn der palpatorisch lokalisierte karzinomverdächtige Herd auf der ipsilateralen Seite sonographisch diagnostiziert wurde, wurde kontralateral nicht biopsiert. Bei etwaiger Diskrepanz wurde auch aus dem kontralateralen sonographieverdächtigen Bereich eine perineale Stanzbiopsie durchgeführt.

---

* Diese Untersuchung wurde durch die „Deutsche Krebshilfe" unterstützt

[1] Bruel/Kjaer, Dänemark

Morphologische und zytologische Untersuchung:
Alle Gewebeproben wurden nach Fixation (N.F.)
und Färbung (H.E.) in Serie geschnitten. Die
morphologische Diagnostik erfolgte ohne Kenntnis der Klinik. Die zytologische Untersuchung
erfolgte nach Äthanol-Fixation und Papanicolaou-
Färbung. Es wurden positive, zweifelhafte und
negative Befunde unterschieden. Mit einer Ausnahme wurde bei allen Karzinom-Patienten die
klinische Diagnose durch eine transurethrale
Resektion gesichert. Zusätzlich erfolgte bei zwei
Patienten mit Prostatitis und einem Patienten mit
Prostatahyperplasie und Steinen eine transurethrale Resektion zur endgültigen morphologischen
Abklärung.

Ergebnisse

Sonogramm und morphologische Diagnose

Die Befunde der Sonographie und die endgültige
histologische Diagnose sind in Tabelle 1 wiedergegeben. Dabei zeigte sich, daß nur bei 8 Männern
kein pathologischer Sonogrammbefund aufge-
fallen war, wobei in allen Fällen histologisch eine
benigne Prostatahyperplasie nachzuweisen war.
Bei weiteren 4 Patienten fand sich ein pathologisches Sonogramm ohne Karzinomverdacht, wobei in 3 Fällen ein „knotiges Reflexbild" und in
einem Fall eine „Zyste" nachgewiesen wurden. Bei
diesen 4 Patienten konnte durch Biopsie und Zytologie eine noduläre benigne Prostatahyperplasie
bzw. eine benigne Prostatazyste nachgewiesen
werden. Abbildung 1 demonstriert das Bild der
Prostatazyste. Dabei sind in einer Fotomontage
oben die Zyste, im mittleren Bild die Zyste nach
Einblendung des Distanzringes und im unteren
Bild die Biopsienadel (Querschnitt) in der Zystenwand dargestellt.

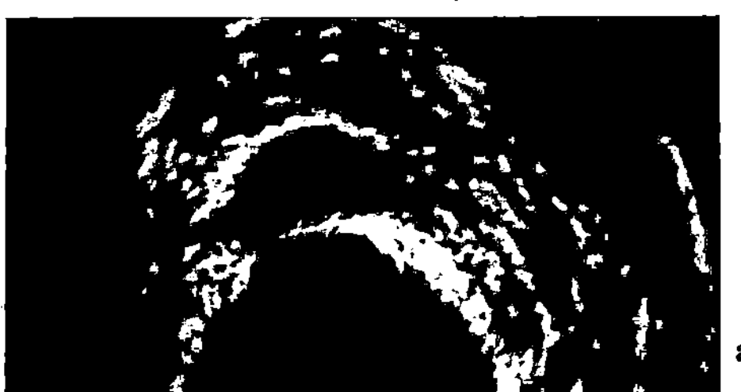
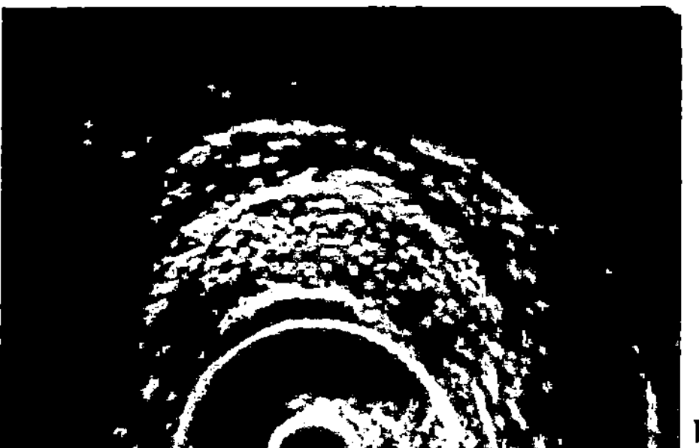
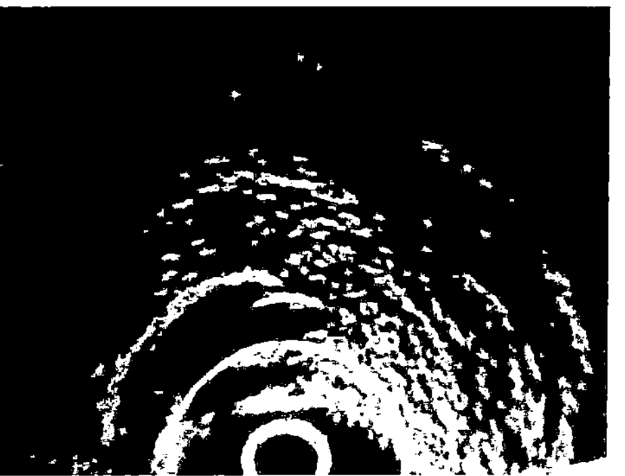

Abb. 1a–c. Sonogramm (Fotomontage) einer Prostatazyste. a Nativbild, b Distanzring, c Stanzvorgang

Tabelle 1. Sonogramm und morphologische Diagnose

Diagnose	n	Sonogramm	
		unauffällig	pathologisch
Hyperplasie	11	8	3
Zyste	1	–	1
Hyperplasie + Konkremente	7	–	7
Prostatitis + Konkremente	3	–	3
Karzinom	23	–	23

Tabelle 2. Karzinomverdächtige Echoveränderungen
und morphologische Diagnose

Diagnose	n	Innenecho		Kapsel-defor-mation
		Reflex-verstär-kung	Reflex-vermin-derung	
Karzinom	23	12	12	11
		–	10	–
		1	–	–
Hyperplasie + Konkremente	7	7	–	–
Prostatitis + Konkremente	3	2	2	1
		1	–	–

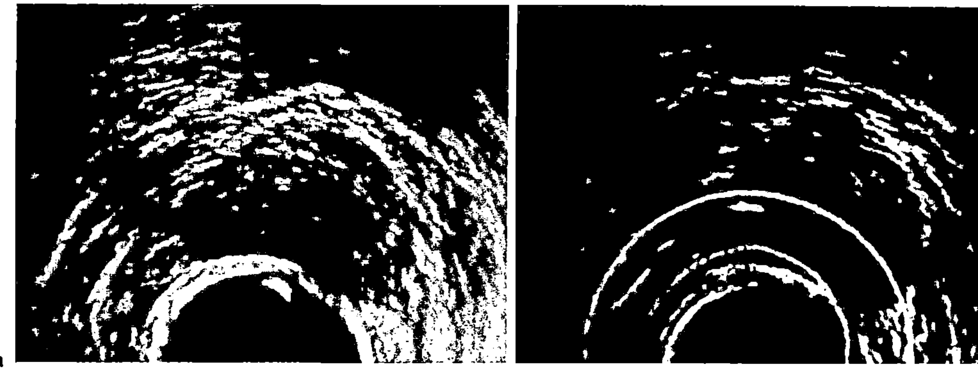

Abb. 2a, b. Sonogramm eines Prostatakarzinoms (Fotomontage). **b** Reflexrarefizierung rechts und unscharfe Kapselveränderung, **a** Stanzvorgang

Bei 33 Patienten konnte sonographisch ein karzinomverdächtiger Befund erhoben werden (Tabelle 2). Dabei wurden als endgültige Diagnose bei 23 Patienten ein Prostatakarzinom, bei 7 Patienten eine Prostatahyperplasie mit Nachweis von Konkrementen und bei 3 Patienten eine Prostatitis mit Nachweis von Konkrementen objektiviert. Auffällig war, daß unter Berücksichtigung des Binnenechos primär eine sonographische Differentialdiagnose zwischen den genannten Krankheitsbildern nicht möglich war. Bezogen auf das Binnenecho fanden sich bei 12 Patienten mit Karzinom sowohl Reflexverstärkungen als auch Reflexverminderungen, bei 10 Patienten nur isolierte Reflexverminderung und bei einem Patienten lateralisierte Reflexverstärkungen. Insbesondere Reflexverstärkungen ließen sich auch bei benigner Hyperplasie mit Steinen und Prostatitis nachweisen. Bestand sonographisch der zusätzliche Nachweis einer Kapseldeformation, so war bis auf eine Ausnahme ein Karzinom nachzuweisen. Abbildung 2 demonstriert eine derartige Innen-

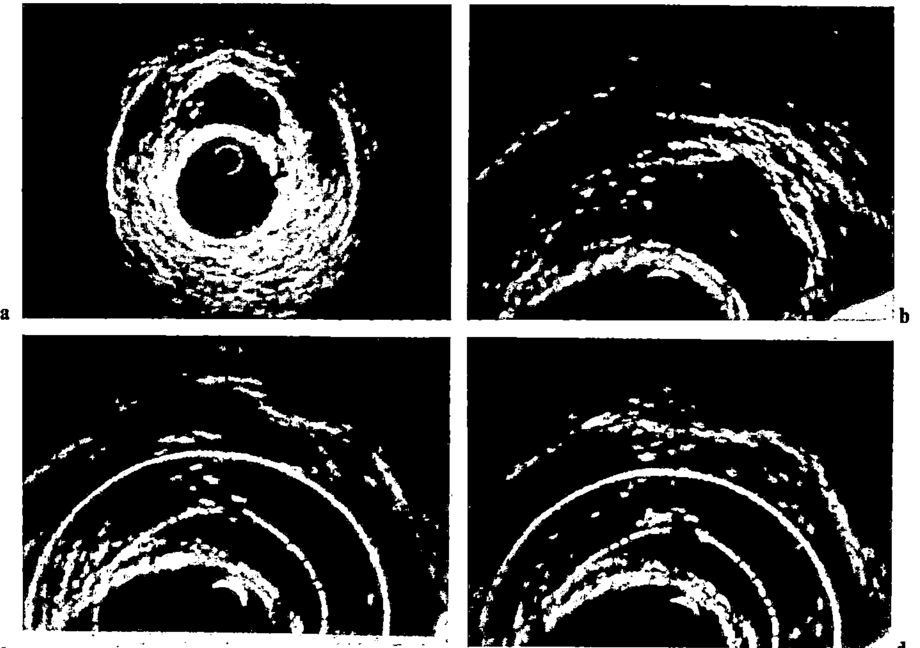

Abb. 3a–d. Sonogramm mit Nachweis von Prostataverkalkungen (Fotomontage). **a** Nativbild, **b** Vergrößerung, **c** Distanzringe, **d** Stanzvorgang

echoveränderung mit zusätzlicher unscharfer Kapselbegrenzung des rechten Prostatalappens bei einem Patienten mit Prostatakarzinom mit Darstellung des anschließenden sonographiegesteuerten Biopsievorganges.

Sonographisch am schwierigsten war in der Differentialdiagnose der Nachweis von lateralen Reflexverstärkungen (Abb. 3). Diese immer primär auf Verkalkungen verdächtigen Innenechos fanden wir sowohl bei Patienten mit Prostatahyperplasie und Konkrementen, bei Patienten mit Prostatitis und Konkrementen jedoch auch in zwei Fällen bei Prostatakarzinom mit histologisch nachweisbaren Verkalkungen. Die genannte Abbildung demonstriert in einer Fotomontage den Ablauf der Biopsie. Bildausschnitt 3a zeigt die verdächtigen Binnenechos lateral in der Drüse, Abb. 3b den zentrierten Befund, Abb. 3c die Einblendung der Distanzringe und Abb. 3d die zusätzlich im Querschnitt getroffene Biopsienadel.

Vergleich der Biopsiemethoden

Der Vergleich der bioptischen Methoden ist in Tabelle 3 dargestellt. Die Ergebnisse beziehen sich nur auf die Biopsie der durch Resektion gesicherten 23 Karzinome. Bei 12 Patienten konnte konventionell die Diagnose gesichert werden, 11mal wurde dieser Befund in der sonographiegesteuerten Biopsie bestätigt, 9mal war auch die Aspirationszytologie positiv. Bei 8 Patienten mit Reflexrarefizierung (4mal im kontralateralen Lappen) wurde die Diagnose nur in der sonographiegesteuerten Stanzbiopsie gesichert, hier war jedoch auch in 7 Fällen die Aspirationszytologie positiv. Bei 3 Patienten waren bei positiver Aspiration die konventionelle und sonographiegesteuerte Biopsie negativ. Die Diagnose wurde durch transurethrale Resektion gesichert.

Faßt man diese Befunde zusammen, so wurden durch die Kombination von konventioneller Stanzbiopsie und Aspirationszytologie 22 der 23 Karzinome erfaßt. Die sonographiegesteuerte Stanzbiopsie alleine hatte in 19 Fällen zum richtigen Ergebnis geführt. Die Kombination von sono-

graphiegesteuerter Stanzbiopsie und Aspirationszytologie führte zu einer 100%igen Aufklärungsrate.

Diskussion

In der vorliegenden Untersuchung zeigt sich eindeutig, daß durch konventionelle Biopsie in Übereinstimmung mit früheren Untersuchern [4] der karzinomverdächtige Tastbefund in vielen Fällen nicht als Karzinom morphologisch objektiviert werden kann [4]. Bis zu 50% dieser Veränderungen werden morphologisch durch eine benigne Hyperplasie, Prostatatis oder Nachweis von Prostatasteinen erklärt, eine sonographische Differentialdiagnose ist nicht möglich [7]. Unsere Untersuchung bestätigt auch nicht, daß der isolierte Prostataknoten wie von Resnick et al. publiziert [8], zweifelsfrei sonographisch identifiziert werden kann. Eindeutig sind nur die sogenannten „knotigen" bzw. „zystischen" Reflexe, wie sie bereits früher als typisch für das Vorliegen einer Prostatahyperplasie beschrieben worden sind [5]. Der Nachweis von lateralen reflexdichten Schallmustern, die insbesondere für das Vorliegen von Prostatasteinen typisch sein sollen [5, 6, 9], kann nicht gegen das Vorliegen eines Prostatakarzinoms bewertet werden.

Im Vergleich zu den Mitteilungen der Arbeitsgruppe um Holmes und Gammelgaard [1, 2], kann durch die vorliegende Untersuchung *nicht* nachgewiesen werden, daß beim umschriebenen karzinomverdächtigen Prostatatastbefund durch die sonographiegesteuerte Prostatabiopsie eine höhere Trefferquote erzielt werden kann wie mit der üblichen geläufigen Kombination von perinealer Stanz- und transrektaler Saugbiopsie. Die Trefferquote der sonographiegesteuerten Biopsie allein in 19 von 23 Fällen entspricht in etwa den von den Entwicklern der Methode angegebenen Resultate [2].

Obwohl sich ein Fazit aus den vorliegenden Daten aufgrund der geringen Zahlen bisher verbietet, sollen zwei Anmerkungen gemacht werden: 1. Nach unserer Ansicht ist es bisher sonographisch nur möglich, beim isolierten karzinomverdächtigen Prostatatastbefund bei zystischen bzw. knotigen Binnenreflexen mit hoher Wahrscheinlichkeit ein Karzinom allein durch die Sonographie auszuschließen. Die Indikation zur Biopsie sollte hier überdacht werden. 2. Konkrementverdächtige Reflexmuster lateral in der Prostata sind nicht primär gegen ein Karzinom zu verwerten.

Tabelle 3. Biopsieergebnisse bei 23 Prostatakarzinomen

Konventionell	Sono	Aspiration
12	11	9
0	8	7
0	0	3

Danksagung: Wir danken Herrn W. Krug und Herrn K. Seip für die technische Hilfe. Wir danken Frau U. Weller für die excellente Schreibarbeit.

Literatur

1. Holm HH, Gammelgaard J (1981) Ultrasonic guided precise needle placement in the prostate and seminal vesicles. J Urol 125:385. – 2. Hastak S, Gammelgaard J, Holm HH (1982) Ultrasonically guided transperineal biopsy in the diagnosis of prostatic carcinoma. J Urol 126:69. – 3. Epstein NA (1976) Prostata biopsy: A morphologic correlation of aspiration cytology with needle biopsy histology. Cancer 38:2078. – 4. Kaufmann JJ, Schultz JJ (1962) Needle biopsy of the prostate, a re-evaluation. J Urol 87:164. – 5. Harada K, Tanakashi Y, Igari D, Numata I, Orikasa S (1980) Clinical evaluation of inside echoe patterns in gray scale prostatic echography. J Urol 124:216. – 6. Resnick MI, Willard JW, Boyce WH (1980) Transrectal ultrasonography in the evaluation of patients with prostatic carcinoma. J Urol 124:482. – 7. Cohen JM, Resnick MI (1983) The use of transrectal ultrasonography in the diagnosis of stage A prostatic carcinoma. World J Urol 1:12. – 8. Resnick MI, Willard JW, Boyce WH (1978) Ultrasonic evaluation of the prostatic nodule. J Urol 120:86. – 9. Resnick MI (1981) Noninvasive techniques in evaluationing patients with carcinoma of the prostate. Urology [Suppl] 17:25

Priv.-Doz. Dr. med. W. Weidner
Urologische Universitätsklinik Gießen
Klinikstraße 29
D-6300 Gießen

Hoden

Verhandlungsbericht der Deutschen Gesellschaft
für Urologie, 35. Tagung (1983), 361–363
© Springer-Verlag Berlin Heidelberg 1984

Moderatoren: K.M. Bichler, Tübingen; Th. Senge, Herne

Verzicht auf die Lymphadenektomie im Stadium I bei nichtseminomatösen Hodentumoren

W. Waegner, Th. Schwedler, H.-J. Schmoll und E. Seidl

Die Lymphadenektomie hat bislang ihren festen Platz in der Behandlung des nichtseminomatösen Hodentumors (NSGCT). Im klinisch gesicherten Stadium II, also bei nachgewiesener, operabel erscheinender retroperitonealer Lymphknotenmetastasierung ohne weitere Fernmetastasen ist diese Operation auch weiterhin unumstritten [7, 12]. Das Vorgehen im klinischen Stadium I, also bei Beschränkung des Tumors auf den Hoden, ist inzwischen jedoch sehr unterschiedlich. Neben der radikalen Lymphadenektomie wird diese Operation auf mehrere Arten modifiziert als Staging-Lymphadenektomie empfohlen und auch durchgeführt. Dabei wird vor allem die Ejakulationsprotektion angestrebt [1, 6].

Unter Berücksichtigung der aussagekräftigen diagnostischen Möglichkeiten, wie Bestimmung der Tumormarker, Sonographie und Computertomographie, ist jedoch inzwischen das klinische Staging erheblich sicherer geworden. Von verschiedenen Autoren wird eine Treffsicherheit von ca. 90% zur klinischen Unterscheidung des Stadiums I und II angegeben [2, 3, 4, 10]. Daher wird seit 1981 an der MHH unter bestimmten Voraussetzungen auf die Lymphadenektomie (RLA) verzichtet.

Das Patientenkollektiv des klinischen Stadiums (CS) I der MHH mit einer Beobachtungszeit von mehr als 6 Monaten besteht bislang aus 23 Patienten, die mittlere Beobachtungsdauer beträgt 23 (7–75) Monate.

Folgende Untersuchungen werden zum klinischen Staging herangezogen:

- ein primär negativer Tumormarkerbefund, bzw. eine Normalisierung positiver Marker innerhalb der Halbwertzeit nach Orchiektomie (AFP 5 Tage, β-HCG 16 Std.).
- eine unauffällige Röntgenuntersuchung des Thorax in 2 Ebenen.
- eine unauffällige Sonographie des Abdomens und besonders des Retroperitoneums.
- eine unauffällige Computertomographie des Abdomens und des Thorax bzw. des Mediastinums.

Falls eine dieser Untersuchungen pathologische Veränderungen oder auch nur suspekte Befunde ergibt, wird nach wie vor die RLA durchgeführt.

Histologie

Eine Übersicht über unser Patientenkollektiv gibt die Tabelle 1. 8/23 Patienten hatten ein embryonales Carcinom (MTU), 3/23 Patienten ein reifes oder unreifes Teratom (TD) und 12/23 Patienten ein Teratom mit embryonalem Carcinom (MTI). Der Primärtumor war nach der TNM-Klassifikation 17mal dem pT-1-Stadium, 1mal dem pT-2-Stadium und 5mal dem pT-3-Stadium zuzuordnen. Im pT-3-Stadium handelte es sich ausnahmslos nur um eine Infiltration des Rete testis, der Nebenhoden war tumorfrei.

Tumormarker

Die Tumormarker AFP und β-HCG wurden bei 21/23 Patienten bestimmt. 2/23 Patienten dieses

Tabelle 1. Histologie und T-Stadium (NSGCT CS I), $n = 23$

Embryonales Carcinom	8/23	5× pT 1, 3× pT 3
Teratom (reif oder unreif)	3/23	3× pT 1
Teratom und embryonales Carcinom	12/23	9× pT 1, 1× pT 2, 2× pT 3

Tabelle 2. Histologie und Tumormarker (NSGCT CS I),
n = 21

	AFP und β-HCG erhöht	Nur AFP erhöht	AFP und β-HCG normal
Embryonales Carcinom	6	1	–
Teratom (reif/ unreif)	–	–	3
Teratom und embryonales Carcinom	5	5	1

Tabelle 4. Verlauf *n* = 23 (NSGCT, CS I)

Progreß	3/23 (13%) alle pT-1-Stadium
Stadium bei Progreß	IIIb (3 Monate nach Diagnose) IIb (9 Monate nach Diagnose) IIb (16 Monate nach Diagnose)
Status	22/23 Patienten tumorfrei (1 Patient verstarb nach 10 Monaten tumorfrei durch Verkehrsunfall)

Kollektivs mit einem pT-1-Tumor (1 MTU, 1 MTI) waren bereits vor Beginn der prospektiven Studie in einem auswärtigen Haus orchiektomiert worden und die RLA unterblieb auf Wunsch der Patienten. Bei 21 Patienten mit Bestimmung der Tumormarker war bei 11 Patienten AFP und β-HCG vor der Orchiektomie erhöht, bei 6 Patienten nur das AFP. 4 Patienten waren tumormarkernegativ (Tabelle 2). Die Höhe der primären Markererhöhung hatte keinen Einfluß auf die Progreßhäufigkeit.

Progreß

3/23 Patienten hatten einen Progreß, das entspricht einer Progreßrate von 13%. Dieses Ergebnis stimmt mit den Progreßraten der Serien von Peckham [5] mit 16% und von Vugrin [11] mit 20% überein (Tabelle 3). Eine Progreßrate von 20% mußten wir auch in unserem Patientengut des pathologischen Stadiums I, also mit RLA, feststellen [9]. Übereinstimmend ist auch eine erheblich höhere Progreßneigung der Patienten mit einem embryonalen Carcinom (MTU) mit 25–42% gegenüber den Patienten mit einem Teratom und embryonalem Carcinom (MTI) mit 0–14%. Die 3 Patienten unseres

Kollektivs mit Progreß hatten alle einen pT-1-Tumor. Bei einem Patienten mit einem embryonalen Carcinom trat der Progreß nach 3 Monaten mit retroperitonealen Lymphknotenmetastasen und direkt nach der RLA auch mit Lungenmetastasen auf, bei einem weiteren Patienten mit einem embryonalen Carcinom nach 9 Monaten mit Lymphknotenfiliae. Der dritte Patient hatte primär ein unreifes Teratom, nach 16 Monaten wurden durch Computertomographie retroperitoneale Lymphknoten nachgewiesen, histologisch handelte es sich auch hier um ein embryonales Carcinom. Alle drei Patienten wurden einer Lymphadenektomie und einer nachfolgenden Chemotherapie unterzogen und befinden sich zur Zeit in kompletter Remission. Ein Patient verstarb tumorfrei 10 Monate nach Diagnosestellung an den Folgen eines Verkehrsunfalls. Somit sind bei einer mittleren Beobachtungszeit von 23 Monaten 22/23 Patienten tumorfrei (Tabelle 4). Dies stimmt mit den NED-Raten von Vugrin mit 98% (44/45) und von Peckham mit 100% (50/50) überein.

Konzept

Unser Konzept sieht folgendes Vorgehen vor: nach der Orchiektomie und dem klinischen Staging werden in den ersten zwei Jahren alle 4–6 Wochen Kontrolluntersuchungen durchgeführt, bestehend aus einer Röntgenaufnahme des

Tabelle 3. Progreßraten und Histologie (NSGCT, CS I und PS I)

Histologie	CS I			PS I
	Peckham	Vugrin	MHH	MHH
Embryonales Carcinom	6/17	3/ 7	2/ 8	8/29
Teratom (reif/unreif)	0/ 1	0/ 3	1/ 3	0/ 4
Teratom und embryonales Carcinom	1/29	4/29	0/12	4/33
Chorioncarcinom	1/ 3	2/ 6	–	2/ 4
Total	8/50 (16%)	9/45 (20%)	3/23 (13%)	14/70 (20%)

Tabelle 5. Konzept für das klinische Stadium I

---

1. Engmaschige Beobachtung:
   1. und 2. Jahr: alle 4–6 Wochen
   Rö-Thorax/Sono/Marker
   zusätzlich alle 12 Wo.
   CT des Abdomens
   3. und 4. Jahr: alle 3 Monate
   Rö-Thorax/Sono/Marker
   halbjährlich CT
2. Bei Progreß:
   RLA +/− adjuvánte Chemotherapie
   oder Chemotherapie (+ ev. sec. RLA)

Thorax, einer Sonographie des Abdomens und einer Laboruntersuchung einschließlich Tumormarkerbestimmung. Alle 12 Wochen sollte statt der Sonographie eine CT des Abdomens erfolgen. Im 3. und 4. Jahr können die Kontrollabstände auf 3 Monate ausgedehnt werden, eine CT ist nur noch halbjährlich erforderlich. Danach sollte der Patient noch halbjährlich kontrolliert werden (Tabelle 5). Die engmaschige Kontrolle mit gleichbleibend hohem Qualitätsstandard ist eine unabdingbare Voraussetzung für dieses Vorgehen, um einen möglichen Progreß, welcher fast ausnahmslos in den ersten zwei Jahren zu erwarten ist, frühzeitig zu erkennen und unverzüglich die übliche stadiengerechte Therapie einleiten zu können, d.h. bei retroperitonealen Lymphknotenmetastasen die RLA, ggf. mit adjuvanter Chemotherapie und bei Lungenfiliae die Chemotherapie und eventuell die sekundäre RLA [8, 12].

Zusammenfassung

Aufgrund der dargestellten Ergebnisse ist unseres Erachtens der Verzicht auf die RLA im klinischen Stadium I gerechtfertigt. Ausgenommen werden sollten alle Patienten mit einem primären pT-4-Tumor, bzw. auch mit einem pT-3-Tumor, welcher den Nebenhoden infiltriert hat. Inwieweit bei den embryonalen Carcinomen (MTU) wegen der signifikant höheren Progreßrate eine primäre adjuvante Chemotherapie angezeigt ist, kann erst bei höheren Fallzahlen und nach einer prospektiv ran-

domisierten Studie gesagt werden. Durch den Verzicht auf die RLA kann somit einer Vielzahl junger Männer eine große Operation und die sehr häufig nachfolgende Infertilität erspart werden.

Literatur

1. Fraley EE, Markland C, Lange PH (1977) Surgical treatment of stage I and stage II nonseminomatous testicular cancer in adults. Urol Clin North Am 4:453–463. – 2. Fraley EE, Lange PH, Williams RD, Ortlip SA (1980) Staging of early nonseminomatous germ-cell testicular cancer. Cancer 45:1762–1767. – 3. Gonnermann D, Huland H (1983) Vergleich simultan durchgeführter Sonographien und Computertomogramme im prä- und postoperativen Staging nicht seminomatöser Hodentumoren. Verh Dtsch Ges Urol, 35. Tg (im Druck). – 4. Javadpour N, Dappman JL, Bergman SM, Anderson T (1978) Correlation of computed tomography and serum tumor markers in metastatic retroperineal testicular tumors. Comp Ass Tomogr 2:176–180. – 5. Peckham MJ, Barett A, Husband JE, Hendry WF (1982) Orchidectomy alone in testicular stage-I non-seminomatous germ-cell tumours. Lancet 25:678–680. – 6. Ray B, Hajdu SJ, Whitmore WF (1974) Distribution of retroperitoneal lymph node metastases in testicular germinal tumors. Cancer 33:340–348. – 7. Schmoll HJ (1981) Klinische und pathologisch-anatomische Stadieneinteilung bei Hodentumoren: Notwendigkeit und Nutzen. Beitr Onkol Bd 7. Karger, Basel, S 76–81. – 8. Schmoll HJ, Mitrou PS, Hartenstein R (1981) Vorgehen beim pathologischen Stadium II a/b des nicht-seminomatösen Hodenkarzinoms (NSGCT) und des β-HCG-positiven Seminoms. Beitr Onkol Bd 7. Karger, Basel, S 99–105. – 9. Schwedler T, Waegner W, Zöckler H, Schmoll HJ (1983) Verlaufsbeobachtungen bei 169 Patienten mit nicht-seminomatösen Hodentumoren. Verh Dtsch Ges Urol, 34. Tg, S 188–194. – 10. Seppelt U, Bertermann H (1983) Zur Diagnostik des Retroperitoneums bei Hodentumorpatienten mit Sono-, Lympho-, Uro- und Computertomographie. Verh Dtsch Ges Urol, 35. Tg (im Druck). – 11. Vugrin D (1983) Persönliche Mitteilungen. – 12. Zöckler H, Schmoll HJ, Schindler E (1982) Moderne stadiengerechte Therapie maligner Hodentumoren. Therapiewoche 32:557–559

Dr. W. Waegner
Urologische Klinik
der Medizinischen Hochschule Hannover
Konstanty-Gutschow-Straße
D-3000 Hannover 61

**Verhandlungsbericht der Deutschen Gesellschaft
für Urologie, 35. Tagung (1983), 364–366**
© Springer-Verlag Berlin Heidelberg 1984

Seltene Tumoren des Hodens und Nebenhodens

R. Friedrichs, H. Rübben, H.H. Dahm und W. Lutzeyer

Von 1970 bis 1983 erfolgten in der Abteilung Urologie der RWTH Aachen 135 Hodenfreilegungen unter Tumorverdacht. Unter den seltenen Tumoren fanden sich zumeist Tumoren nichtgerminativen Ursprungs, darunter 31 benigne Veränderungen, 8 Tumoren zweifelhafter Dignität sowie 5 maligne Lymphome. Ziel der Untersuchung ist eine praxis-orientierte Klassifikation zur Indikation der Ablatio bzw. eines organerhaltenden Vorgehens und zur Notwendigkeit einer weiteren Diagnostik und Therapie. Die histologische Klassifikation richtet sich nach der WHO-Klassifikation für Hodentumoren, die

Tumoren des germinativen Epithels,

Tumoren des Stromas,

Tumoren und tumorähnliche Veränderungen mit Elementen aus germinativem Epithel und Stroma,

Tumoren des hämolymphopoetischen Systems, Metastasen und

Tumoren des Rete testis, des Nebenhodens, des Ductus deferens, der Hodenhüllen und der Appendizes

unterscheidet [1].

Benigne Tumoren (Tabelle 1)

Bei 7 Patienten im Durchschnittsalter von 25 Jahren lautete die histologische Diagnose Epidermoidcyste. In der Literatur sind ca. 150 Fälle beschrieben [2]. Es handelt sich um eine innerhalb des Hodenparenchyms gelegene Zyste, deren Lumen Keratin oder amorphes Material enthält und die von Plattenepithel ausgekleidet ist [3]. Bei 6 der 7 Patienten beschränkte sich der Eingriff auf die Exzision der Zyste. Der rezidivfreie Verlauf liegt z.Zt. zwischen 3 und 7 Jahren.

Der Adenomatoidtumor gilt als der häufigste gutartige Nebenhodentumor, findet sich aber auch in den Hodenhüllen und im Hoden [4, 5, 6]. Als Histogenese wird u.a. eine Abstammung vom Müller'schen Gang diskutiert. Adenomatoidtumoren kommen auch im weiblichen Genitaltrakt vor. Mikroskopisch besteht der Tumor aus Strängen mit mesothel- bzw. endothelartigen Zellen, die Vakuolen aufweisen. Mit einer Ausnahme ließ sich in allen Fällen ein organerhaltender Eingriff durchführen, ebenso wie bei 5 Patienten mit der Diagnose Lipom bzw. Fibrom.

Bei 7 Patienten fand sich histologisch eine chronisch unspezifische Entzündung. Die Indikation zur Freilegung war die fehlende Befundrückbildung nach Antibiotikatherapie.

Die Ätiologie der chronisch granulomatösen Orchidoepididymitis blieb ungeklärt. Diskutiert werden u.a. Hernien, Traumen sowie eine Spermienextravasation in das Interstitium des Nebenhodens [7, 8, 9].

Ein Patient wies eine isolierte Nebenhodentuberkulose bei morphologisch unverdächtigem Urogenitaltrakt auf [10].

Tabelle 1

Diagnose	Alter	Biopsie/ Exzision	Ablatio
Epidermoidcyste	25 Jahre	5	2
Adenomatoidtumor	33 Jahre	7	1
Fibrom. Lipom	39 Jahre	5	–
Orchidoepididymitis			
spezifisch	53 Jahre	–	1
unspezifisch chronisch	43 Jahre	6	1
unspezifisch chronisch granulomatös	32 Jahre	1	2

Maligne Tumoren sowie Tumoren fraglicher Dignität (Tabelle 2)

In unserem Krankengut fanden sich Teratome, Non-Hodgkin-Lymphome, Leydig-Zell-Tumoren und ein Mischtumor. Diese Tumoren erfordern grundsätzlich eine Orchiektomie.

Teratome enthalten Differenzierungen verschiedener Keimblätter. Als prognostisch günstig gilt das reife kindliche Teratom [1], ebenso das reife Teratom des Erwachsenen, wenn sich unreife Strukturen im Gesamttumor durch Serienschnitte ausschließen lassen [12]. Nach Ablatio wegen eines unreifen Teratoms im Erwachsenenalter wurde bei einem Patienten eine Lymphknotendissektion angeschlossen. Der tumorfreie Verlauf beträgt zwischen 2 und 6 Jahren.

Die primären Non-Hodgkin-Lymphome (NHL) des Hodens sind eine Erkrankung des älteren Menschen [13]. Zytologisch wird nach der Kieler Klassifikation (s. Tabelle 3) eine Einteilung in 10 verschiedene Kategorien entsprechend einem niederen, intermediärem oder hohem Malignitätsgrad vorgenommen [14]. Für die Ann-Arbor-Stadieneinteilung sind u.a. Thoraxaufnahmen, eine CT des Thorax und des Abdomens sowie eine Sonographie erforderlich. Während NHL niederer Malignität z.Zt. überwiegend nur palliativ behandelt werden, muß bei allen Patienten mit hochmalignen NHL so bald wie möglich mit kurativer Intention behandelt werden. Im Vordergrund steht hier die kombinierte Chemotherapie, neben einer Strahlentherapie im Stadium I [14, 15].

30% der Patienten mit Leydig-Zell-Tumor sind endokrinologisch auffällig und lassen bereits präoperativ an einen solchen Tumor denken [16]. Da in 10% der Fälle mit einer Metastasierung zu rechnen ist, muß dieser Tumor als maligne angesehen werden. Da aufgrund der CT und der Sonographie eine Metastasierung zum Zeitpunkt der Ablatio unwahrscheinlich war, wurde auf eine weitere Therapie verzichtet und lediglich eine Verlaufskontrolle durchgeführt.

Die ungewöhnliche Kombination Seminom und Dottersacktumor fand sich bei einem 47jährigen Patienten [17]. Das alpha-Fetoprotein war präoperativ um den 400fachen Wert erhöht, in der CT ließen sich Lymphknotenmetastasen nachweisen. Eine weitere Therapie nach Ablatio wurde abgelehnt. Der Patient verstarb 10 Monate später an einer Lungenembolie bei multipler Metastasierung (Befall der retroperitonealen und hilären Lymphknoten der Lungen sowie Metastasen in Leber und Lungen). Die Metastasen zeigten histologisch das Bild eines embryonalen Karzinoms. Da

sich bei Patienten mit erhöhten AFP-Titern immer nicht-seminomatöse Anteile finden lassen [18], sollte ein solches Seminom immer wie ein Mischtumor behandelt und einer Chemotherapie und Lymphknotendissektion zugeführt werden.

Zusammenfassung

Aufgrund der Histologie der seltenen Hodentumoren ergeben sich 2 Gruppen; Tumoren, die immer eine Orchiektomie erfordern und Tumoren, deren lokale Exzision als Therapie ausreicht.

Zu den benignen Tumoren gehören Epidermoidcyste, Adenomatoidtumor, Fibrom und Lipom. Lokale Rezidive und Metastasen sind nicht

Tabelle 2

Diagnose	Alter	Ablatio	L.K.-Diss.	Chemotherapie
Teratom	14 Jahre	5	1	–
Non-Hodgin-Lymphom	72 Jahre	5 (davon 3 doppelseitig)	–	1
Leydig-Zell-Tumor	33 Jahre	2	–	–
Seminom und Dottersacktumor	47 Jahre	1	–	–

Tabelle 3

A	Lymphozytisch (chronische lymphatische Leukämie und andere)
B	Lymphoplasmozytisch/lymphoplasmozytoid (Immunozytom)
C	Centrozytisch-centroblastisch, kleinzellig, follikulär
D	Centrozytisch-centroblastisch, großzellig, follikulär
E	Lymphoplasmozytisch/lymphoplasmozytoid polymorphzellig
F	Centrozytisch
G	Centroblastisch
H	Immunoblastisch
I	Lymphoblastisch
J	Lymphoblastisch vom Burkitt-Typ und andere B-Lymphoblastische

zu erwarten. Da sich die Schnellschnittdiagnose als zuverlässig erwies, erscheint die Forderung einer grundsätzlichen Orchiektomie benigner Hodentumoren [2, 19] nicht gerechtfertigt [20, 21, 22]. Die Wahl des operativen Verfahrens war vom Lokalbefund abhängig, auf eine weitere Diagnostik und Therapie kann verzichtet werden.

Von fraglicher Dignität erweisen sich Teratom und Leydig-Zell-Tumor. Eine weitere Diagnostik nach Ablatio ist ebenso notwendig wie bei den NHL und Mischtumoren, die in der Regel einer zusätzlichen Therapie bedürfen.

Literatur

1. Mostofi FK, Sobin LH (1977) Histological typing of testis tumours. International histological classification of tumours. no 16. WHO, Geneva. - 2. Shah KH, Maxted WC, Chun B (1981) Epidermoid cysts of the testis: a report of three cases and an analysis of 141 cases from the world literature. Cancer 47:577-582. - 3. Gopinatha Rao K, Lorimer A (1982) Epidermoid cyst of the testis: benign intratesticular tumor. Urology 19:662-664. - 4. Ferenczy A, Fenoglio J, Richart RM (1972) Observations on benign mesothelioma of the genital tract (adenomatoid tumor). Cancer 30:244-260. - 5. Söderström KO (1982) Origin of adenomatoid tumor - comparison between the structure of adenomatoid tumor and epididymal duct cells. Cancer 49:2349-2357. - 6. Nistal M, Contreras F, Paniagua R (1978) Adenomatoid tumour of the epididymis: Histochemical and ultrastructural study of 2 cases. Br J Urol 50:121-125. - 7. Sporer A, Seebode JJ (1982) Granulomatous orchitis. Urology 19:319-321. - 8. Seiferth J, Geppert E (1980) Ein Beitrag zur Orchitis granulomatosa. Urologe [A] 19:278-279. - 9. Kahn RI, Mcaninch (1980) Granulomatous disease of the testis. J Urol 123:868-871. - 10. Stein AL, Miller DB (1983) Tuberculous epidymo-orchitis: a case report. J Urol 129:613. - 11. Weißbach L, Böttcher K, Sommerhoff Ch (1982) Kindliche Hodentumoren aus klinischer Sicht. In: Weißbach L, Hildenbrand G (Hrsg) Register und Verbundstudie für Hodentumoren, Bonn. Zuckschwerdt, München, S 215-264. - 12. Talerman A (1980) Germ cell tumors of the testis. In: Fenoglio CM, Wolff M (eds) Progr Surg Pathol, vol 1. Masson, New York, p 175. - 13. Adolphs H-D (1982) Testikuläre Manifestation des malignen Lymphoms. In: Weißbach L, Hildenbrand G (Hrsg) Register und Verbundstudie für Hodentumoren, Bonn. Zuckschwerdt, München, S 340-346. - 14. Meier CR (1983) Maligne Non-Hodgkin-Lymphome: Erscheinungsformen und Behandlung. In: Schmidt CG (Hrsg) Aktuelle Probleme der Hämatologie und internistischen Onkologie. Springer, Berlin, S 35-57. - 15. Buskirk SJ, Evans RG, Banks PM, O'Connell MJ, Earle JD (1982) Primary lymphoma of the testis. Int J Radiat Oncol Biol Phys 8:1699-1703. - 16. Hering F, Morales-Ruiz M, Uelft W v. Olzschewski M (1982) Leydig cell tumor of testis in combination with left renal agenesis. Eur Urol 8:188-190. - 17. Talerman A (1980) Endodermal Sinus (yolk sac) tumor elements in testicular germ-cell tumors in adults: comparison of prospective and retrospective studies. Cancer 46:1213-1217. - 18. Lange PH, Nochomovitz LE, Rosai J, Fraley EE, Kennedy BJ et al. (1980) Serum alpha-Fetoprotein and human chorionic gonadotropin in patients with seminoma. J Urol 124:472-478. - 19. Belville WD, Insalaco SJ, Desner ML, Buck AS (1982) Benign testis tumors. J Urol 128:1198-1200. - 20. Beccia DJ, Krane RJ, Olsson CA (1976) Clinical Management of non-testicular intrascrotal tumors. J Urol 116:476-479. - 21. Kröpfl D, Behrendt H, Richter HJ (1982) Die Epidermoidzyste des Hodens. Klinik, Pathologie und Therapie dieses seltenen Tumors. Urologe [A] 21:166-168. - 22. Knecht K, Bürger RA (1983) Nicht-germinative Tumoren und tumorähnliche Läsionen des Hodens, Nebenhodens und Samenstranges. Akt Urol 14:84-85

Dr. med. R. Friedrichs
Abteilung Urologie der RWTH Aachen
Goethestr. 27-29
D-5100 Aachen

Verhandlungsbericht der Deutschen Gesellschaft
für Urologie, 35. Tagung (1983), 367/368
© Springer-Verlag Berlin Heidelberg 1984

Die prognostische Relevanz des lokalen Tumorstadiums (pT) beim nicht-seminomatösen Hodentumor

D. Kröpfl, H. Behrendt, R.-H. Ringert, J. Jerosch und R. Hartung

Einleitung

Die Ergebnisse der multimodalen Tumortherapie sowie die Fortschritte in der präoperativen Diagnostik lassen einen Verzicht auf die Lymphadenektomie bei Patienten im klinischen Stadium I in Erwägung ziehen [2]. Das pathohistologische Stadium pT des Primärtumors als möglicher Hinweis auf eine schon vorhandene, aber klinisch nicht erfaßbare Metastasierung [1, 3], ist dabei kaum beachtet.

Krankengut und Methodik

Zwischen 1969 und 1982 wurden in der Urologischen Universitätsklinik Essen 275 Patienten mit einem nicht-seminomatösen Hodentumor einer primären retroperitonealen Lymphadenektomie (RLA) unterzogen. Bei 242 Patienten konnte die pathohistologische Begutachtung des Primärtumors der TNM-Klassifizierung zugeordnet werden. 133 Patienten wiesen ein pathologisches Stadium pT_1, 31 ein Stadium pT_2, 48 ein Stadium pT_3 und 30 ein Stadium pT_4 auf. Die Befunde des klinischen Stagings wurden dazu in Beziehung gestellt.

Die kombinierte Anwendung der Lymphographie mit Tumormarkerbestimmung war bei 10,57% (12/123) falsch-negativ beurteilt. Die Sonographie des Abdomens mit Tumormarkerbestimmung ergab in 20% (19/94) falsch-negative Ergebnisse. Die Computertomographie des Abdomens kombiniert mit Sonographie und Tumormarkerbestimmung oder mit Lymphographie, Sonographie und Tumormarkerbestimmung ergab in beiden Gruppen 14,3% (2/14) und 25% (2/8) falsch-negative Ergebnisse. In einer Gruppe von 27 Patienten konnten mit der kombinierten Anwendung von Lymphographie, Sonographie und Tumormarkerbestimmung bei allen Patienten die retroperitonealen Metastasen erkannt werden. Bei Patienten mit intraoperativ makroskopisch unauffälligen Lymphknoten, die histologisch als tumorbefallen beurteilt wurden, ergab die kombinierte Anwendung der Lymphographie mit Tumormarkerbestimmung bei 30% (3/10) und die Anwendung der Sonographie und Tumormarkerbestimmung bei 33% (4/12) falsch-negativ beurteilte Befunde.

Von 133 Patienten mit einem pT_1-Tumor wiesen nach Lymphadenektomie 82 ein klinisches Stadium I, 48 ein Stadium II, 2 ein Stadium III und 5 ein Stadium IV der Erkrankung auf. Im Gegensatz dazu ergab sich bei 109 Patienten mit pT_{2-4} Primärtumoren, daß nur 31 Patienten ein Stadium I, hingegen 78 Patienten ein Stadium II–IV der Erkrankung aufwiesen.

Berücksichtigt man nur die pT_2–T_3-Tumoren, so zeigt auch diese Gruppe eine signifikant höhere Zahl von Patienten mit fortgeschrittener Erkrankung ($p < 0{,}001$).

Von 78 Patienten im Stadium I, die zwischen 1969 und 1979 lymphadenektomiert worden waren, fand sich bei 12 Patienten ein über pT_1 hinausgehendes lokales Tumorstadium. Bei dieser Gruppe war die über 5 Jahre bestimmte rezidivfreie Überlebenszeit signifikant ($p < 0{,}001$) schlechter als bei den Patienten mit einem pT_1-Stadium.

Zusammenfassung

Die vorgestellten Ergebnisse lassen erkennen, daß bei einem über pT_1 hinausgehenden Stadium des Primärtumors (pT_{2-4}) die Wahrscheinlichkeit einer Metastasierung weit höher ist. Aus den

falsch-negativen Befunden der klinischen Staging-
untersuchung folgt, daß bei Verzicht auf die retroperitoneale Lymphadenektomie 30–40% der Patienten mit minimalen retroperitonealen Metastasen unerkannt bleiben. Bei diesen Patienten ist
gegenüber einer Modifizierung der Lymphadenektomie oder gar gegenüber dem Verzicht auf die
Lymphadenektomie im klinischen Stadium I
Zurückhaltung angebracht. Dem pathohistologischen pT-Tumorstadium muß somit eine entscheidende prognostische Bedeutung beigemessen
werden.

Literatur

1. Kröpfl D, Ringert RH, Niederle N, Scheulen ME,
Seeber S, Eickenberg HU, Hartung R (1982) Ergebnisse
der retroperitonealen Lymphadenektomie bei nichtseminomatösen Hodentumoren im klinischen Stadium I.
Analyse der Risikofaktoren die zu einem Therapiemißerfolg führten. Akt Urol 125:123. – 2. Peckham MJ, Borett A,
Husband JE, Hendy W (1982) Orchiectomy alone in testicular stage-I non-seminomatous germ cell tumor. Lancet
25:678. – 3. Raghwan D, Vogelsang NJ, Bose GJ, Nochomovitz LE, Rosai J, Lange PH, Fraley E, Goldman A,
Thorleson J, Kennedy BJ (1982) Tumor classification on
size in germ cell tumors. Cancer 50:1591

Dr. D. Kröpfl
Urologische Universitätsklinik
Klinikum der GHS Essen
Hufelandstr. 55
D-4300 Essen 1

Verhandlungsbericht der Deutschen Gesellschaft
für Urologie, 35. Tagung (1983), 369–371
© Springer-Verlag Berlin Heidelberg 1984

Abdominalhoden: Diagnostik und operative Therapie

G. Konrad, R. Schwaiger, D. Neisius, B. Kopper und M. Ziegler

Eine skrotale Hodenlage sollte auch bei Abdominalhoden bis zum 2. Lebensjahr erreicht sein:

1. als Voraussetzung für eine normale Entwicklung des Hodens und
2. zur Minderung des Risikos einer malignen Entartung des Abdominalhodens.

Besondere therapeutische Probleme bietet der nicht tastbare Hoden, wenn eine hormonelle Stimulation versagt und wenn eine konventionelle Orchidopexie wegen zu kurzer Gefäßsituation nicht gelingt.

Diagnostik bei Abdominalhoden

In der Diagnostik des Hodenhochstandes ist die Bedeutung der sorgfältigen Palpation nicht hoch genug einzuschätzen. Bei nicht tastbarem Hoden bestehen zu 50% die Möglichkeit, daß kein Hoden angelegt ist, bzw. daß ein Abdominalhoden vorliegt.

Mit der Sonographie und mit der Computertomographie lassen sich Abdominalhoden nur in 18–24% der Fälle sicher nachweisen.

Als weitere, nicht invasive Methode bietet bei Abdominalhoden die Szintigraphie mit einem weniger als 10%igen Hodennachweis keinen idealen Aussagewert.

Durch selektive Arteriographie [3] und durch selektive Phlebographie [1] der Arteria bzw. Vena testicularis ist bei Abdominalhoden in 15–18% der sichere Nachweis zu führen. Die Angiographie sollte jedoch nur bei Erwachsenen und nicht bei Kindern zur Anwendung kommen, da die Punktion der kleinen Arterien bei Kindern zu Stenosen mit Minderdurchblutung und in deren Folge zu Wachstumsstörungen führen kann. Bei rechtsseitigem Abdominalhoden gelingt die phlebographische Darstellung wegen der spitzwinklig in die

Vena cava einmündenden Vena testicularis und wegen häufig vorhandener Venenklappen seltener als auf der linken Seite.

Etwa 60–65% der Abdominalhoden sind laparoskopisch nachzuweisen. Die Laparoskopie wird im eigenen Krankengut mit dem Kinderlaparoskop der Firma Richard Wolf GmbH, Knittlingen, durchgeführt. Die Laparoskopie [8] ermöglicht über den Organnachweis hinaus eine direkte Beurteilung des Abdominalhodens bezüglich seiner Lokalisation, seiner Größe und seiner Oberflächenbeschaffenheit (Abb. 1).

Beim Versagen der angeführten Methoden ist durch Laparotomie immer die Diagnose einer Hodendystopie oder Hodenaplasie möglich. Wird bei der Laparotomie das Vas deferens blind endend aufgefunden, sollte, wegen einer möglichen

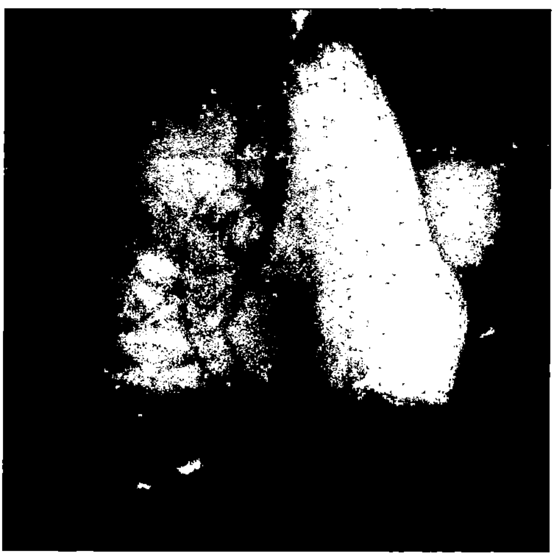

Abb. 1. Laparoskopischer Nachweis eines altersentsprechend angelegten Abdominalhodens bei einem zweieinhalbjährigen Kind

Dissoziation von Testis und Vas deferens, stets nach einer Hodenanlage gesucht werden. Dabei erlauben die testiculären Gefäße, die sich an Cava und Aorta in Höhe des unteren Nierenpoles leicht aufsuchen und distalwärts verfolgen lassen, eine Orientierungshilfe.

Therapie des Abdominalhodens

Da der Abdominalhoden nicht der palpatorischen Kontrolle zugängig ist, wurde wegen des Risikos einer malignen Entartung in der Regel eine Ablatio testis abdominalis vorgenommen.

Heute ermöglichen mikro-vasculäre Operationstechniken eine Autotransplantation mit Skrotalverlagerung des Abdominalhodens. Damit werden die Forderungen nach optimalen Voraussetzungen für eine normale funktionelle Entwicklung und für eine palpatorische Überwachung des Hodens erfüllt.

Bei 11 Patienten haben wir 14 Abdominalhoden durch Autotransplantation skrotal verlagert [6]. Die Altersverteilung geht aus Tabelle 1 hervor:

Tabelle 1. Altersverteilung der Patienten mit Autotransplantation eines Abdominalhodens

2– 3½ Jahre = 9 Hoden	
8–12 Jahre = 3 Hoden	
18–23 Jahre = 2 Hoden	

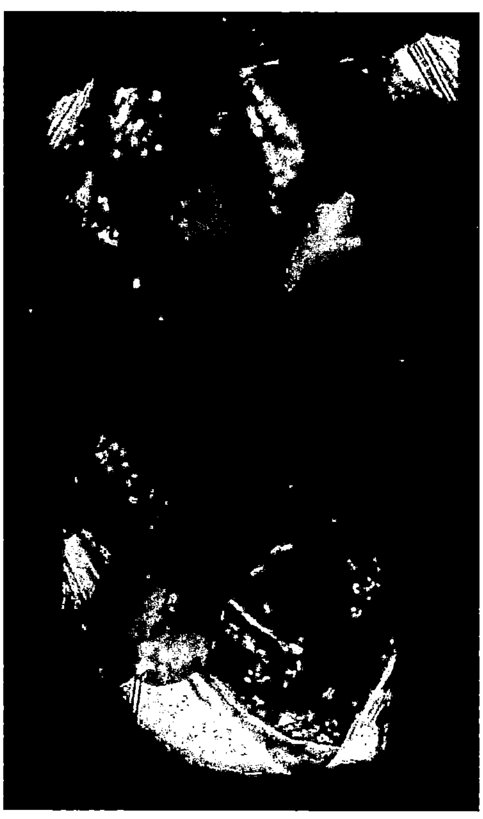

Abb. 2. Transperitoneale Darstellung des Abdominalhodens und der retroperitoneal verlaufenden Vasa testiculares bis an ihren Ursprung bzw. bis an ihre Einmündung im Bereich der großen Abdominalgefäße, Aorta abdominalis und Vena cava inferior

Selbstverständlich gilt auch für den Abdominalhoden die Forderung, den kryptorchen Hoden bis zum 2. Lebensjahr ins Skrotum zu verlagern. Hierbei stellt der zu kurze Gefäßstiel den limitierenden Faktor dar, während das Vas deferens in der Regel nach Mobilisierung die Skrotalverlagerung nicht behindert. Das Prinzip der Autotransplantation des Abdominalhodens [2, 4, 5, 7, 9, 10, 11, 12] besteht darin, daß die Vasa testiculares an Aorta bzw. Vena cava inferior abgesetzt und nach distaler Verlagerung mit den epigastrischen Gefäßen reanastomosiert werden. Dazu werden die testiculären Gefäße bis an ihren Ursprung aus der Aorta abdominalis bzw. an ihrer Einmündung in die Vena cava inferior sorgfältig freipräpariert (Abb. 2) und dort abgesetzt. Die Reanastomosierung der Arteria und den in der Regel vorhandenen beiden Venae testiculares mit der Arteria bzw. der Vena epigastrica inferior profunda erfolgt unter dem Operationsmikroskop (Abb. 3). Beide Venae testiculares können End-zu-Seit- oder End-zu-End mit der Vena epigastrica inferior profunda reanastomosiert werden. Im eigenen Krankengut wird aufgrund zirkulatorischer Gesichtspunkte die End-zu-Seit-Anastomose der Vv. testiculares bevorzugt. Um den besten venösen Abstrom zu erzielen, sollten immer beide Vv. testiculares reanastomosiert werden. Ein glatter venöser Abstrom vermeidet eine venöse und arterielle Stase und Thrombose. Die Arteria testicularis wird End-zu-End mit dem Ramus internus der Arteria epigastrica inferior profunda oder End-zu-Seit mit der A. epig. prof. inf. anastomosiert.

Die feinen testiculären Gefäße sind nur unter 15- bis 25facher mikroskopischer Vergrößerung operativ anzugehen, besitzt doch z.B. bei einem 2–3jährigen Jungen die Arteria testicularis nur einen Durchmesser von etwa 0,4 bis 0,6 mm. Ein Hinweis auf die Kleinheit der Gefäße mag sich daraus ergeben, daß in einem Fall bei einem 2jährigen Knaben die Arteria testicularis nach Absetzen an

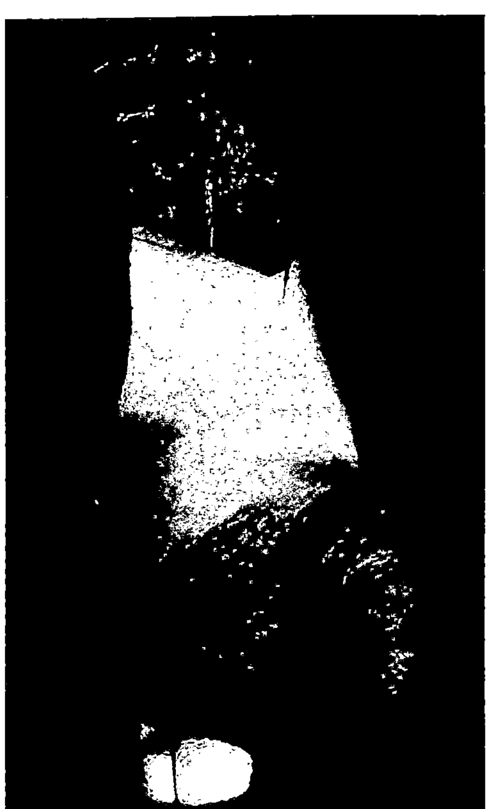

Abb. 3. Nach Autotransplantation und mikrochirurgischer Reanastomosierung der A. u. Vv. testicularis mit der A. u. V. epigastrica inferior profunda gelingt die skrotale Pexie des Hodens bei spannungsfreier Lage des Gefäßstranges

Dextran 40 appliziert und danach 3 Wochen Persantin und Colfarit verabreicht. Die positive Erfolgskontrolle, gemessen an einer normalen Zirkulation des Hodens nach Autotransplantation, gelang postoperativ in allen 13 Fällen mittels Dopplersonde und Perfusionsszintigraphie.

Schlußfolgerung

Durch mikrochirurgische Techniken ist eine Autotransplantation des Abdominalhodens mit Skrotalverlagerung möglich, so daß eine Ablatio testis aufgrund der abdominellen Lokalisation allein nicht mehr indiziert ist. Als Voraussetzungen für eine Autotransplantation sind eine altersentsprechende Größe des Hodens und eine unauffällige Konsistenz des Hodens zu berücksichtigen. Wie für die Behandlung des Kryptorchismus gefordert, ist auch beim Abdominalhoden eine skrotale Position bis zum 2. Lebensjahr anzustreben, damit in gleicher Weise, wie beim konventionell operierten Leistenhoden, die Möglichkeit für eine normale Entwicklung des Organs sichergestellt ist.

der Aorta abdominalis verloren ging und auch unter operationsmikroskopischer Vergrößerung nicht wieder identifiziert werden konnte.

Die *protektiven Maßnahmen* zur Verbesserung der Ischämietoleranz des Hodens basieren auf den Ergebnissen eigener experimenteller Untersuchungen. Die Patienten erhalten 3 Tage vor der Operation Phenoxybenzamin (von 1mal 5 mg/Tag steigernd bis 3mal 5 mg/Tag) und intraoperativ, noch vor dem Absetzen der Hodengefäße Heparin und Dextran 40. Als postoperative Thromboseprophylaxe wird während 8 Tage Heparin und

Literatur

1. Amin M, Wheeler CS (1976) J Urol 115:760–761. – 2. Belker AM (1980) Urology 15:103–107. – 3. Ben Menachem Y, DeBerardinis MC, Salinas R (1974) J Urol 112:493–497. – 4. Guiliani L, Carmignani G (1983) Eur Urol 9:129–132. – 5. Konrad G, Schwaiger R, Ziegler M, Kopper B, Kosmovicz F, Zabransky S (1982) XLVII Congrès. Société Belge d'Urologie, Brussels, June 1982. – 6. Konrad G, Schwaiger R, Neisius D, Alzin H (1983) Intern Congress on Pediatric Urology, Firenze, Sept 1983. – 7. MacMahon RA, O'Brien McCB, Cussen LJ (1976) J Pediatr Surg 4:521–526. – 8. Scott JES (1981) Akt Urol 12:197–201. – 9. Silber SJ, Kelly J (1976) J Urol 115:452–456. – 10. Silber SJ (1979) Microsurgery. Williams & Wilkins, Baltimore. – 11. Silber SJ (1982) Urol Clin North Am 9:429–438. – 12. Wacksman J, Dinner M, Straffon RA (1980) Surg Gynecol Obstet 150:399–400

Priv.-Doz. Dr. G. Konrad
Urologische Universitätsklinik
D-6650 Homburg (Saar)

371

Verhandlungsbericht der Deutschen Gesellschaft
für Urologie, 35. Tagung (1983), 372–376
© Springer-Verlag Berlin Heidelberg 1984

Kann durch endokrinologische Untersuchung die Spermatogenese beurteilt werden?*

G. Bartsch, K. Scheiber, G. Janetschek und G. Mikuz

Der Hoden erfüllt eine doppelte Funktion. Die exokrine Funktion, die Spermatogenese im tubulären Kompartiment, die endokrine Funktion, die Steroidgenese im intertubulären Kompartiment. Während die exokrine Funktion die Voraussetzung für die Fertilität darstellt, sind die Leydig-Zellen für die Induktion bzw. Erhaltung der Virilität verantwortlich. Die Hypothalamus-Hypophysen-Gonadenachse reguliert die endokrine und die exokrine Funktion des Hodens. Die Gonadotropin-Releasing-Hormone führen zur Freisetzung beider Gonadotropine, des luteotropen Hormones (= LH) und des follikelstimulierenden Hormones (= FSH); diese beiden haben direkten Einfluß auf das tubuläre und intertubuläre Kompartiment des Hodens. Die negative Rückkoppelung für FSH bewerkstelligt Inhibin, für LH Testosteron, bzw. 17β-Estradiol. Über die intakte Sertolizelle führt FSH im tubulären Kompartiment zur Ausbildung einer hohen Testosteronkonzentration.

Störungen der Spermatogenese sind mit veränderten FSH-Spiegeln verbunden; als Beispiel ein 28jähriger Patient mit malignem HCG-positiven Teratom; der Patient zeigt vor Therapie einen durch das Tumorgewebe induzierten erniedrigten FSH-Wert, verbunden mit einer niedrigen Spermdichte; während einer intensiven Chemotherapie weist der Patient über mehrere Monate massiv erhöhte FSH-Werte auf; 3 bzw. 10 Monate nach Beendigung der Therapie zeigt der Patient einen unauffälligen FSH-Wert mit einer Spermzahl von 22 bzw. 24 Millionen (Abb. 1).

Als weiteres Beispiel ein Patient mit einem Seminom. Nach durchgeführter Hochvolttherapie zeigt sich einem Zeitabschnitt von über 13 Monaten ein pathologischer Spermiogrammbefund, verbunden mit exzessiv hohen FSH-Werten; 23 Monate nach Beendigung der Bestrahlungstherapie kann ein unauffälliger Spermiogrammbefund und ein normaler FSH-Wert nachgewiesen werden (Abb. 2).

Trotz früher Operation der einseitigen Hodentorsion zeigt sich in den Spätergebnissen in einem hohen Prozentsatz eine gestörte exokrine Funktion; endokrinologisch lassen sich bei Patienten mit gestörter exokriner Funktion erhöhte FSH-Werte nachweisen. Spätzeitergebnisse nach einseitig zu spät operierten Leistenhoden zeigen in einem hohen Prozentsatz grenzwertig bzw. pathologische Spermiogrammbefunde. Endokrinologisch zeigen sich bei diesen Patienten mit gestörter exokriner Funktion erhöhte FSH-Werte.

Das Kreinheitsbild des Sertoli-cell-only-Syndroms stellt ein Modell vollständigen Fehlens des Keimepithels dar. Endokrinologische Untersuchungen bei 13 Patienten zeigen bei einer Großzahl der Patienten zwar unauffällige Werte für Testosteron, jedoch bei allen 13 Patienten massiv erhöhte Werte für FSH (Tabelle 1).

Die Formen der Azoospermie können durch endokrinologische Untersuchungen abgegrenzt werden (Tabelle 2). Patienten mit einer Verschlußazoospermie zeigen unauffällige Testosteron- und Gonadotropin-Werte; beim Sertoli-cell-only-Syndrom finden sich erhöhte Gonadotropin-Werte. Niedrige bis grenzwertig normale Testosteron-Spiegel bei gleichzeitig erhöhten LH-Spiegeln finden sich bei den Patienten mit Klinefelter-Syndrom. Patienten mit einem hypogonadotropen Hypogonadismus, verbunden mit Azoospermie, zeigen signifikant erniedrigte Testosteron- und Gonadotropin-Werte. Die Unterscheidung Sertoli-cell-only-Syndrom und idiopathische

* Diese Arbeit wurde unterstützt durch den Fond zur Förderung der wissenschaftlichen Forschung (P4030) Österreich.

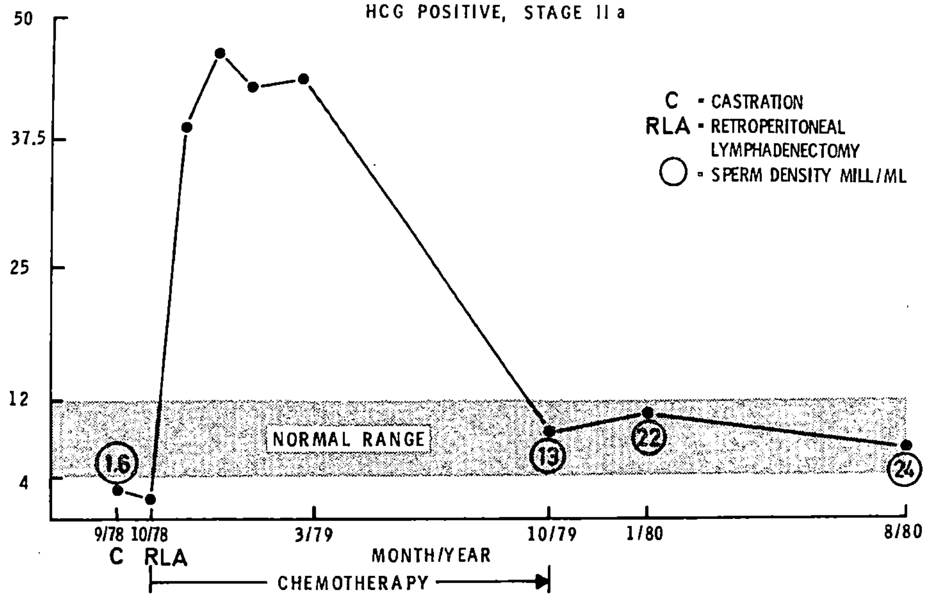

Abb. 1. Gestörte exokrine Funktion: Chemotherapie bei malignem Teratom

Tubulusfibrose ist endokrinologisch nicht möglich.

Kein einheitlich endokrinologisches Bild zeigen chromosomale Störungen, wie z.B. numerische Aberationen (Klinefelter-Syndrom, Klinefelter Mosaik, XX-Syndrom) aber auch Patienten mit Strukturanomalien.

Den Hauptanteil der männlichen Fertilitätsstörung stellt die sogenannte idiopathische Oligospermie dar; bei diesen Patienten können regel-

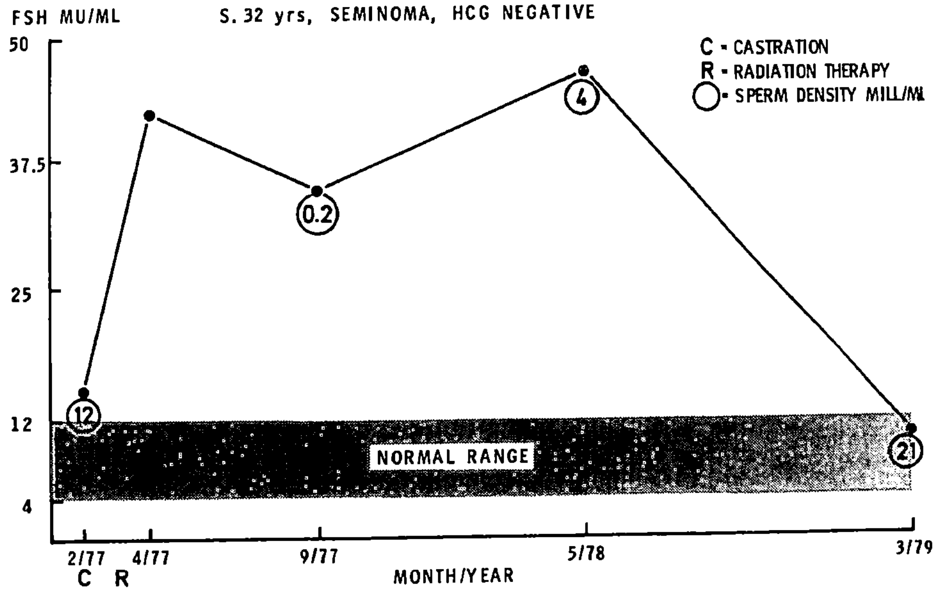

Abb. 2. Gestörte exokrine Funktion: Hochvolttherapie bei Seminom

Tabelle 1. Sertoli-Cell-Only-Syndrom: basale Hormonwerte

Normwerte	Testosteron	LH	FSH	E$_2$	Prolactin
	(ng/ml) 4,0 ± 1,1	(mU/ml) 4–12	(mU/ml) 4–15	(pg/100 ml) 9–25	(µU/ml) 157 ± 60
F.J.	5,0	33,0	16,9	14	80
S.R.	2,2	29,5	37,2	37	50
K.I.	5,5	16,0	40,5	29	80
Z.E.	3,5	7,5	33,8	19	300
P.F.	4,5	18,0	40,5	18	90
S.F.	7,0	8,5	30,4	25	100
T.J.	6,5	13,0	40,5	55	90
U.E.	9,0	31,5	13,5	38	120
F.E.	4,5	17,0	13,5	54	60
L.J.	3,0	39,2	18,8	21	210
H.A.	3,6	7,9	38,0	37	250
O.L.	5,0	20,5	28,2	39	145
W.A.	2,8	14,5	24,0	23	290
Mittelwert	4,8	19,7	28,9	31,6	143,4
S.E.	± 1,9	± 10,4	± 10,5	± 13,1	± 88,3

mäßig pathologische Spermiogramme nachgewiesen werden; es erhebt sich die Frage, ob bei diesen Patienten eine Korrelation von Endokrinologie bzw. spermatologischen und histologischen Befunden besteht.

In dieser Fragestellung wurden 74 Patienten mit idiopathischer Oligospermie nach folgendem endokrinologischem Schema abgeklärt: Bestimmung der Basisparameter wie Testosteron, LH, FSH und Prolaktin. Für die Differentialdiagnose eines bestehenden Androgendefizites wurden folgende Stimulationsteste verwendet: HCG-Test (Leydig-Zelle), GnRH-Test (Hypophyse) und Tamoxifen-Test (Hypothalamus). Diese endokrinologischen Parameter wurden mit der Spermiendichte und dem Johnsen-Score sowie Morphometriedaten aus der Hodenbiopsie korreliert.

Eine Korrelation der Spermiendichte zum Serum FSH-Wert zeigt einen signifikanten Unterschied zwischen dem Mittelwert von Patienten unter einer Spermiendichte von 5 Millionen und Patienten mit einer Spermiendichte über 5 Millionen. Kein Patient mit einer Spermiendichte über 5 Millionen zeigte in einer konsekutiven Serie von 74 Patienten einen erhöhten FSH-Wert (Abb. 3). Ein ähnliches Verhalten zeigt sich bezüglich der LH-Werte; allerdings unterscheiden sich beide Gruppen nicht signifikant; sehr ähnlich jedoch zu FSH zeigen sich Veränderungen der LH-Werte nur bei Patienten unter einer Spermiendichte von 5 Millionen. Bezüglich der Testosteron- und

Tabelle 2. Testosteron-, LH-, FSH- und Prolaktinwerte bei Patienten mit Azoospermie

Diagnose	Zahl	Testosteron (ng/ml)	LH (mU/ml)	FSH (mU/ml)	Prolaktin (µU/ml)
Normbereich		5,1 ± 1,1	4 bis 12	4 bis 12	bis 300
Klinefelter	21	3,0 ± 1,1	23,8 ± 19,0	33,5 ± 23,0	206 ± 89
Andere chromosomale Anomalien	5	3,6 ± 1,2	14,3 ± 9,0	26,0 ± 27,7	184 ± 51
Sertoli-cell-only	16	3,9 ± 0,7	12,9 ± 7,9	23,0 ± 7,1	245 ± 89
Verschlußazoospermie	14	4,3 ± 1,1	7,1 ± 3,1	6,3 ± 2,0	214 ± 46
Idiopathische Tubulusfibrose	7	3,5 ± 0,6	17,1 ± 11,7	30,1 ± 12,6	241 ± 35

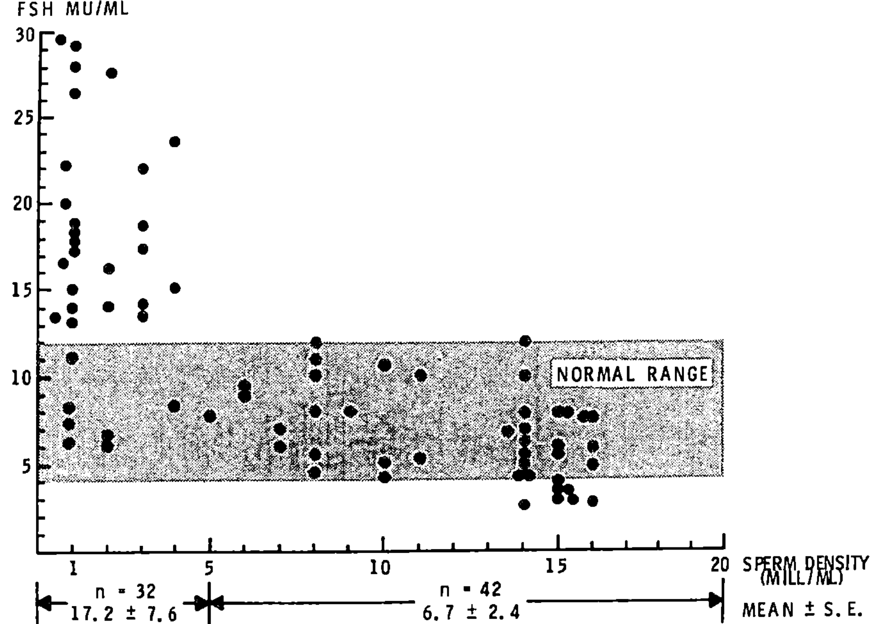

Abb. 3. Korrelation der Spermdichte zum FSH-Spiegel

Prolaktin-Werte besteht keine Korrelation zur Spermiendichte.

Mittels quantitativer morphologischer Methoden gelingt eine Objektivierung der deskriptiven histologischen Befunde der Hodenbiopsie. 1970 veröffentlichte Johnsen eine einfache semiquantitative Methode für die histologische Beurteilung der Spermatogenese; diese wird nach dieser Klassifikation in einem Punktesystem, das von 1–10 reicht, bewertet.

Zwischen dem Johnsen-Score und beiden Gonadotropinen LH und FSH läßt sich eine hochpositive Korrelation aufzeigen; hingegen besteht keine Korrelation zwischen dem Testosteron- und Prolaktinwert zum Johnsen-Score.

Vergleichend zu diesem Johnsen-Score wurde mittels morphometrischer Meßmethoden der Volumenanteil des Samenepithels, des Lumens, der Wandstärke der Tunica propria, des interstitiellen intertubulären Kompartimentes als auch der Volumenanteil der Leydig-Zellen bestimmt. Zwischen diesen morphometrisch erfaßten Volumenanteilen kann zu den ermittelten Testosteron- und Prolaktinwerten keine Korrelation aufgezeigt werden; es ist von Interesse, daß auch keine Korrelation zwischen dem Volumenanteil der Leydig-Zellen in der Hodenbiopsie und dem peripheren Plasma-Testosteron-Wert besteht. Hingegen ist ein Anstieg des FSH-Wertes im Serum mit einer Zunahme der Leydig-Zellen, der

Wanddicke der Samenkanälchen und des intertubulären Kompartimentes verbunden; ein ähnliches Verhalten kann bezüglich der LH-Werte aufgezeigt werden.

Entsprechend dem Verhalten der Hormone können heute 3 Patientengruppen mit gestörter exokriner Funktion, also Patienten mit eingeschränkter Spermiendichte, Motilität und Morphologie unterschieden werden:

1. Sekundärer Hodenschaden mit grenzwertig normaler bis leicht erniedrigter Gonadotropinbasissekretion,
2. primärer Hodenschaden mit Erhöhung der Gonadotropinbasissekretion, vor allem FSH,
3. normogonadotrope Störungen.

Diese 3 Formen können heute durch Belastungsteste (HCG-Test, GnRH-Test und Anti-östrogen-Test) endokrinologisch festgelegt werden; sie bieten damit eine Indikationshilfe für die medikamentöse Therapie.

Zusammenfassung

Störungen der exokrinen Funktion des Hodens, seien sie ein- oder beidseitig, sind mit Veränderungen des FSH-Wertes im Serum verbunden. Die verschiedenen Formen der Azoospermie können durch endokrinologische Untersuchungen voneinander unterschieden werden. Die Gonadotropine LH und FSH zeigen eine signifikante negative Korrelation mit dem Grad der Schädigung des tubulären Kompartimentes, d.h. mit zunehmendem Schwund des Samenepithels ist eine erhöhte Produktion bzw. Ausschüttung beider Hormone verbunden. LH und FSH können somit als gute Marker für eine Spermatogenesestörung verwendet werden.

Univ.-Doz. Dr. G. Bartsch
Urolog. Univ.-Klinik
Anichstr. 35
A-6020 Innsbruck

Verhandlungsbericht der Deutschen Gesellschaft
für Urologie, 35. Tagung (1983), 377–380
© Springer-Verlag Berlin Heidelberg 1984

Sklerotherapie der Varikozele als Alternative zur Operation?

D. Bach, W. Bähren, H. Gall und J.E. Altwein

Die idiopathische Varikozele ist die häufigste Ursache der männlichen Subfertilität, bei der aber auch gleichzeitig eine kausale Behandlung möglich ist. Neben der Operation hat sich die Sklerosierung der vena testicularis als effiziente Therapieform bewährt [1, 15, 25, 26]. Der Urologe muß daher entscheiden, welche Therapie er empfehlen soll. Dazu benötigt er Entscheidungshilfen, die aus der Beantwortung von 3 Fragen resultieren:

1. Wie effektiv ist die Operation bzw. Sklerotherapie?
2. Welche Komplikationen sind zu erwarten?
3. Welche Vor- und Nachteile hat die Sklerotherapie im Vergleich zur Operation?

Im Vordergrund steht zunächst die Frage nach der Effektivität der Therapie, d.h. wie häufig wird bei Kontrolle eine Varikozelenpersistenz gefunden? Die Persistenz kann klinisch, phlebographisch oder durch Doppler-Sonographie kontrolliert werden [8]. Entsprechend den Literaturangaben und eigenen Nachuntersuchungen muß man postoperativ – unabhängig von der Methode – mit einer Persistenzrate bis zu 25% rechnen (Tabelle 1).

Unter Berücksichtigung der Tatsache, daß nur etwa 80% aller Varikozelen sklerosierbar sind (Tabelle 2), weil entweder die vena testicularis nicht sondierbar ist, viele Kollateralen bestehen oder eine Perforation des Gefäßes die Therapie nicht zuläßt, ist die Effektivität der Sklerotherapie hoch (Tabelle 3): Mit einer Persistenz der Varikozele muß danach in 3,3–5% der Fälle gerechnet werden. Im Durchschnitt wird nach Sklerotherapie weniger häufig eine Varikozelenpersistenz beobachtet, als nach Operation, wenn auch der Unterschied statistisch nicht signifikant erscheint.

Effektiv ist die Therapie jedoch erst dann, wenn auch eine Fertilitätsverbesserung erreicht wird. Der entscheidende Parameter ist hierbei die Quali-

Tabelle 1. Persistenzrate der Varikozele nach operativer Therapie (Literaturübersicht)

Autoren	Varikozelen-Operationen (*n*)	Persistenz-rate (%)
Palomo (1949)	40	0
Robb (1955)	40	2,5
Fritjofsson et al. (1966)	44	11,3
Gasser (1971)	51	7,8
Knöner u. Dathe (1971)		13,0
Lindholmer et al. (1975)	20	25,0
Klosterhalfen et al. (1979)	519	0,96
Haselberger et al. (1982)	72	6,9
Wagenknecht et al. (1982)	287	1,7
Eigene Fälle	54	4,7

Tabelle 2. Erfolgsrate der perkutanen Sklerotherapie bei 244 Varikozelen (V/81–XII/82)

Erfolgreich durchführbar		201 (82%)
Nicht durchführbar		43 (18%)
Selektive Sondierung nicht möglich	16	
Kollateralen	18	
Perforation	9	

Tabelle 3. Persistenzrate der Varikozele 3–6 Monate nach Sklerotherapie (Literaturübersicht)

Autor	Sklerotherapien (*n*)	Persistenzrate (%)
Zeitler et al. (1982)	65	5
Riedl u. Lunglmayr (1982)	58	5,1
Eigene Fälle	120	3,3

Tabelle 4. Verbesserung von Spermatozoendichte und -motilität nach Varikozelen-Operation (Literaturübersicht)

Autor	Varikozelen-Operationen (*n*)	Spermiogramm-Verbesserung (in % der Fälle)
Boeminghaus et al. (1973)	95	84
Weißbach (1978)	35	83
Kaufmann et al. (1974)	80	80
Haselberger et al. (1982)	72	80
Dubin u. Amelar (1975)	504	71
Scott u. Young (1962)	166	70
Charny u. Baum (1968)	104	61
Gasser (1971)	29	59
Brown (1976)	295	58
Klein (1971)	62	31
Gall et al. (1979)	100	28
Schieferstein und Kasseckert (1982)	84	27

Tabelle 5. Klassifizierung der Spermaparameter, Dichte, Gesamtmotilität und Morphologie (nach MacLeod)

Gruppe	Spermatozoen-Dichte (Mill/ml)	Gesamtmotilität (%)	Morphologie (%)
I	1–10	< 30	< 40
II	10–20	30–40	40–50
III	20–40	40–50	50–60
IV	> 40	> 50	> 60

tät des Ejakulats, abzulesen im Spermiogrammergebnis, wobei Spermatozoen-Dichte (Mill./ml), -Motilität und -Morphologie berücksichtigt werden.

Nach einer Varikozelen-Operation kann entsprechend einer Literaturübersicht (Tabelle 4) bei 27–84% der Patienten eine Spermiogrammverbesserung diagnostiziert werden. Die erhebliche Streuung der Ergebnisse ist dabei sicherlich abhängig vom Zeitpunkt des postoperativen Spermiogramms und vom Grad der Varikozele.

Wie sehen nun die Ergebnisse nach Sklerotherapie aus? Wir konnten bei 60 Patienten im Alter von 20–21 Jahren durchschnittlich 6 Monate nach Sklerotherapie das Spermiogramm in der Dermatologischen Abteilung unseres Hauses kontrollieren. Drei Parameter – Dichte, Gesamtmotilität und Morphologie – wurden zur Klassifizierung der prätherapeutischen Situation und der Ergebnisse herangezogen (Tabelle 5). Der Erfolg der Sklerotherapie wurde danach beurteilt, ob sich das Spermiogrammergebnis bei den einzelnen Patienten innerhalb der Gruppe verbesserte, verschlechterte oder unverändert blieb (Abb. 1). In rund 50% der Fälle konnte durch die Sklerotherapie eine Verbesserung der Spermatozoen-Dichte erzielt werden; die Gesamtmotilität und Morphologie blieben jedoch in ihren Relationen unverändert (Abb. 2).

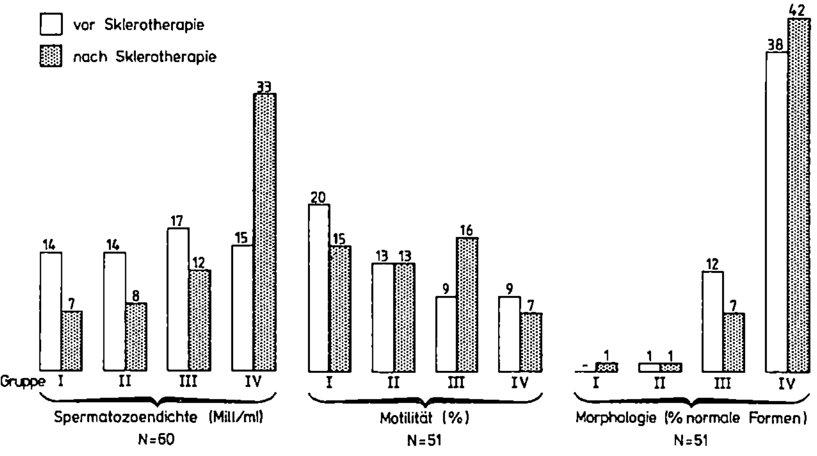

Abb. 1. Veränderungen der Spermaparameter Dichte, Motilität und Morphologie innerhalb und zwischen den Gruppen. (Klassifizierung nach MacLeod)

378

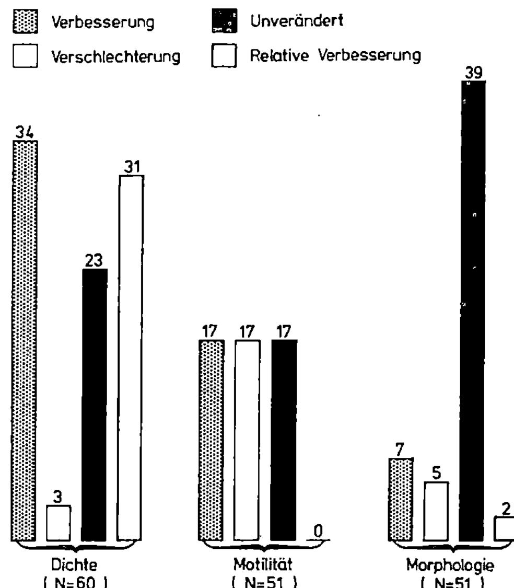

Abb. 2. Veränderungen der Spermaparameter Dichte, Gesamtmotilität und Morphologie 6 Monate nach Sklerotherapie der Varikozele bei 60 Männern

Die Frage nach der Effektivität kann damit sowohl für die Operation, als auch für die Sklerotherapie positiv beantwortet werden.

Wie häufig sind Komplikationen zu erwarten? Für die Anästhesie und Operation gelten die dabei üblichen Risiken. Postoperativ ist in ca. 7% der Fälle mit der Entstehung einer Hydrocele zu rechnen, die ihrerseits eine zusätzliche Therapie erforderlich machen kann [23].

Bei 244 Sklerotherapien, die bis Dez. 1982 in der Radiologischen Abteilung unseres Hauses durchgeführt wurden, gab es im wesentlichen nur leichte, meist passager auftretende Komplikationen (Tabelle 6). Sie reichten von der leichten Kontrastmittelallergie über passagere Flankenschmerzen während und kurz nach dem Eingriff bis zu schweren Thrombophlebitiden des jeweiligen Plexus pampiniformis, die in Einzelfällen eine stationäre Behandlung erforderlich machten.

Die Vor- und Nachteile der Sklerotherapie gegenüber der Operation – und damit kommen wir zur Beantwortung der dritten Frage – lassen sich wie folgt gegenüberstellen (Tabelle 7): Eine Sklerotherapie läßt sich stets ambulant durchführen, während dies für die Operation wegen des Narkoserisikos nicht immer der Fall sein kann. Lediglich Komplikationen erfordern im Falle der Sklerotherapie stationäre Beobachtung für einige Tage.

Die therapiebedingte Arbeitsunfähigkeit läßt sich auf 1–2 Tage begrenzen. Im Zeitalter der

Tabelle 6. Komplikationen nach perkutaner Sklerotherapie der Varikozele bei 244 Patienten

Kontrastmittelallergie (leicht)	7
Passagere Flankenschmerzen	58
Thrombophlebitis des Plexus pampiniformis	8

Tabelle 7. Vor- und Nachteile der Sklerotherapie

Vorteile	Nachteile
Ambulant durchführbar	Schwere Kontrastmittel-Allergie
Keine Narkose	Thrombose des Plexus pampiniformis
Keine Narben	(Germinale Spätschäden?)
Kaum Komplikationen	
Kostenersparnis	

„Kostendämpfung" ein nicht unerheblicher volkswirtschaftlicher Faktor. Da von den kassenärztlichen Vereinigungen das „ambulante Operieren" unterstützt wird, empfiehlt sich die Sklerotherapie als das ambulant am einfachsten anzuwendende Verfahren. Eine Narkose ist nicht erforderlich, da der Eingriff in LA durchgeführt wird. Die Komplikationsrate ist gering. Auftretende Komplikationen sind leicht beherrschbar.

Nachteile des Verfahrens sind die Gefahr schwerer unvorhersehbarer KM-Reaktionen und die in 8 von 244 Fällen bei uns beobachtete Thrombose des Plexus pampiniformis, die sich nicht zurückbildet. Mögliche germinale Schädigungen durch das Verödungsmittel müssen durch Langzeitbeobachtungen abgewartet werden.

Zusammenfassung

1. Die perkutane Sklerotherapie ist bei etwa 80% der Patienten mit idiopathischer Varikozele technisch durchführbar. Mit einer Persistenz muß in 3–5% der Fälle gerechnet werden.

2. Die Sklerotherapie ist ein komplikationsarmes Verfahren und in der überwiegenden Zahl der Fälle ambulant anwendbar.

3. In etwa 50% der Fälle kann eine Verbesserung der Fertilität durch Erhöhung der Spermien-Dichte erzielt werden; die Gesamtmotilität und Morphologie der Spermatozoen bleibt durch die Therapie unbeeinflußt.

4. Die perkutane Sklerotherapie empfiehlt sich als Alternative zur Operation, da sie gleich gute

Ergebnisse liefert, billiger ist und kaum Komplikationen hat.

Literatur

1. Bähren W, Lenz M, Porst H, Wierschin W (1983) Nebenwirkungen, Komplikationen und Kontraindikationen der perkutanen Sklerotherapie der Venae spermatica interna zur Behandlung der idiopathischen Varikozele. Fortschr Roentgenstr 138:172-179. - 2. Boeminghaus H, Kollias G, Haensch R (1973) Subfertilität und Varikozele. Z Urol 66:443-449. - 3. Brown JS (1976) Varicocelectomy in the subfertile male. Fertil Steril 27:1046. - 4. Charny CW, Baum S (1968) Varicocele and infertility. JAMA 204:1166. - 5. Dubin L, Amelar RD (1975) Varicocelectomy as therapy in male infertility. Fertil Steril 26:217. - 6. Fritjofsson A, Ahlberg NE, Bartley O, Chidekel N (1966) Treatment of varicocele by division of the spermatic vein. Acta Chir Scand 132:200. - 7. Gall H, Schnierstein J, Glowania HJ (1979) Fertilitätsverbesserung beim Mann durch Varikozelenoperation? Urologe [A] 18:183. - 8. Gall H, Lenz M (1983) Comparative haemodynamic evaluations of varicocele by bidirectional Ultrasonic-Doppler-Sonography and phlebography of the internal spermatic veine. Andrologia (im Druck). - 9. Gasser G (1971) Varicocele. Wien Klin Wochenschr 26:484. - 10. Haselberger J, Knebel L, Ludwig G (1982) Long-term results after surgical treatment of an idiopathic varicocele. In: Jecht EW, Zeitler E (eds) Varicocele and male infertility. Springer, Berlin Heidelberg New York, pp 180-185. - 11. Kaufmann J, Klosterhalfen H, Schirren C (1974) Operative Therapie der Verschlußaspermie und der idiopathischen Varikozele. Urol Int 29:184. - 12. Klein PM (1971) Ergebnisse der operativen Therapie bei Infertilität des Mannes. Verh Dtsch Ges Urol 34:258. - 13. Klosterhalfen H, Schirren C, Wagenknecht LV (1979) Pathogenese und Therapie der Varikozele. Urologe [A] 18:187. - 14. Knöner H, Dathe G (1971) Verbesserung der Ergebnisse der Varikozelenoperation durch präoperative Serienphlebographien. Verh Dtsch Ges Urol 25:335. - 15. Lima SS, Castro MP, Costa OF (1978) A new method for the treatment of varicocele. Andrologia 10:103-106. - 16. Lindholmer G, Thulin L, Eliasson R (1975) Semen characteristics before and after ligation of the left internal spermatic veins in men with varicocele. Scand J Urol Nephrol 9:117. - 17. Palomo A (1949) Radical cure of varicocele by a new technique. J Urol 61:604. - 18. Riedl P, Lunglmayr G (1982) Results of transfemoral testicular vein obliteration using a balloon catheter. In: Jecht EW, Zeitler E (eds) Varicocele and male infertility. Springer, Berlin Heidelberg New York, pp 135-138. - 19. Robb WAT (1955) Operative treatment of varicocele. Br Med J 2:355. - 20. Schieferstein G, Kasseckert H (1982) Spermatologic results preceeding and following varicocele surgery. In: Jecht EW, Zeitler E (eds) Varicocele and male fertility. Springer, Berlin Heidelberg New York, pp 186-191. - 21. Scott LS, Young D (1962) Varicocele: A study of its effect on human spermatogenesis and of the results produced by spermatic vein ligation. Fertil Steril 13:325. - 22. Wagenknecht LV (1982) Complications of surgery for varicocele. In: Jecht EW, Zeitler E (eds) Varicocele and male infertility. Springer, Berlin Heidelberg New York, pp 173. - 23. Wallijn E, Desmet R (1978) Hydrocele: A frequently overlooked complication after high ligation of the spermatic vein for varicocele. Int J Andrology 1:411-415. - 24. Weißbach L (1978) Die idiopathische Varikozele - Eine Übersicht. Extr Urol 1:225-268. - 25. Zeitler E, Jecht E, Richter EI, Seyferth W (1980) Perkutane Behandlung männlicher Infertilität im Rahmen der selektiven Spermatica-Phlebographie im Katheter. Fortschr Roentgenstr 132:293-300. - 26. Zeitler E, Richter EI, Seyferth W, Grosse-Verholt R (1982) Sclerotherapy: Technique and results. In: Jecht EW, Zeitler E (eds) Varicocele and male fertility. Springer, Berlin Heidelberg New York, pp 139-146

Priv.-Doz. Dr. D. Bach
Urolog. Abt. Bundeswehrkrankenhaus Ulm
Oberer Eselsberg 40
D-7900 Ulm

Blasenekstrophie

Verhandlungsbericht der Deutschen Gesellschaft
für Urologie, 35. Tagung (1983), 381/382
© Springer-Verlag Berlin Heidelberg 1984

Moderatoren: R. Hohenfellner, Mainz; A. Sigel, Erlangen; A. Singer, München

Kosmetische oder funktionelle Korrekturen bei Blasenekstrophie, wo liegen die Prioritäten?

M. Westenfelder

Die Blasenekstrophie ist eine Anomalie, die den gesamten Urogenitaltrakt, die Bauchdecken, den Beckenboden und das Skelettsystem betrifft und Psyche und Sexualität tangiert. Sie verursacht unzählige Einzelprobleme, bei deren Versorgung Prioritäten zu setzen sind, um zu verhindern, daß zwar einzelne dieser Probleme perfekt gelöst erscheinen, dafür der Gesamtzustand aber in keiner Weise befriedigt.

Das Endziel unserer Behandlung hat selbstverständlich nicht der rekonstruierte Harntrakt, sondern der Mensch zu sein, dem es durch unsere Bemühungen ermöglicht wurde, sich einigermaßen normal zu entwickeln, um dann ein selbständiges Leben führen zu können.

Grundvoraussetzung dafür ist es, das Behandlungstrauma sowohl physisch als auch psychisch so gering wie möglich zu halten und die Isolation bei langen Krankenhausaufenthalten zu vermeiden. Um dieses eigentliche Ziel zu erreichen, muß aber auch die Nierenfunktion sicher konserviert, eine soziale Kontinenz garantiert, eine befriedigende Körperform geschaffen und ein funktionstüchtiges Genitale rekonstruiert werden.

Vergleichsweise zweitrangig ist dabei eine Blase mit befriedigender Kontinenz, wenn diese isoliert und zu Lasten eines oder mehrerer der Hauptziele geschaffen wurde. Sie mag allein den Operateur begeistern, den mißgestalteten und traumatisierten Patienten aber wenig sinnvoll erscheinen, wenn er dies z.B. durch rezidivierende Infektionen, eine unbefriedigende Kosmetik und einen funktionsuntüchtigen Penis erkauft.

Obwohl das Idealziel der Zukunft die Fähigkeit zur primären funktionellen und kosmetischen Rekonstruktion bleibt, an der an mehreren Zentren intensiv und mit steigendem Erfolg gearbeitet wird, muß uns bewußt sein, daß dieses Ziel nur an wenigen Zentren auch wirklich erreicht

wird, bei Versager- und Komplikationsquoten von ca. 30 bis 40%, trotz großer und langjähriger Erfahrung, interdisziplinärer Therapieplanung, Selektion geeigneter Patienten und einem großen Anteil nicht voroperierter Patienten.

Da aber Blasenekstrophien weltweit versorgt werden und zwar mit außerordentlich verschiedenen Erfolgen, sollten wir Richtlinien angeben und Prioritäten setzen, um zu verhindern, daß die alten Fehler mit neuen Mitteln immer wieder und auf Kosten der Patienten gemacht werden.

Fragen wir uns daher nach dem augenblicklichen Stand unserer medizinischen Leistungsfähigkeit bezüglich der Versorgung der Blasenekstrophie, so stellen wir fest, daß wir den kosmetischen Verschluß mit Schaffung eines Nabels und Mons pubis beherrschen, daß wir das männliche und weibliche Genitale anatomisch und funktionell rekonstruieren können, daß wir vor allem durch Ureterosigmoideostomie und Colonconduit die Harnableitung relativ gut im Griff haben und damit auch das Problem der Harnwegsinfektion und daß orthopädische Probleme im Hintergrund stehen.

Unbefriedigend dagegen sind weltweit die Versuche mit der funktionellen Rekonstruktion der Blase. Sie liegen zwischen vier und 25%, letztere Zahl als Sammelstatistik aus mehreren renommierten Kliniken von J.H. Johnston zusammengestellt [1].

Meist unbefriedigend war bisher auch die plastische und funktionelle Rekonstruktion des Genitale bei Knaben und zwar, weil dem Genitale im Kindesalter keine große Bedeutung zugemessen wurde und die Hoffnung bestand, daß in der Pubertät schon alles wachsen und sich normalisieren würde [2]. Schließlich aber auch, weil das Hauptaugenmerk auf der Rekonstruktion der Blase und der Bauchdecken lag.

Auch heute noch wird dieses Problem vielfach unterbewertet, obwohl wir um die enormen psychosexuellen Probleme dieser Kinder und Erwachsenen wissen.

Daraus muß abgeleitet werden, daß Blasenekstrophien nur nach eingehender Bestandsaufnahme an Zentren mit ausreichender Erfahrung, nach Aufklärung und Einbeziehung der Familie in die interdisziplinäre Therapieplanung operiert werden sollten [3].

Es muß eine möglichst rasche, sichere und atraumatische Lösung angestrebt werden, wofür sich je nach den Gegebenheiten zwei therapeutische Richtlinien anbieten:

1. Bei geeigneten Verhältnissen, großer Blasenplatte, ausreichendem Phallus und ohne vorangegangene Operation, vor allem aber bei Mädchen, die vollständige Rekonstruktion mit kontinenter Blase und funktionstüchtigem Genitale oder aber

2. der primäre Verzicht auf die Rekonstruktion bei ungeeigneten Verhältnissen, Voroperationen, kleiner Blase und kleinem Phallus. Dann muß dem kosmetisch befriedigendem Bauchdeckenverschluß, der antirefluxiven Harnableitung und

der anatomischen und funktionellen Genitalkorrektur der Vorzug gegeben werden.

Beide Arten des Vorgehens erfordern einschlägige Erfahrung und Einfühlungsvermögen in die Situation des Kindes und der Eltern. Unser Ziel sollte zwar das Optimum sein, dies entspricht bei der Blasenekstrophie aber nicht dem normalisierten Harntrakt, sondern dem normalisierten Patienten.

Literatur

1. Johnston JH (1979) Epispadias in: Campbell's Urology, vol 2. Saunders, Philadelphia London Toronto, pp 1663–1671. – 2. Chisholm TC (1969) Extrophy of the urinary bladder in: Pediatric Surgery, vol 2. Year Book Medical Publishers, Chicago, pp 1213–1232. – 3. Jeffs RD (1979) Extrophy in: Campbell's Urology, vol 2. Saunders, Philadelphia London Toronto, pp 1672–1696

Prof. Dr. M. Westenfelder
Leit. Oberarzt der Urolog. Abteilung
Zentrum Chirurgie der Universität
Hugstetter Str. 55
D-7800 Freiburg i. Br.

Verhandlungsbericht der Deutschen Gesellschaft
für Urologie, 35. Tagung (1983), 383–386
© Springer-Verlag Berlin Heidelberg 1984

Frühzeitige Totalrekonstruktion der Blasenekstrophie

K.M. Schrott, A. Sigel und G. Schott

Argumente für die frühzeitige Aufbauplastik

1. Der *Blasenverschluß soll so früh als möglich* durchgeführt werden, da bereits nach zwei Wochen infolge mechanischer Irritation und chronischer Entzündung eine plattenepitheliale Metaplasie mit polypoiden hypertrophen Formationen der Blasenschleimhaut einsetzt (teils auch Bild der Darmmukosaplaques) mit evtl. späterer maligner Entartung. Ein rechtzeitiger Verschluß *verhindert die Umwandlung in abnorme Muskosa* (Jeffs). Kontrollbiopsien sind zu empfehlen wegen der Ca-Inzidenz bei Unbehandelten (Harzmann).
2. Die *rekonstruierbare Blasenkapazität* ist in den meisten Fällen nach primärem Verschluß mit *Schaffung eines Auslaßwiderstandes auffallend besser.* Eine auch nur partielle Kontinenz mit rhythmischer Füllung und Entleerung der Blase stimuliert das Wachstum. Kleine fibröse Blasenplatten mit muskulärem Defekt sind anfangs selten und vielfach erst nach jahrelang versäumten Verschluß zu beobachten. (Nur diese sind dann eine Kontraindikation für die Aufbauplastik.)
3. Wegen der Hernien- und Prolapsfolgen ist ohnehin ein wirksamer Verschluß der Rektusdiasthase und ebenfalls eine Beckenringadaption notwendig.
4. Die *Betroffenen können fertil werden,* falls eine ausreichende Genitalrekonstruktion vorgenommen wird (Williams). Die *männliche Epispadie* bedarf deshalb ohnehin einer Korrektur für eine Harn- und Samenröhre nebst Penisstreckung für die Kohabitation. Bei der *weiblichen Epispadie* soll der meist zu ventral, mitunter blasenhalsnahe liegende Introitus vaginae umgekehrt V-förmig umschnitten, perinealwärts verlegt und später bedarfsweise erweitert werden (YV-Technik). Damit ist gleichzeitig die Voraussetzung für die Formung einer längeren Harnröhre aus seitlichen Hautstreifen unter Verwendung der kleinen Schamlippen gegeben mit posteriorer und anteriorer Nahtreihe, Unterpolsterung mittels Bulbocavernosusplastik und anteriores Decken durch Klitorisvereinigung und Aufbau des Mons pubis.

Zur Realisierung sind in den meisten Zentren mehraktige Aufbauplastiken vorgeschlagen worden („staged approach" nach Jeffs, 1978). Der erste Schritt besteht in einem möglichst frühzeitigem Verschluß der Blasenspalte bei Belassen der Epispadie mit kompletter Inkontinenz. Ansell (1975) führt dieses Manöver binnen 48 Stunden aus, also noch in der Neonatal-Periode, in der die Beckenknochen leichter verformbar sind (Pliability). Andere zögern Monate bis zum ersten Jahr. Die Beckenringadaption wird dann zunehmend erschwert und bedarf häufiger einer beidseitigen ileosakralen Osteotomie. Weitere Operationen folgen im 3. und 4. Lebensjahr: Blasenhalsaufbau nach Young-Dees(-Leadbetter), teils mit zusätzlicher Inkontinenzplastik mittels Suspension nach Marshall-Marchetti und Antirefluxplastik. Die Korrektur des epispadischen Penis ist dann für das 4. und 5. Jahr vorgesehen.

Eigene Taktik seit 1976 (s. Tabellen 1–3)

In Erlangen operieren wir frühzeitig in der 4. bis 6. Woche, sobald die ligierte Nabelschnur abgefallen ist. Der Säugling ist dann kardiopulmonal operationsstabil für eine weitgehende *Totalrekonstruktion* (Dauer $3\frac{1}{2}$–4 Stunden bei einaktiver Zusammenfassung aller Aufbauschritte): nämlich Verschluß der Blasenekstrophie bedarfsweise mit

Antirefluxplastik nach Cohen; Blasenhalsaufbau nach Young-Dees, seltener als trigonale Tubularisierung nach Leadbetter mit kranialer UCN beidseits; evtl. mit trigonaler VY-Verschiebung zum Herauslösen einer retrahierten Pars prostatica nebst Colliculus aus dem Rezessus des zu breiten Blasenhalsdreiecks; simultan bei weicher nachgiebiger und nicht zu kurzer epispadischer Rinne Urethralplastik bis normotop in die Glans; alternativ bei zu starker Verkürzung penoskrotaler Harnröhrendurchzug zwischen den Crura der Penisschwellkörper; zusätzlich Inkontinenzplastik mittels anteriorer urethraler Corpus-Cavernosum-Interposition (Young-Cantwell), bedarfsweise

Tabelle 1. Erlanger Konzept der frühzeitigen Totalrekonstruktion

1. Verschluß ohne Osteotomie nach Abfallen der Nabelschnur in 4–6 Wochen sicher möglich (kein Rezidiv!)

2. Zusammenfassen aller wesentlichen Aufbauschritte – vor allem Blasenhals und hintere Harnröhre – wegen erschwerter Zugänglichkeit nach Symphysenverschluß (Formung der prostatischen Ladekammer entscheidend für Fertilität)

3. Blasen mit Auslaßresistenz und rhythmischer Füllung entwickeln sich rascher

4. Schutz der Blasenschleimhaut vor Umwandlung in abnorme Mucosa

Tabelle 2. Wichtige Gesichtspunkte zur Aufbauplastik

1. Spannungsfreier Blasenspaltenverschluß. Voraussetzung: Ablösen von Schambeinästen beidseits! Dann Einsinken als Bauchorgan

2. Beseitigen der Rektusdiastase: Breites Freipräparieren der Faszienränder vor Vereinigen mit Zugnähten; Schambeinäste adaptieren dann leichter

3. Beckenringadaption auf unter 2 cm mit Symphysennaht = Leitschiene für bindegewebige Syndesmose (Neonatal infolge Biegsamkeit besonders leicht)

4. Bilaterale ileosakrale Osteostomien bei primärer Dehiszenz von über 4 cm, kaudaler Lateralisation und im Alter über 2 Jahren begrenzt hilfreich
   ad 2 und 3
   Beseitigung der Rektusdiastase und Beckenringadaptation (unter 2 cm intraoperativ) ist eine wichtige Voraussetzung:
   a) Gegen spätere Unterbauchhernien und Genitalprolaps
   b) Für die Kontinenz (Abstemmen des Blasenhalses gegen Widerlager bei Bauchpresse; zudem retrosymphysäre Suspension möglich)

Tabelle 3. Blasenhalsaufbau

1. Methode der Wahl = Young-Dees (trigonale Tubularisierung nach Leadbetter mit UCN beidseits nur bei refluxiven Ostien mit kurzem Colliculusabstand oder laterokaudaler Lage)

2. Alternativ bilateral angelegte Kelly-Nähte zur Invagination eines zu weiten Blasenhalses nach Vor-OP und schwerer Zugänglichkeit nach narbigem Symphysenschluß

3. Tanagho-Rohr nicht sinnvoll, da Blasenvorderwand immer narbig

Zusätzliche Inkontinenz-OP:

a) Suspension nach Marshall-Marchetti

b) Überkreuzen oder Adaption des Diaphragma urogenitale über hinterer Harnröhre

c) Anteriore urethrale Corpus-Cavernosum-Interposition (später bedarfsweise posterior)

später zusätzlich posterior, so daß die Harnröhre hauptsächlich in ihrem hinteren und mittleren Verlauf zwischen die elastischen Penisschwellkörper eingezwängt wird, gleichsam als Sphinkter externus-Ersatz. Zudem werden neben der Blasenhalsumformung zu einem tubulo-elastischen Rohr nach Young-Dees (oder Einengung mittels Kelly-Nähten) die seitlich von den klaffenden Schambeinästen abgelösten puboprostatischen Bandmassen und anteriore Anteile des Diaphragma urogenitale als weitere Schicht über der hinteren Urethra gekreuzt vernäht.

Die Crura der Corpora cavernosa penis werden zur besseren Streckung partiell anterior von den aufsteigenden Schambeinästen gelöst (Johnston-Manöver). Durch die Beckenringadaptation schieben sich dann die überschüssig ausgebildeten Crura nach vorne mit der Folge einer relativen Penisverlängerung und besseren Streckung. Teilweise kann jedoch eine zu starke Beckenringadaption zu einer kranialen Inversion des im ap-Durchmesser zu schmalen Beckens führen, so daß der Penis relativ wieder im Unterbauch versinkt. Deshalb ist die Annäherung der Schambeinäste auf 1–2 cm voll ausreichend mit Symphysennaht als Leitlinie für die spätere derbe bindegewebige Syndesmose. Die bereits in Höhe der sich vereinigenden Crura aufliegende Chorda wird bilateral zur gebildeten Harnröhre disseziert, stärker vor allem im distalen, relativ hypoplastischen und gekrümmten Bereich der Penisschwellkörper. Danach legen wir besonderen Wert auf das breite Freilegen der Faszienränder längs der Rektusdiastase mit Verlängerung der Schnittlinien bis in

die Mittelbauchregion (nebst kosmetischem An-
legen einer Nabelgrube). Dann werden mit starken
Dexon-Zugnähten sukzessive die umgekehrt V-
förmig klaffenden Rektusränder über der vorher
zweireihig verschlossenen Blase zusammenge-
zogen. Danach gelingt es wesentlich leichter, den
noch weichen Beckenring bzw. die klaffenden
Schambeinäste mittels 2–3 kräftiger U-Nähte aus
Mersilene (Stärke 2) weitgehend zu adaptieren.
Die Hautdeckung kann dann spannungsfrei in der
Medianlinie erfolgen mit dem Vorteil, daß keine
Narbenzüge in potentiellen Stomaregionen ent-
stehen wie beispielsweise bei Verschiebelappen
nach Allen. Auf das Dorsum penis wird nach der
Epispadie-Korrektur entweder aus der ventralen
überschüssigen Hautschürze ein asymmetrischer
Schwenklappen gebracht mit kosmetisch günstiger
Betonung des penopubischen und penoskrotalen
Ansatzes. Alternativ verwenden wir eine U-förmig
eingeschnittene, auf das Dorsum des Penis ver-
schobene, ursprünglich penoskrotale Hautbrücke.

Diese weitgehend komplette Rekonstruktion
erspart den Kindern vielfache Nachoperationen.
Frühzeitige, auch nur partielle Kontinenz fördert
die Blasenkapazität und damit letztlich die Voraussetzungen für eine spätere ausreichende, sozial
tragbare Kontinenz (wenigstens über 2–3 Stunden). Gleichzeitig können wir mit dem Konzept:
der Adaption der Rektusfaszie folgt der Knochen,
nicht nur 4 bis 6 Wochen alte Säuglinge sicher
korrigieren (in unserer Serie kein Fall aufgeplatzt),
sondern wir haben mehrmals mit dieser Taktik zu-
gewiesene Rezidive meist ohne bilaterale ileosakrale Osteotomie zuverlässig geschlossen.

Weiterhin sind bisher keine Aufstauschäden in
den oberen Harnwegen aufgetreten. Wir leiten in
der postoperativen Phase mittels Cystofix so lange
ab, bis der spontane Urinfluß nach Abschwellen
sicher ist (meist ca. 1 Monat).

Im präoperativen Kappenzystogramm nachgewiesenen vur-Reflux operieren wir ab Grad IIa
Dwoskin-Perlmutter sofort. Die erst nach der Aufbauplastik nachweisbaren leichteren Refluxgrade
sistieren nach unseren Erfahrungen wieder in über
50%! Nur ¼ bis ⅕ unserer Fälle haben danach
einen gravierenden Reflux Grad III D.P., der nach
wenigen Monaten im Intervall nach Cohen korrigiert wird (s. Tabellen 4 und 5). Dieses zurück-
haltende Konzept vermeidet das höhere Risiko
generell prophylaktischer, beidseitiger Antireflux-
Operationen, die zusätzlich zu dem immer notwendigen Blasenhalsaufbau infolge des größeren
trigonalen Traumas eine Gefahr für das spätere
Blasenwachstum bedeuten können.

In schätzungsweise ⅓ der Fälle wird schon im

Tabelle 4. Refluxsituation bei 17 Blasenekstrophien (Erlangen 1973–82)

Präoperatives			
Kappen-Zystogramm:		1/ 9 Patienten positiv	
		(nur Grad IIa D.P.)!	
Reflux nach Aufbauplastik:		14/17 Patienten positiv	

4× einseitig, 10× beidseits		24 NE, davon:	
Grad D.P.	Spontan sistiert	Persistiert	OP nach Cohen
3× I	2×	1×	–
14× II	7×	7×	1×
7× III	?	?	7× (1 Rezidiv → IIa)
0× IV	–	–	–

Rezidiv-HWI (ohne Fieber): häufiger 5/17; selten 4/17;
infektfrei 8/17

Postoperative AUR: alle 17 Pat. = 34 NE ohne Aufstau,
oder PN-Destruktion (1× pelvine Ureterektasie)

Tabelle 5

Das präoperative Kappenzystogramm zeigte nur selten
   die postoperative Situation (OP ab Grad II Dwoskin-
   Perlmutter)
Nach Aufbauplastik waren 24 von 34 NE refluxiv,
   davon nur 1/4 mit Grad III
Ab Grad III protektive Antirefluxplastik nach Cohen
   (7 NE bei 6 Patienten)
Leichtere Grade sistieren spontan in über 50%!
Deshalb prophylakt. antirefluxive OP nicht generell
   zu empfehlen;
Ausnahme: kaudolateral ektope Ostien mit nötiger
   kranialer Verlagerung zum Halsaufbau.

Kindesalter eine gute Kontinenz erzielt, bei einem
weiteren Drittel eine partielle Kontinenz mit noch
mangelhafter Blasenkapazität und Auslaßresistenz. Von diesem Kollektiv bessert sich jedoch
der größte Teil schon während der Pubertät zu
einer ausreichenden sozialen Kontinenz (s. hierzu
unsere vorläufigen Ergebnisse in Tabelle 6).

Die restlichen Fälle mit nicht tolerabler Inkontinenz, vor allem bei nicht zunehmender Blasenkapazität, können später immer noch einer supravesikalen Harnableitung zugeführt werden: z.B. in
Form eines Sigma-Conduits oder einer Ureterosigmoidostomie. Die vorausgegangene Aufbauplastik
ist dann in jedem Fall hilfreich und notwendig,
nicht nur in Bezug auf die Genitalrekonstruktion
und Beseitigung der Rektusdiastase mit Hernien-

Tabelle 6. Vorläufiges Ergebnis von 17 Blasenekstrophie-Rekonstruktionen in Bezug auf Kontinenz (Erlangen 1973–1982)

Fallzahl (10 ♂ , 7 ♀)	17
Kontinent (über 2 h)	3
Potentiell kontinent (< 4 J, Mikt. i. Strahl ohne Streßinkont.)	3
Partiell kontinent (1–2 h, social dry)	7
Inkontinent	4

9× einaktige Totalrekonstruktion (darunter 2 auswärtige Rezidive)

8× mehraktige Aufbauplastik (dabei 5× Osteotomie)

und Prolapsgefahr, sondern auch wegen des Zeitgewinns. Drastisch ausgedrückt: vom Zeitpunkt der Coffey-OP tickt die Uhr! Ca. 50% davon haben bereits nach 10 Jahren grobe Schäden in den oberen Harnwegen. Das von Urdanetta (1966) kalkulierte Krebsrisiko liegt bei 7%. Deshalb sollte man diese Frist von 10–25 Jahre für die Zeit der Pubertät und Partnerwahl reservieren. Ein erheblicher Teil wird wegen der Folgen der Kloake später durch einen definitiven Conduit protegiert werden müssen. Mit 40 oder 50 Jahren wird ein Stoma leichter akzeptiert. Bei Unterlassen der Aufbauplastik zugunsten einer primären supravesikalen Harnableitung ist leider das Schicksal eines „Urinary Cripple" vorzeitig besiegelt und die Chance zu einer weitgehend normalen Rekonstruktion verpaßt.

Literatur

Allen TD, Spence HM, Salver KE (1974) Reconstruction of the external genitalia in exstrophy of the bladder. J Urol 111:830–834. – Ansell JS (1975) Vesical exstrophy. In: Glenn JF (ed) Urologic surgery. Harper & Row, Hagerstown, pp 316–322. – Cantwell FV (1895) Operative treatment of epispadias by transplantation of the urethra. Ann Surg 22:689. – Cohen SJ (1975) Ureterozystoneostomie: eine neue Antirefluxtechnik. Akt Urol 6:1. – Dees JE (1949) Congenital epispadias with incontinence. J Urol 62:513–522. – Harzmann R (1983) Harnblasenexstrophie und Malignonentwicklung. Vortrag, Arbeitsgemeinschaft Kinderurologie in Frankfurt. – Jeffs RD (1978) Exstrophy and cloacal exstrophy. Urol Clin North Am 5:127–140. – Johnston JH (1975) The genital aspects of exstrophy. J Urol 113:701–705. – Kelly HA (1913) Incontinence of urine in women. Urol Cutan Rev 17:291. – Leadbetter GW Jr (1964) Surgical correction of total urinary incontinence. J Urol 91:261. – Marshall VF, Marchetti AA, Krantz KE (1949) The correction of stress incontinence by simple vesicourethral suspension. Surg Gynecol Obstet 88:509. – Sacher P, Rickham PP, Stauffer UG (1982) 10 Jahre Rekonstruktionschirurgie bei Blasenekstrophie. Z Kinderchir 35:69–72. – Spence HM, Hoffmann WW, Fosmire GP (1979) Tumour of the colon as a late complication of ureterosigmoidostomy for exstrophy of the bladder. Br J Urol 51:466–470. – Urdanetta LF, Duffell D, Creevy CD, Aust JB (1966) Late development of primary carcinoma of the colon following ureterosigmoidostomy; report of 3 cases and literature review. Ann Surg 164:503–513. – Williams DI (1974) The male genital defect. Handbuch der Urologie XV Supplement. Springer, Berlin Heidelberg New York, S 269. – Young HH (1922) An operation for cure of incontinence associated with epispadias. J Urol 7:1

Prof. Dr. K.M. Schrott
Urologische Universitätsklinik
Maximiliansplatz
D-8520 Erlangen

Verhandlungsbericht der Deutschen Gesellschaft
für Urologie, 35. Tagung (1983), 387–389
© Springer-Verlag Berlin Heidelberg 1984

Vergleichende Untersuchungen zur operativen Therapie der Blasenekstrophie

F. Truss

Mit der Aufgabe, ein an Blasenekstrophie leidendes Kind zu operieren, steht der Operateur vor dem schweren Problem, über das fernere Schicksal des Patienten entscheiden zu müssen, ohne daß dieser selbst an dem Entscheidungsprozeß teilhaben kann. Bei der zu treffenden Entscheidung geht es im wesentlichen darum, den Stellenwert von Lebenserwartung einerseits und Lebensqualität andererseits gegeneinander abzuwägen. Bei den 26 von uns operierten Kindern verstanden wir unter mehr „Lebensqualität":

1. die Harnableitung über einen Sphinkter und damit den Verzicht auf ein Urinal,
2. einen kosmetisch befriedigenden Aspekt der betroffenen Region,
3. einen unbeeinträchtigten Schulbesuch sowie die problemlose soziale Eingliederung und
4. das Ermöglichen sexueller Beziehungen.

Diese Ziele haben wir versucht auf vier verschiedenen Wegen zu erreichen. Bei 10 längstens vor 32 Jahren operierten Kindern wurden lediglich die Blasenplatten entfernt, die Harnleiter nach Coffey umgepflanzt und das Genitale rekonstruiert. Drei der noch zu erreichenden Patienten boten funktionell ein gutes, kosmetisch jedoch ein weniger zufriedenstellendes Ergebnis.

Vor über 20 Jahren wurde die Blasenaufbauplastik in Verbindung mit Ileotomie und Symphysencerclage propagiert. Wir haben dieses Verfahren aufgegriffen und bei 15 Patienten teils den Blasensphinkter aufgebaut, teils eine Blasen-Rektum-Anastomose angelegt. Alle Kinder gewannen deutlich an Lebensqualität. Lediglich bei wenigen Ausnahmen führte mangelnde Überwachung und schlechte Nachsorge zu Komplikationen. Abbildungen 1–3 zeigen 3 Etappen eines über 17 Jahre gehenden Verlaufes.

Von 7 Kindern, bei denen der Blasensphinkter rekonstruiert wurde, sind ein Junge und zwei Mädchen kontinent geworden. Die Kinder besaßen primär eine relativ große Blasenplatte. Trotz des Teilerfolges hinsichtlich der Blasenfunktion haben wir dieses Verfahren seit Jahren verlassen, weil die uns überwiesenen Kinder entweder eine zu kleine Blasenplatte besaßen oder bereits erfolglos voroperiert worden waren. Ferner zeigte sich, daß der Urin der zwar kontinent gewordenen aber postoperativ schlecht überwachten Kinder nicht steril wurde.

Die Kontinenz hatte regelmäßig einen vesikorenalen Reflux zur Folge. Der Sphinkter war mehr narbig starr als muskulär kontraktil. Daher wurde neben einer leichten Streßinkontinenz auch ein durch Reflux vergrößerter Restharn beobachtet.

Die 8 mit einer Blasen-Rektum-Fistel behandelten Kinder sind zwar alle kontinent geworden. Sie zeigen jedoch, wie rechts dargestellt ist, ebenfalls einen, wenn auch weniger ausgeprägten Reflux. Nachuntersuchungen ließen erkennen, daß bei beiden Varianten die Nierenfunktionswerte, trotz Reflux und chronischem Harnwegsinfekt, bis zu 20 Jahren nach dem Eingriff in den Grenen der Norm verbleiben und die Urogramme nur geringfügige Veränderungen zeigen. Trotzdem haben wir inzwischen auch die zweite Variante aufgegeben.

Demgegenüber ist die Korrektur des knöchernen Beckens zum festen Bestandteil unserer in einer Sitzung durchgeführten Operation geblieben. Sie ermöglicht eine spannungsfreie und weitgehend komplikationslose Weichteilkorrektur. Die primär weit auseinanderweichenden Musculi recti und der entstehende Hautdefekt lassen sich ohne plastische Tricks kosmetisch günstig verschließen. Auch Harnröhre und Genitale können unter spannungsfreien Verhältnissen wesentlich leichter rekonstruiert werden. Die Mädchen bekommen ein weitgehend normales Genitale und

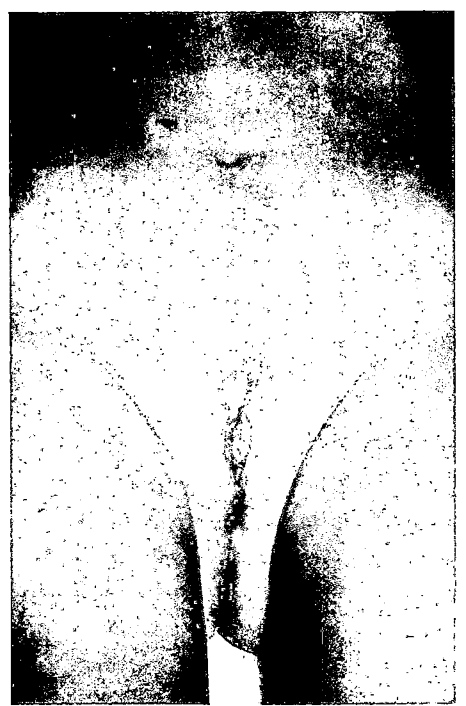

Abb. 1. Blasenekstrophie. 5 Jahre nach Aufbauplastik. Kontinent

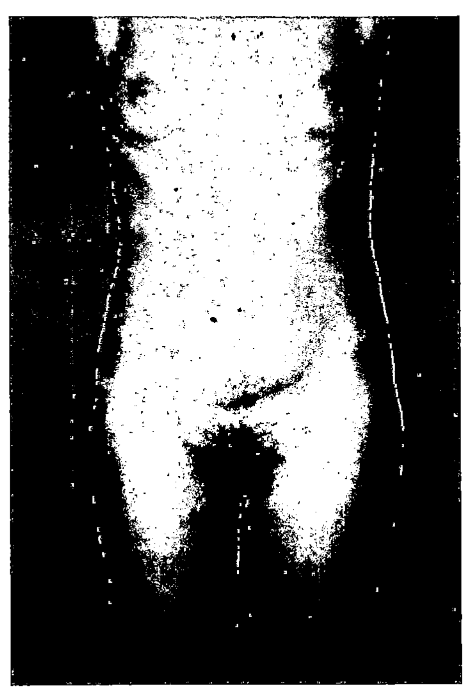

Abb. 2. Patientin wie Abb. 1, 12 Jahre nach der Operation

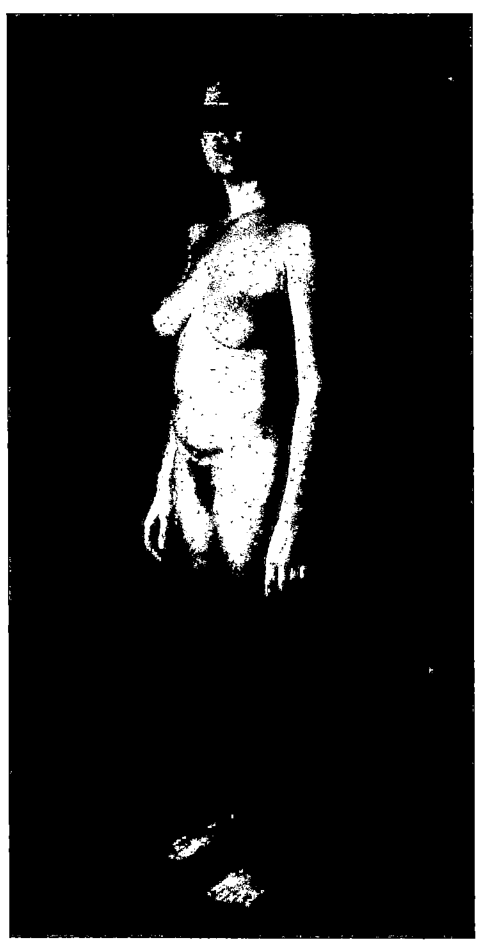

Abb. 3. Patientin wie Abb. 1, 17 Jahre nach der Operation

werden voll kohabitationsfähig. Bei Knaben läßt sich dann eine, wenn auch geringfügige Verlängerung des Penis erzielen, wenn dieser nicht rudimentär angelegt war.

Ein gewisses Problem ist der erforderliche Eingriff am Becken, dem in der Regel Orthopäden, Chirurgen und Urologen gleichermaßen als Neulinge gegenüber stehen. Daher ist es am günstigsten, wenn der operativ erfahrene Urologe diesen Teil der Operation mit übernehmen kann. Wurde die Symphysencerclage mit einem dicken Draht durchgeführt, so wird dadurch eine zusätzliche Ruhigstellung des osteotomierten Beckens überflüssig. Lediglich die dorsale Wunde erfordert intra- und postoperativ eine besondere Lagerung, da es sonst zur Sekundärheilung kommt.

Einen neuen Denkanstoß gab die Ureterosigmoidostomie nach Goodwin, da sie, besser als das Vorgehen nach Coffey, vor einem Rekto-Renalen-

Reflux schützt. Wir haben daher dieses Verfahren seit einiger Zeit, trotz der möglichen Spätfolgen, auch für die Korrektur der Blasenekstrophie übernommen. Somit besteht unser derzeitiges operatives Vorgehen in der Beckenoperation, der Extirpation der Blasenplatte, der Ureterosigmoidostomie nach Goodwin und der Rekonstruktion des Genitales.

Die Frage, ob man den aufgezählten Komplex von Operationen ein- oder mehrzeitig durchführen soll, ist nicht zuletzt auch eine Frage der Kondition des Operateurs. Mit Rücksicht auf die den Kindern aus der Hospitalisierung drohenden psychischen Schäden dürfte es nicht schlecht sein, mit einem einzigen Krankenhausaufenthalt auszukommen. Für den Operateur liegen die Vorteile darin, daß sich alle Etappen des Eingriffes unter technisch günstigen Voraussetzungen durchführen lassen.

Zusammenfassend können wir feststellen, daß es uns weitgehend möglich war, den mißgebildeten Kindern für die ersten beiden Lebensjahrzehnte eine nahezu normale Lebensqualität zu vermitteln. Dieser Umstand vermag uns jedoch nicht von dem unguten Gefühl zu befreien, daß mit der Operation der „count down" für irgendeine Spätkomplikation beginnt. Das Berufsleben eines Operateurs reicht offensichtlich nicht aus, um die Spätergebnisse seiner bei der Blasenekstrophie eingesetzten Operationstechnik selbst exakt beurteilen zu können.

Prof. Dr. med. F. Truss
Direktor der Urologischen Klinik und Poliklinik
der Universität Göttingen
Robert-Koch-Str. 40
D-3400 Göttingen

Verhandlungsbericht der Deutschen Gesellschaft
für Urologie, 35. Tagung (1983), 390/391
© Springer-Verlag Berlin Heidelberg 1984

Uretero-Sigmoideostomie im Kindesalter – klinische, psychische und soziale Aspekte

D. Frohneberg, H. Schulte-Wissermann und R. Hohenfellner

Zwischen 1967 und 1983 wurde an der Urologischen Klinik Mainz bei 40 Patienten mit Blasenekstrophie bzw. Epispadie die Uretero-Sigmoidostomie durchgeführt. Das Verhältnis männlicher zu weiblichen Patienten war 3:1.

Von 18 Kindern mit einem Nachbeobachtungszeitraum zwischen 5½ und 14 Jahren postoperativ (Mittel 8,4 Jahre) sind 9 Kinder zum Beginn des zweiten Lebensjahres operiert worden, die anderen 9 zwischen dem 6. und 14. Lebensjahr. Bei allen Kindern lag zum Zeitpunkt der Operation eine normale Nierenfunktion vor, entzündliche oder stauungsbedingte Veränderungen des oberen Harntraktes fehlten.

Neben der Kontrolle des oberen Harntraktes zur Beurteilung infektiöser Veränderungen wurden die psychischen und sozialen Aspekte bis zum Erreichen der analen Kontinenz, die Dauer der antiazidotischen Therapie sowie Einflüsse auf das Wachstum und den Metabolismus sowie psychisch-sexuelle Probleme und die soziale Entwicklung untersucht.

Der beschriebenen Entstehung von Tumoren an der ureterokolischen Anastomose wurde durch Untersuchung des Stuhles auf Blut und durch die Rektoskopie Rechnung getragen.

Als Parameter für die Pyelonephritis wurde neben der morphologischen Beurteilung des oberen Harntraktes die Blutsenkung und das C-reaktive Protein untersucht. Die Kontrolle des klinischen Verlaufes ergab bei 15 Patienten eine normale BSG, bei dreien war sie in der ersten Stunde zwischen 10 mm und 20 mm erhöht. Keines der Kinder hatte ein nachweisbares C-reaktives Protein.

Anamnestisch war bei einem Kind eine Pyelonephritis mit Flankenschmerzen und Leukozytose aufgetreten. Eines der Kinder hatte einen Skrotalabszeß in der Anamnese, in drei Fällen war

eine Epidydimitis diagnostiziert worden und in zwei Fällen wurde über Blutauflagerungen im Stuhl berichtet, die rektoskopische Abklärung ergab jedoch keinen pathologischen Befund.

Bei den Kindern, bei denen die Uretero-Sigmoidostomie innerhalb der ersten zwei Lebensjahre durchgeführt wurde, trat die anale Kontinenz im Alter zwischen 3 und 6 Jahren auf, bzw. vom Zeitpunkt der Operation an gerechnet zwischen 1,5 und 5 Jahren postoperativ. In dem Kollektiv der Kinder, die nach dem 6. Lebensjahr operiert wurden, wurde die anale Kontinenz zwischen dem 7. und 15. Lebensjahr erreicht, bzw. ¼ bis 5 Jahre postoperativ. Im Durchschnitt erreichten die frühoperierten Kinder also nach ca. 2,7 Jahren die anale Kontinenz, die älteren Kinder bereits nach ca. 1,7 Jahren postoperativ. Die älteren Kinder waren in der Regel bereits nach 3–6 Monaten vollständig kontinent, lediglich bei zwei Patienten kam es längerfristig, besonders nachts und z.B. im Zusammenhang mit dünnflüssigen Stühlen zu Kontinenzproblemen.

Weiterhin wurden die Auswirkungen der Uretero-Sigmoidostomie auf den Metabolismus und die körperliche Entwicklung der Kinder untersucht. Bei 3 Kindern war lediglich eine kurzzeitige, bei 9 Kindern war die antiazidotische Therapie 1–8 Jahre postoperativ beendet worden, bei 6 Kindern war die kontinuierliche antiazidotische Therapie erforderlich. Eine Erhöhung des Serum-Kreatininspiegels oder eine Verminderung der Kreatininclearance wurde nicht festgestellt. Die Meßwerte streuten um den Normalbereich. 3 der Serum-Kreatininwerte entsprachen den Erwachsenenwerten bei 17- bzw. 18jährigen Patienten. Für Serumharnstoff zeigt sich ein deutlicher Trend zu erhöhten Werten. Dies entspricht der Reabsorption von Harnstoff durch die Darmschleimhaut. Der effektive Nierenplasmastrom gemessen mit

390

J^{131}-Hippuran-Clearance lag im Normbereich, die prozentuale Verteilung zwischen rechter und linker Niere zeigte keinen signifikanten Unterschied.

Die Untersuchungen der Blutgasanalysen zeigten den aktuellen pH im Normbereich. Das Standard-Bicarbonat lag bei keinem Patienten unter 18 mval/l, der Base excess zeigte lediglich bei 4 Patienten eine Verschiebung im Bereich um –5.

Die Serum-Elektrolytwerte lagen generell im Normbereich, Hypokaliämie sowie eine signifikante Hyperchlorämie waren nicht feststellbar.

Entsprechend den normalen Stoffwechselbefunden war die körperliche Entwicklung der untersuchten Kinder normal. Die Körpergröße lag innerhalb der altersspezifischen Normgrenze, gleiches traf – mit zwei Ausnahmen von adipösen Patienten, die ca. 20 kg Übergewicht aufwiesen – für das Körpergewicht zu.

Durch Befragung der Eltern hinsichtlich psychischer und sozialer Probleme war bei 6 Kinder im präpubertären Alter lediglich in einem Fall über Verhaltensstörungen bzw. Schulschwierigkeiten berichtet worden. Bei 5 von 6 männlichen Kindern im Pubertätsalter wurden psychische und soziale Probleme berichtet, in 3 Fällen bestand ein deutlich gestörtes Verhältnis zur Mutter, in 4 Fällen wurden sexuelle Probleme bzw. Komplexe angegeben, wobei im Vordergrund die Unzufriedenheit mit der Größe bzw. dem Aussehen des Penis stand. Zweimal wurden Suiziddrohungen ernster Art vorgebracht. Die Mädchen im Pubertätsalter hatten diese Schwierigkeiten nicht.

Die psychischen Probleme richteten sich bei den Knaben vollständig auf die kosmetische Situation des äußeren Genitale, die Tatsache den Urin gemeinsam mit dem Stuhl über den Darm zu entleeren war nur von geringer Bedeutung.

Im Hinblick auf die geschilderten Untersuchungsbefunde stellen die Harnwegsinfekte nach Uretero-Sigmoidostomie unter antirefluxiver Implantationstechnik ein geringes Problem dar. Die anale Kontinenz wird früh erreicht, Wachstum und körperliche Entwicklung sind normal, die Nierenfunktion zeigte keine Verschlechterung, die metabolische Bilanz erforderte nur bei 30% der Patienten eine Fortführung der antiazidotischen Therapie als Dauermedikation. Psychische bzw. sexuelle Probleme sind vor allem bei pubertierenden Knaben zu erwarten. Diese Probleme beziehen sich nicht auf die Harnleiter-Darmimplantation sondern auf Funktion und Aussehen des äußeren Genitale. Diese Kinder bedürfen daher einer verstärkten psychischen Betreuung.

Die geschilderten Untersuchungsergebnisse sind unseres Erachtens ermutigend als Bestätigung des Konzeptes der primären Harnumleitung mit antirefluxiver Implantationstechnik der Ureteren in das Sigma und im Hinblick auf die Entwicklung der Kinder, die in ihrem sozialen Umfeld als gesund angesehen werden.

Literatur

1. Altwein JE, Jonas U (1977) Hohenfellner: Long-term followup of children with colon conduit urinary diversion and ureterosigmoidostomy. J Urol 118:832. – 2. Hohenfellner R, Frohneberg D, Straub E (1981) Blasenekstrophie. Akt Urol 12:206. – 3. Marberger M, Walz P, Hohenfellner R (to be published) Ureterosigmoidostomy and colonic conduit. Indications, technique and results. J Urol Nephrol (Paris). – 4. Marberger M (1977) Erfahrungen mit der Harnleiterdarmimplantation. In: Zingg E, Tscholl R (Hrsg) Die supraselektive Harnableitung. Huber, Bern S 210. – 5. Segura JW, Kelalis PP (1975) Long-term results of uretero-sigmoidostomy in children with bladder extrophy. J Urol 114:138. – 6. Straub E, Hohenfellner R (1977) Beobachtungen an Kindern mit Blasenekstrophie nach Harnumleitungsoperation (Ureterosigmoidostomie). Monatsschr Kinderheilkd 125–337

D. Frohneberg
Urologische Klinik und Poliklinik sowie
Universitätskinderklinik
der Johannes Gutenberg-Universität Mainz
Langenbeckstraße 1
D-6500 Mainz 1

Verhandlungsbericht der Deutschen Gesellschaft für Urologie, 35. Tagung (1983), 392/393
© Springer-Verlag Berlin Heidelberg 1984

Ureter-Darmanastomose nach Coffey bei Kindern, Langzeitergebnisse

H.-J. Pompino

Nach wie vor gibt es keine Methode der Wahl zur Behandlung von Kindern mit Blasenekstrophie. Derzeit wird die plastische Rekonstruktion wieder favorisiert.

Tabelle 1 gibt einen Überblick über 99 behandelte Kinder mit Blasenekstrophie aus den genannten 3 kinderchirurgischen Kliniken, die Geschlechtsverteilung und die Zahl der bisher operierten Kinder. In Tabelle 2 sind die Operationsmethoden und der Zeitraum, in dem die Operation ausgeführt wurde, sowie die Überlebenszeit und die Todesfälle zusammengestellt. Im Zusammenhang mit meinem Thema, Langzeitergebnisse nach Coffey-

Operation, sind nur die beiden vorletzten Zeilen von Bedeutung. In der drittletzten Zeile sind 20 von 1935-1955 durchgeführte Coffey-Operationen bei Kindern zusammengestellt. Im folgenden möchte ich ausschließlich über die Langzeitergebnisse von diesen 20 Kindern bzw. Erwachsenen berichten.

Um es vorwegzunehmen, die Langzeitergebnisse sind denkbar schlecht. Diese Erfahrungen decken sich mit den Angaben in der Literatur. Ines Williams hat schon 1969 darauf hingewiesen, daß nur wenige Patienten mit Coffey versorgter Harnableitung gute Langzeitergebnisse dokumentieren lassen.

Langzeitergebnisse der kinderchirurgischen Schweitzer Kliniken aus dem Jahre 1971 über 37 Ureterosigmoideostomien nach Matthiesen zeigen nach 5 Jahren in mehr als der Hälfte der betroffenen Kinder die Nieren unauffällig, nach 10-12 Jahren jedoch nur noch bei einem Drittel der Kinder. McFarlan berichtet 1969 über schlechte Langzeitergebnisse nach Ureterosigmoideostomie, besonders was die anale Kontinenz betrifft. Viele Literaturberichte bestätigten diesen Sachverhalt.

Tabelle 1. Kinder mit Blasenekstrophie 1925-1980 ($n =$ 99). (Kinderchir. Abt. Städt. Kr.-H. München-Schwabing; Urol. Abt. Kinderchir. Univ. Klinik München; Aus der Urol. Abt. der DRK-Kinderklinik Siegen/W.)

♂	72
♀	27
Operiert	87
Nicht operiert	12 (2)

Tabelle 2

OP-Methode	Zeitraum	$n = 87$	Postoperativ lebend				†
			5 Jahre	10 Jahre	20 Jahre	30 Jahre	
Plastische Rekonstruktion	1925-1940	7	5	3	3	2	5
Plastische Rekonstruktion	1970-1984	7	5	–	–	–	0
Ureterostomie	1950-1970	7	7	7	6	–	0
Ileumblase	1960-1984	4	4	4	–	–	0
Maydl	1925-1935	2	–	–	–	–	2
Ureterosigmoideostomie	1935-1955	20	17	14	10	5	15
Ureterosigmoideostomie	1970-1984	6	4	–	–	–	0
Cystosigmoideostomie	1955-1967	34	32	26	14	–	2

Hohenfellner publizierte gute Ergebnisse ab 1965. Aus der Mainzer Arbeitsgruppe wird über 36 Ureterosigmoideostomien berichtet. Die durchschnittliche Nachuntersuchungszeit betrug 5,8 Jahre. Elektrolytveränderungen fehlten. Nur 2 Nieren werden postoperativ als verschlechtert eingruppiert. Es muß die Frage gestellt werden, ob die Nachuntersuchungszeit von im Durchschnitt 5,8 Jahren noch zu kurz ist, oder ob die verbesserte Implantationstechnik günstigere Langzeitergebnisse möglich macht.

1968 haben wir über die Nachuntersuchungsergebnisse von 20 nach Coffey operierten Kindern mit Blasenekstrophie berichtet. Zu diesem Zeitpunkt, 20 Jahre postoperativ, lebten nur noch 10 der 20 Kinder. Die damals erhobenen Nachuntersuchungsergebnisse sind in Tabelle 3 und 4 den 1980 erhobenen Nachuntersuchungsergebnissen der 5 noch lebenden Patienten, 30 Jahre postoperativ, gegenübergestellt. 1 Patientin starb mit 21 Jahren an einem Rektumkarzinom (Tabelle 3).

Von den überlebenden 5 Patienten waren 3 männlichen und 2 weiblichen Geschlechts. Alle waren älter als 30 Jahre. 1 Patient erhielt im Alter von 35 Jahren eine Ileumblase, bei den übrigen besteht die Ureterosigmoideostomie noch. Nur eine der neun kontrollierten Nieren wies keine Destruktion und Obstruktion auf. Alle anderen wiesen gegenüber den Voruntersuchungen verschlechterte Befunde wie zunehmende Hydronephrose und Destruktion, zweimal Ausgußsteine auf.

In der vorletzten Zeile von Tabelle 4 fällt auf, daß die Kontinenz nach 30 Jahren nicht besser, sondern schlechter geworden ist. Bei den 5 überlebenden Patienten werden nach 30 Jahren keine Elektrolytveränderungen mehr festgestellt, wahrscheinlich infolge geeigneter und effektiver medikamentöser Maßnahmen. Eine der beiden weiblichen Patientinnen ist verheiratet und kohabitationsfähig, nachdem eine Vulvaplastik durchgeführt worden ist. Sie hat keine Kinder geboren und menstruiert seit dem 30. Lebensjahr nicht mehr.

Seit 1955 haben wir die Ureterosigmoideostomie nach Coffey nicht mehr ausgeführt. In der schon gezeigten Zusammenstellung sind 6 Kinder enthalten, die nach der Goodwin'schen Modifikation durch Ureterosigmoideostomie versorgt worden sind. Nach unserer Auffassung ist die Zeit noch zu kurz um Stellung zu nehmen, was das Schicksal des oberen Harntrakts bei diesen Kindern betrifft. Bedenken sind angebracht, da man sich schlecht vorstellen kann, daß die Gefahr der chronischen Pyelonephritis auch bei optimaler Operationstechnik und bei fehlendem sigmoideoureteralen Reflux befriedigend beherrscht werden kann.

Meine sehr verehrten Damen und Herren, der Baum der Erkenntnis muß weiter gegossen werden, was die operativen Langzeit-Erfolge bei Kindern mit Blasenekstrophie betrifft.

Prof. Dr. H.-J. Pompino
Chir. und Urolog. Abteilung
DRK Kinderklinik
D-5900 Siegen

Tabelle 3. Spätergebnisse von 20 primär nach Coffey operierten Kindern mit BE zwischen 1935–1955

	Postoperativ lebend	
	20 Jahre	30 Jahre
Lebend	10	5
Von 19 Nieren OB	5	1
Andere Ableitung	1 von 10	1 von 5
Rektum-CA	0	1

Tabelle 4. Spätergebnisse von 20 primär nach Coffey operierten Kindern mit BE zwischen 1935–1955

	Postoperativ lebend	
	20 Jahre	30 Jahre
Elektrolytstörungen	5 von 10	0 von 5
Nierenbeckensteine	1 von 10	2 von 5
Somatogramm OB	5 von 10	1 von 5
Kontinent	9 von 10	2 von 5
RR ↗	3 von 10	3 von 5

Verhandlungsbericht der Deutschen Gesellschaft
für Urologie, 35. Tagung (1983), 394/395

Zystorektostomie zur Behandlung der Blasenekstrophie

H. Singer, H.-J. Pompino, H. Wenzl

Die Zystorektostomie, die zunächst als Zystosigmoideostomie empfohlen und ausgeführt wurde, und zwar nach Boyce-Vest, Thiersch-Tuffier und zuletzt von Boeminghaus empfohlen, schien uns seinerzeit vor 25 Jahren eine brauchbare Methode zu sein, nachdem die Coffeysche Methode durchweg schlechte Ergebnisse gebracht hatte.

Im folgenden sollen nun die Ergebnisse mit der Blasen-Dickdarm-Anastomose vorgestellt werden. Es handelt sich um 31 Fälle, die so behandelt wurden, und zwar aus einem Krankengut von 42 Blasenekstrophien aus den Jahren 1956 bis 1982. 24 Patienten konnten verfolgt und nachuntersucht werden.

Ergebnis:

9 Patienten befriedigend

6 Patienten weniger befriedigend (davon 2 mit drohender Progredienz der PN infolge HWI oder Steinen)

7 Patienten Methodenwechsel

2 Patienten gestorben (1× Peritonitis als Operationsfolge; 1× Urosepsis nach Steinentfernung 1½ Jahre nach Primäroperation)

Die Brauchbarkeit der Methode ist infolge der Art und Zahl der Komplikationen wesentlich eingeschränkt. 12× kam es zu einer Blasen-Bauchwandfistel, bei 10 Pat. waren mehrfache Operationen zum Verschluß dieser Fistel notwendig. Nur 2× erfolgte ein Spontanverschluß. 1× trat eine Blasen-Scheidenfistel auf und einmal eine subkutane Tasche mit Stein.

Besonders auffällig war auch die Steinbildung in der Blase (⅓ der Fälle), 4× allerdings auch in den oberen Harnwegen. Die Blasensteine traten bevorzugt in den ersten 3 Jahren nach der Operation auf.

Bei 6 Patienten der Serie erfolgte ein Methodenwechsel (1× wegen Wunddehiszenz mit großer Fistel, 1× mit wiederholter Fistel- und Stein-

bildung bei kompletter Inkontinenz, 1× wegen wiederholter Fistelrezidive und 1× wegen einer Blasenscheidenfistel (s. oben). Der 5. Fall wurde anderenorts mit einem Ileumkonduit versehen, obwohl urographisch gute Verhältnisse bei guter Nierenleistung bestanden. Im 6. Fall wurde wegen beiderseitiger massiver Stauung eine Coffeysche Operation durchgeführt, eine Entscheidung, die heute sicher zu einer anderen Konsequenz geführt hätte.

6 Fälle müssen als weniger befriedigend bezeichnet werden. Im einzelnen liegen diesem Urteil folgende Befunde zugrunde:

Fall 1: verminderte Nierenleistung, rechts : links = 77 : 23%.

Fall 2: rezidivierende Nephrolithiasis, Nierenleistung re. < li., subjektiv gut.

Fall 3: zwischenzeitlich HWI, i.v. Ugr. unauffällig, aber nur tagsüber kontinent.

Fall 4: 5–6mal im Jahr HWI, angeblich gut beherrschbar.

Fall 5: nur tagsüber kontinent, Patient mit dem Ergebnis aber sehr zufrieden.

Fall 6: pyelonephritische Schrumpfniere rechts, nachts gelegentlich inkontinent.

Bei Fall 1 und 6 liegt aufgrund der Beobachtung wahrscheinlich ein Dauerzustand ohne Progredienz vor. Bei Fall 2 und 4 ist die Prognose ungünstig. Erwähnenswert ist noch ein Fall, der mehrere Jahre Blasensteine hatte, jetzt aber 19 Jahre nach der Primäroperation objektiv und subjektiv einwandfrei ist und inzwischen mit dem Studium der Medizin begonnen hat. Er gehört zu den 9 Patienten, die ein befriedigendes Ergebnis bieten, d.h. keine Fistel, keine Steine, keine Harnstauungen und keine klinischen Zeichen einer Infektion bieten sowie eine befriedigende Kontinenz aufweisen.

Die Vorteile der Blasen-Dickdarm-Anastomose

liegen darin, daß man in etwa 50% eine befriedigende Kontinenz erreicht und daß in ebenfalls etwa
50% die Nieren einwandfrei bleiben und daß ein
Methodenwechsel (die Rekonstruktion ausgenommen) durchaus möglich ist.

Als Nachteile sind zu nennen, das hohe Risiko
einer Blasenhautfistel (in 50% der Fälle), die z.T.
mehrere Nachfolgeoperationen notwendig
machen, und eine vermehrte Blasensteinbildung,
die aber wohl bei der Rekonstruktion auch zu beobachten ist.

Zusammenfassend läßt sich feststellen, daß die
Blasen-Dickdarm-Anastomose eine Methode ist,
deren Brauchbarkeit durch eine vermehrte
Neigung zur Bildung von Blasenhautfisteln beeinträchtig ist, die aber angesichts der Ergebnisse, die
mit anderen Methoden erreicht werden, ihre
Daseinsberechtigung noch nicht verloren hat.

Prof. Dr. H. Singer
Leopoldstr. 108a
D-8000 München 40

Verhandlungsbericht der Deutschen Gesellschaft
für Urologie, 35. Tagung (1983), 396–398

Das Gersuny-Verfahren als primäre und sekundäre Versorgung der Blasenekstrophie

R.-H. Ringert, H. Kolb und S. Bergner

Einleitung

Erfahrungen bei der Behandlung von Kindern mit einer Blasenekstrophie werden oft nur an kleinen Fallzahlen gewonnen. Kinderchirurgische und kinderurologische Zentren sehen jährlich zwischen 1,3 [8] und 5,4 [4] Kinder mit einer Blasenekstrophie.

Die operative Korrektur kann in einem Rekonstruktionsversuch der Blase [1, 3, 5] oder in einer Art der supravesikalen Harnableitung bestehen. Die Harnableitung in das Rektum, gefolgt von einem Sigmadurchzug zur Trennung von Stuhl- und Urinweg am Damm, hat sich als Operationsmethode bewährt bei Patienten, die nicht einer Rekonstruktion der Blase unterzogen wurden [2, 4, 7, 8].

Krankengut

Die Kinderchirurgische Klinik Bremen und die Urologische Klinik Essen überblicken zusammen 101 Kinder mit Blasenekstrophien. In Bremen wurden von 1957 bis 1982 insgesamt 80 Kinder operativ behandelt. In Essen wurden von 1968 bis 1982 21 Kinder betreut. Tabelle 1 vergleicht den primären operativen Eingriff mit der endgültigen Versorgung.

In diesem heterogenen Gesamtkollektiv wurde bei 16 Kindern das Gersuny-Verfahren durchgeführt. 15 weitere Patienten haben als ersten Schritt für das Gersuny-Verfahren eine Rektumblase mit endständiger Colostomie (Mauclaire-Verfahren) erhalten. Bei ihnen ist später der retrorektale Durchzug geplant.

Bei 5 Patienten wurde der retrorektale intersphinktäre Sigmadurchzug ähnlich dem Vorgehen von Monereo [4] primär durchgeführt, bei 11 Patienten sekundär nach anderen vorausgegangenen Operationen.

Tabelle 1

	Primäre Therapie	Endzustand
Keine Therapie	6	6
Ureterosigmoideostomie	10	8
Blasen-Rektum-Fistel	26	8
Ileumconduit	7	31
Colonconduit	1	2
Rekonstruktion		
„Chisholm"	23	5
„Bischoff"	3	3
Essen	3	3
Mauclaire	17	15
Gersuny	5	16
	101	97
Unbekannt		4

Operatives Vorgehen

Bei den 5 Kindern, bei denen der retrorektale Sigmadurchzug primär vollzogen wurde, erfolgte die Anlage der Rektumblase einzeitig mit der Durchzugsoperation. Später hat sich die Teilung dieses Eingriffs in 2 oder gar 3 operative Schritte bewährt.

Sitzung	Operation	Lebensjahr
1.	Anlage der Rektumblase und einer endständigen Colostomie (Mauclaire)	1.– 4.
2.	Entfernung der Blasenplatte	2.– 5.
3.	Durchzugsoperation	4.–10.(–12.)
4.	Epispadiekorrektur	10.–12.–14.

Die operative Anlage der Rektumblase gleicht
dem Vorgehen der Ureterosigmoideostomie.
Beide Harnleiter werden antirefluxiv in das
Rektum eingepflanzt. Das Rektum wird blind verschlossen und das Colon sigmoideum im linken
Unterbauch als endständige Colostomie herausge-
leitet. Die Entfernung der Blasenplatte kann
gleichzeitig mit diesem ersten operativen Schritt
vorgenommen werden oder getrennt in einer
zweiten Sitzung.

Der Technik des retrorektalen intersphinktären
Durchzugs des Colon sigmoideum durch das Perineum kommt große Bedeutung zu. Es besteht
Gefahr, die Puborektalismuskulatur, die bei der
Blasenekstrophie als vorne offener Muskelzügel
ausgebildet ist, zu schädigen. Das Vorgehen sollte
dem ähneln, das Rehbein [6] bei der Fadenmetho-
de der abdominosacro-perinealen Durchzugsoperation zur Behandlung der hohen Form der
Analatresie angegeben hat.

Ergebnisse

Bei 16 Patienten ist bisher der rektrorektale intersphinktäre Durchzug durchgeführt worden. Die
Korrektur der Epispadie ist noch nicht bei allen Patienten erfolgt.

Tabelle 2

Frühkomplikationen		Spätkomplikationen	
Mortalität	1	Mortalität	0
Wundheilungs-		Urolithiasis	1
störungen	2	Analstenosen	3
Ileus	8	Uretero-intestinale	
Uretero-intestinale		Stenosen	5
Fisteln	4		

Ein Mädchen starb aus ungeklärten Gründen in
den ersten Tagen nach der Durchzugsoperation.
Uretero-intestinale Fisteln nach der Anlage der
Rektumblase und später uretero-intestinale Stenosen bedurften als gravierende Komplikationen
operativer Revision. Bei 8 Kindern wurden Laparo-
tomien wegen eines Ileus notwendig.

Eine gute anatomische Trennung zwischen
Stuhl- und Urinweg wurde bei 13 von 16 Kindern
erreicht. Eine Kloakenbildung durch Zurück-
weichen der Scheidewand zwischen Rektumblase
und durchgezogenem Sigma trat 3mal auf. Vollständig urin- und stuhlkontinent sind bisher 4 Kin-

der. Eine partielle Kontinenz bei stündlich/2stünd-
licher Miktion und einmaliger Nykturie besteht bei
4 weiteren Kindern (soziale Kontinenz).

8 Kinder sind bisher stuhl- und urininkontinent.

Diskussion

Die Wahl des operativen Vorgehens bei der Therapie der Blasenekstrophie ist Gegenstand unterschiedlicher Anschauungen. In Essen wurde bis
1980 primär das Verfahren nach Gersuny ausgewählt. Erfahrungen mit primären Rekonstruktionen im Neugeborenenalter [1] führten seit 1981
dazu, bei 3 Kindern im frühen Säuglingsalter die
Rekonstruktion durchzuführen. Für Patienten mit
zu kleiner Blasenplatte, die sich nicht für eine
Rekonstruktion eignen, oder bei vorbehandelten
Kindern ist das Gersuny-Verfahren eine Harnableitung, das bei Beachtung der anatomischen
Besonderheiten des Perineums während der
Durchzugsoperation zu einer guten anatomischen
Trennung von Stuhl- und Urinweg am Damm
führt. Abzuraten ist vom retrorektalen intersphinktären Sigmadurchzug im Säuglingsalter. Die Trennung der operativen Schritte in die Anlage einer
Rektumblase mit endständiger Colostomie und
sehr viel später den zweiten Schritt der Durchzugsoperation retrorektal halten wir für unbedingt
erforderlich.

Geeignet für die Durchzugsoperation sind Kinder mit einer Rektumblase nur dann, wenn das
Kind seit längerer Zeit urinkontinent ist. Darüber
hinaus muß das Kind psychosozial ausreichend
entwickelt sein, um in der Vorbereitungsphase die
Beckenbodengymnastik mitzumachen. Während
dieses präoperativen Beckenbodentrainings wird
durch eine Analdruckmessung mit Beckenboden-
Elektromyographie die Intaktheit des Beckenbodens und des analen Kontinenzorgans überprüft. Erst wenn sich in diesen Untersuchungen
unauffällige Befunde zeigen, kann man den retrorektalen Durchzug wagen.

Die abschließende Beurteilung der Kontinenz
nach erfolgter Durchzugsoperation ist frühestens
nach einem Jahr möglich. Die hohe Zahl an frühen
und späten Komplikationen wird mitverursacht
durch vorausgegangene Rekonstruktionsversuche.
Die Laparotomie zur Anlage der Rektumblase, gefolgt von der Durchzugsoperation erhöht das Risiko, einen Bridenileus zu entwickeln.

Nach Erfahrungen von Turner et al. [9], die die
Nierenfunktion nach Rekonstruktion der Blase
oder nach Harnableitung kontrollierten, scheint
dem Versuch der Rekonstruktion mit Inkontinenz-

operation keine schlechte Einwirkung auf den oberen Harntrakt zuzukommen, wenn man durch enge Kontroll-Untersuchungen Obstruktionen und Infektionen des oberen Harntraktes frühzeitig erkennt und beseitigt. Das Gersuny-Verfahren ist als sekundäres Verfahren nach fehlgeschlagener Rekonstruktion möglich. Schlägt man diesen Behandlungsweg primär ein, geht man den Nachteil ein, eine Colostomie bis in das späte Schulalter anlegen zu müssen. Der retrorektale intersphinktäre Durchzug des Colon sigmoideum ist nach unseren Erfahrungen erst in diesem späten Alter erfolgversprechend durchzuführen, da die Mitarbeit des Kindes bei der Erlernung der Stuhl- und Urinkontinenz von ausschlaggebender Bedeutung ist.

Literatur

1. Ansell JS (1979) Surgical treatment of exstrophy of the bladder with emphasis on neonatal primary closure. J Urol 121:650–653. – 2. Bracci U, Laurenti C (1979) Rectal bladder in the treatment of bladder exstrophy. Eur Urol 5:161–162. – 3. Mollard P (1980) Bladder reconstruction in exstrophy. J Urol 124:525–529. – 4. Monereo J, Aransay A, Corbaton J, Diez Pardo JA (1976) Modified transsphincteric rectocystoplasty in bladder exstrophy. Z Kinderchir 19:289–298. – 5. Oesch I, Jeffs R (1981) Der zeitlich gestaffelte, funktionelle Verschluß der Blasenekstrophie. Z Kinderchir 33:74–83. – 6. Rehbein F (1976) Kinderchirurgische Operationen. Hippokrates, Stuttgart, S 388–410. – 7. Rodeck G, Lessen H van (1968) Technik und Erfahrungen mit der künstlichen Harnableitung nach Gersuny. Urol Int 23:75–81. – 8. Tacciuoli M, Laurenti C, Radoli T (1977) Sixteen years' experience with the Heitz-Boyer-Hovelaque-procedure for exstrophy of the bladder. Br J Urol 49:385–390. – 9. Turner WR, Ransley PG, Williams DI (1980) Patterns of renal damage in the management of vesical exstrophy. J Urol 124:412–415

Dr. R.-H. Ringert
Urolog. Univ.-Klinik
Hufelandstr. 55
D-4300 Essen 1

Verhandlungsbericht der Deutschen Gesellschaft
für Urologie, 35. Tagung (1983), 399
© Springer-Verlag Berlin Heidelberg 1984

Die Behandlung der Ecstrophia vesicae und der Fissura vesico intestinalis

J.D.M. de Vries, W.A. Moonen und F.M.J. Debruyne

Das Endziel jeder chirurgischen Behandlung der angeborenen Schließungsdefekten von der leichtesten Form der Epispadie bis zur Fissura vesico intestinalis, wäre ein Kind mit normaler Inkontinenz, normaler Nierenfunktion und einem funktionsfähigen äußeren und inneren Genitals.

Obwohl die Erfolge heute noch weit von diesem Ideal entfernt sind, bringen besseres Nahtmaterial und verfeinerte Techniken immer bessere Ergebnisse. Außerdem stehen die Ableitungen über intakten Darm heute immer mehr unter den Verdacht ein größereres Krebsrisiko mit sich zu bringen. Ein, bezüglich des Lebensalters unserer Patienten, schwerwiegendes Argument für den Versuch zur frühen Rekonstruktion.

Das Schicksal der oberen Harnwege scheint z.Z. bei gelungener Rekonstruktion sicher nicht schlechter zu sein, als im Falle der Ableitung über den intakten Darmtrakt.

Seit 1972 behandelten wir 16 Kinder mit Ecstrophia vesicae, von denen wir 6 überwiesen bekamen nach vorangegangenen Operationen in auswärtigen Krankenhäusern. Von den 10 Kindern, die wir selbst behandelten, handelte es sich zweimal um eine sog. kloakale Ekstrophie. In 9 Fällen wurde der primäre Verschluß der Blase vorgenommen, was bis jetzt in 4 Fällen erfolgreich war. In 3 Fällen wurde eine Urinderivation nach Bricker und in 3 Fällen von Coffey durchgeführt. Eine Beckenosteotomie wurde in einem Fall von kloakaler Ekstrophie vorgenommen. Während des Blasenverschlusses wurde bei den Knaben auch ein Release des Gliedes und eine Rekonstruktion der proximalen Urethra nachgestrebt. Die weiter notwendige Rekonstruktion des externen Genitales wird im Lebensalter von 8–10 Jahre vorgenommen werden. Z.Z. sind die 3 Kinder mit einer Coffey Derivation kontinent. Das Endergebnis der Genitalrekonstruktion ist in 2 Fällen befriedigend. Die 4 primär verschlossen gebliebenen Fälle haben z.Z. eine zufriedenstellende Blasenkapazität und 3 warten noch auf die zweite Phase der Rekonstruktion.

Die oberen Harnwege blieben unverändert bei zwei derivierten Kinder (Coffey) und bei zwei der bis jetzt erfolgreich verschlossenen Kinder.

Die drei Kinder die nach Bricker deriviert sind und eines das nach Coffey deriviert wurde, haben eine deutlichere Verschlechterung der Nieren zu sehen gegeben.

Ein Kind, das erfolgreich verschlossen ist, hat bilateral Uretersteine und in der linken Niere einen Korallenstein gebildet. Nach erfolgreicher Zweitoperation sind beide Nieren wieder perfekt.

Bei einem Kind sind nach dem Verschluß die Niere bilateral leicht gestaut.

Obwohl die Serie klein ist und die erfolgreichen Verschlußoperationen eine relativ kurze Nachbeobachtungszeit haben (alle nach 1980 operiert) sind wir der Meinung, daß ein Rekonstruktionsversuch bei Schließungsdefekten gerechtfertigt sein kann.

Unser erfolgreicher Fall mit kloakaler Ekstrophie zeigt, daß auch bei diesen schwersten Fällen ein Versuch zur kompletten Rekonstruktion nicht aussichtslos zu sein braucht. Es soll nur nochmals betont werden, daß die Kinder soviel wie möglich von jenem Operateur behandelt werden sollen, der sich diesem Spezialgebiet gewidmet hat.

J.D.M. de Vries
St. Radboudkrankenhaus
Kath. Universität Nijmegen
Postfach 9101
NL-6500 HB Nijmegen

Verhandlungsbericht der Deutschen Gesellschaft
für Urologie, 35. Tagung (1983), 400–404
© Springer-Verlag Berlin Heidelberg 1984

Harnblasenekstrophie und Carcinominduktion

R. Harzmann, K.-H. Bichler und St.H. Flüchter

Carcinomnachweis in unbehandelter und verschlossener Ekstrophie

Daß in der unbehandelten Harnblasenekstrophie Carcinome entstehen können, ist eine lang bekannte Tatsache. Die Erstbeschreibung erfolgte 1896, bis heute wurden 96 Fälle beschrieben [1, 5, 11, 12, 15]. Ausgehend von einer eigenen Fallbeobachtung soll die Problematik der Carcinomentstehung in der Harnblasenekstrophie näher untersucht werden.

Carcinome der unbehandelten Ekstrophie werden nach Literaturangaben ausschließlich bei Erwachsenen festgestellt. Das Altersmittel liegt bei 48 (21–80) Jahren. Ausgehend davon gelten 21 Jahre als minimale Latenz der Carcinom-Entstehung in der ekstrophischen Harnblase [5]. Die Geschlechtsverteilung zeigt mit 3,6:1 ein deutliches Überwiegen der Männer, die Gründe für diese Verteilung sind unklar. Mit 6,13% ist die Tumor-Häufigkeit wesentlich höher als die Incidenz des Carcinoms in der nicht fehlgebildeten Harnblase (0,017%). Somit besteht für das Kind mit – aus welchen Gründen auch immer – nicht behandelter Harnblasenekstrophie ein um den Faktor 360 höheres Risiko, im Erwachsenenalter an einem Malignom der Harnblase zu erkranken. Die Histologie der in der Literatur beschriebenen Fälle weist das Adenocarcinom als häufigsten Tumortyp aus (93%). Plattenepithelcarcinome wurden in 3%, entdifferenzierte Carcinome in 2%, Urothelcarcinome in 1% und Rhabdomyosarkome in ebenfalls 1% der Fälle gefunden [1, 7]. Die Kontrolle der einzelnen Erkrankungsfälle zeigt, daß nahezu ausnahmslos überraschend günstige Verläufe beschrieben werden. Trotz infiltrierenden Tumorwachstums finden sich nur 4 Fälle mit Metastasen. Die 10-(!) Jahres-Überlebensrate liegt über 50%, während die des Adenocarcinoms der nicht fehlgebildeten Harnblase wesentlich ungünstiger ist.

Unklar ist, warum in der unbehandelten Ekstrophie die sonst seltenen Adenocarcinome anstelle des bei chronischer Irritation zu erwartenden Plattenepithelcarcinoms häufig auftreten. Grundlegende Informationen zur Pathogenese dieser besonderen Tumorform wurden von Rudin et al. [19] und Engel [5] vorgelegt, die ungezielte Biopsien aus unbehandelten, tumorfreien Harnblasenekstrophien aller Altersgruppen durchführten. Alle Fälle zeigten eine Zystitis acuta, 75% eine Plattenepithelmetaplasie, 67% eine Zystitis glandularis, 55% eine Zystitis cystica und 34% eine Harnblasenwandfibrose bzw. fehlerhafte Anordnung der Muskulatur als Ausdruck der Fehlbildung aller Harnblasenwandschichten. Besondere Bedeutung hat hier die Zystitis glandularis, die durch intraurotheliale Hohlräume mit Auskleidung durch zylindrisches, schleimproduzierendes Epithel gekennzeichnet ist. Dieser Befund entspricht ähnlich wie die v. Brunn'schen Epithelnester einer drüsigen Transformation des Urothels. Die Zystitis glandularis wird allgemein als erste Stufe der drüsigen Metaplasie des Urothels aufgefaßt und weist somit mögliche Zusammenhänge mit dem Adenocarcinom der Harnblase auf. Demgegenüber stellt die Zystitis cystica eine besondere entzündliche Reaktionsform des Urothels, nicht jedoch eine prämaligne Veränderung dar.

Hinsichtlich der Ätiologie des Adenocarcinoms der unbehandelten Harnblasenekstrophie sprechen diese Befunde für eine kongenitale Entstehung im Sinne der Dysembryoplasie bzw. des Choristomas. Gegen die Annahme, daß diese Tumoren durch chronische Irritation erworben werden, spricht die klinische Beobachtung, daß ein über Jahre bestehender Reizzustand des Urothels (neurogene Harnblasenentleerungsstörung mit Dauerkatheter-Therapie, Schistosomiasis) mit der

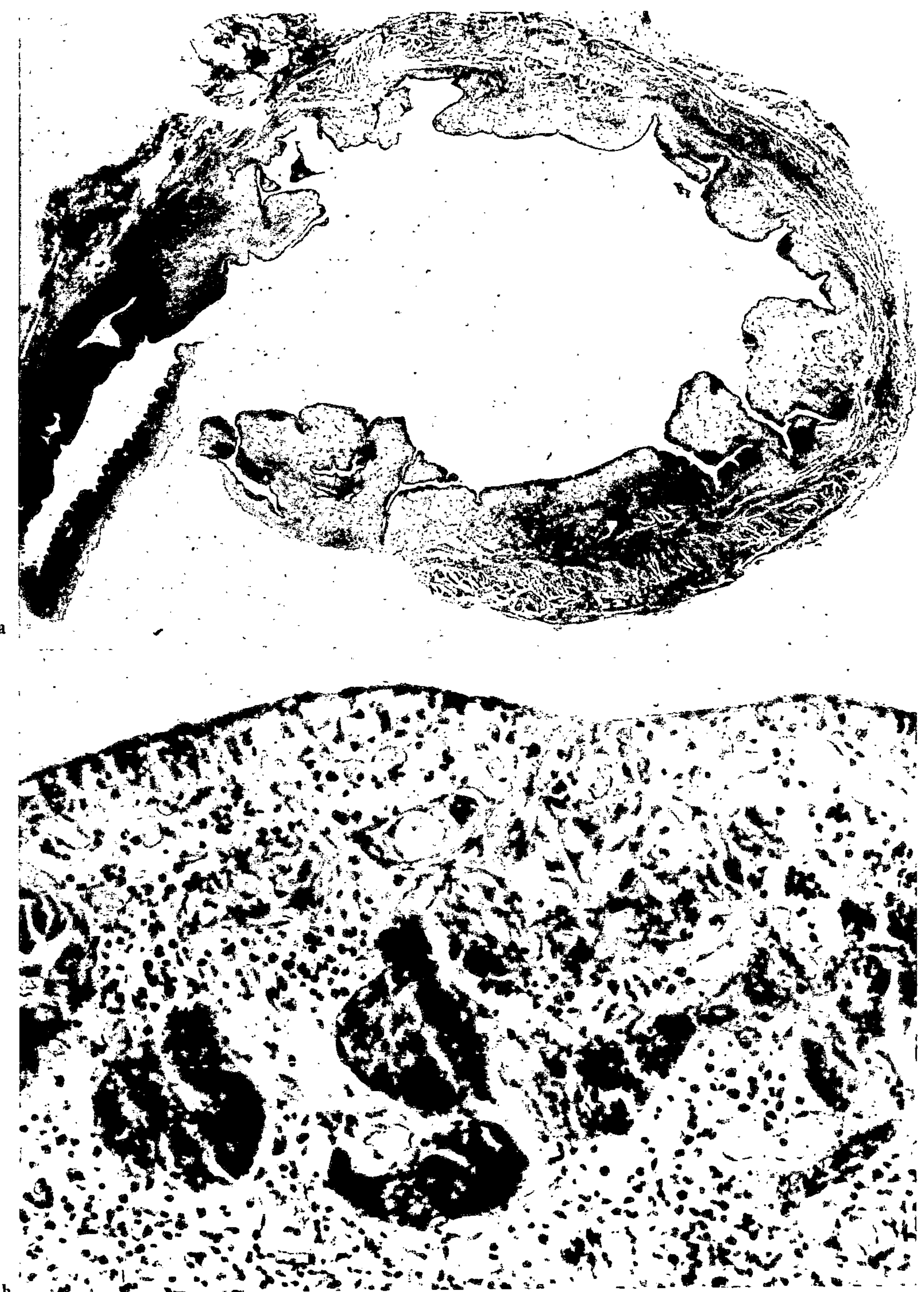

Abb. 1. Großflächendünnschnitt (a) und histologischer Befund (b) nach Langzeitirritation (5 Jahre) des Urothels der Hundeharnblase: Ausgeprägte urotheliale und suburotheliale Hyperplasie mit Ausbildung von Pseudotumoren (a) und Nachweis von Mikrocarcinomen (b)

Entstehung von Plattenepithelcarcinomen, nicht aber von Adenocarcinomen beantwortet wird [8]. Demgegenüber wird der causale Bezug zwischen Carcinomentstehung und Organfehlbildung auch dadurch unterstrichen, daß Adenocarcinome der Harnblase auch bei der Epispadie ohne Ekstrophie [2] und nach operativem Verschluß der Ekstrophie [5, 11, 12, 19] gefunden werden. Davon ausgehend ist das Adenocarcinom bei Ekstrophie als Konsequenz der alle Wandabschnitte betreffenden Fehlbildung der Harnblase anzusehen. Für diese Zusammenhänge spricht auch, daß Biopsien aus operativ verschlossenen Ekstrophien intensitätsgleiche identische Veränderungen [19] zeigen wie unbehandelte Ekstrophien (Plattenepithelmetaplasie, Zystitis glandularis, Zystitis cystica). Ganz offensichtlich wird also das Risiko der Carcinomentstehung in der ekstrophischen Harnblase durch den anatomischen Verschluß der Fehlbildung nicht beseitigt. Alle diese Fälle zeigen – gleichgültig ob ohne Behandlung oder nach operativem Verschluß – die Potenz zur malignen Entartung der fehlgebildeten Harnblase, Ausdruck des kongenital präcodierten Malignomrisikos [18].

Die chronische Irritation des Urothels als Folge der Umweltexposition der Harnblasenplatte wird vielfach für die Entstehung des Adenocarcinoms angeschuldigt. Klinische Folgen der chronischen Irritation des Harnblasenurothels sind jedoch nicht Adenocarcinome, sondern Plattenepithelcarcinome. Auch experimentell induziert ein chronischer Reiz am Urothel nicht bevorzugt Adenocarcinome, sondern vor allem Urothel- und Plattenepithelcarcinome. Dies bestätigt die bekannte Tatsache, daß das Urothel alle drei Gewebetypen differenzieren kann. Eigene Untersuchungen zur chronischen Irritation des Urothels der Hundeharnblase haben als Frühveränderung regelmäßig eine Zystitis follicularis nachgewiesen. Nach Abschluß des Langzeitversuchs (5 Jahre) fanden sich ausgeprägte Urothelhyperplasien mit Ausbildung von Mikrocarcinomen urothelialer, squamöser und – selten – auch adenomatöser Differenzierung (Abb. 1). Auch diese Untersuchungen sprechen dagegen, daß die chronische Irritation in der Genese der Adenocarcinome der Ekstrophie die entscheidende Rolle spielt.

Da mit Ausnahme der Zystektomie keine Therapiemodalität der Harnblasen-Ekstrophie das Risiko der Carcinominduktion in der fehlgebildeten Harnblase beseitigt, müssen daraus für die Betreuung dieser Patienten die entsprechenden klinischen Konsequenzen gezogen werden. Dies gilt nicht nur für Fälle, in denen jede operative Therapie abgelehnt wird, sondern gerade auch für Patienten mit anatomischem Verschluß der Harnblase. Hier sollten jährlich einmal Urinzytologie, Zystoskopie und Biopsie vorgenommen werden. Beim Nachweis eines Malignoms ist die Zystektomie indiziert [5, 11, 12, 19]. Rudin et al. [19] und Engel [5] halten jedoch die bei unbehandelten ebenso wie verschlossenen Harnblasenekstrophien gewonnenen Histologiebefunde für so gravierend, daß sie die Zystektomie als einzig adäquate Therapie der Ekstrophie ansehen.

Carcinominduktion bei Harnableitung wegen Ekstrophie

Die von vielen Operateuren aufgrund der genannten Zusammenhänge oder wegen der Schwierigkeiten des Ekstrophie-Verschlusses bevorzugte Zystektomie wird überwiegend mit der Ureterosigmoidostomie kombiniert. Adäquat durchgeführt ist sie nach wie vor die für das Kindesalter günstigste Form der Harnableitung. Die Langzeitergebnisse sind – auch hinsichtlich der Nierenfunktion – erfreulich [10]. Publikationen aus neuester Zeit haben jedoch nachgewiesen, daß die bei Ekstrophie vorgenommene Ureterosigmoidostomie zu Adenocarcinomen im urinableitenden Sigma führen kann. Bis heute wurden 73 Fälle mit einem Altersschnitt von 33 Jahren beschrieben [6, 9, 13, 14, 16, 17, 21, 22]. Demgegenüber haben spontane Adenocarcinome des Sigmas ein Altersmittel von 69,1 Jahren. Die Latenz zwischen Ureterosigmoidostomie und Carcinomnachweis liegt bei 5–50 Jahren, wobei offensichtlich das Alter des Patienten zum Zeitpunkt der Operation von entscheidender Bedeutung ist. Jenseits des 40. Lebensjahres durchgeführte Ureterosigmoidostomien zeigen eine Latenzperiode von minimal 5 und maximal 14 Jahren bis zur Entstehung des Tumors. Vor dem 40. Lebensjahr operierte Patienten haben ein Intervall von 14–50 Jahren. Das Risiko, an einem Adenocarcinom des Sigma zu erkranken, ist bei den Ureterosigmoidostomieträgern um den Faktor 550 höher als das der normalen Population. Dieses Risiko ist 7000× höher bei Patienten, die die Ableitung vor dem 25. Lebensjahr erhalten haben. Histologisch werden in 84% Adenocarcinome, in 10% Urothelcarcinome und in 6% entdifferenzierte Carcinome gefunden (Abb. 2). Aetiologisch werden von Stewart et al. [21] Nitrit und Nitrosamin, die aus Nitraten des Darminhalts bakteriell reduziert werden, angeschuldigt. Auch experimentell konnte gezeigt werden, daß die kombinierte Ableitung von Stuhl und Urin die Schlüsselrolle der Carcinogenese bei dieser Form der Harnableitung spielt [4].

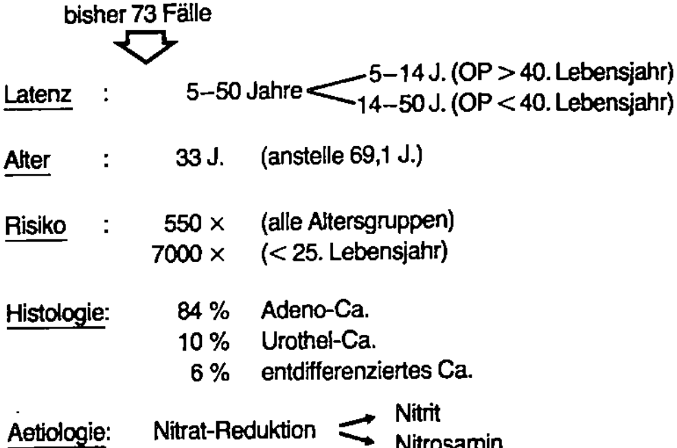

Abb. 2. Sigmaadenocarcinome nach Ureterosigmoidostomie bei gutartiger Grunderkrankung: Erkrankungscharakteristika

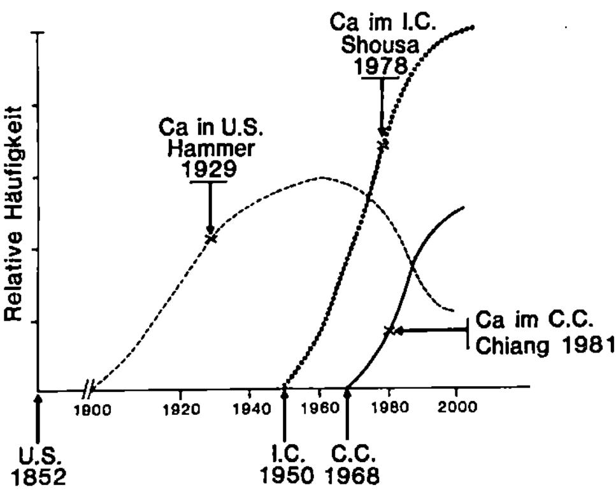

Abb. 3. Relative Häufigkeit von Harnableitungsformen und Carcinom-Erstbeschreibung im urinführenden Darmabschnitt bei gutartiger Grunderkrankung. Wesentlich ist die jeweilige Latenzperiode von ca. 20 Jahren zwischen Etablierung der Operationsmethode und erstem Tumornachweis – – – U.S. ≙ Ureterosigmoidostomie ; .... I.C. ≙ Ileum-Conduit; —— C.C. ≙ Colon Conduit

Klinische Beobachtungen aus neuester Zeit lassen erkennen, daß das Risiko der Carcinominduktion auch bei Urinableitung über ausgeschaltete Darmschlingen besteht [3, 20, 21]. So wurden bei gutartiger Grundkrankheit auch im Ileum- [20] und im Colon-Conduit [3] Adenocarcinome als Harnableitungsfolge beschrieben. Die Latenz der Tumorentstehung liegt zwischen 10 und 20 Jahren. Die bisher geringe Fallzahl der Ileum- und Colon-Conduit-Tumoren spricht nicht gegen diese Zusammenhänge. Vielmehr sind für den vor uns liegenden Zeitraum ansteigende Fallzahlen zu erwarten, da die Latenzphase der Tumorentstehung in der Mehrzahl der Fälle noch nicht abgelaufen ist. Abbildung 3 zeigt schematisch die zeitlichen Zusammenhänge zwischen Carcinoment-

stehung und Erstbeschreibung bzw. relativer Häufigkeit der Ureterosigmoidostomie, des Ileum- und des Colon-Conduits.

Da Kinder mit Harnblasenekstrophie auch bei Verschluß des Organs durch das Adenocarcinom der Harnblase bedroht sind und andererseits nach Zystektomie und Harnableitung mit Sekundärtumoren gerechnet werden muß, ergibt sich als Konsequenz für die Behandlung der Harnblasenekstrophie die Zystektomie mit Harnableitung mittels Ureterocutaneostomie. Stomaprobleme und fehlende Kontinenz der Ableitung sind verglichen mit dem Risiko der Malignominduktion Probleme geringeren Gewichts.

Literatur

1. Allen LE (1977) Adult exstrophy of the bladder with adenocarcinoma. J Indiana State Med Assoc 70:639–641. – 2. Altamura MJ, Gonick P, Brooks JJ (1982) Adenocarcinoma of the bladder associated with epispadias: case report and update. J Urol 127:322–324. – 3. Chiang MS, Minton JP, Clausen K, Clatworthy HW, Wise HA (1982) Carcinoma in a colon conduit urinary diversion. J Urol 127:1185–1187. – 4. Crissey MM, Steele GD, Gittes RF (1980) Rat model for carcinogenesis in ureterosigmoidostomy. Science 207:1079–1080. – 5. Engel RME (1973) Bladder exstrophy: vesicoplasty or urinary diversion? Urology 2:20–24. – 6. Eraklis AJ, Folkman MJ (1978) Adenocarcinoma at the site of ureterosigmoidostomys for exstrophy of the bladder. J Pediatr Surg 13:730–733. – 7. Gupta S, Gupta JM (1976) Ectopia vesical complicated by squamous cell carcinoma. Br J Urol 48:244. – 8. Harzmann R, Schubert GE, Gericke D, Altenähr E, Bichler K-H (1983) Morphology of the urinary bladder following long-term experimental irritation of the urothelium. Urol Int 38:166–172. – 9. Harzmann R, Bichler K-H, Flüchter StH (1983) Harnblasenekstrophie und Malignombildung. Vortrag Arbeitskreis Kinderurologie der Deutschen Gesellschaft für Urologie, Frankfurt/M. – 10. Hohenfellner R, Frohneberg D, Straub E (1981) Blasenekstrophie. Akt Urol 12:206–209. – 11. Jeffs RD (1978) Exstrophy and cloacal exstrophy. Urol Clin North Am 5:127–140. – 12. Jeffs RD, Guice SL, Gesch J (1982) The factors in successful exstrophy closure. J Urol 127:974–976. – 13. Labow SB, Hoexter B, Walrath DC (1979) Colonic adenocarcinomas in patients with ureterosigmoidostomies. Dis Colon Rectum 22:157–158. – 14. Leadbetter GW, Zickerman Ph, Pierce E (1979) Ureterosigmoidostomy and carcinoma of the colon. J Urol 121:732–735. – 15. O'Kane HOJ, Megaw JMcl (1968) Carcinoma in the exstrophic bladder. Br J Surg 55:631–635. – 16. Parsons CD, Thomas MH, Garrett RA (1977) Colonic adenocarcinoma: a delayed complication of ureterosigmoidostomy. J Urol 118:31–34. – 17. Rabinovitsch HH (1980) Ureterosigmoidostomy in children – revival or demise? J Urol 124:552. – 18. Roujeau J, Jouannelle A, Gubler JP, Chelloul N (1968) Les cancers sur ex-

strophie vésicale. Arch Anat Pathol 16:36–42. – 19. Rudin L, Tannenbaum M, Lattimer JK (1972) Histological analysis of the exstrophied bladder after anatomical closure. J Urol 108:802–807. – 20. Shousha S, Scott J, Polak J (1978) Ileal loop carcinoma after cystectomy for bladder exstrophy. Br Med J 2:397–398. – 21. Stewart M, Hiller MJ, Pugh RCB, Williams JP (1981) The role of N-nitrosamine in carcinogenesis at the ureterocolic anastomosis. Br J Urol 53:115–118. – 22. Zander M, Böcker R (1983) Kolontumoren nach Ureterosigmoidostomie. Urologe [A] 22:215–218

Prof. Dr. med. R. Harzmann
Urologische Abteilung der
Universitätskliniken
Calwerstr. 7
D-7400 Tübingen

Verhandlungsbericht der Deutschen Gesellschaft
für Urologie, 35. Tagung (1983), 405/406
© Springer-Verlag Berlin Heidelberg 1984

Moderatoren: K.F. Albrecht, Wuppertal; R. Hartung, Essen

Die Wertigkeit der Sonographie in der Differentialdiagnose zentraler Raumforderungen der Niere

H.J. Metzler, St. Peter und J. Potempa

Die sonographische Treffsicherheit zur Differenzierung solider und zystischer Raumforderungen des Nierenparenchyms liegt bei ca. 95%. Welchen Wert hat die Sonographie für die Differentialdiagnose zentraler Raumforderungen?

Für die flüssigen zentralen Raumforderungen gelten die gleichen sonographischen Kriterien wie im Bereich des Paremchyms: Vollständige Echofreiheit bei scharfer Randbegrenzung.

Nichtschattengebende Füllungsdefekte des Nierenbeckenkelchsystems im Ausscheidungsurogramm sind dagegen ein diagnostisches Problem. Für den Urologen stellt sich die wichtige Frage, ob es sich hierbei um ein nichtschattengebendes Konkrement oder um einen Tumor handelt.

Ziel der Untersuchung war die Frage, ob es sichere sonographische Kriterien für Füllungsdefekte im Nierenbecken gibt, welche weitere invasive Untersuchungsmethoden nicht erfordern und die operative Nierenfreilegung rechtfertigen. Die sonographischen Untersuchungen wurden mit einem Combison-100 (3,5 MHz-Schallkopf) durchgeführt.

Steine werden durch einen starken, haubenartigen Reflex mit dahinterliegender Schallauslöschung erfaßt. Wir konnten so in allen Fällen röntgennegative Steine ausschließen. Gasbildung im Bereich der Nieren mit Ausbildung eines Schlagschattens ist in der Literatur beschrieben (Kressel u. Filly 1978). Wir haben dieses Phänomen an eigenem Krankengut jedoch nicht gesehen und somit keine eigenen Erfahrungen sammeln können.

Seit 1979 konnten wir 17 Patienten mit Nierenbeckentumoren sonographisch untersuchen. Nach der sonographischen Untersuchung ergab sich 11mal Tumorverdacht und 6mal das Bild einer auffälligen Stauung; bei drei Patienten konnten

„flockige" Echos im Stauungsareal der Niere festgestellt werden. Das sonographisch entsprechende Bild der Pyonephrose, welche ebenfalls Stauung mit Echos zeigt, ist mit klinischen und laborchemischen Parametern vergesellschaftet, die dann die Diagnose sichern (Subramanyam et al. 1983).

Nierenbeckentumoren sind sonographisch durch Unregelmäßigkeiten, d.h. Vorhandensein hyporeflexiver Areale im normalerweise homogenen reflexreichen zentralen Reflexband, oder durch eine atypische Konfiguration des Pyelonreflexes gekennzeichnet.

Bewirkt der zentrale Tumor eine Stauung, sieht man flockige Echos im normalerweise reflexlosen gestauten Nierenbecken, oder aber der Tumor wird durch die dorsale Echoverstärkung hinter der Hydronephrose überdeckt. Unsere Beobachtungen entsprechen den Befunden anderer Autoren (Mulholland et al. 1978; Subramanyam et al. 1982).

Das Ultraschallmuster von Hämatomen ähnelt dem von Nierenbeckentumoren, so daß hierdurch Tumore vorgetäuscht oder aber kleinere Tumore verdeckt und übersehen werden können. Tumore und Hämatome können nur durch die Lageverschieblichkeit und Rückbildung der Koagel differenziert werden.

In unserem Patientengut waren alle Nierenbeckentumoren größer als 2 cm. Es ist zu bezweifeln, ob kleinere Tumoren sonographische Veränderungen des Mittelechos hervorrufen.

Anhand vorgenannter sonographischer Kriterien wird die Diagnose zentraler Raumforderungen mit Verdacht auf Nierenbeckentumor durch die Ultraschalluntersuchung richtungsweisend gesteuert. Nierenbeckentumore haben kein eindeutiges pathognomonisches Zeichen im Ultraschall. Die Sonographie allein erlaubt keine Diagnose über eine solide Raumforderung innerhalb des Nierenbeckens. Zusammen mit der

Tabelle 1. Sonographische Kriterien zentraler solider
Raumforderungen

Hyporeflexive Areale im Mittelecho (zentralen Reflex-
band)
Atypische Konfiguration des Mittelechos
Bei Stauung: „flockige Echos"

Infiltrierend wachsend: entsprechend soliden Paren-
chymraumforderungen

Anamnese, einem verdächtigen Ausscheidungsurogramm und dem Ultraschall wird die Diagnose
erleichtert. Obwohl die zytologische Treffsicherheit für Nierenbeckentumoren sicherlich von der
Erfahrung des Zytologen abhängt, liegt die Sensitivität der Zytologie nur bei ungefähr 60% (Sarnacki
et al. 1971). Da bei einem Ausscheidungsurogramm
mit Füllungsdefekten und verdächtiger Anamnese
durch Ultraschall Konkremente leicht ausgeschlossen werden können, erscheint uns bei Vorliegen der aufgeführten sonographischen Kriterien

(Tabelle 1) eine operative Freilegung auch ohne
zytologischen Befund gerechtfertigt.

Literatur

Kressel HY, Filly RA (1978) Ultrasonographic appearance
of gas-containing abscesses in the abdomen. J Roentgen
130:71. – Mulholland SG, Arger PH, Goldberg BB, Pollack
HM (1979) Ultrasonic differentiation of renal pelvic filling
defects. J Urol 122:14. – Sarnacki CT, McCormack LJ,
Kiser WS, Hazard JB, McLaughlin TC, Belovich DM
(1971) Urinary cytology and the clinical diagnosis of urinary tract malignancy: a clinicopathologic study of 1400 patients. J Urol 106:761. – Subramanyam BR, Raghavendra
BN, Madamba MR (1982) Renal transitional cell carcinoma: sonographic and pathologic correlation. J Clin Ultrasound 10:203. – Subramanyam BR, Raghavendra BN, Bosniak MA, Lefleur RS, Rosen RJ, Horn StC (1983) Sonography of pyonephrosis: a prospective study. AJR 140:991

Dr. H.J. Metzler
Urologische Klinik
Klinikum Mannheim der Universität Heidelberg
D-6800 Mannheim

Verhandlungsbericht der Deutschen Gesellschaft
für Urologie, 35. Tagung (1983), 407/408
© Springer-Verlag Berlin Heidelberg 1984

Zur Differentialdiagnose von Veränderungen des zentralen Reflexbandes (ZRB) des sonographischen Nierenschnittbildes

H. Bartels, F. Glaser und F. Textor

Unter dem Begriff „zentrales Reflexband" versteht man die längsgestreckte Echoformation im Zentrum der ovalen Figur des nephrosonographischen Längsschnittbildes. Der synonym gebrauchte Ausdruck „Pyelonreflex" ist inkorrekt, weil diese Echos neben Teilen des Nierenbeckenkelchsystems auch Gefäße und besonders das intrahiläre Fett- und Bindegewebe repräsentieren.

Bei guter Differenzierbarkeit dieses zentralen Echobandes lassen sich eine Vielzahl von Informationen gewinnen, wobei es gilt, eine Reihe von Normvarianten gegenüber wirklich pathologischen Veränderungen abzugrenzen.

Impressionen von dorsal und ventral, die echoärmer sind als das umgebende Nierenparenchym, entsprechen Markpyramiden, bei Erwachsenen etwas grober als bei Kindern. Bei etwas mehr seitlicher Applikation (sogenannter Coronarschnitt) können häufig sehr gut die Columnen zwischen den Markpyramiden und teilweise auch den Kelchen zur Darstellung gebracht werden. Wenn diese Columnen konfluieren, kann ihre Interpretation erhebliche differentialdiagnostische Schwierigkeiten machen, insbesondere zur Abgrenzung kleinerer Tumoren. Für diese kann es jedoch im Gegensatz zu den Columnen im Urogramm schon ein Korrelat geben.

Querunterbrechungen des zentralen Bandes entsprechen dichotomen Nierenbecken oder aber echten Doppelanlagen.

Distensionen des zentralen Bandes können noch physiologisch sein, z.B. bei stark hypotonem Nierenbecken oder aber bei Einzelnieren, wenn die gesamte Ausscheidung über ein Hohlsystem erfolgen muß.

Distensionen mit entsprechenden klinischen Befunden sind andererseits das typische Zeichen der Abflußbehinderung. Länger anhaltende Abflußbehinderungen bedingen eine starke Aufstauung, auch aller Kelchetagen, erkennbar an dem etwas schmaleren Echowall bis hin zur hydronephrotischen Sackniere, die dann röntgenologisch stumm ist und sonographisch jeweils ein ganz typisches Bild bietet.

Von Distensionen des zentralen Bandes sind parapelvine Cysten abzugrenzen. Letztere, fast immer rund, haben eine O-Linie im A-Bild und leiten sich nicht auf die Kelche fort. Die Punktion kann ihrerseits jeden Zweifel klären.

Aussparungen innerhalb des zentralen Bandes können ebenfalls schwierig zu interpretieren sein. Dem geringsten Grad der Hiluslipomatose entspricht eine sogenannte Taschenbildung, das sind echoflaue, unregelmäßig verstreut liegende Aussparungen. Diese Aussparungen, größer und noch stärker unregelmäßig, können sonographisch nicht sicher von weit fortgeschrittenen Urothelprozessen innerhalb des Hohlsystems unterschieden werden. Eine stärkere Form der Hiluslipomatose bedingt eine polycyclische Aussparung des zentralen Bandes, einem recht typischen Befund. Ebenfalls ohne Schwierigkeiten kann die stärkste Form der Hiluslipomatose sonographisch nachgewiesen werden durch eine fast gänzliche Aussparung des ZRB. Ursache für diese unverkennbaren sonographischen Zeichen ist die äußerst geringe Dichte des intrahilären Fettes, die fast der von Wasser entspricht.

Lymphogene kleinere, peripelvine Cysten lassen sich deswegen nicht verwechseln, weil die Aussparungen ganz regelmäßig konturiert sind.

Typisch ist weiterhin das seltene Bild der urämischen Markcystenniere. Man erkennt sie an den regelmäßig verteilten, rundlichen, im Mark gelegenen Cysten zusammen mit einem sehr schmalen Parenchymsaum im Längs- und Querbild.

Bei Kenntnis der Vorgeschichte, der klinischen Fragestellung sowie bei guten sonographischen

Bedingungen und Interpretationen wird man eine Normvariante meistens sicher von einer Pathologie unterscheiden können. Dadurch können ohne jeden Kompromiß an die diagnostische Sicherheit weitere, fast immer aufwendigere Untersuchungen überflüssig werden.

Dr. H. Bartels
Urolog. Abt. Evangelisches Krankenhaus
Postfach 1734
D-3400 Göttingen-Weende

Verhandlungsbericht der Deutschen Gesellschaft
für Urologie, 35. Tagung (1983), 409–411
© Springer-Verlag Berlin Heidelberg 1984

Nierencysten: Wandel in Diagnostik, Therapie und Verlaufskontrolle seit Einführung der Sonographie

W. Hübner, P. Schramek, E. Dünser, C.P. Schmidbauer und H. Umek

Zusammenfassung

An den Zahlen der durchgeführten Untersuchungen bei Patienten mit Nierencysten von 1971–1982 kann gezeigt werden, daß die Kosten für Erstdiagnose und Kontrolle von Nierencysten seit der Einführung der Sonographie 1970 wesentlich gesenkt werden konnten. Die Nachkontrolle von 99 Patienten mit einem durchschnittlichen Beobachtungszeitraum von 5,8 Jahren bestätigt außerdem, daß die Cystendiagnostik durch den Einsatz der Sonographie auch sicherer geworden ist.

Einleitung

Seit Einführung der Sonographie ist der Urologe immer häufiger mit der Diagnose Nierencyste konfrontiert, es ist daher besonders wichtig, ein den neuen Gegebenheiten entsprechendes Abklärungs- und Behandlungskonzept bereit zu haben, das eine möglichst zuverlässige Abklärung von Nierencysten bei geringen Kosten und zumutbaren Belastungen besonders für ältere Personen gewährleistet [3, 4].

In der urologischen Abteilung der Wiener Allgemeinen Poliklinik werden in einer i.v.U. festgestellte renale Raumforderungen primär sonographiert; unkomplizierte Cysten werden danach in etwa 6monatigen Abständen sonographisch kontrolliert, bei unklarem Befund wird entweder punktiert oder gleich eine CT-Untersuchung bzw. Angiographie durchgeführt. Kann die Dignität einer Cyste trotzdem nicht mit Sicherheit angegeben werden, wird die Niere freigelegt.

Abbildung 1 zeigt die jährliche prozentuelle Verteilung der einzelnen stationär durchgeführten Untersuchungen bei Patienten mit der Diagnose

Nierencyste an 6 urologischen Abteilungen in Wien seit 1975 (Gemeinsame Urologiedokumentation Wien: 364 Betten/durchschnittlich 10 000 dokumentierte Patienten pro Jahr). Die i.v.U. als urologische Basisuntersuchung hat nach wie vor eine zentrale Stellung, die Zahl der Angiographien hat in den letzten 8 Jahren um etwa 43% abgenommen, die Sonographie ist derzeit die am häufigsten durchgeführte Untersuchung bei Patienten mit der Diagnose Nierencyste.

Methode und Patientenkreis

Um den Einfluß der Sonographie auf die Kostenentwicklung von Erstdiagnose und Kontrolle von Nierencysten darzustellen, wurden Anzahl und Kosten der notwendigen Untersuchungen vor und nach 1978, also dem Zeitpunkt, zu dem mit der Sonographie an unserem Krankenhaus begonnen

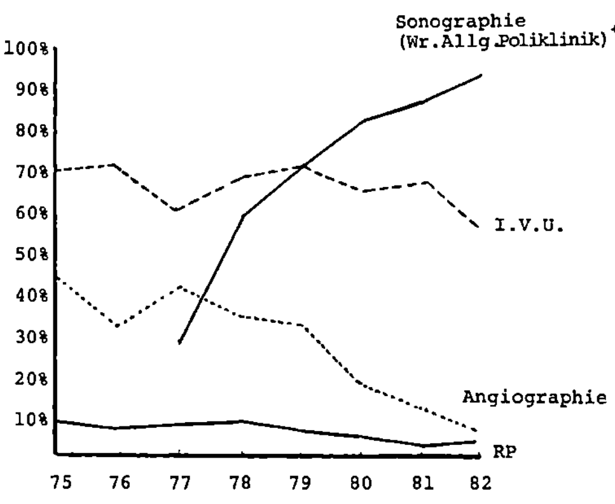

Abb. 1. Nierencysten: Wandel in der Diagnostik (1975–1982). Gemeinsame Urologiedokumentation Wien ($n = 552$)

Tabelle 1. Erstdiagnose von Nierencysten an der Allgemeinen Poliklinik der Stadt Wien/Urologie. Kostenentwicklung (Preise in öS)

Untersuchung	Einzelpreis	1970–1977 ($n = 83$)		1978–1982 ($n = 32$)	
		%	Gesamtkosten	%	Gesamtkosten
I.V.U.	583,–	100,0	48 389,–	96,8	18 073,–
Angiographie	5 550,–	91,6	421 800,–	18,7	33 300,–
R.P.	350,–	28,9	8 400,–	–	–
Sonographie	378,–	2,4	756,–	100,0	12 096,–
Freilegung	19 000,–	24,0	380 000,–	9,4	57 000,–
Punktion	684,–	–	–	15,6	3 420,–
C.T.	5 400,–	–	–	15,6	27 000,–

	1970–1977	1978–1982
Durchschnittlich notwendige Untersuchungen pro Erstdiagnose	2,47	2,56
Durchschnittliche Kosten pro Patient	10 353,–	4 715,–

wurde, getrennt betrachtet (s. Tabellen 1, 2). Zusätzlich wurde mit Hilfe der Ergebnisse einer Nachuntersuchung von 99 Patienten die Sicherheit unserer Cystendiagnostik bewertet (Abb. 2).

Ergebnisse

Bei der Erstdiagnose von Nierencysten hat sich an unserer Abteilung der Prozentsatz der Angiographien seit 1978 von 81,6 auf 18,7% verringert, der Prozentsatz von Sonographien hingegen hat sich von 2,4% auf 100% erhöht. Da die Zahl der notwendigen Einzeluntersuchungen pro Cysten-

diagnose gleichgeblieben ist, konnten durch die Verringerung der teuren Untersuchungen (Angiographie, operative Freilegung) zugunsten der Sonographie die Kosten von ca. öS 10 000,– auf ca. öS 4 700,–– pro Cystendiagnose gesenkt werden (Tabelle 1).

Die Analyse der Kontrolluntersuchungen zeigt:
1. daß die Frequenz der Kontrollen seit 1978 verdoppelt werden konnte, aber
2. daß die Kosten trotzdem um 15,5% gesenkt wurden (Tabelle 2).

Eine Nachuntersuchung mit einem Beobachtungszeitraum von 1–10 Jahren (Durchschnitt 5,8 Jahre) gibt Aufschluß über den Verlauf bei

Tabelle 2. Verlaufskontrolle bei Nierencysten an der Allgemeinen Poliklinik der Stadt Wien/Urologie

Untersuchung	1971–1977 ($n = 21$)	1978–1982 ($n = 50$)
I.V.U.	26	50
Angiographie	3	1
R.P.	2	0
Sonographie	1	63
Freilegung	3	1
Punktion	0	13
C.T.	0	1
Anzahl der Untersuchungen pro Jahr und Patient	0,23	0,50
Durchschnittliche Kosten pro Jahr und Patient (öS)	791,–	668,–

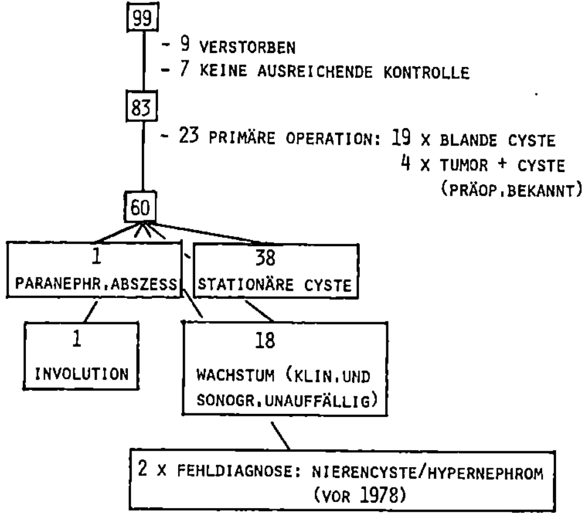

Abb. 2. Verlauf bei 99 Patienten mit Nierencysten. Beobachtungszeitraum: 1–10 Jahre (Poliklinik Wien/Urologie)

410

99 Patienten mit Nierencysten (Abb. 2). In 7 Fällen konnte keine suffiziente Nachkontrolle durchgeführt werden, 9 Patienten starben an einer nicht urologischen Erkrankung, 23mal wurde primär operiert, davon 19mal blande Cysten, 17 davon fallen in den Zeitraum vor 1978 (noch keine Sonographie im eigenen Krankenhaus). 4mal bestätigte sich bei der Operation der Verdacht auf das Vorliegen eines Tumors (2mal Cyste plus Hypernephrom, 1mal Cyste plus Nierenbeckentumor, 1mal Cyste plus Onkocytom). Insgesamt 2mal wurde ein Hypernephrom übersehen, beide Fälle fallen in den Zeitraum vor 1978 als uns die Sonographie noch nicht zur Verfügung stand.

Bewertung

Die Sonographie hat sich zur Abklärung renaler Raumforderungen bestens bewährt [4, 6]. Zu den Vorteilen der geringen Belastung für den Patienten, der großen Sicherheit und der Wiederholbarkeit kommt noch der Vorteil der geringen Kosten. Die Möglichkeit der deutlich dichteren Nachkontrolle von Patienten mit Nierencysten seit 1978 führen wir in erster Linie darauf zurück, daß sich wesentlich weniger Patienten einer sonographischen Untersuchung entziehen als einer i.v.U. oder Angiographie. Die ultraschallgezielte Punktion von Nierencysten stellt eine zusätzliche unkomplizierte Methode dar, die wir bei Wandunregelmäßigkeiten, Cystenwachstum, Abflußbehinderung und Binnenechos anwenden [1, 5]. Wir sahen nach Cystenpunktion bisher keine Komplikationen [2, 6].

Durch die Einführung der Sonographie sind also sowohl Diagnostik als auch Kontrolluntersuchungen von Nierencysten nicht nur billiger, sondern, wie aus den Ergebnissen der Nachuntersuchung hervorgeht, auch sicherer geworden.

Literatur

1. Beyer D, Fiedler V (1977) Ist die Nierenzystenpunktion eine brauchbare Methode zur Differentialdiagnostik gefäßarmer raumfordernder Nierenprozesse? Urologe [A] 16:339-345. – 2. Lang E (1977) Renal cyst puncture und aspiration: a survey of complications. Am J Roentgenol 128:723-727. – 3. Petri B, Weitzel D, Halbauer U (1978) Nierensonographie-Fehlinterpretationen und ihre Ursachen. Urologe [A] 17:143-146. – 4. Pollack H, Goldberg B, Bogash M (1974) Changing concepts in the diagnosis and management of renal cysts. J Urol 111:326-329. – 5. Probst P, Zollikofer Ch, Castaneda-Zuniga W (1979) Wie zuverlässig ist die Nadelpunktion zur Diagnose benigner renaler Zysten? Urologe [A] 18:51-56. – 6. Thomson I Jr, Kovac A, Geshner J (1980) Ultrasound followup of renal cyst puncture. J Urol 124:175-178

Dr. W. Hübner
Urologische Abteilung der Allgemeinen Poliklinik
der Stadt Wien
Mariannengasse 10
A-1090 Wien

Verhandlungsbericht der Deutschen Gesellschaft
für Urologie, 35. Tagung (1983), 412–414
© Springer-Verlag Berlin Heidelberg 1984

Ultraschall-geführte Nierenzystenpunktionen – biochemische Ergebnisse und deren Bedeutung

M. Meyer-Schwickerath, R. Heckemann und H.-U. Eickenberg

Zusammenfassung

In den letzten 5 Jahren haben wir 150 Nierenzysten sonographisch-geführt punktiert. Die Cortexzyste findet sich im fortgeschrittenen Lebensalter (Durchschnittsalter 59,6 Jahre); Männer und Frauen sind gleichermaßen betroffen. Das Punktat von 128 Zysten wurde zytologisch und biochemisch untersucht.

Zytologisch konnten keinmal Malignitätskriterien erhoben werden. Durch die Bestimmung des Kaliums und Kreatinins kann die Primärharnraumforderung (Cortexzyste) von der Endharnraumforderung (Kelchzyste, Hydronephrose eines Teiles einer Doppelanlage, Urinom) abgegrenzt werden. Die Ergebnisse unterstreichen, mit welcher Sicherheit durch Ultraschalluntersuchung die liquide Raumforderung (Zyste) von der soliden Raumforderung (Tumor) abgegrenzt werden kann.

Einleitung

Die Sonographie erlaubt eine weitgehende Differenzierung zwischen einer soliden und liquiden Raumforderung. Jedoch wird über eingeschmolzene Tumoren berichtet (Wettlaufer), die die sicheren sonographischen Zystenkriterien aufwiesen. Einige Autoren (Bartels) berichteten über Zystenwandkarzinome. Wir sahen daher die Indikation zur Zystenpunktion, um unsere sonographischen Diagnosen zu sichern.

Material und Methode

In der Zeit von Oktober 1978 bis Mai 1983 wurden in der Urologischen und Radiologischen Klinik der Universität Essen über 150 Nierenzysten punktiert. Das Punktat von 128 Patienten wurde zytologisch und biochemisch untersucht. Dabei handelte es sich um 67 Männer und 61 Frauen. Im vorliegenden Patientengut wurden nur Solitär- oder multilokuläre Zysten berücksichtigt und keine polyzystischen Nieren.

Die Punktionen wurden anfangs mit einem Compound-Scanner (Combison II bzw. 200, Fa. Kretz, Zipf/Österreich), später mit einem Real-time-Scanner (SAL 20, SAL 50, Fa. Toshiba) durchgeführt. Beide Geräte waren mit einem Punktionsschallkopf ausgerüstet. Punktiert wurde

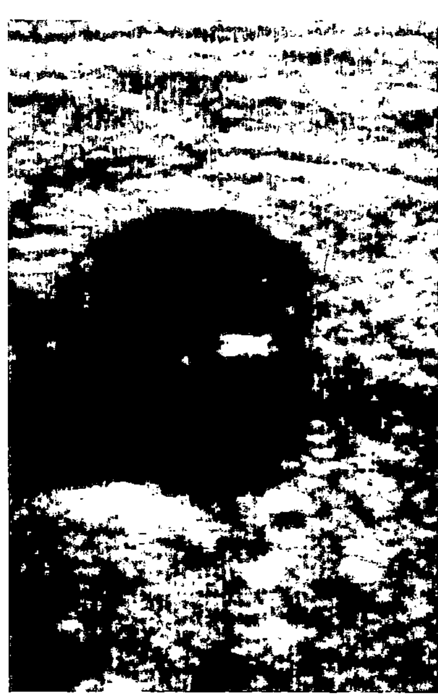

Abb. 1. Sonographisch geführte Nierenzystenpunktion; im Zentrum der Zyste zeigt sich der typische Nadelspitzendoppelreflex

mit einer Feinnadel (TSK-Supra) mit einem Durchmesser von 0,8–0,9 mm (s. Abb. 1).

Die Punktion erfolgte evakuierend. Vorrang hatte die Zytologie bei geringer Punktionsmenge.

Biochemisch untersucht wurden LDH, Gesamt-Eiweiß, Cholesterin, Neutralfette, Kreatinin und Kalium.

Bei denjenigen Patienten, bei denen eine parapelvine Zyste zu einer Impression des Nierenbeckenkelchsystems führte, wurde nach Punktion ein Kontroll-Ausscheidungsurogramm durchgeführt. Bei Patienten mit einem Bluthochdruck wurde vor und nach Punktion der Blutdruck gemessen.

Ergebnisse

Das Durchschnittsalter der Zysten-Träger betrug in unserem Krankengut 59,6 Jahre. Dabei waren Männer und Frauen zu gleichen Teilen betroffen. Die Zystenlokalisation ließ keine größere Differenz zwischen rechter und linker Niere erkennen. Bei 12 Patienten wurden beidseits Zysten angetroffen. Die Zystengröße lag zwischen 1,5 und 20 cm im maximalen Durchmesser. Entsprechend belief sich die Punktionsmenge zwischen 4 und 1700 ml. Die zytologische Untersuchung des Punktates ergab in keinem Fall Anhalt für Malignität.

Makroskopisch war das Punktat von klarer gelblich-seröser Flüssigkeit. Nur 6mal fand sich ein schwarz-braun verfärbtes Aspirat. Die gewonnene Flüssigkeit wurde biochemisch untersucht. Dabei fand sich in 3 Fällen eine über die Serumwerte erhöhte Lactatdehydrogenase. Die chirurgische Revision ergab eingeblutete Nierenzysten. Bei 3 Patienten fanden sich im Punktat erhöhte Werte für das Kalium und das Kreatinin. Antegrade Darstellung bzw. chirurgische Revision zeigten, daß es sich in einem Fall um den hydronephrotischen oberen Anteil einer Doppelanlage handelte. Im zweiten Fall wurde eine Kelchzyste anpunktiert, wie die antegrade Pyelographie zeigte und im dritten Fall handelte es sich um ein Urinom.

Bei 3 Patienten mit Hypertonus konnte nach Punktion ein Abfall des Blutdruckes um 40–60 mmHg beobachtet werden.

Diskussion

Die biochemischen Befunde ermöglichen eine Differenzierung zwischen Primärharn, der sich in Cortexzysten befindet, oder Endharn, d.h. wenn z.B. ein Urinom oder eine Hydronephrose anpunk-

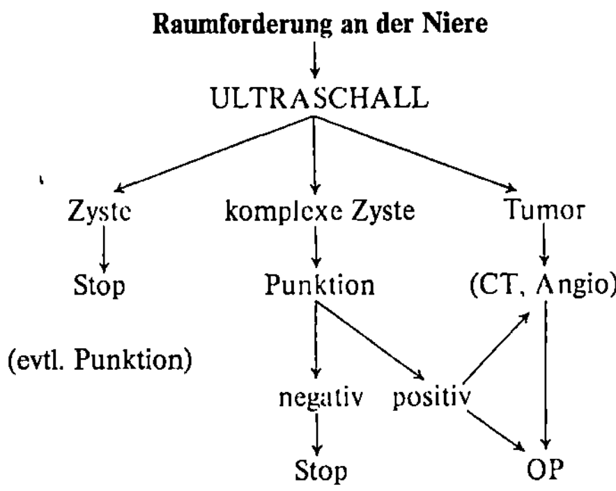

Abb. 2

tiert wurden. Im Primärharn liegen die Werte für das Kalium und Kreatinin in etwa der gleichen Höhe wie im Serum. Im Endharn finden sich Kaliumwerte, die etwa um das 5fache erhöht sind und Kreatininwerte, die um das 50- bis 100fache erhöht sind. Bei dem einzigen Kind unserer Serie konnte durch die biochemische Untersuchung bewiesen werden, daß es sich bei der liquiden Raumforderung am Oberpol der Niere nicht um eine Cortexzyste handelte, sondern um den hydronephrotischen Anteil einer Doppelniere.

In unserer Serie konnte bei keiner sonographisch gesicherten Nierenzyste durch die schallgeführte Punktion zytologisch und biochemisch Malignitätskriterien erhoben werden. Die Ultraschall-Geräte der heutigen Generation mit der hohen Auflösung erlauben eine fast 100%ige Differenzierung einer Cortexzyste. Unser diagnostisches Vorgehen bei Raumforderungen im Urogramm an der Niere hat sich daher gewandelt (Abb. 2). Eine unkomplizierte Cortexzyste wird belassen. Zur Punktion kommen komplexe Zysten, d.h. Zysten, die nicht alle sonographischen Kriterien für eine Zyste erfüllen. Eindeutig solide Raumforderungen an der Niere werden operiert, wobei immer häufiger auf präoperatives Angiogramm und Computertomogramm verzichtet werden kann, da das sonographische Staging in erfahrener Hand zumeist zur Operationsplanung reicht.

Sonographisch eindeutige Zysten werden in seltenen Fällen (Tabelle 1) dann punktiert, wenn

Tabelle 1. Indikation zur Nierenzystenpunktion

Verdrängungserscheinungen
Komplexe Zyste
Beschwerden
Hypertonus

413

sie zu Verdrängungserscheinungen am Hohlsystem führen, der Patient über Beschwerden klagt, die möglicherweise durch die Zyste hervorgerufen werden, oder ein Hypertonus besteht. Bei 3 unserer Patienten sank der Blutdruck nach Punktion um 40–60 mmHg. Da Zysten nach Feinnadelpunktion nachlaufen, haben wir diesen Patienten operative Zystenabtragung empfohlen, denn die Beeinflussung des Blutdruckes durch die Operation war bewiesen.

Unsere Ergebnisse unterstreichen, daß zur Abgrenzung einer renalen Raumforderung die Sonographie an erster Stelle steht. Sie macht in vielen Fällen weitere invasive diagnostische Schritte überflüssig.

Literatur

1. Bartels H (persönliche Mitteilung) Kongreß der Deutschen Gesellschaft für Urologie in Wiesbaden, 1983. – 2. Heckemann R, Heimann H, Meyer-Schwickerath M, Eickenberg H-U (1982) Ultraschallgeführte Nierenzystenpunktion. Biochemische und röntgenologische Befunde. Fortschr Roentgenstr 137:26–30. – 3. Lang EK (1977) Renal cyst puncture and aspiration: A survey of complications. Am J Roentgenol 128:723. – 4. Wettlaufer JN, Modarelli RO (1978) Triple contrast percutaneous nephrocystography and analysis of cyst aspirate. Urologe [A] 12:373

Dr. M. Meyer-Schwickerath
Urologische Universitätsklinik
Hufelandstr. 55
D-4300 Essen 1

Verhandlungsbericht der Deutschen Gesellschaft
für Urologie, 35. Tagung (1983), 415–420
© Springer-Verlag Berlin Heidelberg 1984

Therapeutische Probleme beim pränatalen Nachweis von Harntraktmißbildungen

J.E. Altwein, W.D. Jonatha, K. Heim und R. Basting

Durch den Einsatz von modernsten Ultraschallgeräten in der Geburtshilfe werden außer geburtshilflich relevanten Parametern auch gehäuft Mißbildungen des fetalen Harntraktes entdeckt. Die Inzidenz derartiger Harntraktsmißbildungen schwankt zwischen 0,15% und 0,66% im eigenen Krankengut. In der Literatur wird in jüngster Zeit ein aktives Vorgehen bei urogenitalen Mißbildungen, d.h. in Form eines vesikoamnialen Shuntes oder durch intrauterine fetale Chirurgie (Harrison et al. 1982) vertreten. Anhand von eigenen Erfahrungen in 20 Fällen werden die therapeutischen Probleme diskutiert.

Die Niere kann in der 16. Schwangerschaftswoche sonographisch dargestellt werden, optimal gelingt dies in der 22. Für die verschiedenen Mißbildungen sind die Zeitpunkte in der Tabelle 1 angegeben. Direkte Hinweise auf urogenitale Mißbildungen sind zumeist „zystische Veränderungen" der fetalen Niere (Abb. 1a, b), während Abweichungen der Fruchtwassermenge oder fetaler Aszites indirekte Hinweise geben. Eine Polyhydramnie wird bei einem Drittel aller fetalen Anomalien angetroffen, während eine Oligohydramnie (Inzidenz 1,7% bei 11 180 Schwangeren; Chinn et al. 1982) in der 16.–28. Schwangerschaftswoche sowohl geburtshilfliche Ursachen (Plazentadysfunktion etc.) als auch renale Ursachen haben kann.

Im Schrifttum wurden bisher 71 Beobachtungen berichtet (Tabelle 2), wobei nur in 24 die richtige Diagnose pränatal gestellt wurde. Bei 8 der 24 war darüber hinaus die zugrunde liegende wegen familiärer Häufung zu vermuten, so daß strenggenommen nur bei 16/71 (22%) tatsächlich die Mißbildung zuverlässig erfaßt wurde. Vergleichbar war die Trefferquote bei den eigenen Fällen (Tabelle 2).

Eine pränatale Entlastung einer obstruktiven Uropathie wurde vereinzelt vorgenommen (Tabelle 3): bei 3 von 7 Feten trat trotz intrauteriner Entlastung des Harntraktes postpartal eine tödlich verlaufende Lungenhypoplasie auf. Bei einem Kind (Farrant, 1980) war ein nephroamnialer Shunt in der 34. Schwangerschaftswoche bei einem Prune Belly-Syndrom gelegt worden, das dann nach der Entbindung durch Klappenresektion geheilt wurde. Eine Maßnahme, die retrospektiv für das Gedeihen des Kindes wohl nichts Wesentliches beigetragen hat. Gleiches gilt für die Beobachtung von Kirkinen (1982), der eine Hydronephrose durch rezidivierende Punktionen entlastete. Aufgrund der Einseitigkeit der Erkrankung mit gesunder Gegenniere erscheint ein solches Vorgehen ungerechtfertigt. Bei der Beobachtung von Maning (1983) ist zu fragen, ob der vesikoamninale Shunt bei Prune Belly-Syndrom wesentlich zum postpartalen Gedeihen des Kindes beigetragen hat oder wesentlich die Nierenfunktion verbessern konnte.

Tabelle 1. Zeitpunkt des sonographischen Nachweises fetaler Organe/Mißbildungen

Organ/Mißbildung	SSW	
	Beginn	Optimal
Wirbelsäule	14	22
→ Anencephalus	13	16
→ Spina bifida	17	22
Blase	14	–
Niere	16	22
→ Potter Syndrom	22	22
→ Hydronephrose	18	22
→ Multizyst. Dysplasie	18	26
→ Zystennieren	18	26
Weite hintere Urethra	30	36
Scrotum/Vulva	22	28

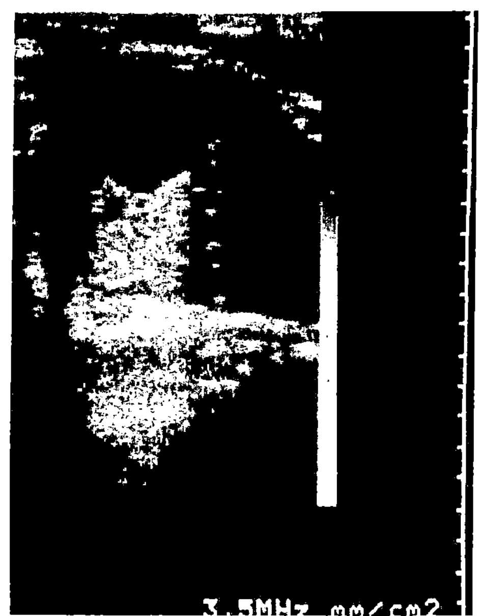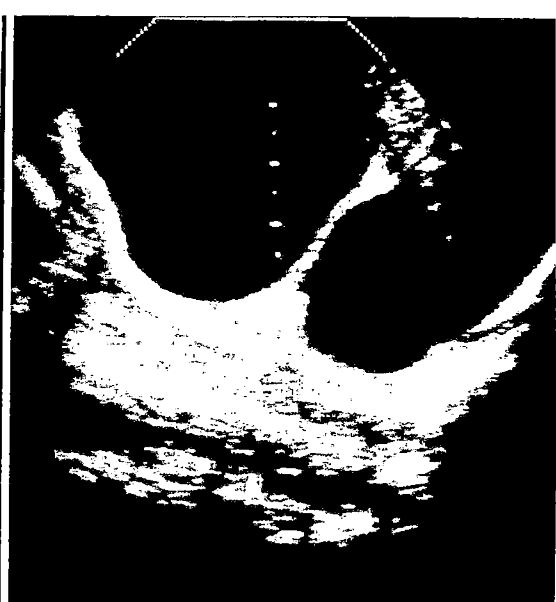

Abb. 1a, b

Auch Tierexperimente erlauben nicht unbedingt den Schluß, daß eine intrauterin einsetzende Entlastung einen entscheidenden Einfluß auf die Entwicklung des Nierenparenchyms habe; denn die tierexperimentell durchgeführte Harnleiter- oder Harntraktsstenosierung erfolgte stets in der fortgeschrittenen Tragzeit (als die Embryonalperiode schon abgeschlossen war; Beck et al. 1971).

Anhand der eigenen Erfahrungen erscheinen 8 von 20 Feten bemerkenswert, die eine uni- oder bilaterale Harnstauung Emmett I–II aufwiesen (Tabelle 4a). Im Lasix-Sonogramm (Heim et al. 1983) war die Fläche des gestauten Nierenhohlsystems kleiner 3 cm^2. In jedem Fall hatte sich post-

partal die Abflußsituation normalisiert. Aus der tabellarischen Übersicht (Tabelle 4b) der 12 eigenen Fälle mit schweren urogenitalen Mißbildungen geht hervor, daß bis auf Fall 13 und 16 abgewertet wurde. Die Apgar-Werte und Ergebnisse der postpartalen Therapie scheinen dies zu rechtfertigen.

Retrospektiv wird die Bedeutung einer ausgedehnten intrauterinen Diagnostik unterstrichen. Die fünf häufigsten Mißbildungen des Harntraktes können durch sorgfältige Beurteilung des sonographischen Bildes ermittelt werden (Tabelle 5). Non-invasive und invasive sollten den Untersuchungsgang vervollständigen (Tabelle 6). Insge-

Tabelle 2. Zuverlässigkeit des pränatalen US bei Harntraktsmißbildungen

	n Literatur	Pränatale Trefferquote	n eigenes Krankengut	Pränatale Trefferquote
Harnröhrenklappe	17	3	2	1
Multizystische Nierendysplasie	14	7	2	1
Subpelvine Stenose	12	2	4	1
Polyzystische Nierendegeneration	11	8[a]	–	–
Prune belly	8	2	–	–
Ureterozele	4	1	1	0
Primärer Megaureter	2	1	4	0
Refluxiver Megaureter +/− Megazystis	3[b]	0	1	1
Total	71	24	14	4

[a] Familiär [b] MMIH-Syndrom

416

Tabelle 3

Autor	Jahr	SSW	Pränatale Diagnose	Pränatale Therapie	Postpartale Diagnose	Postpartale Therapie	Ausgang
Farrant	1980	34	Hydronephrose bds., Megacystis	Nephro-amnialer Shunt	Prune belly	Klappenresektion	gesund
Golbus	1982	21	Hydronephrose bds., Megacystis	Vesico-amnialer Shunt	Prune belly	Bilaterale Uretero-Cutaneostomie	gesund
Berkowitz	1982	23	Hydronephrose re., Megacystis	Vesico-amnialer Shunt	Harnröhren-klappe	–	† p.
Manning	1983	17	Hydronephrose Megacystis	Vesico-amnialer Shunt	Prune belly	–	gesund
Manning	1983	17	Hydronephrose Megacystis	Vesico-amnialer Shunt	Harnröhren-klappe	–	† p.
Harrison	1982	21	Urethral-Obstruktion	Bilaterale Uretero-Cutaneostomie	Harnröhren-klappe	–	† p.
Kirkinen	1982	29	Hydronephrose li.	Rezidivierende Punktionen	Subpelvine Stenose li.	Nephrektomie li.	gesund

samt ergeben sich aus dem Nachweis einer urologischen Fetopathie folgende Konsequenzen:

Bei Einseitigkeit kann in der Regel der normale Geburtsverlauf abgewartet werden. Bei Doppelseitigkeit wird mit dem Lasixprovokationstest geprüft, ob eine dekompensierte oder kompensierte obstruktive Uropathie vorliegt. Im letzten Fall ist dies in der Regel Ausdruck der temporären muskulären Unreife des Harnleiters, die postpartal lediglich der Überwachung aber keiner chirurgischen Therapie bedarf.

Bei dekompensierter obstruktiver Uropathie kann zwar eine intrauterine Entlastung mit Hilfe eines Doppel-J-Katheters, der von der Blase in die Amnionhöhle reicht, die Funktion bewahren, aber andere Mißbildungen, beispielsweise die Lungenhypoplasie bleiben unbeeinflußt. Auf dem Symposium über die Behandlung fetaler Hydronephrosen 1982 wurde festgestellt, daß bei 70% von 17 Kindern mit derartigen Entlastungsoperationen die Lungenhypoplasie letztlich zum Tode nach der Entbindung führte und somit durch eine Harn-

Tabelle 4a. Temporäre intrauterine Abflußbehinderung des oberen Harntraktes im letzten Trimenon. Fläche des gestauten Nierenbeckenkelchsystems zwischen 1 und 3 cm²

Patient	Sex	Diagnose/SSW	Definitive Diagnose	Entbindung/SSW	Apgar	Therapie	Kontrolle
1 Ce	w	Harnstauung li. Emmett II/28	normale Niere	spontan/42	9/10/10	∅	gesund
2 Do	m	Harnstauung bds. Emmett II/26	normale Niere	spontan/40	8/ 9/10	∅	gesund
3 Fe	m	Harnstauung bds.	normale Niere	sectio/41	9/10/10	∅	gesund
4 Fu	w	Harnstauung re. Emmett I-II/37	normale Niere	spontan/40	9/10/10	∅	gesund
5 Ho	w	Harnstauung re. Emmett II/29	normale Niere	spontan/40	8/ 9/10	∅	gesund
6 Jä	m	Harnstauung bds. Emmett I-II/38	normale Niere	forceps/41	8/10/10	∅	gesund
7 Tu	w	Harnstauung li. Emmett II/37	normale Niere	spontan/40	9/10/10	∅	gesund
8 Ta	m	Harnstauung Emmett I-II/35	normale Niere	spontan/36	8/ 9/10	∅	gesund

Tabelle 4b

Patient	Sex	Diagnose/SSW	Definitive Diagnose	Entbindung/SSW	Apgar	Therapie/Zeit	Kontrolle/Intervall
9 GL	m	riesiger zystischer Tu/16	Megacystis Megaureter-syndrom	interruptio/17	–	–	–
10 Hu	w	subpelvine Stenose re/36	subpelvine Stenose re.	spontan/40	9/10/10	Pyeloplastik 4. Monat	Ektasie Emmett II 7 Monate
11 St	m	cystischer Nierentumor li./29	subpelvine Stenose li.	spontan/37	9/10/10	Pyeloplastik 5. Tag	Freier Abfluß 7 Monate
12 Sch	m	Nierencysten re./37	primär obstruktiver Megaureter re.	spontan/40	8/ 9/10	Ureterocystoneostomie re. 16. Tag	Ektasie Emmett II 1 Monat
13 Ro	m	Harnröhrenklappe/30	Harnröhrenklappe	sectio/37	8/ 9/10	Klappenresektion 24. Tag	Ektasie bds. Emmett III re/IV li. 3 Wochen
14 Ku	m	Hydronephrose bds./33	Harnröhrenklappe	spontan/39	7/ 9/10	Klappenresektion 6. Tag	Emmett I–II bds. 6 Wochen
15 Wi	w	Hydronephrose bds./37	primär obstruktiver Ureter bds.	spontan/39	9/10/10	Beobachtung	Emmett I 3 Monate
16 Li	w	Nierencysten li./37	primär obstruktiver Megaureter li. Subpelvine li.	sectio/40	9/10/10	Pyeloplastik Ureterocystoneostomie li. 1. Monat/ 4. Monat	percutane Nephrostomie 3 Monate
17 Ma	w	Ultraschall negativ	primär obstruktiver Ureter li., multicystische Nierendegeneration, re.	spontan/36	9/10/10	Nephrektomie 3. Monat	kompensatorische Hypertrophie 4 Monate
18 Mi	m	Nierencysten re./36	multicystische Nierendegeneration re.	spontan/39	9/10/10	Nephrektomie 2. Tag	kompensatorische Hypertrophie li.
19 Br	m	Ultraschall negativ	rupturierte subpelvine Stenose li.	spontan/41	7/ 9/ 9	Pyelo- li. 4. Tag	Emmett I 15 Monate
20 He	w	Nierencyste am oberen Pol li./36	ektope Ureterocele li.	spontan/39	8/ 9/10	Beobachtung	– ektope Ureterocele li.

Tabelle 5. DD zystischer Areale neben der kaudalen fetalen WS

	Form	Größe	Ektasie Hohl- system	Ureter	Blase	Urethra	Ge- schlecht	Frucht- wasser
Subpelvine Stenose	nl.	+	++→+++ (meist unilat.)	–	nl.	–	unabh.	nl.
Primär obstruktiver Megaureter	nl.	+→++	++→+++	+→+++	nl.	–	unabh.	nl.
Harnröhrenklappe	nl.	+→++	++→+++ (bilat.)	+→+++ (bilat.)	Überlauf	weit	m	vermindert. Oligo.
Polyzystische Degeneration	nl.	++→+++ (bilat.)	–	–	nl.	–	unabh.	nl.
Multizystische Dysplasie	path.	+→++ (unilat.)	–	–	nl.	–	unabh.	nl.

Tabelle 6. Erweiterte Diagnostik bei Verdacht auf fetale Harntraktsmißbildungen

Non-invasiv	a) Allgemeine Kriterien
	1 Fruchtwassermenge
	2 Nierengröße
	3 Parenchymdicke
	4 Blasenfüllungszustand
	5 Geschlecht
	6 Andere Mißbildung (Wirbelsäule, Leber, Ascites usw.)
	b) non invasive Teste zur Bestimmung der fetalen Nierenfunktion
	1 Stündliche Urinproduktion
	2 Lasix-Test
	3 Lasix-Provokationstest
Invasiv	c) 1 Punktion der fetalen Blase (Urin- analyse, Wiederauffüllungszeit, Cystographie)
	2 Nierenproduktion: Urinanalyse, antegrades Pyelogramm
	3 Intrauterines Infusionspyelogramm: via Mutter, Fetoskopie
	4 Amniocentese: Chromosomen- analyse, AFP, Sphingomyelin/ Lezithin-Quotient

traktsentlastung nichts gewonnen wurde. Daher sollte bei schweren urogenitalen Mißbildungen vor der 24. Schwangerschaftswoche eine Unterbrechung aus eugenischer Indikation erwogen werden.

Nach der 24. Schwangerschaftswoche muß die Schwere der urologischen Mißbildung ermittelt und die mögliche Auswirkung auf das postnatale Leben abgeschätzt werden. Liegt gleichzeitig eine schwere Oligohydramnie vor, dann ist praktisch immer mit einer schweren Lungenhypoplasie zu rechnen. Selbst durch den in diesem Fall schwierig zu legenden vesikoamnialen Shunt ist bei der Mehrzahl der Feten nicht mit einer Besserung der Lungenhypoplasie zu rechnen. Darüberhinaus verstopft der Shunt durch die Käseschmiere leicht und kann aufgrund der Kindsbewegungen so weit verrutschen, daß eine freie Drainage nicht mehr gewährleistet ist. In diesem Fall ist die Prognose für den Feten ungünstig.

Literatur

Beck D (1971) The effect of intrauterine urinary obstruction upon the development of the fetal kidney. J Urol 105:784–789. – Berkowitz RL, Glickman MG, Smith GJW, Siegel NJ, Weiss RM, Mahoney MJ, Hobbins JC (1982) Fetal urinary tract obstruction: What is the role of surgical intervention in utero? Am J Obst Gynecol 144:367–375. – Chinn DH, Filly RA (1982) Ultrasound diagnosis of fetal genitourinary tract anomalies. Urol Radiology 4:115–123. – Farrant P (1980) Ultrasound diagnosis of major fetal abnormalities. Excerpta Medica ICS 498:166–175. – Golbus MS, Harrison MR, Filly RA, Callen PW, Katz M (1982) In utero treatment of urinary tract obstruction. Am J Obstet Gynecol 142:383–388. – Harrison MR, Golbus MS, Filly RA, Callen PW, Katz M, De Lorimier AA, Rosen M, Jonsen AR (1982) Fetal surgery for congenital hydronephrosis. N Engl J Med 306:591–593. – Heim K, Altwein JE, Jonatha W, Göppel Ch (1983) Der Lasix-provokationstest zum Nachweis der fetalen obstruktiven Uropathie. 100. Tagg der Oberrheinischen Gesellschaft für Gynäkologie und Geburtshilfe, Tübingen, 1./2. 10. 1983. – Kirkinen P, Jouppila P, Tuononen S, Paavilainen T (1982) Repeated transabdominal renocenteses in a case of fetal hydronephrotic kidney. Am J Obstet

Gynecol 142/8:1049-1052. - Manning FA, Harman CR, Range JR, Brown R, Decter A, MacDonald N (1983) Antepartum chronic fetal vesicoamniotic shunts for obstructive uropathy: A report of two cases. Am J Obstet Gynecol 145/7:819-822. - Sympostium: Consensus Report: Management of the fetus with hydronephrosis, in unborn: Management of the fetus with a correctable congenital defect. Proccedings of Kroc Foundation Conferrence, Santa Ynez Valley, California, July 1982

Prof. Dr. J.E. Altwein
Urolog. Abt. Bundeswehrkrankenhaus
Oberer Eselsberg 40
D-7900 Ulm

Verhandlungsbericht der Deutschen Gesellschaft
für Urologie, 35. Tagung (1983), 421/422
© Springer-Verlag Berlin Heidelberg 1984

Diagnostisches und therapeutisches Vorgehen bei prä- und neonataler Ultraschalldiagnose: obstruktive Harnwegsmißbildung

J.U. Leititis, R. Burghard, M. Brandis, G. Rodeck, B. Hackelöer und H. Grundner

Die Sonographie wird im Rahmen der geburtshilflichen Vorsorgeuntersuchungen zunehmend auch zur Suche nach fetalen Mißbildungen eingesetzt. Wir berichten über 5 Kinder, bei denen pränatal mittels Sonographie zwischen der 34. und 37. Schwangerschaftswoche die Diagnose einer obstruktiven Harnwegsmißbildung gestellt wurde. Während der folgenden Schwangerschaftswochen wurden wiederholte sonographische Kontrollen durchgeführt, alle Kinder wurden zum Termin spontan geboren. Postnatal konnten bei zwei Kindern Ureterabgangsstenosen links, bei je einem eine Uretermündungsstenose links mit funktionsloser Niere, Ureterocele rechts mit Harnstauungsniere rechts und Urethralklappe mit vesikoureteralem Reflux Grad 5 und Hydroureteren und -nephrosen beidseitig diagnostiziert werden. Bei 3 Kindern wurde eine frühzeitige operative Therapie durchgeführt, zwei in ihrem weiteren Verlauf kontrolliert.

Die Frage nach den unmittelbaren therapeutischen Konsequenzen einer pränatal gestellten Verdachtsdiagnose „obstruktive Harnwegsmißbildung" ist insofern nicht eindeutig zu beantworten, als zur Zeit keine verläßlichen Methoden zur intrauterinen Bestätigung einer Harnwegsobstruktion oder Messung der fetalen Nierenfunktion bekannt sind. Obstruktionen lassen sich postnatal bei Ureterabgangsstenosen und -mündungsstenosen, Ureterocelen, Urethralklappen und im Abfluß behinderten Doppelnieren bestätigen, vorgetäuscht werden sie bei polycystischen Nierendysplasien, vesikoureteralem Reflux, neurogener Blasenstörung und Prune-Belly-Syndrom [1]. Ferner sind Fälle bekannt, bei denen trotz verdächtiger pränataler Befunde postnatal keine Anomalien in den ableitenden Harnwegen nachgewiesen werden können.

Wir halten zum jetzigen Zeitpunkt ein aggressi-ves, pränatales therapeutisches Vorgehen, wie fetale Chirurgie [2] oder vorzeitige Beendigung der Schwangerschaft, nicht für indiziert. Wir empfehlen vielmehr, die Schwangerschaft fortzusetzen und nach der Geburt eine sofortige, weitergehende Diagnostik und nötige Therapie einzuleiten. Das frühe Bekanntwerden der Mißbildung gestattet eine rechtzeitige Kooperation zwischen Geburtshelfern, Pädiatern und Urologen.

Zur weiteren diagnostischen Klärung wurden postnatal bei den Patienten folgende Untersuchungen durchgeführt: Sonographie, IVP, MCUG, Nierenfunktionsanalyse, bei einseitigen Mißbildungen nuklearmedizinische seitengetrennte Clearance, bei Obstruktion der oberen Harnwege ein Lasix-Auswaschtest nach KOFF und bei vesikalen und urethralen Mißbildungen die Cystoskopie.

Wegen der Ungefährlichkeit der Methode wenden wir in der Neonatalperiode die Sonographie großzügig beim geringsten Verdacht auf Mißbildungen im Bereich der ableitenden Harnwege an. Indikationen zur Frühsonographie sind: der pränatale Verdacht auf Mißbildungen, Sepsis, Harnwegsinfektion, tastbarer Tumor im Nierenlager, verzögerter Kreatininabfall postnatal, Erythro-, Leukozyturie und Mißbildungssyndrome, die bekannterweise mit Nierenmißbildungen einhergehen können.

Bei 6 Patienten wurden im letzten Jahr unter diesen Voraussetzungen sonographisch der Verdacht auf eine Obstruktion der ableitenden Harnwege geäußert. Bei der weiteren Diagnostik stellten sich folgende Erkrankungen heraus: Ureterabgangsstenosen, Doppelnieren, Ureterocelen und vesikoureteraler Reflux. Bei 2 eineiigen Zwillingen wurden linksseitige Ureterabgangsstenosen mit Hydronephrosen diagnostiziert, ein Zwilling wurde wegen eines tastbaren Tumors in der linken

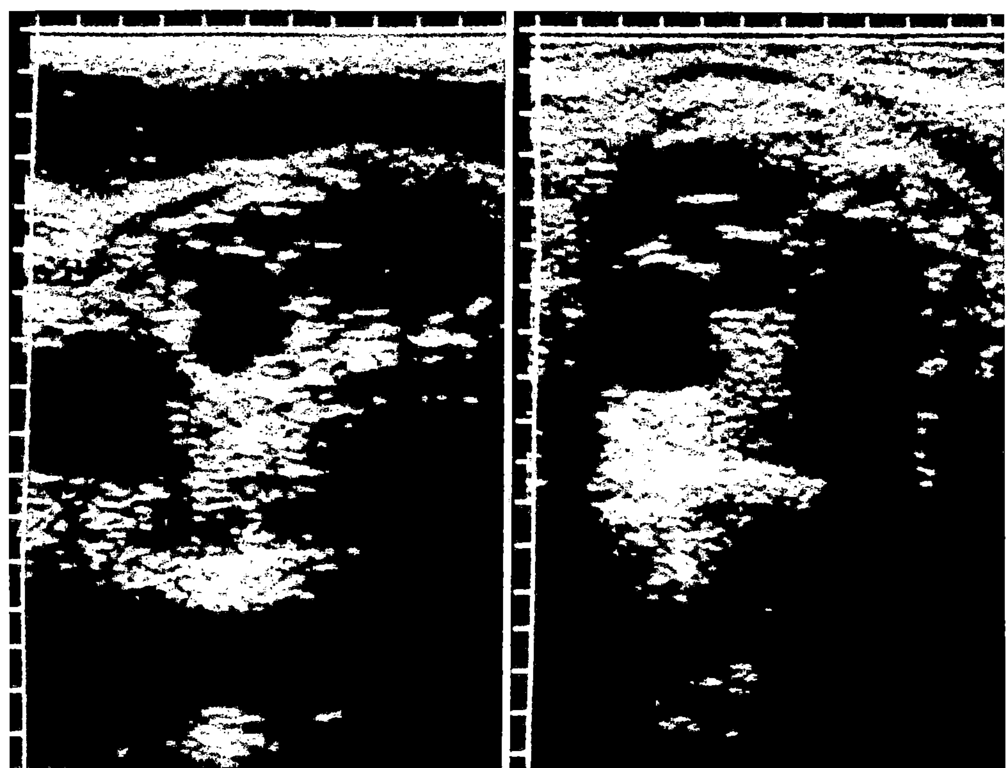

Abb. 1. Pränatale Sonographie in der 37. Schwangerschaftswoche: Hydronephrose links bei Ureterabgangsstenose

Abb. 2. Pränatales Sonogramm in der 34. Schwangerschaftswoche: Hydronephrose und -ureter rechts bei Ureterocele

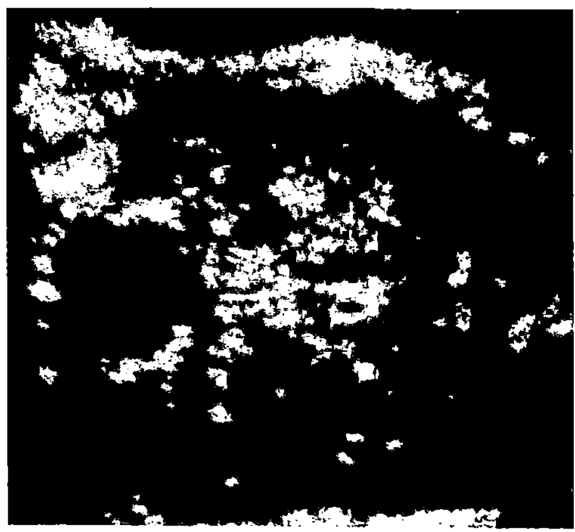

Abb. 3. Pränatales Sonogramm in der 34. Schwangerschaftswoche: beidseitige Hydronephrosen und -ureteren bei Urethralklappen

Nierengegend, der andere im Rahmen der Geschwisteruntersuchung ohne auffälligen klini-

schen Befund sonographiert. Vier der Patienten wurden einer frühen Operation zugeführt.

Unsere Fälle belegen die zunehmende Bedeutung der Sonographie als ungefährliche Screeningmethode zur Suche nach Mißbildungen im Harntrakt bei Feten und Neugeborenen.

Literatur

1. Blane CE, Koff SA, Bowerman RA, Barr M (1983) Nonobstructive fetal hydronephrosis: sonographic recognition and therapeutic implication. Radiology 147:95–99. – 2. Harrison MR, Golbus MS, Fill RA, Callen PW, Katz M, Lorimier AA de, Rosen M, Jonsen AR (1982) Fetal surgery for congenital hydronephrosis. N Engl J Med 306:591–593

Dr. J.U. Leititis
Zentrum für Kinderheilkunde der Philipps-Universität
Deutschhausstr. 12
D-3550 Marburg

Verhandlungsbericht der Deutschen Gesellschaft
für Urologie, 35. Tagung (1983), 423–425
© Springer-Verlag Berlin Heidelberg 1984

Prostatakrebsvorsorge – transrektale Sonographie versus digito-rektale Palpation

B. Aurich, B. Frentzel-Beyme und A. Drakopoulos

Bei 1 500 transrektalen Prostatauntersuchungen mit einem routierenden 3,5 MHz-Schallkopf hatten wir in 850 Fällen histologisches Kontrollmaterial, darunter 150 Karzinome und 47 chronische Prostatiden. Eine Übereinstimmung von histologischem und transrektalem Ultraschallbefund war in 93% gegeben. Nach diesen Erfahrungen wollten wir den Wert der transrektalen Prostatasonographie (TPS) im Rahmen der Krebsfrüherkennungsuntersuchung bestimmen. Durch die Kooperationsbereitschaft der niedergelassenen Kollegen war es uns möglich, in zehn Monaten 1 016 Patienten aus elf urologischen Praxen Berlins transrektal ultrazuschallen. Hierbei wurden 45 Karzinome entdeckt.

Die Patienten kamen zu 78% zur jährlichen Vorsorgeuntersuchung, zu 22% wegen urologischer Erkrankungen, die sich nicht auf die Prostata bezogen, in die Praxen. Die Ultraschallbefunde wurden alle ohne Wissen des rektalen Palpationsbefundes erhoben. Bei suspektem Tastbefund und bei Diskrepanzen zwischen Palpation und Ultraschallbefund wurde eine perineale oder transrektale Stanzbiopsie durchgeführt. Bei Übereinstimmung von Palpation und Ultraschallbefund galt bei nicht suspekter Prostata der Befund als gesichert im Sinne der Diagnose des Prostata-Adenoms bzw. der normalen Prostata. Diese Übereinstimmung war in 952 Fällen gegeben.

Eine sonographisch normale Prostata ist dreieckig bis oval, glatt abgrenzbar mit homogenem Binnenechomuster und hat unter 25 g Gewicht. Ähnliche Kriterien gelten für das Adenom, welches außerdem symmetrisch vergrößert und oval bis rundlich geformt ist. Die sonographischen Leitkriterien für das Karzinom sind die Asymmetrie, das bunte Echomuster mit dem nebeneinander von echoarmen und echodichteren Bezirken sowie Kapselirregularitäten.

In dieser Untersuchungsserie wurde mit der TPS ein Karzinom übersehen, bei dem auch nach Kenntnis des Palpationsbefundes im sonographischen Bildmaterial keine karzinomtypischen Kriterien zu finden waren. Es handelte sich um ein 1 cm durchmessenden großen Knoten, der histologisch als ein gut differenziertes Adeno-Karzinom diagnostiziert wurde. Die rektale Palpation hat zwei Karzinome nicht entdeckt. Das eine (Abb. 1), das wir mit der TPS in einem kapselnahen, echoarmen, unscharf begrenztem Areal diagnostizierten. Das zweite, ein T_3-Karzinom, war vom Finger nicht zu erreichen, da es sich endovesikal entwickelte.

Die TPS stellte zwei falsch positive Karzinomdiagnosen bei chronischer Prostatitis, während die rektale Palpation 17 falsch positive Karzinomdiagnosen erhob (Tabelle 1).

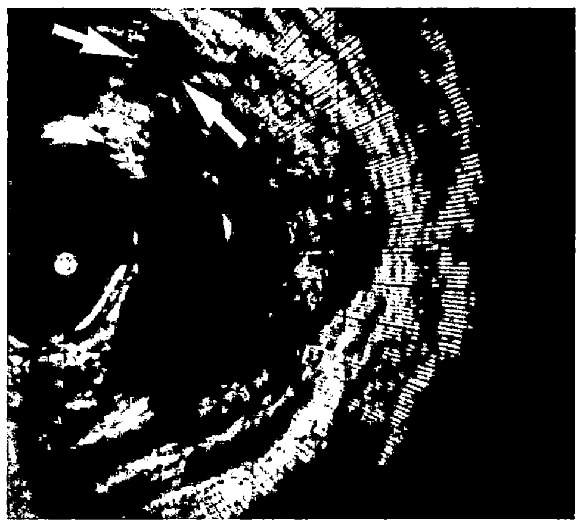

Abb. 1. Gut abgegrenzte, symmetrische Prostata mit homogener Binnenechostruktur bis auf kapselnahen echoarmen Knoten rechts. TPS: Karzinomsuspekt, Palpation: Adenom

Tabelle 1. Vergleich der Diagnosen, Histologie, TPS, Palpation

Diagnose	Sonografischer Befund	Palpatorischer Befund
Normalbefund ($n = 320$) (keine Histologie)	320 Normalbefunde	320 Normalbefunde
Benigne Hyperplasie ($n = 651$)		
633 Adenome (keine Histologie)	633 Ad	633 Ad
4 Adenome (keine Histologie)	4 Ad	4 Normalbefunde
1 diffuse chron. itis	1 Ca	1 Ca
1 fokale chron. itis	1 Ca	1 Ad
2 diffuse chron. itis	2 Ad	2 Ca
10 Adenom-Knoten	10 Ad	10 Ca
4 Ad und Konkremente	4 Ad und Ko	4 Ca
Karzinome ($n = 45$)		
42 Karzinome	42 Ca	42 Ca
1 T_1 Karzinom	1 Ca	1 Ad
1 T_3 Karzinom	1 Ca	1 Ad
1 T_1 Karzinom	1 Ad	1 Ca
Sonstige Diagnosen		
2 akute-itis	2 akute-itis	2 akute-itis
1 Abszeß	1 Abszeß	1 Abszeß
1 Samenblasenzyste	1 Samenblasenzyste	o. B.

Der tastende Finger hielt dreimal eine chronisch-diffuse Prostatitis und einmal eine chronisch-fokale Prostatitis für ein Karzinom, wo wir mit der TPS bei dem Fehlen von kapselnahen, echoarmen Strukturen, bei glatter Kapsel und einer insgesamt symmetrischen Prostata trotz des bunten Echomusters eine chronische Prostatitis diagnostizierten. Zehn isolierte Adenomknoten wurden palpatorisch als suspekt eingestuft, die mit der TPS als kapselferne, glattberandete Knoten mit

dem selben Echomuster wie das Adenom bei völligem Fehlen anderer Karzinomkriterien als gutartig eingestuft wurden. Viermal wurden Prostatasteine palpatorisch als suspekt eingestuft, wo wir mit der Diagnose benigner Prostata und Stein nicht im Zweifel waren (Abb. 2). Alle diese Befunde wurden histologisch abgeklärt.

Diskussion

In unserer Serie blieb durch die TPS ein Karzinom unentdeckt, während die Palpation zwei Karzinome nicht diagnostizierte, von denen eines wegen des klinischen Leitsymptoms der Makrohämaturie per Cystoskopie und Biopsie sowieso aufzuklären war. Auf der anderen Seite wurden mit der Palpation 17 falsch positive Karzinomdiagnosen gestellt, während dieses bei der TPS nur 2× der Fall war. Nach diesen Erfahrungen halten wir es nach dem jetzigen Kenntnisstand nicht für sinnvoll, die transrektale Sonographie im Rahmen der Krebsfrüherkennungsuntersuchung der Prostata einzusetzen. Jedoch sollten, wenn möglich, suspekte Tastbefunde vor der Biopsie durch eine transrektale Ultraschalluntersuchung abgeklärt werden, um evtl. die bioptische Abklärung zu vermeiden (s. Abb. 2) und um einen Ausgangsbefund zu erhalten für die spätere transrektale Ultraschall-

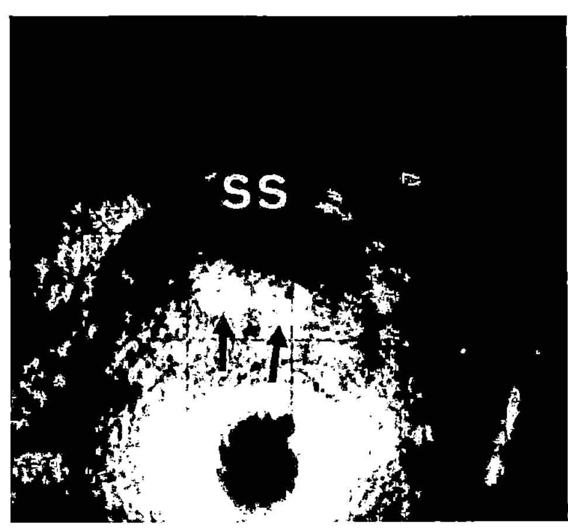

Abb. 2. TPS: Prostata-Adenom mit Steinen, Palpation: Karzinomsuspekt

kontrolle des Defektes der Prostatakarzinom-
therapie.

Literatur beim Verfasser

Dr. med. B. Aurich
Städtisches Krankenhaus Am Urban
Dieffenbachstr. 1
D-1000 Berlin 61

Verhandlungsbericht der Deutschen Gesellschaft
für Urologie, 35. Tagung (1983), 426–428
© Springer-Verlag Berlin Heidelberg 1984

Sonographische Diagnostik des Skrotums mit hochauflösender Real-Time-Technik

R. Lorenz, D. Beyer, L. Heuser, J. Heising und E. Allhoff

Die Sonographie des Skrotalinhaltes hat als zuverlässige, nichtinvasive Untersuchungsmethode in der Diagnostik von Hodenerkrankungen neben der Palpation ihren festen Platz. Ihr besonderer Wert liegt in der Möglichkeit, dort Einsicht zu finden, wo der palpierende Finger Schwierigkeiten hat oder versagt: Beim Vorliegen einer Hydrozele bzw. bei klinisch okkulten nicht palpablen Befunden.

Unsere hier mitgeteilten Erfahrungen basieren auf 300 (Tabelle 1) mit einem 5 MHz-Parallelscanner untersuchten Patienten, von denen 195 einen pathologischen Palpations- und/oder Diaphanoskopie-Befund aufwiesen. In 103 Fällen war der Befund sowohl klinisch als auch sonographisch unauffällig.

Folgende *Indikationen* führten zu einer Skrotalsonographie:

1. Unklare Hoden- oder Skrotalschwellung,
2. unklarer skrotaler Palpationsbefund,
3. unklarer Hodenschmerz (Torsion, Trauma, Entzündung) und
4. Suche nach intraskrotalen Tumoren.

Zu unterscheiden sind *intraskrotale Flüssigkeitsansammlungen* und *solide Läsionen,* die wiederum in *intra-* oder *extratestikuläre* Erkrankungen zu unterteilen sind.

Mit hundertprozentiger Treffsicherheit gelingt die Diagnose einer *Hydrozele* (72 Fälle). Liegt eine Einblutung in die Hydrozele vor, lassen sich multiple schwebende Echos in der Hydrozelenflüssigkeit nachweisen. Eine *Spermatozele* zeigt sich als echofreies rundes Gebilde wechselnder Größe in der Region des Nebenhodenkopfes. Bei der *polyzystischen Degeneration des Nebenhodens* können multiple, gekammerte Zysten im Nebenhoden abgebildet sein.

Die Darstellung der meist in der linken Skrotalhälfte gelegenen *Varikozele* ist in Rückenlage nur bei ausgedehnterem Befund möglich. Teils kanalikuläre, teils traubenförmig imponierende peritestikuläre echoarme Strukturen weisen auf diese Diagnose hin, erschweren oftmals jedoch die Abgrenzung des Nebenhodens.

Frische *Skrotalhämatome* stellen sich als teils echoreiche, teils liquide intraskrotale Raumforderungen nach Trauma oder Operation dar.

Die *akute Epididymitis* führt zu einer Vergrößerung des Nebenhodens mit herabgesetztem, unregelmäßigem Reflexverhalten des Organs durch das entzündliche Ödem. Echoärmere oder -leere Zonen weisen auf eine beginnende oder manifeste *Abszedierung* hin. Eine exakte Abgrenzung zum

Tabelle 1. Sonographie des Skrotalinhaltes ($n = 300$)

o. B.	103
Hydrozele	71
Varikozele	16
Spermatozele	5
Epididymitis	46
Nebenhodenzysten	14
Skrotalödem	5
Atrophie	4
Funikulozele	1
Tbc	1
NHL	2
Orchitis	3
Hämatom	3
Abszeß	2
postop. Ödem mit fok. Herd	2
Torsion	1
Seminom	11
Terato-Ca.	7
Seminom + Terato-Ca.	2
Sertoli-Zell-Tumor	1

Davon klinisch okkult: 2 Seminome

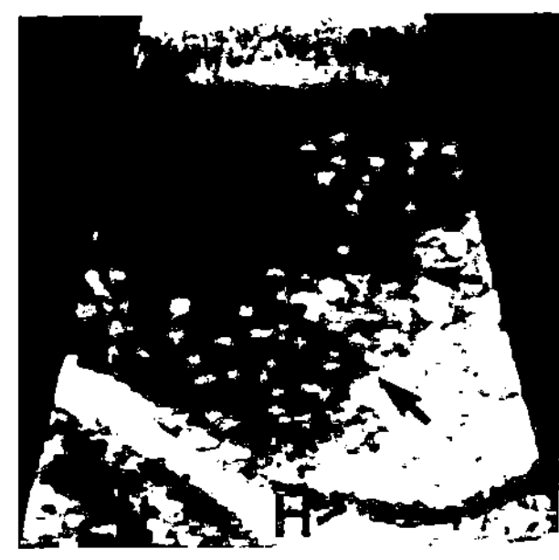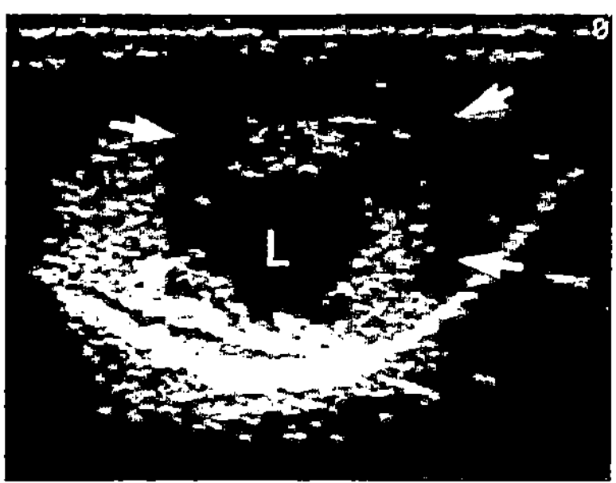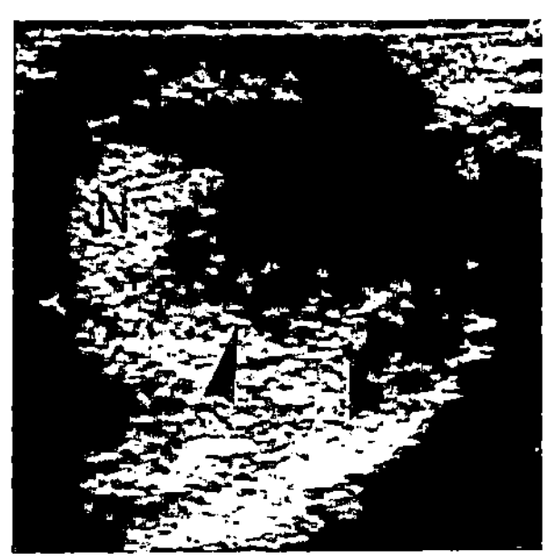

1, 2 ... **3**

Abb. 1. 19 J. *fokale Orchitis.* Mäßige Hodenvergrößerung. In den kranialen Hodenanteilen echoarme, polyzyklisch begrenzte Raumforderung (→). Die übrigen Hodenanteile mit regelrechtem Reflexmuster. Begleitende Hydrozele (*H*). OP-Ergebnis: fokale Orchitis (small-part-Scanner, 6,5 MHz)

Abb. 2. 28 J. *Embryonalzellca.* 3 cm im Durchmesser betragender, rundlich konfigurierter echoreicher Tumor mit haloniertem Randsaum und randständiger, liquider Zone (*L*) (Parallel-Scanner, 5 MHz)

Abb. 3. 21 J. *Hodentorsion.* Hodenschwellung mit großem landkartenartig begrenztem echoarmem Gebilde, was das normale Restgewebe (*N*) verdrängt. Verbreiterung der Hodenhüllen, was im Zusammenhang mit der Klinik typisch für eine Torsion ist (Parallel-Scanner, 5 MHz)

sehr seltenen Nebenhodentumor ist jedoch sonographisch nicht möglich. Allerdings sprechen die Trias Nebenhodenvergrößerung, reaktives Hydrozele und Skrotalhautverdickung für die Epididymitis.

Eine *akute Orchitis* führt zu einer Hodenvergrößerung mit Echoverminderung und deutlich erschwerter Abgrenzbarkeit zum Nebenhoden, der gleichzeitig Entzündungszeichen aufweisen kann (Epididymo-Orchitis). Echoärmere Zonen weisen auch hier auf eine beginnende Abszedierung hin. Noch schwieriger ist die sonographische Abgrenzung einer *fokalen Orchitis* (Abb. 1), die wie der Hodenabszeß nicht sicher von einem Seminom zu differenzieren ist. Diese Läsionen imponieren als echoarme, teilweise irregulär konfigurierte und teilweise raumfordernde Bezirke.

Hodentumoren (Abb. 2) führen zu einer Vergrößerung und Formänderung des befallenen Hodens und einer umschriebenen Störung oder ausgedehnten Destruktion des typischen echoreichen Strukturmusters. Jedoch können entzündliche Veränderungen das gleiche Bild aufweisen. Seminome kennzeichnen sich als glatt begrenzte, echoarme Regionen, während Embryonalzell-Ca. ähnlich einer fokalen Orchitis zum Teil unregelmäßige Begrenzungen aufweisen. Terato-Ca. können infolge häufiger Blutungen in den Tumor ein sehr unregelmäßiges, teils echovermehrtes, teils echovermindertes Reflexmuster aufweisen. Der seltene Sertoli-Zell-Tumor hingegen zeigt multiple, durch radiäre Septen getrennte zystische Hohlräume.

Das Bild einer diffusen Tumorinfiltration bzw.

Infiltration im Rahmen eines Non-Hodgkin-Lymphoms kann dem einer abszedierenden Orchitis sehr ähnlich sein.

Bei der seltenen Metastasierung in den Hoden, z.B. beim malignen Melanom zeigen sich multiple Läsionen mit echoarmen Rand und echoarmer Zentralzone oft ohne signifikante Hodenvergrößerung.

Die hochauflösende Real-time-Sonographie des Skrotalinhaltes ergänzt sinnvoll als nicht-invasive, schmerzlose und schnell durchführbare Methode die konventionellen Untersuchungstechniken. Die Einteilung in intraskrotale Flüssigkeitsansammlungen und solide intra- und extratestikuläre Läsionen gelingt in über 95%, so daß wesentliche Fortschritte in der Abgrenzung entzündlicher Nebenhodenerkrankungen von Hodentumoren erzielt wurden. Das schwierigste Problem bleibt weiterhin die Differenzierung eines Hodentumors von einer fokalen Orchitis und einer nicht mehr frischen Torsion (Abb. 3), so daß bei intratestikulären Raumforderungen die Sonographie die histologische Untersuchung keineswegs ersetzen kann und soll. In Verbindung mit den klinischen Befunden liefert sie jedoch wertvolle Hinweise, die für oder gegen einen Tumor sprechen und beeinflußt somit das therapeutische Vorgehen erheblich.

Literatur

1. Arger PH, Mulhern CB Jr, Coleman BG, Pollack HM, Wein A, Koss J, Arenson R, Banner M (1982) Prospective analysis of the value of scrotal ultrasound. Radiology

141:763. - 2. Beyer D, Denkhaus H, Frentzel-Beyme B (1983) Skrotalinhalt. In: Bücheler E, Friedmann G, Thelen M (Hrsg) Real-time-Sonographie des Körpers. Thieme, Stuttgart. - 3. Beyer D, Lorenz R, Heuser L (1983) Ultrasonography of superficial organs-focussing on scrotal contents. 2nd International Symposium-Fundamentals of Technical Progress, Liège, Belgium, April 15, 16 1983. - 4. Friedrich M, Claussen CD, Felix R (1981) Immersion ultrasonography of scrotal and testicular pathology. Eur J Radiol 1:60. - 5. Naser V, Ikinger U, Kaick G van, Schweigler M (1979) Echographie des Scrotums und der Testes mit Hilfe eines neuen Untersuchungsgerätes. Urologe [A] 18:321. - 6. Staehler G, Gebauer A, Mellin HE (1978) Sonographische Untersuchung bei Erkrankungen des Scrotalinhaltes. Urologe [A] 17:247

Dr. R. Lorenz
Radiologisches Institut der Universität zu Köln
Joseph-Stelzmann-Str. 9
D-5000 Köln 41

Verhandlungsbericht der Deutschen Gesellschaft
für Urologie, 35. Tagung (1983), 429-431
© Springer-Verlag Berlin Heidelberg 1984

Sonographie des Skrotalinhaltes unter besonderer Berücksichtigung des nicht palpablen Hodentumors

Ch. Kratzik, G. Kunit, H.J. Schmoller und Th. Loebenstein

Einleitung

Die Problematik der Diagnose einer intraskrotalen pathologischen Veränderung ist jedem Urologen wohlvertraut. Bis vor einigen Jahren war die Palpation die einzige Möglichkeit um krankhafte Veränderungen im Bereich des Hodens zu diagnostizieren. Vor ca. 10 Jahren wurden die ersten Versuche unternommen mittels Ultraschall – vorerst mit compound Geräten – die Diagnostik zu verbessern. In den letzten Jahren wurde mit der zunehmenden Verbreitung der kleineren und kostengünstigeren Real-time-Geräte die Voraussetzungen für die Ultraschalldiagnostik des Skrotums geschaffen. Aber erst der Einsatz von höher frequenten Schallköpfen (5 und 7 MHz-Transducer) brachte einen wirklichen Fortschritt. Daß viele Firmen heute bereits Geräte mit Wechselschallköpfen verschiedener Frequenzen anbieten, wird den Einsatz der Methode auch an kleineren Abteilungen fördern.

Patienten und Methode

Aus den über 200 Patienten der Urologischen Abteilungen der Universitätsklinik Wien und der Landeskrankenanstalten Salzburg, bei welchen die Palpation des Hodens alleine für ungenügend erachtet wurde, wurden jene ausgewählt, bei denen die Sonographie entscheidend zur Diagnose beitrug. Insgesamt fand sich bei 9 Patienten ein unauffälliger Palpationsbefund, da jedoch andere Parameter einen Hinweis für einen Hodentumor lieferten (z.B. retroperitoneale Lymphknoten) wurden die Patienten zur Sonographie zugewiesen. Ein weiteres Anwendungsgebiet für die skrotale Sonographie sind jene Patienten bei welchen sich palpatorisch ein Konglomerattumor findet, bei denen jedoch weder Klinik noch Anamnese eine sichere Unterscheidung zwischen Tumor und Nebenhodenentzündung ermöglicht.

Selbstverständlich sind aber auch all jene Patienten der Ultraschalluntersuchung zuzuführen, bei denen aus technischen Gründen die Palpation nicht zielführend ist. Dies sind vor allem jene Patienten bei welchen eine Hydrocele besteht.

Die Untersuchung kann entweder am liegenden Patienten durchgeführt werden, wobei die eine Hand des Untersuchers den Hoden fixiert und der Schallkopf über den fixierten Hoden bewegt wird. Als weitere Möglichkeit ist die Untersuchung am

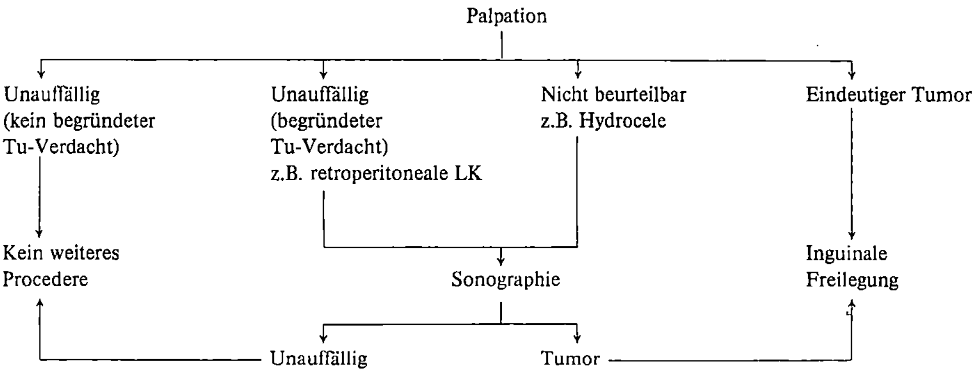

Abb. 1. Indikation zur Hodensonographie bei Tumorverdacht

stehenden Patienten zu erwähnen – hier wird der Schallkopf fixiert gehalten und das Skrotum über diesem bewegt. Die Untersuchung kann prinzipiell mittels 3,5 MHz oder aber auch mittels 5 bzw. 7 MHz-Transducer durchgeführt werden. Wird ein niedrig-frequenter Schallkopf verwendet muß eine Wasservorlaufstrecke zwischengeschaltet werden. Dies kann umgangen werden, wenn der gesunde Hoden als „Vorlaufstrecke" benützt wird, und der pathologisch veränderte hinter dem gesunden zur Darstellung gelangt.

Ergebnisse

Bei insgesamt 9 Patienten mit einem palpatorisch unauffälligem Hoden fand sich sonographisch eine intraskrotal gelegene, umschriebene kleine Veränderung. Bei 8 Patienten imponierte dieselbe als echoarmes Areal, einmal handelte es sich um einen echoreichen Herd. Das kleinste dieser Areale maß 7 mm im Durchmesser, das größte nicht ganz 2 cm. 8mal handelte es sich dabei um einen Hodentumor, einmal fand sich bei der histologischen Aufarbeitung des in der Sonographie als echoarmes Areal beschriebenen Herdes eine Orchitis chronica granulomatosa. Ein sonographisch falsch negativer Befund fand sich in dem beschriebenen Krankengut nicht. Das sonographische Erscheinungsbild konnte nicht mit einer bestimmten Histologie des Hodentumors in Einklang gebracht werden.

Bei ca. 10% aller Patienten fand sich palpatorisch ein Konglomerattumor. In dieser Patientengruppe konnte zwischen Epididymitis und Hodentumor mittels Sonographie in allen Fällen eine richtige Differentialdiagnose gestellt werden.

Diskussion

Die Sonographie des Skrotalinhaltes stellt eine wesentliche Bereicherung in der Diagnostik dar. Da es aus organisatorischen Gründen unmöglich ist, jeden Patienten im Rahmen der Routineuntersuchung der Ultraschalluntersuchung des Hodens zuzuführen, erscheint das Überdenken der Indikation notwendig. Dies spielt vor allem bei nicht palpablen Hodentumor eine Rolle (vgl. Abb. 1). Jede in der Sonographie nachgewiesene intratestikuläre Veränderung muß als tumorverdächtig angesehen werden. Eine Differenzierung zwischen benigner und maligner Läsion ist der histologischen Untersuchung vorbehalten und sonographisch nicht möglich. Die sonographische Differentialdiagnose eines palpatorisch festgestellten Konglomerattumors ist relativ leicht. Bei einem Hodentumor dieser Größe läßt sich sonographisch praktisch kein normales Hodengewebe mehr nachweisen oder zumindest erscheint dieses sehr vermindert. Das gesamte Gebilde besteht aus größtenteils irregulären Echos, welche von echoarmen Zonen unterbrochen sein können. Bei einer Nebenhodenentzündung ist der Hoden immer abgrenzbar und der Nebenhoden imponiert sehr echoreich und vergrößert.

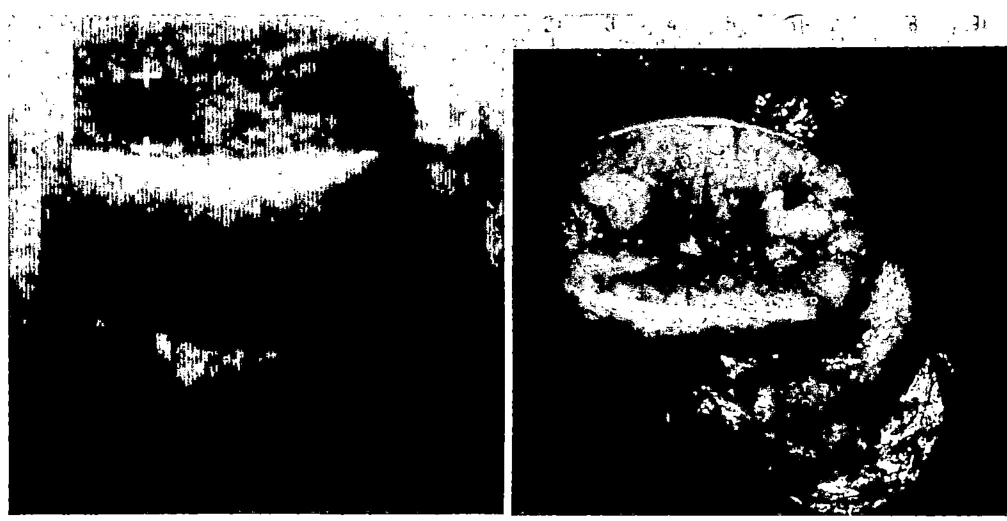

a b

Abb. 2a, b. Sonographisches Bild zweier kleiner nicht palpabler Hodentumoren in Nähe des oberen und unteren Poles mit zugehörigem Operationspräparat

430

Liegt eine größere Hydrocele vor, so ist es oft besser die Untersuchung statt mit höher frequenten Schallköpfen mit einem 3,5 MHz-Transducer durchzuführen und die Hydrocele selbst als Wasservorlaufstrecke zu benützen. Der Hoden ist dann sehr gut beurteilbar und jede pathologische Veränderung kann rasch entdeckt werden.

Literatur

Gronvall S, Brünner N, Krag Jacobsen G, Holm HH (1980) Ultrasound in the detection of testicular tumours. Workshop on early detection of testicular cancer – Copenhagen, Denmark, November 5–7th, S 185–190. – Leopold GR, Woo VL, Scheible FW, Nachtsheim D, Gosink BB (1979) High-resolution ultrasonography of scrotal pathology. Radiology 131:719–722. – Miskin M, Buckspan M, Bain J (1977) Ultrasonographic examination of scrotal masses. J Urol 117:185–188. – Naser V, Ikinger U, Kaick G van, Schweigler M (1979) Echographie des Scrotums und der Testes mit Hilfe einer neuen Untersuchungstechnik. Urologe [A] 18:321–325. – Phillips GN, Schneider M, Goodman JD, Macchia RJ (1980) Ultrasonic evaluation of the scrotum. Urol Radiol 1:157–163. – Sample WF, Gottesman JE, Skinner DG, Ehrlich RM (1978) Gray scale ultrasound of the scrotum. Radiology 127:225–228. – Vick CW, Bird KI, Rosenfield AT, Richter J, Taylor KJW (1982) Ultrasound of the scrotal contents. Urol Radiol 4:147–153

Dr. Ch. Kratzik
Urolog. Univ.-Klinik
Alserstr. 4
A-1090 Wien

Verhandlungsbericht der Deutschen Gesellschaft
für Urologie, 35. Tagung (1983), 432–434
© Springer-Verlag Berlin Heidelberg 1984

Zum Stellenwert des hochauflösenden Ultraschallverfahrens bei unklarer Skrotalerkrankung

A. Proussalis, U. Ikinger, K. Möhring und P. Gerhardt

Einleitung

Klinischer Befund und laborchemische Untersuchungsmöglichkeiten sind erfahrungsgemäß für die Differentialdiagnose einer unklaren Hodenschwellung nicht ausreichend. Im Gegensatz dazu erwies sich im Rahmen bildgebender Diagnostik im Skrotalbereich, die Sonographie als zunehmend effektive, nichtinvasive Untersuchungsmethode [6, 7, 8, 9]. Allerdings wiesen die bislang verwendeten Schallköpfe der Ultraschallfrequenz 3,5 bis 5 MHz meßtechnisch Unzulänglichkeiten auf. Über entsprechende Erfahrungen mit der hochauflösenden Ultraschalldiagnostik wurde bisher nur in Einzelfällen berichtet [4].

Material und Methodik

Seit 1980 stand uns bei 251 Patienten mit unklaren Skrotalerkrankungen ein hochauflösendes Ultraschallgerät vom Typ Biosound-Clinicon mit einem Schallkopf von 8 MHz und einem idealen Focusabstand von 2,5 cm zur Verfügung, welches bereits erfolgreich zur Carotis- und Schilddrüsendiagnostik eingesetzt wurde. Bei 55 Patienten konnte der sonographische und histologische Befund vergleichend ausgewertet werden.

Bei der Untersuchung befindet sich der Patient mit gespreizten Beinen in Rückenlage. Nach Applikation eines handelsüblichen Kontaktgels wird der Hoden in longitudinalen Parallelschnitten untersucht.

Ergebnisse

Wie aus Tabelle 1 hervorgeht, wurden alle intratestikulären Raumforderungen ($n = 20$) sono-graphisch in Form echoreicher, häufiger echoarmer Areale ab einem Tumordurchmesser von 2 mm im Hoden richtig erkannt.

Bei einem Patienten lag ein testikulärer Zweittumor, bei einem Patienten ein Tumor in einem atrophischen, ehemals kryptorchen Hoden und bei zwei weiteren Patienten ein okkulter Tumor vor.

Bei 35 Patienten konnte zwar in jedem Falle eine intratestikuläre Erkrankung richtig ausgeschlossen, die Art der extratestikulären pathologischen Veränderung jedoch nur in 23 Fällen eindeutig abgegrenzt werden. Bei einem Patienten mit suspektem Tastbefund waren sonographischer und histologischer Befund übereinstimmend unauffällig. So konnte nur bei 9 von 13 Patienten mit entzündlichen Erkrankungen, trotz guter Abgrenzbarkeit des Hodens gegenüber dem Nebenhoden, sonographisch ein pathologischer Befund erhoben werden. Zwei von 4 Torsionen ließen beim Vorliegen eines Konglomerattumors keine Beurteilung der extratestikulären Verhältnisse mehr zu und in 5 Fällen konnte sonographisch nicht eindeutig zwischen einer Spermato- und Varikozele unterschieden werden.

Tabelle 1. Treffsicherheit des hochauflösenden Ultraschallverfahrens bei 55 Patienten mit unklaren intraskrotalen Erkrankungen

Intratestikuläre Erkrankungen ($n = 20$)	Extratestikuläre Erkrankungen ($n = 35$)[a]
100%	66%
Hodentumoren ($n = 20$)	chron. Epididymitis ($n = 13$)
	Zelenbildungen ($n = 17$)
	Torsion ($n = 4$)

[a] Bei einem Patienten mit suspektem Tastbefund waren sonographischer und histologischer Befund unauffällig

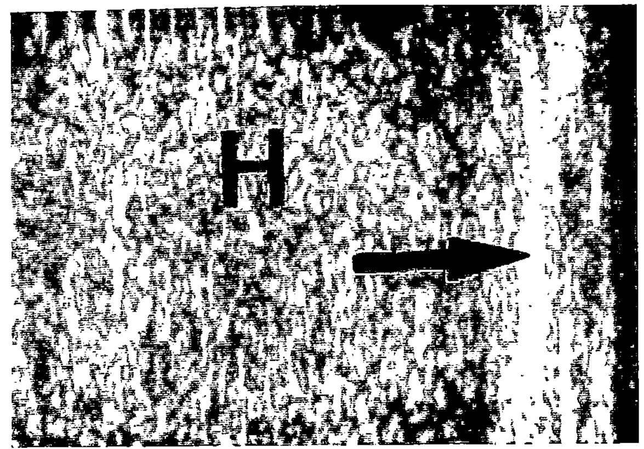

Abb. 1. Testikuläres Sonogramm des normalen Hodens: Ausschnitt in Hodenmitte. Der Hoden (*H*) stellt sich echodicht, glatt begrenzt, im Längsschnitt ovalär dar. Das Binnenmuster ist homogen granuliert. Der *Pfeil* markiert den Nebenhoden

Diskussion

Die sonographische Untersuchung des Skrotalinhaltes hat sich, wie auch andere Arbeitsgruppen aktuell übereinstimmend berichten, als die wesentliche, nicht-invasive bildgebende Methode mit hoher Sensitivität und Spezifität erwiesen [1, 3, 5]. Wie das eigene Krankengut belegt, zeigt sich die Überlegenheit des hochauflösenden Schallverfahrens, im Vergleich zu den sonst üblicherweise eingesetzten Schallköpfen, vor allem darin, daß auch nicht tastbare Tumoren bei 4 „Risikopatienten" ab einer Größe von 2 mm erfaßt wurden (Abb. 1, 2). Diese Befunde decken sich mit bislang vorliegenden experimentellen Ergebnissen [2]. Der Sinn der sonographischen Diagnostik kann nicht darin liegen, aus pathologischen Befunden histologische Rückschlüsse zu ziehen. So wiesen zwar zystische, intratestikuläre Raumforderungen auf Nichtseminome hin; eine weitergehende Artdiagnose war jedoch nicht möglich.

Desgleichen fand Bertermann [1] auch bei falsch-positiven testikulären Sonogrammen jeweils ein histologisches, wenn auch nicht malignes Korrelat.

Bei extratestikulären Erkrankungen (insbesondere Entzündungen und Torsionen) war die diagnostische Treffsicherheit des hochauflösenden Schallverfahrens unzureichender und wies im Vergleich zu konventionellen Verfahren keine Vorteile auf.

Aufgrund unserer bisherigen Erfahrungen läßt sich zusammenfassen, daß das hochauflösende Schallverfahren, im Gegensatz zu niederfrequenten Ultraschalltechniken, auch die Erfassung nicht-palpabler, sehr kleiner Tumoren insbesondere bei „Risikogruppen" ermöglicht: gemeint sind Patienten mit ehemals kryptorchen Hoden nach Orchidopexie, mit stattgehabten Hodentumoren der

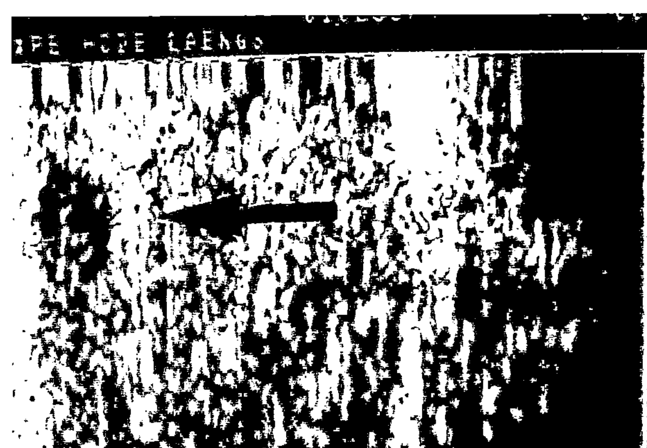
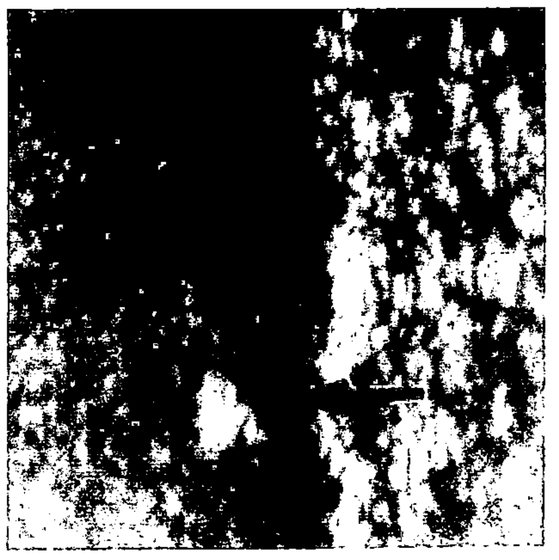

Abb. 2. Testikuläre Sonogramme. a Der *Pfeil* markiert ein ca. 4 mm großes, echoarmes, nebenhodennah gelegenes Areal im Hoden. Histologisch lag ein Seminom als Zweittumor vor. b Ca. 2 mm großer, echoreicher, intratestikulärer Bezirk (*Pfeil*). Histologisch handelte es sich um ein ausgebranntes Seminom

Gegenseite und solche mit vermuteten okkulten Tumoren. Bei gezieltem Einsatz des hochauflösenden Ultraschalles könnten somit die angesprochenen testikulären Risikogruppen früher als bislang möglich einer gezielten Behandlung zugeführt werden.

Literatur

1. Bertermann H, Förster R, Seppelt U (1983) Falsch-positive Beurteilungen testikulärer Sonogramme. Vortrag. 35. Kongreß der dtsch Ges Urol (Verh im Druck). – 2. Ikinger U, Proussalis A, Bersch W, Möhring K (1983) High-resolution sonography in experimentally induced scrotal pathology. Urol Int 38:104–108. – 3. Kratzik Ch, Kunit G, Schmoller HJ, Löbenstein Th (1983) Sonographie des Skrotalinhaltes unter besonderer Berücksichtigung des nicht-palpablen Hodentumors. Vortrag. 35. Kongreß der dtsch Ges Urol (Verh im Druck). – 4. Leopold GR, Woo VL, Scheble FW, Nachtsheim D, Gosink BB (1979) High-resolution ultrasonography of scrotal pathology. Radiology 131:719–722. – 5. Lorenz R, Heuser L, Beyer E, Heising J, Allhoff E (1983) Sonographische Diagnostik des Skrotums mit hochauflösender Realtime-Technik. Vortrag. 35. Kongreß der dtsch Ges Urol (Verh im Druck). – 6. Miskin M, Buckspan M, Bain J (1977) Ultrasonographic examination of scrotal masses. J Urol 117:185–188. – 7. Naser V, Ikinger U, Kaick G van, Schweigler M (1979) Echographie des Skrotums und der Testes mit Hilfe einer neuen Untersuchungstechnik. Urologe [A] 18:321–325. – 8. Sample WF, Gottesmann JE, Skinner DG, Ehrlich RM (1978) Gray scale ultrasound of the scrotum. Radiology 127:225–228. – 9. Staehler G, Gebauer A, Mellin HE (1978) Sonographische Untersuchung bei Erkrankungen des Skrotalinhaltes. Urologe [A] 17:247–250

Dr. med. U. Ikinger
Urologische Abteilung
Akademisches Lehrkrankenhaus Salem
der Universität Heidelberg
Zeppelinstraße 11–33
D-6900 Heidelberg 1

**Verhandlungsbericht der Deutschen Gesellschaft
für Urologie, 35. Tagung (1983), 435–437**
© Springer-Verlag Berlin Heidelberg 1984

Falsch-positive Beurteilungen von testikulären Sonographien

H. Bertermann und U. Seppelt

Bei Erkrankungen des Skrotalinhalts gilt der Ausschluß eines malignen Hodentumors als höchstes diagnostisches Ziel. Die Palpation läßt wegen Hydrozelen, Entzündungen und Voroperationen häufig eine sichere Beurteilung nicht zu. Als nicht-invasives bildgebendes Verfahren hat die Sonographie inzwischen breite Anwendung erfahren [1–14]. Ihr klinischer Stellenwert ist durch die Möglichkeit der sicheren Differenzierung in testikuläre und paratestikuläre Erkrankungen begründet, selbst wenn der Hoden der Palpation nicht zugänglich (große Hydro- oder Hämatozelen) oder palpatorisch unauffällig ist (metastasierter okkulter Tumor). Übereinstimmend wird eine sonographische Differenzierung in benigne und maligne testikuläre Prozesse verneint. Wir berichten hier über „falsch-positive" Ultraschallbefunde, d.h. sonographisch tumorverdächtige Befunde mit histologisch benigner Ursache.

Material und Methode

Im Zeitraum 1/80–9/83 wurden 268 Patienten wegen eines auffälligen intraskrotalen Tastbefundes sonographisch untersucht. Wir verwenden einen mechanischen Sektor-Scanner (3,5, später 4 MHz) mit integriertem Wasservorlauf (Fa. Kretz, Österreich), der im Nahbereich ein Auflösungsvermögen von 1,2 mm lateral und 0,8 mm axial hat und sich problemlos auch an das schmerzhafte Skrotum ankoppeln läßt [1, 2].

Der *normale Hoden* hat eine homogene, feingranulierte Struktur mittlerer Echodichte. Er ist vom paratestikulären Skrotalinhalt allseits gut abgrenzbar. Das Rete testis und die Vasa efferentes geben oft eine gröbere, aufgelockerte Echostruktur. Cauda und Caput des Nebenhodens sind strukturell inhomogen. Ein echodichter Strang auf der Dorsalseite des Hodens entspricht dem Vas deferens.

Der *tumorverdächtige Hoden* hat eine inhomogene Echostruktur, wobei überwiegend echoarme, selten auch echodichte Herde oder eine Kombination beider gefunden wird.

Ergebnisse

Bei 223 Patienten lag sonographisch keine tumorverdächtige testikuläre Erkrankung vor. 83 Fälle wurden operativ bestätigt, die übrigen blieben im klinischen Verlauf unauffällig.

Tabelle 1. Sonographische Beurteilung von 271 Hoden (268 Patienten)

Sonographie des Hodens	Anzahl der Hoden	Bestätigt durch		Nicht bestätigt
		Operation	Verlauf	
Nicht tumorverdächtig	226	83	143	–
Tumorverdächtig	45	35	–	10

Tabelle 2. Pathohistologie der sonographisch falsch-positiv beurteilten Hoden (*n* = 10)

Abszedierende Epididymo-Orchitis	4
Tuberkulöse Epididymo-Orchitis	1
Plasmazelluläre Orchitis	1
Trauma	1
Fadengranulom	1
Veralteter Teilinfarkt	1
Ependymom	1

Alle Hodentumoren waren sonographisch sichtbar, somit wurde kein falsch-negativer Befund erhoben. In 10 Fällen war das Echomuster wie bei einem Tumor verändert, die pathohistologischen Befunde ergaben jedoch benigne Erkrankungen.

Die *Palpation* war dreimal falsch-negativ. Ursache waren eine Hydrozele (Abb. 3b), eine simultane abszedierende Epididymo-Orchitis [2] und ein okkulter metastasierter Tumor (T0/N3/M1, Abb. 2b).

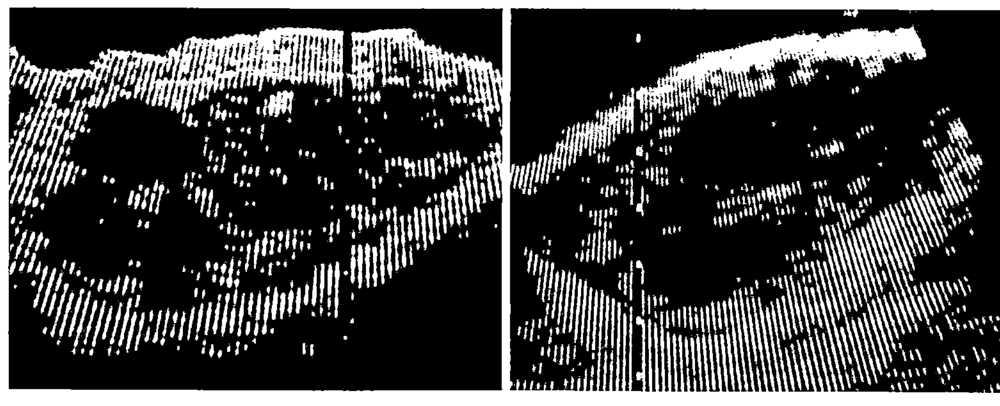

Abb. 1. Hoden mit multiplen fokalen echoarmen und vereinzelt echodichten Strukturen: **a** abszedierende Epididymo-Orchitis; **b** nicht-seminomatöser Mischtumor (T3)

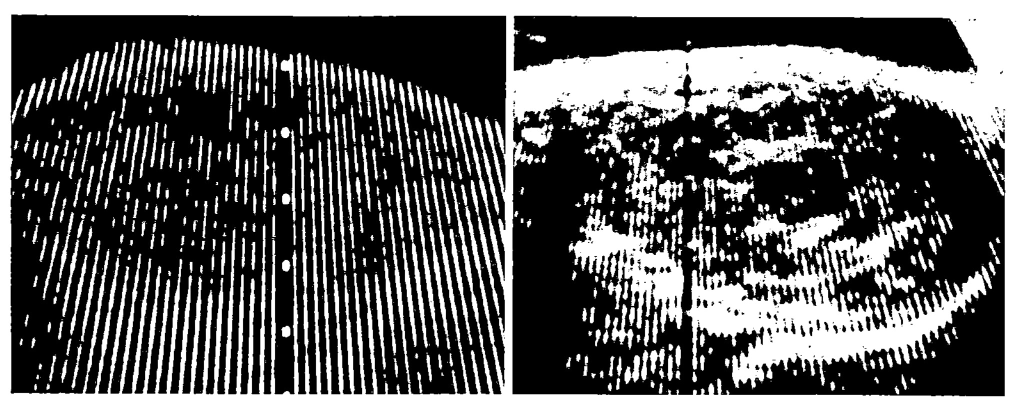

Abb. 2. Fokale echoarme Struktur intratestikulär: **a** plasmazelluläres Infiltrat; **b** nicht-seminomatöser Tumor (T0)

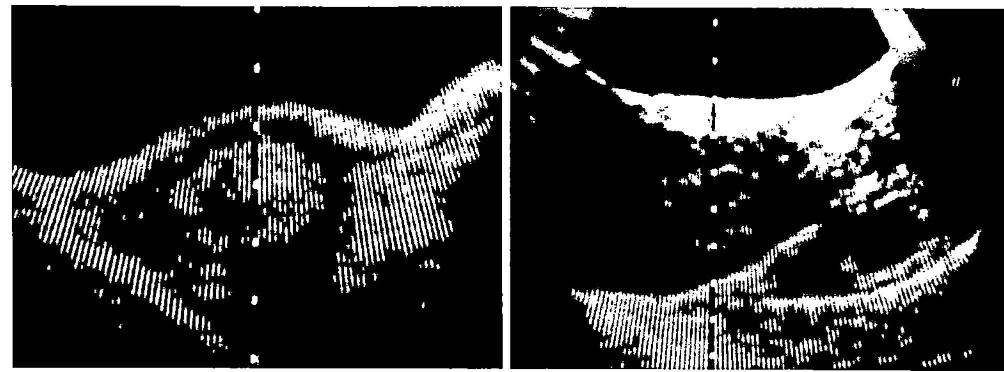

Abb. 3. Echoarme intratestikuläre Struktur bei palpatorisch nicht beurteilbarem Hoden: **a** „inadaequates" Skrotaltrauma mit Einblutung in den Hoden und frischer Hämatozele; **b** Seminom (T0) mit großer Hydrozele

436

Diskussion

Alle malignen Hodentumoren wurden bisher an der Veränderung der normalen Echostruktur erkannt.

Damit betrug die *Sensitivität* in bezug auf maligne intratestikuläre Prozesse 100%. Ähnliche Sensitivitäten werden auch von anderen Autoren angegeben [4, 5, 8–11, 14].

Die Möglichkeit, nicht palpable Hodentumoren sonographisch zu diagnostizieren [1, 2, 4, 6, 12], verdient große Beachtung. Dies gelang uns bisher in 3 Fällen. Die Sensitivität der Palpation beträgt somit 91,4%. In großen klinischen Studien [14] liegt sie ebenfalls bei über 90%.

Die *Spezifität* betrug 95,8%. Vergleichbare Angaben liegen zwischen 95 und 98% [4, 5, 11].

Die Anzahl von zehn falsch-positiven Ultraschallbefunden bei palpatorisch suspekten Hoden verdeutlicht, daß eine Differenzierung in maligne und benigne Prozesse nicht möglich ist. Dies wird auch von anderen erfahrenen Arbeitsgruppen bestätigt. Die häufigsten Fehldiagnosen wurden im eigenen Krankengut durch eine fokale (Abb. 2a) oder abszedierende (Abb. 1a) entzündliche Veränderung im Hoden verursacht. Dies stimmt mit den Erfahrungen anderer [4, 5, 7, 8, 10] überein.

Veraltete Torsionen [2, 5, 6, 10], traumatische Läsionen [4, 5, Abb. 3a] und benigne Tumoren [1, 4, 11] können ebenso sonographisch einen malignen Tumor vortäuschen.

Alle sonographisch falsch-positiven Hoden waren auch palpatorisch auffällig. Das Ependymmom war intraoperativ gut, sonographisch nicht sicher vom Hoden abgrenzbar. Die Histologie bestätigte in den übrigen 9 Fällen jedoch eine pathologische Veränderung des Hodens, so daß ein morphologisches Korrelat zu dem auffälligen Ultraschallbefund gefunden wurde.

Literatur

1. Bertermann H, Seppelt U (1981) Der Wert eines neuen Real-time-Nahfeld-Scanners für die Beurteilung von tumorverdächtigen Hoden. In: Illiger HJ, Sack H, Seeber S, Weißbach L (Hrsg) Nicht-seminomatöse Hodentumoren. Karger, Basel München, S 49–59. – 2. Bertermann H, Förster R, Seppelt U (1982) Sonographische Beurteilung des Skrotalinhalts mit einem neuen Real-time-Nahfeld-Scanner. Therapiewoche 32:692–698. – 3. Claussen C, Friedrich M, Kemper J, Hantelmann W, Felix R (1980) Diagnostik des Skrotums mit Hilfe eines neuen Immersionsultraschallverfahrens. Fortschr Roentgenstr 133:465–470. – 4. Danzer E, Kurkovic K, Schneider G (1982) Sonographie des Skrotalinhaltes. Fortschr Roentgenstr 137:255–260. – 5. Fischer P, Franken TH, Molitor D (1983) Ein neues einfaches Verfahren für die Immersionssonographie des Skrotalinhaltes in real-time-Technik. II. Mitteilung: Beitrag zur Differentialdiagnose der Erkrankungen des Skrotalinhaltes. Ultraschall 4:15–20. – 6. Leopold GR, Woo VL, Scheible FW, Nachtsheim D, Gosink BB (1979) High resolution ultrasonography of scrotal pathology. Radiology 131:719–722. – 7. Miskin M, Buckspan M, Bain J (1979) Ultrasonographic examination of scrotal masses. J Urol 117:185–188. – 8. Naser V, Ikinger U, Kaick G van, Schweigler M (1979) Echographie des Skrotums und der Testes mit Hilfe einer neuen Untersuchungstechnik. Urologe [A] 18:321–325. – 9. Penkert A (1983) Neues sonographisches Verfahren zur Untersuchung des Skrotalinhaltes mit einem rotierenden Schallkopf. Ultraschall 4:21–23. – 10. Phillips GN, Schneider M, Goddmann JD, Maccia RJ (1980) Ultrasonic evaluation of the scrotum. Urol Radiol 1:157–163. – 11. Richie JP, Birnholz J, Garnick MB (1982) Ultrasonography as a diagnostic adjunct for the evaluation of masses in the scrotum. Surg Gynecol Obstet 154:695–698. – 12. Sample WF, Gottesmann JE, Skinner GD, Ehrlich RM (1978) Gray scale ultrasound of the scrotum. Radiol 127:225–228. – 13. Shawker TH (1976) B-mode ultrasonic evaluation of scrotal swelling. Radiol 118:417–419. – 14. Staehler G, Gebauer A, Mellin H-E, Kessler M (1978) Der Wert der Sonographie bei der Diagnostik von Hodentumoren. Verh Dtsch Ges Urol 30:139–160

Dr. med. H. Bertermann
Abt. Urologie im Klinikum der
Christian-Albrechts-Universität
Hospitalstr. 40
D-2300 Kiel

Urolithiasis

Verhandlungsbericht der Deutschen Gesellschaft
für Urologie, 35. Tagung (1983), 438–441
© Springer-Verlag Berlin Heidelberg 1984

Moderatoren: W. Vahlensieck, Bonn; H.G. Stoll, Bremen

Klinisch epidemiologische Untersuchungen bei stationären Steinpatienten

L. Knebel, W. Tschöpe, E. Ritz und J. Potempa

Neuere epidemiologische Studien unterstreichen die Häufigkeitszunahme des Harnsteinleidens [1, 2]. Für die Bundesrepublik Deutschland konnte Vahlensieck [3, 4] eine Gesamtprävalenz von 4% und bei über 65jährigen sogar von 6,79% nachweisen. Im Gegensatz zur DDR [5, 6] bestehen wenig detailierte medizinisch-statistische Angaben über Morbidität, Letalität und Folgeerkrankung insbesondere von stationären Steinpatienten. Die vorliegenden Ergebnisse sind Teil einer groß angelegten klinisch epidemiologischen Studie zur Erfassung von Morbidität und Letalität stationärer Steinpatienten.

Methoden

Hierzu wurden von 7/77–11/81 die Daten von 1000 konsekutiven stationären Steinpatienten (Urologische Klinik, Klinikum Mannheim) erfaßt. Beim Gesamtkollektiv handelt es sich um 606 Männer (mittleres Alter 49 Jahre, mittleres Gewicht 79 kg) und 394 Frauen (mittleres Alter 48 Jahre, mittleres Gewicht 67 kg) im Geschlechtsverhältnis von 1,54:1. 88 Meßgrößen (soziologische Daten, anamnestische Daten, physikalische Daten, Laborparameter sowie Op-Modalitäten und Bakteriologie sowie mögliche Risikofaktoren wie Diabetes, Hypertonie, Gicht, Immobilisation und Rezidivhäufigkeit wurden erfaßt. Laborparameter wurden nach Standard-Methodik (SMA 12-Autoanalyser) bestimmt. Stetige Meßgrößen wurden mittels nicht-parametrischer Tests, nicht-stetige Meßgrößen mit dem Chi-Quadrat-Test überprüft [7]. In den Tabellen sind Median und Bereich wiedergegeben.

Ergebnisse

In Tabelle 1 sind die assoziierten Erkrankungen des untersuchten Krankengutes wiedergegeben. Hier zeigt sich, daß Hypertonie mit 34,5% bei männlichen und 28,9% bei weiblichen Steinträgern am häufigsten nachzuweisen ist.

Magen-Darm-Erkrankungen lagen bei dem Steinkollektiv in 12,2% bei männlichen und 9,3% bei weiblichen Steinträgern vor. Diabetes mellitus ließ sich hingegen in 7,3% bei männlichen und 11,7% bei weiblichen Steinträgern nachweisen.

Die übrigen Begleiterkrankungen sind aus der Tabelle zu entnehmen.

Eine Aufgliederung des Gesamtkollektivs nach mineralogischer Steinanalyse in Phosphat, Oxalat, Oxalat-Urat bzw. Urat- oder Harnsäuresteinen zeigt (s. Abb. 1), daß Phosphat und Calcium oxalat-Urolithiasis Steinerkrankungen des jüngeren Lebensalters sind und auch eine prozentual geringere Einschränkung der Nierenfunktion aufweisen. Hingegen Harnsäure bzw. Oxalat-/Urat-Lithiasis assoziiert sind mit höherem Lebensalter, höherem Körpergewicht und insbesonders bei Oxalat-Urat-Steinen mit einem wesentlich höheren Grad an Nierenfunktionseinschränkungen. Dies trifft, wie aus Abb. 1 zu entnehmen, sowohl für Männer, als auch für Frauen zu. Bei bakteriologischen Harnuntersuchungen (Uricult-

Tabelle 1. Assoziierte Erkrankungen bei 1000 Steinpatienten

	♂	♀
Hypertonie	34,5% ($n = 192$)	28,9% ($n = 106$)
Magen-, Darmerkrankung	12,2% ($n = 72$)	9,3% ($n = 36$)
Diabetes mellitus	7,3% ($n = 43$)	11,7% ($n = 45$)
Tumoren	4,7% ($n = 28$)	8,2% ($n = 32$)
Immobilisation	2,9% ($n = 17$)	1,1% ($n = 4$)
Skeletterkrankungen	2,5% ($n = 15$)	3,1% ($n = 12$)
Gicht	1,5% ($n = 9$)	1,3% ($n = 5$)

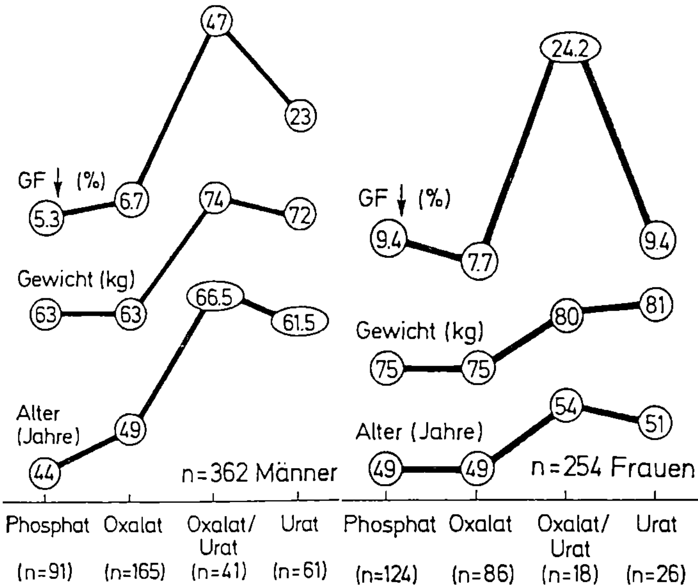

Abb. 1. Alter, Gewicht (Mediane) und Häufigkeit von Nierenfunktionseinschränkung in Abhängigkeit von der mineralogischen Steinart. Phosphat- und Calciumoxalat-Urolithiasis sind die Steinerkrankung des jüngeren Lebensalters, während Harnsäure-Lithiasis und Oxalat-/Urat-Lithiasis assoziiert sind mit höherem Lebensalter und höherem Körpergewicht

Technik, pathologische Keimzahl über 100 000 Keime/ml) zeigte sich bereits präoperativ ein deutlicher Unterschied zwischen Männern und Frauen. Frauen hatten mit 22,7% signifikant höhere pathologische Keimzahlen (p <0,01) als Männer mit 7,5%. Auch symptomatische Harnwegsinfekte ließen sich bei Frauen mit 9,2% häufiger als bei Männern mit 2,4% präoperativ nachweisen.

Postoperativ kam es zu einem Anstieg der Bakteriurien sowohl bei Männern als auch bei Frauen. Diese ließ sich in 16,6% bei Männern und 28,0% bei Frauen nachweisen. Die häufigsten Keimarten waren E. coli., Proteus, Klebsiellen, Kokken, Mischkultur und schließlich Pseudomonas.

Nierenfunktionseinschränkungen Kreatinin > 1,4 mg%) ließen sich vor Therapie in 40% bei männlichen und in 17% bei weiblichen Steinträgern nachweisen. Trotz der anscheinend niedrigeren Rate der Funktionseinschränkung profitieren allerdings von der Operation mehr Männer als Frauen, da 75% aller Männer mit präoperativer Funktionseinschränkung nach den therapeutischen Maßnahmen normale Nierenfunktion aufwiesen, hingegen nur 40% der Frauen. Immerhin lag im Gesamtkollektiv nach Therapie noch in 10% eine Nierenfunktionseinschränkung vor.

Bei den Folgeerkrankungen als Ausdruck der Morbidität zeigte sich, daß Frauen schon präoperativ signifikant häufiger Temperaturen (> 38° Celsius) hatten als Männer (7,1% M. vs. 13,2% F.). Reoperationen mußten bei Männern in 1,1, bei Frauen in 1,8% durchgeführt werden. Die gefährlichste Komplikation von Harnsteinen, die Urosepsis, ließ sich ebenfalls bei Frauen mit 5,6%, vs. 1,5% bei Männern signifikant häufiger nachweisen. Akutes Nierenversagen fand sich in 0,5% bei Männern und 0,7% bei Frauen. Besonders die Letalität war bei Frauen mit 1,5% vs. 0,3% M (p < 0,05) signifikant höher.

Rezidiv-Steinbildner machten 32,8% des gesamt untersuchten Patientengutes aus. Auf 919 Steinabgänge entfielen 442 stationäre Aufenthalte und 41 Operationen (Schlingen ausgeschlossen).

93 Rezidiv-Steinträger, welche insgesamt 3× in der Urologischen Klinik Mannheim stationär behandelt worden waren, wurden hinsichtlich der durchgeführten Therapie-Modalitäten untersucht (s. Abb. 2). Hier zeigte sich, daß beim ersten stationären Aufenthalt mit konservativer Therapie in 40,8% ein Erfolg zu erzielen war, dieser Prozentsatz sank bei der zweiten stationären Aufnahme auf 36,5 bzw. 25,8% beim dritten stationären Aufenthalt. Schlingenoperationen, als noch relativ leichte Eingriffe anzusehen, wurden in 23,6% (1. stationärer Aufenthalt), in 20,4% (2. stationärer Aufenthalt) und nur noch in 12,9% (3. stationärer Aufenthalt) durchgeführt. Dementsprechend stieg der Anteil

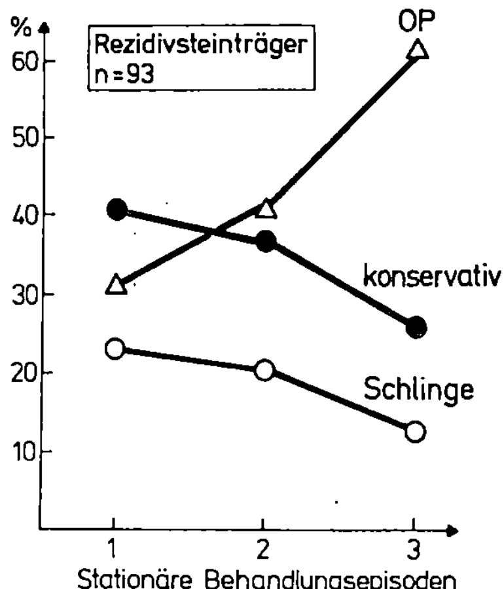

Abb. 2. Therapie-Modus bei 93 Rezidivsteinträgern mit 3 stationären Aufenthalten. Mit zunehmender Hospitalisationsfrequenz sinkt die Erfolgsrate konventioneller Behandlungserfolge und steigt die OP-Frequenz

der Operationen von 31% (1. Aufenthalt) auf 39,7% (2. Aufenthalt) bzw. auf 61,2% bei der 3. stationären Behandlungsepisode an.

Diskussion

In der vorliegenden Untersuchung ließ sich Hypertonie beim männlichen Geschlecht in 34,5%, beim weiblichen Geschlecht in 28,9% bei Steinträgern nachweisen. Demgegenüber konnte Wagner [8] in seiner prospektiven BASF-Studie (ebenfalls nach WHO-Kriterien) bei 13,7% bei Männern und bei 8,5% bei Frauen eine Hypertonie nachweisen. Bei Wagner fand sich das Maximum der Hypertonie-Häufigkeit bei über 60jährigen Männern mit 23,1% und über 55jährigen Frauen mit 23,7%. Da beide Populationen (BASF-Studie Ludwigshafen sowie das untersuchte Urolithiasis-Kollektiv) dem gleichen Einzugsgebiet entstammen, legt dieser Vergleich nahe, daß tatsächlich bei Urolithiasis Hypertonie häufiger ist. Schröder [9] gab bei einem Patienten-Kollektiv von 117 Patienten (vorwiegend Männern) sogar eine Hypertonie-Häufigkeit von 44% an. Letztere Untersuchung basierte auf Ergebnissen unter ambulanten Bedingungen. Weiterhin zeigte sich, daß Hypertonie-Häufigkeit bei Steinträgern insbesondere bei den jüngeren Calciumoxalat-Steinträgern häufiger als bei den älteren Harnsäure-Steinträgern nachzuweisen war, was für eine „endogene" Hypertonie bei diesem Steinkollektiv sprechen könnte.

Diabetes mellitus inclusive Verdachtsbereich konnte Wagner [10] in seiner BASF-Studie I. bei 9%

bei Männern und 7,2% bei Frauen nachweisen. Diese Zahlen entsprechen in ihrer Größenordnung etwa dem in der vorliegenden Untersuchung erhobenen Häufigkeiten des Diabetes mellitus, auch wenn das Geschlechtsverhältnis (Männer zu Frauen) 1 : 0,62 umgekehrt ist wie bei der BASF-Studie 1 : 1,25.

Phosphatsteinerkrankung ist assoziiert mit niedrigerem Alter und entsprechend niedrigerem Körpergewicht, ebenfalls Calciumoxalat-Steinerkrankung. Während gemischte Oxalat/Urat-Steine assoziiert sind mit höherem Körpergewicht, höherem Lebensalter und häufigerer Diagnose Diabetes mellitus. Dem entspricht auch der Nachweis, daß in unserem Kollektiv eine Erhöhung der Serum-Triglyzeride hauptsächlich in der Population der Harnsäurestein-Patienten anzutreffen ist. Die Gruppe der reinen Harnsäure bzw. gemischten Oxalat/Urat-Steinbildern wies deutlich häufiger auch postoperativ eingeschränkte Nierenfunktion auf. Dies entspricht den Beobachtungen von Coe [11], welcher bei Patienten mit Hyperuricosurie bzw. gemischten Calciumoxalat/Urat-Steinen eine höhere Morbidität feststellte. Möglicherweise ist dies auf eine interstitielle Harnsäure-Nephropathie zurückzuführen.

Die Morbidität der Frau mit Urolithiasis ist wesentlich höher als bei Männern. Ursache hierfür war doppelt so häufige Lokalisation von Konkrementen im NBKS (auch nicht infektabhängig) sowie häufigere und schwerere operative Eingriffe, weiter eine höhere Rate an perioperativen infektiösen Komplikationen, wahrscheinlich bedingt durch die häufigere Keimbesiedlung der ableitenden Harnwege, wie sie auch bei Nicht-Steinträgern nachgewiesen werden [12]. Die häufigeren operativen Eingriffe führten in unserem Kollektiv bei Frauen ebenfalls zu einer signifikant höheren Liegedauer als bei Männern (14,4 Tage M. vs. 17 Tage F.) [13]. Eine höhere Letalität bei Frauen mit Urolithiasis allerdings ohne Angaben von Gründen konnten auch Pyrah [14] und Dahm [5] nachweisen.

Literatur

1. Ljunghall S (1978) Incidence and natural history of renal stone disease and its relationship to calcium metabolism. Eur Urol 4:424. – 2. Ljunghall S, Headstrand H (1975) Epidemiology of renal stones in a middle aged male population. Acta Med Scand 197:439. – 3. Vahlensieck W, Hesse A, Bach D (1980) Zur Prävalenz des Harnsteinleidens in der Bundesrepublik Deutschland. Urologe [B] 20:273. – 4. Vahlensieck W, Hesse A, Bach D (1981) Inzidenz, Prävalenz und Mortalität des Harnsteinleidens in der Bun-

desrepublik Deutschland. In Pathogenese und Klinik der Harnsteine. VIII. – 5. Dahm J (1974) Untersuchung zur Morbidität in der DDR. Eine prognostisch orientierte Studie. Volk und Gesundheit, Berlin. – 6. Schneider HJ, Hesse A (1976) Zur Epidemiologie des Harnsteinleidens. Therapiewoche 26:5881. – 7. Sachs L (1978) Angewandte Statistik. Springer, Berlin Heidelberg New York. – 8. Wagner G (1976) Hypertonie. Methodik und Ergebnisse einer Vorsorgeuntersuchung in einem chemischen Großbetrieb. Schattauer, Stuttgart New York. – 9. Schröder GE, Lohse R, Böhm W-D (1981) Häufigkeit metabolischer Störungen bei rezidivierenden Harnsteinbildnern. Z Urol Nephrol 3:235. – 10. Wagner G (1971) Diabetes und Nierenkrankheiten. Methodik und Ergebnisse einer Vorsorgeuntersuchung. BASF-Studie I. Schattauer, Stuttgart New York. – 11. Coe FL (1981) Prevention of kidney stones. Am J Med 71:514. – 12. Stamey TA (1973) The prevention of redurrent urinary infektions. New York Science and Medicine Puplishing Co. – 13. Knebel L, Tschöpe W, Potempa J, Ritz E (1982) Morbidität und Letalität stationär behandelter Steinpatienten: Erhöhtes Risiko für Frauen. Fort Urol Nephrol 20:302. – 14. Pyrah NL (1979) Renal calculus. Springer, Berlin Heidelberg New York

Priv.-Doz. Dr. L. Knebel
Urolog. Klinik, Klinikum Mannheim der UNI Heidelberg
D-6800 Mannheim 1

Verhandlungsbericht der Deutschen Gesellschaft
für Urologie, 35. Tagung (1983), 442–445
© Springer-Verlag Berlin Heidelberg 1984

Korrelation anamnestischer und laborchemischer Befunde bei Gesunden und Harnsteinpatienten

M. Butz, P. Schulte und H. Knispel

Einleitung

Das Harnsteinleiden ist durch eine multifaktorielle Genese gekennzeichnet. Die verschiedenen Aspekte der Anamnese von Steinkranken wie z.B. Familien-, Diät- und Sozialanamnese wurden von mehreren Arbeitsgruppen in den letzten Jahren ausführlich untersucht und unterschiedlich gewertet [1, 4, 7]. Ebenso gibt es zahlreiche Studien über die Häufigkeit pathologischer, laborchemischer Befunde [2, 5, 8]. Bei der Interpretation dieser Resultate wurde allerdings selten versucht, eine Beziehung zwischen Anamnese- und Labordaten aufzuzeigen. Ferner vermißt man häufig die Gegenüberstellung mit einer gesunden Kontrollgruppe.

Ziel der folgenden Arbeit ist es, durch Einbeziehung einer gesunden Kontrollgruppe mögliche Korrelationen von Anamnese- und Laborbefunden bei Harnsteinpatienten zu erkennen.

Versuchsablauf und Methodik

120 Gesunde und 220 Calciumpatienten wurden an Hand eines Dokumentationsbodens bezüglich Familien-, Diät- und Sozialanamnese untersucht. Das Verhältnis von männlichen zu weiblichen Patienten betrug etwa 2:1, die Alters- und Geschlechtsverteilung war bei beiden Gruppen identisch. Die Labordiagnostik im Serum umfaßte Calcium, Magnesium, Phosphat, Kreatinin und Harnsäure, im dreifach gesammelten 24-Stunden-Harn wurden zusätzlich zu diesen Parametern Zitrat und Oxalat bestimmt. Die Untersuchungen erstreckten sich über einen Zeitraum von 19 Monaten.

Ergebnisse

Familienanamnese: Bei 31% der Patienten wurden Harnsteine in der Familie angegeben, der Anteil betrug bei den Gesunden 21,6%. Besonders häufig trat die Steinerkrankung bei den Eltern der Patienten auf (18% gegenüber 9,2% bei den Gesunden) sowie bei den Geschwistern (10% gegenüber 3,9% bei den Gesunden) (Tabelle 1).

Diät: Nur 20% der Patienten ernähren sich calcium- und proteinreich, demgegenüber bevorzugen 42% der Gesunden diese Kost.

Sozialanamnese: Es wurden Streßfaktoren im Berufsleben, wie z.B. Unzufriedenheit mit der Stellung, Arbeit unter Zeitdruck, große Verantwortung unter dem Begriff „Negatives Berufsleben" zusammengefaßt. Dieser berufliche Streß wird relativ selten angegeben und kommt bei den Gesunden mit einem Anteil von 14% noch etwas häufiger als bei den Steinkranken mit etwa 10% vor.

Bei der Unterteilung der Steinpatienten nach Rezidivhäufigkeit ist eine signifikante Zunahme des Arbeitsstreß in der Gruppe mit der höchsten Rezidivrate auffallend (Abb. 1).

Tabelle 1. Harnsteine in der Familienanamnese von Gesunden und Calcium-Steinpatienten (s = signifikant)

	Gesunde (n = 120)		Steinpatienten (n = 200)
Eltern	9,2%	s	18%
Geschwister	3,3%	s	10%
Kinder	2,5%		0,5%
Großeltern	6,6%		2,5%
Gesamt	21,6%	s	31%

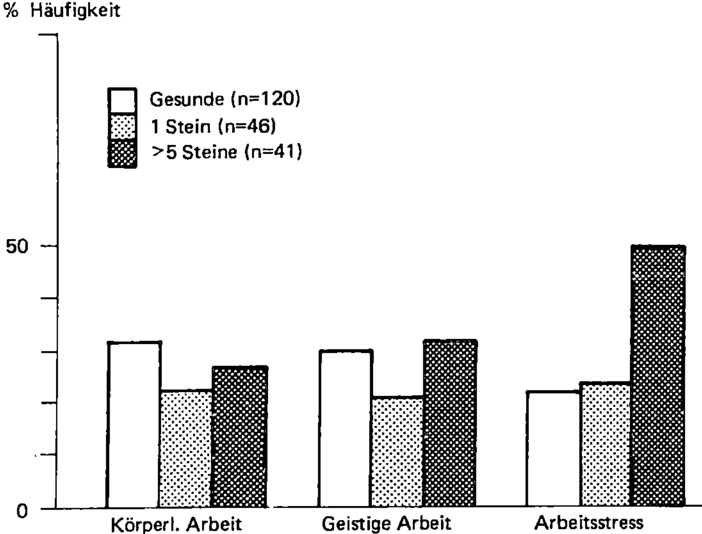

Abb. 1. Calcium-Urolithiasis: Korrelation der Berufsanamnese zur Rezidivhäufigkeit

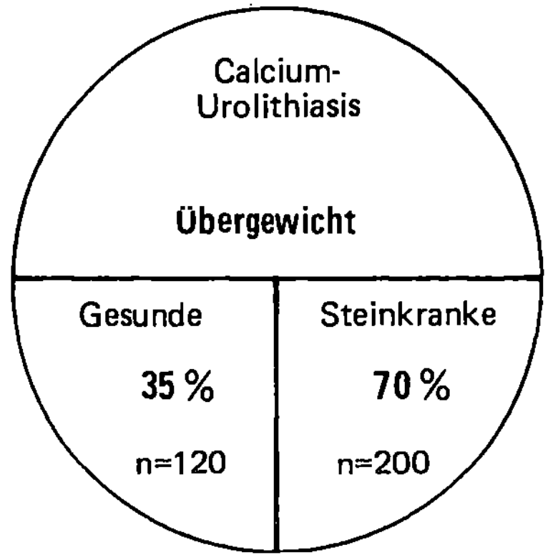

Abb. 2. Prozentuale Häufigkeiten des Übergewichts bei Gesunden und Calcium-Steinpatienten

Begleiterkrankungen: Bei 70% der Steinpatienten wurde ein Übergewicht festgestellt, der Anteil bei den Gesunden war mit 35% vergleichsweise gering (Abb. 2). Ein Hypertonus wurde bei 37% der Steinpatienten angegeben bzw. festgestellt, der Unterschied zu den Gesunden (25%) ist signifikant.

Laborbefunde: Eine Gruppierung der Steinpatienten nach Rezidivhäufigkeit ergibt für die Ausscheidung von Calcium, Harnsäure und Zitrat im Harn eine zunehmende Häufigkeit mit steigender Rezidivfrequenz. Besonders deutlich wird dieser Unterschied bei der Hypercalciurie, die bei Erststeinbildnern in 18% der Fälle gegenüber 42% in der Gruppe mit der höchsten Rezidivrate gefunden wird (Tabelle 2). Die quantitative Auswertung der

Tabelle 2. Calcium-Urolithiasis: Korrelation harnchemischer Befunde zu Rezidivhäufigkeit

24-h-Harn		Steinpatienten			
		Insges. ($n = 149$)	1 Stein ($n = 46$)	2–5 Steine ($n = 62$)	5 Steine ($n = 41$)
Citrat	↓	41%	23%	40%	24%
Calcium	↑	34%	18%	21%	42%
Ca/Cit	↑	43%	26%	36%	34%
Harnsäure	↑	35%	23%	26%	32%
Oxalat	↑	11%	9%	7%	10%
Magnesium	↓	7%	5%	7%	4%

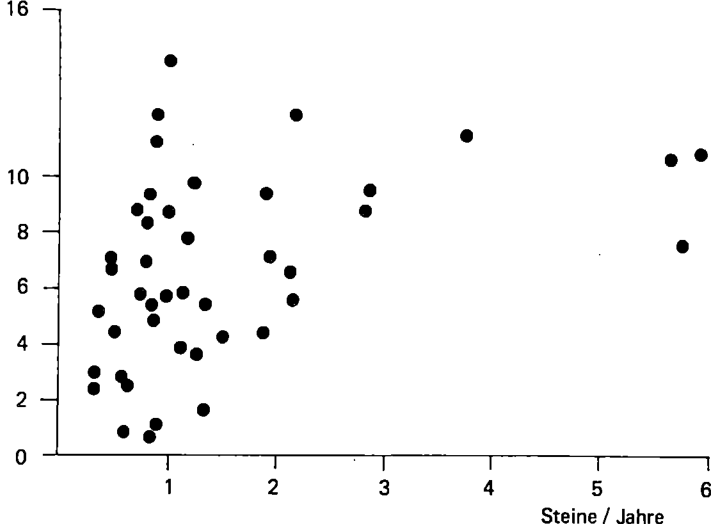

Abb. 3. Calcium-Urolithiasis: Korrelation der Calcium-Ausscheidung zur Rezidivhäufigkeit

Hypercaliurie läßt eine positive Korrelation zur Rezidivhäufigkeit erkennen (Abb. 3).

Diskussion

Eine vererbbare Disposition für das Harnsteinleiden ist bisher in Frage gestellt worden. Allerdings konnten Ljunghall et al. [4] an einem repräsentativen Untersuchungsgut von 17 000 Personen bei einem Drittel der Patienten eine Steinanamnese in der Familie beobachten. Die Steinerkrankung trat doppelt so häufig als bei den Gesunden auf. Obwohl es sich bei unseren Ergebnissen um eine Krankenhausstatistik handelt, stimmen sie weitgehend mit dieser Studie überein.

Überraschend sind die Ergebnisse der diätetischen Gewohnheiten unserer Patienten. Scholz u. Mitarb. [7] konnten bei Harnsteinpatienten keine unterschiedlichen Ernährungsgewohnheiten feststellen. Was den Calciumgehalt der Nahrung anbetrifft, stellten sie ebenfalls einen Anteil von 40% bei den Gesunden gegenüber nur 5–20% bei den Steinpatienten fest. Vermutlich ist die verringerte Einnahme einer calcium- und proteinreichen Diät darauf zurückzuführen, daß es sich bei unseren Patienten überwiegend um Rezidivsteinbildner handelt, die wegen ihres Steinleidens schon seit Jahren ihre Ernährungsgewohnheiten umgestellt hatten. Evtl. könnte eine prospektive Studie über das Diätverhalten von Gesunden hier weiteren Aufschluß geben.

Von den Laborparametern hat sich die Calciumausscheidung als die wichtigste Größe herausgestellt, die mit der Steinbildungsrate korreliert. Hierbei sind wir uns der Problematik einer Gruppierung der Steinpatienten nach Rezidivhäufigkeit bewußt. Ähnliche Beobachtungen wurden von anderen Untersuchern mit unterschiedlicher Gruppierung der Rezidivsteinbildner gemacht [8, 11]. Strauß u. Mitarb. [8] konnten sogar in ihrer prospektiven Studie überzeugend belegen, daß im Falle von Therapieversagern die Hypercaliurie fortbesteht.

Der Anteil adipöser Patienten ist mit 70% sehr hoch, zumal in unserer Studie Harnsäuresteinpatienten nicht berücksichtigt wurden. Im Falle der Calcium-Urolithiasis ist die Adipositas als unmittelbarer kausaler Risikofaktor schwer zu definieren. Als zusätzliche Kalorienquelle spielt in unserer Wohlstandsgesellschaft ein reichlicher Alkoholkonsum eine nicht zu unterschätzende Rolle, dieser führt sowohl zu einer Hyperuricämie als auch zu einer Hyperuricosurie [11]. Die Diskussion über die pathogenetische Bedeutung erhöhter Harnsäurekonzentrationen im Harn für das Calcium-Oxalat-Steinleiden ist in den letzten Jahren in den Vordergrund gerückt.

Zusammenfassung

In einer vergleichenden, anamnestischen und laborchemischen Studie bei 120 Gesunden und 220 Calcium-Oxalat-Steinpatienten konnten folgende signifikante Befunde bzw. Korrelationen gefunden werden:

1. 31% der Steinpatienten weisen eine Familienanamnese auf im Unterschied zu 21,6% bei den Gesunden.
2. Die Hypercalciurie nimmt prozentual und quantitativ mit der Anzahl der Rezidive zu.
3. 70% der Steinpatienten sind übergewichtig, der Anteil bei den Gesunden beträgt 35%.
4. Beruflicher Streß wird bevorzugt in der Patientengruppe mit der höchsten Rezidivrate angegeben.

Literatur

1. Brundig P, Berg W, Schneider HJ (1981) Streß und Harnsteinbildungsrisiko (II). Urol Int 36:265–273. – 2. Butz M (1982) Oxalatsteinprophylaxe durch Alkali-Therapie. Urologe [A] 21:142–146. – 3. Jarrar K, Boedeker RH (im Druck) Häufigkeit der Begleiterkrankungen bei Harnsteinpatienten und ihre Verteilung je nach Steinart. In: Pathogenese und Klinik der Harnsteine X. – 4. Ljunghall S, Backman U, Danielson BG, Fellström B, Johansson G, Wikström B (1980) Epidemiological aspects of renal stone disease in Scandinavia. Scand J Urol Nephrol [Suppl] 53:31–36. – 5. Pak CYC, Ohata M, Lawrence EC, Synder W The hypercalciurias: Causes, parathyroid functions and diagnostic criteria. J Clin Invest 54:387–400. – 6. Robertson WG, Morgan DB (1972) The distribution of urinary calcium excretion in normal persons and stone formers. Clin Chim Acta 37:503–508. – 7. Scholz D, Schwille PO, Sigel A (1982) Ernährungsgewohnheiten von Patienten mit Urolithiasis. In: Vahlensieck W, Gasser G (Hrsg) Pathogenese und Klinik der Harnsteine VIII. Steinkopff, Darmstadt, S 83–87. – 8. Strauss AL, Coe FL, Deutsch L, Partes JH (1982) Factors that predict relapse of calcium nephrolithiasis during treatment. Am J Med 72:17–23. – 9. Ulshöfer B, Paar G, Cramer B (1982) Harnsteinerstmanifestation und Streß. In: Gasser G, Vahlensieck W (Hrsg) Pathogenese und Klinik der Harnsteine. Steinkopff, Darmstadt, S 46–51. – 10. Zechner O, Latal D, Pflüger H, Schreiber V (1981) Nutritional risk factors in urinary stone disease. J Urol 125:51–54. – 11. Zechner O (im Druck) Ernährung und Urolithiasis. Extracta urologica

Priv.-Doz. Dr. med. M. Butz
Urolog. Abteilung
St.-Josefskrankenhaus
Husener Straße 46
D-4790 Paderborn

Verhandlungsbericht der Deutschen Gesellschaft
für Urologie, 35. Tagung (1983), 446/447
© Springer-Verlag Berlin Heidelberg 1984

Ein ambulantes Harnsteindiagnostikprogramm (Erfahrungen und Ergebnisse)

B. Ulshöfer

Wichtige Aspekte der Harnsteinbildung, wie die Oxalatausscheidung oder die Kristallbildungsgeschwindigkeit sind zur Zeit noch nicht allgemein beeinfluß- bzw. meßbar; trotzdem besteht die Notwendigkeit und Möglichkeit, Harnsteinpatienten rezidivprophylaktisch zu behandeln.

In ihrer Bedeutung gesichert, meß- und beeinflußbar, sind Volumen, Kalzium- und Harnsäureausscheidung, so daß Basisuntersuchungen sich darauf beschränken können.

Das Marburger Harnsteindiagnostikprogramm [3] besteht aus den Teilen:
– Serum, Sammel- und Nüchternurin
– pH-Profil und
– Steinanalyse.

6 bzw. 8 Laborbestimmungen werden für notwendig erachtet:
Kreatinin im Serum, Sammel- und Nüchternurin, Kalzium im Sammel- und Nüchternurin (Serum), Harnsäure im Sammelurin (Serum).

Auf die Harnsäurebestimmung im Serum könnte verzichtet werden, da die niedrige Korrelation keinen Schluß auf die Ausscheidung erlaubt [4].

Ebenfalls verzichtet werden könnte auf die primäre Serum-Kalzium-Bestimmung, da sie nur der Diagnostik des primären Hyperparathyreoidismus dient; andererseits gibt die unbedingt notwendige Kalziumbestimmung in Sammel- und Nüchternurin bereits einen sicheren Hinweis für diese Erkrankung.

Durch die Kreatininbestimmungen ist neben der Abschätzung der Nierenfunktion die Berechnung der Clearance möglich; Sammelfehler sind dadurch leichter festzustellen. Die molaren Kreatininquotienten von Kalzium und Harnsäure im Sammelurin lassen auch bei nicht korrekter Sammeldauer eine hinreichend genaue Beurteilung der Ausscheidung zu.

Konsequenzen für die Rezidivprophylaxe

Bei einem Volumen unter 1,5 l ist grundsätzlich die Diurese zu erhöhen. Eine erhöhte Harnsäureausscheidung (mehr als 4 mmol/die entsprechend einem molaren Harnsäure-Kreatininquotienten von > 0,3) wird durch Allopurinol 300 mg täglich behandelt. Die Hyperkalziurie muß vor der Behandlung differenziert werden, um absehbare Mißerfolge zu vermeiden.

Als Grenzen für eine Hyperkalziurie gelten 7.5 bzw. 6,5 mmol pro die, entsprechend einem molaren Kalzium-Kreatininquotienten von 0,5 bzw. von 0,4 für die marginale Hyperkalziurie [1]. Nur wenn im Nüchternurin [2] der Quotient unter 0,43 liegt, ist eine kalzium-oxalatarme Diät sinnvoll. Liegt er über 0,43, kann dann durch die Serum-Kalziumbestimmung ein primärer Hyperparathyreoidismus ausgeschlossen werden und bei normo- oder hypertonen Patienten einschleichend mit Thiaziden behandelt werden.

Ergebnisse

Das Programm wird seit vier Jahren in der Urologischen Univ.-Klinik Marburg angewendet und hat seine Brauchbarkeit in über 3 000 Untersuchungen bei 1 300 Patienten bewiesen.

Es kann gezeigt werden, daß, abhängig von der Steinzahl, bis zu 20% der Kalziumsteinpatienten eine Kreatininerhöhung über 100 µmol/l aufweisen (Abb. 1). Bei den Harnsäuresteinbildnern findet sich vor der Behandlung bei fast jedem zweiten Patienten eine Kreatininerhöhung. Die Zahlen unterstreichen die Notwendigkeit einer Rezidivprophylaxe.

Bei Steinpatienten kommt, verglichen mit Gesunden, eine Hyperurikosurie häufiger vor, wobei

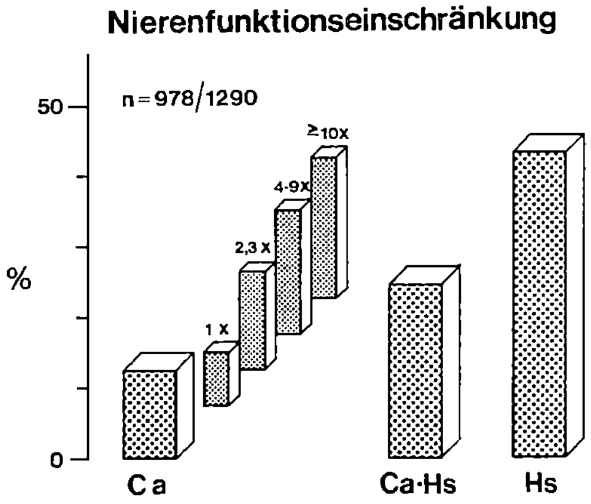

Abb. 1. Nierenfunktionseinschränkung (Kreatinin i.S. > 110) bei Kalzium-, Harnsäure- und Kalzium-Harnsäure-Mischstein-Patienten

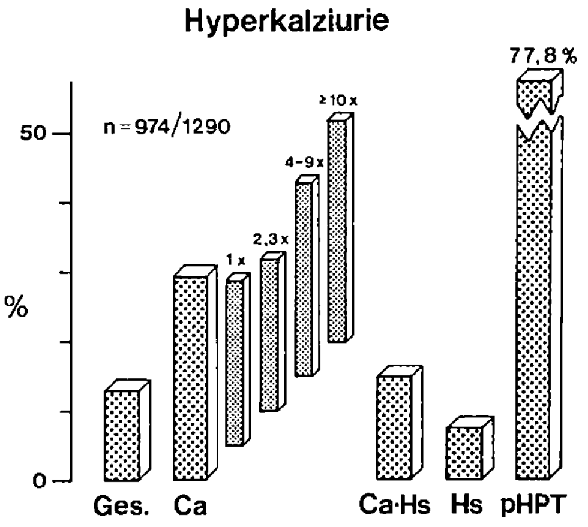

Abb. 2. Hyperkalziurie (Ca/24 h > 7,5 bzw. > 6,5 mmol) bei Gesunden, Patienten mit Kalzium-, Harnsäure- und Kalzium-Harnsäure-Mischsteinen sowie mit primärem Hyperparathyreoidismus

Tabelle 1. Molare Kalzium-Kreatinin-Quotienten im Sammel- und Nüchternurin ($\overline{X} \pm$ SEM)

	n	Sammelurin	Statistik	Nüchternurin	Statistik
Gesunde	83	0,31 ± 0,02]*] ***] ***		0,23 ± 0,06]n.s. **] ***	
Ca-Steinpatienten	648	0,38 ± 0,01]	] ***] ***	0,26 ± 0,08]	] **] ***
pHPT mit Urolithiasis	8	0,73 ± 0,09]	]	0,46 ± 0,11]	]
pHPT ohne Urolithiasis	10	0,79 ± 0,14		0,69 ± 0,12	

die Allopurinolbehandlung erst ab einer Grenze von 4 mmol einen sicheren Effekt hat, dann aber auch bei Kalziumsteinpatienten wirksam ist.

Eine Hyperkalziurie (Abb. 2) findet sich, ebenfalls abhängig von der Steinzahl, bei Kalziumsteinpatienten signifikant häufiger als bei Gesunden; nur Harnsäuresteinbildner scheiden durchschnittlich weniger Kalzium aus als Gesunde.

Anhand der Kreatininquotienten (Tabelle 1) in Sammel- und Nüchternurin lassen sich HPT-Patienten von Gesunden und den übrigen Kalziumsteinpatienten mit statistisch hoch signifikanter Sicherheit unterscheiden.

Literatur

1. Coe FL (1978) Kindney Int 13:418-426. - 2. Nordin BEC (1978) Clin Endocrinol (Oxf) 8:55-67. - 3. Ulshöfer B (1980) Helv Chir Acta 47:345-349. - 4. Ulshöfer B, Achilles W, Tauber H (1983) 35. Kongreß der Deutschen Gesellschaft für Urologie, Wiesbaden 1983

Dr. B. Ulshöfer
Urolog. Univ.-Klinik
Robert-Koch-Str. 8
D-3550 Marburg

Verhandlungsbericht der Deutschen Gesellschaft
für Urologie, 35. Tagung (1983), 448–451
© Springer-Verlag Berlin Heidelberg 1984

Calc-u-tron – ein neues Gerät zur Bestimmung der Gesamtionenstärke im Urin

K.-F. Klippel und S. Acanal

Die Steinbildung im Urin ist abhängig von der sog. Übersättigung der Lösung. Bei Übersättigung unterscheidet man die metastabile Phase, in der die Urinkristallisation erst dann auftritt, wenn sie durch Zusatz eines Kristallisationskeimes induziert wird. In der unstabilen Phase der Übersättigung kommt es zu spontanem Ausfall kristalliner Formprodukte (Fleisch 1982). Die Sättigungsgrenze für einen einzelnen Elektrolyten, z.B. Calcium, ist u.a. abhängig vom gesamten Elektrolytprodukt, d.h., die relative Sättigung des Urins mit Calcium wird auch von der Anwesenheit anderer ionenaktiver Elektrolyte bestimmt.

Der einfachste Weg zur Bestimmung des Gesamtionenprodukts ist die Messung der Urinleitfähigkeit. Die Leitfähigkeitsmessung von Elektrolyten im Urin: Die Messung der elektrischen Leitfähigkeit von Elektrolyte spielt seit langem eine bedeutende Rolle in der Bestimmung der physikalisch-chemischen Eigenschaften wäßriger Salzlösungen.

Bei wäßrigen Elektrolyten war sie insbesondere für die Arrhenius'sche Theorie der Dissoziation gelöster Salzmoleküle in Ionen und für die Debye-Hückel'sche Theorie der starken Elektrolyte, mit deren Hilfe sich z.B. die Aktivitätskoeffizienten von Ionen berechnen lassen, von Bedeutung. Ein wichtiges praktisches Anwendungsgebiet der Leitfähigkeitsmessung stellt die Bestimmung von Dissoziationskonstanten im Urin dar. Ferner eignet sich die Leitfähigkeitsmessung als Hilfsmittel der analytischen Chemie bei der Endpunktbestimmung von Titrationen, der sog. Konduktometrie, und in der Reaktionskinetik zur Darstellung langsamer chemischer Reaktionen. Die Meßmethoden, die in diesem Zusammenhang entwickelt worden sind, bilden auch die Grundlagen der industriellen Leitfähigkeitsmessung, die in der Hauptsache zur Bestimmung der Wasserverunreinigung durch Ionen bzw. zur Messung der Konzentration einfacher Elektrolytlösung eingesetzt wird.

Definiert ist die elektrische Leitfähigkeit von Elektrolyten als Kehrwert ihres spezifischen elektrischen Widerstandes. Die Einheit der elektrischen Leitfähigkeit ist das

$$\text{Siemens/m} \left(1\ \text{S/m} = \frac{1\ \text{m}}{\Omega\ \text{m}^2} \right)$$

Tabelle 1 gibt für eine Temperatur von 25 °C die Leitfähigkeit einiger gebräuchlicher wäßriger Elektrolytlösungen in Abhängigkeit von ihrer Konzentration an.

Tabelle 1. Elektrische Leitfähigkeit verschiedener Elektrolytlösungen bei 25 °C. Elektrolyt: Werte in Mikrosiemens/cm

Gew.-%	NaCl	Na OH	H_2SO_4	HCL
0,3	5,6	16,9	15,8	32,2
1,0	17,6	53,2	48,5	103,0
3,0	48,6	144,0	141,0	283,0
10,0	140,0	358,0	427,0	709,0

Abbildung 1 zeigt für eine NaCl-Lösung und für eine Mineralsäure den zugehörigen Kurvenverlauf. Dieser Verlauf ist dadurch charakterisiert, daß die Leitfähigkeit mit zunehmender Konzentration der Lösung bis zu einem Maximum ansteigt und nach Überschreiten desselben wieder abnimmt. Ein ähnliches Phänomen findet sich beim Titrieren der Leitfähigkeit einer Calciumlösung, die bis zur maximalen elektrolytischen Dissoziation zunimmt, um dann, wenn der Kristallisationspunkt,

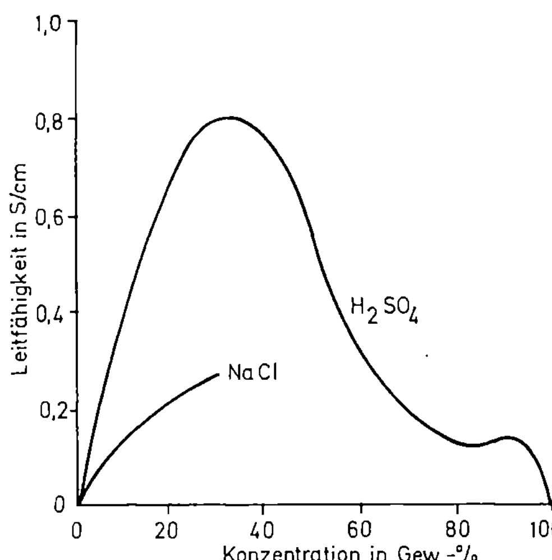

Abb. 1. Elektrolytleitfähigkeit bei 25 °C in Abhängigkeit von der Konzentration

also die Übersättigung, erreicht ist, wieder abnimmt, da sich durch Ionenaggregation kristalline, nicht mehr ionisierte leitfähige Partikel gebildet haben, und sich somit der Leitfähigkeitsmessung entziehen.

Im elektrischen Feld wandern die Ionen (die Anionen zur positiv geladenen Anode, die Kationen zur negativ geladenen Katode und transportieren pro Grammäquivalent stets die gleiche Elektrizitätsmenge, nämlich 96.494 Coulomb, zu den Elektroden (Faraday'sches Gesetz).

Die Leitfähigkeit einer verdünnten Elektrolytlösung wird nun bestimmt:

1. durch die Anzahl der Elektrizitätsträger (Ionen) in der Lösung, d.h. also durch deren Konzentration;

2. durch die Anzahl der Elementarladungen, die jedes Ion zu transportieren vermag, d.h. also durch die Ionenladungszahl (z.B. Calcium ist bekanntlich doppelt geladen);

3. durch die Wanderungsgeschwindigkeit oder Beweglichkeit der Ionen, d.h. durch die Geschwindigkeit, gemessen in cm pro Sek., mit der sie in der Richtung der Kraftlinien des elektrischen Feldes sich bewegen.

Diese Beweglichkeit hängt von der Natur der Ionen, von der Feldstärke und von der Viskosität des Lösungsmittels ab und wird in Wasser von 25 °C bei einem Spannungsgefälle von 1 Volt/cm gemessen.

Die Leitfähigkeit eines Elektrolyten ist, da ja die Wertigkeit und in verdünnt wäßriger Lösung auch die Beweglichkeit seiner Ionen die gleichen bleiben, eine lineare Funktion seiner Konzentration bei konstanter Temperatur.

In Zusammenarbeit mit der Firma Hoyer/Neuss wurde ein speziell auf den Urin abgestimmter Leitfähigkeitsmesser entwickelt, der vom Meßbereich 0,2–200 mS/cm die Leitfähigkeit des Urins digital anzeigt. Ein im Meßstab integrierter Temperatursensor korrigiert den in der Anzeige erscheinenden Leitfähigkeitswert auf eine Standardtemperatur von 25 °C. Im Inneren des Gerätes sorgt ein speziell programmierter Mikrochip für die elektronische Umwandlung der einlaufenden Meßdaten auf die Digitalanzeige. Eine Meßbereichsschaltung erlaubt die genaue Erfassung des Leitwertes innerhalb des gewählten Meßbereiches, wobei für den physiologischen Urinbereich die Darstellung bis 20 mS/cm als am geeignetesten erscheint. Die Messung stark elektrolythaltiger Urine oder Lösungen über den Bereich von 20 mS hinaus ist durch die Zuschaltung des Hochbereiches bis 200 mS ebenfalls möglich.

Anwendung in der Praxis

Die Bestimmung der Konduktanz (Leitwert) des Urins ist ein zusätzlicher Parameter in der Betreuung von Harnsteinpatienten. Hoher Leitwert

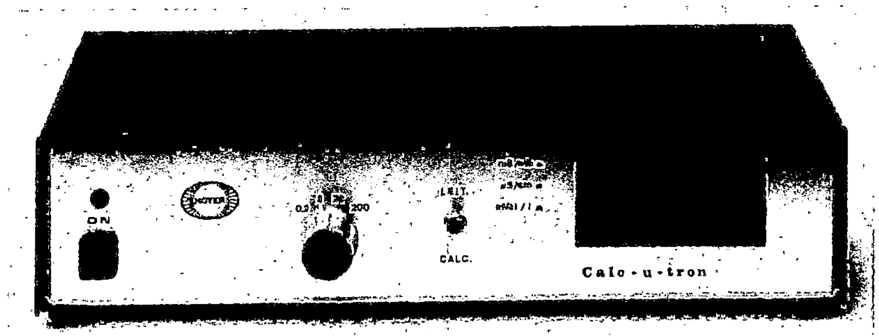

Abb. 2. Das Calc-u-tron-Gerät.

(über 16 mS/cm) bedeutet hohes Risiko der Kristallbildung im Urin.

Die Senkung der Konduktanz wird durch Einnahme gering elektrolythaltiger Flüssigkeit (z.B. spezielle Wässer, Bier, Früchtetee usw.) erreicht. Sinnvoll erscheint die Erstellung einer Meßwertreihe: Der Patient wird aufgefordert, an mehreren Tagen jeweils eine Portion des Morgen-, Mittag- und Abendurins zwecks Bestimmung des Leitwertes abzugeben. Daraus ergibt sich das individuelle Profil des Gesamtionenproduktes des Urins und Darstellung kritischer Kristallisationsphasen.

Ein konstant erhöhter Leitwert, z.B. im Mittagsurin, sollte neben der unspezifischen Empfehlung vermehrter Flüssigkeitseinnahme auch zur Überprüfung der Eßgewohnheiten führen mit anschließender diätetischer Beratung. So kann bei konstantem Calciumgehalt durch Zufuhr weiterer Nicht-Calcium-Ionen die relative Calciumsättigung erhöht werden ohne Veränderung des absoluten Calciumwertes.

Selbst durch Senkung der renalen Calciumausscheidung kann durch Überschuß anderer Ionen eine Verschlechterung bis hin zum übersättigten Bereich und damit ein erheblich höheres Steinbildungsrisiko auftreten. Hering [2] berichtet über einen 34jährigen Patienten mit dem 4. Harnsteinrezidiv und einer absorptiven Hyerkalziurie (Normwert des Calciums bis $6,7 \times 10^{-3}$ ml/l), der mit intestinal wirkenden Kationenaustauscher behandelt wurde.

Die relative Sättigung des Urins bezüglich des Calciumoxalats lag vor Therapiebeginn mit 4,4 an der unteren Grenze des metastabilen Bereiches. Die Oxalatausscheidung war normal (Normwert bis $2,3 \times 10^{-4}$ ml/l). Durch die Therapie wurde zwar eine Normalisierung der Calciumausscheidung erreicht, registriert wurde jedoch eine milde Hyperoxalurie, eine an sich häufige Nebenwirkung der Kationenaustauschertherapie. Die Berech-

nung der relativen Urinsättigung zeige jedoch mit 8,2 insgesamt eine Verschlechterung bis hin zum übersättigten Bereich und damit ein erheblich höheres Steinbildungsrisiko.

Es erscheint also bei der Betreuung von Steinpatienten erforderlich, nicht nur die qualitative und quantitative Darstellung einzelner Urinelektrolyte zu erfassen, sondern einen einfachen, leicht reproduzierbaren Parameter zu finden zur Darstellung der Phasen: metastabile Übersättigung, kritische Übersättigung und labile Zone (Abb. 3).

Ein weiterer Aspekt ergibt sich aus der Tatsache, daß besonders die mehrfach Steinerkrankten höhere Urinsättigungen im Morgenurin aufweisen, während sich die 24-Stunden-Urinproben kaum unterscheiden. Allgemein wird angenommen, daß im zirkadianen Rhythmus besonders die frühen Morgenstunden bezüglich der Harnsteinbildung besonders gefährlich sind (Hering).

Demgegenüber erscheint die Bestimmung des direkten postprandialen Leitwertes ebenfalls von Beachtung, da dieser durch Zufuhr hoch elektrolythaltiger, insbesondere natriumchloridhaltiger Nahrung, ein hohes Gesamtelektrolytprodukt aufweist. Durch alleinige Untersuchung des 24-Std.-Urins werden solche Gefährdungssituationen häufig übersehen, da sie durch Mittelwertangabe nivelliert und damit maskiert werden (Hesse).

Die Mitteilungen in der Literatur zur Rolle des Natriums bei der Bildung von Harnsteinen sind widersprüchlich. Teilweise wird hohen Natriumkonzentrationen eine Löslichkeitssteigerung von Calciumoxalaten durch kompetitive Bindung im Kristallgitter zugesprochen (Hesse et al.). Eine Erhöhung der Natriumzufuhr und damit bedingter Erhöhung der Natriumkonzentration im Urin führt zu einer beträchtlichen Erhöhung des Urinleitwertes, wobei bei Durchführung der Konduktometrie durch Zufuhr von Calciumionen etwa bei 18 mS/cm eine deutliche Abnahme der Calciumaufnahmekapazität vor dem Kristallisationspunkt bei extrem hohen Natriumwerten dargestellt werden kann.

Liegen die Natriumwerte im physiologischen Mittelbereich, so konnte konduktometrisch keine Beeinflussung der zusätzlichen Calciumbeladungskapazität des Urins gesehen werden.

Aufgrund unserer Untersuchung spielt der pH-Wert im Bereich von 5,5–7 eine für die Leitwertdarstellung untergeordnete Rolle, da über 2 pH-Stufen nur eine Änderung von 5% des Leitwertes eintrat.

Ab 100 Erythrozyten/ml Urin beeinflußt die auftretende Erythrozyturie und damit bedingter Elek-

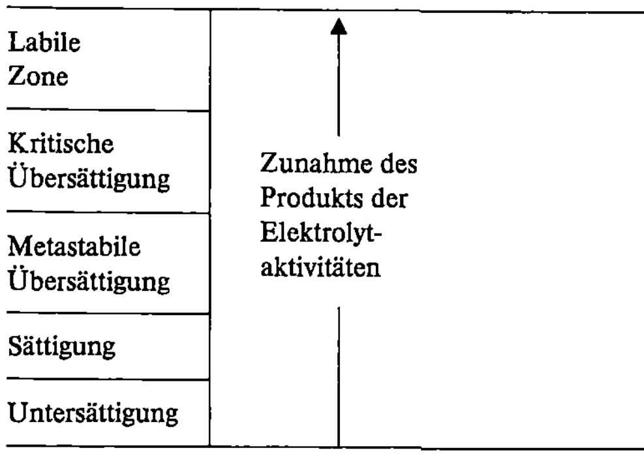

Abb. 3

trolytausfluß in das umgebende Medium die Leitfähigkeitsmessung, deswegen sollte bei Makrohämaturie eine vorherige Zentrifugation des Urins
stattfinden.

Zusammenfassung

Das hier erstmals vorgestellte Basisgerät eignet
sich zur logischen Systemanalyse von Urin und ggf.
Serum bei Steinpatienten in Klinik und Praxis.

Aufbauend auf dem Leitwertgeber mit automa-
tischer Temperaturkompensation und manueller
Meßbereichsschaltung ist das Gerät zusätzlich auf-
rüstbar mit einer calciumselektiven Elektrode zur
sofortigen Messung des Calciumwertes im Urin.

Die Integration dieser 2 Parameter in der engen
Führung von Rezidiv-harnsteinbildenden Patienten hat sich in unserer Klinik seit über 1 Jahr bewährt: individual-spezifische hyperkritische
Phasen konnten diagnostiziert werden, zirkadiane
Biorhythmen wurden auf einfache Weise dem Arzt
und dem Patienten bewußt gemacht und eine zeitlich orientierte, im Biorhythmus konkordant
laufende Metaphylaxe hat sich in der bisher kurzen
Beobachtungszeit bei über 73 Rezidiv-Steinbilden-
den bewährt.

Literatur

1. Fleisch H (1982) Pathophysiologie der Harnsteinbil-
dung. In: Hohenfellner R, Zingg E (Hrsg) Urologie in
Klinik und Praxis. Thieme, Stuttgart. – 2. Hering F, Pybel
N, Ratajczak H, Friedrich R, Lutzeyer W (1981) Kalkula-
tion der relativen Urinsättigung – Entscheidungshilfe für
die Therapieplanung. In: Vahlensieck W, Gasser G
(Hrsg) Pathogenese und Klinik der Harnsteine VIII.
Steinkopff, Darmstadt. – 3. Ulshöfer B (1977) Die direkte
Messung des ionisierten Calciums in der Diagnostik des
primären Hyperpararhyreoidismus. In: Gasser G,
Vahlensieck W (Hrsg) Pathogenese und Klinik der Harn-
steine V. Steinkopff, Darmstadt. – 4. Vahlensieck W,
Hesse A, Bach D (1980) Zur Prävalenz des Harnsteinleidens in der Bundesrepublik Deutschland. Urologe [B]
20:273. – 5. Jander G, Jahr KF, Knoll H (1963) Theorie und
Praxis der klassischen und der elektrochemischen Titrier-
verfahren. Sammlung Göschen, de Gruyter, Berlin. –
6. Pungor E (1965) Oscillometry and conductometry.
Pergamon, Oxford. – 7. Hesse A, Bach D (1982) Harnsteine: Pathobiochemie und klinische Diagnostik.
Thieme, Stuttgart New York

Prof. Dr. med. K.-F. Klippel
Chefarzt der Urologischen Abteilung
Allgemeines Krankenhaus
Siemensplatz 4
D-3100 Celle

Verhandlungsbericht der Deutschen Gesellschaft
für Urologie, 35. Tagung (1983), 452–454
© Springer-Verlag Berlin Heidelberg 1984

Submikroskopische Einschätzungsmethode der Wirksamkeit von Arzneimitteln bei Behandlung von Urolithiasis

A. Gomula und A. Borkowski

Trotz der Anwendung von verschiedenartigen Arzneimitteln bleibt die konservative Behandlung der Urolithiasis nicht genügend wirksam. Das Ziel der vorliegenden Untersuchung war die Bestimmung von der tatsächlichen Wirksamkeit von litholytischen Präparaten.

Es wurde ein experimentelles Modell angewendet, der unter den „in vitro"-Bedingungen eine Untersuchung von Quantitäts- und Qualitätswandlungen in Harnsteinen unter dem Einfluß von arzneihaltigem Harn ermöglichte. Die zu untersuchenden litholytischen Präparate wurden den Patienten oral verabordnet. Der Harn der behandelten Patienten wurde weiterhin zur Auflösung der durch Operation gewonnenen Harnsteine gebraucht. Bei Untersuchung von verschiedenen Präparaten wirkte man mit dem arzneihaltigem Harn auf Fragmente von denselben Harnsteinen. Die untersuchenden Teile von Harnsteinen wurden in Akrilharz auf die Weise getaucht, daß lediglich eine Fläche abgedeckt blieb.

In einem X-Strahlenmikroanalyser wurde die Verteilung von Phosphor, Kalzium, Stickstoff, Magnesium und Kohle auf der untersuchten

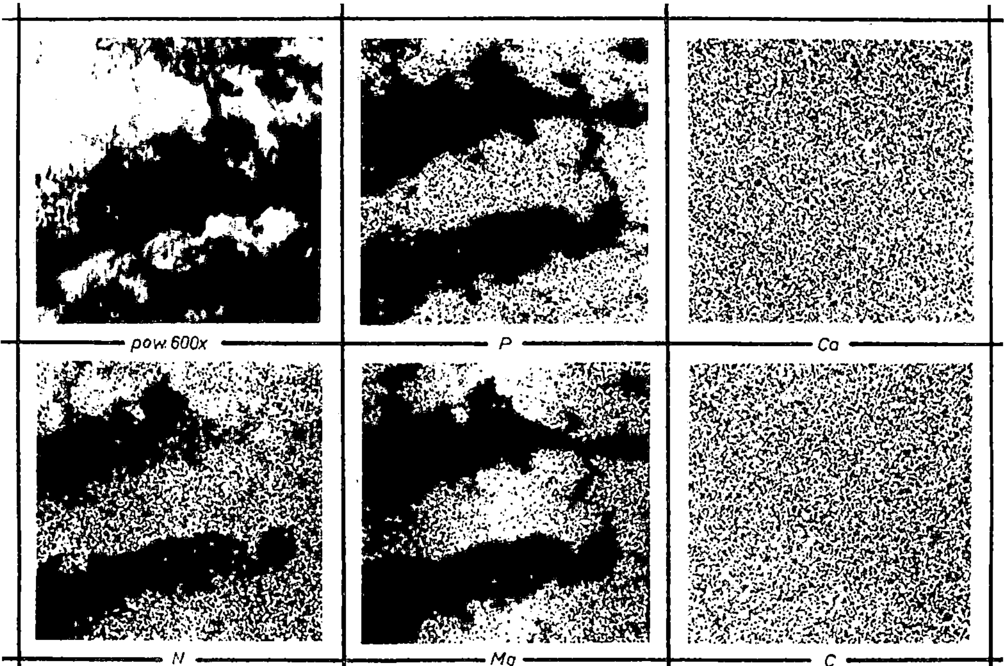

Abb. 1. Die Verteilung von Phosphor, Kalzium, Stickstoff, Magnesium und Kohle auf der Untersuchungsfläche. X-Strahlenmikroanalyser, × 600

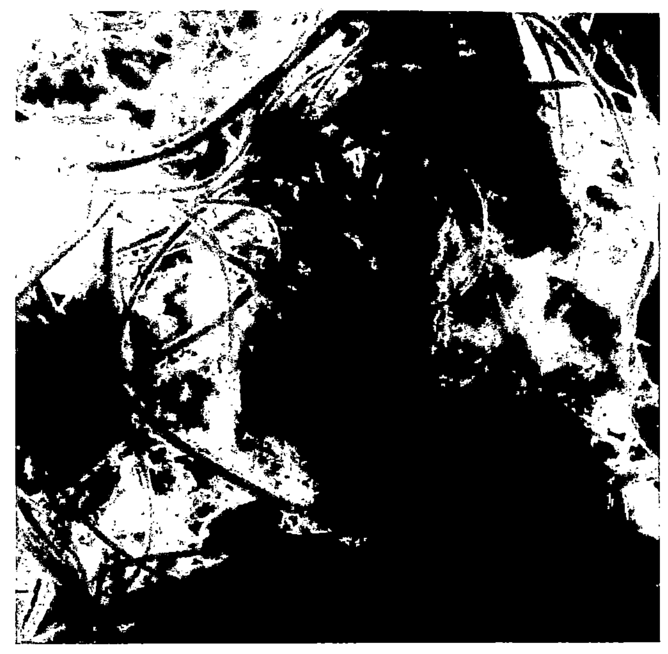

Abb. 2. Phosphat-Oxalatstein nach der Auflösung von arzneihaltigem Harn. Nach der teilweisen Auflösung der Phosphate wurden die unlösbaren Kalziumoxalatkristalle und Fasern der organischen Matrix sichtbar

Fläche bestimmt (Abb. 1). Die Art der chemischen Verbindung, die durch den X-Strahlenmikroanalyser entdeckten Elemente enthielt, wurde anhand von Untersuchungen im Infrarotspektrophotometer bestimmt.

Man hat also auf die glatte Fläche eines Harnsteinfragments, dessen chemische Zusammensetzung bekannt war, mit dem arzneihaltigen Harn gewirkt. Die Überprüfung bildeten Untersuchungen des Einflusses vom Harn derselben Patienten ohne Arznei, auf Fragmente derselben Harnsteine.

Die Einschätzung der Quantitätswandlungen in den untersuchenden Proben wurde anhand von Bildern in einem Skaningmikroskop gemacht.

Nach den Untersuchungsergebnissen von 825 Proben der Harnsteinfragmenten wurde geschlußfolgert, daß Harn mit Gehalt von verschiedenen Präparaten, differente litholytische Wirkung in bezug auf dieselben Harnsteine aufweist. Keiner der untersuchenden Präparate löst nach dem Übergang in Harn die Kalziumoxalatkristalle auf. Aufgelöst wurden allein Karziumphosphate. Die organische Matrix der Harnsteine bleibt aber ungelöst (Abb. 2).

Die höchste litholytische Wirksamkeit von sieben untersuchenden Präparaten wies Debelizyna auf. Die übrigen Arzneimittel wiesen niedrigere litholytische Wirksamkeit gegenüber Phosphat

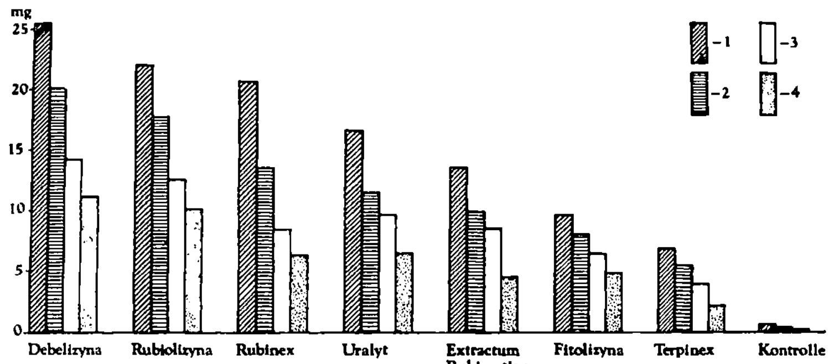

Abb. 3. Die Lösbarkeit des Struwitsteins im Harn eines gesunden Menschen (1) im Harn der Patienten mit Urolithiasis (2) und die Lösbarkeit von Hydroxyapatit bei denselben Personen – gesunder Mensch (3), Patienten mit Urolithiasis (4)

auf. In der Kontrollgruppe wurde nachgewiesen, daß Harn derselben Patienten ohne Arznei lediglich 1,5% der litholytischen Wirksamkeit von dem Debelizyna-haltigen Harn aufweist (Abb. 3).

Die Ergebnisse der durchgeführten Untersuchungen zeigen, daß die litholytische Wirksamkeit der angewandten Präparate niedrig ist, was die Ursachen der zahlreichen Mißerfolge bei konservativen Behandlung von Urolithiasis erklären kann.

Die Anwendung von der vorliegenden Methode erlaubt eine schnelle und genaue Einschätzung der untersuchenden Präparate. Diese Methode ermöglicht bei der Herstellung von neuen Arzneimitteln die Durchführung von vorklinischen Proben bei den Untersuchungstieren in kurzer Zeit.

Dr. A. Gomula
Klinika Urologiczna
ul. Oczki 6
02-528 Warschau, Polen

Verhandlungsbericht der Deutschen Gesellschaft
für Urologie, 35. Tagung (1983), 455–457

Intraoperativer Ultraschall bei der Chirurgie des Ausgußsteins

R. Hartung, M. Meyer-Schwickerath und D. Kröpfl

Die operative Entfernung eines Nierenbecken-kelchausgußsteins an der freigelegten Niere gilt gegenwärtig noch an den meisten Behandlungszentren als Therapie der Wahl dieser Erkrankung. Ob eine über das ganze Nierenhohlsystem verzweigte Steinbildung auch einmal eine Indikation für eine perkutane Litholapaxie oder gar für die extrakorporale Stoßwellenlithotripsie sein könnte, kann heute noch nicht gesagt werden.

Ein abwartendes Verhalten ohne Operation führt bei Nierenbeckenkelchausgußsteinen bei vielen Patienten zu weiterem Parenchymuntergang und damit zur späteren Nephrektomie oder Niereninsuffizienz. Singh und Blandy [8] haben dies in einer Studie deutlich nachgewiesen. Die operative Therapie vermag dagegen die meisten Patienten vor einer späteren Nephrektomie oder dem Nierenversagen zu bewahren [1].

Die möglichst restlose Steinentfernung bei gleichzeitig minimalem Verlust an gesundem Nierenparenchym ist das angestrebte Ziel des operativen Vorgehens. Intrasinusale Pyelolithotomie [1] sowie verschiedene Techniken der Nephrotomien in Ischämie und Kühlung kamen zur Anwendung [2, 3, 4, 5, 6, 10].

Wir verfolgen seit September 1981 Anregungen der Urologischen Universitätsklinik Mainz [7, 9], intraoperativ die Steinlokalisation in der Niere durch Ultraschalldarstellung zur verifizieren und gleichzeitig durch Dopplersonographie gefäßarme Areale an der Niere darzustellen, um ohne Läsion größerer Arterien und Venen parenchymschonend kleine gezielte Nephrotomien durchzuführen. Auf Ischämie und Kühlung wurde gänzlich verzichtet.

Methodik

Die Freilegung der Niere erfolgt durch Flankenschnitt, auf eine soweit wie mögliche Mobilisation des Organs wird besonders geachtet. Um eine

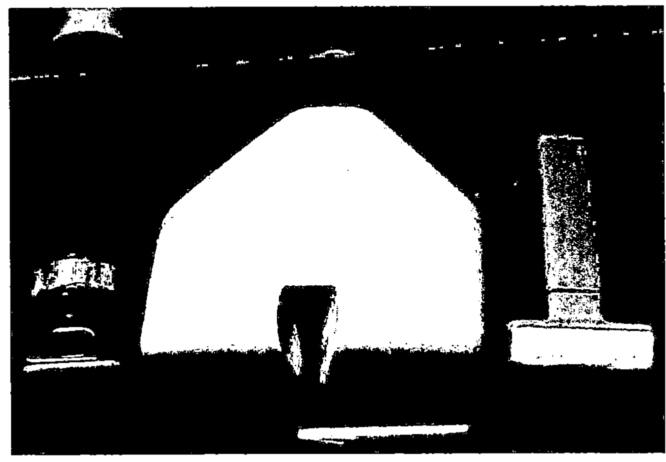

Abb. 1. Links: Netzhautscanner 10 MHz-Schallkopf als Sektorscanner. *Mitte:* Perforierter Schallkopf 2,8 MHz. *Rechts:* Neu entwickelte Mini-Transducer eines Multielementarrays, 5–7,5 MHz, Schallaustrittsfläche 10 × 30 mm

gute Beweglichkeit und Zugänglichkeit des Organs bei der Operation sowie eine gute Fixation während des intraoperativen Röntgens zu erreichen, wird die Niere in einem elastischen Stülpverband aufgehängt.

Der Nierenbeckenanteil des Ausgußsteins wird bei extrarenalem Nierenbecken bevorzugt durch eine intrasinusale Pyelolithotomie entfernt. Alle weiteren Steinfortsätze in den Nierenkelchen werden durch Ultraschall lokalisiert und mit einer feinen Nadel in dieser Position markiert.

Nach erstem Einsatz eines zentral perforierten Schallkopfes und eines Netzhautscanners wurde auf unsere Anregungen von der Firma Toshiba ein kleiner, sehr handlicher, etwa daumenendgliedgroßer 5 MHz-Schallkopf eines Multielement-Scanners entwickelt, durch den die Manipulation in situ erleichtert und gleichzeitig die Bildqualität verbessert wurde.

Die Nadelpunktionsstelle wird dann dopplersonographisch untersucht, um einen möglichst gefäßarmen Bezirk des Parenchyms für die Nephrotomie zu identifizieren.

Mit dieser Technik können arterielle und größere venöse Blutungen vermieden werden. Die Nephrotomien werden durch kleine Wundhäkchen aufgehalten, die Steinentfernung erfolgt unter Sicht mit allen Varianten bekannter Steinextraktionszangen. Der Verschluß der Nephrotomien erfolgt nach Möglichkeit durch Kapselnähte oder durch oberflächliche Parenchymnähte.

Eine intraoperative Pyeloskopie wird immer dann durchgeführt, wenn das Nierenbecken eröff-

net ist und eine pyeloskopische Ortung bzw. Entfernung kleinerer Kelchsteine sinnvoll erscheint. Ein Teil der Ausgußsteine mit sehr intrarenal gelegenem Nierenhohlsystem wird ausschließlich durch Nephrotomien operiert. Unabhängig von den Befunden der intraoperativen Pyeloskopie oder des intraoperativen Ultraschallbefundes erfolgt in allen Fällen eine intraoperative Röntgenkontrolle.

Eine Fistelung der Niere mit einem 22 Charr. geschwänzten Nephrotomiekatheter erfolgt regelmäßig, einmal aus Gründen der Harnableitung, zum anderen, um eventuelle Restkonkremente postoperativ perkutan entfernen zu können.

Ergebnisse

Von September 1981 bis Juli 1983 wurden 43 Nieren mit Nierenbeckenkelchausgußsteinen bei 39 Patienten an unserer Klinik operiert. Bei der postoperativen Röntgenkontrolle vor Fistelentfernung waren 34 Patienten komplett steinfrei. Bei weiteren 3 Patienten wurden kleine Restkonkremente perkutan durch den Fistelkanal pyeloskopisch entfernt. Ein oder zwei kleinere, 3–4 mm große Restkonkremente wiesen 6 Patienten auf. Eine perioperative Mortalität oder postoperative Blutungen, die eine Reintervention erforderlich machten, wurden nicht beobachtet.

Da durchschnittlich zwischen 2 und 5 Nephrotomien zur Entfernung der Ausgußsteine erforderlich waren, wurden diese Patienten besonders in

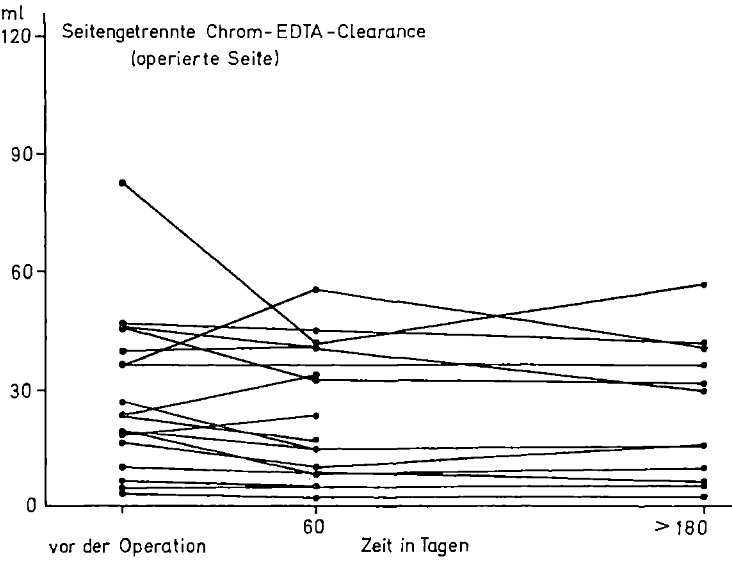

Abb. 2. Verlaufskontrollen Chrom-EDTA-Clearance präoperativ sowie 60 und 180 Tage postoperativ

456

bezug auf ihre Nierenfunktion überprüft. Die präoperative und postoperative Nierenfunktionsprüfung erfolgte mittels Chrom-EDTA-Clearance.

Einige der Patienten wiesen 6 Wochen postoperativ eine Minderung der Nierenfunktion der operierten Seite auf, die aber nach Ablauf von 6 Monaten die präoperativen Werte wieder erreicht hat oder sogar eine Verbesserung gegenüber dem Ausgangswert erkennen ließ.

Diskussion

Die Anwendung des Ultraschalls bei der intraoperativen Steinlokalisation und der Dopplersonographie zur Darstellung eines gefäßarmen Bezirks am Nierenparenchym hat nach den Ergebnissen dieser nachuntersuchten Patientengruppe das Operieren ohne Ischämie und Kühlung ermöglicht. Die Steinlokalisation konnte durch die Entwicklung kleiner, daumenendgliedgroßer Schallköpfe mit einer Frequenz des Multielementarrays zwischen 5 und 7,5 MHz erheblich verbessert werden. Bei Beurteilung der Ergebnisse in bezug auf operativ erzielte Steinfreiheit, Funktionserhalt bzw. Funktionsverbesserung erscheint uns das geschilderte Verfahren unter unseren Bedingungen gegenwärtig als Therapie der Wahl in der Chirurgie des Nierenausgußsteins.

Literatur

1. Blandy JP, Singh M (1976) The case for a more aggressive approach to staghorn stones. J Urol 115:505. – 2. Boyce WH (1975) Renal calculi. In: Glenn JE, Boyce WH (eds) Urologic surgery, 2. Ausg. Harper & Row, New York. – 3. Boyce WH, Elkins IB (1974) Reconstructive renal surgery following anatrophic nephrolithotomy: Follow-up of 100 consecutive cases. J Urol 111:307. – 4. Marberger M (1979) Regionale Kühlung der Niere bei Nierensteinoperationen: wann und weshalb? Akt Urol 10:313. – 5. Marberger M, Eisenberger F (1980) Regional hypothermia of the kidney: surface of transarterial perfusion cooling? J Urol 124:170. – 6. Marberger M, Georgi R, Günther R, Hohenfellner R (1978) Simultaneous balloon occlusion of the renal artery and hypothermic perfusion in insitu surgery of the kidney. J Urol 119:463. – 7. Riedmiller H, Thüroff J, Alken P; (1981) Gefäß- und Steinlokalisation durch Ultraschall – Das Ende von Ischämie und Kühlung in der Nierensteinchirurgie? Akt Urol 12:210–217. – 8. Singh M, Chapman R, Tresidder GC, Blandy JP (1973) The fate of unoperated staghorn calculus. Br J Urol 45:581–585. – 9. Thüroff JW, Thüroff S, Frohneberg D, (1980) Intraoperative Gefäßlokalisation bei Eingriffen am Nierenparenchym mittels Dopplersonographie. Akt Urol 11:287–293. – 10. Wickham JEA, Coe N, Ward JP (1974) 100 cases of nephrolithotomy. J Urol 112:702–705

Prof. Dr. R. Hartung
Direktor der Urologischen Universitätsklinik
Klinikum der GHS Essen
Hufelandstr. 55
D-4300 Essen 1

**Verhandlungsbericht der Deutschen Gesellschaft
für Urologie, 35. Tagung (1983), 458–460**
© Springer-Verlag Berlin Heidelberg 1984

Dreidimensionale intraoperative Steinlokalisation unter Verwendung einer Polaroidfilm-Verstärkerfolien-Kombination

J. Braun und R. Hofmann

Bei der Nierensteinchirurgie wird eine vollständige Entfernung aller Konkremente bei möglichst geringer Traumatisierung des Parenchyms angestrebt.

Die Lage der Konkremente im Nierenhohlsystem läßt sich anhand der präoperativen Röntgendiagnostik oft nur unzureichend bestimmen.

Möglichkeiten der intraoperativen Steinlokalisation bestehen zusätzlich in Pyeloskopie, intraoperativem Röntgen, im allgemeinen auf Mammographiefilm und, bei Verwendung geeigneter sterilisierbarer Nahfeldschallköpfen, in der intraoperativen Sonographie.

Bei der intraoperativen Röntgendiagnostik muß der Film zur Entwicklung in die Röntgenabteilung und anschließend in den OP zurückgebracht werden, eine Verzögerung, die das Operationsteam abwarten muß.

Wir entwickelten daher ein Verfahren zur intraoperativen Röntgendiagnostik mit einer Polaroidfilm-Verstärkerfolien-Kombination und erprobten es experimentell.

Die einfache Verwendung von Polaroidfilmen verschiedener Typen, wie sie insbesondere in der amerikanischen Literatur angegeben wurden, brachte bei unseren Tests keine befriedigenden Ergebnisse [1].

Wir kombinierten daher den Polaroidfilm mit verschiedenen Verstärkerfolien und erzielten dadurch eine Qualitätssteigerung der Bilder, die dem bisher verwendeten Mammographiefilm mindestens ebenbürtig waren. Als am besten geeignet stellten sich „Seltene-Erden-Folien" heraus. Um Polaroideinzelfilme – normalerweise sind sie zu 8-Bild-Packungen konfektioniert – verwenden zu können, konstruierten wir eine Flachkassette aus den Bestandteilen einer gewöhnlichen Polaroidkassette, die in der normalen Polaroidentwicklungsbox bei Tageslicht verwendbar ist. In dieser Kassette ist die Verstärkerfolie fest eingeklebt und mit ihrer Schichtseite der Filmseite des Polaroidfilms zugewandt. Die nicht lichtempfindliche Papierseite des Films liegt auf der Rückseite der Kassette und ist durch die Rückwand geschützt (Abb. 1). Diese Kassette wird in der Dunkelkammer mit je einem Polaroidpapierfilm geladen, ist nach dem Zusammenklappen lichtdicht verschlossen, und wird dann in eine Folie eingeschweißt und gassterilisiert.

In der Weiterentwicklung konstruierten wir zu dieser Kassette eine Halterung im Sinne einer Scherenzange, sodaß intraoperativ vor der Niere, parallel zueinander, ein Drahtnetz und hinter ihr der Polaroidfilm liegt (Abb. 2).

Durch eine röntgenologische Zweifachbelichtung unter verschiedenem Strahlenwinkel entsteht

Abb. 1. Polaroidkassette mit Verstärkerfolie und Einzelblattfilm

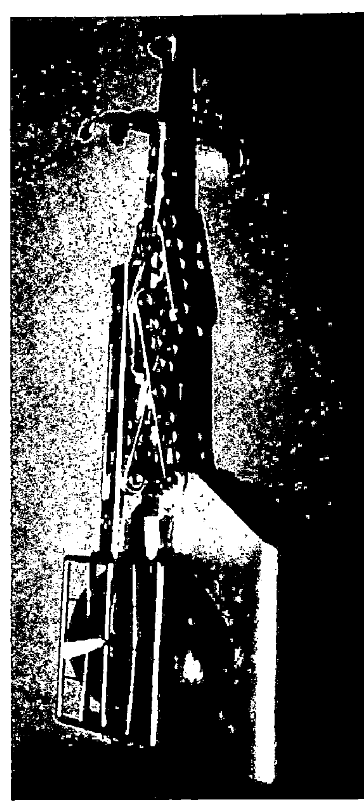

Abb. 2. Scherenzange mit Filmhalter, Projektionsgitter und Markierungsnadeln

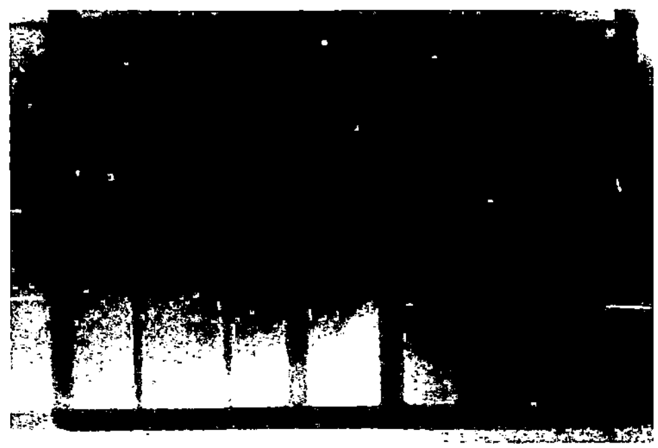

Abb. 3. Polaroid-Röntgenbild mit Konkrementen bei Doppelbelichtung

so ein Polaroid-Doppelbild (Abb. 3), mit dessen Hilfe sich der Abstand des Steins von der Filmebene – und somit die dritte Dimension – leicht errechnen läßt [2].

Die Lage des Steins wird sodann durch Nadeln markiert. Die vertikale und horizontale Position läßt sich dabei dem Bild direkt entnehmen.

Die sagitale Lage des Steins zur Filmebene läßt sich nach der Formel: Abstand des Steins von der Filmebene = Verschiebung der Steinabbildung mal dem Abstand des Gitters von der Filmebene dividiert durch die Verschiebung des Gitterabbildes errechnen (Abb. 4).

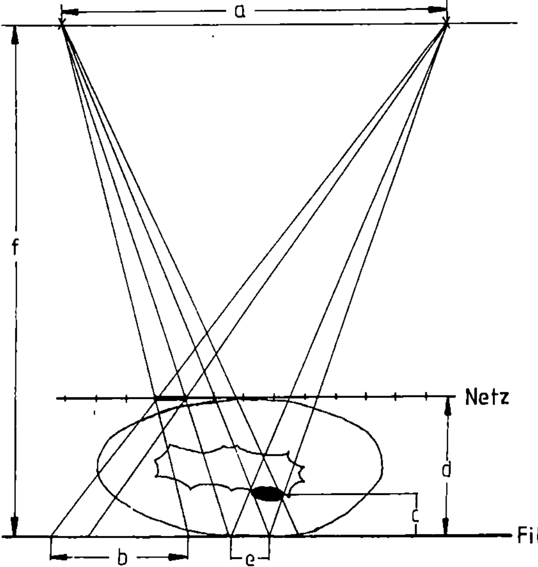

a = Verschiebung der Röntgenröhre

b = Verschiebung der Netzabbildung

c = Abstand Stein – Filmebene

d = Abstand Netz – Filmebene

e = Verschiebung der Steinabbildung

f = Abstand Röntgenröhre – Filmebene

$$c = \frac{e \cdot d}{b}$$

Abb. 4. Strahlprojektion und Abstandsberechnung (nach Melchior)

Diese Formel gilt bei großem Röhren-Film-
ebenen-Abstand, der bei uns mit etwa 1 Meter gegeben ist.

Durch unsere Entwicklung ist es möglich,
intraoperativ in weniger als 1 Minute ein qualitativ
gutes Röntgenbild der Niere herzustellen und bei
Tageslicht zu entwickeln.

Als am besten hat sich dabei die Kombination
eines Polaroidfilms 667 und einer Seltenen-Erden-
Folie herausgestellt. Durch einen neu entwickelten Kassettenhalter und Doppelbelichtung ist es
rasch möglich, die Position eines Konkrementes in
allen 3 Dimensionen zu bestimmen, das sich anschließend durch Nadeln markiert, einfacher auffinden läßt.

Literatur

1. Koshiba K, Ishibashi A, Mashimo S (1980) Use of
Polaroid film in intraoperative renal radiography: a new
technique. J Urol 124:586. – 2. Melchior H, Lang G (1981)
Three-Dimensional Intraoperative Stone Localization.
Urol Int 36:390–396

Dr. med. J. Braun
Urologische Klinik u. Poliklinik
rechts der Isar der Technischen
Universität München
Ismaninger Str. 22
D-8000 München 80

Verhandlungsbericht der Deutschen Gesellschaft
für Urologie, 35. Tagung (1983), 461/462
© Springer-Verlag Berlin Heidelberg 1984

Neue Alternativen zur Ureterolithotomie

M. Marberger, W. Stackl und W. Hruby

Bei 172 Patienten wurden an unserer Abteilung seit 1980 Nierensteine über eine perkutane Nephrostomie entfernt [1], wobei eine Erfolgsrate von 92% ohne Letalität oder Nephrektomie erzielt wurde. Diese hervorragenden Ergebnisse haben konsequenterweise auch zu Bemühungen geführt, den transrenalen Zugang zur Entfernung von Uretersteinen anzuwenden. Da der Nephrostomiekanal jedoch transparenchymatös laufen muß und Pleura und Rippen meist nur einen Zugang durch den unteren Nierenpol ermöglichen, erschwert der Winkel zwischen Harnleiter und Nephrostomiekanal die Einführung starrer Instrumente in den Harnleiter. Zwar lassen sich flexible Instrumente wie ein Dormiakörbchen unter Röntgenkontrolle häufig in den Harnleiter manipulieren, die Passage eines fest inpaktierten Steines ist aber schwierig und Perforationen der Ureterwand eine häufige Folge. Erst die Ergänzung des Instrumentariums mit flexiblen Einstecknephroskopen zum Standardnephroskop ermöglicht die regelmäßige und problemlose Überwindung des Nephrostomiekanals und die Sondierung des Ureters unter Sicht [2]. Der Stein kann mit dem Körbchen gefaßt und in das Nierenbecken retrahiert werden, von wo er sich problemlos entfernen läßt.

Wir haben solcher Art bei 19 Patienten versucht, hohe, stark stauende Uretersteine zu entfernen (Abb. 1). Sechsmal konnten aber auch unter Sicht die Körbchen nicht am Stein vorbeigeführt oder der Stein nicht gefaßt werden. Die Körbchen sind für den dilatierten Abschnitt des Ureters konstruiert und nicht umgekehrt. Außerdem läßt sich das Instrument über den spitzen Winkel schwer manipulieren und die Mißerfolgsrate steigt rasch, je tiefer der Stein sitzt.

Dieses Dilemma hat sich erst gelöst, seit wir ein starres Ureterrenoskop zur Verfügung haben. Wir verwenden ein 11,5 Charr.-Instrument (Fa. R.

Wolf, Knittlingen) von 50 cm Länge mit 5° oder 70° Optik und einem 5 Charr. Arbeitskanal. Die Optik kann gegen eine 7 Charr.-Ultraschallbohrsonde ausgewechselt werden, so daß größere Steine mit Ultraschall zertrümmert werden können [3].

Mit olivenförmigen Metallbougiees läßt sich mit Hilfe eines Normalcystoskops das Ostium in Narkose in der Regel problemlos aufdehnen. Bei 37 von 41 Patienten konnte das Ureteroskop erfolgreich unter Sicht in den Harnleiter eingeführt werden. Das integrierte Spülsystem und die starre Optik ergeben ausgezeichnete Sichtverhältnisse, die durchaus mit der Endoskopie der Harnröhre vergleichbar sind. Der Stein füllt fast nie das

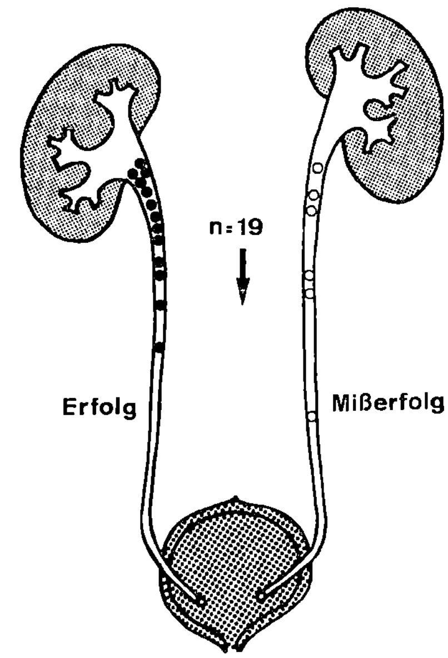

Abb. 1. Position der transrenal-antegrad manipulierten Uretersteine

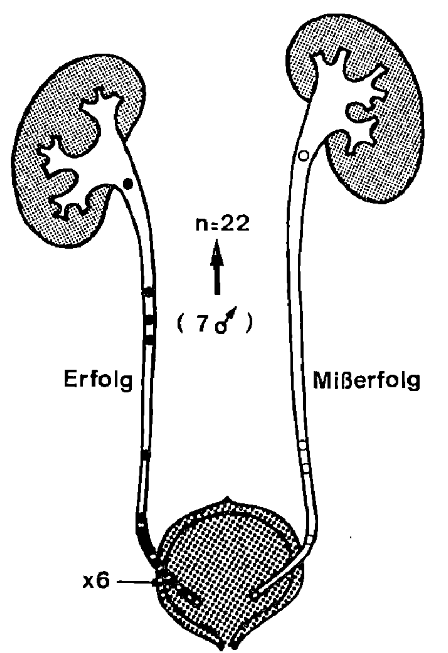

Abb. 2. Position der retrograd mit dem Ureterrenoskop manipulierten Uretersteine

Lumen ganz aus, so daß unter Sicht das geschlossene Steinkörbchen am Stein vorbeigeschoben werden kann. Dieser Schritt muß sorgfältig, bei geringer Spülung erfolgen, da die Steine leicht ureteraufwärts gespült werden. Wird das Nephroskop ausschließlich unter optischer Kontrolle entlang dem Ureterlumen vorgeschoben, läßt es sich aber problemlos bis in die Niere vorschieben, so daß diese „entkommenen" Steine notfalls auch im Nierenbecken gefaßt werden können. Sobald der Stein unter endoskopischer Kontrolle fest im Körbchen liegt, kann er meistens unter Sicht sofort extrahiert werden. Probleme von einer Pyelonephritis oder Spülwassereinschwemmung haben wir nicht beobachtet, wir verabreichten aber routinemäßig Antibiotika und belassen zwei Tage postoperativ einen versenkten Splint. Gelegentlich sind die Steine aber doch so groß und so inpaktiert, daß sie nicht gezogen werden können. Hier wird unter Röntgenkontrolle die Ultraschallsonde an den Stein herangebracht und der Stein durch zwei bis drei Stöße in größere Stücke fragmentiert, die sich im aufgespannten Körbchen über dem Stein sammeln, so daß sie extrahiert werden können.

Wir haben das Verfahren bisher 22mal bei 20 Patienten angewandt, darunter sieben Männer (Abb. 2). 18mal konnten die Steine sofort entfernt werden, 3mal wurden sie in die Niere verlagert, wo sie 2mal perkutan entfernt werden mußten. Nur bei zwei Patienten mußte eine Ureterotomie bzw. eine Pyelotomie vorgenommen werden.

Das Ausmaß der Ostienbougierung entspricht ungefähr dem Dilatationseffekt einer Zeiss'schen Verweilschlinge. Um eventuelle Spätschäden dieser Dilatation zu erfassen, haben wir daher ehemalige Patienten unseres Hauses nachuntersucht, bei denen vor 10 bis 15 Jahren eine 5 bis 6 cm Zeiss-Schlinge mindestens drei Tage gelegen war. Wir fanden dabei in keinem Fall von der Norm abweichende morphologische Veränderungen des Harnleiters, insbesondere keine Stenose.

Der Harnleiter kann somit über seine ganze Länge heute endoskopisch manipuliert werden. Wir konnten über 80% der Uretersteine, die sonst eine Ureterotomie erfordert hätten, endoskopisch in einer Sitzung entfernen. Die durchschnittliche postoperative Aufenthaltsdauer betrug nur 3,9 Tage. Als einzige Komplikation wurde bei einer Patientin bei der Spätkontrolle eine relative Ureterstenose beobachtet, die sich aber durch Ballondilatierung problemlos beseitigen ließ. Der Vorteil der endoskopischen Uretersteintherapie wird aber besonders deutlich, wenn diese Zahlen mit den Ergebnissen der offenen Ureterolithotomie verglichen werden. Bei 169 Eingriffen dieser Art, die in den letzten drei Jahren an unserer Abteilung vorgenommen wurde, betrug bei gleicher Effizienz die durchschnittliche Verweildauer 10,4 Tage und die Komplikationsrate an Urinextravasaten, Harnleiterstenosen, Urinomen und Wundheilungsstörungen 14,7%. Die endoskopische Uretersteinmanipulation kann daher ohne Einschränkung auf das Wärmste empfohlen werden.

Literatur

1. Marberger M, Stackl W, Hruby W (1982) Eur Urol 8:236. – 2. Marberger M (1983) Urol Clin North Am 10:729. – 3. Marberger M (1983) Br J Urol (Suppl) 34

Prof. Dr. M. Marberger
Urologische Abteilung
Krankenanstalt Rudolfstiftung
Juchgasse 25
A-1030 Wien

Verhandlungsbericht der Deutschen Gesellschaft
für Urologie, 35. Tagung (1983), 463/464
© Springer-Verlag Berlin Heidelberg 1984

Änderung des Indikationsbereiches zur Stoßwellentherapie beim Nierensteinleiden

Ch. Chaussy, E. Schmiedt, D. Jocham, V. Walther, J. Schüller und H. Brandl

In Anbetracht der begrenzten Zeitmöglichkeiten möchte ich zum Technischen und Methodischen der berührungsfreien Nierensteinzertrümmerung nur noch einmal darauf hinweisen, daß mit der Stoßwellentherapie von der physikalischen Seite ein der Ultraschallithotripsie vollständig differentes Verfahren Eingang in die Steintherapie gefunden hat.

Wo wir mit unseren Ergebnissen und Anwendungserfahrungen derzeit, vor der Eröffnung nachfolgender Zentren stehen, möchte ich im folgenden zeigen.

Bis Ende August 1983 haben wir insgesamt 852 Behandlungen an 759 Patienten durchgeführt. Hierbei konnte bei 12% der Patienten Steinfreiheit erst nach 2- mit 3maliger Behandlung erreicht werden. Bei den meisten dieser Kranken war allerdings bereits bei Akzeptanz zur Behandlung klar, daß eine Mehrfachbehandlung erforderlich werden würde. Analysiert man die Steinkonstellation dieses Kollektives, so ergibt sich, daß darunter 26 Patienten mit partiellen und 5 Patienten mit totalen Ausgußsteinen waren. Ferner sind 9 Patienten mit beidseitiger Steinerkrankung und mehrere Patienten mit multiplen Steinen zu finden.

Wie bereits erwähnt, haben wir seit Februar 1980 nahezu 800 Patienten behandelt. Hierbei ist jedoch zu bemerken, daß wir seit Beginn eine ständige Steigerung der Behandlungsfrequenz erreichen konnten (Abb. 1). Aufgrund der jetzigen Zahlen – im August konnten wir 75 Behandlungen durchführen – ergibt sich am Münchner Zentrum eine Behandlungsfrequenz von 700 bis 800 Behandlungen pro Jahr.

Es stellte sich weiter heraus, daß nach Eröffnung des neuen Behandlungszentrums ein signifikanter Anstieg der Behandlungen zu beobachten war. Dies mag als Anhalt dafür gelten, daß erst bei bau-licher, personeller, organisatorischer und logistischer Adaptation der Klinik an diese neue Behandlungsmethode zufriedenstellende Auslastungen erreicht werden können. Eine Forderung, die sich nicht zuletzt aus Gesichtspunkten der Kosten-Nutzenaspekte ergibt. Des weiteren ein Gegenargument gegen die Vorstellung, daß durch die Aufstellung eines Lithotripters allein, ohne das notwendige medizinische, organisatorische Umfeld die vorgegebenen Erwartungen zu erfüllen sind.

Obwohl die Indikationen für die berührungsfreie Nierensteinzertrümmerung deutlich erweitert wurden, konnten ähnliche Ergebnisse wie früher bei eingeschränkter Indikation erreicht werden. 90% der Patienten waren steinfrei, 9,3% zeigen asymptomatische Restkonkremente und 0,7% der Patienten mußten einer Operation unterzogen werden. Dies obwohl inzwischen infizierte Steine, multiple Steine, partielle Ausgußsteine und Uretersteine zunehmend zur Behandlung akzeptiert werden.

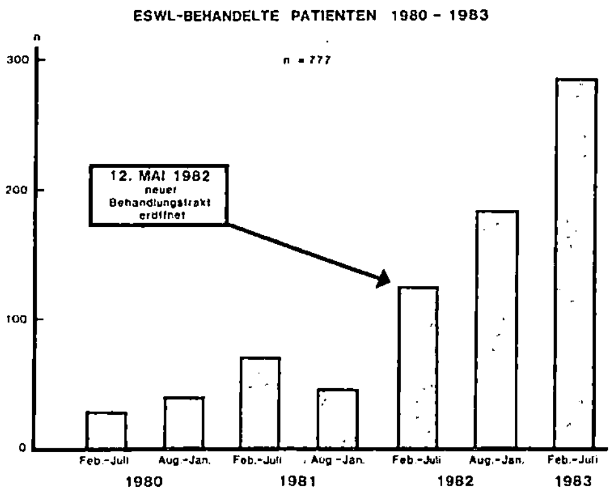

Abb. 1. ESWL-Behandlungsfrequenzen seit Beginn der klinischen Anwendung

Tabelle 1. Einteilung des bisherigen Patientenkollektives entsprechend der ASA-Risikogruppierung

Risiko- gruppe	I	II	III	IV	V
Patienten (%)	40,91	37,80	17,00	4,29	0

26,7% Allgemeinanästhesie, 73,3% Periduralanästhesie

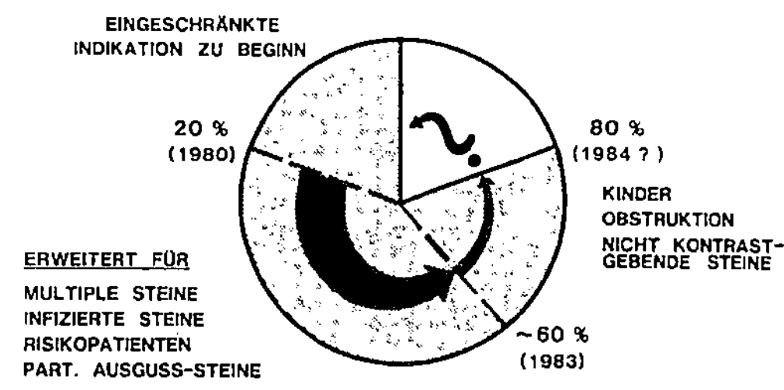

Abb. 2. Änderung des Indikationsbereiches für die extracorporale Stoßwellenlithotripsie

So wurden bisher 63 Uretersteinpatienten behandelt, wobei 4 dieser Patienten aufgrund erfolgloser Therapie nachträglich operiert wurden. Allerdings ergab sich, daß bei sämtlichen „Therapieversagern" der Stein länger als 2 Monate an der gleichen Stelle im Ureter bekannt war.

Die zunehmende Erfahrung unserer anästhesiologischen Kollegen erlaubte auch die großzügigere Akzeptanz von Risikopatienten.

Tab. 1 gibt die Aufschlüsselung des bisherigen Patientengutes entsprechend der ASA-Risikogruppierung wieder. Wie Sie hieraus erkennen, überblicken wir derzeit bereits die erfolgreiche Behandlung von 30 Patienten der hohen Risikogruppe 4.

Eine neue Indikation ergab sich aus der Notwendigkeit der praktischen Urologie. Wir behandelten bisher 21 Fälle mit Reststeinen nach operativer Entfernung von Ausgußsteinen, wobei – dies sei erlaubt zu bemerken – nur 4 dieser Patienten „hausgemacht" waren. In allen Fällen führte die 5 bis 10 Tage nach Operation durchgeführte Stoßwellenlithotripsie zur Steinfreiheit. Diese Erkenntnisse könnten die Strategie bei der Behandlung von Ausgußsteinen ändern. Besteht die Möglichkeit, den größeren Nierenbeckenanteil des Steines entweder durch Operation oder perkutane Lithotripsie zu entfernen, so könnten die Kelchanteile technisch einfach und unter Vermeidung von Nephrotomien durch die extracorporale Stoßwellenlithotripsie entfernt werden.

Lassen Sie mich die Expansion der Anwendungsbreite anhand von Abb. 2 verdeutlichen. Waren wir zu Beginn der klinischen Anwendung in der Lage 20% eines nicht selektierten Patientengutes mit der Methode zu behandeln, könnten wir derzeit 60% akzeptieren, wenn unsere Kapazität ausreichte und aufgrund unserer Erfahrungen läßt sich abschätzen, daß in Zukunft bis zu 80% der Steinträger nicht invasiv behandelt werden können.

Oft genug werden wir gefragt, wo die Stoßwellentherapie im Vergleich zur perkutanen Lithotripsie anzusiedeln ist und welche Methode die erste Wahl für die Behandlung des Steinträgers in Zukunft sei. Ohne diese Frage detailliert zu diskutieren, bleibt doch der Eindruck, daß unabhängig aller Diskussionen über die Kosten-Nutzenaspekte und Statistiken in Medizinerkreisen, der Patient allein die Frage beantworten kann und wird. Und so weit wir es absehen, bevorzugt er die Methode, die am wenigsten invasiv ist.

Prof. Dr. med. Ch. Chaussy
Ludwig-Maximilians-Universität München
Klinikum Großhadern
Urologische Klinik und Poliklinik
Marchioninistr. 15
D-8000 München 70

Schlußsitzung

Verhandlungsbericht der Deutschen Gesellschaft
für Urologie, 35. Tagung (1983), 465–469
© Springer-Verlag Berlin Heidelberg 1984

Aktuelle Information

R. Ackermann

Als mir vom Präsidenten unserer Gesellschaft die Aufgabe übertragen wurde, Ihnen heute zusammenfassend über aktuelle Entwicklungen im Bereich der Urologie zu berichten, hatte ich den Eindruck, daß es mir an Stoff nicht mangeln würde; dagegen befürchtete ich eher, daß bedingt durch die Vielfältigkeit neuer Erkenntnisse in verschiedenen Teilbereichen unseres Faches essentielle neue Erfahrungen im einen oder anderen Fall von mir also solche nicht erkannt werden. Die letztlich getroffene Auswahl schließt deshalb auch wegen der zeitlichen Begrenzung nicht aus, daß nicht genannte Entwicklungen nicht ebenso wertvoll für diese aktuelle Information gewesen wären.

Eine grobe Analyse der mir zugänglichen seit dem letzten Kongreß erschienenen Publikationen ergab, daß Mitteilungen, die sich mit Fragen maligner Erkrankungen des Urogenitaltraktes beschäftigen, mit ca. 40% einen Schwerpunkt der wissenschaftlichen Arbeit darstellen. Daneben konzentriert sich das Interesse vor allem darauf, die Möglichkeiten und Grenzen der heute verfügbaren Großgeräte in der Diagnostik und Therapie urogenitaler Erkrankungen zu ermitteln und zu nutzen. Ungeachtet der Aktualität, den die berührungsfreie Nierensteinzertrümmerung durch extrakorporal erzeugte Stoßwellen in der Laienpresse genießt, ist vom medizin-wissenschaftlichen Standpunkt auf den erweiterten Indikationsbereich zu dieser Behandlung hinzuweisen, der auf der Erfahrung von über 500 Stoßwellenbehandlungen basiert. Aufgrund der von Chaussy und Mitarbeiter [5] mitgeteilten Erfahrungen lassen sich nunmehr auch Patienten mit infizierten Steinnieren, partiellen Ausgußsteinen, mit internistischen Risiken und mit Steinen im oberen Harnleiterdrittel einer solchen Behandlung unterziehen, nachdem solche Patienten wegen erhöhter Risiken zunächst nicht behandelt wurden.

Perkutane Operationsverfahren

Waren vor Jahren die Einführung der lokoregionären Hypothermie und das gefäßschonende, segmentgerechte Vorgehen Neuentwicklungen auf dem Gebiet der transparenchymalen Nierensteinchirurgie, so konzentriert sich heute das Interesse neben der extrakorporalen Steinzertrümmerung auf die Weiterentwicklung perkutaner Operationstechniken. Alken und Mitarbeiter [1], Marberger und Mitarbeiter [13] sowie Segura und Mitarbeiter [22] erreichten in ca. 80% der Fälle eines selektierten Krankengutes eine vollständige Sanierung der steinbefallenen Niere. Neben der mechanischen Entfernung von Konkrementen erlaubt die gezielte perkutane Punktionstechnik die Chemolyse von Struvit-, Harnsäure- und Cystinsteinen, die wegen Kelchhals- oder Ureterabgangsstenosen einer solchen Behandlung bisher nicht zugänglich waren. Der sichere Abfluß der zur Chemolyse von Struvitsteinen eingebrachten Renacidinlösung über eine zweite perkutane Nephrostomie ist eine wesentliche Voraussetzung für diese Behandlung [31].

Der weite Anwendungsbereich perkutaner Punktionsverfahren dokumentiert sich auch in deren Anwendung als primäre therapeutische Maßnahme bei unkomplizierten iatrogenen Ureter-Scheidenfisteln. Schmeller und Mitarbeiter [21] erreichten durch temporäre Harnableitung über einen perkutan eingelegten Nierenfistelkatheter in 5 von 11 Patientinnen einen spontanen Fistelverschluß. Eine Erweiterung des Indikationsbereiches für perkutane Operationsverfahren ist vor allem durch Verbesserungen der zur Punktion verwendeten Ultraschallköpfe und durch die Weiterentwicklung flexibler Instrumente zu erwarten.

Digitale Subtraktionsangiographie

Die Notwendigkeit zu invasiven diagnostischen Maßnahmen, die durch Sonographie und Computertomographie bereits eingegrenzt wurde, läßt sich durch die Entwicklung neuer computergesteuerter Großgeräte weiter umgehen.

Die digitale Subtraktionsangiographie stellt ein neues röntgenologisches, bildgebendes System dar, mit dem durch komplizierte Computersteuerung geringste Kontrastunterschiede von nur 1% zwischen verschiedenen Strukturen durch entsprechende Verstärker sichtbar gemacht werden können. Solche geringen Kontrastunterschiede werden bei intravenöser Bolusinjektion von Kontrastmittel in den Gefäßen gegenüber ihrer Umgebung erreicht. Mit diesem Verfahren gelingt ohne arterielle Punktion und Einbringen eines Angiographiekatheters die Darstellung der Nierenarterien und deren intrarenalen Ästen bis zu einem Kaliber von ca. 1 mm. Entsprechend den methodischen Grenzen eignet sich diese nicht-invasive Gefäßdarstellung der Nieren im besonderen zum Nachweis oder Ausschluß von Nierenarterienstenosen bei Verdacht einer renalen Hypertonie [7]. Gomes und Mitarbeiter [8] konnten mit der digitalen Subtraktionsangiographie bei einem Screening von 35 hypertensiven Patienten in 10 Fällen Nierenarterienstenosen nachweisen. In 12 Fällen konnten mit diesem Verfahren vaskuläre Stenosen nach Nierentransplantation bzw. nach aorto-renalem Bypass aufgedeckt werden. Ähnliche Beobachtungen wurden auch von Sommer und Mitarbeiter [24] berichtet. In der Diagnostik von renalen Raumforderungen ist die DSA der invasiven Renovasographie unterlegen, da Gefäße mit einem Kaliber von weniger als 1 mm nicht zur Darstellung kommen. Das Argument, daß bei großen mittels Computertomographie nachgewiesenen Nierentumoren aus operationstaktischen Gründen auf eine Darstellung der Gefäße und damit auf eine invasive Renovasographie nicht verzichtet werden kann, erübrigt sich bei Einsatz der DSA. Weitere Einsatzmöglichkeiten ergeben sich vor komplizierten parenchymatösen Nierenoperationen.

Diagnostik und Therapie maligner Erkrankungen des Urogenitalsystems

Der zweite Abschnitt dieser Information befaßt sich mit diagnostischen und therapeutischen Erkenntnissen bei Tumorerkrankungen des Urogenitalsystems.

Die anhaltende, kontroverse Diskussion über die Behandlungsmethode der Wahl beim lokal begrenzten Prostata-Carcinom wird durch zwei Beiträge bereichert. Paulson und Mitarbeiter [18] haben in einer prospektiven randomisierten Studie, die 97 Patienten umfaßte, den therapeutischen Wert der radikalen Prostatektomie im Vergleich zur externen Radiotherapie untersucht. Kriterium der Studie war das Zeitintervall bis zum Nachweis eines Therapieversagens, das definiert war entweder durch einen Konzentrationsanstieg der prostataspezifischen sauren Phosphatase oder durch den Nachweis von Knochen- bzw. von parenchymatösen Metastasen. Der bioptische Nachweis von Tumor nach Radiotherapie wurde nicht als ein Versagen der Therapie gewertet. Der Verlauf der beiden Kurven zeigt, daß Therapieversager signifikant häufiger nach externer Radiotherapie beobachtet wurden, so daß die Studie aus ethischen Gründen vorzeitig abgebrochen werden mußte.

Der Verlust der Erektionsfähigkeit bei annähernd jedem Patienten nach radikaler chirurgischer Entfernung der Prostata wird als eine nicht umgehbare Folge dieses Eingriffs betrachtet, obwohl exakte Untersuchungen über die Erhaltung der erektilen Potenz nach radikaler Prostatektomie nicht durchgeführt worden waren. Aufgrund der Untersuchungen von Walsh und Donker [27] muß diese Ansicht überdacht werden. Die Autoren konnten feststellen, daß knapp 20% ihrer Patienten nach radikaler Prostatektomie keine Einschränkung ihrer Potenz aufwiesen. Die Erhaltung der erektilen Potenz wurde signifikant häufiger beobachtet bei Patienten mit einem Alter unter 60 Jahren und bei Patienten mit Stadium B-Tumoren in Vergleich zu Stadium C-Patienten. Durch eine sorgfältige Untersuchung der nervalen Beziehungen zwischen Plexus hypergastricus, der Prostata, der Urethra und des Diaphragma urogenitale an männlichen Foeten konnte durch die Autoren gezeigt werden, daß die Verletzung der für die Erektion erforderlichen nervalen Versorgung vor allem bei der Präparation und Durchtrennung des Gefäßpfeilers der Prostata und bei der Durchtrennung der Urethra im Apexbereich erfolgt. Nach Kenntnis der topographischen Verhältnisse ist durch eine Verfeinerung der chirurgischen Technik die Erhaltung der erektilen Potenz in einem höheren Prozentsatz der Fälle zu erwarten. Allerdings darf die Erhaltung der autonomen Innervation der Corpora cavernosa nicht mit den tumorchirurgischen Prinzipien interferieren.

Laborchemische Möglichkeiten zur Erfassung

von lokalen Rezidiven und Metastasen nach radikaler Prostatektomie beschränken sich bislang auf die Bestimmung der prostata-spezifischen sauren Phosphatasen. Wang und Mitarbeiter [28] gelang 1979 die Isolierung eines Proteins mit einem Molekulargewicht von 140 kilo Dalton, das immunologisch an normalen Prostataepithelzellen als auch an Prostatacarcinomzellen nicht aber an Epithelzellen anderen Ursprungs identifiziert werden konnte. Dieses Antigen, das als prostata-spezifisches Antigen (PSA) geführt wird, besitzt keine Kreuzreaktivität zur prostata-spezifischen sauren Phosphatase. Es läßt sich nach radikaler Prostatektomie im Serum nicht mehr nachweisen und eignet sich deshalb, wie Pontes und Mitarbeiter [19] zeigen konnten, zum frühzeitigen Nachweis von Rezidiven und Metastasen nach chirurgischer Therapie von Prostata-Carcinomen.

Bei im Resektionsmaterial aufgedeckten incidentellen Prostatacarcinomen ist häufig bedingt durch die nicht vollständig histologisch aufgearbeiteten Resektionsstückchen eine Zuordnung zum Stadium A_1 oder A_2 mit dem daraus resultierenden unterschiedlichen Vorgehen nicht möglich. Newman und Mitarbeiter [17] haben zur Klärung dieses Problems die histologischen Befunde von 500 Fällen, die auf konventionelle Weise erhoben wurden, mit Befunden verglichen, denen die Untersuchung des gesamten Resektionsmaterials zugrunde lag. Stadium A_1- und A_2-Tumoren werden durch die umfangreichere Untersuchung annähernd doppelt so häufig aufgedeckt, wobei es sich in $^3/_4$ aller Fälle um Prostata-Carcinome des Stadiums A_2 handelt. Im Falle eines Stadium A_1-Tumors ist deshalb die nachträgliche histologische Untersuchung des kompletten Resektionsmaterial durch den Pathologen zu fordern.

Eine neue Ära bahnt sich in der hormonellen Behandlung des fortgeschrittenen Prostata-Carcinoms an. Borgmann und Mitarbeiter [4] sowie Wenderoth und Jacobi [31, 32] konnten zeigen, daß sich durch Blockierung der Gonadotropin-Produktion durch überphysiologische Verabreichung eines Gonadotropin-Releasing-Hormon-Analogs eine medikamentöse Kastration erreichen läßt. Unter dieser Therapie kommt es zwar zunächst zum Anstieg des luteinisierenden Hormons und des Testosterons, die dann aber nach 6–14 Tagen abfallen, so daß Testosteron-Serumspiegel wie bei der Kastration erreicht werden. Wenderoth und Mitarbeiter [32], Smith [23] und Trachtenberg [25] berichten in vorläufigen Mitteilungen über der chirurgischen Kastration entsprechende therapeutische Effekte.

Ein Wandel im therapeutischen Konzept ist auch beim Seminom Stadium B_3 und C zu verzeichnen. Nachdem in Einzelfällen von DeKernion und Lupu [34] gezeigt werden konnte, daß Seminome ebenso günstig durch Chemotherapie angegangen werden können wie nichtseminomatöse Hodentumoren, lag der Schluß nahe, bei systemischem Seminombefall einer systemischen Behandlung des Seminoms gegenüber der Radiotherapie den Vorzug zu geben. Crawford und Mitarbeiter [6] behandelten 16 Patienten mit fortgeschrittenem Seminom primär mit Vincristin, Actinomycin D und Cyclophosphamid und erreichten mit anschließender Radiotherapie eine komplette Remission in 15 der 16 Patienten. Die primäre Chemotherapie beim metastasierten Seminom oder bei extensivem retroperitonealem Befall wird von Mendenhall et al. [14] empfohlen, der die paraaortale Lymphadenektomie der anschließenden Radiotherapie vorzieht, um Informationen über verbliebenes Tumorgewebe zu erhalten.

Eine Reduktion der steigenden Kosten für die Diagnostik, die vor allem auf den Einsatz der eingangs erwähnten Großgeräte zurückzuführen ist, kann bei Patienten, bei denen wegen invasiv wachsenden Blasen-Carcinoms eine Cystektomie geplant ist, erreicht werden.

Lindner und DeKernion [12] haben sich in ihrer Untersuchung mit dem Kosten-Nutzenverhältnis der Knochen- und Leberszintigraphie bei Blasen-Carcinom-Patienten auseinandergesetzt. Nachdem insgesamt bei nur 2 von 114 Cystektomiepatienten szintigraphisch der Verdacht auf eine Knochenmetastasierung erhoben werden konnte, kommen die Autoren in Übereinstimmung mit Berger und Mitarbeiter [2], sowie Belville und Mitarbeiter [3] zur Feststellung, daß bei der Planung einer Cystektomie auf die Leber- und Ganzkörper-Knochenszintigraphie verzichtet werden kann.

In einer Vielzahl von Publikationen wurde in den letzten Jahren auf die prognostische Bedeutung der Blutgruppen-Isoantigene bei oberflächlichen Blasentumoren hingewiesen. Der Verlust der ABO-Isoantigene an Blasentumoren zeigt in einem hohen Prozentsatz der Fälle frühzeitig zu erwartendes invasives Tumorwachstum an. Der bislang zum Nachweis der Antigene angewandte Erythrozyten-Adhärenztest lieferte vor allem bei Patienten mit der Blutgruppe 0 eine hohe Rate falschnegativer Befunde. Die Entwicklung immunhistochemischer Verfahren zum Nachweis der ABO-Isoantigene an Gewebsschnitten macht die Untersuchung praktikabler und trägt signifikant zur Verbesserung ihrer Aussage bei. Aufgrund der

Untersuchung von Jakse und Hofstädter [10], die zeigen konnten, daß Patienten mit antigen-negativen papillären Blasentumoren signifikant häufiger an anderer Stelle der Blase Carcinomata in situ oder Epitheldysplasien aufweisen, kommt der Bestimmung der ABO-Antigenität der oberflächlichen Blasentumoren eine besondere diagnostische Bedeutung zu. Kalte Schleimhautbiopsien sind bei fehlender Antigenität zum frühzeitigen Nachweis einer Carcinoma-in-situ-Entwicklung erforderlich.

Die Immunologie hat in einem noch experimentellen Stadium eine weitere Erkenntnis geliefert. Die Frage, inwieweit eine verspätete operative Therapie einer Hodentorsion zur Schädigung des kontralateralen Hodens führt, wurde von Nagler und DeVere White [16] tierexperimentell untersucht. Es ließ sich zeigen, daß es zu einer weitgehenden Schädigung des kontralateralen Keimepithels kommt, wenn die Torsion länger als 24 Stunden persistierte. Pathophysiologisch liegt dieser Veränderung eine immunologische Reaktion zugrunde, da die Schädigung trotz Persistenz der Torsion durch eine Therapie mit Antilymphozytenserum vermieden werden konnte. Die Erhaltung des ohnehin bedeutungslosen torquierten Hodens erscheint nicht sinnvoll.

Publikationen, die sich mit tumorimmunologischen Fragestellungen beschäftigen, sind so hetorogen, daß ich nur 2 Aspekte zur Information bringen möchte. Der therapeutische Effekt einer unspezifischen Immunstimulation mit BCG zur Rezidivprophylaxe nicht invasiv wachsender papillärer Blasentumoren ist bekannt. Mit verschiedenen Formen einer aktiv spezifischen Immunotherapie des metastasierenden Nieren-Carcinoms, die von Schärfe und Mitarbeiter [20] und von Tykkae [26] mitgeteilt wurden, konnten nunmehr auch immuntherapeutisch komplette Remissionen von Lungenmetastasen in 10–20%, partielle Remissionen in weiteren 10–15% der Fälle erreicht werden. Obwohl der genaue immunologische Mechanismus des Therapieeffektes unbekannt ist, konnten Huben und Mitarbeiter [9] diesen Therapieeffekt tierexperimentell bestätigen.

Die immunologische Interpretation dieser Befunde deutet auf die Existenz von tumorspezifischen Antigenen an der Oberfläche von Nierencarcinomzellen hin, welche mit konventionellen immunologischen Methoden in einer Vielzahl von Arbeiten im vergangenen Jahrzehnt nicht eindeutig nachgewiesen werden konnten.

Mit der von Köhler und Milstein [11] entwickelten Hydridomtechnik ist es möglich geworden, monospezifische sogenannte monoklonale Anti-

körper gegen einzelne antigene Determinanten von Tumorzellen zu gewinnen.

Moon et al. [15] gelang es, monoklonale Antikörper gegen hoch restriktive Antigene von Nierencarcinomzellen zu entwickeln, die keine Bindung an fetales und normales Nierengewebe aufwiesen. Wirth und Mitarbeiter [33], Ware und Wright [29] besitzen monoklonale Antikörper, die eine präferentielle Bindung zu Prostatacarcinomzellen aufweisen. Die Kopplung dieser Antikörper mit Tracern und toxischen Substanzen eröffnet neue diagnostische und therapeutische Möglichkeiten, die in kommenden aktuellen Informationen sicher Erwähnung finden werden.

Meine Damen und Herren, die klinische Bedeutung der tumorimmunologischen Forschung ist vielfach in Frage gestellt worden, so u.a. im Rahmen der aktuellen Information anläßlich des Kongresses unserer Gesellschaft in Berlin. Diese Kritik ist sicher aufgrund unseres heutigen Kenntnisstandes überholt. Vielmehr scheint mir der von George Klein gewählte Vergleich der Tumorimmunologie mit dem Helden Venjemoejilen des finnischen Nationalepos Kalevala zutreffend. Nach einer extrem langen Foetalzeit war er zur Geburt bereits 600 Jahre alt. Entsprechend groß waren die Erwartungen, die in ihn gesetzt wurden, so daß er in alle Richtungen gestoßen und gedrängt wurde. Mit dem Ergebnis, daß er keine normale Entwicklung nahm. Die Anfänge der Tumorimmunologie reichen zwar nur knapp 100 Jahre zurück, indessen scheint ihre Entwicklung ähnlich geprägt zu sein. Bleibt zu hoffen, daß sie nach einer unruhigen Zeit nunmehr praktische Antworten auf scheinbar unlösbare Probleme geben kann.

Literatur

1. Alken P, Hutschenreiter G, Günther R (1982) Percutaneous kidney stone removal. Eur Urol 8:304–311. – 2. Berger GL, Sadlowski RW, Sharpe JR, Finney RP (1981) Lack of value of routine preoperative bone and liver scans in cystectomy candidates. J Urol 125:637–639. – 3. Belville WD, McLeod DG, Prall RH, Mood MS, Corcoran RJ, Stutzman RE (1980) The liver scan in urologic oncology. J Urol 123:901–903. – 4. Borgmann V, Nagel R, Schmidt-Gollwitzer M, Hardt W (1982) Langzeitsuppression der gonadalen Testosteronproduktion durch den LH-RH-Antagonisten (Buserelinacetat, Hoe 766) beim fortgeschrittenen Prostatakarzinom – eine neue Therapieform? Akt Urol 13:200–203. – 5. Chaussy Ch, Jocham D, Walther V, Schmiedt E (1983) Change of indications for the therapy of calculi in the upper urinary tract by the extracorporeal shock wave lithotripsy. Vortrag: 78. Annual meeting, American Urological Association, Las Vegas, Abstract Nr 204. – 6. Crawford ED, Smith BR, DeKernion JB (1983)

Treatment of advanced seminoma with pre-radiation chemotherapy. J Urol 129:752-756. - 7. Flechner SM, Sandler CM, Childs T, Ben-Menachem Y, Buren C van, Payne W, Kahan BD (1983) Screening for transplant renal artery stenosis in hypertensive recipients using digital substraction angiography. J Urol 130:440-444. - 8. Gomes AS, Pais SO, Barbaric ZL (1983) Digital subtraction angiography in the evaluation of hypertension. Am J Roentgenol 140:779-783. - 9. Huben RP, Connelly R, Goldrosen MH, Murphy GP, Pontes JE (1983) Immunotherapy of a murine renal cancer. J Urol 129:1075-1078. - 10. Jakse G, Hofstädter F (1983) Investigation of ABH antigenicity of random mucosal biopsies and transitional cell carcinoma of the urinary bladder. Eur Urol 9:97-101. - 11. Köhler G, Milstein C (1975) Continous cultures of fused cells secreting antibody of predefined specificity. Nature 256:495-497. - 12. Lindner A, DeKernion JB (1982) Lost - effective analysis of pre-cystectomy radioisotope scans. J Urol 128:1181-1182. - 13. Marberger M, Stackl W, Hruby W (1982) Percutaneous litholapaxy of renal calculi with ultrasound. Eur Urol 8:236-242. - 14. Mendenhall WL, Williams SD, Einhorn LH, Donohue JP (1981) Disseminated seminoma: re-evaluation of treatment protocols. J Urol 126:493-496. - 15. Moon RD, Vessella RL, Lange PH (1983) Monoclonal antibodies against renal cell carcinoma (RCC). Vortrag: 78. Annual meeting, American Urological Association, Las Vegas, Abstract Nr 169. - 16. Nagler HM, DeVere White R (1982) The effect of testicular torsion on the contralateral testis. J Urol 128:1343-1348. - 17. Newman AJ, Graham MA, Carlton CE, Lieman S (1982) Incidental carcinoma of the prostate at the time of transurethral resection: Importance of evaluating every chip. J Urol 128:948-950. - 18. Paulson DF, Lin GH, Hinshaw W, Stephani S; Uro-Oncology Research Group (1982) Radical surgery versus radiotherapy for adenocarcinoma of the prostate. J Urol 128:502-504. - 19. Pontes JE, Chu TM, Slack N, Karr H, Murphy GP (1982) Serum prostatic antigen measurement in localized prostatic cancer: correlation with clinical course. J Urol 128:1216-1218. - 20. Schärfe T, Becht E, Klippel KF, Jacobi GH, Hohenfellner R (1983) Active immunotherapy of stage IV renal cell cancer using autologous tumor cells. Eingereicht zur Publikation J Urol. - 21. Schmeller NT, Göttinger H, Schüller J, Marx FJ (1983) Perkutane Nephrostomie als primäre Therapie der Harnleiter-Scheidenfistel. Urologe [A] 22:108-112. - 22. Segura JW, Patterson DE, LeRoy AJ, May GR (1983) Percutaneous extraction of renal stones. Vortrag: 78. Annual meeting, American Urological Association, Las Vegas, Abstract Nr 189. - 23. Smith A (1983) Clinical effects of a new GnRh analog in prostate cancer. Vortrag: 78. Annual meeting, American Urological Association, Las Vegas, Abstract Nr 426. - 24. Sommer FG, Brody WR, Gross D, Macovski A (1982) Renal imaging with dual energy projection radiography. Am J Roentgenol 138:317-322. - 25. Trachtenberg J (1983) Treatment of metastatic prostatic cancer with a potent luteinizing hormone releasing hormone analogue. J Urol 129:1149-1152. - 26. Tykkae H (1981) Active specific immunotherapy with supportive measures in the treatment of advanced palliatively nephrectomised renal adenocarcinoma. A controlled clinical study. Scand J Urol Nephrol [Suppl] 63. - 27. Walsh PC, Donker PJ (1982) Impotence following radical prostatectomy: Insight into etiology and prevention. J Urol 128:492-497. - 28. Wang MC, Valenzuela LA, Murphy GP, Chu TM (1979) Purification of human prostate specific antigen. Invest Urol 17:159. - 29. Ware JL, Paulson DF, Parks SF, Webb KS (1982) Production of monoclonal antibody a - pro 3 recognizing a human prostatic carcinoma antigen. Cancer Res 42:1215-1222. - 30. Weinrich W, Haas H, Alken P (1982) Perkutane Chemolyse von Struvit-Steinen bei Nierenbecken- und Kelchhalsobstruktion. Akt Urol 13:256-258. - 31. Wenderoth UK, Happ J, Krause U, Adenauer H, Jacobi GH (1982) Endocrine studies with a gonadotropin - releasing hormone analogue to achieve withdrawal of testosterone in prostate carcinoma patients. Eur Urol 8:343-347. - 32. Wenderoth UK, Jacobi GH (1983) Gonadotropin - releasing hormone analogues for palliation of carcinoma of the prostate. A new approach to the classical concept. World J Urol 1:40-48. - 33. Wirth M, Schardey M, Ackermann R (1983) Analysis of the specificity and reactivity of monoclonal antibodies directed against carcinoma of the prostate. Eingereicht zur Publikation. - 34. DeKernion J, Lupu A (1977) The response of metastatic retroperitoneal semmoma to chemotherapy. J Urol 117:736

Prof. Dr. med. R. Ackermann
Direktor der Urologischen Universitätsklinik
Moorenstr. 5
D-4000 Düsseldorf

Verhandlungsbericht der Deutschen Gesellschaft
für Urologie, 35. Tagung (1983), 470–472
© Springer-Verlag Berlin Heidelberg 1984

Aktuelle Berufspolitik

D. Heck

FRA DIAVOLO
„Ein Arzt wohl drei Gesichter hat:
Dem Engel gleich gibt der dem Kranken Rat
und hilft er ihm in seiner Not,
dann gleicht er fast dem Lieben Gott.
Doch wenn er dann um Lohn anspricht
hat er ein teuflisch Angesicht!"

Dieser Vers, Herr Präsident, meine Damen und Herren, liebe Kolleginnen und Kollegen, ist keineswegs der Stoßseufzer eines zeitgenössischen Kollegen, sondern über dreihundert Jahre alt. Ähnliche Dokumente begegnen einem beim Studium alter Quellen auf Schritt und Tritt und zeigen, daß die Diskussion um die Kosten der Patientenversorgung so alt sind wie die Medizin selbst. Offenbar sollte die Medizin schon immer helfen, lindern, heilen, aber möglichst nichts kosten. Das heutige, besonders schmerzlich empfundene und heftig diskutierte Dilemma war erst recht seit dem Augenblick vorprogrammiert, als über die Sozialversicherung mit einem ständig steigenden Prozentsatz von Versicherten die Finanzausstattung der Kostenträger unmittelbar an das Brutto-Sozialprodukt gekoppelt wurde.

Man muß nicht unbedingt Nationalökonom sein, um zu entdecken, daß die wirtschaftliche Entwicklung nicht zu den Bäumen gehört, die in den Himmel wachsen. Wellenförmige, rhythmische Schwankungen des Wohlstands sind seit mindestens 150 Jahren bekannt und seit 60 Jahren beschrieben. Sie werden darauf zurückgeführt, daß sogenannte Basis-Innovationen eine ganze Industrie entstehen lassen, die über Vollbeschäftigung und entsprechende Löhne auch den Absatz des Produzierten ermöglicht. Sobald jedoch der Markt gesättigt war, kam es regelmäßig zu Überkapazitäten, Arbeitslosigkeit, Rezession und Depression. Marksteine, die uns noch in Erinnerung sind, sind der große Börsenkrach von 1873 und die schwere Wirtschaftskrise der 20er Jahre, die sich heute zu wiederholen droht.

Aber auch die Medizin entwickelt sich nicht völlig gleichförmig, sondern ebenfalls in Schüben, die wiederum von Basis-Innovationen induziert werden. Beispielhaft sei die Einführung der Narkose 1844, die Entdeckung der Röntgenstrahlen 1895, die Einführung der Antibiotika nach dem letzten Krieg und der gegenwärtige Innovationsschub mit seinen zahlreichen Verbesserungen für Diagnostik und Therapie genannt. Ein wesentlicher Unterschied zwischen wirtschaftlicher und medizinischer Entwicklung wird jedoch schon auf den ersten Blick deutlich: Die medizinische Entwicklung springt von einem Leistungsniveau zum nächsten und kennt keine zwischengelagerten Rezessions- oder Depressionsphasen. Die Schere zwischen der Leistungsfähigkeit und dem Finanzbedarf der Medizin einerseits und dem volkswirtschaftlich finanzierbaren andererseits mußte somit zwangsläufig immer weiter auseinanderklaffen. Damit werden Arzt, Patient und Kostenträger auch in Zukunft – und in steigendem Maße – leben müssen.

Nun sind die Fortschritte in den letzten einhundert Jahren auf allen Gebieten auf das engste mit der Entwicklung der Technik verknüpft. Dies führte zu weltweiten Problemen, die von der Basis bis zur Spitze reichen. Zur Genüge bekannt ist das internationale Phänomen der Arbeitslosigkeit, das entstanden ist, weil die Technik den Menschen nicht glücklicher, sondern nachgerade überflüssig machte. Kaum bekannt dagegen ist wohl, daß in den ersten 5 Monaten dieses Jahres 172 Präsidenten von japanischen Großkonzernen zurückgetreten sind. Fast alle nannten als einen der wesentlichsten Gründe die steigende Flut technischer Neuerungen, denen sie sich nicht mehr gewachsen fühlten.

Auch in der Medizin hat die Technik Probleme geschaffen. Sie hat nämlich die Versorgung der Patienten nicht nur humanisiert und verbessert, sondern auch ganz erheblich verteuert. Die Urologie gehört zu den Fächern, die das am besten beurteilen können. Hat die Einführung der Narkose schon erhebliche Mehraufwendungen durch das sich ständig ausweitende Operationsspektrum herbeigeführt, so kam bei der Einführung der Röntgendiagnostik zu den neuen, in immer größerem Umfang eingesetzten Leistungen eine hohe Investitionssumme für die apparative Ausstattung. Die medikamentösen Innovationen der 40er und 50er Jahre haben den Medikament-Sektor verteuert und heute erreichen die Investitionen für technische Neuerungen siebenstellige Summen. Der Weg von Frère Jacques zur extracorporalen Stoßwellen-Lithotripsie hatte eben seinen Preis!

An dieser Stelle entdecken wir ein merkwürdiges Phänomen: Kaum ein Mensch kommt auf die Idee, die Technik in Industrie, Handel und Gewerbe für das wirtschaftliche Dilemma unserer Tage anzuschuldigen und sie abzuwerten. Man nimmt sie als Errungenschaft, mit deren Nebenwirkungen man fertig zu werden hat.

In der Medizin jedoch ist die Technik zum „Bruder Teufel" geworden. Der Arzt bedient sich ihrer nicht etwa zum Wohle der Patientin, sondern angeblich nur zur Gewinnmaximierung, und sie ist es, die für die finanziellen Schwierigkeiten der Kostenträger angeschuldigt wird. Man versucht Leistungen zu konstruieren, die angeblich gänzlich oder überwiegend ohne ärztliche Beteiligung zustande kommen und deshalb im Honorar abgewertet werden müssen. Dies jedoch ist ebenso falsch wie gefährlich.

Falsch ist diese Auffassung aus Gründen, die für den Fachmann auf der Hand liegen. Es gibt keine überwiegend, geschweige denn ausschließlich technische Leistung in der Medizin. Der wesentliche Bestandteil medizinisch-technischen Handelns ist die rein ärztliche Leistung der Indikationsstellung und der Befundung. Dahinter tritt die eigentliche Leistung völlig zurück. In der Therapie kommt hinzu, daß die Durchführung der Leistung selbst stets unter der direkten Verantwortung des Arztes und deshalb auch unter seiner persönlichen Leitung erfolgt. Die technische Einrichtung ist dabei lediglich ein Instrument in der Hand des Arztes und seiner Mitarbeiter. Ob es sich dabei um ein Stethoskop für 30,– DM oder einen Stoßwellen-Lithotriptor für 3 Millionen handelt, ist nur ein gradueller Unterschied.

Gefährlich ist diese Einstellung gleich aus zwei Gründen: Einerseits weiß man seit langem, daß das Florieren der Wirtschaft eng an die Kapitalausstattung gebunden war und ist. Fehlt das Kapital, müssen Ersatzinvestitionen hinausgeschoben werden, der Modernisierungsgrad der Anlagevermögen sinkt und die Leistung wird schlechter. Dies würde in der Medizin wie in der Wirtschaft geschehen, wenn sich die beschriebenen Tendenzen fortsetzen und zu praktischen Konsequenzen führen. Ohne angemessene Honorargestaltung würden sehr rasch die Kapitalreserven fehlen, um die Fortschritte der Medizin am Patienten praktizieren zu können.

Der zweite Grund, weswegen dieses Argumentieren gefährlich ist, liegt in der Technik selbst. Die Technologien entwickeln sich heute in atemberaubender Geschwindigkeit. Nicht nur die Entwicklung der Computertomographie, um nur ein Beispiel zu nennen, ist inzwischen innerhalb kürzester Zeit bei der vierten Generation angelangt und droht von der Kernspintomographie überholt zu werden. Auch die Entwicklung der Ultraschall-Technologie und der Röntgen-Sektor zeigen eine ähnliche Symptomatik. So wird das finanziell-unternehmerische Risiko bei hochwertigen technischen Investitionen auf medizinischem Sektor ständig größer, ein Gewinn aus solchen Investitionen immer kleiner und fragwürdiger. Die Effekte aus beiden Vorgängen müssen sich zwangsläufig zu einer investitorischen Lethargie addieren, die wissenschaftliches Forschen zu einer Farce degradiert.

Was in einer solchen Situation gefordert ist, sind keine vordergründigen politischen Agitationen, sondern eine causale Therapie. Man möge endlich einmal sagen, was man von der Medizin eigentlich erwartet und was man den Versicherten an Leistungen zugestehen und bezahlen will. Ich bin ziemlich sicher, daß man sehr rasch zu einem modus vivendi käme, wenn man anstatt dirigistischer Maßnahmen der Medizin wieder Freiräume zurückgeben würde, in denen sich Arzt, Patient und Kostenträger über die Notwendigkeit, den Umfang und die Finanzierung von Aufwendungen bestimmter Größenordnung zu verständigen haben. Nur innerhalb eines Mindestmaßes von Freiheit kann sich jenes Verantwortungsgefühl entwickeln, das heute infolge eines übertriebenen Dirigismus weitgehend aus dem Gesundheitswesen verschwunden ist und doch allein imstande wäre, die anstehenden, gravierenden Probleme zu lösen. Der Tiefschlag nach dem Geldbeutel aber ist der schlechteste Weg, denn er führt mit Sicherheit zum technischen K.O. Die deutsche Medizin würde wieder in jenes Stadium zurückfallen, in dem man ihr, insbesondere im internationalen Vergleich, Rückständigkeit und mangelnde Leistungsfähigkeit vorwarf.

Ein ganz anderer Aspekt der medizin-technischen Entwicklung darf aber zum Schluß nicht vergessen werden. Es sind schließlich nicht nur finanzielle Aspekte, die hier Probleme aufwerfen. Diese Entwicklung wird ohne Zweifel eine ganze Reihe von altgewohnten Strukturen innerhalb der einzelnen Fächer und zwischen ihnen verändern. So wird die Stoßwellen-Lithotripsie mit ihren umfangreichen finanziellen und fachlichen Voraussetzungen ja sicher auf lange Zeit nur an Kliniken der Maximalversorgung zum Einsatz kommen können. Das aber bedeutet, daß diese Kliniken einen unverhältnismäßig hohen Anteil der Steinpatienten an sich ziehen werden. Niemandem wird es schließlich mit zunehmender Publizität dieser Methode gelingen, einen Patienten von der Notwendigkeit einer Steinoperation zu überzeugen, wenn nicht zuvor die Stoßwellen-Lithotripsie mindestens diskutiert worden ist. Dies wird zu einer merklichen Minderung der operativen Auslastung zahlreicher Abteilungen führen, bis hin zu der Frage, wie denn die bisherigen Operations-Kataloge des Inhalts der Weiterbildung unter diesen Voraussetzungen erfüllt werden sollen. Ob und inwieweit auf diesem Umweg weitere Probleme entstehen werden, läßt sich im gegenwärtigen Zeitpunkt allenfalls ahnen.

Es ist eine besondere Herausforderung, daß gerade die Urologie als erstes der verschiedenen medizinischen Fachgebiete sich einer solchen Strukturwandlung stellen muß. Hier haben wir die Gelegenheit, die besondere, auch zwischenmenschliche Geschlossenheit unseres Fachgebietes unter Beweis zu stellen, indem wir mit Geduld, Flexibilität und kollegialer Kooperation dieser Problematik Herr werden. Sollte uns dies nämlich nicht gelingen, dann hätte die Technik uns in einem ganz anderen Sinne in der Tat ein „teuflisch Angesicht" gezeigt!

Dr. D. Heck
Präsident des Berufsverbandes
der Deutschen Urologen e.V.
Tullastr. 3
D-6800 Mannheim 1

Verhandlungsbericht der Deutschen Gesellschaft
für Urologie, 35. Tagung (1983), 473–475
© Springer-Verlag Berlin Heidelberg 1984

Wohin steuert die Gesundheitspolitik?

W. Hamm

Unser Gesundheitswesen arbeitet zu teuer und mit vermeidbaren Friktionen. Jeder, der sich nur ein wenig auskennt, vermag drastische Beispiele für Verschwendung und Ineffizienz anzuführen. Seit langem bemüht sich die staatliche Gesundheitspolitik, Abhilfe zu schaffen. Es ist bezeichnend für die Bürokratisierung unseres Gesundheitswesens, welche Wege der Ausgabenbegrenzung beschritten werden. Die Gesundheitspolitiker fragen im allgemeinen gar nicht danach, wie es zur Krankheit unseres Gesundheitssystems gekommen ist und wo die tieferliegenden Ursachen liegen. Nach Buchhaltermanier werden einfach dort, wo es politisch am leichtesten durchsetzbar erscheint, Ausgabenansätze gekürzt. Da es vielfältige Umgehungsmöglichkeiten gibt, sehen sich die Gesundheitspolitiker oft schon nach kurzer Zeit veranlaßt, erneut und noch restriktiver einzugreifen. Wir befinden uns derzeit mitten in dieser Interventionsspirale, die unser Gesundheitswesen mehr und mehr zu einer umfassend staatlich regulierten und reglementierten Einrichtung werden läßt – mit allen damit verbundenen bedenklichen Folgen, vor allem für die Entscheidungsfreiheit der Beteiligten.

Im Gesundheitswesen sorgen unzweckmäßige staatliche Vorschriften bei allen Beteiligten für Konflikte zwischen politischen Zielen, insbesondere dem sparsamen Umgang mit teuren Gesundheitsdiensten, und den individuellen Vorteilen. Jedermann wird geradezu animiert, möglichst viele und teure Dienste nachzufragen und zu produzieren. Unsere Gesundheitspolitik schafft also individuelle Anreize, die politischen Zielen diametral widersprechen. Die unerwünschten Folgen dieser falschen Politik versuchen staatliche Instanzen dann widersinnigerweise mit immer kleinlicheren Beschränkungen der individuellen Freiheit zu bekämpfen. Die Politiker verzichten auf die durchaus mögliche kausale Therapie und begnügen sich mit dem Kurieren an Symptomen.

Wohin diese Entwicklung führt, sei beispielhaft verdeutlicht. Nach dem Krankenhausfinanzierungsgesetz von 1972 hat die öffentliche Hand die Mittel für Investitionen bereitzustellen. Deshalb bestehen Anreize, möglichst viel zu fordern. Die staatliche Bürokratie bemüht sich mehr schlecht als recht, dringliche und verzichtbare Investitionsanträge zu trennen. Dennoch hat sich ein gewaltiger Investitionsstau gebildet. Wo etwas zum Nulltarif zu haben ist, gibt es stets Versorgungsengpässe und Warteschlangen. Freibier macht nun einmal durstig.

In vielen Fällen können die Ärzte zwischen Therapien mit unterschiedlich hohen Behandlungskosten wählen. Regelmäßig stehen die Ärzte sich selbst am besten, wenn sie eine teure Therapie wählen. Das Krankenversicherungsrecht schafft Anreize zu Ausgabensteigerungen. Die rasch zunehmende Zahl der Ärzte wird in immer größere Versuchung kommen, diese Chancen zu ihrem Vorteil zu nutzen und damit die Ausgaben der gesetzlichen und der privaten Krankenkassen weiter nach oben zu treiben.

Dem buchhalterischen Denken vieler staatlicher Gesundheitsplaner entspricht die Vorstellung, daß allein die Ärzte für die steigenden Ausgaben der Krankenkassen verantwortlich gemacht und deswegen auch vor allem hier die Daumenschrauben angesetzt und zugedreht werden müssen. Die Versicherten sind nach dieser oberflächlichen Sicht der Dinge an den wachsenden Gesundheitskosten unschuldig. Sie disponieren jedoch nur scheinbar nicht über das Geld der Krankenkassen. Arztkontakte gehen auf ihren Entschluß zurück. Da das Krankschreiben mit vielerlei Vorteilen verbunden sein kann, werden niedergelassene Ärzte häufig unter Druck gesetzt, das angestrebte Attest auszustellen, auch wenn dafür kein Grund vorliegt. Es gibt Bücher, in denen nachzulesen ist, mit welchen simulierten Symptomen jeder Arzt leicht zu täuschen ist. Willfährige Ärzte werden unter den Versicherten als heiße Tips gehandelt. Anreize zu kostensparender Prävention und Frühbehandlung, zu selbstverantwortlichem gesundheitsbewußtem Verhalten und zur Meidung bekannter gesundheitlicher Risiken gibt es nicht. Die Versichertengemeinschaft muß auf jeden Fall bezahlen. Also versucht jeder möglichst viel aus der gemeinsamen Kasse für sich abzuzweigen.

Vor allem die Ärzte werden sich unter diesen Umständen auf immer subtilere Sparvorschriften, auf zunehmend intensivere Überwachung und Kontrolle ihrer Verordnungen und Dispositionen einstellen müssen. Sie geraten immer stärker ins Kreuzfeuer: Auf der einen Seite befinden sich die Versicherten, die bei wachsenden Ärztezahlen ein leichtes Spiel beim Durchsetzen ihrer ausgabensteigernden Wünsche haben. Auf der anderen Seite stehen die staatlichen Instanzen, die unter Einschaltung der Krankenkassen und Kassenärztlichen Vereinigungen mit wachsender Akribie die Notwendigkeit ärztlicher Diagnose- und Therapieentscheidungen überprüfen und die Ärzte unter Druck setzen werden. Durchschnittliche Behandlungskosten und Fallpauschalen, Kostendeckel sowie staatliche Preis- und Gebühreninterventionen werden dabei eine verstärkte Rolle spielen. Schon jetzt läßt sich erkennen, daß die zunehmende staatliche Reglementierung und Bürokratisierung des Gesundheitswesens die Ärzte zunehmend von ihrer eigentlichen diagnostischen und kurativen Tätigkeit abhalten werden – eine absurde Folge einer falsch angelegten Gesundheitspolitik.

Die angedeuteten Entwicklungstendenzen entspringen nicht etwa mehr oder weniger haltbaren Spekulationen. In den letzten fünf Jahren haben wir bereits mehrere Schritte auf dem gekennzeichneten Weg zurückgelegt. Zugleich ist deutlich geworden, daß alle Beteiligten erfolgreich nach Verhaltensweisen gesucht haben, die es ihnen gestatten, sich staatlichen Zwängen und Vorschriften zu entziehen. Da staatliche Instanzen nicht jedem Arzt einen sachverständigen Kontrolleur beigeben können, ist die bürokratische Kostenreglementierung von vornherein zum Mißerfolg verurteilt. Die miserablen Erfahrungen mit staatlichen Kosten- und Preiskontrollen auf den verschiedensten Gebieten und überall in der Welt scheinen vielen Gesundheitspolitikern unbekannt zu sein. Sonst setzten sie nicht unverdrossen auf ein untaugliches Instrument der Ausgabendämpfung.

Die sich klar abzeichnenden Entwicklungstendenzen sind bedrückend, und es fragt sich, ob es andere Lösungsmöglichkeiten für die offenen gesundheitspolitischen Fragen gibt. Der Marsch in den allumfassenden Betreuungs- und Interventionsstaat läßt sich nur aufhalten, wenn dafür gesorgt wird, daß sich Sparen für alle Beteiligten lohnt, und wenn Verschwendung bestraft wird. Die derzeit wirksamen Anreize müssen also umgekehrt werden. Die Versicherten und die Anbieter von Gesundheitsdiensten müssen ein Eigeninteresse daran haben, sich kostenbewußt zu verhalten. Daß diese Aufgabe lösbar ist, zeigen die Verhältnisse in anderen Versicherungssparten und in der sozialen Krankenversicherung anderer Länder.

Die Lösung kann an dieser Stelle nur angedeutet werden. Es ist nicht erforderlich, das derzeitige Krankenversicherungssystem umzustülpen oder vollständig zu beseitigen. Es genügte, den Markt für Krankenkassen zu öffnen, den Krankenkassen die Möglichkeit zu geben, über eine Mindestversicherung der schweren gesundheitlichen Schäden hinaus Tarife mit unterschiedlichem Versicherungsschutz anzubieten und die Versicherten zwischen den verschiedenen Angeboten frei wählen zu lassen. Selbstbehalttarife würden Anreize zu kostenbewußtem Umgang mit Versicherungsleistungen schaffen. Sache der Krankenkassen wäre es, ärztliche Leistungen in der ambulanten und der stationären Versorgung zu günstigen Bedingungen „einzukaufen", wofür es verschiedenartige Wege gibt. Ist das derzeitige Versicherungssystem so ideal, wie es von den Gesundheitspolitikern gern hingestellt wird, dann wird es nicht zu Abwanderungen von der heutigen Zwangsversicherung mit staatlich diktiertem Versicherungsschutz zu anderen Krankenkassen und Versicherungstarifen kommen. Am heutigen System änderte sich nichts. Vieles spricht jedoch dafür, daß eine große Zahl von Versicherten mit der überaus teuren, perfektionistischen und zum Mißbrauch verleitenden staatlichen Zwangsversicherung unzufrieden sind. Nur so ist auch der heftige Widerstand zu erklären, den die Gesundheitspolitiker gegen eine Öffnung des Marktes und gegen die Zulassung individueller Entscheidungsfreiheit leisten.

Gerade die neue Bundesregierung spricht viel vom Abbau staatlicher Zwangsmaßnahmen, von weniger Staat und mehr persönlicher Freiheit. In der Gesundheitspolitik läuft die Entwicklung jedoch einstweilen noch in der umgekehrten Richtung. Zu einer freien Gesellschaft gehören aber freie Entscheidungen der in ihr lebenden Men-

schen, auch im Bereich der sozialen Krankenversicherung. Eine Wende in der Gesundheitspolitik
ist daher überfällig.

Prof. Dr. W. Hamm
Universitätsstr. 24
D-3550 Marburg

**Verhandlungsbericht der Deutschen Gesellschaft
für Urologie, 35. Tagung (1983), 476**
© Springer-Verlag Berlin Heidelberg 1984

Nicht eingegangene Referate und Vorträge

Stumpfes Nierentrauma bei Kindern
(G. Jakse, A. Putz, J. Gassner, H. Marberger, Innsbruck)

Urologische Komplikationen nach Beckenringfrakturen bei Kindern
(J.B.J. Boerema, J.D.M. de Vries, F.M.J. Debruyne; Nijmwegen)

Die digitale Substraktionsangiographie (DSA) in der Stadieneinteilung des Nierenzellkarzinoms, ein Vergleich mit der Computertomographie und Pathohistologie
(U. Engelmann, Th. Schaub, J. Thüroff, C.H. Jacobi, Mainz)

Fortbildungsseminar „Transcutane Technik"

Verhandlungsbericht der Deutschen Gesellschaft
für Urologie, 35. Tagung (1983), 479
© Springer-Verlag Berlin Heidelberg 1984

Begrüßung und Eröffnung des Seminars „Transcutane Technik" durch den Präsidenten, Herrn Prof. Dr. G. Rodeck

Liebe Kollegen!

Als erste Amtshandlung im Rahmen des XXXV. Kongresses der Deutschen Gesellschaft für Urologie obliegt mir, das Seminar über *„Transcutane Technik"* zu eröffnen.

Ich begrüße die Referenten und Teilnehmer sehr herzlich und danke insbesondere Herrn Priv. Doz. Dr. Alken für die Organisation und exakte Vorbereitung dieses Seminars.

Das Thema wurde gewählt, weil durch die Ultraschalltechnik immer neue Möglichkeiten in Diagnostik und Therapie eröffnet wurden. Von den Methoden der transcutanen Technik, dem Zugang zur Niere, den Retroperitonealraum, Harnblase und Prostata, haben einige schon klar umrissene Indikationen und entsprechende Verbreitung gefunden, andere stehen noch mehr am Beginn einer erfolgversprechenden Entwicklung.

Das Programm ist aufgegliedert in anatomische Grundlagen, vorwiegend der Diagnostik dienende Methoden, wobei wir bewußt in Kauf genommen haben, daß die Beurteilung der Nierenfunktion, das Studium der Urodynamik und die Durchführung der antegraden Pyelographie bereits eine Punktion bzw. Nephrostomie voraussetzt, deren Technik erst im weiteren Verlauf des Seminars besprochen wird.

Die transcutane *Nephrostomie* aus unterschiedlicher Indikation ist aus dem urologischen Alltag nicht mehr wegzudenken. Besonderes Interesse werden die transcutanen Eingriffe zum Zwecke der *Lithotrypsie* finden.

Autoren, die bereits über entsprechende Praxis verfügen, werden ihre Erfahrungen zur Diskussion stellen, so daß andere, die diese Technik praktizieren wollen, bereits auf deren Erkenntnissen aufbauen können.

Wenn man bedenkt, wie schwierig es sein kann, am freigelegten Organ endoskopisch in verborgene Winkel vorzudringen, z.B. um einen Kelchstein aufzuspüren oder gar zu entfernen, muß man denjenigen, die die transcutane Lithotrypsie bereits zur Routine erhoben haben, Bewunderung zollen.

Bei den Eingriffen im Retroperitonealraum haben wir wieder zwischen diagnostischer und therapeutischer Zielsetzung zu unterscheiden. Die Möglichkeiten der Feinnadelbiopsie pathologischer Areale verdienen hier besonderes Interesse.

Die transcutane Sclerotherapie bei der Varikozele ist auf dem besten Wege, die bisherigen operativen Methoden zu verdrängen oder zumindest einzuschränken. Neben Demonstration der Technik, kommt es vor allem darauf an, die klare Indikation unter kritischer Bewertung der belastenden Momente herauszuarbeiten.

Die inzwischen weit verbreitete Cystostomie wurde bewußt in das Programm aufgenommen, um auf die Einschränkungen in der Anwendung möglicher Komplikationen und Durchführung des Cystofixkatheterwechsels noch einmal hinzuweisen.

Dem besonderen Charakter eines Seminars entsprechend, ist der offenen Diskussion besonders breiter Raum gegeben.

Die im wesentlichen betroffenen Firmen haben sich freundlicherweise bereit erklärt, das spezielle Instrumentarium bereitzustellen und sich für direkte Fragen und Wünsche der Seminarteilnehmer zur Verfügung zu halten.

Die installierte Technik ist so ausgelegt, um von allen Plätzen guten Einblick in die dargestellte Methodik zu erhalten.

Ich wünsche dem Seminar einen guten Verlauf und allen Teilnehmern wichtige Information für ihre Tätigkeit in Klinik und Praxis.

Ich erkläre das Seminar über „Transcutane Technik" im Rahmen des XXXV. Kongresses der Deutschen Gesellschaft für Urologie für eröffnet und übergebe das Wort den Moderatoren.

Verhandlungsbericht der Deutschen Gesellschaft
für Urologie, 35. Tagung (1983), 480/481
© Springer-Verlag Berlin Heidelberg 1984

Perkutane Anatomie der Niere

P. Alken

Exakte Kenntnisse der topographischen Anatomie der Niere und der intrarenalen Anatomie sind Voraussetzungen für eine komplikationsarme und erfolgreiche Punktion des Nierenhohlsystems.

Punktionsareal

Grob orientierende externe Landmarken des Punktionsfeldes für den perkutanen Zugang zum Nierenhohlsystem sind nach kranial der Rippenbogenrand, nach medial die meist gut tastbare Muskelmasse des M. erector trunci und nach kaudal die Iliakalschaufel. Am schlechtesten definiert ist die laterale Begrenzung, die in Höhe der hinteren Axillarlinie liegt und die intern durch den Peritonealüberzug bzw. die Auflagefläche des Colons an der Niere gebildet wird.

Die Nn. subcostalis, ilioinguinalis und iliohypogastricus liegen in diesem Feld. Verletzungen durch die Punktion und Lage des Nephrostomiekanals in ihrem Bereich können Anlaß für dauerhafte Schmerzen sein.

In Abhängigkeit von der Ausbildung der 12. Rippe und der variablen Lage der Niere, sind meist nur die posterioren Kelche der mittleren und unteren Kelchgruppe einer geradlinig in das Nierenbecken weisenden Punktion zugänglich.

Lage der Niere

Die Niere liegt dem M. psoas und M. quadratus lumborum schräg auf und weist mit ihrer Konvexität ebenso wie eine durch das gesamte Nierenbecken gelegte Ebene in einem Winkel von etwa 70° zur Medianebene nach latero-dorsal. Die Kelchachse der posterioren Kelche weist um weitere 10°-20° nach dorsal. In Verlängerung dieser Kelchhalsachsen bis ins Hautniveau liegt der ideale Punktionsort.

Ventral haben die Nieren Kontaktflächen zu verschiedenen Organen, wie Pankreas, Duodenum, Magen, Milz, Leber und Colon. Gemessen an den bisher beschriebenen Komplikationen der perkutanen Punktion sind das aber Areale, die selten durch die Punktion betroffen werden.

Intrarenale Anatomie

Arterien

Die für die Punktion wichtigen Areale sind das mittlere, dorsale Nierensegment und der untere Nierenpol. Ersteres wird von der posterioren Segmentarterie versorgt, die von kranial, lateral und dorsal vom Nierenbecken, nach kaudal verläuft. Der untere Nierenpol wird von der unteren ventralen Segmentarterie versorgt und ist so relativ arm an großen Gefäßen im Bereich seiner Dorsalfläche. Von den Segmentarterien gehen meist noch innerhalb des Nierensinus die parallel zu den Kelchen und bis ins Nierenparenchym reichenden Interlobularterien aus. Generell liegt die gefäßärmste Region direkt zwischen Papille und Nierenoberfläche in Verlängerung der Kelchhalsachse.

Eine Punktion, die diesen Weg beschreitet – die „periphere Punktion" – birgt das geringste Risiko einer arteriellen Gefäßläsion. Eine „zentrale Punktion", die zunächst durch das Parenchym, dann durch das gefäßtragende Fettgewebe und schließlich direkt in die Kelchhalswand oder das Nierenbecken führt, ist mit einem hohen Risiko der Gefäßläsion behaftet.

Hohlsystem

Die Kelche bieten nur beim Eintritt der Punktionsnadel in direkter Verlängerung der Kelchhalsachse
einen geradlinigen Weg in das Nierenbecken. Mit
der „peripheren Punktion" werden die spätere
Dilatation und das Einführen starrer Instrumente
relativ atraumatisch gestaltet und erleichtert.

Das Hohlsystem ist nur im Bereich der Fornices
trichterförmig fest mit dem Parenchym verbunden. Wird die nachgiebige Kelchhals- oder
Nierenbeckenwand außerhalb der Anheftungs-
stelle am Parenchym punktiert – „zentrale Punktion" –, kann sie bei der nachfolgenden Dilatation
vom Parenchym abgerissen werden. Gelingen
Punktion und Dilatation trotzdem, ist eine massive
Extravasation während der nachfolgenden intrarenalen Instrumentation häufig, da das Nierenhohlsystem nicht wie das Parenchym den Kanal
abdichten kann.

Zusammenfassend diktieren die topographischen und intrarenalen anatomischen Gegebenheiten eine periphere Punktion aus mehreren
Gründen:

1. Geringstes Risiko der Gefäßläsion,
2. Relativ atraumatisches Dilatieren des Punk-
   tionskanales und unproblematisches Einführen
   starrer Instrumente bis in das Nierenbecken
3. Intrarenale Instrumentation in einem geschlossenen System
4. Übersichtliches und sicheres Arbeiten im Hohlsystem, da der Kelch als Zugang in das Nierenbecken benutzt wird und damit geringes Risiko
   des Verlustes „des Fistelkanals" während der
   Instrumentation.

Prof. Dr. P. Alken
Urologische Klinik und Poliklinik der
Johannes-Gutenberg-Universität Mainz
Langenbeckstr. 1
D-6500 Mainz

Verhandlungsbericht der Deutschen Gesellschaft für Urologie, 35. Tagung (1983), 482
© Springer-Verlag Berlin Heidelberg 1984

Komplikationen der perkutanen Nephrostomie

P.H. Walz

Die bisher in der Literatur beschriebene Rate von Komplikationen bei oder nach perkutaner Nephrostomie ist außerordentlich gering. Lediglich 4 Todesfälle wurden berichtet, alle waren auf eine nicht beachtete Gerinnungsstörung zurückzuführen. Weitere Komplikationen wie akzidentelle Punktion von Pleura, Colon etc. liegen weit unter 1%.

Komplikationen bei der Punktion sind:
- Komplettes Mißlingen, Häufigkeit unter 1%.
- Direktes Anpunktieren von Nierenbecken oder Ureter, die nachfolgende Dilatation kann unmöglich sein, Blutungen können nicht durch Kompression der Gefäße im Parenchym beherrscht werden.
- Punktion eines Gefäßes, nur selten problematisch, gelegentlich Punktionshämatom.

Komplikationen nach gelungener Punktion sind:
- Führungsdraht ist nicht in das Nierenbecken zu plazieren, hier wird die Manipulation durch verschiedene Angiographiekatheter erleichtert.
- Die Verwendung von konzentriertem Kontrastmittel kann die radiologische Kontrolle erschweren.
- Koagel im Nierenbecken verstopfen den Nephrostomiekatheter; entweder zur Beherrschung der Blutung größeren Nephrostomiekatheter einlegen (Kompressionseffekt) oder Katheter für 12–24 Stunden abstöpseln.

Spätkomplikationen:
- Der akzidentelle Verlust der Nephrostomie ist die häufigste Spätkomplikation. Bei etabliertem Kanal gelingt gelegentlich die Replazierung, u. U. mit einem Ureterenkatheter mit Tiemann-Spitze.
- Beim seltenen Abbrechen des Katheters mit Fragment im Nierenbecken kann über den bestehenden oder einen neu zu etablierenden, aufbougierten Kanal das Fragment perkutan entfernt werden.

Im allgemeinen sind Komplikationen selten, sie werden durch eine geeignete Technik und Routine vermieden oder meist durch einfache Möglichkeiten beherrscht.

Dr. P.H. Walz
Urologische Klinik und Poliklinik
der Johannes Gutenberg-Universität Mainz
Langenbeckstraße 1
D-6500 Mainz

Verhandlungsbericht der Deutschen Gesellschaft
für Urologie, 35. Tagung (1983), 483/484
© Springer-Verlag Berlin Heidelberg 1984

Perkutane Nephrolithotomie – klinische Erfahrungen

P. Alken

Nach perkutaner Nephrostomie können neben diagnostischen Maßnahmen 4 therapeutische Verfahren zur Anwendung kommen: Die Behandlung von Strikturen oder Stenosen im Bereich des Harnleiterabganges [1], die transrenale Uretersplintung [2], die transrenale Ureterokklusion [3] und die Steinentfernung [4]. Das letztere Verfahren hat sich mit etwa 2 000 weltweit durchgeführten Behandlungen etabliert [5].

Methoden

Technik und Instrumentarium der perkutanen Nephrolithotomie haben zahlreiche Modifikationen erfahren. Während früher die Punktion, die Dilatation und die intrarenale Instrumentation noch in mehreren Schritten erfolgten [6], wird jetzt, wenn immer möglich, das einzeitige Vorgehen angestrebt. Patienten mit akutem Harnwegsinfekt bei steinbedingter Obstruktion sind davon ausgenommen. Die allgemeine Selektion der Patienten orientiert sich prinzipiell an der Lage und Zugänglichkeit der Steine mit starren Instrumenten [7]. Absolutes Ausschlußkriterium ist eine Gerinnungsstörung.

Punktion, Dilatation und Steinentfernung

Der Eingriff erfolgt unter operationsüblichen Sterilitätsbedingungen nahezu ausschließlich in Periduralanästhesie. In Bauchlage des Patienten wird unter kombinierter Ultraschall- und Durchleuchtungskontrolle eine periphere Punktion vorwiegend des unteren oder mittleren dorsalen Kelches durchgeführt. Die Dilatation des Nephrostomiekanales mit dem Teleskopbougierset [8] erlaubt eine erste orientierende Inspektion des Hohlsystems mit dem 18 Charrière starken Nephroskop. Kleinere Steine können mit Hilfe dieses oder des 21 oder 26 Charrière starken Nephroskopes extrahiert werden. Nicht extrahierbare Steine werden in der Regel mit dem Ultraschallithotriptor intrarenal zertrümmert. Das Prinzip der kontrollierten „Ultraschallithotripsie" besteht darin, kleinere Fragmente sofort abzusaugen oder nach Austausch der Ultraschallsonde gegen entsprechende Faßzangen zu extrahieren. Dadurch wird im Idealfall erreicht, daß der Stein sukzessive verkleinert wird, ohne daß Bruchstücke im Hohlsystem in den Harnleiter oder schwer zugängliche Kelche abgeschwemmt werden (iatrogene Reststeine). Speziell bei größeren Steinen sind dieser Technik aber Grenzen gesetzt und Residualsteine sind die häufigsten Ursachen für eine nicht primär geplante mehrzeitige Steinsanierung. Die elektrohydraulische Lithotripsie, die ein derart kontrolliertes Vorgehen nicht zuläßt, wird nur zur Zerkleinerung kleiner Steine in zwei oder drei über einen 18 oder 21 Charrière starken Schaft extrahierbare Fragmente benutzt.

Der Eingriff wird mit dem Legen eines endständigen Nephrostomiekatheters mit gleichem Durchmesser wie dem des zuletzt benutzten Nephroskopschaftes beendet. Falls das Volumen des Hohlsystems dies zuläßt, wird an Stelle des Nephrostomiekatheters ein Ballonkatheter über einen Halbrohrschaft eingeführt, da der im Hohlsystem geblockte Ballon den sonst relativ häufigen frühzeitigen Fistelkatheterverlust verhindert. Prinzipiell wird der durch Naht an der Haut fixierte Fistelkatheter für 4 Tage belassen und nach dokumentierter Steinfreiheit und freien Abflußverhältnissen gezogen. Falls bei Reststeinen eine erneute Inspektion des Hohlsystems zu diesem Zeitpunkt nötig ist, kann diese bei guter Zugänglichkeit der Steine ohne Narkose erfolgen. Andernfalls ist eine erneute Periduralanästhesie ggf. über den primär gelegten und belassenen Periduralkatheter vorzuziehen.

Neben der Extraktion und der Ultraschallithotripsie nimmt die lokale Chemolitholyse einen relativ unbedeutenden Raum ein. Sie ist nur bei Harnsäure-, Cystin- oder Struvitsteinen erfolgreich und kann unter Umständen mehrwöchige Spülzeiten erfordern. Abgesehen von Patienten mit Cystinsteinen, die bei bekannter hoher Rezidivrate eine möglichst wenig invasive Therapie genießen sollten, wird die Chemolitholyse vorwiegend als adjuvante Therapie bei Reststeinen nach operativer oder perkutaner Nierensteinsanierung betrieben.

Ergebnisse

Eine perkutane Nierensteinsanierung wurde über 19 operativ angelegte Nierenfisteln und in 181 renalen Einheiten nach primär perkutaner Nephrostomie angestrebt. Mißerfolge (12) oder Reststeine (2) machten in der zweiten Gruppe 14 operative Eingriffe erforderlich. Die Reststeinrate betrug 9 von 19 bzw. 13 von 168. Die intrarenale Ultraschallithotripsie war die am häufigsten angewandte Methode der Steinentfernung. 8 Frühkomplikationen (Blutung 3, akute Pyelonephritis 2, Extravasat 1, intrarenaler Nephrostomieverlust 1, Colon-Perforation 1) konnten konservativ behandelt werden. Bei den 4 Spätkomplikationen handelte es sich in drei Fällen um Blutungen, die nach frühzeitiger Entfernung des Nephrostomiekatheters und Entlassung des Patienten aufgetreten waren. Sie waren konservativ beherrschbar, gaben aber Anlaß dazu jetzt regelmäßig den Katheter 4 Tage zu belassen. Eine subpelvine Ureterstenose mußte operativ versorgt werden. Das bei den letzten 105 Patienten angestrebte einzeitige Verfahren war in 76 Fällen unmittelbar erfolgreich. 12 zusätzliche Sitzungen waren zur endgültigen Nierensteinsanierung erforderlich. Unübersichtlichkeit durch Blutung (7) oder unzureichenden Zugang (6) waren ebenso wie Extravasate in 4 Fällen Anlaß für ein mehrzeitiges Vorgehen. In Abhängigkeit von der Zahl der Eingriffe betrug die Hospitalisierungszeit durchschnittlich 7–12 Tage.

Literatur

1. Whitfield HN, Mills V, Miller RA, Wickham JEA (1983) Percutaneous pyelolysis. Br J Urol [Suppl] 93. – 2. Günther R, Alken P (1982) Percutaneous nephrostomy and endourologic manipulations. Front Eur Radiol 1:26–49. – 3. Günther R, Klose K, Alken P (1982) Transrenal ureteral occlusion using a detachable ballon. Radiology 142:521–523. – 4. Alken P, Altwein JE (1980) Die perkutane Nephrolitholapaxie. Verhandlungsbericht der Deutschen Gesellschaft für Urologie, 31. Tagung, 1979. Springer, Berlin, S 109–112. – 5. Br J Urol [Suppl] 1983. – 6. Alken P, Hutschenreiter G, Günther R, Marberger M (1981) Percutaneous stone manipulation. J Urol 125:463–466. – 7. Alken P (1984) Perkutane Nephrolithotomie. Urologe [A] 20–24. – 8. Alken P (1981) Teleskopbougierset zur perkutanen Nephrostomie. Akt Urol 12:216–219

Prof. Dr. med. P. Alken
Urologische Klinik und Poliklinik im Klinikum
der Johannes Gutenberg-Universität Mainz
Langenbeckstr. 1
D-6500 Mainz 1

Verhandlungsbericht der Deutschen Gesellschaft
für Urologie, 35. Tagung (1983), 485–487
© Springer-Verlag Berlin Heidelberg 1984

Diagnostik: Nierenfunktion, Urodynamik, antegrade Pyelographie

M. Meyer-Schwickerath

Schon 1955 berichtete Goodwin über die ersten perkutanen Nierenfistelungen. Die Verbesserung der radiologischen und szintigraphischen Techniken, aber besonders die Realtime-Sonographie haben in den letzten Jahren das diagnostische und therapeutische Spektrum des Urologen erweitert bis hin zu den perkutanen Manipulationen.

Akutes Nierenversagen

Die Sonographie als bildgebendes Verfahren ist unabhängig von den harnpflichtigen Substanzen und der Ausscheidungsfunktion der Nieren. Die nicht-invasive Ultraschall-Diagnostik erlaubt eine Beurteilung der Niere mit dem Parenchym und dem Reflexband sowie dem perirenalen Gewebe. Dadurch ist eine schnelle Differenzierung zwischen einem renalen Nierenversagen oder einem postrenalen Abflußhindernis möglich. Auf die retrograde Pyelographie kann in vielen Fällen verzichtet werden.

Das Bild der Schockniere im Sonogramm ist typisch: Die Niere ist ballonartig aufgequollen, das Mittelecho ist aufgehoben, die Papillen zeigen eine ödematöse Demarkierung und lassen sich von Nierenrinde und den Columnae renalis abgrenzen.

Harnstauungsniere

In der Diagnostik der Harnstauungsniere steht die Sonographie heute eindeutig an erster Stelle (s. Tab. 1). Sie ermöglicht sofort eine Aussage über:
- die Dicke des Parenchyms und damit ist häufig ein Rückschluß auf die Dauer des Stauungszustandes möglich;
- die Weite des Hohlsystems;
- das perirenale Gewebe, z. B. bei Fornixruptur schwimmt die Niere im Urin;
- den Harnleiter, der sich in einigen Fällen dilatiert bis zum Abflußhindernis darstellt und
- damit in einigen Fällen auch über die Stauungsursache.

Die weiteren diagnostischen Schritte sind in Tabelle 1 zusammengefaßt.

Konstruktionen spezieller Punktionstransducer brachten in der letzten Zeit einen Wandel in der Indikationsstellung von der retrograden zur antegraden Pyelographie (s. Tabelle 2). Die Indikation zur antegraden Pyelographie reicht von der Hydronephrose, die klinisch mit septischen Temperaturen einhergeht, bis hin zum blockierenden Harnsäurestein. Über dem eingebrachten Nephrostomie-Katheter kann nach antegrader Diagnostik durch di-

Tabelle 1. Diagnostik der Harnstauungsniere

Sonogramm
Urogramm
Miktionszysturethrogramm
Isotopenuntersuchung
Urodynamik
Antegrade Pyelographie
Retrograde Pyelographie?
CT

Tabelle 2. Vorteile der Ultraschall-geführten antegraden Pyelographie

Geringe Belastung
Keine Narkose
Möglichkeit der Druckmessung
Möglichkeit der Fistelung
Niedrige Komplikationsrate $< 0,5\%$

rekte Spüllitholyse mit Natriumbicarbonat das Konkrement aufgelöst werden. Der Patient wird nicht durch Ureterenkatheter immobilisiert und ans Bett gefesselt.

Chronische Harnstauungsniere/dilatiertes Hohlsystem

Ein großes diagnostisches Problem stellt die chronische Harnstauungsniere bzw. das dilatierte Hohlsystem dar. Häufig stellt sich die Frage, ob wirklich eine urodynamisch wirksame Obstruktion vorhanden ist oder nicht. Als nichtinvasive Methoden bieten sich an: die Belastungs-Urographie, die Belastungs-Isotopennephrographie mit der Sequenzszintigraphie und die Belastungs-Sonographie. Besonders die Isotopen-Untersuchungen haben in der letzten Zeit eine Verfeinerung erfahren und erlauben in vielen Fällen den Ausschluß einer Obstruktion. Sie sind aber an eine ausreichende Menge Parenchym gebunden und insbesondere bei Neugeborenen schlecht durchführbar. Hier bietet sich die Perfusionsdruckmessung, der sogenannte Whitaker-Test an. Unsere Technik besteht in der sonographisch geführten transkutanen Feinnadelpunktion des Nierenbeckens. Über die liegende Nadel wird das Hohlsystem mit einer wäßrigen Kontrastmittellösung bei einer Flußgeschwindigkeit von 10 ml/min perfundiert bei gleichzeitiger Druckmessung. Dadurch ist eine simultane Röntgendiagnostik und -dokumentation möglich. Unerläßlich ist zum Ausschluß einer vesikalen Störung eine gleichzeitige Zystomanometrie. Mit dieser Technik konnte in einigen Fällen eine Operation vermieden werden, da eine urographisch vermutete Obstruktion sich nicht bewahrheitete.

Vorteil der sonographisch geführten antegraden Pyelographie mit gleichzeitiger Perfusionsdruckmessung ist die gute Reproduzierbarkeit dieser dynamischen Untersuchungstechnik unabhängig von der Nierenfunktion. Die Irritation des Hohlsystems durch das Kontrastmittel ist gering und dank der speziellen Punktionsschallköpfe ist die Invasivität auf eine Feinnadelpunktion reduziert.

Transplantatnieren

Die antegrade Pyelographie mit Druckmessung hat sich auch bewährt in der Diagnostik der obstruktiven Uropathie der Transplantatniere. Bei chronischer Abstoßung findet sich häufig ein erweitertes Hohlsystem ohne Obstruktion, das von einer Stauung schlecht abgegrenzt werden kann. Bei der dann meist eingeschränkten Nierenfunktion sind die urographischen und szintigraphischen Untersuchungen ungenau oder gar nicht durchführbar. Vor jeder Druckmessung sollte jedoch ein MCU stehen, da 30% der Transplantate refluxive Ureteren haben. Die anschließende sonographische Feinnadelpunktion und Druckflußmessung gelingt problemlos und die Rejektion des Transplantates kann von einer Obstruktion des Harnleiters abgegrenzt werden.

Ektope Megaureteren

In manchen Fällen ektoper Megaureteren helfen sonographisch geführte Punktion und antegrade Ureterographie bei der Lokalisation des ektopen Ostiums. Im Ultraschall läßt sich hinter der gefüllten Blase der Megaureter als kleine liquide Raumforderung darstellen. Sonographisch gesteuert gelingt es leicht, transvesikal eine Feinnadelpunktions-Nadel in diese „Raumforderung" zu plazieren. Die Injektion eines Gemisches aus Röntgen-Kontrastmittel und Indigokarmin ermöglicht die exakte radiologische Darstellung des Megaureters und erleichtert das Auffinden des ektopen Ostiums durch das Ausströmen des blauen Farbstoffes.

Kinderurologie

Für die Kinderurologie haben wir spezielle kleine Multielementtransducer entwickelt (Abb. 1). Mit diesen Schallköpfen ist die perkutane Diagnostik auch im frühen Säuglingsalter erheblich erleichtert. Die Kleinheit der Schallköpfe ermöglicht eine problemlose Untersuchung des Frühgeborenen

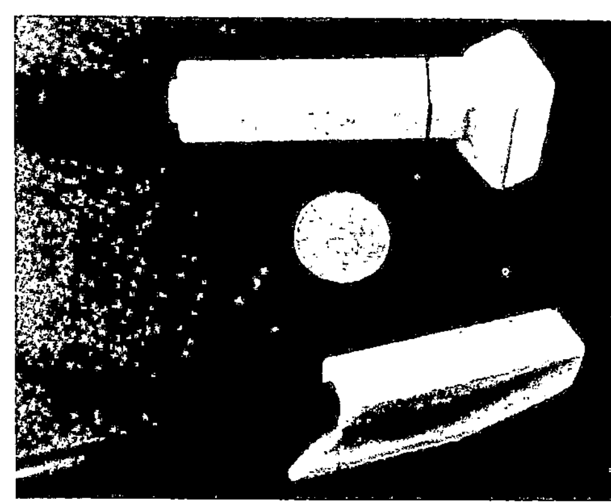

Abb. 1. Minimultielement Transducer; 10 × 30 mm Auflagefläche; 5–9,5 MHz; SAL-50 Toshiba

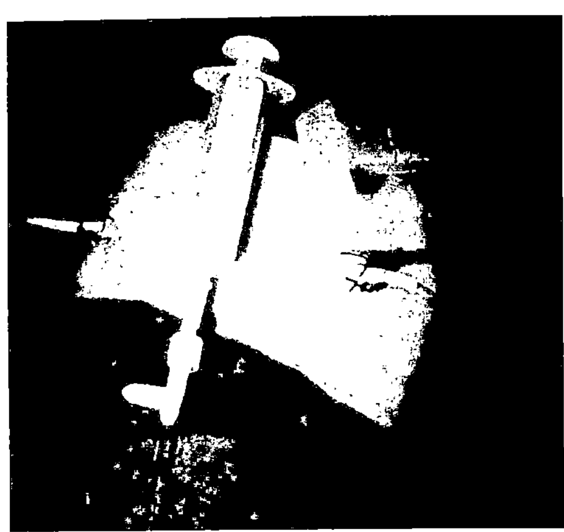

Abb. 2. Ultraschallgeführte perkutane Nephropyelostomie eines 4 Tage alten Säuglings mit obstruktiven Megaureteren

im Inkubator. Die hohe Auflösung der Transducer erlaubt kurz nach der Geburt die perkutane Nierenbeckenpunktion mit antegrader Pyelographie und Perfusionsdruckmessung. Bei Kindern mit obstruktiven Megaureteren kann sofort eine perkutane Nephropyelostomie durchgeführt werden (Abb. 2), die Erholungsfähigkeit der Nieren kann nach einigen Wochen abgeschätzt werden, bevor man sich zu offenchirurgischen Maßnahmen entschließt.

Ultraschall und sonographisch geführte Manipulationen am oberen Harntrakt ermöglichen, auf viele invasive und belastende Untersuchungsmodalitäten zu verzichten. Der perkutane schallgeführte Weg zur Niere hat sich in kurzer Zeit in der urologischen Diagnostik bewährt und etabliert.

Literatur

1. Amis ESJr, Pfister RC, Newhouse JH (1982) Resistances of various renal instruments used in ureteral perfusion. Radiology 143:267-268. - 2. Chibber PJ, Chisholm GD, Hargreave TB, Merrick MV (1981) 99mTechnetium DMSA and the prediction of recovery in obstructive uropathy. Br J Urol 53:492-495. - 3. Krueger RP, Ash JM, Silver MM, Kass EJ, Gilmour RF, Alton DJ, Gilday DI, Churchill BM (1980) Primary hydronephrosis. Assessment of diuretic renography, pelvis perfusion pressure, operative findings, and renal and ureteral histology. Urol Clin North Am 7:231-242. - 4. Lieberman RP, Crummy AB, Glass NR, Belzer FO (1981) Fine needle antegrade pyelography in the renal transplant. J Urol 126:155-158. - 5. Meyer-Schwickerath M, Ringert RH, Homann W (1983) Perkutane Darstellung ektoper Megaureteren. Urologe [A] 22: (im Druck). - 6. O'Reilly PH, Lupton EW, Testa HJ, Shields RA, Carroll RNP, Charlton Edwards E (1981) The dilated nonobstructed renal pelvis. Br J Urol 53:205-209. - 7. Sjödin JG, Holmlund DEW (1982) Effects of saline load, roentgen contrast medium and indomethacin on diuresis and pelvic pressure in the acute obstructed kidney. Br J Urol 54:446-450. - 8. Suyder HMIII, Lebowitz RL, Colodny AH, Bauer SB, Retik AB (1980) Ureteropelvic junction obstruction in children. Urol Clin North Am 7:273-290. - 9. Thomas DFM, Agrawal M, Laidin AZ, Eckstein HB (1982) Pelviureteric obstruction in infancy and childhood. A review of 117 patients. Br J Urol 54:204-208. - 10. Weinstein BJ, Skolnick ML (1978) Ultrasonically guided antegrade pyelography. J Urol 120:323-327. - 11. Wernecke K, Heckemann R, Rehwald U, Ringert RH (1983) Ultraschallgeführte antegrade Pyelographien bei Nierentransplantaten. Fortschr Roentgenstr 138/6:740-743. - 12. Whitaker RH (1979) An evaluation of 170 diagnostic pressure flow studies of the upper urinary tract. J Urol 121:602-604. - 13. Whitfield HN, Britton KE, Nimmon CC, Hendry WF, Wallace DMA, Wickham JEA (1981) Renal transit time measurements in the diagnosis of ureteric obstruction. Br J Urol 53:500-503. - 14. Witherow RO'N, Whitaker RH (1981) The predictive accuracy of antegrade pressure flow studies in equivocal upper tract obstruction. Br J Urol 53:496-499. - 15. Zegel HG, Pollack HM, Banner MP, Goldberg BB, Arger PH, Mulhern C, Kurtz A, Dubbins P, Coleman B, Koolpe H (1981) Percutaneous nephrostomy: Comparison of sonographic and fluoroscopic guidance. AJR 137:925-927

Dr. M. Meyer-Schwickerath
Urologische Universitätsklinik
Hufelandstr. 55
D-4300 Essen 1

Verhandlungsbericht der Deutschen Gesellschaft
für Urologie, 35. Tagung (1983), 488–490

Nierenbiopsie

H. Huland

Iversen und Brun haben 1952 die Nierenbiopsie als Routinediagnostik etabliert, die bis heute in der Diagnostik, vor allem internistischer Erkrankungen, einen festen Platz hat. In der Indikationsliste findet man vor allem internistisch-nephrologische Erkrankungen, die ich heute nicht weiter erläutern möchte. Es hat gelegentliche Ansätze gegeben auch urologische Erkrankungen, wie z. B. die Pyelonephritis bioptisch zu diagnostizieren. Dies ist abzulehnen nicht zuletzt deswegen weil es sich hier um eine fokale Erkrankung der Niere handelt. Interessanter sind die Kontraindikationen.

Ich möchte hier jedoch nur auf die absoluten Kontraindikationen eingehen. Eine Nierenbiopsie verbietet sich bei Einzelniere, bei Blutungsanomalie, bei nicht einstellbarem Hochdruck und dies kann man allerdings diskutieren bei sehr kleinen Nieren. Gelegentlich werden diese 4 Kontraindikationen noch um die Diagnose perinephritischer Abszeß erweitert. Bei all diesen Kontraindikationen muß man einen Verlust des Organes, meist als Folge einer Nachblutung befürchten. Das Alter des Patienten ist keine Kontraindikation. Es sind Nierenbiopsien bei 2 Monate alten Säuglingen durchgeführt worden.

Es ist das Ziel einen Gewebszylinder zu erhalten, der ausreichende Menge beurteilbarer Glomerula enthält und möglichst auch Nierenmark. Muehrcke hat 1954 an Verstorbenen vor der Autopsie Biopsien vorgenommen und deren Ergebnisse mit denen der Aufarbeitung nach Autopsie verglichen. Er fand eine gute Aussagekraft im Vergleich zu der autoptischen Untersuchung der Nieren, wenn die Biopsate mehr als 5 Glomerula enthielten. Vernier hingegen fordert auf der Basis einer ähnlichen Untersuchungsserie 10 Glomerula, eine Zahl, die auch heute von den meisten Nierenpathologen als optimal gilt.

Bevor man auf eine Methode näher eingeht, sollte man sich im klaren sein, was von ihr maximal zu erwarten ist. Hierzu möchte ich stellvertretend für andere eine Untersuchungsserie von Kellow an 103 verstorbenen nierenkranken Patienten referieren. Auch er hatte die Möglichkeit die wirkliche Diagnose anschließend auf der Basis der autoptischen Untersuchung zu bestätigen und zu widerlegen. Eine Nierenbiopsie erzielte demnach bei diffusen Erkrankungen der Niere in 84% eine korrekte Diagnose, bei fokalen Erkrankungen lediglich in 51%. Die insgesamt korrekt gestellten Diagnosen betrugen demnach 69%.

Eine Nierenbiopsie sollte nur unter Hospitalisierungsbedingungen durchgeführt werden. Der Patient sollte sediert werden, Kinder müssen in Narkose biopsiert werden. Aus den genannten Kontraindikationen ergeben sich die notwendigen Voruntersuchungen, nämlich Gerinnungsstatus, Bestimmung und Einstellung des Blutdrucks, ein intravenöses Urogramm zum Ausschluß einer Einzelniere. Vorbereitet werden soll die Möglichkeit das Biopsat dreizuteilen, um eine lichtmikroskopische Untersuchung, eine elektronenmikroskopische- und möglicherweise auch eine immunhistologische Untersuchung durchzuführen. Hierzu ist eine Fixation in 4%igem gepuffertem Formalin in Glutalaödehyd und einer Einfrierungstechnik möglich.

Für Nierentransplantation und die schnelle Bestätigung einer Rejektionsdiagnose hat sich nach eigener Erfahrung eine Schnellfixation bei 46 Grad bewährt. Hierdurch erzielt man eine Fertigstellung des Präparates in 4 Stunden. Das Präparat muß hierzu in Carnoy'scher Lösung eingelegt werden. Die Qualität so fixierter Präparate entspricht exakt der von konventionell fixierten Präparaten.

Beim Punktionsvorgang ist die bevorzugte Lagerung des Patienten die von Kark 1954 inorgurierte Bauchlagerung. Durch ein Kissen oder Sandsack soll erzielt werden, daß die Nieren fest gegen die Rückenwand gepreßt werden. Bei Schwangerschaft, Aszitis oder Adipositas ist auch eine Position im Sitzen möglich.

Dann wird die Niere lokalisiert. Bewährt haben sich 3 Methoden:

1. Die blinde Punktion. Alle Punktionen, bei denen Lokalisation der Nieren und Punktion zeitlich verschoben sind, sind blinde Punktionen. Mit einem i.v.-Urogramm wird die rechte oder die linke Niere lokalisiert. Die Abmessungen werden auf den Rücken übertragen. Um den unteren Pol lateral zu punktieren, wird man im allgemeinen 8–10 cm lateral der Spinalinie punktieren und 1 cm unterhalb der 12. Rippe. Die Nierenkapsel trifft man dann in 3–4 cm Tiefe.

2. Die zweite Methode ist die unter Bildwandlerkontrolle bei gleichzeitiger Kontrastmittelgabe intravenös. Der Nachteil, sie kann nicht bei Patienten mit terminaler Niereninsuffizienz erfolgen, bei Patienten mit Kontrastmittelallergie, während der Schwangerschaft und bei Patienten mit Plasmacytom. Ein Tiefennachweis der Nadel ist nicht möglich.

3. Die dritte Möglichkeit ist die unter Ultraschallkontrolle mit einem Real-Time-Scanner. Hiermit kann man ohne Strahlenbelastung auch die Nadeltiefe bei der Punktion identifizieren.

Statistiken, wie die Zahlen von Brass aus Ludwigshafen, zeigen, daß die Trefferquote mit allen 3 Methoden etwa gleich gut sind.

Nach einer Biopsie sind folgende Maßnahmen notwendig: Lagerung in Bauchlage für 2 Stunden mit einem Sandsack auf der Punktionsstelle, Bettruhe in Rückenlage bis zu 24 Stunden, Puls- und Blutdruckkontrollen, Überprüfung des Urins auf Makrohämaturie, Blutbild und Urinstatus.

Kommen wir zum eigentlichen Punktionsvorgang. Heute stehen uns 3 Nadeltypen zur Verfügung:

1. Die von Franklin modifizierte Vim Silverman Spaltnadel. Die Franklin-Modifikation liegt darin, daß die Spitze der Spaltnadel ausgefüllt ist, um ein Gleiten des gefaßten Gewebszylinders zu verhindern.

2. Die uns bekannte Tru-Cut-Nadel von Travenol und schließlich

3. die Mengini-Nadel, die mit einer Saugtechnik arbeitet.

Nach einer Umfrage von Brass an Nephrologischen Zentren wird im allgemeinen die Tru-Cut-Nadel und die Mengini-Nadel bevorzugt. Man muß wissen, daß die Tru-Cut-Nadel mit einem Außendurchmesser von 2,1 mm dicker ist als die Mengini-Nadel mit einem Außendurchmesser von

1,6 mm. In der jüngsten Literatur gewinnt man den Eindruck, daß die Mengini-Saugnadel bevorzugt wird. Die Treffsicherheitsquoten sind mit allen 3 Nadeln etwa gleich gut.

Unabhängig davon, welche Nadel man benutzt, kann man zunächst mit einer feinen Führungsnadel die Nierentiefe ausloten. Wichtig ist, daß die Nadel nur zentimeterweise vorgeführt wird und zwar stets bei angehaltener Inspirationsstellung. Den Kontakt mit der Nierenkapsel erkennt man daran, daß die Nadel mit der Atembewegung in sagitaler Richtung schwingt. Beim Vorführen der Nadel fühlt man 2 Stops, einmal die Fascia thoracolumbalis und dann die Nierenkapsel. Das Schwingen der Nadel ist weniger ausgeprägt bei fetten und muskelstarken Patienten. Man muß auch wissen, daß sie fälschlicherweise mitschwingt, wenn der Nierenrand erreicht ist oder auch wenn man durch die Niere hindurchpenetriert ist. Danach wird mit einer der 3 Nadeln der Gewebszylinder herausgeholt, wobei man wiederum das Vordrücken der Nadel nur bei sistierender Atmung in Inspiration durchgeführt.

Mit diesen Techniken gewinnt man Material ausreichend für eine Diagnosestellung in 76–85% der Fälle, wie aus dieser Freiburger Statistik hervorgeht. Versuche, diese Ausbeute durch Anlegen von einer Retropneumographie oder perirenale Kontrastmittelinstillation zu verbessern, sind umstritten und weitgehend verlassen.

Bei einer solchen massiven Technik ist die Kenntnis der Hauptkomplikationen wichtig. Die häufigste mit 20% ist die Makrohämaturie. Sie tritt in typischer Weise in den ersten 24 Stunden auf, kann aber auch zum ersten Mal am 10.–65. Tag danach beobachtet werden. Sie wird stets mit Bettruhe behandelt.

Bei zu starker Blutung kann man durch eine Embolisation und in Notfällen durch eine Nephrektomie helfen. Nächsthäufig tritt ein Hb-Abfall, ein perirenales Hämatom, Schmerzen, Koliken sowie Temperaturen, Erbrechen auf. Eine Mortalität wird in 0–0,1% angegeben. Angiographisch kann man folgende Hauptkomplikationen sichern:

Ein AV-Shunt, der insbesondere bei Hypertonikern auftritt und in 70% spontan heilt. Man erkennt die frühe Füllungsphase der Nierenvene, gleichzeitig mit der Nierenarterie und eine demzufolge Minderdurchblutung des unteren Nierenpols. Nur bei manifester Symptomatik, wie Überbelastung des Herzens, muß diese operativ korrigiert oder über eine Embolisation verschlossen werden.

Es können Aneurysmablutungen, massive Extravasate und perirenale Hämatome mit konsekutiver Ruptur der Niere auftreten. Gelegentlich wird auch Gewebe der Nachbarorgane gefunden, dies ist jedoch außerordentlich selten, höchstens bei 1% Gesamtpunktionszahl von über 3000. Die Prozente geben hier die Verteilung untereinander ab.

Alternative zur Nierenpunktion ist die offene operative Freilegung. Der von Lurz beschriebene Zugang bildet wohl einen idealen Zugangsweg. Die Treffsicherheit ist hier 100%, ebenfalls die Brauchbarkeit des Materials. Der Nachteil ist offensichtlich, es ist eine Anaesthesie und eine Operation notwendig. Indiziert ist sie nur dort, wo eine histologische Abklärung trotz bekannter Kontraindikation und bei wiederholter Fehlpunktion dringend notwendig ist. Erwähnt werden soll noch eine Kompromißlösung, die von Stockamp 1974 beschriebene Lumboskopie mit einem Instrument, ähnlich dem Mediastinoskop. Andere Verfahren sollen nur erwähnt werden, wie die transvenöse Biospie. Es bleibt abzuwarten, ob solche Verfahren klinische Reife erlangen.

Prof. Dr. H. Huland
Urolog. Univ.-Klinik Eppendorf
Martinistr. 52
D-2000 Hamburg 20

Verhandlungsbericht der Deutschen Gesellschaft
für Urologie, 35. Tagung (1983), 491–493
© Springer-Verlag Berlin Heidelberg 1984

Nierencysten

H. Feiber

Bei der in der Regel einseitigen Solitärcyste der Niere handelt es sich um eine umschriebene Degeneration des Nierenparenchyms. Nierencysten können jedoch auch multipel auftreten sowie die andere Niere befallen und prinzipiell an allen Stellen im Bereich der Niere, bevorzugt an den Polen, vorkommen. Demnach unterscheiden wir parapelvine von cortikalen Cysten.

Infolge der Tatsache, daß Nierencysten in der Regel asymptomatisch bleiben, da nur bei erheblicher Größenzunahme mit Verdrängung und Kompression der Niere bzw. des Harnleiters Beschwerden entstehen, werden sie häufig erst sehr spät oder gar nicht erkannt. Dennoch finden sich in fast der Hälfte aller Sektionen einzelne oder mehrere Nierencysten. Mit dem vermehrten, teilweise routinemäßigen Einsatz der Sonographie werden diese heute immer häufiger entdeckt und haben dann vielfach den Charakter eines Zufallsbefundes.

In diesen Fällen stellt sich die Frage nach den therapeutischen Konsequenzen. Ich möchte darauf später eingehen.

Während im Urogramm kleinere Raumforderungen der Niere sich dem Nachweis entziehen können, da diese erst durch eine Parenchymausbucklung und Verdrängungserscheinungen am Kelchsystem diagnostiziert werden können, sind im Sonogramm bereits Änderungen ab einem Größendurchmesser von ca. 1,5 cm nachzuweisen.

Die Sonographie ist der Röntgenuntersuchung aber noch in einem weiteren Punkt überlegen, da mit ihrer Hilfe die Differenzierung zwischen Cyste und Tumor möglich ist.

Die Cyste weist im Ultraschall immer eine kugelige bis ovale Form auf, ist glatt und scharf begrenzt und im Gegensatz zum Nierentumor besonders gekennzeichnet durch das Fehlen von Binnenreflexen sowie eine deutliche dorsale Schallverstärkung.

Die Treffsicherheit der Sonographie wird in der Literatur, bezogen auf die Raumforderung der Niere, mit 86 bis 96%, bezüglich der Differentialdiagnostik Tumor/Cyste mit 93 bis 98% angegeben. Zur Vermeidung von Fehlinterpretationen ist stets die simultane A- und B-Bildbewertung erforderlich.

Differentialdiagnostische Schwierigkeiten können entstehen bei der Deutung eines zerfallenen Tumors mit cystischer Umwandlung bzw. Einblutung sowie umgekehrt bei Cysten, die altes geronnenes Blut enthalten, bei infizierten und gekammerten Cysten.

In diesen Fällen erweist sich die ultraschallgezielte transcutane Punktion mit Untersuchung des Cysteninhaltes als vorteilhaft und erreicht nach Angaben von Smith nahezu eine 100%ige Treffsicherheit.

Auf die Technik der Cystenpunktion möchte ich nicht näher eingehen, da sie mit der Nierenbiopsie, wie bereits gehört, übereinstimmt und auch in den folgenden Referaten zur Nephrostomie nochmals aufgegriffen werden wird. Nur so viel: Wir benutzen dazu eine flexible, dünne atraumatische Nadel. Die Punktionstechnik ist einfach und gefahrlos.

Komplikationen treten so gut wie nie auf. In einer größeren Untersuchungsserie von Smith ist lediglich einmal ein kleineres retroperitoneales Hämatom beschrieben. Wir haben bei insgesamt 57 Nierencystenpunktionen keinerlei Probleme erlebt.

Falls fälschlicherweise einmal ein Tumor punktiert wird, so ist die dadurch evtl. bedingte Tumorzellverschleppung entlang dem Punktionsweg nach den Angaben von Schreeb mehr eine theoretische als wirklich relevante Komplikation.

Es stellt sich jedoch die schon eingangs aufgeworfene Frage, ob denn überhaupt jede Cyste punktiert werden soll oder muß.

Wir meinen, daß eine Punktion der Cyste mit
therapeutischer Zielsetzung wenig sinnvoll ist, da
über kurz oder lang sich die Cyste in der Mehrzahl
der Fälle wieder erneut bilden wird. Macht die
Cyste infolge ihres Größenwachstums mit Druck
auf die Umgebung entsprechende Beschwerden
und ist das Narkoserisiko nicht ungewöhnlich
hoch, so sollte besser die Cyste freigelegt und operativ abgetragen werden.

Etwas anders sind die Überlegungen im Hinblick auf eine diagnostische Punktion. Diesbezüg-
lich gehen die Meinungen weit auseinander. Von
den Befürwortern der Punktion wird immer wieder
das Argument vorgetragen, daß in einzelnen Fällen Cystenwandcarcinome vorkommen, die erst
nach der Punktion und nach Untersuchung des
Punktates nachgewiesen werden können. Dem ist
entgegenzuhalten, daß das eigentliche Cysten-
wandcarcinom praktisch eine Rarität darstellt. In
einer größeren Untersuchung von Emmet bei insgesamt 1 007 Patienten mit Cysten oder Tumoren wurde lediglich in 10 Fällen das gleichzeitige
Vorkommen von Cyste und Tumor in einer Niere
beobachtet, das entspricht einer Häufigkeit von 1%
oder, nur auf die Nierencysten bezogen, von 2,3%.
In keinem Fall konnte Emmet ein Cystenwand-
carcinom nachweisen.

Wenn in anderen Literaturangaben eine größere
Häufigkeit angegeben wird, so ist dies teilweise auf
eine fälschliche Definition zurückzuführen.

Gibson unterteilt deshalb in vier Typen, wobei
mit Typ 1 das gleichzeitige aber unabhängige und
getrennt voneinander Vorkommen von Tumor
und Cyste in der gleichen Niere gemeint ist, während mit Typ II der intracystische Tumor, mit
Typ III der cystische Hohlraum in einem regressiv
veränderten Tumor und mit Typ IV die Cyste distal
eines Tumors bezeichnet werden (Tabelle 1). Demnach ist das Vorkommen eines Tumors in einem
Pol und einer Cyste am anderen Pol derselben Niere ein Zufallsbefund, während die cystische Degeneration eines Tumors ein gewöhnliches und cha-
rakteristisches Zeichen ist. Der Tumor, der direkt
von der Cystenwand ausgeht, ist nach Ansicht

Gibsons lediglich eine theoretische Möglichkeit,
häufiger ist schon das Vorkommen einer Cyste distal oder peripher eines Nierentumors.

Die Wahrscheinlichkeit, ein eigentliches Cy-
stenwandcarcinom durch Punktion zu entdecken,
ist demnach sehr gering, so daß uns eine routinemäßige Punktion *aller* Cysten, ganz abgesehen von
der Tatsache, daß dies einen nicht unerheblichen
Arbeitsaufwand bedeuten würde, nicht gerechtfertigt erscheint. Wir meinen, daß die Punktion nur in
den wenigen Fällen durchgeführt werden sollte,
wo eine eindeutige Aussage nicht gemacht werden
kann.

In diesen Fällen sollte das Punktat auf sein ma-
kroskopisches Aussehen, auf Tumorzellen, Fett-
und Eiweißgehalt und den Gehalt an LDH untersucht werden.

Das normale Punktat ist von bernsteinfarbenem,
klarem Aussehen, gelegentlich auch trüb bei Infektion. Finden wir ein blutiges Aspirat, sollte die
Cyste in jedem Fall freigelegt werden. Die cytologi-
sche Untersuchung erfolgt nach Sedimentierung
und Färbung. Bei positivem Befall muß auch hier
die Operation erfolgen. Fett- und LDH-Gehalt betragen normalerweise maximal 1 mg% bzw. 40 mU/
ml. Nach Literaturangaben und aufgrund eigener
Ergebnisse ist in keinem einzigen Fall ein Tumor
übersehen worden, wenn alle eben genannten Kriterien negativ waren.

Vielfach wird im Anschluß an die Cystenpunktion die Injektion eines wasserlöslichen Kontrastmittels zur anschließenden Röntgendarstellung
der Cyste empfohlen, bei gleichzeitiger Injektion
von Luft als Pneumocystogramm oder als Doppel-
Kontrastverfahren zur Darstellung der Cystenwand.

Die Versuche einer Cystenverödung durch Ein-
geben verschiedener Verödungsmittel sind teilweise wieder verlassen worden, da z. B. nach den Untersuchungen von Beyer nach Instillation von
Lipiodol in zwei Fällen eine Nephrektomie wegen
stärkergradiger entzündlicher Veränderungen sowie ebenfalls in zwei Fällen längerdauernde Tem-
peraturerhöhungen mit Flankenschmerzen auftraten.

Stevenson hat an einem allerdings kleineren
Krankengut gefunden, daß nach der alleinigen
Punktion in 7 Fällen, d. h. 78% sich die Cyste erneut gefüllt oder gar größer geworden ist, während
dies nach Injektionen von iophendylate (Myodil,
Glaxo) lediglich in drei Fällen, d. h. 33% der Fall
war.

Wir meinen nach wie vor, und haben dies ja bereits zum Ausdruck gebracht, daß in den wenigen
Fällen, bei denen eine therapeutische Indikation

Tabelle 1. Koexistenz von Nierencyste und Nierentumor.
(Nach Gibson)

Typ I	Cyste und Tumor getrennt und unabhängig voneinander in der gleichen Niere
Typ II	Intracystischer Tumor
Typ III	Cystischer Hohlraum in einem regressiv ver- änderten Tumor („Cyste" im Tumor)
Typ IV	Cyste distal eines Tumors

besteht, d. h. also bei Vorliegen von Schmerzen, Abflußstörungen oder Hypertonie, die ursächlich auf eine große Cyste zurückzuführen sind, besser die operative Freilegung und Abtragung der Cyste erfolgen sollte.

Zusammenfassung

Einzelne Nierencysten sind laut größeren Sektionsstatistiken gar nicht so seltene Befunde und werden heute durch den vermehrten Einsatz der Sonographie weit häufiger bereits prämortal gefunden, wobei es sich dann vielfach um Zufallsbefunde handelt.

Bei fehlenden Beschwerden und Komplikationen ist in diesen Fällen eine Behandlung nicht erforderlich.

Eine Cystenpunktion sollte unserer Meinung nach nur zu diagnostischen Zwecken durchgeführt werden, d. h. bei zweifelhaften bzw. nicht ganz eindeutigen Befunden. Ist die Punktionscytologie dann negativ, der Gehalt an Fett, Eiweiß und LDH im Cystenpunktat ebenfalls negativ oder zumindest unter der Blutschranke gelegen, dann ist eine weitere Therapie nicht erforderlich, wird dagegen nur eines dieser Kriterien nicht erfüllt, ist das Punktat blutig, dann sollte die Niere freigelegt und die Cyste exstirpiert werden.

Eine operative Freilegung aus diagnostischen Überlegungen halten wir für nicht vertretbar.

Dr. H. Feiber
Urologische Univ.-Klinik
Robert-Koch-Str. 8
D-3550 Marburg/Lahn

Verhandlungsbericht der Deutschen Gesellschaft
für Urologie, 35. Tagung (1983), 494–498
© Springer-Verlag Berlin Heidelberg 1984

Punktionssystem-Entwicklungen für die ultraschallgesteuerte percutane Nephrostomie

R. Harzmann

Generell gilt die percutane Nephrostomie als ein besonders aktueller, ohne modernste Technologie nicht denkbarer Eingriff, der neue Dimensionen urologischer Diagnostik und Therapie eröffnet. Dabei überrascht, daß die ersten Publikationen zu diesem Thema bereits dreißig Jahre zurückliegen [3, 9]. Diese Punktions-Pyelostomien erfolgten ausschließlich unter röntgenologischer Kontrolle und zielten direkt auf das erweiterte Nierenbecken. Die transrenale Punktion galt wegen möglicher Blutungen als gefährlich. Die bis 1978 verschwindend geringe Zahl der Publikationen zu diesem Thema (2) spricht für Schwierigkeit und Zeitaufwand dieser percutanen Pyelostomie und läßt mangelhafte Erfolge vermuten. Transrenale Punktion [4], Verbesserung der sonographischen Kenntnisse und die Entwicklung von biokompatiblen Punktionsmaterialien mit einfacher Handhabung waren die Basis dafür, daß die percutane Nephrostomie inzwischen die operative Nephrostomie weitgehend abgelöst hat.

Punktionssysteme

Grundbaustein fast aller Sets, die momentan zur Verfügung stehen, sind die üblicherweise 1 bis 2 mm starke Punktionsnadel mit Mandrin und der aus der Angiographie (Seldinger-Technik) stammende, an seiner Spitze weiche und damit atraumatische Führungsdraht. Die Feinnadel dient der Primärpunktion des Hohlsystems und ermöglicht die Plazierung des Führungsdrahtes. Über ihn wird nach adäquater Dilatation des Punktionskanals das definitive Ableitungssystem vorgeschoben. Unterschiede zwischen den einzelnen Punktionssets liegen im Material der Drainagekatheter (Natur-Kautschuk, Polyvinylchlorid (PVC), Polyaethylen bzw. Polytetrafluoraethylen, Polyurethan, Silikon-Kautschuk). Die Qualität des definitiven Ableitungssystems ist insofern von besonderer Bedeutung als dieses in situ Veränderungen durch enzymatischen Abbau – beispielsweise von im Schlauchsystem enthaltenen Weichmachern (PVC) – ausgesetzt ist [10]. Darüber hinaus kommt es abhängig von der Urinqualität des punktierten Hohlsystems und vom Basismaterial der Drainage zur Biosekret-Ablagerung bzw. zur Beschichtung mit Kristallen und Bakterien. Schließlich ist die mechanische Beanspruchung des Materials durch die Bewegung des Patienten zu erwähnen. Daraus ergeben sich notwendigerweise verschiedene Forderungen an die Qualität des Kathetersystems: Es sollte chemisch stabil und elektrostatisch neutral, elastisch, jedoch gleichzeitig formstabil und schwer komprimierbar sein. Für die Morphologie sind Oberflächenglätte, Wasserabstoßung und fehlende Adhäsion zu fordern. Gleichzeitig sollte das Material bakteriostatisch oder bakterizid wirken, strömungsfördernd sein und ideal drainieren [10].

Die genannten Ausgangsmaterialien erfüllen diese Forderungen sehr unterschiedlich. Silikon-Kautschuk besitzt eine ideal glatte Oberfläche, reizt daher das Urothel am geringsten und zeigt auch nach Langzeitkontakt mit infiziertem Urin nur spärliche Inkrustationen. Gegen die Verwendung als Fistel-Grundsubstanz sprechen seine erhebliche Komprimierbarkeit und mangelhafte Formstabilität. In dieser Hinsicht schneiden Polyurethan-Katheter wegen ihrer etwas größeren Härte besser ab. Sie zeigen jedoch – von Hersteller zu Hersteller unterschiedlich – häufig Oberflächen-Zerklüftungen und Materialinhomogenitäten, die Ablagerungen begünstigen. Festigkeit, gleichzeitige Elastizität und Oberflächenbeschaffenheit, die nahe an die des Silikon-Kautschuk herankommt, sprechen für die Verwendung von Polyaethylen-bzw. Polytetrafluoraethylen-Kathetern.

Tabelle 1. Details der wichtigsten im Handel verfügbaren Systeme für die percutane Nephrostomie

Hersteller	Cook-Vance	Cook-Vance	Angiomed	Angiomed	Surgitek	Braun-Melsungen	Surgimed
Autor	Rutner	Günther	Günther/ Harzmann	Otto	Khan	Harzmann	Österling
Bougies	Teflon	Teflon	Teflon	–	Teflon	Poly-propylen	Teflon
Fistel-Katheter	weiches Polyurethan	hartes Polyaethylen	Soft-Poly-aethylen	Soft-Poly-aethylen	Poly-urethan	Poly-urethan	Soft-Poly-aethylen
Charrière	6,3; 10; 12	6,8	6 bis 14 (–20)	6 bis 14 (–20)	8,5	8; 11; 14	6
Einzelteil-Bezug (Wechselbesteck)	nein	einge-schränkt	ja	ja	einge-schränkt	ja	einge-schränkt

Tabelle 1 faßt wesentliche Merkmale der bekanntesten Punktionssets zusammen. Zusätzlich zu den genannten Materialdetails finden sich hier Informationen über die derzeit verfügbaren Katheterstärken. 6 Charrière-Katheter (Angiomed, Surgimed) haben in der *Kinderurologie* eine besondere Bedeutung. Gerade in dieser Indikation spielen die Miniaturisierung des Punktionsbesteckes zur Gewährleistung einer möglichst geringen Traumatisierung und die trotz geringer Abmessungen dennoch optimale Drainagefunktion des Systems eine wichtige Rolle. Dies gilt ganz besonders da, wo eine Langzeitableitung zur Prüfung der Erholungsfähigkeit einer Hydronephrose notwendig wird (Abb. 1).

Die erst kürzlich entwickelten großlumigen Drainagesysteme (Angiomed) sollten vor allem bei Nierenbeckentamponaden, Pyonephrosen oder geplanter percutaner Steinsanierung [1, 7] an Stelle des häufig problematischen Dilatationsvorganges vor der Litholapaxie verwandt werden.

Aus wirtschaftlichen Gründen hat die Möglichkeit, auch Einzelteile des jeweiligen Sets – beispielsweise für den Nierenfistelwechsel bei Dauer-

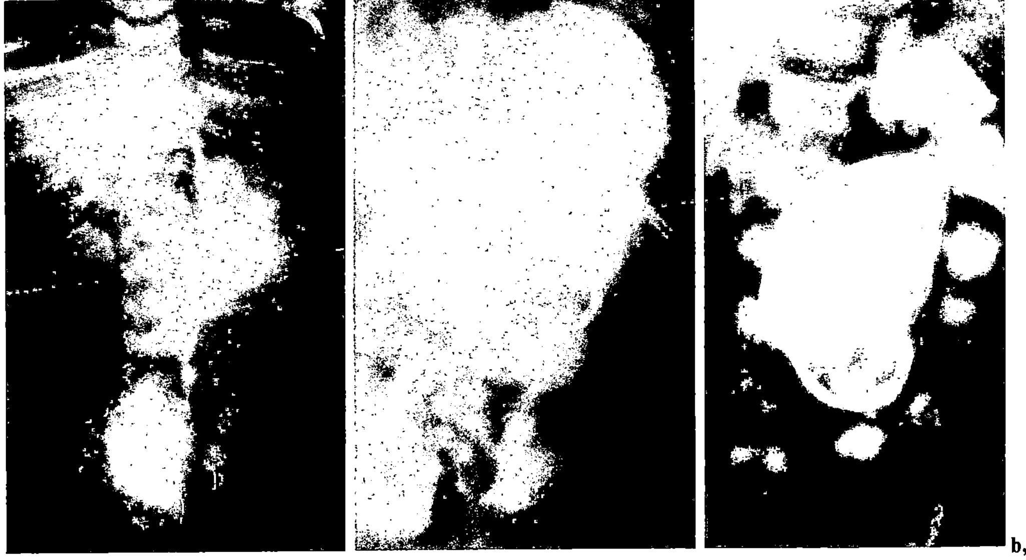

Abb. 1a–c. Percutane Entlastungsnephrostomie wegen ausgeprägter Hydronephrose bei einem 8 Tage alten Säugling: Drastische Befundbesserung innerhalb von 10 Tagen

ableitung – beziehen zu können, eine für den Urologenalltag nicht unwesentliche Bedeutung. Unbenutzte unsterile Teile der Punktionsbestecke können mit Aethylenoxyd, nicht aber mit Hitze oder Glutardialdehyd sterilisiert werden und sind dann wieder verwendbar.

Zwei der in Tabelle 1 vorgestellten Sets weichen von dem sonst verfolgten Konzept der Nephrostomieschlauch-Einbringung über den Führungsdraht ab [5, 6]. Beim sogenannten Otto-Set (Angiomed), das vor allem bei ausgeprägten Hydro- oder Pyonephrosen indiziert ist, wird der durch die

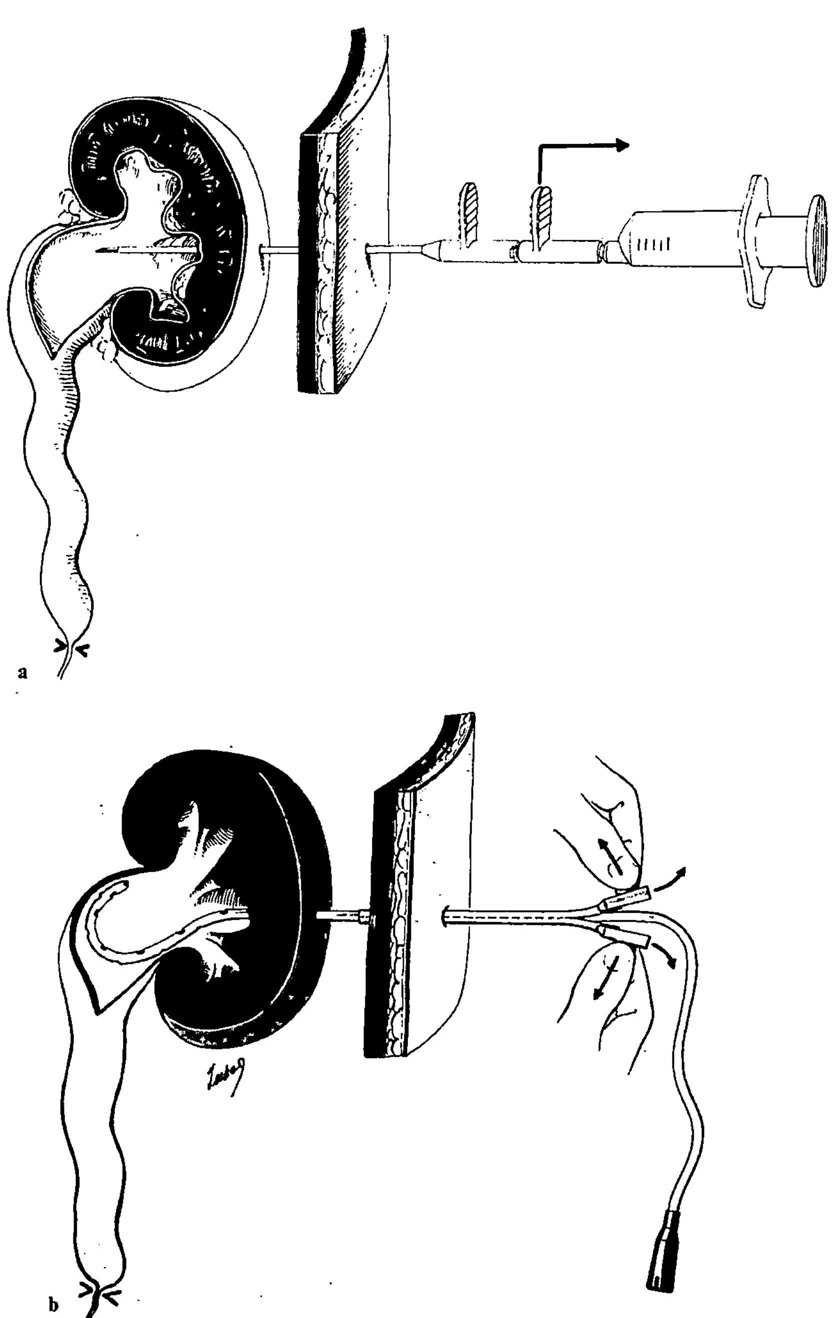

Abb. 2. Verwendung einer modifizierten Braunüle (a) und einer spaltbaren Hülse analog Zystofix-Technik (b) für die percutane Nephrostomie [5]

496

Punktionsnadel gestreckte Drainageschlauch ohne Verwendung eines Führungsdrahtes über die Punktionsnadel direkt in das Hohlsystem einge-bracht. Das Nephrofix®-System [5] (Braun-Melsungen) erleichtert weniger erfahrenen Punkteuren den Einstieg in das Nephrostomieverfahren durch Verwendung von Materialien (modifizierte Braunüle, modifiziertes Zystofixsystem), die jedem Urologen bekannt sind. Durch die über einen Führungsdraht eingebrachte spaltbare Hülse wird das definitive Drainagesystem in das Hohlsystem vorgeschoben (Abb. 2).

Die *Sichtbarkeit der Punktionsnadeln im Ultraschall* zeigt keine gravierenden Unterschiede zwischen den einzelnen Produkten. Dreigeteilte Initialpunktionsnadeln aus Metall (Cook-Vance, Angiomed) reflektieren den Schall jedoch am kräftigsten und bieten damit zusätzliche Sicherheit beim Punktionsvorgang.

Fixationshilfen

Die in nahezu allen Punktionssets verwandten eingerollten Katheterspitzen (Pig tail) bieten wegen ihrer Flexibilität keinen ausreichenden Schutz vor einer Fisteldislokation. Sie wird am einfachsten durch Einknüpfen des Nephrostomiekatheters in eine Hautnaht verhindert. Die Einfachheit der Handhabung hat dazu geführt, daß diese Fixationstechnik besonders verbreitet ist. Auch die Fixationsnaht führt jedoch nicht selten durch sekundär-entzündliche Veränderungen zu Schwierigkeiten, die vor allem dann eintreten, wenn die Fixationsnaht zu nahe an den Punktionskanal gelegt wird. Eine Problemlösung existiert in Form von Ballonkathetern [8], deren Positionierung wegen ihres größeren Querschnitts allerdings nicht immer einfach ist. Ebenso elegant wie simpel ist die Dislokationsprophylaxe mit Schlaufenkathetern (Angiomed), deren Spitze analog der Zeiss'schen Schlinge im Nierenbecken durch Zug eingerollt und fixiert werden kann (Abb. 3). Andere Sets (Cook-Vance, Surgitek, Angiomed) enthalten elastische Platten, die auf der Haut durch Pflaster oder Naht befestigt werden. Der Fistelschlauch tritt durch diese Platten aus und wird an ihnen fixiert. Eigene Untersuchungen haben zur Entwicklung einer besonders hautverträglichen Fixationsplatte (Disc) aus Silcolatex geführt, die der Haut verwerfungsfrei und breitflächig aufliegt und damit entscheidend zur Lagestabilität des Drainagesystems beiträgt. Abbildung 4 zeigt diesen speziell für die Fixation von Nephrostomiekathetern konzipierten Disc (Angiomed).

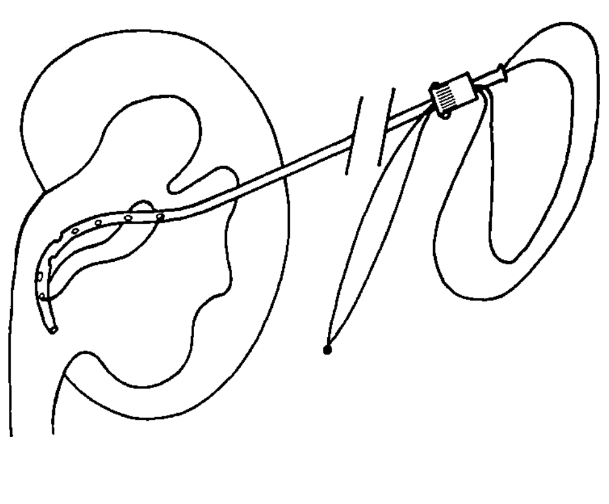

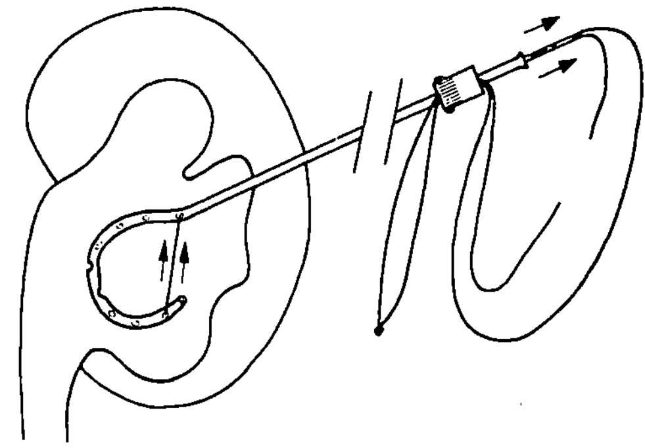

Abb. 3. Schematische Darstellung des Schlaufenkatheters: Dislokationsprophylaxe mittels Schlingenfixation

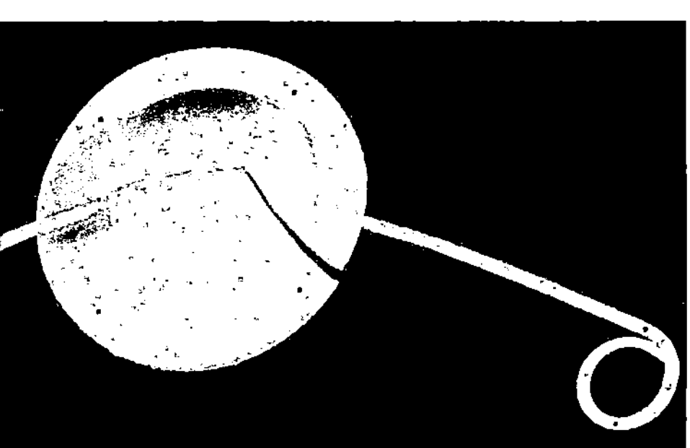

Abb. 4. Silcolatex-Disc zur sicheren Fixation des Nephrostomiekatheters an der Haut

Katheterverweildauer

Die Frage nach dem für Klinik- und Praxisalltag gleich wichtigen Zeitpunkt für den Wechsel des Fistelsystems hängt eng mit der Inkrustationstendenz des jeweiligen Kathetermaterials und mit der Urinqualität zusammen. Da beginnend oder komplett inkrustierte Systeme wegen fehlender Passagemöglichkeit für den Führungsdraht nur schwer oder nicht mehr gewechselt werden können, sind Maßnahmen zur Inkrustationsprophylaxe besonders wichtig. Abgesehen von der Behandlung eines Harnwegsinfektes und der Sorge um ausreichende Diurese empfiehlt es sich, das Urin-pH z. B. mit Hiprex® oder L-Methionin® zu senken. Unter der Voraussetzung, daß diese Prophylaxe konsequent betrieben wird, kann bei geeignetem Drainagematerial für den Nierenfistelwechsel ein Intervall von sechs Wochen empfohlen werden. Der Wechsel selbst wird zweckmäßigerweise unter Röntgenkontrolle vorgenommen, da alle von der Industrie angebotenen Nephrostomiekatheter röntgenologisch schattengebend sind.

Patienteninformation

Ebenso wichtig wie die prätherapeutische Aufklärung des Patienten über den Eingriff und seine Komplikationen (Fehlpunktion, Blutung, Infektion u. a.) sind Informationen über das Leben mit der Fistel. Wichtigste Spätkomplikation der Nephrostomie ist die Katheterdislokation, die sich üblicherweise durch Schmerzen und fehlende Urinausscheidung zu erkennen gibt. Der unter gleicher Symptomatik auftretende inkomplette oder komplette Verschluß des Drainagesystems kann bei entsprechender Führung des Patienten (Medikation, pH-Wert, Diurese, Wechselintervalle) mit ausreichender Sicherheit vermieden werden. Darüber hinaus gehört zur Aufkärung über die percutane Nephrostomie eine verständliche Information des Patienten und dessen Umgebung über Zubehörteile wie Verschlußmechanismen und Urinbeutel bzw. deren Wechsel.

Die ultraschallgesteuerte percutane Nephrostomie als operationsflankierender oder -ersetzender, als Litholapaxie- [1, 7] vorbereitender oder als diagnostischer Eingriff hat zu einer entscheidenden Erweiterung der diagnostischen und therapeutischen Möglichkeiten in der Urologie geführt. Ähnliches Gewicht hat die im Vergleich zu bisherigen Techniken wesentliche Reduzierung der Patientenbelastung. Die Vorzüge dieses jungen Verfahrens können allerdings nur dann voll ausgeschöpft werden, wenn das zur Verfügung stehende Instrumentarium kritisch verwandt und seine Funktion durch eine adäquate Metaphylaxe bzw. Prophylaxe optimiert wird. Dabei ist die Wahl richtiger Punktionsnadeln und Drainagesysteme, der richtigen Kaliberstärke, der Katheterfixationstechnik u. a. ähnlich wichtig wie die über den Ultraschall kontrollierte exakte Plazierung des Systems im Hohlsystem.

Literatur

1. Alken P, Hutschenreiter G, Günther R, Marberger M (1981) Percutaneous stone manipulation. J Urol 125:463–466. – 2. Brühl P (1978) Perkutane antegrade Nierenbekkenpunktionsfistel als Noteingriff bei Harnstauungsniere. Geburtshilfe Frauenheilkd 38:963–967. – 3. Goodwin WE, Casey WC, Woolf W (1955) Percutaneous trocar (needle) nephrostomy in hydronephrosis. JAMA 157:891–894. – 4. Günther R, Altwein JE, Georgi M (1977) Feinnadelpunktion zur antegraden Pyelographie und perkutanen Nephrostomie. Fortschr Roentgenstr 127:439–442. – 5. Harzmann R, Haacke C, Bichler K-H (1981) Neuentwicklung eines Einmalsystems für die perkutane Nephrostomie. Urologe A 20:63–67. – 6. Harzmann R (1983) Möglichkeiten von Ultraschalldiagnostik und ultraschallgesteuerter Therapie in der Urologie. Ultraschall-3-Länder-Treffen Bern. Thieme (im Druck). – 7. Marberger M, Stackl W, Hruby W (1982) Percutaneous litholapaxy of renal calculi with ultrasound. Eur Urol 8:236–242. – 8. Schilling A, Göttinger H, Marx FJ, Schüller J, Bauer HW (1981) A new technique for percutaneous nephropyelostomy. J Urol 125:475–476. – 9. Weens HSt, Florence ThJ (1954) The diagnosis of hydronephrosis by percutaneous renal puncture. J Urol 72: 589–595. – 10. Weißbach L (1981) Anforderungen an Nephrostomiekatheter. Symposium Perkutane Eingriffe am oberen Harntrakt, Tübingen.

Prof. Dr. R. Harzmann
Urologische Abteilung der Universitätskliniken
Calwerstr. 7
D-7400 Tübingen

498

Verhandlungsbericht der Deutschen Gesellschaft
für Urologie, 35. Tagung (1983), 499/500
© Springer-Verlag Berlin Heidelberg 1984

Die percutane Nephrostomie

H. Feiber und W.N. Schwerk

Nachdem Herr Eickenberg bereits über die Technik der transcutanen Nephrostomie mittels Real-time-scanner berichtet hat, möchte ich kurz über das an unserer Klinik gebräuchliche Compound-Verfahren berichten.

Wir benutzen ein Compound-Gerät der Firma Kretz, das Combison 202, mit einem 2,5 Megahertz-Schallkopf, der mit einer zentralen Bohrung versehen ist und somit eine gute Führung der Punktionsnadel gewährleistet. Dieser Schallkopf ist gassterilisierbar.

Als Punktionsbesteck verwandten wir anfangs das sogenannte Günther-Set der Firma Cook, in letzter Zeit das PND-Set der Firma Angiomed, bestehend aus einer 22 G-Nadel für die atraumatische Punktion des Nierenhohlsystems, einer 18 G-Nadel mit stumpfer Kanüle und Stilett für die Ausgangspunktion, einem teflonisierten J-Führungsdraht, einem Vessel-Dilatator und einem röntgendichten Pig-Taile-Katheter, der in mehreren gewünschten Stärken zu haben ist, meist kommt bei uns der Katheter 6,6 F zur Anwendung.

Die Punktion wird in Bauchlage des Patienten und in Lokalanästhesie nach der Seldinger-Technik durchgeführt. Der Nachteil der Compoundtechnik besteht darin, daß im Gegensatz zum Real-time-Verfahren die Punktion des Hohlraumsystems unter permanenter Sicht nicht möglich ist. Voraussetzung ist deshalb eine gewisse Kooperation des Patienten, da Einstellung und Punktion in einer mittleren Atemlage erfolgen müssen. Insbesondere beim wenig dilatierten Hohlsystem sind Fehlpunktionen nicht immer zu vermeiden.

Wir meinen dennoch, anhand unserer Ergebnisse beweisen zu können, daß auch mit der Compound-Technik eine Nephrostomie sicher und nahezu gefahrlos angelegt werden kann.

So haben wir im Zeitraum von Januar 1979 bis September 1983 177 percutane Nephrostomien ausschließlich mit einem Compound-Gerät durchgeführt.

Die Indikationen gehen aus Tabelle 1 hervor. Überwiegend handelt es sich um postrenale Obstruktionen, gelegentlich wurde die Nephrostomie zur Bestimmung der Funktionsreserve der Niere nach Entlastung oder auch zur Trockenlegung einer Ureterfistel durchgeführt. Besonders unterstreichen möchten wir die Wertigkeit dieser Methode bei septischen Harnleitersteinen.

Zumindest wenn der Versuch der retrograden Entlastung mittels Ureterenkatheter nicht gelingt, bietet sich hier die Möglichkeit, den infolge infizierter Harnstauungsniere hochgefährdeten Patienten kurzfristig und ohne zusätzliche Belastung zu entlasten. Zu einem späteren Zeitpunkt kann die eventuell notwendige operative Intervention

Tabelle 1. Indikationen – perc. Nephrostomie ($n = 177$)

Gyn.-Carcinom	41
Rectum-Carcinom	15
Prostata-Carcinom	18
Blasen-Carcinom	22
Ureter-Carcinom	3
Ureterkompression bei	
M. Ormond	8
retroperit. Lymphome	3
TU unbek. Genese	5
retrocavaler Ureter	1
Urotuberkulose	3
Harnleiterstein	29
Pyonephrose bei Abgangsstenose	7
Ureterstenose nach Nierentransplantation	2
Anomalien der Harnwege	8
Iatrogene Ureterfistel bzw. Unterbindung	4
Diagn. Nierenfunktionsprüfung	7
Aneurysma, Aorta + Iliacalgefäße	1

Tabelle 2. Weiterer Verlauf nach PN bei Steinpatienten ($n = 29$)

Steinauflösung	8
OP (Lithotomie)	13
Spontanabgang	5
Schlingenextraktion	2
Verstorben, bei Urosepsis?	1

unter wesentlich günstigeren Voraussetzungen erfolgen.

Wie unsere Ergebnisse bei 29 Patienten zeigen, kann die Operation dem Patienten auch erspart werden, wenn es gelingt, den Stein aufzulösen oder dieser spontan abgeht, bzw. wenn eine Schlingenextraktion durch Tiefertreten des Steines möglich wird (Tabelle 2).

An Komplikationen fanden wir gelegentlich vorübergehende leichtere Hämaturien, nur in zwei Fällen ein perirenales Hämatom. Eine massive Blutung, die uns zu einer operativen Intervention genötigt hätte, erlebten wir nicht. Eine Urinombildung, wie sie gelegentlich beschrieben wird, sahen wir ebenfalls nicht.

Wir meinen, daß dies durch Vermeidung einer direkten Punktion des Nierenbeckens zu verhindern ist. Auch einen perinephritischen Abszeß bei infizierter Niere, wie andernorts gelegentlich beschrieben, beobachteten wir nicht. In einem Fall ist eine Urosepsis zu diskutieren.

Abschließend möchten wir festhalten, daß auch mittels Compound-Technik eine gefahrlose Punktion und Ableitung der Niere möglich ist. Dieses Verfahren hat zweifelsohne gegenüber der Real-time-Technik den Nachteil, daß die Punktion nicht unter permanenter Sicht durchführbar ist. Falls jedoch, und das wird sicherlich in einigen Kliniken der Fall sein, nur ein Compound-scanner zur Verfügung steht, möchten wir die Kollegen dazu ermutigen, auch in diesen Fällen die percutane Nephrostomie anzuwenden, zumal, wie wir zeigen konnten, bei einiger Erfahrung das Verfahren relativ gefahr- und komplikationslos ist.

In jedem Falle ist die percutane Nephrostomie dem offenen Verfahren vorzuziehen.

Dr. H. Feiber
Urologische Univ.-Klinik
Robert-Koch-Str. 8
D-3550 Marburg/Lahn

Verhandlungsbericht der Deutschen Gesellschaft
für Urologie, 35. Tagung (1983), 501–503
© Springer-Verlag Berlin Heidelberg 1984

Lithotripsie – Instrumentarium und Technik

W. Stackl und M. Marberger

Die Voraussetzung für eine erfolgreiche perkutane Litholapaxie ist das Erreichen des Steines von einem Nephrostomiekanal aus. Mit dem starren Nephroskop gelingt dies meist im Nierenbecken, der unteren und oberen Kelchgruppe, nicht aber in der mittleren Kelchgruppe. Da diese Kelche wegen der Gefahr einer Pleurapunktion nicht erreicht werden können, sind Steine in dieser Lokalisation für dieses Verfahren ungeeignet. Aus dem gleichen Grund können auch stark verzweigte Ausgußsteine perkutan schwer entfernt werden. Steine, welche das Hohlraumsystem vollständig ausfüllen, eignen sich nur, wenn es gelingt, das Nephrostomiedrain am Stein vorbeizuschieben, da nur so genügend Manipulationsraum für das starre Nephroskop gegeben ist. Eine relative Ureterabgangsstenose, welche eine Kontraindikation für die extrakorporale Stoßwellenlithotripsie darstellt, ist kein Hindernis für eine perkutane Steinentfernung. Die Patientenselektion entscheidet über die Erfolgsrate.

Als erster Schritt muß der Nephrostomiekanal aufgedehnt werden. Dies kann mit einem über den Führungsdraht eingebrachten Gefäßballonkatheter oder mit flexiblen Teflondilatatoren erfolgen, über die schließlich eine Teflonmanschette vorgeschoben wird. Wir verwenden jetzt aber nur mehr die von Alken [1] beschriebenen Teleskopdilatatoren. Durch das liegende 14-Charr. Nephrostomiedrain werden zwei Führungsdrähte eingelegt und über einen von diesen ein starrer 9-Charr. Führungsstab vorgeschoben. Dieser dient als Leitschiene für Dilatatoren größeren Durchmessers, wobei ein Knopf am Ende des Führungsstabes ein zu weites Einführen verhindert. Schließlich kann über den 21-Charr. Dilatator der Nephroskopschaft darübergeschoben, die Dilatatoren entfernt und das Nephroskop eingeführt werden. Als entscheidender Sicherheitsfaktor muß dabei immer ein

zweiter Führungsdraht außerhalb des Instrumentes im Nephrostomiekanal liegen, um im Fall einer Dislokation des Nephroskops die Reintubation der Nephrostomie zu ermöglichen. Seit der Verwendung des Lunderquist-Führungsdrahtes zum Führen des Teleskopdilatators traten praktisch keine Bougierungsprobleme auf. Der starre Teil des Drahtes leitet den Dilatator ohne die Gefahr des Abknickens in das Hohlraumsystem, die 5 Zentimeter lange weiche Spitze verhindert Perforationen.

Das Legen der Nephrostomie ist bei nichtgestauten, steintragenden Nieren wesentlich schwieriger als bei der Entlastung einer Hydronephrose. Der Stein muß auch in einer zweiten Ebene geortet werden können, was am besten durch Ergänzung der Durchleuchtung mit dem Real-Time-Scanner geschieht.

Auch die Lithotripsie selbst muß unter Röntgenkontrolle erfolgen. Da hierzu ausreichend steriler Bewegungsraum vorhanden sein muß, kommen nur Übertischröhren in Frage, die aber für den Operateur ein beträchtliches Strahlenrisiko darstellen. Die Nephrostomie wird unter optimalen Bedingungen mit minimaler Strahlenbelastung in Lokalanästhesie gelegt und 12 Stunden später erfolgt der eigentliche Eingriff in Vollnarkose.

Voraussetzung für die intrarenale Manipulation unter Sicht ist ein Nephroskop mit prograder Optik und einem Arbeitskanal von mindestens 11 Charr. Durchmesser. Durch diesen können Zangen, Körbchen, aber auch eine Diathermiesonde und ein Skalpell eingeführt und unter Sicht manipuliert werden. Kleinere Steine können mit der Zange gefaßt und sofort extrahiert werden. Der Durchmesser des Nephroskopschaftes limitiert jedoch diese Möglichkeit. Das kraftvolle Fassen des Steines mit der Zange und die Extraktion gemeinsam mit dem Instrument ist nicht empfehlenswert, da dadurch Blutungen provoziert werden können.

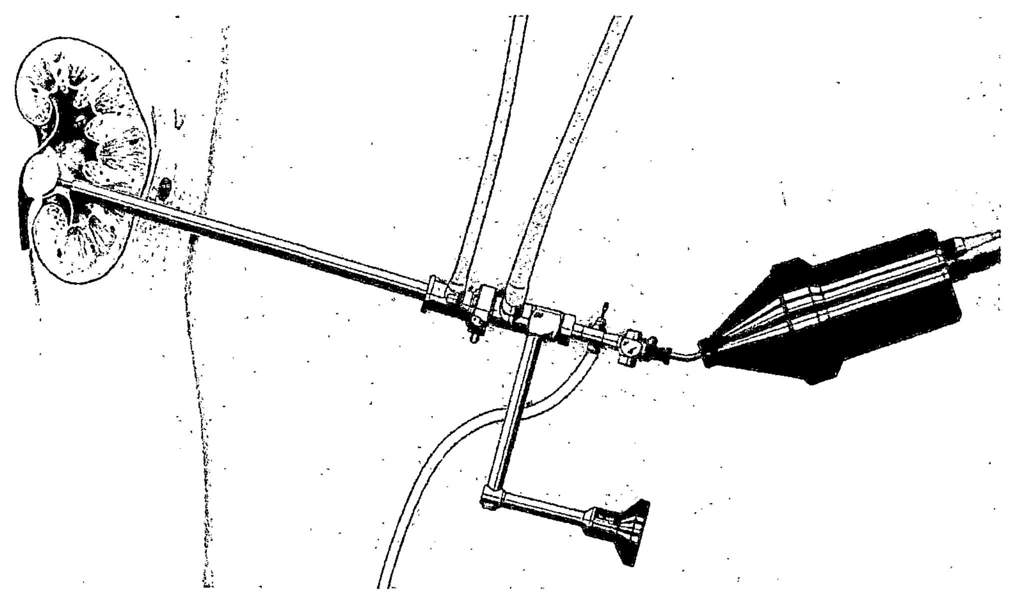

Abb. 1. Perkutanes Universalnephroskop mit eingeführter Ultraschallsonde

Steine, deren kleinster Durchmesser mehr als acht Millimeter mißt, müssen zuerst in der Niere zerkleinert werden. Hierzu stehen verschiedene Verfahren zur Verfügung. Der Stein kann mit einer Stahlsonde, die durch einen Ultraschallwandler in Sinusschwingungen im Frequenzbereich von 23 bis 25 kHz gebracht wurde, wie mit einem Bohrer zerkleinert werden, wobei der Steinstaub über das hohle Lumen der Sonde abgesaugt wird (Abb. 1) [2].

Bei der elektrohydraulischen Lithotripsie wird durch die Schlagwelle einer elektrischen Entladung zwischen einem koaxialen Elektrodensystem der Stein durch die Druck- und Zugkräfte direkt zertrümmert [3]. Dabei können jedoch Strukturen, die sich innerhalb eines Bereiches von fünf Millimeter um die Funkenentladung befinden, zerstört werden.

Die mechanische Zertrümmerung mit dem Steinpunch hat sich wegen einer sehr hohen Komplikationsrate nicht bewährt [4].

Um die Streuung von Steinteilen im Hohlsystem zu vermeiden und die Gefahr der Spülwassereinschwemmung so gering wie möglich zu halten, sollte das angewandte System mit einem Niederdruckspülsystem ausgestattet sein (Abb. 2), d. h. der Gesamtquerschnitt des Ausflusses muß – auch bei nicht funktionierendem Sauger – größer als der des Zuflusses sein. Um ein Resektionssyndrom zu vermeiden, sollte grundsätzlich nur Kochsalzlösung zur Spülung verwendet werden.

Über den Arbeitskanal des Nephroskops können neben der Ultraschallsonde verschiedene Zusatzinstrumente eingeführt werden: Die Standardoptik mit rechtwinkeliger Blickrichtung erleichtert die Orientierung im Nierenbecken und die Inspektion von Kelchen und Ureterabgang. Für besonders schwierige Fälle oder bei der Dislokation von Steinen in den oberen Kelch steht ein spezieller fle-

Abb. 2. Schematische Darstellung des Niederdruckspülsystems. Die Steinfragmente werden kontinuierlich durch das zentrale Lumen der Ultraschallsonde abgesaugt

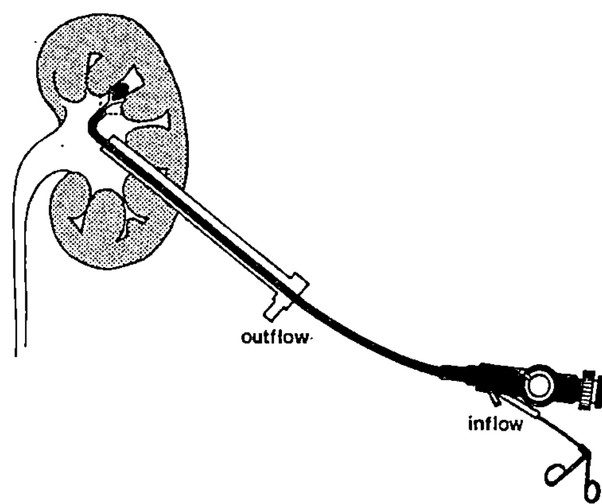

Abb. 3. Flexibler Fiberoptikeinsatz mit Niederdruckspülsystem. Durch den Arbeitskanal (6 Charr.) können auch
Steine außerhalb des prograden Gesichtsfeldes manipuliert werden

xibler Fiberoptikeinsatz zum Nephroskop zur Verfügung (Abb. 3). Unter Sicht kann durch den
6-Charr.-Arbeitskanal bei guter Spülleistung eine
Dormiakörbchen oder eine elektrohydraulische
Sonde an den Stein herangebracht werden, sodaß
er auf diese Weise entfernt werden kann.

Das Problem der Dislokation in den oberen
Kelch kann mitunter bei etwas tiefer stehenden
Nieren durch eine zweite Nephrostomie gelöst
werden.

Die Vorteile der perkutanen Lithotripsie sind be-
stechend und werden durch die Erfolgsrate von
über 90% bestätigt. Seit 1980 wurde die Nephrolithotomie bei 171 Patienten angewandt (Tabelle 1).
Die Letalitätsrate betrug Null, und es mußte keine
Nephrektomie durchgeführt werden.

Wegen einer Blutung aus einer Interkostalarterie
mußte in einem Fall eine offene Wundrevision vorgenommen werden. Ein Großteil der Komplikationen resultierte aus einer ungeeigneten Lage der
Nephrostomie. Blutungen aus dem Nierenparenchym sistierten spontan nach dem Wechsel der ur-
sprünglichen Nephrostomie auf ein großkalibrige-
res Drain.

Das unbeabsichtigte Zurücklassen von Reststeinen erforderte nur bei zwei Patienten eine offene
chirurgische Steinentfernung. Bei den übrigen
19 Patienten mit Residualsteinen erfolgte entweder
ein Spontanabgang oder die Steine lagen in Neben-
kelchen, wo sie weder eine Obstruktion noch
Symptome verursachten.

Die durchschnittliche Aufenthaltsdauer lag bei
den letzten 50 Patienten nur bei 4,7 Tagen.

Um vergleichbare Resultate zu erzielen, ist eine
ausreichende Erfahrung in der Punktionstechnik

Tabelle 1. Komplikationen der perkutanen Litholapaxie

	Nephrostomie ungenügend	Blutung	Rest- stein
Beckenstein ($n = 124$)	5	3	8
Verzweigter Stein ($n = 16$)	1	1	7
Kelchstein ($n = 31$)	4	–	6
	10 (8[a])	4 (1)	21 (2)

[a] I mit signifikantem Extravasat   (.) operiert

Tabelle 2. Grundausrüstung für die Nephrolithotomie

Nephrostomiebesteck
Urologischer Bildverstärker-Röntgentisch und
 Real-time US-Scanner
Teleskopdilatator
Nephroskop mit Zangensatz
Ultraschallithotriptor (oder elektrohydraulischer
 Lithotriptor)

der Niere die Grundvoraussetzung zur Handhabung dieser Methode. Unerläßlich ist dazu aber
auch eine ausreichende Basisausrüstung, insbesondere in Bezug auf die Röntgen- und Ultraschall-
einrichtung, das Nephroskop und die Geräte zur
intrarenalen Steinzerkleinerung (Tabelle 2).

Selbstverständlich entscheidet auch die richtige
Patientenselektion über den Erfolg. Kleine, extrahierbare Rezidivsteine in einem weiten Hohlraumsystem in einer tiefstehenden Niere sind ideale
Konkremente, an denen man die Methodik erler-
nen und das so wichtige Erfolgserlebnis haben
kann.

Literatur

1. Alken P (1981) Teleskopbougierset zur perkutanen
Nephrostomie. Akt Urol 12:216. – 2. Marberger M, Stackl
W, Hruby W (1982) Percutaneous litholapaxy of renal cal-
culi with ultrasound. Eur Urol 8:236. – 3. Sachse H (1970)
Erfahrungen mit der Elektrolithotripsie. Verh Dtsch Ges
Urol 23:171. – 4. Smith AD, Reinke DB, Miller RB, Lange
PH (1979) Percutaneous nephrostomy in the management
of ureteral and renal calculi. Diagnostic Radiology
133:49–54.

Dr. W. Stackl
Urologische Abteilung
Rudolfstiftung
Juchgasse 25
A-1030 Wien

Verhandlungsbericht der Deutschen Gesellschaft
für Urologie, 35. Tagung (1983), 504/505
© Springer-Verlag Berlin Heidelberg 1984

Flexible Nephroskope und elektrohydraulische Lithotripsie

K. Korth

Zum Thema der perkutanen Steinentfernung möchte ich einiges beitragen, speziell was die elektrohydraulische Steinzerstörung angeht und den Einsatz von flexiblen Optiken.

Ich verwende die perkutane Technik als ausschließliche operative Methode zur Behandlung von Nierensteinen, auch von Ausgußsteinen, und habe in den vergangenen 1½ Jahren 150 Pat. operiert.

Ich benutze das Pyeloskop von Olympus Winter & Ibe, das wir in Zusammenarbeit entwickelt haben und das sich durch eine kontinuierliche Spülung durch einen Doppelschaft entsprechend dem Iglesias-Dauerspülprinzip auszeichnet. Dazu verwende ich flexible Olympus-Optiken, die über einen speziellen Adapter in das Pyeloskop eingesetzt werden. In letzter Zeit ist das vorwiegend eine Charr. 14-Optik, deren Spitze nach einer Seite um 90° und zur anderen um 160° abwinkelbar ist. Große Steine, die sich mit Zangen oder einem Punchgerät nicht zerlegen lassen, zerlege ich mit elektrohydraulischen Schockwellen mittels Einsatz des Urat I, der von uns seit langem für Blasensteine verwendet wird. Dafür steht eine spezielle Winkeloptik zur Verfügung, die auch für den Einsatz eines Ultraschall-Lithotrypters geeignet ist.

Fast die Hauptsache der perkutanen Steinoperation besteht in der richtigen Lage des Kanals. Ich lasse das nicht einen Röntgenologen machen, sondern lege ihn selbst. Das ist meines Erachtens schon deshalb notwendig, weil häufig genug der Kanal intraoperativ umgelegt oder ein zweiter Kanal gelegt werden muß.

Ich gehe i. allg. so vor: Durch einen retrograd gelegten Ureterenkatheter wird Kontrastmittel – mit Blau gemischt – infundiert. So erhalte ich eine leichte Hydronephrose, die sich leichter punktieren läßt. Wenn die Nadel ihr Ziel dann erreicht, tropft Blau heraus. Das Aufbougieren ist dann kein Problem mehr.

Sowohl das Bougieren, wie das Steinentfernen werden in Lokalanästhesie vorgenommen.

Grundsätzlich sollte aber die Richtung und der Eintritt des perkutanen Kanals so gewählt werden, daß ein starres Pyeloskop benutzt werden kann, da dieses gegenüber der flexiblen Optik enorme Vorteile bietet, nicht nur in der Klarheit der Sicht, sondern auch in der Vielfältigkeit der Zusatzinstrumente, angefangen von Körbchen unterschiedlicher Art und Größe, von großen starren Zangen und von Geräten zur Lithotripsie.

Eine Niere, auch eine voroperierte, ist nämlich erstaunlich gut beweglich. Auch innerhalb des Kelchsystems sind Abwinkelungen des Schaftes von 30° ohne Verletzungsgefahr möglich, so daß eine begrenzte Pyeloskopie allein so schon durchgeführt werden kann.

Einen großen Nierenbeckenstein, auch einen sehr großen, perkutan zu zerstören, halte ich nicht mehr für allzu schwierig. Man kann dazu entweder das Ultraschallgerät verwenden, das relativ langsam arbeitet, besonders bei Oxalat- oder Apatit-Steinen, aber auch die Schleimhaut wenig verletzen kann. Oder man benutzt ein elektrohydraulisches Gerät, das sehr schnell arbeitet und mit dem ich niemals Komplikationen gesehen habe, solange Vorsichtsmaßregeln, wie wir sie bereits aus der Blase kennen, angewendet werden: Die Sondenspitze muß in jedem Fall unter Sicht auf den Stein gehalten werden. Eine große Wassermenge sollte um den Stein herum vorhanden sein, die fähig ist, die Schockwelle aufzufangen und damit die Energie zu absorbieren. Dann ist weder eine Perforation zu erwarten, noch daß Steinsplitter unter die Mucosa geschossen werden, wie von manchen Autoren befürchtet wird. Ganz gleich welche Methode man anwendet, dadurch, daß im Nierenbecken ausschließlich über eine vergrößernde Optik gearbeitet wird, herrschen am Ende des Eingriffs sozusagen lupenreine Verhältnisse. Auch winzige Restkrümel sind erkennbar und lassen sich unter Sicht absaugen.

Das wirkliche Problem der perkutanen Steinentfernung ist die Manipulation von Nierenkelchsteinen, besonders bei Ausgußsteinen. Die zu operieren, ist ohne flexible Optik eigentlich nicht möglich, will man nicht für jeden Nierenkelchstein einen Extrakanal legen. Das Prinzip des Einsatzes einer flexiblen Optik besteht darin, daß aus einem Kelchstein unter Zuhilfenahme verschiedener flexibler Instrumente ein Nierenbeckenstein gemacht wird. Hier soll der Stein dann weiter aufgearbeitet werden, in erster Linie wieder unter Verwendung des starren Pyeloskops.

Unverzichtbar ist die flexible Optik auch für diagnostische Abklärungen von Veränderungen in der Niere. Es ist zwar schon heute möglich, mit einem flexiblen Endoskop transvesikal – transureteral die Niere komplett auszuleuchten, aber dieses 9 Charr.-Gerät von Olympus hat weder einen Arbeitskanal, noch eine Spülmöglichkeit. Die Sichtqualität ist aber für ein Gerät dieser Stärke ausgezeichnet. Für operative Zwecke ist natürlich die Leistung der perkutanen, flexiblen Nephroskope wesentlich besser.

Sie ermöglichen die Betrachtung der meisten Kelche und lassen durch einen Arbeitskanal Maßnahmen zu, wie die Entnahme von Probeexzisionen, der Extraktion von Steinen aus Kelchen, die elektrohydraulische Zerstörung von Kelchsteinen oder die Koagulation von papillären Nierenbekkenveränderungen.

Bei den perkutan einzusetzenden flexiblen Optiken ist wichtig, daß diese sehr dünn sind, um auch in feine Kelche zu passen. Außerdem ist von entscheidender Wichtigkeit eine gute Rückblickmöglichkeit von mindestens 140°, um auch bei ungünstig liegendem perkutanen Kanal dicht daneben liegende Kelche zu inspizieren. Der von den Herstellern angegebene Abbiegewinkel wird aber vielfach beim Einsatz von Instrumenten im Arbeitskanal nicht erreicht, je nachdem wie dick die Geräte sind und wie steif sie die Endoskope machen. Hat man dann einen Kelch gut im Blickfeld, gelingt es oft nicht, ein Körbchen weiterzuschieben, ohne daß die Spitze des Endoskops wieder gestreckt wird. Außerdem kommt es beim Einsatz von In-

strumenten gelegentlich zu einem völligen Verlegen des Arbeitskanals, so daß eine Wasserspülung kaum noch möglich ist. Aus diesem Grunde ist es notwendig, daß bei der weiteren Entwicklung der flexiblen Endoskope der Arbeitskanal weiter gemacht wird, bei gleich bleibender Sichtqualität. Das ist dann nur durch noch feinere Glasfasern zu erreichen.

Der Einsatz von flexiblen Optiken in der Niere erfordert eine relativ große Übung, bis neben der Handhabung der Handgriffe auch die Orientierung innerhalb der Niere gelernt ist. Als Vorübung empfehle ich das reichliche Anwenden einer flexiblen Optik zur Routinezystoskopie beim Mann, der aufgrund der dabei bestehenden völligen Schmerzfreiheit für diese Form der Zystoskopie dankbar sein wird.

Noch einiges zu den Geräten: Zur elektrohydraulischen Lithotrypsie gibt es drei Geräte, den alten Urat I, der wohl in vielen Abteilungen noch vorhanden sein wird und der sich durch eine enorme Robustheit auszeichnet, allerdings auch durch eine ungenaue Verarbeitung der Sonden, die um ein bis zwei Charr. um die angegebenen 10 Charr. schwanken. Zwei neuere Geräte auf dem Markt sind einmal der Riwolith der Fa. Wolf zum Preis von 15 000 DM und das von ACMI vertriebene Northgate-Gerät zum Preis von 17 000 DM. Beide Geräte haben 5-Charr.-Sonden, die durch flexible Geräte zu benutzen sind. Über das Northgate-Gerät kann ich nichts sagen, da ich niemals damit gearbeitet habe. Der Riwolith von Wolf ist von mir nur versuchsweise benutzt worden, dabei war die Funktion einwandfrei.

An flexiblen Nephroskopen habe ich bis jetzt ausschließlich Olympus-Geräte verwendet. Die Qualität dieser Endoskope ist ausgezeichnet, worüber natürlich Erfahrungen in jedem Krankenhaus aus der Gastroenterologie vorliegen. Ein 18-Charr.-Gerät benutze ich seit 1½ Jahren, ein 14-Charr.-Gerät seit einem halben Jahr. Abnützungs- oder Materialfehler sind bisher nicht aufgetreten. Der Preis dieser Endoskope liegt bei 15 000 DM.

Dr. med. Knut Korth
Leitender Arzt der Urologischen Abteilung
Lorettokrankenhaus
D-7800 Freiburg i. Br.

Verhandlungsbericht der Deutschen Gesellschaft
für Urologie, 35. Tagung (1983), 506–509
© Springer-Verlag Berlin Heidelberg 1984

Feinnadelpunktion maligner Herde im Retroperitoneum

R. Heckemann

Die perkutane transperitoneale Lymphknoten-biopsie geht zurück auf Rüttimann (1968), Wallace et al. (1975) und Göthlin (1976). Diese Autoren punktierten nach lymphographischer Kontrastie-rung mit Hilfe der Röntgendurchleuchtung. Dem-gegenüber sind Mitteilungen, insbesondere quan-titative Analysen ultraschallgeführter retroperito-nealer Lymphknotenbiopsien, rar (Gammelgaard et al. 1981; Heckemann u. Ringert 1982). Wir ge-wannen zunehmende Erfahrung in der Punktion auch kleinerer retroperitonealer Raumforderun-gen nach dem Einsatz von Real-Time-Punktions-schallköpfen. Diese bieten folgende für die Punk-tionstechnik ausgesprochen begünstigende Vor-teile:

1. läßt sich der günstigste Punktionsort ermitteln,
2. ist die Punktionstiefe im Untersuchungsgang unmittelbar ablesbar,
3. läßt sich der Punktionswinkel festlegen,
4. ist der zu punktierende Prozeß dynamisch ab-bildbar,
5. dient der Punktionsschallkopf als Punktionsleit-schiene und
6. läßt sich das Punktionsinstrument dynamisch abbilden, wenn geeignet bearbeitete Punktions-nadeln verwendet werden (Heckemann u. Seidel 1983) (Abb. 1).

Voraussetzungen

Vor der Punktion eines jeden retroperitonealen Prozesses, insbesondere wenn dieser als Lymph-knotentumor imponiert, sollte eine gründliche pal-patorische Überprüfung der peripheren Lymph-knoten vorgenommen werden. Die Exzision eines peripheren, tastbaren, vergrößerten Lymphkno-tens ist grundsätzlich der retroperitonealen Feinna-delpunktion vorzuziehen, da unter diesen Umstän-den nicht nur ein reduziertes Risiko vorliegt, son-dern auch ausreichend Gewebsmaterial zu einer histologischen und nicht nur zytologischen patho-logisch-anatomischen Diagnose vorliegt. Vor der Punktion praevertebraler Raumforderungen sollte immer an zwei wichtige differentialdiagnostische Prozesse gedacht werden:

1. Eine Hufeisenniere kann einen praevertebralen Tumor vortäuschen.
2. Ein Bauchaortenaneurysma kann in Einzelfäl-len von einem malignen Lymphom sonogra-phisch kaum zu differenzieren sein.

Aus diesem Grunde sollte u. E. vor der Punktion ein Ausscheidungsurogramm, in Zweifelsfällen zusätzlich ein Computer-Tomogramm zur definiti-ven diagnostischen Abklärung herangezogen wer-

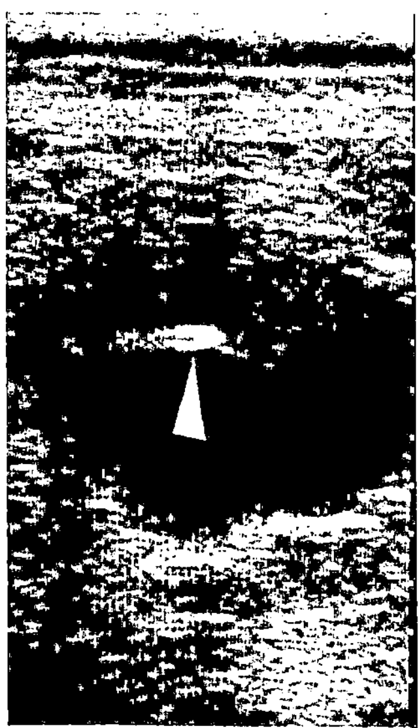

Abb. 1. Nadelspitzenreflex *(Pfeil)* in einer retroperitonea-len Lymphozele. Längsschnitt

den. Schließlich ist es notwendig, einer hämorrhagischen Diathese durch gezielte serologische Untersuchungen nachzugehen; wir verwenden dazu die PTT, die Bestimmung der Thrombozyten und der Blutungszeit.

Methode

Wir punktieren in Rückenlage des Patienten. Die Haut wird mechanisch gereinigt, anschließend wird Desinfektionsspray, welches gleichzeitig als Koppelmedium für den Schallkopf dient, aufgetragen. Eine Sedierung des Patienten erfolgt nur ausnahmsweise. Die Applikation einer ausreichenden Lokalanästhesie ist empfehlenswert. Die Punktion erfolgt transperitoneal durch einen Real-Time-Punktionsschallkopf (Abb. 2), welcher zuvor gassterilisiert wird. Eine sterile Folie als Überzug über einen nicht zu sterilisierenden Schallkopf hat sich bei uns nicht bewährt, da Faltenbildungen in der Folie im Bereiche der Ankoppelungsfläche einerseits zur Verschlechterung der Bildqualität führen, andererseits mechanische Probleme bereiten, insbesondere bei der Punktion von kleineren Herden, welche eine große Punktionspräzision erfordern. Als Feinnadeln verwenden wir bevorzugt die TSK-Supranadeln, gelegentlich die Nordenström-Nadel. Mit Hilfe beider Nadeltypen läßt sich bei entsprechender Punktionstechnik nicht nur ein Aspirat zur zytologischen Auswertung, sondern in der Hälfte der Fälle auch ein Gewebszylinder zur histologischen Auswertung gewinnen. Bei jeder Punktion werden 2 bis 3 Punktionsmanöver durchgeführt. Dabei wird die Nadel im Tumor fächerförmig harpunierend unter Sog vorgeschoben. Als

Aspirationshilfe dient ein Pistolengriff (CAMECO). Die Gewebszylinder werden in Formalin fixiert, die Aspirate werden auf Objektträgern ausgestrichen und luftgetrocknet dem Pathologen zugeführt. Die oben aufgeführten Feinnadeln hatten einen Außendurchmesser, welcher jeweils unter 1,0 mm lag. Zusätzlich führten wir gezielt in 4 Fällen Tumor-Stanzbiopsien mit einer TRU-CUT-Nadel durch, Außendurchmesser 2 mm. Wir vergewisserten uns durch CT und/oder MDP gründlich, daß zwischen Bauchwand und Tumor kein Darminterponat zu liegen kam. Die Stanzbiopsien wurden lediglich bei Tumoren eingesetzt, die der Bauchwand anlagen.

Ergebnisse

Bei 34 Patienten, welche sonographisch eine Raumforderung im Bereiche des Retroperitoneums aufwiesen, wurden 32 Feinnadelbiopsien und 4 Tumorstanzbiopsien durchgeführt. Das Alter der 9 Frauen und 25 Männer lag zwischen 14 und 71 Jahren. Die Grunderkrankungen sind in Tabelle 1 aufgelistet. Bei 14 Patienten wurde der Eingriff zur Stadienfestlegung eines Tumorleidens, bei 22 Patienten wegen eines Rezidivtumorverdachtes durchgeführt. Von den 32 Feinnadelpunktionen wurden 14 positive, 16 negative und 2 fragliche zytologische Untersuchungsbefunde erhoben. Um zu einer kritischen Bewertung der Methode zu gelangen, wurden die Fälle ausgewertet, bei denen eine operative Sicherung des punktierten retroperito-

Tabelle 1. Grunderkrankungen ($n = 34$)

Hoden-Tumoren	14
Weitere Ca.	8
Maligne Lymphome	7
Sarkome	4
Metastasen bei unbekanntem Primär-Tumor	1

Tabelle 2. Ergebnisse der perkutanen Feinnadelpunktion retroperitonealer Raumforderungen ($n = 18$), gesichert durch OP ($n = 17$) und Stanzbiopsie ($n = 1$)

Richtig positiv	9	(6 Ca, 2 Sa, 1 NHL)
Richtig negativ	6	(4 Ca, 1 Sa, 1 NHL)
Falsch negativ	3	(2 Hodgkin n. Skl., 1 Ca)
Falsch positiv	0	

NHL = Non-Hodgkin-Lymphom, Ca = Karzinom, n. Skl. = noduläre Sklerose, Sa = Sarkom

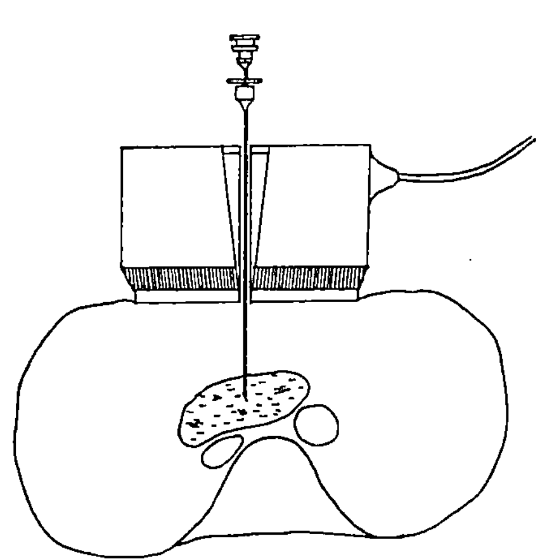

Abb. 2. Prinzip der transperitonealen Feinnadelpunktion retroperitonealer Raumforderungen

Tabelle 3. Ergebnisse der Tumor-Stanzbiopsie ($n = 4$)

	Klin. Problem	Histologie	Zytologie
1. R., B. 56 Jahre	Tumor im Rücken re., Ventralisierung der re. Niere. Diagnose?	Fibröses Histiozytom	–
2. S., G. 45 Jahre	Malignes Chordom ent- fernt, jetzt Tumor im Oberbauch. Metastase oder Zweit-Tumor?	Entdifferenziertes Karzinom	–
3. H., F. 16 Jahre	Malignes Lymphom. Ein Bauch-Tumor wächst unter Chemotherapie	maligner undifferenzierter Tumor Zylinder gequetscht	Lymphoblastischer maligner Tumor Typ BURKITT
4. F., M. 25 Jahre	M. Hodgkin. Unter Chemo- therapie schwindet Media- stinal-Tumor und wächst retroperitonealer Tumor	wie noduläre Sklerose	negativ

nealen Prozesses erfolgte. Die Ergebnisse sind in Tabellen 1 und 2 zusammengestellt. Diese Ergebnisse zeigen eine richtige Zuordnung der Dignität der Prozesse bei 10 von 11 Karzinomen. Schlecht dagegen war die Ausbeute bei den malignen Lymphomen, hier wurden bei 4 Fällen 2 falsch negative Diagnosen gestellt. Aus diesem Grunde streben wir bei malignen Lymphomen eine Stanzbiopsie an, um zu histologisch auswertbaren Gewebszylindern zu kommen. Die Ergebnisse der 4 Stanzbiopsien sind in Tabelle 3 zusammengestellt. Bei diesen 4 Fällen wurden in gleicher Sitzung zusätzlich zweimal eine Feinnadelpunktion angeschlossen. Die Befunde zeigen, daß das histologische Ergebnis jeweils von therapeutischer Relevanz war. Im Fall 3 war die Zytologie dem technisch unzureichenden Stanzzylinder überlegen, was uns veranlaßt, Stanz- und Feinnadelbiopsien zu kombinieren.

Komplikationen

Therapiebedürftige Nebenwirkungen wurden in keinem Falle beobachtet. Leichte Schmerzen können unmittelbar während und nach der Manipulation im Punktionsgebiete wegen der peritonealen Reizung auftreten. Die Patienten werden für 24 Stunden stationär aufgenommen.

Diskussion und Resümee

In Übereinstimmung mit Literaturmitteilungen zeigen die vorliegenden Ergebnisse, daß ein Gefälle in der zytologischen Ausbeute von Karzinomen zu Lymphomen hin besteht, insbesondere zur Lymphogranulomatose (Zornoza et al. 1977, MacIntosh et al. 1979). Die Karzinommetastasen sind zellreich und leicht durch Aspiration zu mobilisieren. Daher ist bei der Feinnadelpunktion die positive Ausbeute groß. Bei der Lymphogranulomatose sind die beweisenden Hodgkin- und Riesenzellen rar, was besonders beim Subtyp der nodulären Sklerose mit hohem granulomatösen Anteil und der lymphozytenreichen Form mit weit gestreuten Riesenzellen die zytologische Begutachtung erschwert. Bezüglich der zytologischen Ausbeute scheinen die Sarkome eine Mittelstellung zwischen Karzinomen und Lymphomen einzunehmen.

Setzt man eine suffiziente Punktionstechnik voraus, läßt sich folgendes zusammenfassend sagen:

a) Eine positive Zytologie ist praktisch beweisend für einen malignen Tumor. Falsch positive Ergebnisse werden selten registriert.

b) Eine negative Zytologie ist bereits ein starkes Argument gegen einen karzinomatösen Lymphknotentumor, schließt diesen jedoch nicht vollständig aus. Eine negative Zytologie sollte bei weiterem klinischen Verdacht zu einer Zweitpunktion Anlaß geben. Falsch negative Ergebnisse können bei der Punktion einer retroperitonealen Lymphozele auftreten, wenn gleichzeitig benachbarter solider Tumor geringer Ausdehnung nicht registriert wird. Inwieweit die Analyse von Tumormarkern in abpunktierter Lymphozelenflüssigkeit (Weißbach et al. 1982) zur Lösung dieses Problemes beiträgt, bleibt abzuwarten.

c) Maligne Lymphome sind methodisch schwerer zu fassen. Lediglich ein positiver zytologischer

Befund hat diagnostischen Wert. Ein negativer Befund hat wenig Aussagekraft und macht einen Tumorbefund keinesfalls unwahrscheinlich.

Indikationen zur Feinnadelbiopsie retroperitonealer Lymphome

In unserem Zentrum gewinnt die Feinnadelpunktion zunehmend Bedeutung bei der Abklärung retroperitonealer Raumforderungen. Wir wenden dieses Verfahren derzeit unter folgenden Gesichtspunkten an:

1. Zur Stadienbestimmung von Karzinomen der Beckenorgane und unteren Extremitäten. Diese Indikation ist dann von Bedeutung, wenn von dem Ergebnis des meist paraaortalen Tumorbefalles Therapieentscheidungen im Sinne eines kurativen oder palliativen Behandlungskonzeptes abhängen. Dagegen scheint die Indikation der Staging-Laparatomie beim Morbus Hodgkin wegen der unsicheren Aspriatbeurteilung und der gleichzeitig durchgeführten Splenektomie weiterhin unverändert bestehen zu bleiben.
2. Zur Beurteilung eines Tumorrezidives. Aus den Schnittbildern allein – sei es Ultraschall oder CT – ist die Klassifizierung einer retroperitonealen Raumforderung als Rezidivtumor, als Granulom, Hämatom, Abszeß, Lymphozele oder inaktiver Resttumor häufig ausgesprochen schwierig. Die Feinnadelpunktion kann hier zur Lösung eines wichtigen Problems beitragen.
3. Zur zytologischen Definition eines Parameters, an dem das Ansprechen einer zytostatischen Therapie geprüft werden kann. Geht man z. B. von einem operativ entfernten Tumor aus, der Knochenmetastasen gesetzt hat, so sind diese als Therapieparameter nicht geeignet, da sich eine ossäre Destruktion unabhängig vom Ansprechen auf eine Therapie nicht ändert. Dagegen ist ein zytologisch definierter Weichteiltumor ein geeigneter Parameter für das Ansprechen einer Chemotherapie.

Mit Hilfe ultraschallgesteuerter Punktionstechniken sind wir zunehmend in der Lage, perkutan und unproblematisch einen Tumorbefund einer zytologischen oder histologischen Definition zuzuführen. Damit werden Therapieentscheidungen erleichtert.

Literatur

1. Gammelgaard J (1981) In: Holm HH, Kristensen JK (eds) Ultrasonically guided puncture technique. Munksgaard, S 77. – 2. Göthlin JH (1976) Radiology 120:205. – 3. Heckemann R, Ringert RH (1982) Ultraschalldiagnostik 81. Thieme, Stuttgart New York, S 324. – 4. Heckemann R, Seidel KJ (1983) J Clin Ultrasound 11:265. – 5. MacIntosh PK (1979) Radiology 131:647. – 6. Rüttimann A (1968) Radiology 90:150. – 7. Wallace S (1975) Am J Roentgenol 125:234. – 8. Weißbach L (1983) Verhandlungsbericht der Deutschen Gesellschaft für Urologie, 34. Tagung (1982), 153, Springer, Berlin Heidelberg. – 9. Zornoza J (1977) Radiology 122:111.

Priv.-Doz. Dr. R. Heckemann
Radiologisches Zentrum des Univ.-Klinikum
Hufelandstr. 55
D-4300 Essen 1

Verhandlungsbericht der Deutschen Gesellschaft
für Urologie, 35. Tagung (1983), 510–514
© Springer-Verlag Berlin Heidelberg 1984

Percutane Eingriffe bei benignen Prozessen des Retroperitonealraumes

R. Harzmann

Percutane Punktion, Drainage und Biopsie von benignen renalen und extrarenalen Prozessen spielen im Gegensatz zur Biopsie bei malignen retroperitonealen Befunden (z. B. Lymphknotenbiopsie) in der Literatur bisher eine untergeordnete Rolle. Dies beruht einmal darauf, daß der Eingriff erst durch Einführung spezieller Biopsie-Schallköpfe optimale Treffsicherheit und Minimalisierung des Punktionsrisikos erhalten hat [3, 7, 9]. Ein anderer Grund ist die bei der Mehrzahl der benignen retroperitonealen Befunde bestehende klare Indikation zur primären operativen Abklärung oder Therapie. Da sich hier jedoch aufgrund technologischer Verbesserungen Verschiebungen ergeben haben [5], erscheint es zweckmäßig, über die derzeitigen Möglichkeiten interventioneller percutaner Diagnostik und Therapie von benignen Erkrankungen des Retroperitonealraumes zu berichten.

Benigne renale Prozesse

Im Gegensatz zum hypernephroiden Carcinom, bei dem die Biopsie allenfalls bei fehlender Opera-

Tabelle 1. Benigne renale und extrarenale Prozesse des Retroperitonealraumes

Zyste, Abszeß	Hämatom
Kaverne, Karbunkel	Urinom
Xanthogranulomatöse	Abszeß (spez., unspez.)
Pyelonephritis	Lymphocele
Echinokokkus	
Leiomyom	NN-Zyste, -Adenom
Angiomyolipom	Teratom
Angioleiomyofibrom	Aneurysma
Teratom	Myolipom
Hamartom	Neurofibrom, Neurinom
Haemangioperizytom	Mb. Ormond

tionsmöglichkeit zur Befundsicherung vor Embolisierung vertretbar erscheint, bieten percutane Punktion und Biopsie bei verschiedenen benignen Befunden der Niere (Tabelle 1) Vorteile. Im Einzelfall kann ein operativer Eingriff vermieden, auf einen geeigneteren Zeitpunkt verlegt, optimal vorbereitet oder in die richtigen Bahnen gelenkt werden. Dies gilt in erster Linie für *Nieren-Zysten* [1, 6] – im Einzelfall auch für Zysten-Nieren – die Beschwerden oder/und Abflußbehinderungen des Hohlsystems verursachen. Abgesehen von der Diagnosesicherung führt hier der percutane Eingriff mit oder ohne Einbringung sklerosierender Substanzen zu einer erheblichen Reduzierung von operativer Belastung und Krankenhausverweildauer. Aufgrund der Sicherheit, mit der die Punktion auch bei hilusnahen Zysten risikoarm durchgeführt werden kann, hat die operative Zystentherapie Seltenheitswert erlangt. Einschränkend ist allerdings festzustellen, daß die Befunde häufig rezidivieren und dann Repunktionen notwendig machen. Ein weiterer Nachteil liegt darin, daß die leichte Erlernbarkeit des Eingriffs zunehmend zu einer Behandlung von Nieren-Zysten auch dann verleitet, wenn aufgrund fehlender Beschwerden oder Hohlraumverdrängung keine Behandlungsnotwendigkeit besteht.

Bei *Nierenabszessen* (Abb. 1) besteht abhängig vom Organbefund und der körperlichen Verfassung des Patienten in der Mehrzahl der Fälle eine klare Indikation zur primären operativen Therapie. Untypische Klinik und fehlende Aussagesicherheit in Ultraschall oder CT lassen im Einzelfall die invasive percutane Punktionsdiagnostik gerechtfertigt erscheinen. In diesen Fällen ist nach positiver Punktion bei Verwendung von Drainagen mit ausreichender Kaliberstärke diese Maßnahme anstelle der operativen Behandlung als definitive percutane Therapie vertretbar. Da differentialdiagno-

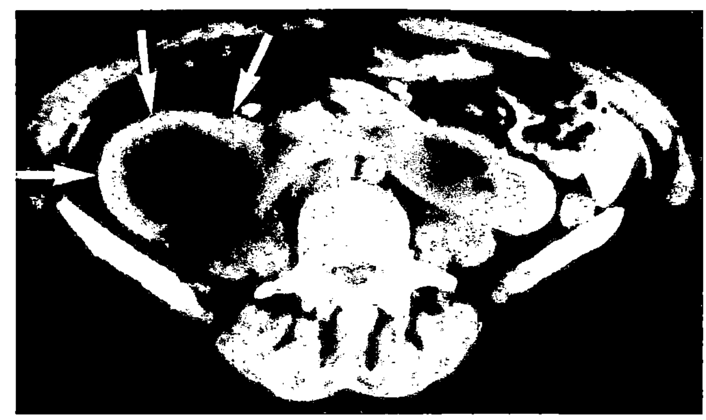

Abb. 1. Nieren-Abszeß bei Hufeisenniere

stisch auch an *spezifische Abszesse* und *Kavernen*
gedacht werden muß, sollten der Abszeß-Inhalt
ausnahmslos entsprechend untersucht und im
positiven Fall unter Langzeitdrainage eine adäquate Therapie durchgeführt werden. Demgegenüber
bleibt der *Nierenkarbunkel*, dessen Klinik die Artdiagnose selten problematisch macht, eine Domäne der kombinierten antibiotischen und operativen
Therapie. Unklare radiologische und sonographische Befunde erlauben allenfalls die percutane
Biopsie, nicht aber eine Therapie auf diesem Wege.

Gleiches gilt für die *xanthogranulomatöse Pyelonephritis* [4], die beim Erwachsenen nahezu ausnahmslos das gesamte Organ zerstört und nur im
Kindesalter als eine Nierenteilerkrankung auftritt.
Häufigste Fehldiagnosen sind maligner Tumor
und Tuberkulose. Die – bisher in dieser Indikation
allerdings noch nicht publizierte – percutane Biopsie erscheint daher gerechtfertigt, bleibt jedoch
problematisch, wenn die histologische Untersu-

chung nicht auch im polarisierten Licht erfolgt
(Schaumzellen) [4]. Möglichkeiten percutaner
Therapie existieren nicht.

Der *Nieren-Echinokokkus* (Abb. 2) kommt differentialdiagnostisch dann in Betracht, wenn abgesehen von röntgenologischen Kriterien sonographisch zystische Raumforderungen mit deutlichen
Kapselreflexen und Strukturechos gefunden werden. Beim Nachweis solcher Veränderungen sollten die Ergebnisse der serologischen Diagnostik
abgewartet werden und bei positivem Titer wegen
der Gefahr einer Disseminierung Punktionen un-
terbleiben. Abgesehen von den verbesserten Möglichkeiten der konservativen Therapie besteht hier
kein Zweifel am Primat der operativen Behandlung
mit oder ohne lokale Formalin- oder Koch-
salz(20%)-Applikation. Andere gutartige Tumorbildungen der Niere wie *Leiomyom, Angiomyolipom, Angioleiomyofibrom, Teratom, Hamartom*
und *Hämangioperizytom* gehören zu den Raritäten

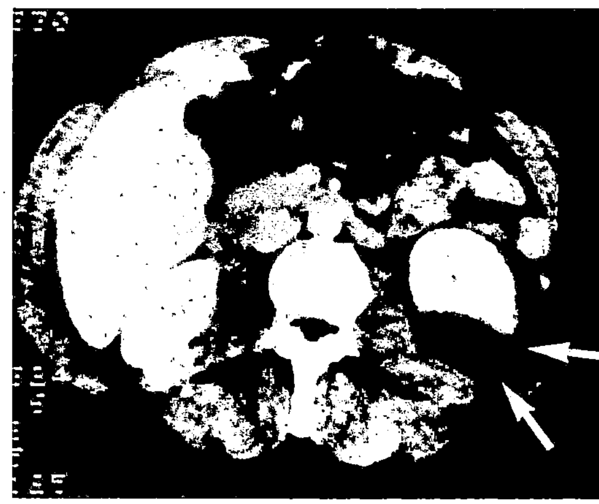
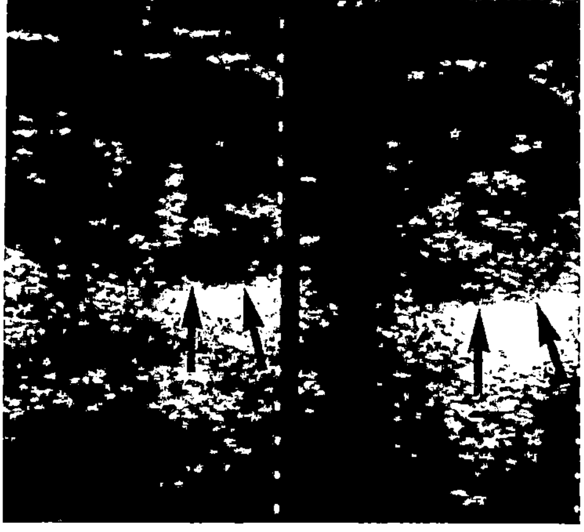

Abb. 2. Computertomographischer *(a)* und sonographischer *(b)* Befund bei Nieren-Echinokokkus

511

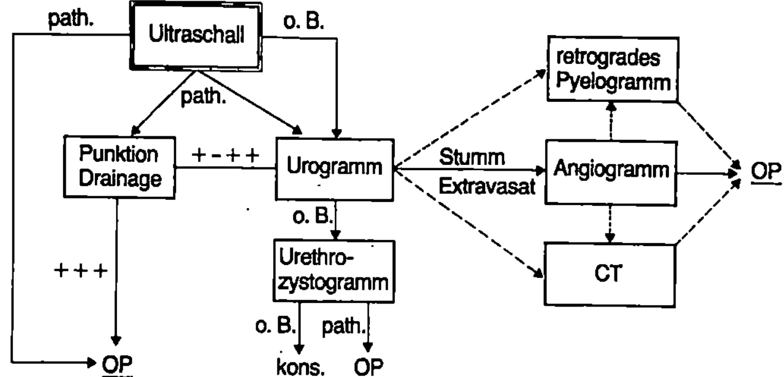

Abb. 3. Diagnostischer Stufenplan bei traumatischer Hämaturie

der Nierenpathologie. Aus diesem Grund lassen sich für diese Krankheitsbilder keine allgemeingültigen Aussagen zu Diagnostik und Therapie machen. Der in jedem Fall notwendigen operativen Therapie kann im Einzelfall die percutane Biopsie mit Gewinn vorgeschaltet werden.

Benigne extrarenale Prozesse

Der Ultraschall nimmt im Rahmen der Diagnostik *traumatischer Hämaturien* wegen seiner Aussagesicherheit und raschen Verfügbarkeit mehr und mehr eine Schlüsselposition ein. Abbildung 3 zeigt schematisch einen diagnostischen Stufenplan einschließlich der aus den Befunden resultierenden weiteren Untersuchung und Therapie. Die explorative Punktion des Retroperitonealraums analog der chirurgischen Peritoneal-Lavage gewinnt zunehmend an Interesse. Sie kann bei gering ausgebildetem retroperitonealem Hämatom (Abb. 4) nach Einbringung ausreichend kaliberstarker Drai-

nagematerialien als definitive Maßnahme eingesetzt werden. Das renale Trauma mit größerem retroperitonealem Hämatom und/oder Urinom bleibt jedoch mit oder ohne vorherige Angiographie operationsbedürftig.

Urinome nach Nierenfisteldislokation (Abb. 5), unfallbedingter oder operativer Verletzung können sonographisch ebenso rasch wie sicher diagnostiziert und somit einer entsprechenden Therapie zugeführt werden. Die Behandlung von postoperativen Urinomen wird dabei vornehmlich durch innere Schienung erfolgen. Die percutan durchgeführte Drainage beseitigt zwar das Urinom, nicht aber unbedingt auch die Leckbildung z. B. des Nierenbeckens nach Pyelolithotomie. Ausgedehnte Urinome können mit Hilfe percutaner Drainage und transurethraler Splintung kombiniert behandelt werden.

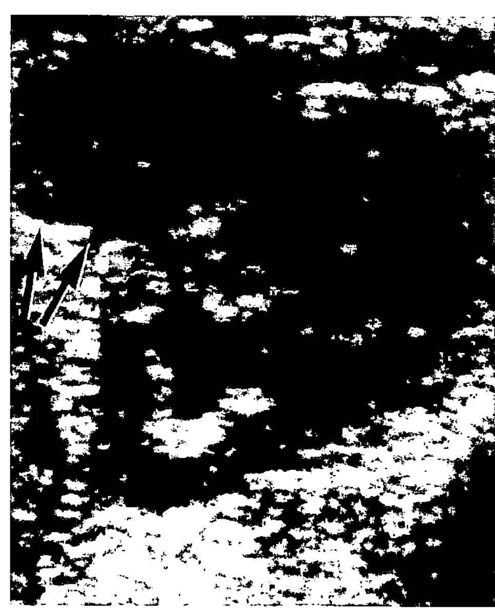

Abb. 4. Sonographischer Befund bei traumatischer Nierenpolabtrennung

Abb. 5. Sonographischer Befund eines Urinoms nach Dislokation einer percutanen Nephrostomie

Paranephritische Abszesse als Komplikation des Steinleidens, operativer Eingriff oder percutaner Biopsien sind insbesondere bei ausgeprägten Befunden und oberflächlicher Lokalisation zweckmäßigerweise durch Stichincision zu behandeln. Tiefer gelegene Abszesse können demgegenüber zu aufwendigeren Eingriffen führen, die im Einzelfall schlecht toleriert werden. Hier liegen die Vorzüge von percutaner Punktion und Drainage. 12 bis 14 Charr. Katheter mit großen Perforationen und starrer Wand sind geeignet, auch große Abszesse suffizient zu drainieren. Nach entsprechendem Intervall kann dann die endgültige operative Sanierung unter geringerem Keimeinschwemmungsrisiko erfolgen, ohne daß Notfallbedingungen herrschen.

Spezifische Abszesse werden durch entsprechende Aspirationsdiagnostik erkannt und machen eine langfristige Therapie erforderlich. Die Gefahr der chronischen Fistelbildung ist zu berücksichtigen.

Lymphocelen werden selten nach Trauma, häufiger nach retroperitonealer Lymphadenektomie und nach Nierentransplantationen gesehen. Sie sind sonographisch eindeutig abzugrenzen und können in der Mehrzahl der Fälle punktiert werden. Die Drainage erfolgt entweder durch einmalige oder wiederholte Punktion. Im Einzelfall führt erst die Langzeitdrainage mit Hilfe regulärer Nierenfistelkatheter zum Ziel. Unter dieser Behandlung läßt sich die Mehrzahl der Lymphocelen auch ohne operative Therapie definitiv beseitigen.

Zysten der Nebenniere sind im Gegensatz zu Nebennierenadenomen selten und können durch Punktion entlastet bzw. beseitigt werden. Demgegenüber bieten das Nebennierenadenom und metastatische Prozesse in diesem Organ keine Indikation für percutane Maßnahmen. Die nichtoperative Biopsie erscheint möglich, ist jedoch wegen der Nähe der großen Gefäße und denkbarer Blutdruckreaktionen primär nicht zu empfehlen. Hier sind auf diagnostischem Gebiet Endokrinologie und Computertomogramm, therapeutisch die medikamentöse Behandlung oder operative Revision allen Modalitäten der interventionellen Sonographie überlegen.

Ähnliches gilt für *Neurinome, Neurofibrome, Myolipome* und den *Morbus Ormond.* Letzterer zeigt im Urogramm und CT charakteristische Veränderungen, die sonographisch nur schwer zu erfassen sind. Da bei ausgeprägtem Befund eine operative Therapie unumgänglich ist, bringt bei zweifelsfreien röntgenologischen und computertomographischen Veränderungen eine präoperative Biopsie des Retroperitonealraumes keinen Gewinn.

Komplikationen, Kontraindikationen

Abhängig von Grunderkrankung und Punktionserfahrung können im Rahmen der percutanen Diagnostik und Therapie benigner Prozesse des Retroperitonealraumes Komplikationen wie Blutung, Infektion, Organperforation und Fistelbildung auftreten. Eine Tumorzellverschleppung muß bei beabsichtigter oder unwissentlicher Punktion bzw. Biopsie maligner Prozesse zumindest diskutiert werden [2]. Daraus ergibt sich die Notwendigkeit, diese Risiken bei der Aufklärung des Patienten anzusprechen.

Percutane Punktion und Biopsie retroperitonealer Befunde sind immer dann absolut kontraindiziert, wenn schwere Gerinnungsstörungen oder eine Echinococcose vorliegen. Präinterventionelle globale Gerinnungstests sind daher obligat. Demgegenüber wird die Echinokokkus-Serologie nur bei typischem Sonographiebefund, nicht aber routinemäßig durchgeführt.

Biopsie

Die für die Biopsie bisher übliche Trucut-Nadel ist wegen ihrer vergleichbar erheblichen Kaliberstärke und der damit zusammenhängenden Komplikationsrate zugunsten der Feinnadelbiopsie verlassen worden. Die Saugbiopsie bietet, da sie nur Material für zytologische Untersuchungen liefert, Probleme. Die Entwicklung von Schneidbiopsiekanülen geringer Kaliberstärke (0,9 bis 1,2 mm) (Angiomed) führte zu einer wesentlichen Reduzierung des Biopsietraumas. Sachgerecht durchgeführt liefert die mit diesem Instrument durchgeführte ultraschallkontrollierte Biopsie histologisch problemlos aufzuarbeitende Stanzzylinder. Die Fehlerquote, die durch Beurteilung eines unsachgemäß entnommenen Stanzzylinders und der daraus resultierenden „Trümmerhistologie" [8] resultiert, wird auf diesem Wege kleingehalten.

Percutane Diagnostik (Punktion, Biopsie) und Therapie (Drainage) haben bisher bei benignen renalen und extrarenalen Prozessen des Retroperitonealraumes lediglich eine eingeschränkte Bedeutung. Während für Nieren-Zysten, Nieren-Abszessen, paranephritische Abszesse, traumatische Hämatome, Urinome und Lymphocelen durchaus Chancen für eine percutane invasive Diagnostik und Therapie bestehen, sind die Indikationen für die percutane Biopsie benigner retroperitonealer Tumorbildungen eingeschränkt. In der Mehrzahl der Fälle kann die operative Abklärung nach wie vor nicht durch die genannten percutanen Verfahren ersetzt werden.

Literatur

1. Dean AL (1939) Treatment of solitary cyst of kidney by aspiration. Trans Am Assoc Genitourin Surg 32:91-95. - 2. Dhom G (1980) Metastasenförderung durch diagnostische Gewebeentnahme (Biopsie)? Deutsches Aerzteblatt 22:1460-1462. - 3. Goldberg BB, Pollack HM (1973) Ultrasonic aspirationbiopsy transducer. Radiology 108:667-669. - 4. Harzmann R, Bichler KH, Schmitz-Moormann P, Erdmann D (1977) Xanthogranulomatöse Pyelonephritis. Akt Urol 8:319-325. - 5. Harzmann R (1983) Möglichkeiten von Ultraschalldiagnostik und ultraschallgesteuerter Therapie in der Urologie. Ultraschall-3-Länder-Treffen Bern. Thieme (im Druck). - 6. Lindblom K (1946) Percutaneous puncture of renal cysts and tumors. Acta Radiol 27:60-72. - 7. Lutz H (1980) Ultraschallgezielte Feinnadelbiopsien. Arzt im Krankenh 11:682-687. - 8. Mikuz G, Hochstädter F, Aufschnaiter M, Judmaier G (1983) Erfahrungen mit der sonographisch gezielten Feinnadelbiopsie abdomineller und retroperitonealer Organe. Der Pathologe 4:142-148. - 9. Otto R, Deyhle P (1979) Ultraschallgezielte Feinnadelpunktion unter permanenter Sichtkontrolle. Dtsch Med Wochenschr 104:1667-1669.

Prof. Dr. R. Harzmann
Urologische Abteilung der
Universitätskliniken
Calwerstr. 7
D-7400 Tübingen

Verhandlungsbericht der Deutschen Gesellschaft
für Urologie, 35. Tagung (1983), 515–519
© Springer-Verlag Berlin Heidelberg 1984

Radiologische Therapie der Varikozele

K.J. Klose, M. Thelen und R. Günther

Epidemiologie und Pathogenese der Varikozele

10 bis 15% der Ehen in den USA und Europa sind kinderlos [33]. Hierbei liegen in 30 bis 40% männliche Faktoren [12], in 35 bis 45% weibliche und in 10 bis 20% Ursachen beider Partner der Sterilität zugrunde [11].

Unter den Patienten der Fertilitätssprechstunden repräsentieren Männer mit idiopathischer Varikozele eine relativ große Gruppe. So berichten Meyhöfer und Wolf [25] über eine Prävalenz von 10%, Hornstein [15] von 38% und Amelar und Dubin von 39% [2]. Dem steht eine Zahl von bis zu 16% primärer Varikozelen der normalen männlichen Bevölkerung gegenüber [18, 26, 34, 39].

Die Diagnose einer Varikozele ist stark abhängig von der Sorgfalt der klinischen Untersuchung und schwankt in einer Sammelstatistik von nahezu 4 Mio. Wehrpflichtigen zwischen 0,5% und 6% [40]. Darüber hinaus besteht nach den Untersuchungen von Ebner [9] eine altersabhängige Prävalenz der Varikozele.

Obwohl die Varikozele bereits 1541 von Ambrois Parè beschrieben wurde, ist der Einfluß der Phlebektasie des Plexus pampiniformis auf die Spermiogenese erst durch die Arbeit von Tulloch 1952 [37] aufgedeckt worden. Ein auslösender Faktor für die Beeinträchtigung des Spermiogramms dürfte dabei der Verlust der Thermoregulation des Hodens in Form des Wärmeaustausches zwischen der A. testikularis und dem Plexus pampiniformis nach dem Gegenstromprinzip sein [13].

Hierbei sind nach Hornstein [14] drei wesentliche Pathomechanismen an der Entstehung der „Orchipathia e varicocele" beteiligt.

1. Zunehmende Dystrophie des Hodenparenchyms durch eine interstitielle und peritubuläre Fibrosklerose.
2. Schwere Hypoxie in den Samenkanälchen und im interstitiellen Gewebe durch reduzierten Austausch von Sauerstoff und Kohlendioxid.
3. Langanhaltende Hyperthermie des Blutes mit indirekter Beeinträchtigung des Stoffwechsels im spermiogenen Epithel.

Die genannten Mechanismen führen zu einer Abnahme der Spermienmotilität, Verminderung der Spermiendichte unter die Normgrenze, Zunahme pathologisch veränderter Spermien (tapering forms), sowie zu einer langsamen Hodenatrophie [20, 24].

Als weiterer Faktor in der Beeinträchtigung der Spermiogenese kommt die Erhöhung der Katecholaminkonzentration in der refluxiven V. spermatica interna bei Patienten mit Varikozele in Betracht [7]. Das erhöhte Angebot von Noradrenalin führt dabei zu einer Konstriktion der Hodengefäße mit Hyperplasie der Endothelzellen in den Arteriolen und damit zu einer Störung der Leydig- und Sertoli-Zellfunktion [6].

Nachweismethoden und Lokalisation der Varikozele

Durch den Einsatz der Spermatica-Phlebographie hat sich die Kenntnis der venösen Drainage des Hodens verfeinert. Gleichzeitig hat sie eine Beurteilungsgrundlage für die Treffsicherheit der bisherigen diagnostischen Methoden (Palpation, Doppler-Flow-Messung und Thermographie) im Nachweis der Varikozele geschaffen. Ein Vergleich der genannten Methoden findet sich bei Comhaire und Mitarbeitern [5]. Danach liefert die Palpation mit nur 69% korrekten Aussagen eindeutig die schlechtesten Ergebnisse, während Doppleruntersuchung und Thermographie durch 10% bzw. 14% falsche positive Ergebnisse auffallen. Thermographie und Phlebographie haben die geringste Rate (3%) falsch negativer Ergebnisse.

Für die Diskrepanzen sind im wesentlichen „subklinische Varikozelen" vorwiegend auf der rechten Seite verantwortlich, über deren Relevanz derzeit noch keine einheitliche Meinung herrscht.

Auch hinsichtlich der Varikozelenlokalisation hat sich durch die Einführung der Phlebographie das bisherige Bild gewandelt. Während nach Johnson et al. [18] 90% der Varikozelen links, 8% beidseits und 2% rechts vorkommen, finden Bigot et al. [4] links 27%, bilateral 53% und rechts 20% der Varikozelen. Hierbei ist zu erwähnen, das die Sondierung der rechten Vena spermatica interna im Gegensatz zur linken Seite einer besonderen Erfahrung bedarf [31] und selbst dann weniger konstant gelingt (92% vs 98–99%).

Venöse Drainage der Varikozele

Die venöse Drainage des Hodens ist sehr komplex und ihre Darstellung in der Literatur widersprüchlich. Nach Ahlberg [1] sammelte sich das Blut des Hodens und Nebenhodens im Plexus pampiniformis, einem Netzwerk aus 8 bis 12 Venen. Von hieraus wird es über ein oberflächliches und ein tiefes Venensystem abgeleitet.

Das oberflächliche System besteht aus der Vena scrotalis anterior, die über die Vena pudenda externa in die Vena femoralis mündet und der Vena scrotalis posterior, die über die Vena perinealis und pudenda interna in die Vena iliaca interna (sive hypogastrica) drainiert.

Das tiefe System besteht aus drei Venen unter denen die Vena spermatica interna (sive testikularis) das kräftigste Gefäß darstellt. Sie mündet linksseitig immer in einen rechten Winkel in die Vena renalis. Nach Riedl [28] findet sich die Einmündungsstelle 1 cm bis 3 cm paravertebral an der unteren Zirkumferenz der Vena renalis.

Auf der rechten Seite besteht eine variable Mündung, in 90% in die Vena cava inferior und in 10% in die Vena renalis dextra. Auch eine Einmündung in die linke Vena spermatica interna wird beschrieben [1, 8].

Ferner erfolgt die venöse Drainage über die Vena ductus deferentis via Vena vesicalis inferior in die Vena iliaca interna und über die Vena spermatica externa (sive cremasterica). Ihr Abstrom vollzieht sowohl über die Vena pudenda externa in die Vena femoralis, als auch über die Vena epigastrica inferior in die Vena iliaca externa.

Die komplexe Anatomie wird durch Anastomosen zu anderen Gefäßprovinzen noch verwirrender. So berichtet Riedl [28] über homolaterale infrainguinale Anastomosen der linken Vena spermatica interna in ca. 75% und kontralaterale Anastomosen in ca. 41%. Die Existenz dieser Querverbindungen, von Janson [7] noch abgelehnt, wurde auch von anderen Autoren beobachtet [4, 19]. Suprainguinal bestehen Anastomosen zu einer Reihe von Gefäßen, je nach Autor in unterschiedlicher Häufigkeit [1, 4, 28, 41]. Zu ihnen zählen die Nierenvene, Nierenkapselgefäße, Uretervenen, lumbale bzw. paravertebrale Venen-Plexus und die Vena cava inferior, Intercostalvenen und Bauchwandgefäße sowie Beckenvenen. Auffällig ist die von Bigot [4] beschriebene Häufigkeit von Anastomosen zum portalen Venensystem, welche beidseits in ca. 40% bestehen.

Die Verlaufsvarianten der Vena spermatica interna wurden von Bähren und Mitarbeitern [3] unter dem Gesichtspunkt einer möglichen Sklerotherapie in 5 Typen eingeteilt:

Typ I (40%): Ein Hauptstamm der Vena spermatica interna.

Typ II (22%): Kollateralen zum lumbalen Venen-Plexus, der Vena cava inferior und Beckenvenen.

Typ III (21%): Dopplung des Hauptstammes der Vena spermatica interna.

Typ IV (13%): Kollateralen zu Nierenvenen, Kapsel- und Beckenvenen.

Typ V (4%): Gabelung bzw. Doppelung der Nierenvene.

Typ II und IV (ca. 35%) stellen demnach wegen der Gefahr eines unkontrollierten Abstroms des Verödungsmittel die häufigste Kontraindikation zur Sklerotherapie dar.

Radiologische Methoden der Varikozelentherapie

1978 berichteten Lima und Mitarbeiter [23] erstmals über die erfolgreiche perkutane Sklerotherapie der Vena spermatica als Alternative zur operativen Ligatur. Es ist das besondere Verdienst von Zeitler und Mitarbeitern [42], dieses Verfahren als radiologische Therapiemethode weiterentwickelt und auf einem speziellen Varikozelensymposium im März 1980 in Nürnberg einem breiten Publikum zugänglich gemacht zu haben. Mittlerweile existieren Erfahrungsberichte von mehreren Gruppen [3, 10, 16, 21, 27, 32, 36, 38]. Eine Übersicht der Methoden zur Behandlung der Spermatica-Insuffizienz zeigt Tabelle 1.

Im Rahmen der perkutanen Spermatica-Phlebographie kann bei selektiver Lage des Katheters in gleicher Sitzung das insuffiziente Gefäß entweder mit einer sklerosierenden Substanz (Glukose 60%–80%, Äthoxysklerol oder Varikozid) verödet

Tabelle 1. Methoden der perkutanen Varikozelenbehandlung

I. Sklerosierung
   Glukose 60-80%, Äthoxysklerol, Varikozid
II. Embolisation
   Gianturco-Spirale, abwerfbarer Ballon, Bucrylat,
   Ivalon
III. Mechanische Venenalteration
IV. Thermische Venenalteration (heißes Kontrast-
   mittel)

[3, 16, 23, 27, 32] oder durch eine Gianturco-Spirale [10, 36] bzw. einen abwerfbaren Ballon [38] embolisiert werden. Die Embolisation kann auch mit einem Gewebekleber (Bucrylat) erfolgen [21].

Ferner kann der Verschluß der Vena spermatica interna auch durch mechanische Venenalteration gezielt oder akzidentell im Rahmen der selektiven Katheterplazierung unter Zuhilfenahme eines Führungsdrahtes erfolgen.

Schließlich haben Rholl und Mitarbeiter [30] im Tierexperiment auf die Möglichkeit der thermischen Venenalteration durch heißes Kontrastmittel (100 Grad C) ohne nachweisbare Schädigung des umliegenden Gewebes aufmerksam gemacht.

Ergebnisse der radiologischen Varikozelentherapie

Eine kritische Wertung der Ergebnisse der Varikozelentherapie aus der Literatur ist schwierig, da nicht alle Autoren Angaben über den Sondierungserfolg der Vena spermatica interna machen. Andererseits besagt die selektive Sondierbarkeit der Vena spermatica interna noch nicht, das damit

auch eine Sklerotherapie möglich ist, da aufgrund der vielfältigen Anastomosen ein ungezielter Abstrom des Sklerosierungsmittels in ca. 35% [3] erwartet werden muß, eine Zahl, die auch durch Seyferth und Mitarbeiter [32] bestätigt wird. In unserem eigenen Patientengut war in ca. 10% eine perkutane Verödungsbehandlung nicht möglich.

Eine Übersicht der Behandlungsmethoden und Ergebnisse mit den jeweils letzten in der Literatur mitgeteilten Zahlen gibt Tabelle 2.

Komplikationen

Schwerwiegende Komplikationen der perkutanen Varikozelenbehandlungen sind Ausnahmefälle. Operative Interventionen infolge des Eingriffes mußten bisher dreimal erfolgen. Gründe dafür waren:

1. festgeklebter Katheter bei Verwendung von Bucrylat [21],
2. eine teilweise in die Nierenvene dislozierte Spirale [35],
3. eine venös verschleppte Hülle zur Begradigung des J-Drahtes [10].

Einmal kam es zur Verschleppung eines abwerfbaren Ballons in die Lunge ohne Folgeschäden [19] und einmal konnte ein durch Venenspasmus eingeklemmter J-Draht erst in Allgemeinnarkose entfernt werden [10]. Schließlich wird eine schwere Kontrastmittel-Reaktion ohne Folgeschäden erwähnt [32]. Leichte Komplikationen gehen teils zu Lasten der Phlebographie (Kollaps, Inguinalhämatom, KM-Reaktion, subintimale Dissektion der Vena cava bzw. renalis, akzidentelle intraarterielle Punktion bzw. Lokal-Anästhetika-Applikation und Perforation der Vena spermatica interna), teils zu Lasten der Varikozelenbehandlung

Tabelle 2. Perkutane Varikozelenbehandlung: Methoden und Ergebnisse (Literaturübersicht)

Autor	Methode	n	Erfolgsrate	
			primär	sekundär
Lima et al. (1978)	Sklerosierung	3	3	–
Iaccarino et al. (1980)	Sklerosierung	124	122 (97%)	2/2
Thelen et al. (1980)	Embolisation Spiral	24	24 (100%)	–
Kunnen et al. (1980)	Embolisation Bucrylat	40	40 (100%)	–
Seyferth et al. (1981)	Sklerosierung	260	(97%)	–
Formanek et al. (1981)	Embolisation Spirale/Ivalon	52	38 (75%)	–
Riedl et al. (1982)	Sklerosierung	71	58 (82%)	–
Kaufman et al. (1983)	Embolisation Ballon	70	62 (89%)	3/8
Bähren et al. (1983)	Sklerosierung	165	keine Angaben	
Eigene Fälle (1983)	Sklerosierung	61	55 (90%)	6/7

(vorübergehende Flankenschmerzen, Thrombo-
Phlebitis des Plexus pampiniformis und thrombo-
sierte Varixknoten). In allen Fällen traten keine
Spätschäden auf.

Vor- und Nachteile der perkutanen Varikozelen-
behandlung

Im Gegensatz zur operativen Ligatur der Vena
spermatica interna erfordert die Transkatheter-
therapie keine Allgemein-Narkose. Die Behandlung läßt sich ambulant bzw. mit einem stationären
Aufenthalt von 1 Tag durchführen. Die Arbeitsunfähigkeit beträgt in der Regel 1 bis 2 Tage. Da die
Spermatica-Phlebographie als diagnostische
Methode vorangeht, ist eine Erfassung subklini-
scher Varikozelen möglich. Die Methode hat nur
eine geringe Rate klinisch relevanter Komplikationen. Hinsichtlich der Rezidiv- bzw. Persistenz-
quote ist sie der operativen Ligatur vergleichbar.
Im Falle der Varikozelen-Persistenz läßt sich der
Eingriff in der Regel problemlos wiederholen.
Auch Therapieversager der operativen Ligatur sind
einer Transkatheterbehandlung zugänglich [17].

Als Nachteile der Methode gelten Kontrast-
mittelunverträglichkeit oder Allergie sowie vorhandene Strahlenbelastung, die nach eigenen Messungen und nach Angaben in der Literatur [38]
50 mrem beträgt. Da die Methode bei Gefäß-
anomalien in ca. 35% bis 40% nicht anwendbar ist,
kann sie die operative Ligatur der Vena spermatica
interna nicht ersetzen, bietet jedoch eine sinnvolle
Alternative.

Literatur

1. Ahlberg NE, Bartley O, Chidekel N, Fritjofson A (1965)
Phlebography in varicocele scroti. Acta Radiol [Diagn]
(Stockh) 3:517. – 2. Amelar RD, Dubin L (1973) Male
infertility, current diagnosis and treatment. Urology 1:1. –
3. Bähren W, Lenz M, Porst H, Wierschin W (1983)
Nebenwirkungen, Komplikationen und Kontraindikationen der perkutanen Sklerotherapie der V. spermatica
interna zur Behandlung der idiopathischen Varikozele.
Fortschr Röntgenstr 138:172. – 4. Bigot JM, Barret F,
Helenon C (1982) Phlebography of the right spermatic
vein in varicoceles. In: Jecht EW, Zeitler E (Hrsg) Varicocele and male infertility. Springer, Berlin Heidelberg
New York, S 58. – 5. Comhaire F, Kunnen M, Vande-
weghe M, Simons M (1982) Comparison between different methods of the diagnosis of varicocele, ibid, S 88. –
6. Comhaire F, Vermeulen A (1982) Hormonal testicular
function in patients with varicocele. ibid, S 110. – 7. Comhaire F, Vermeulen A (1974) Varicocele sterility: cortisol
and catecholamines. Fertil Steril 25:88. – 8. Dziallas P
(1947/48) Über eine bisher unbekannte Variation der
Vena spermatika dextra. Anat Anz 96:348. – 9. Ebner E
(1929) Zur Klinik und Therapie der idiopathischen Varikozele. Dtsch Z Chir 219:148. – 10. Formanek A, Rusnak B,
Zollikofer Ch, Castaneda-Zuniga W, Narayan P, Gonzales R, Amplatz K (1981) Embolization of the spermatic
vein for treatment of infertility: A new approach. Radiology 139:315. – 11. Gruber M (1972) Untersuchungsergebnisse bei 106 Fällen mit primärer Sterilität. Diss Zürich. –
12. Guerrero CD (1964) Management of the infertile
couple: 25 years experience. Fertil Steril 15:534. –
13. Harrison RG (1966) Male infertility. The anatomy of
varicocele. Proc R Soc Med 59:763. – 14. Hornstein O
(1964) Zur Klinik und Histopathologie des männlichen
primären Hypogonadismus. III. Mitt. Hodenparenchym-
schäden durch Varikozelen. Arch Klin Exp Dermatol
218:347. – 15. Hornstein O (1973) Kreislaufstörungen im
Hoden-Nebenhodensystem und ihre Bedeutung für die
männliche Fertilität. Andrologia 5:119. – 16. Iaccarino V
(1980) A non-surgical treatment of varicocele: Trans-
catheter sclerotherapy of gonadal veins. Ann Radiol
23:369. – 17. Janson R, Weißbach L (1978) Zur Phlebographie der Vena testikularis bei Varikozelenpersistenz
bzw. -rezidiv. Fortschr Roentgenstr 129:485. – 18. Johnson
DE, Pohl DR, Rivera-Correra H (1970) Varicocele. An
innocuous condition? South Med J 63:34. – 19. Kaufman
SL, Kadir S, Barth KH, Smyth JW, Walsh PC, White RI
(1983) Mechanisms of recurrent varicocele after balloon
occlusion or surgical ligation of the internal spermatic
vein. Radiology 147:435. – 20. Klosterhalfen H, Schirren C
(1968) Die operative Behandlung der Varikozele. Chir
Praxis 12:425. – 21. Kunnen M (1980) Neue Technik zur
Embolisation der Vena spermatica interna: intravenöser
Gewebekleber. Fortschr Roentgenstr 133:625. – 22. Kunnen M (1982) Nonsurgical cure of varicocele by trans-
catheter embolization of the internal spermatic vein with
Bucrylate. In: Jecht EW, Zeitler E (Hrsg) Varicocele and
male infertility. Springer, Berlin Heidelberg New York,
S 154. – 23. Lima S, Catsro MP, Costa CF (1978) A new
method for the treatment of varicocele. Andrologia
10:103. – 24. MacLeod J (1969) Further observations on the
role of varicocele in human male infertility. Fertil Steril
20:545. – 25. Meyhöfer W, Wolf J (1960) Varikozele und
Fertilität. Dermatol Wochenschr 142:1116. – 26. Oster J
(1971) Varicocele in children and adolescents. Scand J
Urol Nephrol 5:27. – 27. Riedl P, Lunglmayr G, Stackl W
(1981) A new method of transfemoral testicular vein
obliteration for varicocele using a balloon catheter.
Radiology 139:323. – 28. Riedl P (1982) Radiologic anatomy of the left testicular vein in varicoceles. In: Jecht
EW, Zeitler E (Hrsg) Varicocele and male infertility.
Springer, Berlin Heidelberg New York, S 49. – 29. Riedl P,
Lunglmayr G (1982) Results of transfemoral testicular
vein obliteration using a balloon catheter. ibid, S 136. –
30. Rholl KS, Rysavy JA, Vlodaver Z, Cragg AH, Castaneda-Zuniga WR, Amplatz K (1983) Spermatic vein obliteration using hot contrast medium in dogs. Radiology 148:85.
– 31. Seyferth W, Richter E-I, Grosse-Vorholt R (1980)
Phlebographie der Vena spermatica interna. Radiologe
20:440. – 32. Seyferth W, Jecht E, Zeitler E (1981) Percutaneous sclerotherapy of varicocele. Radiology 139:335. –

33. Schreiner WE (1973) Ovar: Gestörte Ovarialfunktion. In: Siegenthaler W (Hrsg) Klinische Pathophysiologie. Thieme, Stuttgart, S 394. – 34. Steeno O, Knops J, Declerck L, Adimoelja A, Voorde H van de (1971) Prevention of fertility disorders by detection and treatment of varicocele at school and college age. Andrologia 8:47. – 35. Thelen M, Weißbach L, Franken Th (1979) Die Behandlung der idiopathischen Varikozele durch transfemorale Spiralokklusion der Vena testikularis sinistra. Fortschr Roentgenstr 131:24. – 36. Thelen M, Weißbach L, Schramm P (1982) The treatment of idiopathic varicocele by transfemoral spiral occlusion of the left testicular vein. In: Jecht EW, Zeitler E (Hrsg) Varicocele and male infertility. Springer, Berlin Heidelberg New York, S 148. – 37. Tulloch WS (1952) A consideration of sterility factors in the light of subsequent pregnancies. II. Subfertility of the male. Trans Edinburgh Obstet Soc 194:29. – 38. White RI, Kaufman SL, Barth KH, Kadir S, Smyth JW, Walsh PC (1981) Occlusion of varicoceles with detachable balloons. Radiology 139:327. – 39. Wutz J (1977) Über die Häufigkeit von Varikozelen und Hodendystopien bei 19jährigen Männern. Klinikarzt 6:319. – 40. Wutz J (1982) Epidemiology of idiopathic varicocele. In: Jecht EW, Zeitler E (Hrsg) Varicocele and male infertility. Springer, Berlin Heidelberg New York, S 2. – 41. Zeitler E, Jecht E, Herzinger R, Richter E-I, Seyferth W, Grosse-Vorholt R (1980) Technik und Ergebnisse der Spermatica-Phlebographie bei 136 Männern mit primärer Sterilität. Fortschr Roentgenstr 132:294. – 42. Zeitler E, Jecht E, Richter E-I, Seyferth W (1980) Perkutane Behandlung der männlichen Infertilität im Rahmen der selektiven Spermatikaphlebographie mit Katheter. Technik, Indikationen, Komplikationen, Ergebnisse. Fortschr Roentgenstr 132:294

Dr. K.J. Klose
Institut für Klinische Strahlenkunde
Universitätsklinik
Langenbeckstr. 1
D-6500 Mainz 1

Verhandlungsbericht der Deutschen Gesellschaft
für Urologie, 35. Tagung (1983), 520–523

Cystostomie (Indikationen, Komplikationen, Nachsorge)

H. Feiber

Akute und chronische Blasenentleerungsstörungen sowie die perioperative Phase erfordern häufig eine instrumentelle Harnableitung. Diese ist grundsätzlich auf transurethralem Wege, wie auch durch suprapubische Punktion möglich.

Auch heute wird vielfach noch der transurethrale Zugang bevorzugt, trotz bekannter Problematik: so sind die distalen Anteile der Urethra bei Frau und Mann regelmäßig mit Darmbakterien besiedelt. Durch den transurethralen Katheter finden viele Bakterien in dem Film, der sich zwischen Urethralschleimhaut und Katheter ausbildet und als mukopurulente Membran bezeichnet wird, ein ideales Milieu, um in die Blase zu aszendieren. Auf dem selben Wege kann es zu Entzündungen der männlichen Adnexe als seltene, jedoch schwerwiegende Komplikation kommen. Außerdem verursacht die ständige Irritation in der Harnröhre Schmerzen oder zumindest Mißempfindungen. Häufig kommt es nach Entfernen des Katheters infolge narbiger Ausheilung von Schleimhautläsionen zu einer Striktur. Außerdem kann die durch den transurethralen Katheter hervorgerufene Ödembildung die anschließende Spontanmiktion behindern. Im übrigen kann schon ein einmaliger Katheterismus zur Urosepsis führen. Alle diese genannten Komplikationen sind bei der suprapubischen Ableitung nicht zu erwarten.

Es ist deshalb nicht ganz verständlich, warum diese Methode erst in den letzten Jahren vermehrt Bedeutung erlangt hat.

Jean Riolan war 1661 der Erste, der die suprapubische Punktion mit Trokar und Kanüle erfand, dennoch blieb diese Methode bis ins 19. Jahrhundert fast völlig ungebräuchlich, bis Garson und Petersen erneut darauf hinwiesen.

Einzelne Veröffentlichungen über die suprapubische Drainage bei neurogener Blasenentleerungsstörung von Thomson-Walker (1917) und

Vellacott (1919) sowie von Taussig (1918) und Harris (1935) über ihre Vorzüge bei der Operation von vesico-vaginalen Fisteln fanden nur wenig Beachtung. Weitere Arbeiten von Riches (1943) und Scorer (1953) sowie Cameron (1963) machten die Vorteile dieser Methode gegenüber der transurethralen Ableitung deutlich. Jedoch erst nachdem Hodkinson und Hodari 1966 eine sehr umfangreiche und überzeugende Untersuchung über diese neue Art der Ableitung vorlegten, wurde die Methode weiter bekannt und fand Eingang in die Routine der Urologie und gynäkologischen Chirurgie.

Tabellen 1 und 2 zeigen in einer Gegenüber-

Tabelle 1. Nachteile des transurethralen DK

Keimaszension	→	Infektion (Blase, Adnexe, Niere)
Ständige Irritation	→	Schmerzen (Mißempfindungen)
Schleimhautläsion	→	Urethrastriktur
Schwellung der Urethralschleimhaut	→	spät einsetzende Spontanmiktion

Tabelle 2. Suprapubische Harnableitung. Vorteile gegenüber transurethraler Ableitung

Weniger Harnwegsinfekte
Besser tolerabel (Kathetertenesmen!)
Vermeidung einer schmerzhaften Urethritis, Epididymitis
Vermeidung von Urethralschleimhautläsionen (Spätstriktur!)
Weitere Diagnostik möglich (Rh-Bestimmung, Urethrogramm)
Möglichkeit der weiteren Prüfung der Spontanmiktion
Anwendung auch bei infravesicaler Obstruktion

stellung die Vor- und Nachteile der transurethralen bzw. suprapubischen Harnableitung. Daraus gehen die besonderen Vorzüge der suprapubischen Harnableitung hervor. Harnwegsinfekte sind demnach seltener, der Katheter wird wesentlich besser vom Patienten toleriert, d.h. es kommt nicht zum Auftreten von Kathetertenesmen, schmerzhaften Urethritiden bzw. Epididymitiden, Urethralschleimhautläsionen mit den Folgen der Spätstriktur werden vermieden. Neben der Möglichkeit der weiteren Prüfung der Spontanmiktion mit anschließender Restharnbestimmung ist auch die Durchführung eines Urethrogramms zur weiteren Diagnostik einer eventuellen infravesikalen Obstruktion möglich.

Dem katheterinduzierten Infektionsrisiko kommt besondere Bedeutung zu. Nach amerikanischen Untersuchungen erkranken 5 bis 8% aller Patienten an nosokomialen Infektionen. Diese betreffen vor allem die Harnwege, vielfach hervorgerufen durch eine Katheterisierung. Nach den Untersuchungen von Daschner konnte vor allem durch Einführung der suprapubischen Harndrainage eine Reduktion der Harnwegsinfektionen um 50% erreicht werden. Hofstetter fand bei DK-Trägern bereits am 3. Tag in 80% der Fälle eine Bakteriurie, während diese bei suprapubischer Ableitung erst ab dem 14. Tag, aber auch dann nicht konstant, auftrat. Jeder Katheter ist und bleibt jedoch ein Fremdkörper in der Blase mit allen Konsequenzen der Schleimhautirritation, es ist deshalb auch bei der suprapubischen Ableitung unvermeidlich, daß nach längerer Liegedauer in bis zu 60% der Fälle ein Infekt auftritt. Die suprapubische Blasendrainage ist deshalb nicht als Allheilmittel gegen einen Harnwegsinfekt schlechthin anzusehen, der Infekt tritt jedoch seltener und später auf als beim transurethralen Katheter.

Die Indikationen und Kontraindikationen zur suprapubischen Harnableitung gehen aus Tabellen 3 und 4 hervor. Zur Vermeidung unnötiger Komplikationen sind Blutgerinnungsstörungen sowie eine ungenügende Füllung der Blase besonders zu beachten. Ist die Blase nicht sicher ausreichend gefüllt, sollte die Anlage einer suprapubischen Ableitung entweder unter Röntgenkontrolle oder ultraschallgeleitet durchgeführt werden. Dieses Vorgehen empfiehlt sich im übrigen auch dann, wenn eine Vorabinformation über den Zustand der Harnblase fehlt.

Werden diese Gesichtspunkte beachtet, so sind Komplikationen beim Anbringen der Drainage relativ selten und meist von harmloser Natur, wie z.B. vorübergehende leichtere Hämaturien. Wir

Tabelle 3. Indikationen – suprapubische Ableitung

Obstr. Blasenentleerungsstörung	Blasenhalsadenom
	Prostata-Ca
	Urethrastriktur
	Urethrasteine
Akuter Harnverhalt	
Überlaufblase	
Neurologische Blasenfunktionsstörung	
Nach urologischer Operation	plastische Operation an der Harnröhre
Nach gynäkologischen/chirurgischen Operationen	
Harnröhren- und Penisverletzungen	
Absz. Prostatitis, Urethritis, periurethraler Abszeß	
Pflegerische Maßnahmen	Inkontinenz, Intensivmedizin
Diagnostisch	Cystographie
	Cystometrie
	MCU

Tabelle 4. Kontraindikationen – suprapubische Ableitung

Absolute	leere Blase
	Schrumpfblase
	infektiöse Hautkrankheit im Punktionsbereich
	hämorrhagische Diathese
Relative	Voroperationen (Unterbauchlaparatomie)
	Formabweichungen der Blase (Unterbauchtumor, Gravidität)

haben bei unserem eigenen Krankengut jedoch auch vier schwerwiegendere Komplikationen erlebt. Wir wollen diese nicht unerwähnt lassen.

Im ersten Fall handelt es sich um einen 85jährigen Patienten mit einem seit Jahren bekannten großen Blasenhalsadenom. Nach mißlungenem Cystofixwechsel und Versuch einer Neuanlage kam es zum Auftreten einer massiven Hämaturie mit Ausbildung einer Blasentamponade. Die unter Notfallbedingungen durchgeführte Sectio alta zeigte eine starke Blutung aus einem weit intravesical gelegenen Prostatamittellappen. Das Gewicht des gesamten Adenoms betrug 480 g.

Im zweiten Fall erfolgte die suprapubische Ableitung bei einem 6ljährigen Patienten, bei dem nach einer Leistenhernienoperation eine Harnsperre aufgetreten war. 12 Tage nach Abschluß der chirurgischen Behandlung kam der inzwischen nach Hause entlassene Patient in der Chirurgischen Klinik erneut zur Aufnahme wegen einer akuten Abdominalsymptomatik mit Ausbildung einer Peritonitis. Unter der Annahme einer Ulcusperforation wurde dort umgehend laparatomiert. Es fand sich ein mit der Spitze frei in der Bauchhöhle gelegener Katheter bei reichlicher Ansammlung von Flüssigkeit und Luft infolge präoperativer Spülversuche zur Kontrolle der Durchgängigkeit des Katheters. Somit war im Nachhinein die subphrenische Luftsichel, die präoperativ zur Verdachtsdiagnose einer Ulcusperforation geführt hatte, erklärt.

In einem weiteren Fall beobachteten wir eine Stichincision der Blase, die mit der Bauchhöhle kommunizierte und eine Dünndarmschlinge perforierte. Bereits wenige Stunden danach trat eine abdominelle Symptomatik auf, die die sofortige chirurgische Versorgung veranlaßte.

In einem vierten Fall wurde der Cystofixkatheter bei einer 46jährigen Frau mit einer neurogenen Blasenmiktionsstörung mit Restharnbildung gelegt. 16 Tage danach traten uncharakteristische Beschwerden im rechten Unter- und Mittelbauch auf, die zur stationären Aufnahme in der Chirurgischen Klinik und zur Laparatomie noch am gleichen Tage führten.

Es fand sich ein transperitoneal frei in der Bauchhöhle gelegener suprapubischer Katheter, der lediglich mit seinem unteren Ende mit der Blase kommunizierte. Die Blase wurde hier, wie auch in den anderen Fällen, zweischichtig übernäht und vorübergehend transurethral dauerabgeleitet. Der weitere Verlauf war in allen vier Fällen unauffällig.

Wir meinen, daß bei sorgfältiger Punktionstechnik – im übrigen alles Fälle aus der Anfangsära – diese doch schwerwiegenderen Komplikationen zu vermeiden gewesen wären. Tatsächlich haben wir ähnliche Situationen in der Folgezeit nicht mehr erlebt. Ich möchte deshalb im folgenden besonders auf die übliche Punktionstechnik eingehen.

Zunächst sollte durch entsprechende Lagerung mit Absenken des Oberkörpers eine Darmverlagerung aus dem kleinen Becken erreicht werden. Die Punktion erfolgt am besten in der Linea alba, 2 QF oberhalb der Symphyse. Eine von der Mittellinie abweichende Punktionsstelle beinhaltet stets die Gefahr, eine der beiden an der Innenfläche des Musculus rectus abdomines über den Nabel medialwärts emporsteigenden arteriae epigastricae inferioris anzustechen.

Die Probepunktion mit dem Legen der Lokal-

anästhesie beweist die ausreichende Blasenfüllung und zeigt die Punktionstiefe an. Die Punktion selbst ist in einem Winkel von 70 bis 80° zur Bauchdecke durchzuführen.

Grundsätzlich stehen uns verschiedene Punktionssysteme zur Verfügung. Besonders vorteilhaft erweisen sich die Einmalsysteme, wobei sich bei uns besonders der Cystofixkatheter der Firma Braun, Melsungen, bewährt hat.

Nach Desinfektion der Haut, sterilem Abdecken und Legen der Lokalanästhesie wird der mit einer Memory curve mit mehreren seitlichen Öffnungen versehene Katheter bis kurz vor Beginn des Schliffs in die Punktionskanüle eingeführt. Der Ableitungsschlauch des Urinbeutels wird fest mit dem Katheteransatz verbunden, anschließend nach Stichincision der Haut die Blasenpunktion in der beschriebenen Technik durchgeführt. Der Katheter wird durch eine Hautnaht fixiert und zur Vermeidung einer Abknickung unter dem Verband über eine Kompresse als Hypomochlion geführt.

Ein Wort zum Kathetermaterial: Wir haben in einer Studie zwei Kathetermaterialien, nämlich Polyvinylchlorid gegen Polyurethran verglichen und fanden letzteres eindeutig im Vorteil.

Dem hat die Firma Braun, Melsungen, Rechnung getragen, indem jetzt nur noch Katheter aus Polyurethran hergestellt werden, die wesentlich elastischer sind und weniger zu Inkrustationen neigen.

Der Wechsel des Katheters ist in der Regel unproblematisch, sofern er rechtzeitig erfolgt, d.h. bevor es zur vollständigen Lumenverlegung infolge Inkrustierung kommt. Dann ist es nämlich möglich, den Katheter mühelos über einen Führungsdraht zu wechseln. Nach längerer Liegedauer hat sich oft ein Fistelkanal ausgebildet, so daß das Einbringen des Katheters auch ohne Wechseldraht möglich wird. Ein vorheriges Auffüllen der Blase über den alten Katheter erleichtert den Wechsel, der allerdings, und das ist sicherlich grundsätzlich zu bedenken, nur in der Klinik oder beim niedergelassenen Urologen, nicht aber z.B. in einem Altenpflegeheim durchführbar ist.

Der Zeitpunkt zum Katheterwechsel kann je nach Inkrustationsneigung unterschiedlich sein. Wir wechseln den Katheter in der Regel alle 8 Wochen und säuern in besonderen Fällen den Urin mit L-Methionin an zur Verhinderung der vorzeitigen Inkrustation.

Neben der lokalen Hautpflege um den Stichkanal ist, bis auf ein gelegentliches Anspülen, eine besondere Katheterpflege nicht erforderlich.

Der Wert der prophylaktischen Chemotherapie wird unterschiedlich beurteilt. Überwiegend wird jedoch eine Chemoprophylaxe abgelehnt, da häufig doch Infekte auftreten mit dann zum Teil häufig sulfonamidresistenten Stämmen (Widdowson, 1974).

Eigene Ergebnisse haben gezeigt, daß sowohl mit als auch ohne Antibiotikatherapie die Patienten mit suprapubischer Harnableitung lange Zeit (durchschnittlich 17 bis 18 Tage) ohne Harninfekt blieben. Andererseits ist es bei längerfristiger Ableitung auch möglich, mit antibiotischer Therapie über einige Zeit sterile Harnverhältnisse zu bewahren. So beobachteten wir z.B. den Fall eines Kleinkindes mit einer primär neurogenen Blasenstörung, das über $9^{1}/2$ Monate ohne signifikante Bakteriurie blieb.

Dennoch wäre es unserer Meinung nach falscher Ehrgeiz, bei Dauerkatheterpatienten über lange Zeit einen keimfreien Urin behalten zu wollen.

Bei diesen Patienten mit letztlich doch chronischen Harnwegsinfekten ist das subjektive Befinden der Patienten ausschlaggebend und eine ausreichende Diurese wichtiger als eine antibiotische Dauermedikation.

Zusammenfassung

Die Vorteile der suprapubischen gegenüber der herkömmlichen transurethralen Katheterableitung liegen auf der Hand und sind in erster Linie in einem geringeren Infektionsrisiko und der Vermeidung der Traumatisierung der Urethra zu sehen. Insbesondere mit den heute zur Verfügung stehenden Einmalsystemen ist eine gefahrlose Punktion und sichere Ableitung möglich, sofern auf eine sorgfältige Punktionstechnik geachtet und die wenigen Kontraindikationen beachtet werden.

Die offene operative Cystostomie mit dem alleinigen Ziel der Urinableitung ist heute nicht mehr zu vertreten.

Dr. H. Feiber
Urologische Univ.-Klinik
Robert-Koch-Str. 8
D-3550 Marburg/Lahn

Verhandlungsbericht der Deutschen Gesellschaft
für Urologie, 35. Tagung (1983), 524–537
© Springer-Verlag Berlin Heidelberg 1984

6. Jahresbericht: „Register und Verbundstudie für Harnwegstumoren RWTH Aachen"

H. Rübben, E.P. Allhoff, H.H. Dahm, U.C. Klose, R. Tauber und W. Lutzeyer

Beteiligte Kliniken, örtliche Registerleiter

Reg.-Nr.	Klinik
01	Klinische Anstalten RWTH Aachen Abteilung Urologie Goethestr. 27/29, 5100 Aachen Priv.-Doz. Dr. med. H. Rübben Prof. Dr. med. W. Lutzeyer Abteilung Pathologie Dr. med. H. H. Dahm Prof. Dr. med. C. Mittermayer Abteilung Dokumentation und Statistik Dr. rer. nat. Giani Prof. Dr. rer. nat. Repges Abteilung Radiologie Dr. med. U.C. Klose
02	Elisabeth-Krankenhaus Abteilung Urologie Werthmannstr. 1, 5000 Köln-Hohenlind Prof. Dr. med. H. J. Peters
03	Universitätsklinik Köln Abteilung Urologie Josef-Stelzmann-Str. 9, 5000 Köln 41 Dr. med. P. Allhoff Prof. Dr. med. R. Engelking
04	Urologische Klinik der Städt. Klinik Kassel Akadem. Lehrkrankenhaus der Philipps-Universität Marburg Mönckebergstr. 43, 3500 Kassel Prof. Dr. med. H. J. Melchior
05	Marienhospital Abteilung Urologie Robert-Koch-Str. 21, 4730 Marl Dr. med. H. Möllhoff
06	Universitätsklinik Innsbruck Anichstr. 35, A-6020 Innsbruck Abteilung Urologie Priv.-Doz. Dr. med. G. Jakse Prof. Dr. med. J. Marberger Abteilung Pathologie Dr. med. A. Hofstetter

Reg.-Nr.	Klinik
08	Urologische Klinik Darmstadt Grafenstr. 9, D-6100 Darmstadt Abteilung Urologie Prof. Dr. med. O. Hallwachs
10	Klinik Golzheim Friedrich-Lau-Str. 11, D-4000 Düsseldorf Abteilung Urologie Dr. med. P. Winkler Dr. med. D. Zoedler
11	Krankenanstalten Düren Roonstr. 30, D-5160 Düren Abteilung Urologie Dr. med. Brand Prof. Dr. med. P. Rathert
12	Caritas Krankenhaus Uhlandstr. 7, D-6990 Bad Mergentheim Abteilung Urologie Dr. med. Lutherer Prof. Dr. med. B. Terhorst
13	Bayer-Werk Leverkusen 5090 Leverkusen Dr. med. U. Korallus
14	Knappschaftskrankenhaus Bardenberg Dr.-Hans-Böckler-Str. 2, D-5102 Würselen Dr. med. R. Ostwald Prof. Dr. med. S. Lymberopoulos
15	Urologische Universitätsklinik Inselspital Anna-Seiler-Haus, CH-3010 Bern Dr. med. K. Karrer Prof. Dr. med. E. J. Zingg
16	St.-Antonius-Hospital Postfach 355, D-5180 Eschweiler Abteilung Urologie Dr. med. Hautumm Priv. Doz. Dr. med. L. Steffens

Reg.-Nr.	Klinik
17	Städt. Krankenhaus Pforzheim Postfach 1680, 7530 Pforzheim Abteilung Urologie Dr. med. G. Leusch
19	Krankenhäuser des Märkischen Kreises GmbH Klinikbereich Hellersen Paulmannshöherstr., D-5880 Lüdenscheid Dr. med. K. D. Ebbinghaus
22	Städt. Krankenhaus Moabit Turmstr. 21, D-1000 Berlin 21 Abteilung Urologie Dr. med. W. Heinrich
23	St.-Elisabeth-Krankenhaus 5450 Neuwied/Rhein Abteilung Urologie Dr. med. B. Opelt
25	St.-Hildegardis-Krankenhaus Bachemer Str. 29/32, 5000 Köln-Lindenthal Abteilung Urologie Dr. med. Hua-Di-Tong, Dr. med. Büttger
26	Urologische Klinik Elisabeth-Krankenhaus GmbH Schulgasse 20, D-8440 Straubing Prof. Dr. med. K. Naber
28	Kreiskrankenhaus Auenstr. 6, D-8360 Deggendorf Abteilung Urologie Priv. Doz. Dr. med. P. Carl
33	Kreiskrankenhaus 8100 Garmisch-Partenkirchen Abteilung Urologie Dr. med. R. Barth
34	St.-Katharinen-Hospital 5020 Frechen Abteilung Urologie Dr. med. Derakhshani Dr. med. K. Pieritz

Studienprotokoll 101
Retrospektive Datenerhebung von Patienten mit Nierenbecken-, Harnleiter-, Blasen- und Harnröhrentumoren

Die retrospektive Datenaufnahme ist abgeschlossen. Es werden keine neuen Kliniken zur Aufarbeitung des Harnwegstumormaterials in das Register aufgenommen. Der Verlauf der bereits eingegebenen Patienten wird weiter kontrolliert.

Studienprotokoll 102
Prospektive Datenerhebung von Patienten mit Nierenbecken-, Harnleiter-, Blasen- und Harnröhrentumoren

Ziele der prospektiven Datenerhebung, die insgesamt ca. 5000 Patienten umfassen soll, sind
1. Beschreibung des biologischen Verhaltens von Harnwegstumoren
2. Prospektive Bewertung diagnostischer und therapeutischer Verfahren

Den Inhalt der verschiedenen Protokolle bitten wir den einzelnen Abschnitten zu entnehmen.

Der Zugriff zum Datenmaterial des Registers ist allen aktiven Teilnehmern möglich. Basisauswertungen erfolgen anonym durch das Register unter Nennung aller Kliniken, die ihr Datenmaterial zur Auswertung zur Verfügung gestellt haben.

Spezielle Fragestellungen können von den örtlichen Kliniksleitern unter Nennung des Registers und der Kliniken, die Datenmaterial zur Verfügung gestellt haben, publiziert werden.

Vorschläge zu den neuen Studienprotokollen können jederzeit eingereicht werden. Ebenso kann auf Antrag das Register die Betreuung von Protokollen übernehmen. Die Entscheidung über die Aufnahme neuer Protokolle erfolgt auf den Arbeitssitzungen.

Studienprotokoll 103
Intravesikale Chemorezidivprophylaxe bei urothelialen Ta- und T1-Karzinomen der Harnblase - *Adriamycin*

Ziel der Studie:
- Bestimmung der Wirksamkeit der intravesikalen Instillationsbehandlung mit Adriamycin nach vollständiger transurethraler Elektroresektion superfizialer Harnblasenkarzinome.
- Prüfung, ob eine kurzzeitige perioperative Prophylaxe ausreichend wirksam ist, oder ob Instillationen über ein Jahr erforderlich sind, um die Wirksamkeit der Behandlung zu gewährleisten.

Versuchsplan: Es handelt sich um eine multizentrische randomisierte prospektive stratifizierte Studie. Nach einmaliger präoperativer Instillation werden drei Behandlungsgruppen gebildet:
A: keine weitere Instillationstherapie
B: sechswöchige postoperative Instillationstherapie
C: einjährige postoperative Instillationstherapie

Die postoperativen Instillationen erfolgen zweimal wöchentlich in den ersten sechs Wochen, danach zweimal monatlich über weitere 4,5 Monate, dann einmal monatlich über weitere 6 Monate.

Von den gemeldeten Patienten wurden 208 in die Studie aufgenommen. 124 sind z.Zt. mehr als zwei Jahre nach der primären Therapie in der Verlaufskontrolle. Nur diese Patienten werden bei der folgenden Auswertung berücksichtigt.

Primär- und Rezidivtumoren wurden vor der Randomisation stratifiziert. Die Alters- und Geschlechtsverteilung in den verschiedenen Gruppen ist vergleichbar. Ebenso ist der Anteil der Tumoren kleiner als 3 cm und der Solitärtumoren in den Gruppen ähnlich (s. Tabellen 1 und 2).

Tabelle 1. Alters- und Geschlechtsverteilung

Gruppe	Patienten (n)	Alter (Jahr)	Männlich (%)
A	37	66,0	81
B	49	64,9	76
C	38	63,4	78

Tabelle 2. Verteilung der Größe und Multiplizität

Gruppe	3 cm (%)	Solitär (%)
A	87	74
B	91	61
C	86	59

Tabelle 3. Verteilung des Differenzierungsgrades in den Behandlungsgruppen

Gruppe	Ta/1 G1	G2	G3
A	82%	18%	–
B	78%	22%	–
C	70%	27%	3%

Tabelle 4. Rezidive, Tumorprogression und Todesfälle in den verschiedenen Behandlungsgruppen

Gruppe	Patienten (n)	Rezidivhäufigkeit (n)	Progression (n)	Verstorben (n)
A	37	14	1	0
B	49	20	3	2
C	38	18	3	2

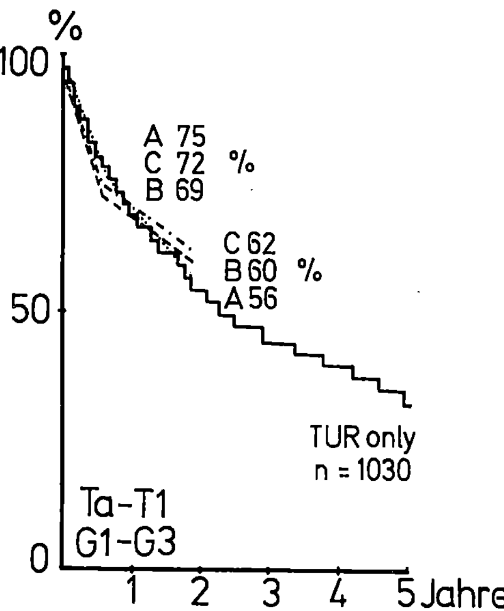

Abb. 1. Rezidivfreiheit in den verschiedenen Behandlungsgruppen und einer nicht randomisierten Vergleichsgruppe des Registers

Die Verteilung des Differenzierungsgrades innerhalb der Behandlungsgruppen ist nicht unterschiedlich, wenngleich z.Zt. 82% der Gruppe A gegenüber nur 70% der Gruppe C gut differenziert sind (s. Tabelle 3).

Eine erste Beurteilung der Prognose der Patienten zeigt eine vergleichbare Rezidivhäufigkeit und Tumorprogression in den verschiedenen Behandlungsgruppen (s. Tabelle 4).

Bei einer Beobachtungszeit von zwei Jahren ist die Wartezeit auf das 1. Rezidiv statistisch nicht unterschiedlich, jedoch erscheint Gruppe C der Gruppe A überlegen, 56% der Patienten der Gruppe A, 60% der Gruppe B und 62% der Gruppe C sind nach 2 Jahren rezidivfrei.

Darüber hinaus entspricht die Rezidivhäufigkeit der einer nichtrandomisierten Kontrollgruppe, die ausschließlich durch die transurethrale Elektroresektion behandelt wurde (s. Abb. 1).

Solange sich ein Behandlungsarm nicht als überlegen erweist, können nach Randomisation weiterhin Patienten in die Studie aufgenommen werden. Bericht: Dr. med. H. Rübben, Aachen

Studienprotokoll 104
Intravesikale Chemorezidivprophylaxe bei urothelialen Ta- und T1-Karzinomen der Harnblase – *Mitomycin C*

Die Studie ist geschlossen. Die Auswertung der

Daten erfolgt unter den Bedingungen einer Pilotstudie.

Koordination: Prof. Dr. med. O. Hallwachs

Studienprotokoll 105
Auswertung der retrospektiven Datenerhebung

Studienprotokoll 105/1/1
Klassifikation der Blasentumoren

Eine klinische Unterscheidung zwischen T2- und T3a-Tumoren erscheint aufgrund einer Analyse des Datenmaterials wenig sinnvoll. Rezidivhäufigkeit, Tumorprogression und Überlebenszeit sind in den beiden T-Kategorien vergleichbar. Dieses Ergebnis ist weniger im biologischen Verhalten des Blasentumors begründet, als vielmehr in der Tatsache, daß es z.Zt. mit klinischen Methoden nicht möglich ist, T2- und T3a-Tumoren zu unterscheiden. Somit scheint die T-Klassifikation, nicht aber die pT-Klassifikation revisionsbedürftig (vergl. Registerinformation Nr. 16).

Studienprotokoll 105/2/2
Bedeutung der histologischen Beschreibung „solid-papillär" für die Prognose urothelialer Harnblasenkarzinome

Die Diagnose „solides Urothelkarzinome" zeigt in aller Regel einen mittelgradig oder schlecht differenzierten bzw. einen infiltrativen Tumor an. Demgegenüber sind papilläre Tumoren in aller Regel superfizial. Werden papilläre und solide Tumoren innerhalb der einzelnen T- und G-Kategorien miteinander verglichen, so erlaubt die Beschreibung „papillär-solid" keine weitere Kennzeichnung der Prognose der Patienten (vergl. Registerinformation Nr. 16).

Vergleichbare Ergebnisse wurden bei der Untersuchung der Beurteilung des prognostischen Wertes der Diagnose „reines Übergangsepithelkarzinom – Übergangsepithelkarzinom mit Plattenepithelmetaplasie und reines Plattenepithelkarzinom" erarbeitet (s. Registerinformation Nr. 15, Studienprotokoll 105/2/1).

Studienprotokoll 105/2/3
Einfluß der Tumorgröße auf die Prognose urothelialer Harnblasenkarzinome

Fragestellung: Wird die Überlebenszeit, Tumorprogressionsrate und die Rezidivhäufigkeit von Pa-

Tabelle 1. Häufigkeitsverteilung

	> 3	< 3
Ta	670	294
1	334	239
2	97	118
3a	37	88
	1138	739

Tabelle 2. Alters- und Geschlechtsverteilung, Rezidivstatus und Multiplizität ($n = 100$)

	> 3	< 3
Alter (Jahre)	66,8	67,7
Männlich (%)	73,7	77,7
Solitär (%)	63,7	68,8

Tabelle 3. Verteilung des Differenzierungsgrades

		> 3	< 3
Ta/1	G1	51%	37%
	G2	36%	42%
	G3	13%	21%
T2/3a	G1	–	1%
	G2	31%	24%
	G3	69%	75%

tienten mit urothelialen Harnblasenkarzinomen durch die Tumorgröße beeinflußt. Unterschieden werden Patienten mit Tumoren größer und mit Tumoren kleiner als 3 cm.

Insgesamt wurden 1138 Tumoren kleiner als 3 cm und 739 Tumoren größer als 3 cm untersucht (s. Tabellen 1, 2).

Die Verteilung des Differenzierungsgrades bei den superfizialen Tumoren zeigt ein Überwiegen der gutdifferenzierten Tumoren in der Gruppe der kleinen Urothelkarzinome. Aus diesem Grund müssen T- und G-Kategorie gleichzeitig berücksichtigt werden (s. Tabelle 3).

Ohne Berücksichtigung der Infiltrationstiefe und des Differenzierungsgrades findet sich eine signifikant schlechtere Prognose bei den größeren Tumoren. Dies ist ein in der Literatur häufig mitgeteilter Befund (s. Abb. 1).

Nach Einteilung in superfiziale und muskelinvasive Tumoren wird deutlich, daß der Infiltrationstiefe eine größere Bedeutung bei der Be-

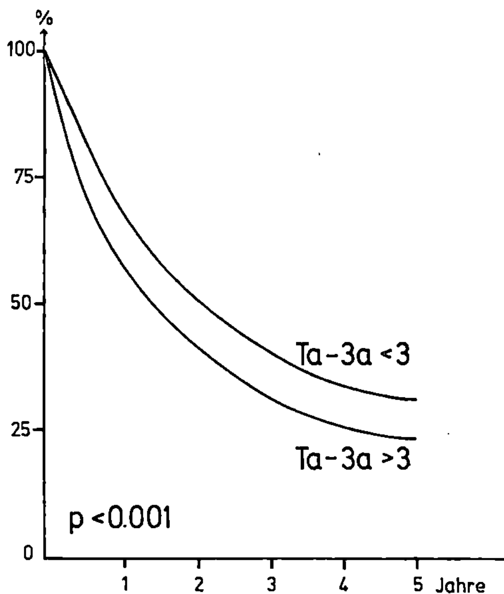

Abb. 1. Überlebensrate für Ta–T3a-Tumoren größer bzw. kleiner als 3 cm

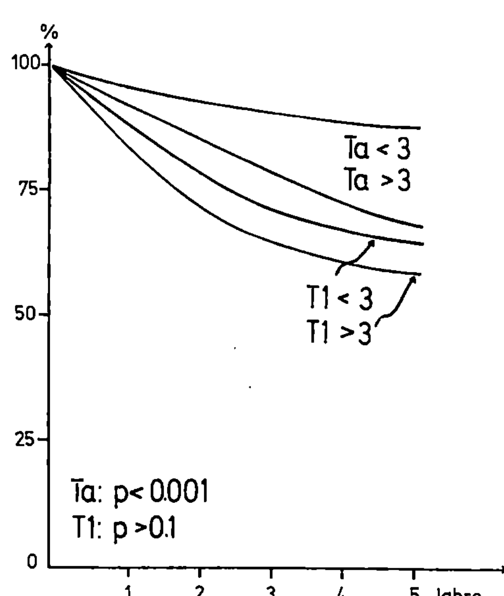

Abb. 3. Überlebensraten für superfiziale Tumoren in Abhängigkeit von der T-Kategorie

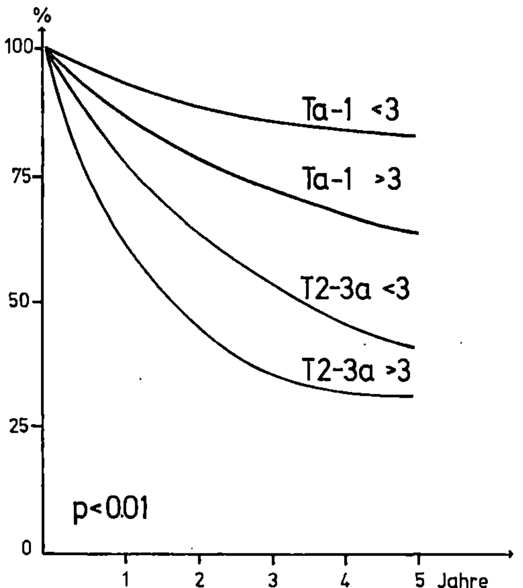

Abb. 2. Überlebensraten für Tumoren größer bzw. kleiner als 3 cm nach Einteilung in superfiziale und muskelinvasive Tumoren

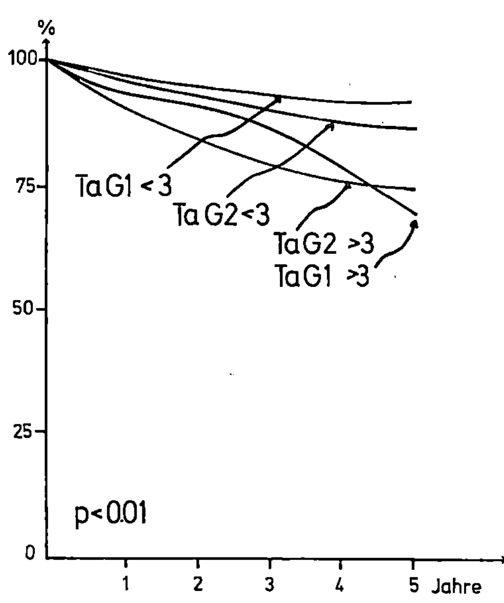

Abb. 4. Überlebensraten für Ta-Tumoren größer bzw. kleiner als 3 cm in Abhängigkeit von der G-Kategorie

schreibung der Prognose zukommt als der Größe. Dabei sind die Überlebensraten für die muskelinvasiven Tumoren nicht signifikant unterschiedlich (s. Abb. 2).

Bei einer weiteren Aufschlüsselung der superfizialen Tumoren in Ta und T1 zeigt sich eine unterschiedliche Prognose für kleine und große Ta-Tumoren, nicht aber für die T1-Tumoren.

Dieser Befund läßt sich auch unter Berücksichtigung des Differenzierungsgrades ablesen (s. Abb. 3, 4).

Die Rezidivhäufigkeit für kleine und große Urothelkarzinome ist bei der Berücksichtigung der T- und G-Kategorie nicht verschieden (s. Abb. 5).

Diese retrospektive Analyse zeigt, daß kleinere Tumoren häufiger gut differenziert sind als große

528

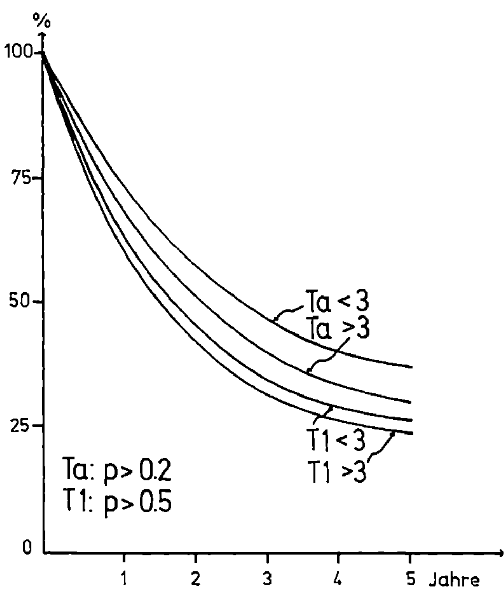

Abb. 5. Rezidivfreiheit für superfiziale Tumoren größer bzw. kleiner als 3 cm in Abhängigkeit von der T-Kategorie

Tumoren. Unter Berücksichtigung der T- und G-Kategorie findet sich jedoch kein Unterschied bei der Beurteilung der Prognose der Patienten. Lediglich bei den Ta-Tumoren ist die Überlebenszeit nach Resektion kleiner Tumoren signifikant besser.

Bericht: Dr. med. H. Rübben, Aachen

Studienprotokoll 105/2/4
Einfluß der Multiplizität urothelialer Harnblasentumoren auf die Prognose

Fragestellung: Wird die Überlebenszeit, Tumorprogression und Rezidivhäufigkeit von Patienten mit urothelialen Harnblasenkarzinomen durch die Multiplizität beeinflußt.

Verglichen werden Patienten mit solitären und multiplen Tumoren. Die Anzahl der Tumoren

Tabelle 1. Häufigkeitsverteilung

	Solitäre Tumoren	Multiple Tumoren
Ta	565	330
1	357	203
2	162	50
3a	93	30
	1177	613

Tabelle 2. Alters- und Geschlechtsverteilung, Rezidivstatus und Größe

	Solitäre Tumoren	Multiple Tumoren
Alter (Jahre)	67,1	67,5
Männlich (%)	74,7	76,6
Prim. (%)	100	100
3 cm (%)	59,8	66,2

Tabelle 3. Verteilung des Differenzierungsgrades

		Solitäre Tumoren	Multiple Tumoren
Ta/1	G1	50,7%	36,8%
	G2	35,7%	41,9%
	G3	13,6%	21,3%
T2/3a	G1	–	1,0%
	G2	31,1%	23,6%
	G3	68,9%	75,5%

geht in die Analyse ein. Beurteilt wurden 177 solitäre und 613 multiple Tumoren (s. Tabellen 1, 2).

Gutdifferenzierte Tumoren sind häufiger unter den solitären zu finden (s. Tabelle 3).

Alleine unter Berücksichtigung der T-Kategorie findet sich keine unterschiedliche Prognose bei solitären und multiplen Tumoren. Lediglich die Rezidivhäufigkeit ist bei multiplen T1-Tumoren gegenüber solitären T1-Tumoren leicht erhöht.

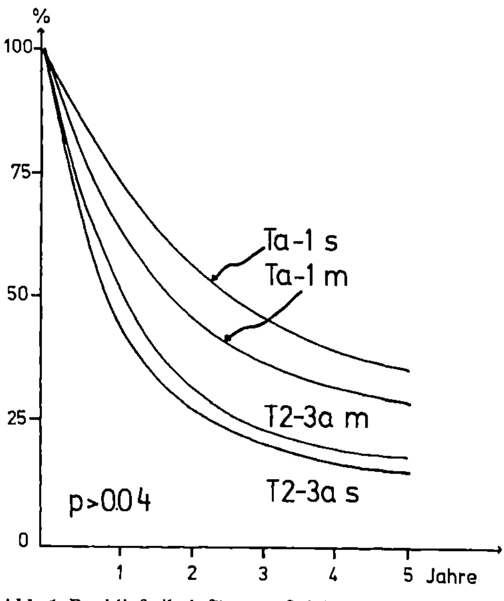

Abb. 1. Rezidivfreiheit für superfiziale und invasive solitäre bzw. multiple Tumoren

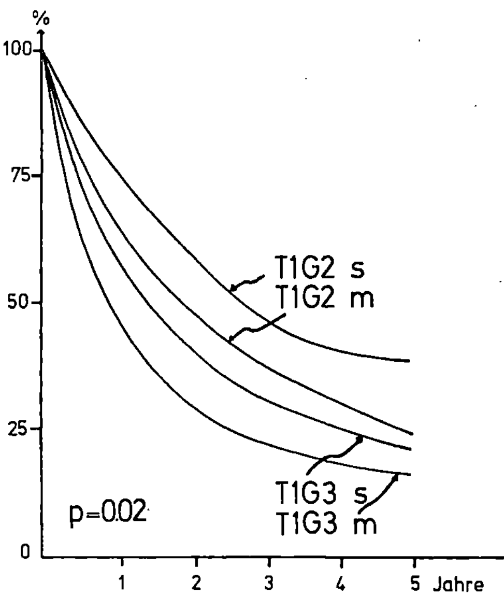

Abb. 2. Rezidivhäufigkeit bei T1-Tumoren in Abhängigkeit von der G-Kategorie

Dieses Ergebnis ist allerdings nicht hochsignifikant
(s. Abb. 1, 2).
Bericht: Dr. med. H. Rübben, Aachen

Studienprotokoll 105/4/1

Adjuvante Strahlentherapie primärer urothelialer
Blasentumoren nach vollständiger transurethraler Elektroresektion (Ta, T1, T2)

Fragestellung: Lassen sich Überlebenszeit, Rezidivhäufigkeit und Tumorprogression durch eine
Hochvoltbestrahlung nach kompletter transurethraler Elektroresektion von Ta, T1 und T2 Harnblasenkarzinomen günstig beeinflussen.

Innerhalb der verschiedenen Behandlungsgruppen findet sich ein deutlicher Einfluß der Infiltrationstiefe und des Differenzierungsgrades auf
die Überlebenszeit. Ein positiver Einfluß der Be-
strahlungsbehandlung auf Überlebenszeit, Rezidivhäufigkeit oder Tumorprogression läßt sich an
diesem Patientengut nicht aufzeigen. Aufgrund
dieser Ergebnisse scheint die Planung einer
prospektiven randomisierten Therapiestudien
nicht angezeigt (ausführliche Beschreibung des
Protokolls s. Registerinformation Nr. 15).
Koordination: Dr. med. K.D. Ebbinghaus, Lüden-
scheid; Dr. med. H. Rübben, Aachen

Studienprotokoll 106

Computertomographie, transkutane und intra-

vesikale Sonographie zur Bestimmung der T-
und N-Kategorie beim Blasentumor

Bislang sind 32 Patienten in die Studie vorläufig
eingegeben. Die endgültige Entscheidung über die
Auswertbarkeit der Befunde bleibt dem Referenz-
radiologen vorbehalten.

Das ausführliche Protokoll wurde so geändert,
daß primär vorbehandelte und nicht vorbehandelte Patienten stratifiziert werden.
Koordination: Prof. Dr. med. E.J. Zingg

Problematik der Protokollplanung

Eine Differenzierung zwischen benignen und
malignen Läsionen der Harnblase ist computertomographisch nur bedingt möglich. Die Diagnose
eines Harnblasentumors ergibt sich aus dem Nachweis einer umschriebenen Harnblasenwandver-
dickung. Differentialdiagnostisch kann diese
jedoch auch durch Narbenbildung oder ein Wand-
ödem hervorgerufen werden. Die Aufhebung der
perivesikalen Fettrennungslinie oder eine Unregelmäßigkeit der äußeren Wandkontur sind ver-
dächtig auf eine Infiltration in die Umgebung.
Diese morphologischen Kennzeichen können jedoch auch durch ein Ödem, durch Entzündung,
Abszess, Hämatom oder durch eine Fibrose bedingt sein. Die Diagnose eines Harnblasentumors
wird unterstützt, wenn regionale Lymphknoten-
vergrößerungen mit einem ⌀ von über 1,5 cm nachweisbar sind.

Die computertomographischen morphologischen Merkmale sind somit unspezifisch. Nur bei
Nachweis sämtlicher drei morphologischen Kennzeichen – umschriebene Harnblasenwandver-
dickung, Unregelmäßigkeit der äußeren Harn-
blasenwandkontur, Vergrößerung der regionalen
Lymphknoten – ist die Diagnose eines malignen
Harnblasentumors computertomographisch als
weitgehend gesichert anzusehen. In diesem Fall
liegt ein weit fortgeschrittenes Stadium ($\geq$ T3b)
vor.

Vom CT wird eine Differenzierung von muskelinvasiven und organüberschreitenden Tumoren
erwartet. Die Frage maligne-benigne muß nicht
computertomographisch beantwortet werden, da
die Histologie bei der CT-Untersuchung vorliegt:
bei über 4 000 CT-Untersuchungen des Abdomens
nichturologischer Patienten wurde in keinem Fall
ein okkultes Karzinom der Harnblase als Zufallsbefund festgestellt.

Eine Differenzierung zwischen Schleimhaut
und Muscularis der Harnblase ist computertomo-

graphisch bisher nicht möglich. Aus diesem Grunde kann ein muskelinvasives Wachstum eines Tumors nicht direkt nachgewiesen werden. Als indirekte Zeichen zur Differenzierung zwischen superficialen und muskelinvasiven Tumoren werden die Formänderung der Harnblase, die Änderung der Wandelastizität bei gestuften Füllungsvolumina und die Abflachung des Winkels zwischen Tumor und angrenzender, nicht befallener Harnblasenwand angegeben. Diese indirekten Zeichen sind jedoch, wie mehrere Untersuchungen gezeigt haben, unzuverlässig und häufig unspezifisch. Weitaus häufigere Ursachen von Form- oder computertomographisch nachweisbaren Elastizitätsänderungen der Harnblasenwand sind Impressionen durch den Darm oder das innere Genitale.

Es erscheint somit sinnvoll, sich computertomographisch auf eine Stadieneinteilung zu beschränken, die eine extravesikale Ausbreitung ohne (T3b) und mit Organinfiltration (T4a, T4b) von einer auf die Harnblasenwand limitierten Ausbreitung (< T3b) differenziert [1]. Doch auch bei dieser reduzierten Stadieneinteilung sind die Schwierigkeiten des computertomographischen T-Staging unübersehbar.

Die Differenzierung zwischen T3b und < T3b ist bei peritumoraler perivesikaler Fibrose häufig nicht möglich. Auch der Nachweis oder der Ausschluß einer Prostatainfiltration bei basal gelegenen Harnblasentumoren ist erschwert, da wegen der in diesem Bereich praktisch fehlenden perivesikalen Fettschicht und der ungenügenden Dichtedifferenz zwischen Harnblasenwand und Tumor einerseits und Prostata andererseits in dieser Tumorlokalisation T3b computertomographisch gleichbedeutend ist mit T4a. Hier kann der Versuch unternommen werden, durch eine Bolusinjektion von Kontrastmittel bei maximal geneigter Gantry eine Differenzierung der vermehrt enhancenden tumorösen Harnblasenwand von der vermindert enhancenden Prostata zu erreichen.

Eine Asymmetrie des Samenblasenwinkels gilt als Frühzeichen einer perivesikalen Infiltration. Eine Fehlinterpretation durch ein prallgefülltes Rektum mit Verdrängung einer Samenblase kann in Seitenlagerung des Patienten vermieden werden, da es hierbei bei fehlender Infiltration zu einer Öffnung des oben liegenden Samenblasenwinkels kommt. Die Zervix läßt sich durch Markierung mit einem Vaginaltampon besser abgrenzen. Adhärenter Darm ist nur in kontrastmittelgefülltem Zustand als solcher zu identifizieren und von einem Tumor zu differenzieren. Bei einem tangential angeschnittenen Tumor ist wegen des Partial-

volumeneffektes durch maximales Neigen der Gantry eine Verbesserung der Aussage anzustreben. Bedauerlicherweise ist die maximale Gantryneigung üblicherweise auf 20° limitiert und dementsprechend des öfteren nicht ausreichend. Zur Verminderung des Partialvolumeneffektes bei gekrümmten Oberflächen ist eine maximale Ortsauflösung angezeigt. Dies ergibt sich aus der minimalen Voxelgröße. Dazu erforderlich ist eine Erhöhung der Anzahl der Projektionen, des Zoomfaktors und eine Verminderung der Schichtdicke.

Gewöhnlich ist der computertomographische Dichtekontrast zwischen Urin einerseits und Harnblasenwand und Tumor andererseits ausreichend. Bei blutenden Harnblasentumoren oder nach vorausgegangenem IVP kann diese Dichtedifferenz vermindert oder aufgehoben sein. In diesen Fällen ist die zusätzliche Applikation eines Kontrastmittels notwendig. Gewöhnlich applizieren wir bei liegendem Blasenkatheter Luft intravesikal oder nierengängiges Kontrastmittel i.v.

Im eigenen Untersuchungsgut wurden bei 30 operierten Patienten mit Harnblasenkarzinom die computertomographischen Befunde mit den histo-pathologischen Ergebnissen verglichen. Dabei beschränkte sich das computertomographische T-Staging auf die o.a. Stadieneinteilung mit Zusammenfassen der Stadien Ta bis T3a zu einem Stadium (< T3b). Die Treffsicherheit lag hier bei 93%, bei T3b bei 82% und bei Infiltration der Prostata bei 40% (2/5).

Die eingeschränkte Beurteilungsmöglichkeit bei tangential angeschnittenen Tumoren im Bereich des Blasengrundes und des Blasendaches mangels sagittaler Schnitte und das Unvermögen, zwischen perivesikalem Tumorwachstum und perivesikaler Fibrose zu unterscheiden, sind offenkundig. Insbesondere nach Operation oder Radiatio ist jedoch wegen der perivesikalen Fibrose die Beurteilungsmöglichkeit eingeschränkt (Vock et al. [2]). Dieser Umstand macht eine getrennte Bewertung vor und nach TUR erforderlich. Eine weitere Stratifizierung in Primär- und Rezidivtumoren, sowie Cystektomie mit oder ohne präoperative Bestrahlung muß diskutiert werden.

Literatur

1. Sager EM, Talle K, Ous S, Stenwig AE (1983) Radiology 146:443–446. – 2. Vock P, Haertel M, Fuchs WA, Karrer P, Bishop MC, Zingg EJ (1982) Br J Urol 54:158–163

Bericht: Dr. med. K.C. Klose

Cytophotometrische DNS-Analyse zur Objektivierung und Dokumentation des Differenzierungsgrades urothelialer Blasenkarzinome

Im Register für Harnblasentumoren in Aachen wurden in den letzten Jahren in einer umfangreichen Studie Übergangsepitheltumoren der Harnblase nach den Richtlinien der WHO und den Empfehlungen der UICC retrospektiv reklassifiziert. In Übereinstimmung mit der Literatur ergibt die Sammelstatistik die große Bedeutung des Malignitätsgrades für die Prognose eines Karzinoms.

Stadienbezogen ist die Prognose des gut differenzierten G1-Karzinoms besser als die des wenig differenzierten G3-Karzinoms. Bezieht man den morphologischen Differenzierungsgrad auf den klinischen Verlauf, so kann man einem Karzinom einen Malignitätsgrad zuordnen. So handelt es sich bei dem Malignitätsgrad um einen klinischen Begriff, der nicht selbstverständlich in das Vokabular des Pathologen gehört; so ist der Pathologe aber verpflichtet, seine morphologische Begutachtung mit dem voraussichtlichen Krankheitsverlauf zu verknüpfen.

Wie die Bezeichnung der papillären nicht invasiven Übergangsepitheltumoren lediglich aufgrund zytologischer Malignitätskriterien auf Konvention beruhen, ist das gradieren von Karzinomen auf Vereinbarungen gestützt. Weit verbreitet sind die Klassifikationen von Bergquist und Koss. In den letzten Jahren haben sich die Empfehlungen der WHO zunehmend durchgesetzt. Die Gradierungen beruhen jeweils auf retrospektiven Analysen, worauf ihre prognostische Relevanz begründet ist. In jeder Klassifikation werden Zellanomalien und Wachstumsformen der einzelnen Tumorgrade beschrieben. Trotz sorgfältiger Darstellung der Tumorgrade, auch anhand von ausgewähltem Bildmaterial, besteht bei allen Klassifikationen eine breite Palette der subjektiven Interpretationsmöglichkeiten der einzelnen Untersucher. Das subjektive Vorgehen der Beurteilung ist überwiegend durchaus aussagekräftig. Die Reproduzierbarkeit der histologischen Befunde ist jedoch nicht mit Sicherheit gegeben, so daß vielfach Zweifel bezüglich der Validität subjektiver Untersuchungsmethoden geäußert werden.

Zur Verbesserung der Reproduzierbarkeit stehen neue Techniken zur Verfügung:
– Bestimmung der Oberflächenantigene,
– Histomorphometrie,
– Chromosomenanalyse,
– Cytophotometrie.

Ein Problem bleibt die Verknüpfung der Meßwerte mit den Ergebnissen des Morphologen.

Zur ersten Überprüfung führen wir die DNS-Zytophotometrie an histologischen Schnittpräparaten durch. Diese Methode erlaubt, vorbestimmte Areale eines Tumors bezüglich des DNS-Gehaltes der Zellkerne objektiv und reproduzierbar zu messen.

Je 40 G1-, G2- und G3-Tumoren, gutartige Epithelveränderungen und normales Übergangsepithel wurden untersucht. Die DNS-Werte von gut differenzierten Karzinomen gleichen denen normaler Zellen, sie sind ausnahmslos diploid. Die wenig differenzierten Karzinome sind polyploid und liegen immer über tetraploiden Werten. Mittelgradig differenzierte Karzinome stellen keine Mischung aus piploiden und polyploiden Zellen dar, sondern sie sind nach unseren Ergebnissen tetraploid. In einem Teil der G2-Karzinome treten isoliert liegende hypertetraploide Zellen auf, die jedoch keine hexaploiden Werte erreichen. Weitere Untersuchungen werden die Bedeutung dieser Zellpopulation für den Proliferationsgrad der Gesamtkarzinome beurteilen. Als Arbeitshypothese sind bis zu 20% hypertetraploide Zellen beim G2-Karzinom zu tolerieren.

Die subjektive histologische Beurteilung an Parallelschnitten weicht von diesen Meßergebnissen in bis zu 15% der Fälle ab. Die subjektiven Untersuchungen zeigen jedoch an der Sammelstatistik, daß die tetraploiden Tumoren eine relativ gute Prognose haben, die der des gut differenzierten Karzinoms angenähert ist.

Die DNS-Zytophotometrische Untersuchung von Übergangsepithelkarzinomen erlaubt die allgemein als homogen angesehene Gruppe der G2-Karzinome in höher und niedriger maligne Gruppen aufzuteilen. Eine Einteilung der Harnblasenkarzinome in hoch- und niedrigmaligne Tumoren könnte der Klinik und ihren therapeutischen Möglichkeiten entgegenkommen.
Bericht: Dr. med. H.H. Dahm

Exfoliative Urinzytologie in der primären Blasentumordiagnostik

Ziele der Untersuchungen sind:
1. Bestimmung der Wertigkeit alternativer Färbeverfahren im Vergleich zur herkömmlichen Papanikolaoufärbung
2. Bedeutung der Überschätzung des Differenzierungsgrades durch die Zytologie im Vergleich zur histologischen Beurteilung.

Zu 1: Vergleich der Papanikolaoufärbung mit der Methylenblaufärbung

229 konsekutive zytologische Befunde wurden gleichzeitig an methylenblau- und papanikolaougefärbten Präparaten (Zytozentrifuge) erhoben.

In 152 Fällen war die Zystoskopie unauffällig, in 77 Fällen wurde ein Blasentumor histologisch diagnostiziert.

Bei unauffälliger Zystoskopie finden sich folgende richtig negative, nicht zu beurteilende, tumorverdächtige (Pap 3) und falsch positive Befunde:

(n = 152)	Richtig −	Nicht zu beurteilen	Pap 3	Falsch +
Pap	138	3	7	4
MB	135	7	7	3

Beim zystoskopischen Tumornachweis ergeben sich folgende richtig positive, nicht zu beurteilende, tumorverdächtige (Pap 3), falsch negative und richtig positive Befunde, bei denen der Differenzierungsgrad nicht festgelegt werden konnte (Gx).

(n = 77)	Richtig +	Nicht zu beurteilen	Pap. 3	Falsch −	GX
Pap	67	3	3	4	–
MB	60	9	1	7	2

Bei negativem zystoskopischen Befund finden sich folgende zytologische Diagnosen nach Methylenblau- (MB) und Papanikolaoufärbung (Pap 3):

		MB		
		nicht zu beurteilen	ohne Befund	Pap 3	Tumor
Pap	nicht zu beurteilen	3	–	–	–
	ohne Befund	3	135	–	–
	Pap 3	1	–	5	1
	Tumor	–	–	2	2

Bei zystoskopisch gesichertem Tumor finden sich folgende zytologische Diagnosen:

		MB		
	negativ	G1	G2	G3
Pap negativ	9	1	–	–
G1	1	4	2	–
G2	4	–	25	2
G3	3	–	4	20

Aus diesen Ergebnissen leitet sich folgende Beurteilung der Wertigkeit der zytologischen Untersuchungen ab:

Pap	MB	
83–94	74–96	Sensitivität
93–95	91–95	Spezifität
86	78	pos. Pred. Value
91	89	pos. Pred. Value

Die technisch einfache und preiswerte, sowie nicht an ein Labor gebundene Methylenblaufärbung scheint als Screeningmethode geeignet.

Bei positivem Tumornachweis zeigen jedoch 17 von 75 Untersuchungen abweichende Ergebnisse beim Vergleich der beiden Färbeverfahren.

Zu 2: In die prospektive Studie zur Bedeutung des zytologischen Overgrading wurden bislang 122 Patienten erfaßt. Bei 102 Patienten war die histologische mit der zytologischen Diagnose identisch; oder die Zytologie zeigte einen besseren Differenzierungsgrad als die Histologie; bei 20 Patienten wurde zytologisch ein schlechterer Differenzierungsgrad als histologisch bestimmt.

Bei gleichem histologischen Ausgangsbefund zeigten superfiziale Tumoren ohne zytologisches Overgrading eine 3-Jahre-Überlebenszeit von 82%, mit zytologischem Overgrading von 36%; dies entspricht der Überlebenszeit von histologisch schlecht differenzierten Urothelkarzinomen. Diese vorläufigen Ergebnisse bestätigen die in einer Pilotstudie erhobenen Resultate.

Koordination: Prof. Dr. med. B. Terhorst, Bad Mergentheim; Prof. Dr. med. P. Rathert, Düren
Bericht: Dr. med. H. Rübben, Aachen

Studienprotokoll 110

Blutgruppenantigenität urothelialer Tumoren, ein update

Patienten mit superfizialen Harnblasenkarzinomen zeigen in 60–70% der Fälle Rezidive, T1-

Tumoren haben sogar eine Rezidivrate bis zu 95% innerhalb von 5 Jahren [1, 2].

Von diesen Rezidivtumoren weisen 15-25% einen niedrigen Differenzierungsgrad und ein höheres Tumorstadium auf, wobei in vielen Fällen bereits Metastasen bestehen [1]. Die 5-Jahre-Überlebensrate bei invasivem Wachstum fällt von 71% für die superfizialen Carzinome auf 23% [3]. Die Identifizierung dieser Patienten mit invasivem Wachstum des TCC zu einem frühen Zeitpunkt würde eine dem biologischen Potential ihrer Tumoren entsprechende Therapie ermöglichen.

In den letzten Jahren zeichnete sich als möglicher Parameter für diese Selektion die Korrelation zwischen invasivem Tumorwachstum und Fehlen der Blutgruppengewebsisoantigene (ABO-BGI) auf dem Tumorgewebe ab. Zahlreiche Autoren, von denen die meisten den specific red cell adherence Test (SRCA) verwendeten, unterstützen die Hypothese, daß beim TCC der Harnblase die ABO-BGI nur auf Tumorzellen von nicht invasiv wachsenden Karzinomen nachgewiesen werden können, wohingegen sie bei Tumorzellen von invasiv wachsenden Karzinomen fehlen, bzw. daß das Fehlen der ABO-BGI dem invasiven Wachstum als Prediktor vorausgeht [4-10]. Von diesen Ergebnissen ausgehend scheint es möglich, die Patienten mit nicht invasiv wachsenden TCC's zu identifizieren, die in der Folge ein invasives Wachstum entwickeln.

Andere Arbeitsgruppen jedoch fanden keine Relation, um diese Hypothese zu stützen [11, 12]. Hinzu kommen Berichte von Untersuchungen, bei denen auf anderen Karzinomgeweben als denen des TCC's der Harnblase ebenfalls keine Relation zwischen ABO-BGI und invasivem Wachstum nachgewiesen werden konnte [13]. Dies scheint nicht zuletzt durch die eingeschränkte Beurteilbarkeit des SRCA bedingt zu sein, der zum Nachweis der ABO-BGI im Vergleich mit der Immunperoxydasetechnik nach Sternberger dieser unterlegen ist [14, 15, 16].

Die Einführung der monoklonalen Antikörper durch Kohler und Milstein [17] im Jahre 1975 ermöglichte eine weitere Steigerung der Sensitivität und Spezität der Sternbergermethode. 1982 veröffentlichte P.J. Finan erste Ergebnisse über Untersuchungen von TCC's der Harnblase auf die Gewebsisoantigene A und B mittels der Sternbergertechnik unter Verwendung monoklonaler Antikörper. In 13% der Fälle kam es trotz vorher positivem BGI-Nachweis zu einem invasiv wachsenden Rezidiv und in 50% blieb trotz falschnegativem BGI-Nachweis ein invasives Rezidiv aus. In der zuletzt genannten Gruppe wäre demnach bei der Hälfte der Patienten unnötigerweise eine Radikaloperation durchgeführt worden, hätte man den BGI-Nachweis als klinischen Parameter für die Prognose der Tumorerkrankung gewertet. Eigene mit der gleichen Technik durchgeführte Untersuchungen [18] zeigten ebenfalls im Gegensatz zu der oben dargelegten Hypothese BGI-positive, infiltrierend wachsende Transitionalzellkarzinome sowie BGI-positive Metastasen. 1983 berichtete Finan [19] außerdem über das Verhalten der ABO-BGI's bei normalen und neoplastischem Magenepithel. Der Antigenverlust korreliert nicht mit der Differenzierung innerhalb des Tumors und war unabhängig vom Sekretorstatus des Patienten. Lymphknotenmetastasen waren in 5 von 6 Fällen positiv und zeigten den Isoantigenstatus des Primärtumors. Wie auch von Finan empfohlen, ist eine größere prospektive Studie erforderlich, bevor der ABO-BGI-Nachweis zum klinischen Parameter bei der Diagnostik und Therapie des Blasenkarzinoms werden kann (Abb. 1, 2).

Die veränderte BGI-Expression bei malignen Epithelien scheint durch einen Fehler der Biosynthese bedingt. So konnte Kapadia [20] unter Verwendung monoklonaler Antikörper gegen die Antigendeterminante I (MA) auf der Vorstufe des Blutgruppenmoleküls mittels der indirekten Immunfluoreszenztechnik auf malignem Magenschleimhautepithel Foci des Antigen I (MA) nachweisen, welches bei Sekretoren normalerweise durch die Blutgruppenantigendeterminanten A, B bzw. H maskiert wird. Picard [21] fand darüber hinaus eine gesteigerte Aktivität des Antigens I (MA) in glykoproteinreichen Extrakten von Patienten mit Magenkarzinomen.

Ein weiterer möglicherweise sehr wichtiger Tumormarker für das Blasenkarzinom ist das normalerweise verborgene Thomsen-Friedenreich-Antigen [22, 23]. Die Behandlung menschlicher Erythrozyten mit Neuraminidase entfernt die endständigen Sialinsäurereste der Glykoproteine und demaskiert die normalerweise verborgene T-Antigendeterminante. Die Expression dieses T-Antigens auf Tumorepithel spricht einerseits für einen beschleunigten Abbau normaler Zelloberflächenglykoproteine, andererseits für eine inkomplette Biosynthese normaler Zelloberflächenantigene. Summers [23] wies 1983 eine Korrelation zwischen T-Antigenexpression und biologischem Verhalten des Blasenkarzinoms nach. Die Expression des normalerweise verborgenen T-Antigens, welche vom Untergang der ABH-Gewebsisoantigene unabhängig ist, bedeutete ein erhöhtes Risiko in Bezug auf ein Rezidiv oder ein nachfolgendes invasives Wachstum des Blasenkarzinoms. War das

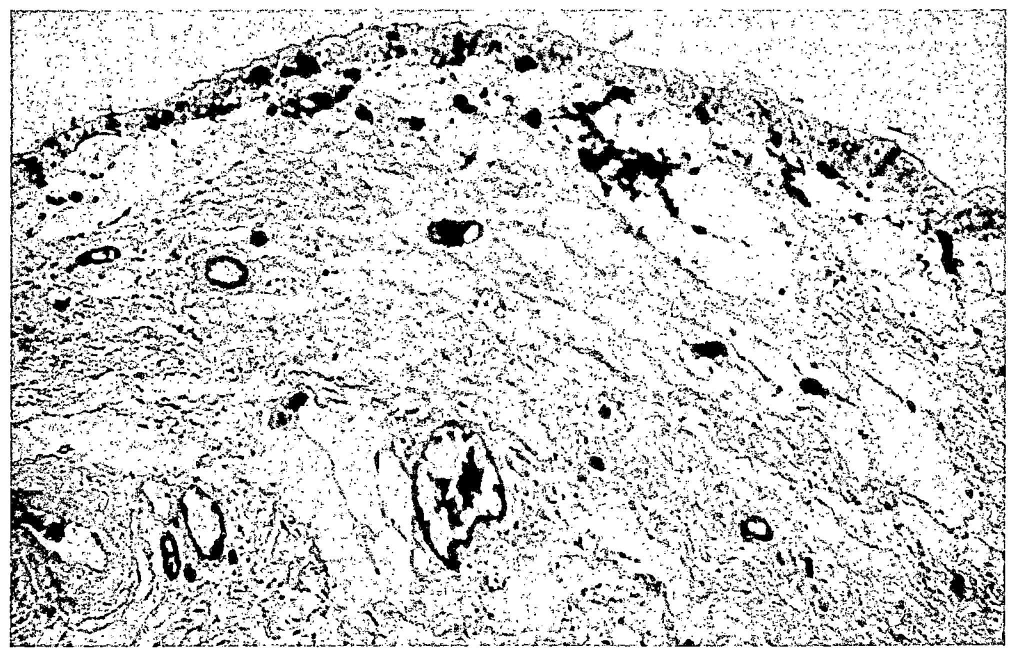

Abb. 1. Blasen PE, normales Gewebe, falsch negative immunhistochemische Untersuchung auf das Blutgruppengewebsisoantigen B

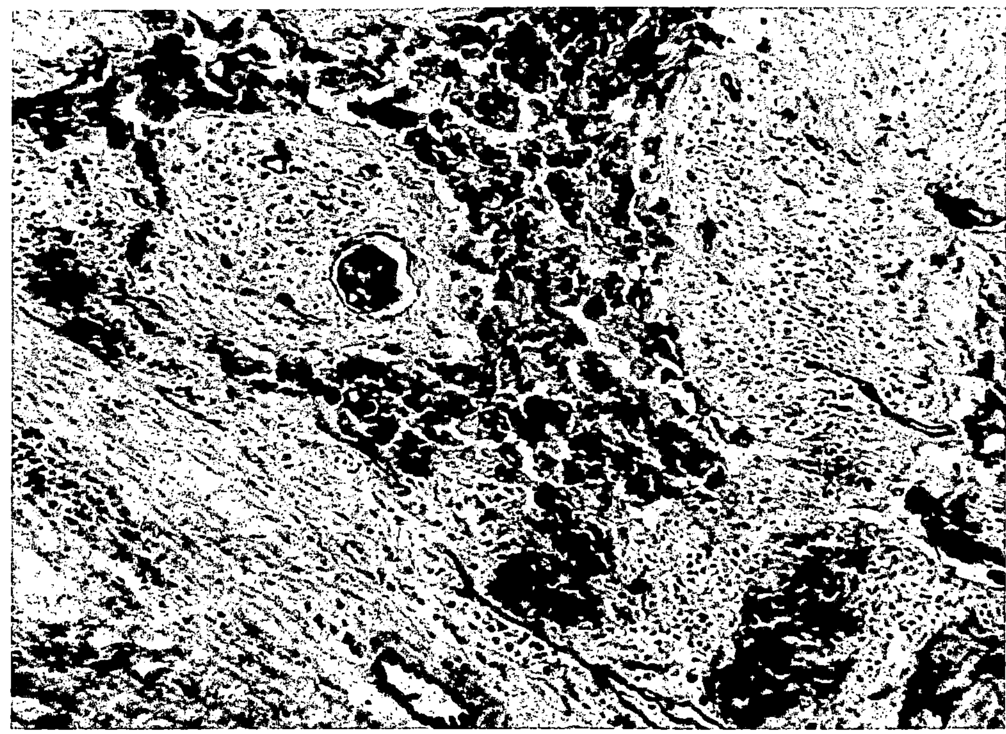

Abb. 2. Lymphknotenmetastase, falsch positive immunhistochemische Untersuchung auf das Blutgruppengewebsisoantigen A

T-Antigen nach Neuraminidase-Demaskierung nicht nachweisbar, so sprach dies ebenso für ein aggressives biologisches Potential des Blasentumors.

Koordination: Dr. med. E.P. Allhoff, Köln; Priv.-Doz. Dr. med. G. Jakse, Innsbruck

Bericht: Dr. med. E.P. Allhoff, Köln

Literatur

1. Barnes B (1977) Changes in grade and stage of recurrent bladder tumor. J Urol 118:117. - 2. Heney NM (1982) Ta und T1 bladder cancer: Location, recurrence and progression. Br J Urol 54:152-157. - 3. Cancer Statistics (1981) Ca B 1:20. - 4. Alroy J (1978a) A method for demonstrating blood group isoantigens in permanent tissue sections. Stain Technol 53:53. - 5. Bergmann S, Javadpour N (1978) The cell surface antigen A, B or O (H) as an indicator of malignant potential in stage A bladder carcinoma: preliminary report. J Urol 119:49. - 6. Decenzo JM (1976) Antigenic deletion and prognosis of patients with stage A transitional cell bladder carcinoma. J Urol 114:874. - 7. Emmot RC (1981) Studies of A, B or O (H) surface antigen specificity: carcinoma in situ and nonmalignant lesions of the bladder. J Urol 125:32. - 8. Emmot RC (1979) Correlation of the cell surface antigens with stage and grade in cancer of the bladder. J Urol 121:37. - 9. Johnson JD, Lamm DL (1980) Prediction of bladder tumor invasion with the mixed cell agglutination test. J Urol 123:25. - 10. Richie JP (1980) Immunologic indicators of prognosis in bladder cancer - the importance of cell surface antigens. J Urol 123:22. - 11. Asghar A (1982) Red cell surface antigen and is relationship to survival of patients with transitional cell carcinoma of the bladder. J Urol 125:23. - 12. Kay HE, Wallace DM (1961) A and B antigens of tumors arising from urinary epithelium. J Natl Cancer Inst 26:1349. - 13. Slocombe GW (1980) The variability of blood group antigens in gastric carcinoma as demonstrated by the immunoperoxidase technique. Virchows Arch [Pathol Anat] 289:300. - 14. Coon JS, Weinstein RS (1981) Detection of ABH tissue isoantigens by immunoperoxidase methods in normal and neoplastic urothelium. Am J Clin Pathol 76:163. - 15. Weinstein RS (1981) Tissue-associated blood group antigens in human tumors. in: Diagnostic immunohistochemistry masson. Inc New York 239:161. - 16. Finan PJ (1982) The predication of invasive potential in superficial transitional cell carcinoma of the bladder. Br J Urol 54:720-725. - 17. Kohler G, Milstein C (1975) Continous cultures of fused dells producing of predefined specificity nature. 256:495-497. - 18. Chapman CM (1983) Use of monoclonal antibodies for the localization of tissue isoantigens A and B in transitional cell carcinoma of the upper urinary tract. J Histochem Cytochem 31 (4):557-561. - 19. Finan PJ (1983) Human blood group isoantigen expression on normal and malignant gastric epithelium studied with anti A and anti B monoclonal antibodies. JNCI 70:679-682. - 20. Kapadia A (1981) Immunocytochemical studies of blood group A, H, I and i antigens in gastric mucosae of infants with normal gastric histology and patients with gastric carcinoma and chronic benign peptic ulceration. J Clin Pathol 34:320-337. - 21. Picard J (1978) Changes in the expression of blood group A, B, H, Le^a and Le^b antigens and the blood group precursor associated I (Ma) antigen in glycoprotein rich extracts of gastric carcinomas. J Clin Lab Immunol 1:119-128. - 22. Rahman AFR, Longenecker BM (1982) A monoclonal antibody specific for the Thomsen-Friedenreich-cryptic T antigen. J Immunol 129:2021-2024. - 23. Summers JL (1983) Prognosis of the urinary bladder based upon tissue blood group ABH and Thomsen-Friedenreich antigen status and karyotype of the initial tumor. Cancer Res 43:934-939. - 24. Allhoff EP (1983) Evaluation of prostate specific acid phosphatase and prostate specific antigen in identification of prostatic cancer. J Urol 129:315-318

Studienprotokoll 114

Adjuvante Chemotherapie bei urothelialen Karzinomen der Harnblase TUR vs TUR + DDP vs TUR + MTX

Ziel dieser Studie: Ziel dieser prospektiven Studie ist die Beurteilung der therapeutischen Wertigkeit der transurethralen Elektroresektion alleine im Vergleich zur transurethralen Elektroresektion mit adjuvanter Chemotherapie, die entweder mit Cisplatin oder Methotrexat durchgeführt wird. Zielgruppe sind metastasenfreie Patienten mit rezidivierenden Ta G3 und T1 G2 Tumoren, sowie primären und rezidivierenden T1 G3 und T2/T3a G1 Tumoren, deren radikale Sanierung durch den Pathologen wahrscheinlich gemacht wurde.

Versuchsplan und Durchführung: Vergleichend untersucht wird die

- transurethrale Elektroresektion alleine
- transurethrale Elektroresektion mit anschließender systemischer Therapie mit 50 mg Methotrexat (MTX) / m^2 KO
- transurethraler Elektroresektion mit anschließender systemischer Therapie mit 75 mg Cisplatin (DDP) / m^2 KO

Es werden drei zytostatische Kuren im Abstand von 21 Tagen durchgeführt. Drei Monate nach der transurethralen Elektroresektion wird die Diagnostik wiederholt. Sie schließt eine transurethrale Elektroresektion mit Biopsie ein. Die Computertomographie wird durchgeführt, wenn der Pathologe eine radikale Rezidivsanierung nicht bestätigen kann. Läßt sich ein Tumorrezidiv nicht nachweisen, erfolgt eine übliche Verlaufskontrolle; bei positivem Tumornachweis (Ta G1) wird der Patient der radikalen Zystektomie mit oder ohne Vorbestrahlung zugeführt.

Die Pilotstudie soll 30 Patienten umfassen. Bislang sind 5 ausschließlich resezierte und 5 adjuvant mit Cisplatin behandelte Patienten in die Studie aufgenommen worden.

Koordination: Dr. med. H. Rübben, Aachen

Addendum:

Cholesterin in der Diagnose von Urotheltumoren
Unter physiologischen Bedingungen wird Cholesterin im Urin zwischen 0,3 und 3 mg täglich ausgeschieden.

Bei Patienten mit benignen und malignen Blasentumoren war durch Alteration des Urothels Gesamtcholesterin in 75% und reines Cholesterin in 60% erhöht, in Einzelfällen bis über 100 mg/24 Std.

In weiteren Untersuchungen sollte geklärt werden, ob die Cholesterinbestimmung im Urin zur Verlaufskontrolle von Blasentumoren geeignet ist. Aus praktischen Gründen wurden die Bestimmungen im Morgenurin durchgeführt. Bei 6 von 22 Patienten mit histologisch gesichertem Rezidiv stiegen die Cholesterinwerte im Urin über die Norm wieder an, bei 3 Patienten bereits vor Erfassen des zytologischen Befunds.

Zur Früherkennung von Krebserkrankungen bei unselektierten Patienten ist diese Methode *allein* jedoch nicht geeignet; deshalb wurde in einer weiteren Studie geprüft, ob die Cholesterinbestimmung im Urin bei ausgewählten Patienten mit Mikrohämaturie zur Krebsvorsorge geeignet ist.

Bei 235 Patienten mit Mikrohämaturie betrug die Prävalenz maligner urologischer Erkrankungen 0,2–1% bei einem Cholesteringehalt im Morgenurin kleiner als 0,7 mg und 5–20% bei einem Cholesteringehalt größer als 0,7 mg.

Praktikabler als die gaschromatographische ist die kolorimetrische Untersuchungsmethode zur Cholesterinbestimmung im Urin.

Es wurde vorgeschlagen, in einer groß angelegten Studie diese Ergebnisse abzusichern und zu prüfen, ob diese Untersuchungen in das Krebsfrüherkennungsprogramm aufgenommen werden sollte.

Bericht: Prof. Dr. med. R. Tauber

Priv.-Doz. Dr. med. H. Rübben
Abteilung Urologie der RWTH Aachen
Goethestr. 27–29
D-5100 Aachen

Verhandlungsbericht der Deutschen Gesellschaft
für Urologie, 35. Tagung (1983), 538/539
© Springer-Verlag Berlin Heidelberg 1984

Wissenschaftliche Ausstellung

1. Bestimmungen der Blutgruppenantigene beim Urothelcarcinom der Harnblase mit Hilfe monoklonaler Antikörper in der Immunfluoreszenz und Peroxydasetechnik
Becht, E., Schärfe, Th., Engelmann, U., Schwarz, P., Mainz

2. Das intravenöse Refluxcystogramm
de Geeter, P., Borbe, G., Melchior, H., Kassel

3. Der Wert der A-B-O-Blutgruppen-Antigene
Ypma, A.F.V.G.M., Karthaus, H.F.M., Debruyne, F.M.J., Nimwegen

4. Die Berechnung komplexchemischer Gleichgewichte im Harn: Konsequenzen für die Rezidivprophylaxe der CaOx-Lithiasis
Achilles, W., Ulshöfer, B., Marburg

5. Der Hautlappen-Conduit (HLC). Alternative supravesicale Harnableitung
Kastert, H.B., Egghart, G., De Petriconi, Planegg/München

6. Die Computergestützte Erfassung und Auswertung urologischer Verletzungen mit dem System „Urotraum"
Zink, R.A., Marx, F.J., Daxberger, H., Schubert, G., München

7. Die intracavitäre Rotationssonographie zum Staging von Tumoren der Beckenorgane
Schwaiger, R., Alzin, H.H., Neisius, D., Braedel, H.U., Homburg/Saar

8. Die fibrinolytische Aktivität des Prostatacarcinoms
Köller, A., Kirchheimer, H., Binder, B.R., Wien

9. Die prognostische Bedeutung von Zellen mit stark erhöhtem DNS-Wert im zytologischen Präparat beim Blasencarcinom
Tanke, H.J., Schelvis-Knepflé, CFHM, Brussee, J.A.M., Jonas, U., Leiden

10. Die sonographische Darstellung typischer Nierenverletzungen

Löbenstein, Th., Schmoller, H.J., Kratzik, C.H., Waneck, R., Wien/Salzburg

11. Die Vorteile des C.T. Scanners bei der Beurteilung von vasculären Nierenabweichungen
Verleyen, N., Fonteyne, E., Morelle, V., Dänekindt, A., D'Hänens, P., van Steenberge, R., Aalst

12. Ein neues percutanes Pyeloskop mit permanenter Spülung zur Lithotripsie von Nierensteinen
Korth, K., Freiburg

13. Eine neue Methode zur Beurteilung des metabolischen und morphologischen Status der Niere in der Transplantationschirurgie
Heinert, G., Scherberich, J., Mondorf, W., Weber, W., Frankfurt

14. Ergebnisse submucöser Tefloninjektion bei weiblicher Harninkontinenz im Vergleich mit anderen Operationsmethoden
May, P., Körner, A., Bamberg

15. Glykosaminoglykane in Prostataadenomen und Prostatacarcinomen
Friedrichs, R., Rübben, H., Stuhlsatz, H.W., Aachen

16. Grad und Stadium zur traumatischen Nireninfarzierung – Auskünfte aus 10 spätektomierten, primär konservativ behandelten Ruptur-Nieren
Herrlinger, A., Schrott, K.M., Sigel, A., Erlangen

17. Hämatoporphyrin-Derivat – Photosensibilisierende Substanz zur Frühdiagnose und Therapie des Blasencarcinoms
Jocham, D., Stähler, G., Chaussy, Ch., Unsöld, E., München/Neuherberg

18. Hodentumor-Diagnostik mittels Immersions-Ultraschallverfahren
Henning, K., Gunzer, K., Weiss, H., Haselbach, H., Klagenfurt

19. Iatrogene Verletzungen der Harnorgane bei gynäkologischen und geburtshilflichen Eingriffen
Ackermann, R., Hiemesch, A., Frohmüller, H., Würzburg

Verhandlungsbericht der Deutschen Gesellschaft
für Urologie, 35. Tagung (1983), 540
© Springer-Verlag Berlin Heidelberg 1984

Wissenschaftliches Filmprogramm

Moderation: B. Brehmer, Velbert; R. Hartung, Essen; R. Hautmann, Aachen; R. Hubmann, Hamburg; J. Sökeland, Dortmund

1. **Bilaterale Adrenalektomie bei bilateralem Phäochromocytom**
Terhorst, B., Bad Mergentheim

2. **Therapie des Jo-Jo-Refluxes**
Klippel, K.F., Alves de Oliveira, C.R., Jenne, K., Celle

3. **A New Technique of Transvesical Prostatectomy**
Nicolescu, D., Bakos, I., Boja, R., Oscan, V., Tirgo-Mures, Romania

4. **Radikale Cystektomie – Indikation und Technik –**
Rübben, H., Hautmann, R., Ammon, J., Lutzeyer, W., Aachen

5. **Radikale retropubische Prostatektomie**
Ackermann, R., Frohmüller, H., Würzburg

6. **Sonographieorientierte Elektroresektion, Fotosensibilisierung und Fototherapie des Blasenkarzinoms**
Rothauge, C.F., Kraushaar, J., Nöske, H.D., Gießen

7. **Operatives Staging und aktuelle Therapie des paratestikulären Rhabdomyosarkoms**
Brühl, P., Bach, D., Bode, U., Födisch, H.J., Bonn

8. **Ureter retrocavalis**
Melchior, H., Brill, B., Kassel

9. **Implantation eines arteficiellen Sphinkters zur Behandlung der Harninkontinenz**
Schreiter und Koncz, Schwelm

10. **Meshgraft Urethroplastik**
Schreiter, Koncz, Schwelm

11. **Correction of penile Hypospadias with a Rotating Flap of penile skin**
Scholtemeijer, R.J., Rotterdam

12. **Schwere Form der Hypospadie – Einzeitige Korrektur**
Perovic, S., Beograd, Tirsova

13. **Die Harninkontinenz der Frau: Ein diagnostisches Konzept**
Eberhard, J., Steuble, E., Hofstetter, E., Frauenfeld

14. **Harnwegsinfekt besser im Blick**
Melchior, H., Brill, B., Kassel

15. **Interventionelle Uroradiologie**
Thürhoff, J.W., Günther, R., Alken, P., Thelen, M., Hohenfellner, R., Mainz

16. **Sterilisation des Mannes mit Vasokklusion nach S.S. Schmidt**
Kelámi, A., Berlin

17. **Makroskopische Vaso-Vasostomie**
Kelámi, A., Berlin

18. **Die variable Silikon-Silber Penisprothese**
Jonas, U., Leiden NL

19. **Technik der Prostataaspirationsbiopsie (Videofilm)**
Leistenschneider, W., Berlin

Prämierte Filme 1982

20. **Die extracorporale Stoßwellenlithotripsie (ESWL) beim Harnsteinleiden**
Chaussy, CH., Schmiedt, E., Jocham, D., Forssmann, B., Walter, V., München

21. **Die perkutane Nierensteinsanierung**
Alken, O., Hohenfellner, R., Hutschenreiter, G., Mainz

Mitglieder der Filmjury

B. Brehmer, Velbert; R. Hartung, Essen; R. Hautmann, Aachen; R. Hubmann, Hamburg; J. Sökeland, Dortmund

Verhandlungsbericht der Deutschen Gesellschaft
für Urologie, 35. Tagung (1983), 541
© Springer-Verlag Berlin Heidelberg 1984

Preisverleihungen

Der *Maximilian-Nitze-Preis* wurde verliehen an Herrn Priv.-Doz. Dr. J. Hanappel, Abt. für Urologie der Medizinischen Fakultät der RWTH Aachen, für seine Arbeit: „Motorik des Harntraktes, physiologische Grundlagen und Pharmakologie".

Der *1. Preis für die beste Arbeit der Wissenschaftlichen Ausstellung, verbunden mit Bard-Preis,* wurde verliehen an die Arbeitsgruppe Jocham, D., Staehler, G., Chaussy, Ch., Unsöld, E., München und Neuherrberg für den Beitrag:
„Hämatoporphyrin-Derivat – Photosensibilisierende Substanz zur Frühdiagnose und Therapie des Blasencarcinoms".

Der *2. Preis* wurde verliehen für den Beitrag von Korth, K., Freiburg: „Ein neues percutanes Pyeloskop mit permanenter Spülung zur Lithotripsie von Nierensteinen".

Der *1. Preis für den besten wissenschaftlichen Film* wurde vergeben an die Herren Ackermann, R., Frohmüller, H., Urolog. Klinik und Poliklinik der Universität Würzburg, für den Film:
„Radikale retropubische Prostatektomie".

Als *zweitbester Beitrag* wurde der Film prämiert:
„Implantation eines arteficiellen Sphinkters zur Behandlung der Harninkontinenz", der Herren Schreiter, F. und Koncz, Urologische Klinik des Verbandskrankenhauses Schwelm.

Verhandlungsbericht der Deutschen Gesellschaft
für Urologie, 35. Tagung (1983), 542–545
© Springer-Verlag Berlin Heidelberg 1984

Generalversammlung

Protokoll der ordentlichen Mitgliederversammlung der Deutschen Gesellschaft für Urologie am Freitag, dem 23. September 1983, in der Rhein-Main-Halle Wiesbaden, Saal A

(Versammlungsleitung: Präsident Professor Dr. G. Rodeck, Direktor der Urologischen Klinik und Poliklinik der Philipps-Universität Marburg, Robert-Koch-Straße 8, D-3550 Marburg/Lahn, Protokollführer: 1. Schriftführer Professor Dr. H. Frohmüller, Direktor der Urologischen Klinik und Poliklinik der Universität Würzburg, Luitpoldkrankenhaus, D-8700 Würzburg.)

Der Präsident, Professor Dr. G. Rodeck, eröffnet um 17.20 Uhr die Generalversammlung der Deutschen Gesellschaft für Urologie und begrüßt die 120 anwesenden Mitglieder. Er stellt fest, daß die Einladung zu dieser Mitgliederversammlung satzungsgemäß und fristgerecht ergangen ist, die Tagesordnung den Mitgliedern rechtzeitig angekündigt wurde und die Versammlung damit beschlußfähig ist.

Der Präsident stellt durch offene Abstimmung fest, daß die vorliegende Tagesordnung einstimmig genehmigt wird.

Tagesordnung

1. Prämienverleihung
für die wissenschaftliche Ausstellung

Der Präsident macht zunächst den Vorschlag, den Ausdruck „Verleihung" in „Bekanntgabe der Prämien" umzuwandeln, da u.U. die Prämierten gar nicht im Saale anwesend sind. Er gibt anschließend die Preisträger für die zwei besten wissenschaftlichen Arbeiten bekannt, die von der Jury ermittelt wurden.

Den 1. Preis erhielt die Arbeitsgruppe Jocham, D., Stähler, G., Chaussy, Ch., Unsöld, E., München und Neuherberg, für den Beitrag: „Hämatoporphyrin-Derivat – Photosensibilisierende Substanz zur Frühdiagnose und Therapie des Blasenkarzinoms".

Als zweitbeste Arbeit wurde der Beitrag von Korth, K., Freiburg i.Br.: „Ein neues percutanes Pyeloskop mit permanenter Spülung zur Lithotrypsie von Nierensteinen" prämiert.

Der Präsident gratuliert den Preisträgern im Namen der Gesellschaft.

2. Prämienverleihung
für das wissenschaftliche Filmprogramm

Die Filmjury hatte nach den Worten des Präsidenten keine leichte Wahl gehabt, kam aber schließlich zu einem einhelligen Urteil.

Den ersten Preis erhielten die Herren Ackermann, R. und Frohmüller, H. (Urologische Klinik und Poliklinik der Universität Würzburg) für den Film: „Radikale retropubische Prostatektomie".

Als zweitbester Beitrag wurde der Film: „Implantation eines artefiziellen Sphincters zur Behandlung der Harninkontinenz" der Herren Schreiter, F. und Koncz, Urologische Klinik des Verbandskrankenhauses, 583 Schwelm, ausgewählt.

Im Namen der Gesellschaft gratuliert der Präsident den Preisträgern.

Der Präsident gibt bekannt, daß Herr Professor Sökeland aus der Filmjury ausscheidet. An seine Stelle wird Herr Professor Chaussy einstimmig in die Filmjury gewählt.

3. Wahl des Präsidenten für das Amtsjahr 1984/85
und des Kongreßortes 1985

Der Präsident begründet den einstimmigen Vorschlag des Geschäftsführenden Vorstandes und des Ausschusses der Deutschen Gesellschaft für Urologie, Herrn Professor Dr. Rudolf Hohenfellner, Direktor der Urologischen Univ.-Klinik, Langenbeckstraße 1, D-6500 Mainz, zum Präsidenten des Kongreßjahres 1984/85 zu wählen. Gegenkandidaten werden von der Generalversammlung nicht benannt.

Bei der geheimen Zettelwahl wurden insgesamt 109 Stimmen abgegeben, von denen eine ungültig ist. 4 weitere Stimmzettel enthielten die Angabe „Nein". Auf Herrn Hohenfellner entfielen 94 Stimmen. 2 Stimmen wurden für Herrn Frohmüller abgegeben und je 1 Stimme für die Herren Röhl, Ziegler, Sommerkamp, Weber, Vahlensieck, Mauermayer, Stoll und Rodeck.

Damit ist Herr Professor Dr. R. Hohenfellner mit 94 gültigen Stimmen zum Präsidenten für die Kongreßperiode 1984/85 gewählt und ist lt. Satzung damit gleichzeitig der neue 2. Vizepräsident der Gesellschaft.

Herr Professor Dr. R. Hohenfellner nimmt die Wahl an und dankt den Mitgliedern der Gesellschaft für das entgegengebrachte Vertrauen.

Der Kongreß wird auf Vorschlag von Herrn Hohenfellner in der ersten Oktoberwoche 1985 in der Rheingold-Halle in Mainz stattfinden.

4. Bericht über das Geschäftsjahr 1982/83

Der Präsident teilt mit, daß das vergangene Geschäftsjahr ohne wesentliche stürmische Ereignisse verlaufen ist. Er erwähnt die Verhandlungen über die neue „Gebührenordnung für Ärzte" sowie die Arbeit der Weiterbildungskommission und der Fortbildungskommission, worüber in gesonderten Tagesordnungspunkten zu berichten sein wird.

5. Bericht des Schatzmeisters

Der Schatzmeister, Herr Dr. Brachmann, gibt den Kassenbericht für den Zeitraum Oktober 1982 bis August 1983 ab. Der Bericht des Schatzmeisters wird ohne Fragen zustimmend zur Kenntnis genommen.

6. Bericht des Archivars

Der Archivar, Herr Dr. F. Schultze-Seemann, konnte im Berichtsjahr wieder zahlreiche Werke ankaufen. Alle Neuerwerbungen werden im Urologen B veröffentlicht werden. Er nennt auszugsweise von den wichtigen älteren Werken:

Burkhardt/Polano: Die Untersuchungsmethoden und Erkrankungen der männlichen und weib-

lichen Harnorgane, 1908; Caspar: Handbuch der Cystoskopie. 1. Auflage, 1898, sowie Lehrbuch der Urologie, 1. Auflage, 1903; Civiale: De Traiter les calculeux, Paris, 1836; Dionis: Cours d'operations de chirurgie, Paris, 1736, Foot: Cure of the Lues venera and Obstructions in the Urethra, London, 1792; v. Frisch: Die Krankheiten der Prostata, 1910; Leroy/d'Etiolles: Urologie - Des Angusties ou rétrécissements de l'Urètre, 1845; Protosphatharios: Philareti medici praestantissimi, 1533; Ritter: Anweisung zur gründlichen Heilung des Unvermögens, den Harn im Schlafe zu halten, 1837; Rollo: Abhandlung des Diabetes mellitus, oder der zukkerartigen Harnruhr, 1801; Rosenstein: Die Pathologie und Therapie der Nierenkrankheiten, 1886; Senator: Die Erkrankungen der Nieren, 1902; Wilmot: On Stricture of the Urethra, 1858;

Zwei besonders bedeutende Werke konnten für das Archiv erworben werden: Volhard/Fahr: Die Bright'sche Nierenkrankheit, 1914 sowie Bransford Lewis: The History of Urology von Ballenger u.a., 1933.

Band 1 (1896) und Band 2 (1897) der „Monatsberichte über die Gesamtleistungen auf dem Gebiete der Krankheiten des Harn- und Sexual-Apparates" konnten beschafft werden und damit sind diese Bände vollständig.

Die Verhandlungsberichte der Deutschen Gesellschaft für Urologie konnten um die Bände für den 15., 16., 18. und 26. Kongreß erweitert werden.

Als Spende von Herrn Dr. Heck, Mannheim, kamen die Ergänzungsbände der Zeitschrift für Urologie bis 1982 dazu.

Das Journal of Urology wurde um die Bände 107 bis 108 ergänzt und die „Transactions of the American Association of Genito-Urinary Surgeons um den Band für 1938.

Die lateinischen Dissertationen erfuhren eine Erweiterung um 7 neue Exemplare, die zwischen 1698 und 1841 erschienen sind. Dazu kam eine französische Dissertation und zwei deutsche von 1878 und 1908.

Als Spende von Herrn Dr. Horst Werner, Elisabeth-Krankenhaus, Köln, ging ein Dauerspülcystoskop nach A. Morgenstern sowie eine Blasensteinzange von Lichtenberg-Heywalt, hergestellt von C.G. Heynemann, Leipzig, ein.

Herr Dr. Heck, Mannheim, spendete ein doppelläufiges Uretercystoskop und ein Spülcystoskop aus dem Jahre 1925.

Herr Dr. Wohlrabe, Essen, spendete ein einläufiges Ureter-Kindercystoskop sowie ein Übersichts-Spülcystoskop.

Der Archivar gab schließlich noch bekannt, daß

als Jahresgabe der Deutschen Gesellschaft für Geschichte der Medizin, Wissenschaft und Technik, die Lebensbeschreibung von James Israel herausgekommen ist.

Der Präsident dankt dem Archivar für seine wertvolle Arbeit.

7. Maximilian-Nitze-Preis

Wie der Präsident bereits auf der Eröffnungssitzung des diesjährigen Kongreßes bekanntgegeben hatte, war auf einstimmigen Beschluß der Jury der diesjährige Maximilian-Nitze-Preis an Herrn Priv.-Doz. Dr. J. Hannappel, Abteilung für Urologie der Medizinischen Fakultät der RWTH, Aachen, für seine Arbeit: „Motorik des Harntraktes, physiologische Grundlagen und Pharmakologie" verliehen worden.

Der Preis ist mit einer Summe von DM 10 000,-- ausgestattet.

Aus der Kommission des Maximilian-Nitze-Preises, die mit der Jury für die wissenschaftliche Ausstellung identisch ist, scheidet in diesem Jahr turnusgemäß Herr Schmiedt (München) aus. Als dessen Nachfolger wird Herr Vahlensieck (Bonn) vorgeschlagen und von der Mitgliederversammlung ohne Gegenstimmen akzeptiert. Der Kommission des Nitze-Preises gehören somit folgende Herren an: G. Rodeck (Marburg) (als Präsident), W. Lutzeyer (Aachen), R. Nagel (Berlin), J. Sökeland (Dortmund), H. Sommerkamp (Freiburg i.Br.), W. Vahlensieck (Bonn).

8. Zu- und Abgänge

Der 1. Schriftführer berichtet, daß bis zum Beginn der jetzt stattfindenden Generalversammlung die Anträge von 59 Damen und Herren für die Aufnahme in die Deutsche Gesellschaft für Urologie vorliegen. Die lt. § 3 der Satzung der Deutschen Gesellschaft für Urologie geforderte schriftliche Befürwortung durch zwei Mitglieder der Gesellschaft liegt für sämtliche Aufnahmeanträge vor. Den Anträgen dieser 59 Bewerber wurde vom Ausschuß der Deutschen Gesellschaft für Urologie zugestimmt.

Eine Kollegin hat ihren Austritt aus der Deutschen Gesellschaft für Urologie erklärt.

Der Präsident macht darauf aufmerksam, daß offenbar zahlreiche Urologen ihre Mitgliedschaft im Berufsverband der Deutschen Urologen mit einer Mitgliedschaft in der Deutschen Gesellschaft

für Urologie verwechseln. Er bezeichnet die diesjährige Zahl von 59 Neuaufnahmen als erfreulich und bittet, weitere Mitglieder für die Deutsche Gesellschaft für Urologie zu werben.

9. Bericht der Fortbildungskommission der Deutschen Urologen

Herr Professor Dr. R. Nagel, Berlin, erinnert zunächst daran, daß die Fortbildungskommission der Deutschen Urologen seit 1980 besteht und daß ihre Aufgabe im wesentlichen darin zu sehen ist, die Fortbildung auf den Regionalkongressen in Absprache mit den jeweiligen Präsidenten dieser Tagungen zu organisieren.

Herr Nagel betont, daß die Fortbildung als Teil der Qualitätssicherung anzusehen ist.

Herr Nagel dankt den Präsidenten vergangener Regionalkongresse für die im Rahmen dieser Kongresse abgehaltenen Fortbildungsseminare. Im April 1982 wurden diese Fortbildungsseminare auf der Tagung der Bayerischen Urologenvereinigung und der Österreichischen Gesellschaft für Urologie in Würzburg begonnen und konnten mit gutem Erfolg fortgesetzt werden auf dem Kongreß der Österreichischen Gesellschaft für Urologie und der Bayerischen Urologenvereinigung in Baden b. Wien, im April 1983, sowie bei weiteren Regionalkongressen in der Bundesrepublik. Für 1984 stehen Fortbildungsseminare mit den Themen „Labor", „Tuberkulose", „Onkologie", „Urologische Röntgenologie", an.

Herr Nagel kommt auf das Filmarchiv der Deutschen Urologen zu sprechen und dankt der Firma Hoyer, und hier besonders Herrn Dahlke, für den Aufbau und die Betreuung dieses Archivs. Die Firma Hoyer habe inzwischen einen Schneideplatz für Video-Filme für DM 40 000,-- gekauft und sie übernimmt auch die gesamten Kosten für das Drehen von solchen Video-Filmen. Als Beispiel für die hervorragende Arbeit der Herren Dahlke und Peters (Fa. Hoyer) erwähnt Herr Nagel den auf diesem Kongreß gezeigten und preisgekrönten 16 mm-Film der Herren Ackermann und Frohmüller. Bei der Herstellung dieses Filmes entstanden der Klinik keine Kosten.

Die Fortbildungskommission beabsichtigt Ultraschallseminare in bestimmten Kliniken der Bundesrepublik zu organisieren, um den interessierten Kollegen Gelegenheit zur Fortbildung auf diesem Gebiet zu geben.

10. Bericht der Weiterbildungskommission

Der Präsident berichtet, daß seit dem letztjährigen
Kongreß in Hamburg eine Weiterbildungs-
kommission besteht, die sich aus Mitgliedern der
Arbeitsgemeinschaft der Lehrstuhlinhaber, Ver-
tretern der Deutschen Gesellschaft für Urologie,
Vertretern des Berufsverbandes der Deutschen
Urologen sowie des Arbeitskreises der Chefärzte
zusammensetzt. Dieser Kommission gehören
gegenwärtig an: Herr Albrecht (Wuppertal), Herr
Hohenfellner (Mainz), Herr Knipper (Hamburg),
Herr Melchior (Kassel), Herr Nagel (Berlin), Herr
Röhl (Heidelberg), Herr Sparwasser (Koblenz),
Herr Ziegler (Homburg/Saar) sowie ex officio Herr
Rodeck (Marburg) als Präsident.

Herr Röhl (Heidelberg) berichtet über die Tätigkeit der Weiterbildungskommission, die unter
seinem Vorsitz und mit Herrn Ziegler (Hom-
burg/Saar) als Schriftführer am 12. 2. 1983 und
10. 7. 1983 im Sheraton-Hotel, Frankfurt/Main,
getagt hat.

Im Vordergrund der Tätigkeit der Weiterbildungskommission stand die Beantwortung
einer Anfrage der Bundesärztekammer an den
Präsidenten der Deutschen Gesellschaft für Urologie und den Präsidenten des Berufsverbandes
der Deutschen Urologen. Es galt den anfangs der
70er Jahre aufgestellten Katalog zum Thema „Inhalt der Weiterbildung für das Fach Urologie" neu
zu definieren. Diese Anfrage mußte bis Ende Juli
1983 beantwortet werden. Die Kommission sprach
sich für eine Weiterbildungszeit von 6 Jahren aus,
wovon der Kandidat obligat 4 Jahre in der Urologie
tätig sein muß. Desweiteren wurde ein Katalog
über den Inhalt der Weiterbildung mit etwa 20
verschiedenen Punkten aufgestellt. Dieser Bericht
wurde fristgerecht an die Bundesärztekammer
weitergeleitet.

In zukünftigen Sitzungen wird über Voraussetzungen zur Ermächtigung zur Weiterbildung
sowie über Fragen der Qualitätssicherung diskutiert werden.

Der Präsident dankt Herrn Röhl und der Weiterbildungskommission für die geleistete Arbeit.

11. Verschiedenes

Auf Anfrage von Herrn Rave (Recklinghausen)
teilt der 1. Schriftführer mit, daß die Zahl der
ordentlichen Mitglieder zu Beginn dieses Kongresses 773 betrug.

Der Präsident mahnt die Referenten, das Vor-
tragsmanuskript rechtzeitig dem 2. Schriftführer
einzusenden, damit die Drucklegung des Verhand-
lungsberichtes nicht verzögert wird. Er weist
außerdem darauf hin, daß ebenso wie im Verhandlungsbericht des letztjährigen Kongresses auch im
Bericht der diesjährigen Tagung auf die Aufnahme
der Diskussionsbemerkungen verzichtet werden
muß. Gründe dafür sind die ständig steigenden
Kosten für den Verhandlungsband sowie der große
Arbeitsaufwand.

Der Präsident, Herr Professor Dr. G. Rodeck
dankt den Mitgliedern für ihre Anwesenheit und
schließt die Versammlung. Ende der Generalversammlung: 17.53 Uhr.

Professor Dr. H. Frohmüller
1. Schriftführer der Deutschen Gesellschaft
für Urologie

Verhandlungsbericht der Deutschen Gesellschaft
für Urologie, 35. Tagung (1983), 546–548
© Springer-Verlag Berlin Heidelberg 1984

Satzung der Deutschen Gesellschaft für Urologie

(Stand 23. September 1983)

§ 1

Die Deutsche Gesellschaft für Urologie ist eine Vereinigung von Urologen und urologisch interessierten Ärzten. Sie dient der Förderung der Wissenschaft, insbesondere auf dem Gebiete der Urologie. Der Zweck wird erreicht durch Gedankenaustausch, wissenschaftliche Anregungen und Arbeiten auf allen Gebieten der Urologie. Wissenschaftliche Arbeiten werden im Auftrag und auf Weisung des Vereins durchgeführt. Die Gesellschaft veranstaltet in regelmäßigen Abständen ihren Kongreß. Sämtliche wissenschaftliche Vorträge werden veröffentlicht. Die auf dem Gebiete der Urologie tätigen Ärzte sollen in der Berufsausbildung gefördert werden.

Der Sitz der Gesellschaft ist München im Bezirk des Amtsgerichtes München. Sie ist in das Vereinsregister eingetragen. Sie verfolgt ausschließlich und unmittelbar gemeinnützige Zwecke im Sinne des Abschnitts „steuerbegünstigte Zwecke" der Abgabenordnung. Die Gesellschaft ist selbstlos tätig. Sie verfolgt nicht in erster Linie eigenwirtschaftliche Zwecke. Sie erstrebt keinen Gewinn. Etwaige Überschüsse und sonstige Zuwendungen werden ausschließlich dem Gesellschaftszweck zugeführt. Die Mitglieder haben keinen persönlichen Anspruch an das Vermögen, auch nicht bei Auflösung oder Aufhebung der Gesellschaft. Mittel der Gesellschaft dürfen nur für die satzungsmäßigen Zwecke verwendet werden. Die Mitglieder erhalten keine Zuwendungen aus Mitteln der Gesellschaft. Das Geschäftsjahr ist das Kalenderjahr.

§ 2

Die Gesellschaft besteht aus Mitgliedern, Ehrenmitgliedern und korrespondierenden Mitgliedern.

§ 3

Mitglied kann jeder approbierte Arzt werden, der Interesse für das Fachgebiet der Urologie hat. Dem Aufnahmeantrag ist eine schriftliche Befürwortung durch zwei Mitglieder der Gesellschaft beizufügen. Über die Aufnahme entscheidet der Ausschuß. Die Zustellung der Mitgliedskarte erfolgt nach Einzahlung der Aufnahmegebühr und des Beitrages für das laufende Geschäftsjahr.

§ 4

Jedes Mitglied zahlt eine Aufnahmegebühr sowie jährliche Mitgliedsbeiträge, deren Höhe von der Mitgliederversammlung festgelegt wird. Tritt ein Mitglied in den Ruhestand, so kann es auf Antrag von der Beitragspflicht befreit werden. Der Vorstand kann unter besonderen Umständen auch andere Mitglieder auf Zeit von der Beitragspflicht befreien.

§ 5

Ein Mitglied, welches trotz zweimaliger schriftlicher Mahnung durch den Schatzmeister mit der Beitragszahlung länger als ein Jahr im Rückstand bleibt, gilt als ausgeschieden.

§ 6

Bei einem Mitglied, welches das Ansehen der Vereinigung schädigt, kann auf Antrag des Vorstandes die Mitgliederversammlung auf Ausschluß erkennen.

Hierzu ist Zweidrittelmehrheit der anwesenden Mitglieder erforderlich. Die Abstimmung ist geheim und geschieht durch Stimmzettel. Ein Ausschlußantrag muß allen Mitgliedern mindestens 14 Tage vorher schriftlich mitgeteilt werden.

§ 7

Der freiwillige Austritt eines Mitgliedes kann frühestens nach einem Jahr Mitgliedschaft erfolgen. Die Austrittserklärung muß spätestens 3 Monate vor Ende des Kalenderjahres beim 1. Schriftführer der Gesellschaft eingegangen sein.

§ 8

Zu Ehrenmitgliedern können Ärzte oder Gelehrte ernannt werden, die die urologische Wissenschaft oder die Gesellschaft in hervorragender Weise gefördert haben. Die Ernennung kann von jedem ordentlichen Mitglied vorgeschlagen werden. Der Vorschlag ist mit Begründung dem Präsidenten der Gesellschaft bis zum 1. März des Kongreßjahres vorzulegen, der ihn den Mitgliedern des Vorstandes zur Beschlußfassung zuleitet. Die Ernennung gilt als vollzogen durch Bekanntgabe bei der Eröffnungssitzung des jährlichen Kongresses der Deutschen Gesellschaft für Urologie.

Die Ehrenmitglieder haben die Rechte der Mitglieder ohne deren Pflichten.

In gleicher Weise können Ärzte oder Gelehrte des In- und Auslandes zu korrespondierenden Mitgliedern ernannt werden. Korrespondierende Mitglieder haben die Rechte der Mitglieder, jedoch nur beratende Stimme.

§ 9

Der Vorstand besteht aus dem Präsidenten, dem ersten Vizepräsidenten, dem zweiten Vizepräsidenten, dem ersten und zweiten Schriftführer und dem Schatzmeister.

Der Präsident und der erste Vizepräsident vertreten die Gesellschaft gerichtlich und außergerichtlich je allein. Der Präsident beruft die Sitzungen des Vorstandes, des Ausschusses und die Mitgliederversammlung ein und leitet die Verhandlungen. Er ist gehalten, jährlich eine Ausschußsitzung und mindestens alle 2 Jahre eine Mitgliederversammlung einzuberufen. Die ausgeschiedenen Präsidenten sind ständige Mitglieder des Ausschusses, bis sie in den Ruhestand treten.

Der 1. Schriftführer leitet das Sekretariat der Gesellschaft, besorgt den Schriftverkehr und führt das Sitzungsprotokoll.

Der Schatzmeister verwaltet das Vermögen der Gesellschaft und zieht die Beiträge ein. Er ist, ebenso wie der 1. Schriftführer, zeichnungsberechtigt.

Der Ausschuß besteht aus dem Vorstand, den ständigen, vier nichtständigen Ausschußmitgliedern und dem jeweiligen Vorsitzenden des Berufsverbandes der Deutschen Facharzte für Urologie e. V. Beschlüsse des Ausschusses werden mit einfacher Stimmenmehrheit der Anwesenden gefaßt. Bei Stimmengleichheit entscheidet die Stimme des Präsidenten.

Über die Einnahmen und Ausgaben ist Buch zu führen. Es darf keine Person durch Ausgaben, die dem Zweck der Körperschaft fremd sind, oder durch unverhältnismäßig hohe Vergütungen begünstigt werden.

Der Archivar ist ein Organ der Gesellschaft.

§ 10

Der Vorstand leitet die Geschäfte der Gesellschaft.

Er kann beliebige Aufgaben seines Geschäftsbereiches weiteren Mitgliedern der Gesellschaft übertragen.

Beschlüsse des Vorstandes werden mit einfacher Stimmenmehrheit der Anwesenden gefaßt. Bei Stimmengleichheit entscheidet die Stimme des Präsidenten.

§ 11

Die Amtsdauer des Präsidenten erstreckt sich über die Kongreßperiode.

Die Wahl des Präsidenten erfolgt in der Mitgliederversammlung durch Stimmzettel; einfache Mehrheit entscheidet. Wird diese im ersten Wahlgang nicht erzielt, so erfolgt eine Stichwahl zwischen den beiden Mitgliedern, die die meisten Stimmen erhalten haben. Der Präsident der vorausgegangenen Kongreßperiode wird stets erster Vizepräsident. Der neu gewählte Präsident wird zweiter Vizepräsident. Der ausscheidende Präsident ist für die nächste Kongreßperiode nicht wählbar.

Die Wahl der Schriftführer und des Schatzmeisters erfolgt in der Mitgliederversammlung, wenn notwendig durch Stimmzettel, mit einfacher Mehrheit. Die Wahl erfolgt für die Dauer von zwei Kongreßperioden. Wiederwahl auch für die nächste Kongreßperiode ist zulässig.

Die Wahl der nicht ständigen Ausschußmitglieder erfolgt in der Mitgliederversammlung, wenn notwendig durch Stimmzettel, für die Dauer von 4 Jahren. Eine Wiederwahl ist nicht zulässig.

Die Wahl des Archivars erfolgt in der Mitgliederversammlung durch Stimmzettel. Die einfache Mehrheit entscheidet. Die Wahl erfolgt für einen unbefristeten Zeitraum. Eine Abwahl des Archivars kann auf Antrag des Vorstandes nur in der Mitgliederversammlung erfolgen. Hierzu ist eine $^2/_3$-Mehrheit der anwesenden Mitglieder erforderlich. Die Abstimmung muß allen Mitgliedern auf der Einladung zur Mitgliederversammlung angekündigt werden.

§ 12

Scheidet ein Mitglied des Vorstandes im Laufe seiner Amtszeit aus, so kann sich der Vorstand bis zur nächsten Mitgliederversammlung durch Zuwahl aus dem Ausschuß ergänzen.

§ 13

Der Vorstand hat mindestens alle 2 Jahre der Mitgliederversammlung einen Geschäftsbericht sowie die Abrechnung vorzulegen. Der Präsident beruft zwei Mitglieder zur Prüfung der Abrechnung. Die Mitgliederversammlung nimmt den Prüfungsbericht entgegen und erteilt dem Vorstand Entlastung.

§ 14

Eine Mitgliederversammlung ist ferner auch dann einzuberufen, wenn das Interesse der Gesellschaft es erfordert oder die Einberufung schriftlich vom zehnten Teil der Mitglieder unter Angabe des Zweckes und der Gründe vom Vorstand verlangt wird.

§ 15

Änderungen der Satzungen können der Mitgliederversammlung nur dann zur Beschlußfassung vorgelegt werden, wenn sie 4 Wochen vorher eingereicht sind und auf der Tagesordnung stehen.

§ 16

Die wissenschaftlichen Tagungen der Deutschen Gesellschaft für Urologie finden in regelmäßigen Abständen statt. Der Tagungsort wird jedesmal durch den Ausschuß bestimmt. Der Präsident legt das Kongreßprogramm dem Ausschuß vor.

§ 17

Vorträge sind dem Präsidenten termingerecht mit Inhaltsangabe anzumelden. Annahme und Sprechzeit werden vom Ausschuß bestimmt.

Vortragsanmeldungen (Erstautor) für die Tagung der Deutschen Gesellschaft für Urologie können nur durch Mitglieder der Gesellschaft erfolgen. Nichtmitglieder der Deutschen Gesellschaft für Urologie können nur auf Einladung des Vorstandes einen Vortrag halten.

§ 18

Die Deutsche Gesellschaft für Urologie läßt die wissenschaftlichen Berichte in Form eines Kongreßbandes erscheinen unter Schriftleitung eines der beiden Schriftführer.

§ 19

Auflösung der Gesellschaft: Der Antrag auf Auflösung der Gesellschaft wird der Tagesordnung nur eingefügt, wenn er von sämtlichen Vorstandsmitgliedern oder mindestens von der Hälfte der Mitglieder überhaupt unterzeichnet ist. Zur Beschlußfassung über diesen Antrag ist die nächste ordentliche Mitgliederversammlung zuständig, wenn dieselbe von mindestens zwei Dritteln der Mitglieder besucht ist.

Im Falle der Beschlußunfähigkeit muß der Vorstand innerhalb von 6 Wochen eine außerordentliche Mitgliederversammlung ordnungsgemäß unter Angabe der Tagesordnung einberufen, die dann unabhängig von der Zahl der erschienenen Mitglieder beschließt. Ein Beschluß, die Gesellschaft aufzulösen, kann in beiden Mitgliederversammlungen nur durch eine Mehrheit von drei Viertel der anwesenden Mitglieder gefaßt werden. Die Mitgliederversammlung, welche die Auflösung der Gesellschaft beschließt, verfügt zugleich über die Ausführung der Auflösung und über die Verwendung des Vermögens der Gesellschaft.

Bei Auflösung oder Aufhebung der Gesellschaft gelten die gesetzlichen Vorschriften. Das Gesellschaftsvermögen fällt bei der Auflösung oder Aufhebung oder Wegfall der bisherigen Zwecke an die Deutsche Forschungsgemeinschaft, die es unmittelbar und ausschließlich für bestimmte gemeinnützige Zwecke zu verwenden hat. Eine Zuwendung von Vermögen oder Vermögensteilen an Mitglieder der Deutschen Gesellschaft für Urologie ist ausgeschlossen. Beschlüsse über Verwendung des Vermögens der Gesellschaft sowie Beschlüsse über Satzungsänderungen, die die Zwecke der Gesellschaft und die Verwendung ihres Vermögens betreffen, sind auch vor Inkrafttreten dem zuständigen Finanzamt mitzuteilen. Über die Verwendung im einzelnen und die Beachtung der Bestimmungen der vorhergehenden Absätze entscheidet die Mitgliederversammlung.

Verhandlungsbericht der Deutschen Gesellschaft
für Urologie, 35. Tagung (1983), 549–567
© Springer-Verlag Berlin Heidelberg 1984

Verzeichnis der Mitglieder der Deutschen Gesellschaft für Urologie

(Stand 1. Februar 1984)

Organe der Gesellschaft
(Stand 35. Tagung)

Geschäftsführender Vorstand

Präsident: Prof. Dr. G. Rodeck,
D-3550 Marburg
1. Vizepräsident: Prof. Dr. H. Klosterhalfen,
D-2000 Hamburg
2. Vizepräsident: Dr. H. Stoll,
D-2800 Bremen
1. Schriftführer: Prof. Dr. H. Frohmüller,
D-8700 Würzburg
2. Schriftführer: Prof. Dr. J. Kaufmann,
D-2000 Hamburg
Schatzmeister: Dr. W. Brachmann,
D-2000 Hamburg

Ständige Ausschußmitglieder

Albrecht, K.F., Prof. Dr., D-5600 Wuppertal
Brosig, W., Prof. Dr., D-1000 Berlin
Büscher, H. K., Prof. Dr., D-3000 Hannover
Lutzeyer, W., Prof. Dr., D-5100 Aachen
Marberger, H., Prof. Dr., A-6020 Innsbruck
Mauermayer, W., Prof. Dr., D-8000 München
Nagel, R., Prof. Dr., D-1000 Berlin
Schmiedt, E., Prof. Dr., D-8000 München
Zoedler, D., Dr., D-4000 Düsseldorf

Nicht ständige Ausschußmitglieder

Bülow, H., Prof. Dr., D-8720 Schweinfurt
Davidts, H., Dr., D-5000 Köln
Elsässer, E., Prof. Dr., D-8000 München
Gasser, G., Prof. Dr., A-1130 Wien
Heck, D., Dr., D-6800 Mannheim
(Vorsitzender des Berufsverbandes der Deutschen
Urologen e. V.)
Knipper, W., Dr., D-2000 Marburg
(Ehrenpräsident des Berufsverbandes der Deutschen
Urologen e. V.)
Archivar: Schultze-Seemann, F., Dr., D-1000 Berlin

Ehrenmitglieder

Alken, Carl-Erich, Geh. Sanitätsrat, Prof. Dr. Dr. h.c.
mult., ehem. Direktor d. Urolog. Univ.-Klinik, Lager-
straße 33, D-6650 Homburg/Saar
Andersson, Lennart, Prof. Dr., Department of Urology,
Karolinska Sjukhuset, S-10401 Stockholm, Schweden
Babics, Antal, Prof. Dr., Ulloi 78/B. Budapest VII,
Ungarn
Brosig, Wilhelm, Prof. Dr., Direktor der Urologischen
Klinik der FU Berlin, Klinikum Steglitz, Hindenburg-
damm 30, D-1000 Berlin 45
Culp, David A., M.D., Professor of Urology, University
of Iowa College of Medicine, Iowa City, Iowa, USA
Dettmar, Hermann, Prof. Dr., ehem. Direktor d. Urolog.
Klinik d. Universität Düsseldorf, Ziegelfeldstr. 2,
D-8391 Saldenburg
Donker, Pieter Jakob, Prof. Dr., Warmonderweg 16,
NL-2341 KV Oegstgeest, Niederlande
Fritjofsson, Åke, Prof. Dr., Associate Professor, Chief of
the Department of Urology, University Hospital,
S-75014 Uppsala 14, Schweden
Giertz, Gustav, Prof. Dr., Karolinska Sjukhuset,
S-10401 Stockholm 60, Schweden
Goodwin, Willard, E., Prof. Dr., Division of Urology
-66-121, UCLA School of Medicine, Los Angeles,
California 90024, USA
Heusch, Karl, Prof. Dr., Facharzt für Urologie und
Chirurgie, Chefarzt der Urolog. Klinik i.R., Kaiser-
Friedrich-Allee 39, D-5100 Aachen
Ichikawa, Tokuji, Prof. Dr., Director of the First National
Hospital of Tokyo, Toyamacho, Shinjukuku, Tokyo 1,
Japan
Knipper, Wolfgang, Dr., Ehrenpräsident des Berufsver-
bandes der Deutschen Urologen e. V., Ärztlicher Di-
rektor und Chefarzt der Urologischen Abteilung des
Marienkrankenhauses, Alfredstraße 9, D-2000 Ham-
burg 76
Linder, Fritz, Prof. Dr. Dr. h.c. mult., ehem. Direktor d.
Chirurg. Univ.-Klinik, D-6900 Heidelberg
Ljunggren, Einar, Prof. Dr., Carlanderska Sjukhemmet,
S-41255 Göteborg, Schweden
Madsen, P. O., Prof. Dr., Chief of Urology Service,

Veterans Administration Hospital, 2500 Overlook Terrace, Madison, Wisconsin 35705, USA

Mayor, Georges, Prof. Dr., Facharzt für Chirurgie u. Urologie, Ord. Prof. f. chirurg. Urologie, emer., Universität Zürich, ehem. Direktor der Urolog. Univ.-Klinik, Kantonsspital, Rämistraße 100, CH-8000 Zürich, Schweiz

Ravasini, Giorgio, Prof. Dr., Facharzt für Urologie, Chefarzt der Urolog. Univ.-Klinik i.R., Clinica Urologica Monoblocco Ospedaliero, Riviera Mugnai 8, I-35100 Padova, Italien

Schultheis, Theodor, Prof. Dr., Brunnenallee 52, D-3590 Bad Wildungen

Schwaiger, Max, Prof. Dr., D-7800 Freiburg/Breisgau

Staehler, Werner, Prof. Dr., Facharzt für Urologie, ehem. Vorstand der Urolog. Abt. der Chirurg. Univ.-Klinik Tübingen, Sommerhalde 23, D-7400 Tübingen 6

Straffon, Ralph, A., M.D., Professor and Chairman, Department of Urology, Cleveland Clinic Foundation, 9500 Euclid Avenue, Cleveland, Ohio 44106, USA

Takayasu, Hisao, Prof. Dr., University of Tokyo, Hongo, Japan

Wildbolz, Egon, Prof. Dr., Sulgeneckstraße 25, CH-3000 Bern, Schweiz

Korrespondierende Mitglieder

Allwall, Nils, Prof. Dr., Direktor der Med. Univ.-Klinik (Nierenklinik), S-22356 Lund, Torsv. 14, Schweden

Aumüller, G., Prof. Dr., Institut f. Anatomie u. Zellbiologie, Robert-Koch-Str. 6, D-3550 Marburg

Auvert, Jean, Prof. Dr., 78, Avenue de Suffren, F-75015 Paris, Frankreich

Bakker, N. J., Prof. Dr., Leidsestraatweg 15, Flat 516, NL-2594 BA Den Haag, Niederlande

Balogh, Ferenc, Prof. Dr., Facharzt für Urologie, Direktor der Urolog. Univ.-Klinik, Munkecy Mihaly u. 2, Pecs, Ungarn

Band, David, Dr., Edinburgh, Schottland

Bartrina, Josef, Prof. Dr., Diagonal 419, Barcelona, Spanien

Belonoschkin, Boris Alexander, Doz. Dr. habil., Arzt für Frauenheilkunde, Filipstadsbacken 26-7, S-12343 Farsta/Stockholm, Schweden

Biedermann, Günther, Priv.-Doz. Dr., Chirurg. Univ.-Klinik, A-6020 Innsbruck, Österreich

Boer, Pieter W., Prof. Dr., Direktor der Urologischen Abteilung, Reichsuniversität Groningen, Akademisch Ziekenhuis, Oostersingel 59, NL-9713 EZ Groningen, Niederlande

Bruni, Pasquale, Prof. Dr., Libero Docente in Urologia, Primario Urologo, Ospedale S. Gennaro, Via Giovenale 9, I-80122 Napoli, Italien

Couvelaire, Roger, Prof. Dr., 44, Rue Boileau, Paris, Frankreich

Costantini, Alfiero, Prof. Dr., Direttore Clinica Urologica, Universita di Firenze, Ospedale Careggi, Villa Monna Tessa, Firenze, Italien

Dix, Victor Wilkinson, Prof. Dr., Tunbridge Wells, 8 Shandon Close, Kent, England

Duff, Francis Arthur, Dr., Lecturer in Urology, Vice-President, Royal College of Surgeons, 9. Fitzwilliam Place, Dublin, Irland

Eckstein, Herbert B., Prof. Dr., The Hospital for Sick Children, Great Ormond Street, London, WC 1N4JH, England

Edsmyr, Folke, Prof. Dr., Radiumhemmet, Karolinska Sjukhuset, S-10301 Stockholm, Schweden

Enfedjieff, Michael, Doz. Dr., Facharzt für Chirurgie und Urologie, Vorstand der Urolog. Klinik, Staatskrankenhaus, Sofia, Bulgarien

Ercole, Ricardo, Prof. Dr., Br. Oronno 755, Rosario, Argentinien

Flachenecker, Georg, Prof. Dr. Ing., Hochschule der Bundeswehr, Werner-Heisenberg-Weg 39, D-8014 Neubiberg

Garcia, Alberto E., Dr., Paraguay 1352, Buenos Aires, Argentinien

Giuliani, Luciano, Prof. Dr., Direttore Clinica Urologica, Universita di Genova, Genua, Italien

Glenn, James F., MD, Dean of the School of Medicine, Emery University, 1365 Clifton Road, N.E., Atlanta, Georgia 30322, USA

Grégoir, W., Prof. Dr., Université Libre des Bruxelles, Faculté de Medicine et de Pharmacie, Hôpital Universitaire Brugman, Clinique Urologique, Place Van Gehuchten. B-1020 Bruxelles, Belgien

Hald, Tage, Dr., Københavns Amts Sygehus I, Herlev, Herlev Ringvej, DK-2730 Herlev, Dänemark

Hanley, Howard, Dr., Devonshire Street, Portland Place W 1, London, England

Hesse, Viktor E., Dr., 702 Nedpark Med. Centre, Trevenna Str. Sunnyside, Pretoria 0002, Republik Südafrika

Hjort, Erling, Dr., Akershus Fylke, Kirurkisk avdeling, Midstuen, Oslo, Norwegen

Howald, Rudolf, Dr., Facharzt für Urologie u. Chirurgie, Spiegelbergstraße 33, CH-4000 Basel, Schweiz

Ikoma, Fumihiko, Prof. Dr., Direktor der Urologischen Klinik der Medizinischen Hochschule Hyogo 1-1, Mukogawa-cho, 663 Nishinomiya, Japan

Küss, René, Prof. Dr., 63 Avenue Niel, F-75 Paris XVII, Frankreich

Mandel, J.V., Dr., 79 Harley Street, London W1, England

Patton, John, Dr., Walter Reed Army Hospital, Washington 12, D. C., USA

Petkovic, Sava, Prof. Dr., Facharzt für Chirurgie und Urologie, Uroloska Klinika, Medicinskog Fakulteta Belgrad, General Zdanora 51, Belgrad, Jugoslawien

Pintér, Josef, Prof. Dr. sc., Präsident der Ungarischen Gesellschaft für Urologie, H-1389 Budapest, Ungarn

Raposo-Montero, Luis, Dr., Facharzt für Urologie (Privatklinik), Huerfanas, 15, Santiago de Compostela, Spanien

Rasmussen, Finn, Dr., Københavns Amts Sygehus I, Herlev, Herlev Ringvej, DK-2730 Herlev, Dänemark

Rauchenwald, Karl, Dr., Facharzt für Urologie und Chirurgie, ehem. Vorstand der Urolog. Abt. am Landeskrankenhaus, St. Veiter Str. 47, A-9010 Klagenfurt, Österreich

Rocca-Rosetti, Salvatore, Prof. Dr., Direttore Clinica Urologica, Universita di Trieste, Triest, Italien

Scholtmeijer, R. J., Professor für Kinderurologie, Urologische Klinik, Erasmus-Universität, Sophia-Kinderkrankenhaus, Gordelweg, Rotterdam, Niederlande

Scott, Russel jr., M.D., P.O. Box 1129, Aspen, Colorado 81611, USA

Serralach, Prof. Dr., Pelayo 40, Barcelona, Spanien

Sestic, Zlatko, Dr., Facharzt für Urologie, Trg M. Oreskovica 2, Zagreb, Jugoslawien

Sorrentino, Michelangelo, Prof. Dr., Riviera di Chiaia 207, I-Neapel, Italien

Szendröi, Z., Doz. Dr., Urolog. Univ.-Klinik, P.O. Box 194, H-1428 Budapest, Ungarn

Turner Warwick, Richard T., BSc, DM, MCh, FRCS, MRCP, FACS, Consultant Urologist, 51 Harley House, Marylebone Road, London NWI, England

Van Camp, Koenraad, Prof. Dr., Ordinarius für Urologie an der Universität Antwerpen, Antwerpen, Belgien

Wesolowski, Stefan, Prof. Dr., Em., Urolog. Univ.-Klinik, Piekna 3, PL-00539 Warschau, Polen

Zielinski, J., Prof. Dr., ul. Sklodowskiej-Curie 30/9, PL-40058 Katowiece, Polen

Ordentliche Mitglieder

(817 Mitglieder)

Aberle, Albrecht, Dr., Facharzt f. Urologie u. Chirurgie, Schwarzwaldstr. 84, D-6800 Mannheim 1

Ackermann, Rolf, Prof. Dr., Facharzt für Urologie, Direktor d. Urolog. Univ.-Klinik, Moorenstr. 5, D-4000 Düsseldorf 1

Adam, Oswald, Dr., Facharzt für Chirurgie und Urologie, Niedergelassener Chirurg und Belegarzt im Michaeliskrankenhaus, Schlüterstraße 6/III, D-2000 Hamburg 13

Adolphs, Hans-Dieter, Priv.-Doz. Dr., Chefarzt d. Urolog. Abt., St. Ansgar Krankenhaus, Brenkhäuser Str. 71, D-3470 Höxter 1

Aeikens, Bernhard, Dr., Urologische Klinik der Med. Hochschule Hannover, Karl-Wiechert-Allee 9, D-3000 Hannover 61

Al-Abadi, Hussein, Dr., Urologische Klinik und Poliklinik der FU Berlin, Klinikum Charlottenburg, Spandauer Damm 130, D-1000 Berlin 19

Albescu, Ion V., Dr., Chefarzt der Urologischen Abteilung des Kreiskrankenhauses, D-8304 Mallersdorf

Albrecht, Dieter, Dr., Facharzt für Urologie, An der Weide 31, D-2800 Bremen 1

Albrecht, Karl-Friedrich, Prof. Dr., Facharzt für Urologie und Chirurgie, Direktor der Urologischen Klinik der Städt. Krankenanstalten, Heusnerstr. 40, D-5600 Wuppertal-Barmen

Alfermann, Friedhelm, Dr., Facharzt für Urologie u. Chirurgie, Leitender Arzt der Urologischen Abt. des Elisabeth-Krankenhauses, Weinbergstraße 7, D-3500 Kassel

Alken, Peter, Dr., Urologische Klinik der Johannes-Gutenberg-Universität, Langenbeckstr. 1, D-6500 Mainz

v. Allesch, Wilhelm, Dr., Facharzt für Urologie, Zum Widacker 5, D-2857 Langen

Allhoff, Ernst, Dr., Urologische Universitätsklinik, Joseph-Stelzmann-Straße 9, D-5000 Köln 41

Alloussi, Shahnaz, Dr., Urologische Univ.-Klinik, D-6650 Homburg/Saar

Almstedt, Ulrich, Dr., Facharzt für Urologie, Bahnhofstraße 30 a, D-3100 Celle

Altvater, Gerhard, Dr., Amselweg 12, D-4250 Kirchhellen

Altwein, Jens E., Prof. Dr., Leiter der Urolog. Abteilung des Bundeswehrkrankenhauses, Oberer Eselsberg 40, D-7900 Ulm

Alzin, Honore, Dr., Urologische Univ.-Klinik, D-6650 Homburg/Saar

Ammari, Bassam, Dr., Brückenstraße 14, D-4700 Hamm 1

Angelov, Angel, Dr., Am Forsthaus Gravenbruch 24, D-6087 Neu-Isenburg

Aplas, Gotthold, Dr., Marquardsenstr. 10, D-8520 Erlangen

Aranyossy, Szolt, Dr., Facharzt für Urologie, Hefnersplatz 1, D-8500 Nürnberg

Arnholdt, Fritz, Prof. Dr., Parlerstr. 27, D-7000 Stuttgart 1

Arnold, Uwe-Christian, Dr., Titiseestr. 3, D-1000 Berlin 28

Asbach, Hans-W., Priv.-Doz. Dr., Urologische Abteilung, Städt. Krankenanstalten Krefeld, Lutherplatz 40, D-4150 Krefeld

Attobrah, F. B., Dr., Urolog. Univ.-Klinik, Moorenstr. 5, D-4000 Düsseldorf 1

Aulitzky, Wolfgang, Dr., Urolog. Abt. d. Landeskrankenanstalten, Müllner Hauptstr. 48, A-5020 Salzburg

Aurich, Bernd, Dr., Arzt f. Urologie, Länderallee 38, D-1000 Berlin 19

Ay, Reginald, Dr., Chefarzt d. Urolog. Klinik, Städt. Krankenhaus, Postfach, D-8480 Weiden

Bach, Dietmar, Priv.-Doz. Dr., Urolog. Abt. Bundeswehrkrankenhaus, Oberer Eselsberg, D-7900 Ulm

Bacher, Karl, Dr., Facharzt für Urologie und Chirurgie, Donnersbergstr. 9, D-6170 Frankenthal

Bandhauer, Klaus, Prof. Dr., Facharzt für Urologie, Chefarzt der Urolog. Klinik am Kantonsspital, CH-9006 St. Gallen, Schweiz

Bandtlow, Klaus, Dr., Facharzt für Urologie, Bahnhofstr. 12, D-8220 Traunstein

Bargenda, Bernhard, Dr., Facharzt für Urologie, Chefarzt der Urologischen Abt. des Städt. Auguste-Viktoria-Krankenhauses, Rubensstr. 125, D-1000 Berlin 41

Bartels, Henning, Dr., Chefarzt der Urologischen Abteilung des Ev. Krankenhauses Göttingen, An der Lutter 24, D-3400 Göttingen-Weende

Bartsch, Georg, Univ.-Doz. Dr., Urologische Univ.-Klinik, Anichstr. 35, A-6020 Innsbruck, Österreich

Basak, Dogan, Dr., Urolog. Klinik u. Poliklinik f. Urologie, Robert-Koch-Str. 40, D-3400 Göttingen

Bastian, Hans-Peter, Prof. Dr., Am Reithof 16, D-5204 Lohmar 1

Basting, Ralf, Dr., Bundeswehrkrankenhaus Ulm, Urologische Abteilung, Oberer Eselsberg 40, D-7900 Ulm

Bauer, Hartwig Wilhelm, Dr., Urolog. Klinik und Poliklinik der Ludwig-Maximilians-Universität München,

Klinikum Großhadern, Marchioninistr. 15, D-8000 München 70

Bauer, Karl-Michael, Prof. Dr., Facharzt für Urologie u. Chirurgie, Lug ins Land 53, D-8200 Rosenheim

Bauermeister, Hermann, Dr., Jessenstr. 2–6, D-2000 Hamburg 50

Baumbusch, Friedrich, Prof. Dr., Facharzt für Urologie u. Chirurgie, Direktor der Urolog. Klinik d. Städt. Krankenanstalten, Lutherplatz 40, D-4150 Krefeld 1

Baumgärtel, Hermann, Prof. Dr., Chefarzt der Urolog. Klinik am Krankenhaus Siloah, Roesebeckstr. 15, D-3000 Hannover 91

Baumgart, Rolf, Dr., Facharzt für Urologie und Chirurgie, Störtebekerstr., D-2900 Oldenburg

Baumüller, Axel, Priv.-Doz. Dr., Urolog. Univ.-Klinik Freiburg, Hugstetterstr. 55, D-7800 Freiburg/Breisgau

Baur, Alfons, Dr., Facharzt für Urologie, Laudahnstr. 33, D-5000 Köln 41

Baur, Hans-Helmut, Dr., Chefarzt d. Urolog. Abt. d. Kreiskrankenhauses, Schloßhausstr. 100, D-7920 Heidenheim/Brenz

Beckendorf, Fritz, Dr., Facharzt für Chirurgie, Steinbrink 1, D-3352 Einbeck 1

Becker, H. C., Dr., Lehrstuhl und Abteilung für Urologie der Justus-Liebig-Universität, Klinikstr. 37, D-6300 Gießen

Becker, Hermann, Priv.-Doz. Dr., Facharzt für Urologie, Urologische Universitätsklinik und Poliklinik des Universitätskrankenhauses Eppendorf, Martinistr. 52, D-2000 Hamburg 20

Behr, Jürgen, Dr., Facharzt für Urologie, Chefarzt der Urolog. Abt. des Evang. Krankenhauses, Forster Weg 34, D-3450 Holzminden

Behrendt, Johannes, Dr., Urologische Universitätsklinik der GHS, Hufelandstr. 55, D-4300 Essen 1

Bellenberg, Hans-Günther, Dr., Chefarzt der Urolog. Abt. des St.-Elisabethen-Krankenhauses, Ginnheimer Str. 3, D-6000 Frankfurt 90

Berendsen, Gert-Ulrich, Dr., Urologische Klinik und Poliklinik der FU Berlin, Klinikum Charlottenburg, Spandauer Damm 130, D-1000 Berlin 19

Berglin, Thorwald, Dr., P. L. 1046, S-43041 Kullavik, Schweden

Bergmann, Gerhard, Dr., Facharzt für Urologie, Chefarzt der Urologischen Abteilung in der Klinik Dr. Bergmann, Helmholtzstr. 4–6, D-5300 Bonn 1

Bergmann, Max, Prof. Dr., Leiter der Urolog. Abt. im Allgemeinen Krankenhaus, A-4020 Linz/Donau, Österreich

Berndt, Rudolf, Dr., Facharzt für Urologie und Chirurgie, Eichenallee 32, D-1000 Berlin 19

Bertermann, Hagen, Dr., Facharzt für Urologie, Abt. Urologie im Klinikum der Universität Kiel, Hospitalstr. 40, D-2300 Kiel

Bichler, Karl-Horst, Prof. Dr., Facharzt für Urologie, Direktor der Urologischen Univ.-Klinik Tübingen, Calwer Str. 7, D-7400 Tübingen

Bieberbach, Joachim, Dr., Facharzt f. Urologie, Eisenacher Weg 60, D-3000 Hannover 1

Bielenberg, Dieter, Dr., Facharzt für Urologie, Schillerstr. 1, D-2900 Oldenburg

Biernat, Walter, Dr., Facharzt für Erkrankungen der Harnwege, Oldenstaedter Str. 18a, D-3110 Uelzen

Bischoff, W., Priv.-Doz. Dr., Belegarzt am Kreiskrankenhaus, Eduard-Breuninger-Str. 3, D-7150 Backnang

Blech, Manfred, Dr., Klinik und Poliklinik für Urologie der Universität Göttingen, Robert-Koch-Str. 40, D-3400 Göttingen

Bleicken, Hans Gerd, Dr., Facharzt für Urologie u. Chirurgie, Chefarzt d. Urolog. Klinik d. ev.-luth. Diakonissenanstalt Flensburg, Knuthstr. 1, D-2390 Flensburg

Bless, Klaus-Diethelm, Dr., Facharzt für Urologie, Am Schölzbach 90–92, D-4270 Dorsten

Blumensaat, Carl, Dr., Uferstr. 12, D-8992 Wasserburg

Blumenstock, Ulrich, Dr., Facharzt für Urologie, Ltd. Arzt d. Allgemeinen Ambulatoriums Berlin, Schulenburgring 128, D-1000 Berlin 42

Boncancea, Dragos, Ass. Prof., M. D. Chief, Department of Urology, Clinical Hospital of Sector 4, Bucarest, Rumänien

Bode, Hans-Ulrich, Dr., Arzt f. Urologie, Kesselgasse 1, D-5300 Bonn 1

Bode, Ullrich, Facharzt für Urologie, Groner-Tor-Str. 2–3, D-3400 Göttingen

Boden, Otto, Dr., Facharzt für Urologie, Kitschburger Str. 9, D-5000 Köln 41

Böck, Fritz, Dr., Facharzt für Urologie, Unterländer-Str. 52, D-7000 Stuttgart 40

Böcker, Reinhard, Prof. Dr., Chefarzt, St.-Elisabeth-Hosp., Hochstr. 39, D-5860 Iserlohn

Böcking, Alfred, Prof. Dr., Lehr- u. Forschungsgebiet Pathologie u. Zytologie, Abt. Pathologie der Medizinischen Fakultät der RWTH, Forckenbeckstr., D-5100 Aachen

Bödeker, Jürgen, Priv.-Doz. Dr., Mozartstr. 6, D-7890 Waldshut-Tiengen 1

Böhringer, Konrad, Dr., Facharzt für Urologie und Chirurgie, Friedrich-Verleger-Str. 5, D-4800 Bielefeld

Boeminghaus, Frank, Prof. Dr., Lukas-Krankenhaus, Preussenstr. 84, D-4040 Neuss

Boerema, J.B.J., Dr., Kliniek voor Urologie, Sint Radboudziekenhuis, Postbus 0101, NL-6500 Nijmegen, Niederlande

Böttger, Paul, Dr., Facharzt für Urologie, Langstr. 3, D-6050 Offenbach

Böwering, Reinold, Dr., Ltd. Oberarzt d. Urolog. Abt. d. Städt. Krankenhauses, Thalkirchner-Str. 48, D-8000 München 2

Bogdan, Roman, Dr., Facharzt für Urologie, Bundesallee 95, D-1000 Berlin 41

Bonert, Dusan, Dr., Urologe, Bulevar 23. Oktobra 25/4, YU-21000 Novi Sad, Jugoslawien

Bopp, Günter, Dr., Facharzt für Urologie, Chefarzt der Urolog. Hauptabteilung am Kreiskrankenhaus, D-7090 Ellwangen/Jagst

Borgmann, Volker, Ass. Prof. Dr., Facharzt für Urologie, Oberarzt der Urolog. Klinik und Poliklinik der FU Berlin, Klinikum Charlottenburg, Spandauer Damm 130, D-1000 Berlin 19

Bornhof, Christian, Dr., Urolog. Univ.-Klinik, Postfach 35 60, Maximiliansplatz, D-8520 Erlangen

Brachmann, Werner, Dr., Facharzt für Urologie und Chirurgie, Chefarzt der Urologischen Abt. des Allg. Krankenhauses Barmbek, Rübenkamp 148, D-2000 Hamburg 60

Brandstäter, Peter, Dr., Facharzt für Urologie und Chirurgie, Chefarzt der Urolog. Abt. des Kreiskrankenhauses, Posilipostr., D-7140 Ludwigsburg

Brauer, Robert, Dr., Facharzt für Urologie, Hallerstr. 26, D-8500 Nürnberg 90

Braun, Hans-Peter, Dr., Chefarzt d. Urolog. Abt. des St.-Vinzenz-Krankenhauses, Holzstr. 4, D-6720 Speyer

Braun, Jürgen, Dr., Urologische Klinik und Poliklinik Rechts der Isar der TU München, Ismaninger Str. 22, D-8000 München 80

Braun, Reiner, Dr., Facharzt für Urologie, Südanlage 12, D-6300 Gießen

Bravetta, Giovanni, Doz. Dr., Primario Urologo, Ospedale Bassini-Milano, Legnano 32, I-20121 Milano, Italien

Brehmer, Bernd, Prof. Dr., Facharzt für Urologie, Klinikum Niederberg, Robert-Koch-Str. 2, D-5620 Velbert

Bremicker, Karl-Dieter, Dr., Urologe, Chefarzt d. Urolog. Abt. des Knappschaftskrankenhauses, Wieckesweg 12, D-4600 Dortmund-Brackel 12

Brenner, Werner, Dr., Facharzt für Urologie und Chirurgie, D-8100 Garmisch-Partenkirchen

Bressel, Max, Dr., Facharzt für Chirurgie und Urologie, Chefarzt der Urolog. Abt. im Allg. Krankenhaus Hamburg-Harburg, Eißendorfer Pferdeweg 52, D-2100 Hamburg 90

Broda, Manfred, Dr., Oberarzt der Urolog. Abt. des Friederikenstiftes Hannover, Humboldtstr. 5, D-3000 Hannover 1

Broegger, Karl-Josef, Dr., Facharzt für Urologie und Chirurgie, Moerser Str. 127, D-5005 Meerbusch 1

Brühl, Peter, Prof. Dr., Facharzt für Urologie und Laboratoriumsdiagnostik, 1. Oberarzt der Urolog. Univ.-Klinik, Venusberg, D-5300 Bonn 1

Brunzema, Friedrich, Dr., Facharzt für Urologie, Chefarzt der Urolog. Abt. des Marien-Hospitals, Rochusstr. 2, D-4000 Düsseldorf 30

Bucher, H., Dr., Univ.-Krankenhaus Eppendorf, Urolog. Klinik, Martinistr. 52, D-2000 Hamburg 20

Bülow, Hartwig, Prof. Dr., Facharzt für Urologie, Chefarzt der Urolog. Klinik, Leopoldina-Krankenhaus der Stadt Schweinfurt, Gustav-Adolf-Str. 8, D-8720 Schweinfurt

Bünz, Werner, Dr., Facharzt für Chirurgie und Urologie, Karlstr. 35, D-2000 Hamburg 76

Büscher, Hans-Kaspar, Prof. Dr., Facharzt für Urologie, Ltd. Arzt der Urolog. Abt. des Friederikenstiftes, Humboldtstr. 5, D-3000 Hannover 1

Burk, K., Dr., Urolog. Univ.-Klinik, Robert-Koch-Str. 8, D-3550 Marburg

Busch, Rainer, Dr., Facharzt für Urologie, Urologische Universitätsklinik und Poliklinik des Universitätskrankenhauses Eppendorf, Martinistr. 52, D-2000 Hamburg 20

Buskühl, Jörg-H., Dr., Facharzt für Urologie, Kirchenstr. 15, D-8038 Gröbenzell

Butz, Manfred, Dr. Priv.-Doz., Facharzt für Urologie, Chefarzt d. Urolog. Abt., St.-Josefs-Krankenhaus, Husener Str. 46, D-4790 Paderborn

Carl, Peter, Prof. Dr. habil., Facharzt für Urologie, Chefarzt der Urolog. Abt. d. Kreiskrankenhauses Deggendorf, Perlasberger Str. 41, D-8360 Deggendorf

Caspers, Hans-Peter, Dr., Oberarzt der Urolog. Abt. d. Klinik Golzheim, Friedrich-Lau-Str. 11, D-4000 Düsseldorf 30

Chaussy, Christian, Prof. Dr., Oberarzt d. Urolog. Klinik der Universität München, Klinikum Großhadern, Marchioninistr. 15, D-8000 München 70

Chiari, Reinhard, Priv.-Doz. Dr., Facharzt für Urologie, Oberarzt der Urolog. Klinik, Städtische Kliniken, Pacelliallee 4, D-6400 Fulda

Christians, Jochen, Dr., Leitender Arzt d. Urolog. Abt. d. Evang. Krankenhauses, Virchowstr. 20, D-4200 Oberhausen

Class, Gerhard, Dr., Facharzt für Urologie, Dreikönigsgasse 17, D-7900 Ulm

Correia-Branco, Manuel J., M.D., D.A.B., 389 Broadway, Cambridge, Massachusetts 02139, USA

Cranidis, Angelos, Dr., N: Psychiko, Chr. Smirnis 58, Athen/Griechenland

Crone-Münzebrock, Helmut, Dr., Facharzt für Urologie, Am Schifferwall 5, D-2120 Lüneburg

Czaja, Dieter, Dr., Facharzt für Urologie, Ostwall 191, D-4150 Krefeld 1

Danger, Wilhelm, Dr., Facharzt für Chirurgie und Urologie, Am Hang 14, D-4800 Bielefeld

Darewicz, Janusz, Dozent Dr. habil, Leiter d. Klinika Urologii Akademii Medycznej, Ul. M. Sklodowskiej-Curie 24a, 15-276 Bialystok, Polen

Dathe, Günter, Priv.-Doz. Dr., Facharzt für Urologie u. Chirurgie, Chefarzt d. Urolog. Klinik, St.-Markus-Krankenhaus, Wilhelm-Epstein-Str. 2, D-6000 Frankfurt 50

Daut, Hans, Dr., Ulmenstieg 1, D-3590 Bad Wildungen

Davidts, Helmut, Dr., Hohenstaufenring 59, D-5000 Köln 1

Debruyne, F. M., Prof. Dr., Kliniek voor Urologie, Sint Radboudziekenhuis, Postbus 01 01, NL-6500 HB Nijmegen, Niederlande

Decristoforo, Anton, Prim. Dr., Leiter der Urolog. Abt., Krankenhaus Ried, Schloßberg 1, A-4910 Ried im Innkreis, Österreich

Deeb, George, Dr., Dr.-Hans-Berger-Str. 17, D-8630 Coburg

Dege, Hans-Albert, Dr., D-7411 St. Johann 4

Degenhardt, Wolfgang, Facharzt für Urologie, Oberarzt der Urolog. Klinik, Westfalendamm 403–407, D-4600 Dortmund 1

Deilmann, Friedrich-Wilhelm, Dr., Facharzt für Chirurgie und Urologie, Chefarzt des Krankenhauses der Barmherzigen Brüder i. R., Urolog. Abt., Sickingenstr. 14, D-5500 Trier

Deilmann, Wolfgang, Dr., Ltd. Arzt d. Urolog. Abt. des Krankenhauses St. Franziskus, D-5510 Saarburg

Dembowski, Joachim, Dr., Arzt f. Urologie, Ltd. Arzt d. Urolog. Abt., Städt. Krankenhaus, Paracelsusstr. 1-9, D-3320 Salzgitter 51

Dettmar, Horst, Dr., Oberarzt d. Urolog. Abt., Kreiskrankenhaus, Röntgenstr., D-4930 Detmold

Deutz, Friedrich-J., Dr., Hauseter Weg 3, D-5100 Aachen

Deutz, Hinnerk, Dr., Arzt f. Urologie, Pappelstr. 95,
D-2800 Bremen

Devens, K., Prof. Dr., Facharzt für Chirurgie, Kinderchirurgische Klinik der Universität, Lindwurmstr. 4,
D-8000 München 2

Diemer, Karl-Friedrich, Dr., Belegarzt am Kreiskrankenhaus, Urolog. Abt., Elsa-Brandström-Str. 1,
D-3440 Eschwege

Diener, Wolfgang, Dr., Facharzt für Urologie u.
Chirurgie, Chefarzt der Urolog. Abt. des Evang. Jung-
Stiling-Krankenhaus, Wichernstr. 40, D-5900 Siegen 1

Dietz, Paul, Dr. i. R., Facharzt für Urologie, Amsel-
str. 38, D-4330 Mülheim/Ruhr

Djulepa, Jasenko, Priv.-Doz. Dr., Facharzt für Urologie,
Hermann-Ehlers-Str. 20, D-6730 Neustadt/Weinstraße

Dreikorn, K., Prof. Dr., Oberarzt der Urolog. Abt. d.
Chirurg. Univ.-Klinik, Im Neuenheimer Feld 110,
D-6900 Heidelberg 1

Dührig, Herbert, Dr., Facharzt für Urologie u. Chirurgie,
Fuhlsbüttler Str. 104, D-2000 Hamburg 60

Dunzendorfer, Udo, Dr., Klinikum der Johann-Wolf-
gang-Goethe-Univ., Zentrum der Chirurgie, Abt.
Urologie, Theodor-Stern-Kai 7, D-6000 Frankfurt 70

Durben, Gregor, Dr., Max-Eyth-Str. 18, D-4600 Dortmund

Ebbinghaus, Klaus-Dieter, Dr., Facharzt für Urologie u.
Chirurgie, Chefarzt der Urolog. Abt. an den Kranken-
häusern des Kreises, Paulmannshöher Str. 21,
D-5880 Lüdenscheid-Hellersen

Ebhardt, Klaus, Prof. Dr., Humboldtstr. 51, D-7530 Pforzheim

Edelhoff, Julius, Med.-Dir. Dr., Facharzt für Chirurgie,
Ltd. Med.-Dir. a. D., Lutherstr. 10, D-2400 Lübeck

Egger, Bernd, Dr., Evangelische Diakonissenanstalt,
Annastr. 8-10, D-8900 Augsburg

Eichler, Heinz, Dr., Facharzt für Urologie, Kasinostr. 2a,
D-6230 Frankfurt 80

Eickenberg, Hans-Udo, Prof. Dr., Facharzt für Urologie,
Chefarzt der Urolog. Abt., St.-Franziskus-Hospital,
Kiskerstr. 26, D-4800 Bielefeld 1

Eisenberger, Ferdinand, Prof. Dr., Facharzt für Urologie, Direktor der Urolog. Klinik des Katharinen-
hospitals, Kriegsbergstr. 60, D-7000 Stuttgart 1

Ekmann, Hans, Doz. Dr., Facharzt für Chirurgie u.
Urologie, Sahlgrenska Sjukhuset, Linnéplatsen 4,
S-Göteborg SV, Schweden

Elsässer, Erich, Prof. Dr., Facharzt für Chirurgie u.
Urologie, Chefarzt der Urolog. Abt. des Kranken-
hauses der Barmherzigen Brüder, Romanstr. 93,
D-8000 München 19

vom Ende, Volker, Dr., Facharzt für Urologie, Belegarzt
am DRK-Krankenhaus, Moislinger Allee 8,
D-2400 Lübeck

Engbert, Anders, Prof. Dr., Dept. of Urology, University
Hospital, S-58186 Linköping, Schweden

Engehausen, Gerhard, Dr., Facharzt für Urologie,
Chefarzt der Urolog. Klinik des Evang. Krankenhauses
„Lutherhaus", Hellweg 100, D-4300 Essen 14

Engelking, Rüdiger, Prof. Dr., Facharzt für Urologie,
Direktor der Urolog. Univ.-Klinik, Joseph-Stelzmann-
Str. 9, D-5000 Köln 41

Engelmann, Udo, Dr., Arzt f. Urologie, Urolog. Klinik u.
Poliklinik, Langenbeckstr. 1, D-6500 Mainz

Erkens, Helmut, Dr., Facharzt für Chirurgie u. Urologie,
Chefarzt der Urolog. Abt., St.-Vinzenz-Hospital,
Merheimer Str. 217, D-5000 Köln 60

Esch, Wolfgang, Dozent Dr., Oberarzt der Urolog.
Univ.-Klinik Wien, Alserstraße 4, A-1090 Wien 9,
Österreich

Fabian, Peter, Dr., Facharzt für Urologie, Utbremer-
str. 100, D-2800 Bremen

Faris, Faruk, Dr., Facharzt für Urologie, Ufergarten 1,
D-5650 Solingen

Faul, Peter, Prof. Dr., Facharzt für Urologie, Chefarzt
der Urolog. Abt. des Stadtkrankenhauses, D-8940
Memmingen

Federschmidt, Klaus, Dr., Facharzt für Urologie,
Chefarzt der Urolog. Abt. d. Ev. Johannes-Kranken-
hauses, Schildescher Str. 99, D-4800 Bielefeld 1

Feiber, Helmut, Dr., Urolog. Univ.-Klinik, Robert-Koch-
Str. 8, D-3550 Marburg/Lahn

Fensterer-Nnabueze, Monika, Dr., Fachärztin für Urologie, Oberärztin, Urolog. Klinik, Stadtkrankenhaus,
D-6050 Offenbach

Fiedler, Helmut, Dr., Facharzt für Urologie u. Chirurgie,
Canovastr. 2, D-1000 Berlin 41

Fiedler, Ulrich, Prof. Dr., Facharzt für Urologie, Düppel-
str. 19, D-1000 Berlin 37

Figdor, Peter Paul, Univ.-Doz. Dr., Facharzt für Uro-
logie, Vorstand der Urolog. Abt. des Kaiser-Franz-
Joseph-Spitals der Stadt Wien, Kundratstraße 3,
A-1100 Wien, Österreich

Finsterwalder, Hans-Rolf, Dr., Urolog. Univ.-Klinik,
Hufelandstr. 55, D-4300 Essen

Fischbach, Wolfgang, Dr., Zur Lay 4, D-5501 Kasel

Fischer, Axel G., Dr., Facharzt f. Urologie, Limburger
Str. 13, D-6290 Weilburg

Fischer, Christoph, Dr., Ltd. Arzt der Urolog. Abt.,
Krankenhaus Itzehoe, Robert-Koch-Str. 2, D-2210 Itzehoe

Fischer, Dirk, Dr. Dr., Arzt f. Urologie, Gätgenstr. 4,
D-2000 Hamburg 55

Fischer, Johannes, Dr., Facharzt für Urologie, Spiel-
budenplatz 5, D-2000 Hamburg 4

Flach, Andreas, Prof. Dr., Ärztlicher Direktor der
Kinderchirurg. Abt. der Chirurgischen Univ.-Klinik,
Calwer Str. 7, D-7400 Tübingen 1

Flüchter, Stephan Heribert, Dr., Abteilung für Urologie,
Universität Tübingen, Calwer Str. 7, D-7400 Tübingen 1

Forner, Lothar, Dr., Facharzt für Urologie und Chirurgie,
Börsenstr. 12, D-2940 Wilhelmshaven

Forster, K.-D., Dr., Am Koglerberg 10, D-8022 Grünwald

Frank, Wolfgang, Dr., Facharzt für Urologie und Chirurgie, Urolog. Klinik Dr. Castringius, Germeringer
Str. 32, D-8033 Planegg b. München

Frei, Albert, Dr., Facharzt für Urologie, Chefarzt der
Urolog. Klinik, Städt. Krankenhaus, Virchowstr. 10,
D-7700 Singen/Hohentwiel

Frick, Julian, Prof. Dr., Vorstand der Urolog. Abt. der Landeskrankenanstalten, Müllner Hauptstr. 48, A-5020 Salzburg, Österreich

Friedrich, Carola, Dr., Fachärztin f. Urologie, Naumburger Str. 2, D-8500 Nürnberg

Frieling, Horst, Dr., Arzt f. Urologie, Unterm Fröndenberg 18, D-5860 Iserlohn

Fritsch, Fedor, Dr., Oberarzt der Urolog. Klinik der Univ.-Klinik, Ljubljana, Jugoslawien

Fröhlich, Gert, Dr., Facharzt für Urologie, Ltd. Arzt der Urolog. Abt. des Kreiskrankenhauses Mechernich/Eifel, Stiftsweg 18, D-5353 Mechernich

Fröhlich, Günther, Dr., Facharzt für Urologie, Chefarzt der Urolog. Abt., St.-Franziskus-Hospital, Franziskusstr., D-2842 Lohne

Froelich, Ernst-Jürgen, Dr., Oberarzt d. Urolog. Klinik, Städt. Kliniken Kassel, Mönchebergstr. 41/43, D-3500 Kassel

Frohmüller, Hubert, Prof. Dr., Direktor d. Urolog. Klinik u. Poliklinik der Universität, Luitpoldkrankenhaus, D-8700 Würzburg

Frohne, Karl-Heinz, Dr., Facharzt für Urologie und Chirurgie, Bismarckstr. 92, D-2870 Delmenhorst

Frohneberg, Detlef, Dr., Urolog. Klinik der Johannes-Gutenberg-Universität Mainz, Langenbeckstr. 1, D-6500 Mainz

Fudickar, Georg, Dr., Benzenbergweg 14, D-5657 Haan 1

Funk, Klaus, Dr., Facharzt für Urologie, Chefarzt der Urolog. Abt. und Ärztl. Dir., Knappschaftskrankenhaus Bergmannsheil, Schemerweg 4, D-4650 Gelsenkirchen-Buer

Funke, Peter-Jörg, Priv.-Doz. Dr., Oberarzt der Urolog. Klinik der Ruhr-Universität-Bochum, Marienhospital, Widumer Str. 8, D-4690 Herne 1

Gaca, Adalbert Hans, Prof. Dr., Facharzt für Urologie u. Chirurgie, Chefarzt d. Urolog. Abt., Stiftung Deutsche Klinik f. Diagnostik, Aukammallee 33, D-6200 Wiesbaden

Gallenmüller, Karl, Dr., Facharzt für Urologie u. Chirurgie sowie Belegarzt am St.-Franziskus-Hospital Flensburg, Hafendamm 40, D-2390 Flensburg

Garcia, Martinez, Dr., J. Polo de Medina 1, Murcia, Spanien

Gasser, Georg, Prim., Univ.-Prof. Dr., Facharzt für Urologie, Vorstand der Urolog. Abt. d. Krankenhauses der Stadt Wien-Lainz, Wolkersbergenstr. 1, A-1130 Wien, Österreich

Gassert, Kurt, Dr., Facharzt für Urologie, Bahnhofstr. 52, D-6798 Kusel

Gasteyer, K. H., Dr., Krankenhaus Nordwest der Stiftung Hospital zum Heiligen Geist, Steinbacher Hohl 2–26, D-6000 Frankfurt 90

Geister, Helmut, Dr., Facharzt für Urologie u. Chirurgie, Chefarzt der Urolog. Klinik der Städt. Krankenanstalten, D-2160 Stade

Gerecht, Wolfgang, Dr., Facharzt für Urologie, Ärztehaus, D-6630 Saarlouis 2

Gerhard, Klaus, Dr., 1. Oberarzt d. Urolog. Klinik, Zentralkrankenhaus, St.-Jürgen-Str., D-2800 Bremen

Germann, Walter, Dr., Facharzt für Urologie, Alpenstr. 1, CH-6004 Luzern, Schweiz

Gib, Karl-Michael, Dr., Arzt für Urologie, Besselstr. 1a, D-4950 Minden

Gieselmann, Heinrich, Dr., Jöhrensstr. 12, D-3000 Hannover 71

Gießelmann, Walter, Dr., Facharzt für Urologie und Chirurgie, Im Kamp 45, D-3000 Hannover 51

Gilch, Wilhelm, Dr., Heinrichstr. 16, D-6400 Fulda

Glantschnig, Wilfried, Dr., Facharzt für Urologie, Moarfeldweg 6, A-9900 Lienz/Osttirol, Österreich

Glavicki, Stevan, Dr., Facharzt für Urologie, Urolog. Abt., Krankenhaus Siloah, Roesebeckstr. 15, D-3000 Hannover 91

Gleißner, Jochen, Dr., Städt. Krankenanstalten, Urolog. Klinik, Heusnerstr. 40, D-5600 Wuppertal 2

Gleißner, Otto, Dr., Masurenallee 9, D-3590 Bad Wildungen

Gloede, Horst, Dr., Facharzt für Urologie und Chirurgie, Adenauerallee 8, D-2000 Hamburg 1

Göckel-Beining, Bernt, Urolog. Abt., Kreiskrankenhaus, Röntgenstr. 18, D-4930 Detmold

Gödde, Steffen, Prof. Dr., Facharzt für Urologie, Chefarzt der Urolog. Klinik des St.-Johannes-Hospitals, An der Abtei 7–11, D-4100 Duisburg 11

Goebels, Rudolf, Dr., Facharzt für Urologie, Adolf-Flecken-Str. 10, D-4040 Neuss 1

Goedert, Jean, Dr., Facharzt für Urologie, 31, Bd Joseph II, Luxemburg, Luxemburg

Göttinger, Hans, Ltd. Arzt der Urolog. Abt. des Kreiskrankenhauses Mühldorf, D-8260 Mühldorf

Goldmann, Konrad, Dr., Facharzt für Urologie, Bertholdstr. 45, D-7800 Freiburg

Gollasch, Dietmar, Dr., Facharzt für Urologie, Kaiserstr. 65, D-4330 Mülheim/Ruhr 1

Gonnermann, Dietrich, Dr., Urolog. Klinik, Univ.-Krankenhaus Eppendorf, Martinistr. 52, D-2000 Hamburg 20

Gonnermann, Horst, Dr., Facharzt für Urologie, Wandsbeker Marktstr. 24–26, D-2000 Hamburg 70

Graber, Pierre, Prof. Dr., Hôpital Cantonal, Clinique Universitaire D'Urologie, CH-1211 Genf, Schweiz

Grabner, Friedrich, Dr., Facharzt für Urologie, Leiter der Abt. Urologie des Nephrologischen Zentrums Niedersachsen, Am Vogelsang 105, D-3510 Hannoversch-Münden 1

Graf, Christian, Dr., Facharzt für Urologie, Am Hof 2, D-8832 Weißenburg i. Bay.

Della Grazia, Mariano, E., Prof. Dr., Primario Urologo, Ospedale Generale, Provinciale di Melegnano (Milano), Via P. Togliatti, 65, I-20077 Melegnano, Italien

Gröninger, Karl-Heinz, Dr., Facharzt für Urologie und Chirurgie, Rankestr. 72, D-8500 Nürnberg

Grohmann, Walther, Dr., Urolog. Abt., Kreiskrankenhaus, D-8360 Deggendorf

Groß, Klaus Jürgen, Dr., Arzt f. Urologie, Hombergstr. 5, D-4322 Sprockhövel 1

Günther, Wolfgang, Dr., Urolog. Klinik im Klinikum Barmen, Heusnerstr. 40, D-5600 Wuppertal 2

Günthert, Ernst-Albrecht, Dr., Facharzt für Urologie, Leopoldstr. 58/IV, D-8000 München 40

Gumbrecht, Hans, Dr., Facharzt für Urologie, Chefarzt

der Urolog. Abt. der Missionsärztlichen Klinik, Salvatorstr., D-8700 Würzburg

Gunkel, Horst, Dr., Facharzt für Urologie, Westenfelder Str. 16, D-4630 Bochum 6

Gunst, Werner, D., Facharzt für Urologie, Chefarzt der Urolog. Abt. des Kreiskrankenhauses, D-7950 Biberach/Riß

Gutschank, S., Dr., Abt. Urologie im Zentrum für Chirurgie u. Urologie, Klinikstr. 29, D-6300 Gießen

Gutwinski, Erhard, Dr., Facharzt für Urologie, Kemnater Str. 50, D-7301 Ostfildern 1

Haas, Helmut, Dr., Darmstädter Str. 9, D-6148 Heppenheim

Hagenmüller, Albrecht, Dr., Facharzt für Urologie, Hauptmann-Bauer-Weg 18, D-8110 Murnau/Oberbayern

Hagmaier, Volker, Dr., Urolog. Klinik und Poliklinik d. Chirurgischen Departements, Universitätskliniken, Spitalstr. 21, CH-4031 Basel, Schweiz

Haidlen, Wolfgang, Dr., Chefarzt der Urolog. Abt. des Ev. Diakonissenkrankenhauses, Rosenbergstr. 38, D-7000 Stuttgart 1

Hak-Hagir, A., Prim. Dr., Allgemein Öffentl. Krankenhaus, A-3830 Waidhofen an der Thaya/Niederösterreich, Österreich

Hakimi, Fakhreddin, Dr., Arzt f. Urologie, Khiaban Ali Shariati, Kouche Rezaieh Nr. 23, Teheran 19638, Iran

Halbig, W., Dr., Urolog. Klinik der Univ.-Klinik, Moorenstr. 5, D-4000 Düsseldorf 1

Hallwachs, Otto, Prof. Dr., Facharzt für Urologie, Dir. d. Städt. Urolog. Klinik, Grafenstr. 9, D-6100 Darmstadt

Hamann, Franz, Dr., Facharzt für Urologie, Leiter der Abt. Urologie, Kreiskrankenhaus, Haus Hüttental, Postfach 21 01 65, D-5900 Siegen 21

Hanke, Peter, Dr., Zentrum d. Chirurgie, Abt. f. Urologie, Joh. Wolfg. Goethe-Universität, Theodor-Stern-Kai 7, D-6000 Frankfurt 70

Hannappel, Josef, Priv.-Doz. Dr., Oberarzt der Abt. Urologie der Med. Fakultät der RWTH, Goethestr. 27–29, D-5100 Aachen

Hanschke, Hanns-Jürgen, Prof. Dr., Urologe, Chirurg, Sportarzt, Chefarzt a. D., Bussardweg 13, D-2190 Cuxhaven 13

Hansen, Fritz Hellmuth, Dr., Facharzt für Urologie, Chefarzt der Urolog. Klinik im Stadtkrankenhaus Rendsburg, Lilienstr. 22–28, D-2370 Rendsburg

Hantelmann, Wolfram, Dr., Urolog. Klinik der FU Berlin, Klinikum Steglitz, Hindenburgdamm 30, D-1000 Berlin 45

Hartig, Dieter, Dr., Facharzt für Urologie, Chefarzt der Urolog. Abt. im Albert-Schweitzer-Krankenhaus, D-3410 Northeim

Hartmann, Michael, Dr., Facharzt für Urologie, Ltd. Arzt der Urolog. Abt. am Bundeswehrkrankenhaus, Lesserstr. 180, D-2000 Hamburg 70

Hartung, Rudolf, Prof. Dr., Facharzt für Urologie, Direktor der Urolog. Univ.-Klinik der Gesamthochschule Essen, Hufelandstr. 55, D-4300 Essen

Harzmann, Rolf, Prof. Dr., Ltd. Oberarzt der Urolog. Abt. der Universitätskliniken, Calwer Str. 7, D-7400 Tübingen

Hasche-Klünder, Rütger, Prof. Dr., Facharzt für Urologie, Gerrit-Engelke-Str. 1, D-3007 Gehrden

Haschek, Horst, Prof. Dr., Facharzt für Urologie, Vorstand der Urolog. Abt. der Wiener Allgemeinen Poliklinik, Mariannengasse 10, A-1090 Wien IX, Österreich

Haselberger, Jürgen, Dr., Oberarzt d. Urolog. Klinik, Gotenstr. 6–8, D-6230 Frankfurt 80

Haubensak, Klaus, Prof. Dr., Chefarzt d. Urolog. Klinik, Klinikum Minden, Portastr. 7–9, D-4950 Minden/Westfalen

Haug, Roland, Dr., Arzt für Urologie, Oberarzt der Urolog. Klinik, Städt. Krankenhaus, Virchowstr. 10, 7700 Singen/Htw.

Hauge, Alexander, Prof. Dr., Facharzt für Urologie, Chefarzt der Urolog. Abt. der Kurklinik Quellental, Wiesenweg, D-3590 Bad Wildungen-West

Hauri, Dieter, Prof. Dr., Direktor der Urolog. Univ.-Klinik, Kantonsspital, Rämistr. 100, CH-8006 Zürich, Schweiz

Hautkappe, Wilhelm, Dr., Facharzt für Urologie, Chefarzt der Urolog. Abt., Karolinenhospital, Norbertusstr. 19, D-5760 Arnsberg 2

Hautmann, Richard, Prof. Dr., Abt. Urologie der Med. Fakultät an der RWTH Aachen, Goethestr. 27/29, D-5100 Aachen

Hautumm, Bernhard, Dr., Joseph-Ponten-Str. 19, D-5100 Aachen-Richterich

Hayo, Hassan, Dr., St.-Vincenz-Hospital, Papendelle 6, D-4100 Duisburg 1

Heck, Dieter, Dr., Facharzt für Urologie, Tullastr. 3, D-6800 Mannheim

Heckl, Wilhelm, Dr., Urolog. Klinik und Poliklinik der Universität, Luitpoldkrankenhaus, Josef-Schneider-Str. 2, D-8700 Würzburg

Heering, H., Dr., Arzt f. Urologie, Augsburger Str. 15, D-8958 Füssen

Hegemann, Günter, Dr., Chefarzt der Urolog. Abt. des Marienhospitals, D-5040 Brühl

Hegemann, M., Dr., Urolog. Klinik und Poliklinik Rechts der Isar der TU München, Ismaninger Str. 22, D-8000 München 80

Heidari, Dr., Urolog. Klinik u. Poliklinik d. FU Berlin, Klinikum Charlottenburg, Spandauer Damm 130, D-1000 Berlin 19

Heim, Günter, Dr., Facharzt für Urologie, Hauptstr. 37, D-8998 Lindenberg/Allgäu

Heinert, Gerd, Dr., Abt. für Urologie im Zentrum der Chirurgie, Joh. Wolfg.-Goethe-Univ., Theodor-Stern-Kai 70, D-6000 Frankfurt 7

Heinrich, Werner, Dr., Facharzt für Urologie, Chefarzt der Urolog. Abt. am Städt. Krankenhaus Moabit, Turmstr. 21, D-1000 Berlin 21

Heinrich, Wolfram Dietrich, Dr., Facharzt für Urologie, Rüttenscheider Str. 62a, D-4300 Essen

Heinz, Arved, Dr., 1. Oberarzt der Urolog. Klinik, Städt. Kliniken Darmstadt, Grafenstr. 9, D-6100 Darmstadt

Heise, Gerhard, Prof. em. Dr. sc., Herderstr. 44, DDR-3010 Magdeburg

Heising, Jan, Prof. Dr., Frankenstr. 70, D-5000 Köln 40

Henftling, Theo, Dr., Facharzt für Urologie, Inhaber und Leiter einer Privatklinik, Oststr. 24, D-7100 Heilbronn/Neckar

Henning, Klaus, Dr., Urolog. Abt., Landeskrankenhaus, St.-Veiter-Str. 47, A-9010 Klagenfurt, Österreich

Heravi, Peter Bagher, Dr., Facharzt für Urologie, Primasenser Str. 23, D-6783 Dahn/Pfalz

Heredia-Demis, César, Dr., Facharzt für Urologie, Pérez Aranibar 280, Miraflores – Barrio Medico, Lima 34, Peru

Hering, Franz-Josef, Dr., Arzt f. Urologie, Urolog. Klinik, Dept. Chirurgie, Kantonsspital Basel, Univ. Basel, Spitalstr. 21, CH-4031 Basel, Schweiz

Hermanek, Paul, Prof. Dr., Leiter der Abt. für Klin. Pathologie i.d. Chirurg. und Urolog. Klinik d. Univ. Erlangen-Nürnberg, Maximiliansplatz, D-8520 Erlangen

Herrberg, Werner, Dr., Facharzt für Urologie, Ebershaldenstr. 22, D-7300 Esslingen/Neckar

Herrlinger, Axel, Dr., Urolog. Univ.-Klinik, Postfach 35 60, D-8520 Erlangen

Hertel, Elmar, Priv.-Doz. Dr., Chefarzt der Urologischen Abteilung des Städt. Krankenhauses, Sebastianstr. 18, D-8070 Ingolstadt

Herzberg, Claus, Dr., Arzt f. Urologie, Rheinstr. 33, D-6500 Mainz 1

Hess, Herbert, Dr., Arzt f. Chirurgie u. Urologie, Gugenmusweg 1, D-6900 Heidelberg 1

Hetou, M. Chaker, Dr., Orleansstr. 75d, D-3200 Hildesheim

Heusterberg, Karl-Heinz, Dr., Facharzt für Urologie, Neuhauser Str. 4, D-8000 München 2

Hild, Franz, Dr., Arzt f. Urologie, Hansastr. 14, D-4600 Dortmund 1

Hilden, Heinrich, Dr., Facharzt für Urologie, Glogauer Str. 15, D-8500 Nürnberg 50

Hochberg, Klaus, Prof. Dr., Facharzt für Urologie, Chefarzt der Urolog. Klinik, Städt. Krankenanstalten, Mainaustr., D-7750 Konstanz 1

Hoeltzenbein, Josef, Prof. Dr., Facharzt für Chirurgie u. Urologie, Zum guten Hirten 31, D-4400 Münster

Höhn, Willibald, Dr., Arzt f. Urologie, Essenbacher Str. 15, D-8520 Erlangen

Hörr, Ernst, Dr., Auf dem Klingenberg 36, D-7170 Schwäbisch Hall

Hoffmann, Arthur, Dr., Urolog. Klinik, Krankenhauszweckverband Augsburg, Zentralklinikum, Postfach 10 19 20, D-8900 Augsburg

Hoffmann, Dietrich, Dr., Facharzt für Urologie, Johannisstr. 19–20, D-4500 Osnabrück

Hoffmann, Günter, Dr., Facharzt für Urologie, Theaterstr. 7, D-3000 Hannover 1

Hoffmeister, R., Oberarzt der Urolog. Abt. und des urologisch-wissenschaftlichen Institutes der Klinik Golzheim, Friedrich-Lau-Str. 11, D-4000 Düsseldorf 30

Hofstetter, Alfons, Prof. Dr., Direktor d. Urolog. Klinik d. MHL, Ratzeburger Allee 160, D-2400 Lübeck

Hohenfellner, Rudolf, Prof. Dr., Facharzt für Urologie, Direktor der Urolog. Univ.-Klinik, Langenbeckstr. 1, D-6500 Mainz

Homann, Walter, Dr., Urolog. Univ.-Klinik der GHS, Hufelandstr. 55, D-4300 Essen 1

Hošek, Milan, Dr., Facharzt für Urologie, Ordinarius für Urologie, OÚNZ Prostějov-nemocnice, Krankenhaus, Brno. Mendlovo nám. 6. ČSSR

Hrgovic, Zlatko, Dr., Am Anger 41a, D-3300 Braunschweig

Hubmann, Guntram, Dr., Urolog. Abt., Marienhospital Erwitte, D-4782 Erwitte 1

Hubmann, Rolf, Priv.-Doz. Dr., Chefarzt der Urolog. Abt. d. Allg. Krankenhauses St. Georg, Lohmühlenstr. 5, D-2000 Hamburg 1

Hubmer, Gerhart, Prof. Dr., Leiter d. Departements f. Urologie d. Univ.-Klinik f. Chirurgie, Auenbrugger Platz, A-8036 Graz, Österreich

Hübner, Wilhelm A., Dr., Allg. Poliklinik d. Stadt Wien, Urolog. Abt., Mariannengasse 10, A-1090 Wien, Österreich

Huhn, Karl-Heinz, Dr., Facharzt für Urologie, Mühlstr. 19, D-6450 Hanau

Huland, Hartwig, Prof. Dr., Oberarzt der Urolog. Universitätsklinik und Poliklinik des Universitätskrankenhauses Eppendorf, Martinistr. 52, D-2000 Hamburg 20

Huth, Eberhard, Dr., Facharzt für Urologie, Ludmillastr. 15a, D-8300 Landshut

Hutschenreiter, Gert, Prof. Dr., Urolog. Klinik d. Ev. u. Johanniter-Krankenanstalten Duisburg-Nord, Oberhausen, Steinbrinkstr. 96, D-4200 Oberhausen 11

Huttinger, Franz, Dr., Chefarzt der Urolog. Abt., Krankenhaus Harlaching, Sanatoriumsplatz 2, D-8000 München 90

Ichim, Vasile, Dr. habil., Urolog. Univ.-Klinik, Panduri-Hospital, SOS, Pandurilor Nr. 20, Bukarest, Rumänien

Ikinger, Uwe, Dr., Leiter der Urolog. Abt., Akademisches Lehrkrankenhaus Salem, Zeppelinstr. 11–33, D-6900 Heidelberg 1

Jacobi, G. H., Prof. Dr., Urologische Klinik des Klinikums der Johannes-Gutenberg-Universität, Langenbeckstr. 1, D-6500 Mainz

Jaeger, Norbert, Dr., Urolog. Univ.-Klinik, Siegmund-Freud-Str. 25, D-5300 Bonn 1

Jäppelt, Manfred, Dr., Facharzt für Urologie, Reichsstr. 40, D-5600 Wuppertal 2

Jakse, Gerhard, Univ.-Doz. Dr., Facharzt für Urologie, Urolog. Univ.-Klinik, Anichstr. 35, A-6020 Innsbruck Österreich

Janca, Kosta, Prof. Dr., Direktor d. Urolog. Univ.-Klinik, Bulevar M Tita 18/IV, 21000-Novi-Sad, Jugoslawien

Jannopoulos, B., Dr., Facharzt für Urologie, Vas. Sofias Ave. 64, Athen 611, Griechenland

Jansen, Hans, Dr., Facharzt für Urologie, Theaterstr. 54–56, D-5100 Aachen

Jarrar, K., Dr., Oberarzt d. Abt. Urologie im Zentrum f. Chirurgie, Klinikstr. 29, D-6300 Gießen

Jellinghaus, Wilfried, Priv.-Doz. Dr., Chefarzt der Urolog. Klinik am Stadtkrankenhaus Worms, D-6520 Worms

Jenne, Kurt, Dr., Spitalplatzcenter C 195a, D-8858 Neuburg a.d. Donau

Jocham, Dieter, Dr., Urolog. Klinik und Poliklinik der Ludwig-Maximilians-Universität, Klinikum Großhadern, Marchioninistr. 15, D-8000 München 70

Jörger, Wolfgang, Dr., Loehrsweg 7, D-2000 Hamburg 20

Jonas, Dietger, Prof. Dr., Direktor der Urol. Klinik und Poliklinik, Universitätsklinik Steglitz der Freien Universität Berlin, Hindenburgdamm 130, D-1000 Berlin 45

Jonas, Udo, Prof. Dr., Rijksuniversiteit Leiden, Academisch Ziekenhuis, Afdeling Urologie, Rijnsburgerweg 10, Leiden, Holland

Jooss, Theodor, Dr., Am Haselnußstrauch 13, D-8000 München 45

Joost, Jörg, Dr., Urolog. Univ.-Klinik, Anichstr. 35, A-6020 Innsbruck, Österreich

Jung, Hans-Peter, Dr., Facharzt für Urologie, Chefarzt der Urolog. Abt. am Thurgauischen Kantonsspital, CH-8596 Münsterlingen/Schweiz

Jurković, Kurt Prïm, Dr., Facharzt für Urologie, Elisabethstr. 7, A-4020 Linz, Österreich

Kaldewey, Walther, Dr., Hemelinger Bahnhofstraße 17, D-2800 Bremen

Kandalaft, Elias R., Dr., P. O. Box 2618, Amman, Jordanien

Karcher, Götz, Dr., Arzt f. Urologie, Chefarzt d. Urolog. Belegabt. am Kreiskrankenhaus, Krankenhausstr. 7, D-7918 Illertissen

Karcher, Gunther, Prof. Dr., Facharzt für Urologie, Chefarzt der Urolog. Klinik des Stadtkrankenhauses, Starkenburgring 66, D-6050 Offenbach/Main

Kastendiek, H., Prof. Dr., Facharzt für Pathologie, Abt. Pathologie AK Harburg, Eißendorfer Pferdeweg 52, D-2100 Hamburg 90

Kastert, Hans-Bernhard, Dr., Oberarzt d. Urolog. Klinik d. Städt. Krankenanstalten Ulm, Prittwitzstr. 43, D-7900 Ulm

Kaufmann, Joachim, Prof. Dr., Facharzt für Urologie, Chefarzt der Urolog. Abt., Ärztl. Leiter des Allg. Krankenhauses Altona, Paul-Ehrlich-Str. 1, D-2000 Hamburg 50

Kazkaz, Hischam, Dr., Oberarzt der Urolog. Klinik, Robert-Koch-Krankenhaus, D-3007 Gehrden/Hannover

Keilani, Ragheb, Dr., Oberarzt der Urolog. Klinik, Zweckverband Stadt- und Kreiskrankenhaus Minden, Portastr. 7–9, D-4950 Minden/Westf.

Kelâmi, Alpay, Prof. Dr., Urolog. Klinik und Poliklinik der FU Berlin, Klinikum Steglitz, Hindenburgdamm 30, D-1000 Berlin 45

Keller, Albert, Dr., Facharzt für Urologie, St.-Trudpert-Krankenhaus, Urolog. Klinik, D-7530 Pforzheim

Keller, Erwin, Dr., Hauptplatz 19, A-3300 Amstetten, Österreich

Keller, Lutz, Dr., Facharzt für Urologie, Chefarzt der Urolog. Abteilung des Kreiskrankenhauses, Röntgenstr. 20, D-7270 Nagold

Kelm, Ingrid, Dr., Urolog. Klinik u. Poliklinik d. FU Berlin, Klinikum Charlottenburg, Spandauer Damm 130, D-1000 Berlin 19

Kemper, Jens, Dr., Milchgrund 41, D-2100 Hamburg 90

Kemper, Klaus, Dr., Urolog. Klinik, D-6631 Berus

Kersting, Dieter, Dr., Chefarzt der Urolog. Abt., Städtische Krankenanstalten, Auf der Freiheit 16, D-5758 Fröndenberg

Kesslinger, Johannes, Dr., Facharzt für Chirurgie und

Urologie, Urolog. Abt. im Stadt- und Kreiskrankenhaus, Salzstr. 3, D-8940 Memmingen

Khaffaf, Necib, Dr., Facharzt für Urologie, Sandstr. 38, D-3008 Garbsen 1

Khani, Marwan, Dr., Arzt f. Urologie, Streuheidenweg 12, D-2160 Stade

Kierfeld, Gerd, Prof. Dr., Leitender Arzt der Abt. für Urologie im Zentrum für operative Medizin, Städt. Krankenhaus, Dhünnberg 60, D-5090 Leverkusen 1

Kirchheim, Dieter, Prof. Dr., 5213 Klahanie Court N., Olympia, Washington 98502, USA

Kirchmeier, Peter, Dr., Institut für Pathologie der FU Berlin, Klinikum Charlottenburg, Spandauer Damm 130, D-1000 Berlin 19

Kissler, Klaus, Dr., Facharzt für Urologie, Hochkalterstr. 1, D-8262 Altötting

Klaus-Goldberg, Margarete, Dr., Fachärztin für Urologie, Hasenbergsteige 28A, D-7000 Stuttgart 1

Klein, Alan L., Dr., FACS, Trübnerstr. 5, D-6900 Heidelberg

Kleinefenn, Otto, Dr., Facharzt für Urologie, Wißmannstr. 10, D-4200 Oberhausen

Kletschke, Hans-Gottfried, Dr., Facharzt für Urologie, Chefarzt der Urolog. Abt. des DRK-Krankenhauses Jungfernheide, Max-Dohrn-Str. 10, D-1000 Berlin 10

Klingelhöfer, Karl-Heinz, Dr., Chefarzt der Urolog. Abt. des St.-Elisabeth-Hospitals, D-4530 Ibbenbüren

Klippel, Karl-Friedrich, Prof. Dr., Facharzt für Urologie, Chefarzt der Urolog. Abt. des Allgem. Krankenhauses, Siemensplatz 4, D-3100 Celle

Klosterhalfen, Herbert, Prof. Dr., Direktor der Urolog. Univ.-Klinik, Martinistr. 52, D-2000 Hamburg 20

Knauth, Horst, Dr., Facharzt für Urologie, Augsburger Str. 17b, D-8860 Nördlingen

Knebel, Ludwig, Dr., Urolog. Klinik, Klinikum Mannheim der Universität Heidelberg, Postfach 23, D-6800 Mannheim

Knecht, Jean-Pierre, Dr., Urolog. Klinik u. Poliklinik d. FU Berlin, Klinikum Charlottenburg, Spandauer Damm 130, D-1000 Berlin 19

Kneise, Gerhard, Dr., Facharzt für Chirurgie, Chefarzt des Kreiskrankenhauses, Langenberger Str. 29, D-7118 Künzelsau (Württ.)

Knipper, Ansgar, Dr., Urolog. Klinik u. Poliklinik d. FU Berlin, Klinikum Charlottenburg, Spandauer Damm 130, D-1000 Berlin 19

Knöner, Michael, Dr., Anton Burger Weg 137, D-6000 Frankfurt 70

Knüpfer, H.-Eberhard, Dr., Arzt für Urologie, Am Michaelshof 4, D-5300 Bonn 2

Knuth, Olaf, Dr., Facharzt für Urologie, Urolog. Klinik, Wagnerstr. 3–5, D-3400 Göttingen

Koch, Peter-Michael, Dr., Facharzt für Urologie, Chefarzt der Urolog. Abt. des Diakonie-Krankenhauses, D-2130 Rotenburg/Wümme

Koch, Volker, Dr., Facharzt für Urologie, Schützenstr. 14/1, D-7200 Tuttlingen

Köller, A., Dr., Urolog. Univ.-Klinik, Alserstr. 4, A-1090 Wien

Köllermann, Manfred, Prof. Dr., Chefarzt Dr.-Horst-Schmidt-Kliniken der Landeshauptstadt Wiesbaden,

Urolog. Klinik, Ludwig-Ehrhard-Str. 100, D-6200 Wiesbaden

König, Karl, Prof. Dr., Facharzt für Urologie, Karlstr. 107, D-5340 Bad Honnef

Körner, Friedrich, Prof. Dr., Facharzt für Urologie und Chirurgie, Oelmannsallee 7, D-2418 Ratzeburg

Kösters, Stefan, Dr., Urolog. Klinik d. Städt. Krankenanstalten, Lutherplatz 40, D-4150 Krefeld 1

Kövesdi, Sándor, Facharzt für Urologie, Speckbacherstr., A-6380 St. Johann/Tirol, Österreich

Kolle, Peter, Prof. Dr., Direktor der Urolog. Klinik d. Med. Hochschule Hannover, Karl-Wiechert-Allee 9, D-3000 Hannover

Kollwitz, Arne-Andreas, Prof. Dr., Facharzt für Urologie, Chefarzt der Urolog. Abt. des Franziskus-Krankenhauses, Burggrafenstr. 1, D-1000 Berlin 30

Konrad, Gunter, Urolog. Klinik und Poliklinik der Universität des Saarlandes, D-6650 Homburg/Saar

Kopper, Bernd, Priv.-Doz. Dr., Urolog. Klinik und Poliklinik der Universität des Saarlandes, D-6650 Homburg/Saar

Korte, Hermann, Dr., Facharzt für Chirurgie und Urologie, Chefarzt der Urolog. Abt. im Heilig-Geist-Krankenhaus, Graseggerstr. 105, D-5000 Köln 60

Korth, Knut, Dr., Chefarzt der Urolog. Abt. im Loretto-Krankenhaus, Mercystr. 6–14, D-7800 Freiburg

Koskinas, Spyros, Dr., Urolog. Klinik u. Poliklinik d. GHS, Hufelandstr. 55, D-4300 Essen 1

Kowohl, Klaus, Dr., Facharzt für Urologie, Wilhelmstr. 12, D-5210 Troisdorf

Kracht, Heinz, Dr., Facharzt für Urologie, Leitender Arzt der Urolog. Abt. des Marienhospitals, Virchowstr. 135, D-4650 Gelsenkirchen

Krafft, Peter, Dr., Facharzt für Urologie, Nibelungenhaus, Nibelungenstr. 9, D-8390 Passau

Kraft, Klaus, Dr., Facharzt für Urologie, Chefarzt der Urolog. Abt. des Krankenhauses St. Liborius, Stöckerstr. 1, D-3590 Bad Wildungen

Krassel, Berthold, Dr., Facharzt für Urologie und Chirurgie, Myliusstr. 6, D-7140 Ludwigsburg

Kratzik, Christian, Dr., Urolog. Univ.-Klinik, Alserstr. 4, A-1090 Wien, Österreich

Kreiß, Gunther, Dr., Facharzt f. Urologie, Albert-Roller-Str. 7, D-7050 Waiblingen

Kröpfl, Darko, Dr., Urolog. Klinik und Poliklinik d. GHS, Hufelandstr. 55, D-4300 Essen 1

Kronsbein, Heinrich, Dr., Facharzt für Urologie, Hamburger Allee 18, D-3000 Hannover 1

Kropp, Wolfgang, Dr., Urolog. Klinik u. Poliklinik d. GHS, Hufelandstr. 55, D-4300 Essen 1

Krüger, Eckhard, Dr., Facharzt für Urologie, Chefarzt d. Urolog. Abt. d. Maria-Josef-Hospitals, Lindenstr. 29, D-4402 Greven

Kuber, Walter, Dr., Oberarzt, Urolog. Abt., Stadtkrankenhaus Oberwart, A-7400 Oberwart, Österreich

Kühn, Michael-W., Dipl.-Phys. Dr., Urolog. Univ.-Klinik, Moorenstr. 5, D-4000 Düsseldorf 1

Kuhnen, Bernhard, Dr., Chefarzt d. Urolog. Abt. d. St.-Marien-Hospitals Lünen, Altstadtstr. 23, D-4670 Lünen

Kult, Klaus, Dr., Hobökentwiete 65b, D-2000 Hamburg 56

Kunit, Gerhard, Dr., Facharzt für Urologie, Oberarzt der Urologischen Abteilung, Landeskrankenanstalten, Müllner Hauptstr. 48, A-5020 Salzburg, Österreich

Kuntz, Rainer, Dr., Urolog. Klinik und Poliklinik der TU München, Klinikum Rechts der Isar, Ismaninger Str. 22, D-8000 München 80

Kunze, Ekkehard, Prof. Dr., Pathologisches Institut der Med. Einrichtungen der Universität Göttingen, Robert-Koch-Str. 40, D-3400 Göttingen

Kurth, K. H., Dr., Facharzt für Urologie, Afdeeling Urologie, Erasmus Universiteit, Postbus 1738, Rotterdam, Holland

von Kusserow, Hans-Jochen, Dr., Facharzt für Urologie, Humperdinckstr. 25, D-4000 Düsseldorf 13

Lachmund, Joachim, Dr., Rathenaustr. 15, D-3000 Hannover 1

Lahm, Wilhelm, Dr., Facharzt für Urologie und Chirurgie, Cranachstr. 3, D-4800 Bielefeld 1

Laible, Volker, Dr., Urolog. Klinik u. Poliklinik der LMU München, Klinikum Großhadern, Marchioninistr. 15, D-8000 München 70

Landmann, Erik, Dr., Facharzt für Urologie, Tautenburger Str. 2f, D-1000 Berlin 46

Lang, Heiner, Dr., Facharzt für Urologie, Bahnhofstr. 29, D-6680 Neunkirchen

Lauer, Helmut, Dr., Facharzt für Urologie und Chirurgie, Marktstr. 4, D-8972 Sonthofen

Lauschke, Wolfgang, Dr., Facharzt für Urologie, Kölner Str. 105, D-5060 Bergisch-Gladbach 1

Laval, Karl-Ulrich, Dr., Arzt für Urologie, Münsterstr. 342, D-4000 Düsseldorf 30

Lazica, M., Dr., Facharzt für Urologie, Urolog. Klinik im Klinikum Barmen, Heusnerstr. 40, D-5600 Wuppertal

Legner, Christoph, Dr., Facharzt für Urologie, Schillerstr. 51, D-6660 Zweibrücken

Lehmann, Hans-Dieter, Dr., Facharzt für Urologie und Chirurgie, Chefarzt der Urolog. Abt., Städt. Krankenhaus Köln-Holweide, Neufelder Str. 32, D-5000 Köln 80

Leisinger, H.-J., Dr., Spezialarzt für Urologie FMH, Ltd. Arzt der Urolog. Abt. des Kantonspitals, CH-8202 Schaffhausen, Schweiz

Leistenschneider, Wolfgang, Prof. Dr., Facharzt für Urologie, Brixplatz 7, D-1000 Berlin 19

Leliefeld, H.-H.-J., Prof. Dr., St. Laurentius Ziekenhuis, Mgk. Deiessenstraat 1, NL-6041 Roermond, Niederlande

Lent, Volkmar, Priv.-Doz. Dr., Arzt für Urologie und Chirurgie, Leiter der Urologie, Oberarzt der Chir. Klinik, II. Chir. Lehrstuhl der Univ. Köln, Städt. Krankenhaus Köln-Merheim, Ostmerheimer Str. 200, D-5000 Köln 91

Lenzner, Arnim, Dr., Beselerallee 9, D-2300 Kiel 1

Leyh, Herbert, Dr., Urolog. Klinik u. Poliklinik der TU München, Klinikum Rechts der Isar, Ismaninger Str. 22, D-8000 München 80

Lichtenauer, Peter, Prof. Dr., Leiter der Urolog. Abt. d. Medizinischen Hochschule Lübeck, Ratzeburger Allee 160, D-2400 Lübeck 1

Limmer, Heinz, Dr., Ostwall 100, D-4150 Krefeld

Linde, Fritz, Dr., Facharzt für Chirurgie und Urologie, Dörfflerstr. 12, D-3550 Marburg

Lindenberg, Kurt, Dr., Spezialarzt für Urologie, FMH, Walchestr. 21, CH-8006 Zürich, Schweiz

Lindner, Arnulf, Dr., Singschwanenweg 1, D-4600 Dortmund 30

Lingnau, Wieland, Dr., Facharzt für Urologie, Nymphenburger Str. 160, D-8000 München 19

Linke, Karl-Heinz, Dr., Facharzt für Urologie und Chirurgie, Osianderweg 2, D-3220 Alfeld/Leine

Lipsky, H., Prim., Doz. Dr., Urologische Abteilung, Landeskrankenhaus Leoben, A-8700 Leoben, Österreich

Litos, Michael, Dr., Facharzt für Urologie, Neophyton Deuka 10, Athen 139, Griechenland

Litz, Karl, Dr., Facharzt für Chirurgie u. Urologie, Am Höhenblick 26, D-7932 Munderkingen

Ljubovič, Esad, Prof. Dr., Facharzt für Chirurgie und Urologie, Ul. Djure Djakoviča, Ciglane, A-1, Ulaz I, YU-71000 Sarajevo, Jugoslawien

Löchner-Ernst, Dieter, Dr., Oberarzt der Urolog. Abt. der Berufsgenossenschaftlichen Unfallkliniken, Murnau, Postfach 1380, D-8110 Murnau

Löhe, Edgar, Dr., Facharzt für Urologie, Solinger Str. 58, D-4018 Langenfeld

Loening, Stefan, Dr., M. D., Assistant Professor, University of Iowa Hospitals and Clinics, Dpt. of Urology, Iowa City, Iowa 52242, USA

Lötters, Helmuth, Dr., OA der Urolog. Klinik, Krankenhaus d. Missionsschwestern, Westfalenstr. 109, D-4400 Münster-Hiltrup

Lohmann, Raimund, Dr., Facharzt für Urologie, Hofgründchen 23, D-5450 Neuwied

Lorentzen, Friedemann, Dr., OA d. Urolog. Abt., Klinikum Niederberg, Robert-Koch-Str. 2, D-5620 Velbert 1

Luchesi, Joseph Christian, Dr., Facharzt für Urologie und Chirurgie, Frankfurter Str. 50, D-6350 Bad Nauheim

Ludvik, Walter, Univ.-Prof. Prim. Dr., Vorstand der Urolog. Abt. des Krankenhauses der Barmherzigen Brüder, Garnisongasse 11/5, A-1090 Wien, Österreich

Ludwig, Gerd, Prof. Dr., Direktor d. Urolog. Klinik in Frankfurt Hoechst, Am Aukopf 13, D-6900 Heidelberg

Lunglmayr, G., Univ.-Doz. Dr., Urolog. Universitätsklinik, Alserstr. 4, A-1090 Wien 9, Österreich

Lurz, Hans, Dr., Facharzt für Urologie, Chefarzt der Urolog. Abt. im Diakonissenkrankenhaus, Speyerstr. 96, D-6800 Mannheim

Lutherer, Siegfried, Dr., Arzt für Urologie, Urolog. Klinik des Caritaskrankenhauses, D-6990 Bad Mergentheim

Lutzeyer, Hans Wolfgang, Prof. Dr., Facharzt für Chirurgie und Urologie, Vorstand der Abt. Urologie der Med. Fakultät, RWTH, Goethestr. 27/29, D-5100 Aachen

Lux, Bernhard, Dr., Arzt f. Urologie, Luitpoldstr. 19, D-8600 Bamberg

Lyding, Rolf, Dr., Arzt f. Urologie, Hauptstr. 1, D-6790 Landstuhl

Lymberopoulos, Stavros, Prof. Dr., Chefarzt der Urolog.

Abt., Knappschaftskrankenhaus, Dr.-Hans-Böckler-Platz, D-5102 Bardenberg

Maar, K., Priv.-Doz. Dr., OA der Urolog. Univ.-Klinik, Moorenstr. 5, D-4000 Düsseldorf 1

Madersbacher, Helmut, Prof. Dr., Oberarzt der Urolog. Univ.-Klinik, Anichstr. 35, A-6020 Innsbruck, Österreich

Märk, Raimund, Dr., Karl-Schönherr-Str. 1, A-6020 Innsbruck, Österreich

Maier, Wolfgang A., Dr., Direktor der Kinderchirurgischen Klinik der Städt. Krankenanstalten, Karl-Wilhelm-Str. 1, D-7500 Karlsruhe 1

Makrigiannis, Dimitrios, Dr., B. Frideriki 19a, Larissa, Griechenland

Mankabady, Dr., Rheinhöhenweg 9, D-5060 Bergisch-Gladbach 2

Marberger, Johannes, Prof. Dr., Facharzt für Urologie, Vorstand der Urolog. Univ.-Klinik, Anichstr. 35, A-6020 Innsbruck, Österreich

Marberger, Michael, Prof. Dr., Facharzt für Urologie, Vorstand der Urolog. Abt. der Krankenanstalt Rudolfsstiftung, Juchgasse 25, A-1030 Wien, Österreich

Marquardt, Hans-Dieter, Prof. Dr., Facharzt für Urologie und Chirurgie, Leebergstr. 25, D-8180 Tegernsee

Marquardt, Henning, Prof. Dr., Facharzt für Urologie, Reichsstr. 103, D-1000 Berlin 19

Marx, Franz-Josef, Prof. Dr., Oberarzt der Urolog. Klinik, Klinikum Großhadern, Marchioninistr. 15, D-8000 München 70

Massier, Johannes, Dr., Facharzt für Urologie, Kaiserallee 15, D-7500 Karlsruhe

Mast, Georg, Priv.-Doz. Dr., Oberarzt der Urolog. Klinik und Poliklinik der Universität des Saarlandes, D-6650 Homburg/Saar

Matouschek, Erich, Prof. Dr. Dr., Facharzt für Urologie und Chirurgie, Direktor der Urolog. Klinik, Moltkestr. 14, D-7500 Karlsruhe 1

Matthiesen, Boyke-Peter, Dr., Facharzt für Urologie, Chefarzt der Urolog. Klinik, Robert-Koch-Krankenhaus, Von-Reden-Str. 1, D-3007 Gehrden/Hannover

Matz, Joachim, Dr., Facharzt für Urologie und Chirurgie, Bermpohlstr. 19a, D-2800 Bremen 70

Mauermayer, Wolfgang, Prof. Dr., Facharzt für Urologie, Direktor der Urolog. Klinik und Poliklinik der Techn. Universität, Klinikum Rechts der Isar, Ismaninger Str. 22, D-8000 München 80

May, Peter, Prof. Dr., Facharzt für Urologie, Chefarzt der Urolog. Klinik des Allg. Krankenhauses, D-8600 Bamberg

Mayer, Hans Peter, Dr., Urolog. Klinik und Poliklinik der Ludwig-Maximilians-Universität München, Klinikum Großhadern, Marchioninistr. 15, D-8000 München 70

Medenwaldt, Bernd, Dr., Facharzt für Urologie, Blankeneser Hauptstr. 147, D-2000 Hamburg 55

Meinertz, Otto, Dr., Facharzt für Chirurgie und Urologie, Westring 257, D-6500 Mainz

Meixner, Dr., Chefarzt d. Urolog. Abt. d. Städt. Krankenanstalten, D-8510 Fürth

Melchior, Hansjörg, Prof. Dr., Leiter d. Urolog. Klinik, Städt. Kliniken Kassel, Akadem. Lehrkrankenhaus d.

Philipps-Univ. Marburg, Mönchebergstraße 41–43,
D-3500 Kassel

Mellin, Hans-Eberhard, Dr., Urolog. Universitätsklinik
München, Klinikum Großhadern, Marchioninistr. 15,
D-8000 München 70

Mense, Gerhard, Dr., Facharzt für Urologie, Landgraf-
Karl-Str. 10, D-3500 Kassel-Wilhelmshöhe

Menzel, Elmar, Dr., Facharzt für Urologie, Chefarzt d.
Urolog. Abt. am Knappschafts-Krankenhaus,
Röntgenstr. 1a, D-4250 Bottrop

Meridies, Reinhard, Prof. Dr., Facharzt für Urologie,
Ltd. Arzt der Urolog. Abt. d. Prosper-Hospitals,
Hohenzollernstr. 13, D-4350 Recklinghausen

Metzger, Hans-Jürgen, Dr., Facharzt für Urologie,
Urolog. Abt., Theresien-Krankenhaus, Josef-Braun-
Ufer 9, D-6800 Mannheim 1

Metzler, Hans-Jürgen, Dr., Urolog. Klinik, Klinikum d.
Stadt Mannheim, Postfach 23, D-6800 Mannheim 1

Meurer, Otto, Dr., Facharzt für Urologie, Rheinbaben-
str. 5, D-4000 Düsseldorf 30

Meuser, Herbert, Dr., Facharzt für Urologie, Blutgasse 5,
A-1010 Wien 1, Österreich

Meyer, Peter, Dr., Apenrader Str. 4, D-2390 Flensburg

Meyer, Wolf-Hartmut, Dr., Urolog. Klinik u. Poliklinik,
Univ.-Krankenhaus Eppendorf, Martinistr. 52,
D-2000 Hamburg 20

Meyer-Delpho, Walter, Dr., Facharzt für Urologie,
Aribostr. 20, D-8183 Rottach-Egern

Meyer-Delpho jun., Walter, Dr., Urologische Universitätsklinik, Venusberg, D-5300 Bonn 1

Meyer-Schwickerath, Martin, Dr., Urolog. Klinik u.
Poliklinik d. GHS, Hufelandstr. 55, D-4300 Essen 1

Michel, Hubert, Dr., Facharzt für Urologie, Wilhel-
minenstr. 20, D-6100 Darmstadt

Michel, Rainer, Dr., Facharzt für Urologie, Schmied-
str. 23, D-7988 Wangen-Herfetz

Miller, Fritz G., Dr., Facharzt für Urologie, Neue Str. 3,
D-7900 Ulm

Miller, Rudolf, Dr., Ltd. Arzt d. Urolog. Abt. d. Kreiskrankenhauses, Christophstr. 1, D-7320 Göppingen

Mira-Llinares, Antonio, Dr., Facharzt für Urologie u.
Chirurgie, C/s. Pascual Perez 8, Alicante, Spanien

Moeller, Jürgen, Dr., Facharzt f. Urologie, Wilhelmstr. 57, D-6840 Lampertheim

Möhring, K., Prof. Dr., Klinikum der Universität Heidelberg, Abt. Urologie, Im Neuenheimer Feld 110,
D-6900 Heidelberg 1

Möllhoff, Helmut, Dr., Facharzt für Urologie und
Chirurgie, Chefarzt d. Urolog. Abt. des Marien-
Hospitals, Robert-Koch-Str. 21, D-4370 Marl

Mönch, Roland, Dr., Urolog. Klinik des Akademischen
Krankenhauses, D-6400 Fulda

Molitor, Dietmar, Dr., Urolog. Univ.-Klinik, Sigmund-
Freud-Str. 25, D-5300 Bonn 1

Molitor, Walter, Dr., Facharzt f. Urologie, Postwiesen-
str. 80d, D-7530 Pforzheim

Molnar, Stefan, Dr., Facharzt für Urologie, Weinstr. 7,
D-8000 München 2

Moncada-Ochoa, José, Dr., Oberarzt d. Urolog. Klinik
der Stadt, Klinikum Barmen, Heusnerstr. 40,
D-5600 Wuppertal 2

Moonen, W. A., Dr., Gagellaan, Sint-Michielsgestel,
Niederlande

Moormann, J. Günther, Prof. Dr., Facharzt für Urologie,
u. Chirurgie, Chefarzt der Urolog. Abt., Krankenhaus
der Barmherzigen Brüder, Nordallee 1, D-5500 Trier

Morkos, Nabil, Dr., Facharzt für Urologie, Senftenberger
Ring 13, D-1000 Berlin 19

Mossig, Heinrich, Dr., Urolog. Abt. des Krankenhauses
der Stadt Wien-Lainz, Wolkersbergenstr. 2,
A-1130 Wien, Österreich

Müller, Helmut, Dr., Ludwig-Ebner-Str. 1, D-8360 Deg-.
gendorf

Müller, Robert B., Dr., Urologe, Am Schwalbanger 1,
D-8858 Neuburg/Donau

Müller-Beissenhirtz, Peter, Dr., Facharzt für Urologie
u. Chirurgie, Chirurgische Klinik, Salzdalumer Str. 90,
D-3300 Braunschweig

Müller-Dieckert, Detlef, Dr., Facharzt für Urologie,
Marktplatz 29/31, D-3352 Einbeck 1

Müller-Marienburg, Hatto Wilhelm Ludwig, Dr., Facharzt für Urologie, Chefarzt der Urolog. Abt. des
Stadt- und Kreiskrankenhauses Ansbach, Heidings-
felder Weg 22, D-8800 Ansbach

Müßiggang, Hartwig, Dr., Facharzt für Urologie und
Chirurgie, Schlierseestr. 31, D-8000 München 90

Mukherjee, Kajal Kumar, Dr., Facharzt für Chirurgie und Urologie, Westenhellweg 103, D-4600 Dortmund 1

Mund, Erich, Dr., Facharzt für Urologie, Ltd. Arzt der
Urolog. Abt. d. Evang. Krankenhauses, Bahnhofstr. 63,
D-5810 Witten/Ruhr

Naber, Kurt, Prof. Dr., Chefarzt der Urolog. Klinik,
St.-Elisabeth-Krankenhaus, Schulgasse 20,
D-8440 Straubing

Naewie, Wolfgang, Dr., Zur Goldbrede 78, D-4720
Beckum

Nagel, Heinz, Dr., Facharzt für Urologie, Carl-Spitzweg-
Str. 7a, D-5000 Köln 50

Nagel, Reinhard, Prof. Dr., Facharzt für Urologie,
Direktor der Urolog. Klinik und Poliklinik, Freie
Universität Berlin, Klinikum Charlottenburg, Span-
dauer Damm 130, D-1000 Berlin 19

Nagels, Heinz, Dr., Facharzt für Urologie, Frühling-
str. 59, D-4300 Essen

Neide, Ernst Leo, Karl-Theodor-Str. 95, D-8000 München 40

Neisius, Dietmar, Dr., Urolog. Univ.-Klinik, D-6650
Homburg/Saar

Neugebauer, Wolfgang, Dr., Facharzt für Urologie,
Oberarzt der Urolog. Abt., St.-Josefs-Hospital,
Dortmund-Hörde, Wilhelm-Schmidt-Str. 4,
D-4600 Dortmund 30

Nicolescu, Prof. Dr., Direktor der Urolog. Univ.-Klinik,
Str. Dr. Marinescu 1, 43 Targu-Mures, Rumänien

Nöske, Dr., Abt. Urologie im Zentrum f. Chirurgie,
Klinikstr. 29, D-6300 Gießen

Nürnberger, N., Dr., Urolog. Univ.-Klinik, Alserstr. 4,
A-1090 Wien 9, Österreich

Nuri, Mehdi, Prof. Dr., Facharzt für Urologie, Ltd.
Urologe, Ev. Krankenhaus, Waldstr. 73, D-5300 Bonn-
Bad Godesberg 2

Obé, Gerhard, Dr., Facharzt für Urologie, Sulzbachstr. 28, D-6600 Saarbrücken 3

Obmann, Karl-Heinz, Dr., Facharzt für Urologie, Köthener Weg 18, D-6800 Mannheim 42

Oderwald, W. H. J., Uroloog, Rederijklaan 32, NL-5713 PV Mierlo, Niederlande

Offermann, Heribert, Dr., Facharzt für Chirurgie, Chefarzt der Chirurg. Abt. des St.-Willehad-Hospitals, Ansgaristr. 12, D-2940 Wilhelmshaven

Ohler, Ernst, Dr., Facharzt für Urologie, Postfach 33, CH-6614 Brissago, Schweiz

Orestano, Fausto, Prof. Dr., Presso Clinica Latteri, Via Filippo Cordova 62/64, I-90143 Palermo, Italien

Osterhage, Hans-Rainer, Priv.-Doz. Dr., Facharzt für Urologie, Urolog. Klinik und Poliklinik der Universität, Luitpoldkrankenhaus, D-8700 Würzburg

Oswald, Karl, Dr., Facharzt für Urologie, Chefarzt der Urolog. Abt. des Städt. Krankenhauses St. Elisabeth, D-5440 Mayen

Ottmann, Klaus, Dr., Arzt für Urologie, Moltkestr. 9, D-8710 Kitzingen

Otto, Peter, Dr., Facharzt für Urologie, Rosgartenstr. 14, D-7750 Konstanz

Otto, U., Dr., Univ.-Krankenhaus Eppendorf, Urolog. Klinik, Martinistr. 52, D-2000 Hamburg 20

Overbeck, Holger, Dr., Urolog. Klinik und Poliklinik der FU Berlin, Klinikum Charlottenburg, Spandauer Damm 130, D-1000 Berlin 19

Pačes, Václav, Prof. Dr., Facharzt für Urologie, Vorstand der Urolog. Klinik des Institutes für die ärztliche Fortbildung in Prag, Nemocnice Buloka, Praha 8-Libeň, ČSSR

Padidar, Adel Ali, Dr., Facharzt für Chirurgie und Urologie, Ostenallee 4, D-4700 Hamm/Westf.

Palmlöv, Andreas, Dr., Facharzt für Urologie, Chefarzt der Urolog. Klinik, Erika Sjukhus, Box 12600, S-11282 Stockholm, Schweden

Palmtag, H., Prof. Dr., Oberarzt der Urolog. Abt. der Chirurgischen Klinik, Klinikum der Universität Heidelberg, Im Neuenheimer Feld 110, D-6900 Heidelberg 1

Papic, Rodolub, Dr., Plössberger Weg 15, D-8672 Selb

Patel, V. J., Dr., Oberarzt der Urolog. Abt. des Städt. Krankenhauses, Sebastianstr. 18, D-8070 Ingolstadt

Pauer, Franz, Prim. Dr., Leiter d. Urolog. Abt. d. Allg. Krankenhauses, A-4600 Wels, Österreich

Peczat, Rolf, Dr., Facharzt für Urologie, Im Zingel 5, D-3200 Hildesheim

Peter, Stephan, Dr., Arzt für Urologie, Klinikum der Stadt Mannheim, Urolog. Klinik, Postfach 23, D-6800 Mannheim 1

Peters, Hans-Joachim, Prof. Dr., Chefarzt d. Urolog. Abt., St.-Elisabeth-Krankenhaus, Werthmannstr. 1, D-5000 Köln 41

Petritsch, Peter H., Univ.-Doz. Dr., Dept. Urologie, Chirurgische Universitätsklinik, Auenbruggerplatz, A-8036 Graz, Österreich

Pfab, Rudolf, Dr., Urolog. Klinik u. Poliklinik rechts der Isar der TU München, Ismaninger Str. 22, D-8000 München 80

Pfaffel-Hauge, Regina, Dr., Fachärztin für Urologie, Urolog. Abt. der Kurklinik Quellental, Wiesenweg 6, D-3590 Bad Wildungen-West

Pfeiffer, Hans, Dr., Facharzt für Chirurgie, Uhlandstr. 24, D-7120 Bietigheim (Württemberg)

Pfitzenmaier, Norbert, Priv.-Doz. Dr., Chefarzt d. Urolog. Abt., Städt. Krankenhaus, Virchowstr. 10, D-7700 Singen

Pietrzik, Theo, Dr., Tangstedter Landstr. 77, D-2000 Hamburg 62

Pilz, Lothar, Dr., Facharzt für Urologie, Königswall 6, D-4350 Recklinghausen

Planz, Konrad, Prof. Dr., Chefarzt der Urologischen Klinik, Städtische Kliniken, D-6400 Fulda

Pochhammer, Chr., Dr., Leopoldina-Krankenhaus, Oberarzt d. Urolog. Klinik, Gustav-Adolf-Str. 8, D-8720 Schweinfurt

Pompino, Hermann-Josef, Prof. Dr., Facharzt für Urologie, Facharzt für Chirurgie-Kinderchirurgie, Ltd. Arzt der chirurgischen und urologischen Abteilung an der DRK-Kinderklinik, Wellersbergstr. 60, D-5900 Siegen 1

Popelier, Guy, Dr., Facharzt für Urologie, Belgielei 199, B-2000 Antwerpen, Belgien

Porst, Hartmut, Dr., Haubensteigweg 74, D-8960 Kempten

Potempa, Joachim, Prof. Dr., Facharzt für Urologie, Direktor der Urolog. Klinik der Städtischen Krankenanstalten, Klinikum der Universität Heidelberg, D-6800 Mannheim

Pottinger, Persival, Dr., Arzt für Urologie, Hauptstr. 73, D-5000 Köln 50

Praetorius, Georg-Michael, Dr., Facharzt für Urologie, Waldstr. 6b, D-8032 Gräfelfing

Praetorius, Michael, Dr., Facharzt für Urologie und Chirurgie, Untertaxetweg 10, D-8035 Gauting

Puigvert Gorro, Antonio, Prof. Dr., Cartagena 340, Barcelona 13, Spanien

Pust, Reiner, Prof. Dr., Urolog. Abt. im Zentrum für Chirurgie der JL-Universität, Klinikstr. 37, D-6300 Gießen

Range, Rolf-Werner, Dr., Facharzt für Urologie, Rabenkopfstr. 39, D-8000 München 90

Rapp, Walter, Dr., Facharzt für Chirurgie u. Urologie, Chefarzt der Urolog. Abt., Stadtkrankenhaus, August-Bebel-Str. 59, D-6090 Rüsselsheim

Raßweiler, J., Dr., Katharinenhospital, Urolog. Klinik, Kriegsberger Str. 60, D-7000 Stuttgart 1

Rathert, Peter, Prof. Dr., Chefarzt der Abt. Urologie der Krankenanstalten Düren, Roonstr. 30, D-5160 Düren

Rattenhuber, U., Dr., Tuchmacherstr. 6, D-8260 Mühldorf

Rauschmeier, Hans, Dr., Urolog. Univ.-Klinik, Anichstr. 35, A-6020 Innsbruck, Österreich

Rave, Bernhard, Dr., Facharzt für Urologie und Chirurgie, Hohenzollernstr. 30, D-4350 Recklinghausen

Redecker, Klaus-Dietrich, Dr., Facharzt für Urologie und Chirurgie, Chefarzt der Urolog. Abt. des Krankenhauses, Goethestr. 13, D-7520 Bruchsal

Reh, Norbert, Dr., Facharzt für Urologie und Chirurgie, Mühlenstr. 83, D-4050 Mönchengladbach

Rehker, Heinrich, Dr., Facharzt für Urologie, Chefarzt der Belegabteilung am St.-Agnes-Hospital, Casinowall 10, D-4290 Bocholt/Westfalen

Reichelt, Harald, Dr., Oberarzt, Allgemeine Poliklinik der Stadt Wien, Urolog. Abt., Auerspergstr. 2, A-1010 Wien, Österreich

Reichert, Hans-Erich, Dr., Urolog. Klinik und Poliklinik der Universität, Luitpoldkrankenhaus, D-8700 Würzburg

Reinecke, Fritz, Dr., Facharzt f. Urologie, Hamburger Str. 208, D-2000 Hamburg 76

Reinicke, Gerd, Dr., Urolog. Klinik u. Poliklinik d. FU Berlin, Klinikum Charlottenburg, Spandauer Damm 130, D-1000 Berlin 19

Reinicke, Rolf, Dr., Facharzt für Urologie, Astfelder Str. 1, D-3380 Goslar 1

Reissfelder, Günter, Dr., Hauptstr. 114, D-6903 Wiesloch

Reuter, Hans-Joachim, Prof. Dr., Facharzt für Urologie, Urolog. Klinik, Humboldtstr. 16, D-7000 Stuttgart 1

Reuter, Matthias, Dr., Schwärzlocher Str. 58, D-7400 Tübingen

Reuter, Ulrich-Heinz, Dr., Facharzt für Urologie und Chirurgie, ehem. Chefarzt der Urolog. Klinik, Robert-Koch-Str. 3, D-4950 Minden (Westfalen)

Richter, Klaus-Heinrich, Dernburgstr. 2, D-1000 Berlin 19

Riedasch, Gerd, Priv.-Doz. Dr., Klinikum der Universität Heidelberg, Abteilung Urologie, Im Neuenheimer Feld 110, D-6900 Heidelberg 1

Riedel, Bodo, Prof. Dr., Facharzt für Urologie, Ltd. Arzt der Urolog. Klinik des Reinhard-Nieter-Krankenhauses, Friedrich-Paffrath-Str. 100, D-2940 Wilhelmshaven

Riedmiller, Hubertus, Dr., Urolog. Klinik und Poliklinik der Johannes-Gutenberg-Universität Mainz, Langenbeckstr. 1, D-6500 Mainz

Rilling, Johann Georg, Dr., Facharzt f. Urologie, Niedere Str. 52, D-7730 Villingen

Ringert, Rolf-Hermann, Dr., Urolog. Universitätsklinik der GHS, Hufelandstr. 55, D-4300 Essen 1

Roblick, Hans-Frieder, Dr., Facharzt für Urologie, Ärztlicher Leiter der Urolog. Abt. d. Kreis- und Stadtkrankenhauses Wunsiedel-Marktredwitz, Postfach 540, D-8590 Marktredwitz

Rodeck, Gerhard, Prof. Dr., Direktor der Urolog. Universitäts-Klinik, Robert-Koch-Str. 8, D-3550 Marburg/Lahn

Röhl, Lars, Prof. Dr., Facharzt für Urologie, Direktor der Urolog. Abt. der Chirurg. Univ.-Klinik im Neuenheimer Feld 346, D-6900 Heidelberg

Rösner, Norbert, Dr., Facharzt für Urologie, Mainstr. 1, D-3575 Kirchhain 7

Roggenbuck, Reinhard, Dr., Urolog. Klinik u. Poliklinik d. FU Berlin, Klinikum Charlottenburg, Spandauer Damm 130, D-1000 Berlin 19

Rohrbach, Klaus, Dr., Facharzt für Urologie, Zingel 17, D-3200 Hildesheim

Roßner, Eckhard, Dr., Facharzt für Urologie, Haferacker 14, D-2104 Hamburg 92

Rost, Armin, Prof. Dr., Chefarzt der Urolog. Abt. des St.-Bonifatius-Hospitals, Wilhelmstraße 13, D-4450 Lingen 1

Rothauge, Carl Friedrich, Prof. Dr., Facharzt für Urologie, Leiter der Abt. für Urologie der Justus-Liebig-Universität, Klinikstr. 37, D-6300 Gießen

Rothenberger, Karlheinz, Dr., Chefarzt der Urolog. Abt. Städt. Krankenhaus, Robert-Koch-Str., D-8300 Landshut

Rübben, H., Dr., Abt. für Urologie der Med. Fakultät der RWTH, Goethestr. 27/29, D-5100 Aachen

von Rütte, Bernhard, Priv.-Doz. Dr., Spezialarzt für Chirurgie u. Urologie FMH, Effinger Str. 15, CH-3008 Bern, Schweiz

Rugendorff, Erwin Walter, Dr. Dr., Facharzt für Urologie, Ludwigsplatz 11, D-6300 Gießen 1

Ruile, Kurt, Prof. Dr., Facharzt für Urologie, Chefarzt der Urolog. Klinik der Städt. Krankenanstalten, D-7730 Villingen-Schwenningen

Rummelhardt, Sepp, Prof. Dr., Facharzt für Urologie, Vorstand der Urolog. Univ.-Klinik Wien, Alserstr. 4, A-1090 Wien, Österreich

Rutishauser, Georg, Prof. Dr., Facharzt für Chirurgie und Urologie, Chefarzt der Urolog. Klinik des Departements für Chirurgie der Universität Basel, Kantonsspital, CH-4031 Basel, Schweiz

Sachse, Detlef, Dr., Facharzt für Urologie, Talstr. 51, D-6650 Homburg/Saar

Sachse, Hans, Prof. Dr., Facharzt für Urologie, Chefarzt der Urolog. Klinik der Krankenanstalten, Flurstr. 17, D-8500 Nürnberg

Salim, Semir, Dr., Oberarzt der Urolog. Klinik und Poliklinik der FU Berlin, Klinikum Charlottenburg, Spandauer Damm 130, D-1000 Berlin 19

Sauerwein, Dieter, Dr., Facharzt für Urologie, Chefarzt der Urolog. Abt., Werner-Wicker-Schwerpunktklinik, Im Kreuzfeld, D-3590 Bad Wildungen-West

Schabert, Peter, Prof. Dr., Facharzt für Urologie, Chefarzt d. Urolog. Abt., Krankenhaus Neukölln, Rudower-Str. 56, D-1000 Berlin 47

Schärfe, T., Dr., Johannes-Gutenberg-Universität, Urolog. Klinik, Langenbeckstr. 1, D-6500 Mainz

Schalkhäuser, Klaus, Dr., Leitender Arzt der Urolog. Abt. des Kreiskrankenhauses, D-8250 Dorfen

Scheibe, Helge, Dr., Urologische Abteilung der Justus-Liebig-Universität, Klinikstr. 37, D-6300 Gießen/Lahn

Scheiber, Karl, Dr., Univ.-Klinik für Urologie, Anichstr. 35, A-6020 Innsbruck, Österreich

Schendzielorz, Fritz, Dr., Facharzt für Chirurgie und Urologie, Freier Weg 5, D-5300 Bonn 2

Schilling, Albrecht, Priv.-Doz. Dr., Am Gstallerweg 16, D-8032-Lochham

Schimatzek, Anton, Dr., Univ.-Facharzt für Urologie, Oberarzt d. Urolog. Poliklinik der Stadt Wien, Reischachstr. 3/7, A-1090 Wien, Österreich

Schindler, Eckehard, Priv.-Doz. Dr., Oberarzt der Urologischen Klinik der Medizinischen Hochschule, Karl-Wiechert-Allee 9, D-3000 Hannover 61

Schindler, Ernst, Dr., Facharzt für Urologie u. Chirurgie, Ltd. Arzt der Urolog. Abt. im Klinikum „Alte Mühle", Ludwig-Konrad-Straße 6, D-3590 Bad Wildungen

Schmandt, Werner, Prof. Dr., Arzt f. Urologie, Direktor der Chirurg. Univ.-Klinik, Abt. Urologie, Jungeblodtplatz 1, D-4400 Münster

Schmeller, Nikolaus, Dr., Plönnierstr. 7, D-2400 Lübeck

Schmich, Hubert, Dr., Facharzt für Urologie und Chirurgie, Leiter der Urolog. Abt. am Krankenhaus Maria Hilf, Dahlienweg 3–5, D-5483 Bad Neuenahr 1

Schmidbauer, C.P., Dr., Allgem. Poliklinik d. Stadt Wien, Urolog. Abt., Mariannengasse 10, A-1090 Wien, Österreich

Schmidt, Albrecht, C., Dr., Chefarzt der Urolog. Abt. Diakoniekrankenhaus Schwäbisch Hall, D-7170 Schwäbisch Hall

Schmidt, Joachim, Dr., Facharzt für Chirurgie u. Urologie, Oberarzt der Urolog. Klinik des Stadtkrankenhauses, Ob den Reben 3, D-7700 Singen

Schmidt, Peter, Dr., Untermarkt 13, D-6460 Gelnhausen 1

Schmidt, Rainer, Dr., Erhardstr. 4, D-8000 München 5

Schmidt, Theodor H., Dr., Ltd. Medizinaldirektor, Chefarzt der Urolog. Klinik am Landkrankenhaus Coburg, Ketschendorfer Str. 33, D-8630 Coburg

Schmidt-Mende, Manfred, Prof. Dr., Facharzt für Urologie und Chirurgie, Chefarzt der Urolog. Klinik, St.-Bernward-Krankenhaus, Treibestr. 9, D-3200 Hildesheim

Schmiedt, Egbert, Prof. Dr., Facharzt für Chirurgie und Urologie, Direktor der Urolog. Klinik und Poliklinik der Universität München, Klinikum Großhadern, Marchioninistr. 15, D-8000 München 70

Schmitz, Jörg, Dr., Arzt f. Urologie, Kapellenweg 20, D-5558 Schweich-Issel

Schmitz, Werner, Prof. Dr., Chefarzt der Urolog. Abt. des Kreiskrankenhauses, D-4930 Detmold

Schmucki, Oskar, Priv.-Doz. Dr., Oberarzt der Urolog. Universitätsklinik, Kantonsspital, Rämistr. 100, CH-8091 Zürich, Schweiz

Schmutte, Edgar, Dr., Facharzt für Urologie, Gutzkowstr. 9, D-6000 Frankfurt 70

Schneider-Löer, W., Dr., Evang. Krankenhaus, Oberarzt d. Urolog. Klinik, Hellweg 100, D-4300 Essen 14

Schönefeld, Gerhard, Dr., Trivastr. 2/IV, D-8000 München 19

Schöngart, Klaus, Dr., Facharzt für Chirurgie und Urologie, Wilhelm-Busch-Str. 2, D-3006 Burgwedel 1

Schneider, Hans-Joachim, Prof. Dr., Ludwigsplatz 11, D-6300 Gießen 1

Schrader, Gerd, Dr., Oberarzt der Urolog. Abt. des Kreiskrankenhauses, Fuhrberger Str. 4, D-3006 Burgwedel 1

Schramek, Paul, Dr., Allgem. Poliklinik d. Stadt Wien, Urolog. Abt., Mariannengasse 10, A-1090 Wien, Österreich

Schreiber, Berthold, Dr., Facharzt für Urologie, Chefarzt am St.-Marien-Hospital, Urolog. Abt., Mühlenstr. 5–9, D-4660 Gelsenkirchen-Buer

Schreiner, Hellmuth, Dr., Facharzt für Urologie und Chirurgie, Bahnhofsplatz 6, D-6930 Eberbach

Schreiter, Friedhelm, Dr., Ltd. Arzt der Urolog. Abt., Verbandskrankenhaus Schwelm, Dr.-Möller-Str. 15, D-5830 Schwelm

Schröder, F.H., Prof. Dr., Direktor der Urolog. Klinik, Erasmus-Universität, NL-3002 Rotterdam, Niederlande

Schroeter, Heinz, Dr., Facharzt für Urologie, Nowackanlage 15/17, D-7500 Karlsruhe 1

Schrott, Karl M., Prof. Dr., Urolog. Univ.-Klinik, Maximiliansplatz, Postfach 3560, D-8520 Erlangen

Schubert, Günther, Prof. Dr., Direktor des Pathologischen Instituts der Stadt Wuppertal, Arrenberger Str. 20–56, D-5600 Wuppertal 1

Schüller, Jörg, Dr., Urolog. Klinik und Poliklinik der Ludwig-Maximilians-Universität, Klinikum Großhadern, Marchioninistr. 15, D-8000 München 70

Schüßler, Bernhard, Dr., Gynäkologische Klinik d. Universität d. Saarlandes, D-6650 Homburg/Saar

Schütz, Wolfgang, Prof. Dr., Urolog. Klinik und Poliklinik der TU München, Klinikum Rechts der Isar, Ismaninger Str. 22, D-8000 München 80

Schütze, Richard, Dr., Facharzt für Urologie, Königstr. 1b, D-7000 Stuttgart 1

Schulte-Vels, Klaus, Dr., Facharzt für Urologie, Oberarzt der Urolog. Abt., Städt. Krankenanstalten, Auf der Freiheit 16, D-5758 Fröndenberg

Schultheis, Hans-M., Dr., Arzt für Urologie, Dr.-Marc-Str. 1, D-3590 Bad Wildungen

Schultheis, Justus-W., Dr., Arzt für Urologie, Dr.-Marc-Str. 1, D-3590 Bad Wildungen

Schultze-Seemann, Fritz, Dr., Facharzt für Urologie und Chirurgie, Münchener Str. 22, D-1000 Berlin 28

Schulze-Brüggemann, Bernd, Dr., Facharzt für Urologie, Urolog. Klinik der Städt. Kliniken Osnabrück, Caprivistr. 1, D-4500 Osnabrück

Schuster, Detlev, Dr., Facharzt für Urologie und Chirurgie, Ltd. Arzt der Urolog. Klinik, Stadtkrankenhaus, Eppenreuther Str. 9, D-8670 Hof

Schwaab, Hans-Hartmut, Dr., Oberarzt der Urolog. Abt. der St.-Barbara-Klinik Heesen, Postfach 5140, D-4700 Hamm 5

Schwaiger, Rainer, Dr., Urolog. Klinik und Poliklinik der Universität des Saarlandes, D-6650 Homburg/Saar

Schwander, Gottfried, Dr., Facharzt für Urologie, St.-Markus-Krankenhaus, Ginnheimer Landstr. 98, D-6000 Frankfurt 90

Schwartz, Lothar, Dr., Facharzt für Urologie, Chefarzt der Urolog. Abt., Krankenhaus, Auf der Ennest 31, D-5940 Lennestadt 1

Schwemmer, Bernhard, Dr., Urolog. Klinik u. Poliklinik der TU München, Klinikum Rechts der Isar, Ismaninger Str. 22, D-8000 München 80

Scultéty, Sándor, Dr., Facharzt für Urologie und Chirurgie, Chefarzt der Urolog. Abt. des Stadtkrankenhauses, Postfach 455, Szeged, Ungarn

Seidl, Peter, Dr., Facharzt für Urologie, Turfweg 4, D-8400 Regensburg

Semmelroch, Hermann, Dr., Facharzt für Urologie, Chefarzt der Chirurg. Abt. u. Direktor des Stadtkrankenhauses, D-8458 Sulzbach-Rosenberg

Senge, Theodor, Prof. Dr., Facharzt für Urologie, Direktor an der Ruhruniversität Bochum, Marien-Hospital, Widumer Str. 8, D-4690 Herne 1

Seppelt, Ulrich, Priv.-Doz. Dr., Ltd. Oberarzt d. Urolog. Abt. im Klinikum der Universität, Hospitalstr. 40, D-2300 Kiel

Sharaya, Ali, Dr., Wöhlerstr. 3, c/o W. Lokau, D-4300 Essen 1

Sichert, Wolfram, Dr., Wilhelmstr. 29, D-5100 Aachen

Sickinger, Kurt, Dr., Rothenbaumchaussee 179, D-2000 Hamburg 13

Siefert, Horst, Dr., Roland-Klinik, Urolog. Abt., Celler Str. 3, D-2800 Bremen 1

Sigel, Alfred, Prof. Dr., Facharzt für Chirurgie und Urologie, Vorstand d. Urolog. Klinik d. Univ. Erlangen-Nürnberg, Niendorfstr. 15, D-8520 Erlangen

Simmet, Johannes, Dr., Facharzt für Urologie, Salzstr. 10, D-6634 Wallerfangen

Simon, Jürgen, Dr., Facharzt für Urologie, Tegeler Weg 4, D-1000 Berlin 10

Sinagowitz, Ekkehardt, Priv.-Doz. Dr., Facharzt für Urologie, Urolog. Gemeinschaftspraxis, Karlstr. 59, D-7990 Friedrichshafen

Singer, Heinz, Prof. Dr., Leopoldstr. 108a, D-8000 München 40

Sintermann, Rainer, Dr., Chefarzt der Urolog. Klinik, Hellweg 100, D-4300 Essen 14

Skerra, Gerhard, Dr., Facharzt für Urologie, Untere Dorfstr. 14E, D-3200 Hildesheim-Himmelsthür

Smoler, Hans, Dr., Facharzt für Urologie, Am Pfänderholz 15, D-7972 Isny

Socha, Paul, Dr., Facharzt für Chirurgie und Urologie, Königswiese 19, D-4650 Gelsenkirchen-Buer

Soder, Erich, Dr., Facharzt für Chirurgie und Urologie, Chefarzt der Chirurg. Abt. des Städt. Krankenhauses, D-6740 Landau (Pfalz)

Sökeland, Jürgen, Prof. Dr., Facharzt für Urologie, Direktor der Urolog. Klinik, Westfalendamm 403–407, D-4600 Dortmund

Sommerkamp, Horst, Prof. Dr., Leiter der Urolog. Abt. der Chirurg. Univ.-Klinik, Hugstetter Str. 55, D-7800 Freiburg i. Breisgau

Sonnenberg, Sigmar, Dr., Facharzt für Urologie, Hochstr. 48, D-4250 Bottrop

Sonnenschein, Richard, Dr., Facharzt für Urologie, Bergstr. 18–20, D-5650 Solingen 1

Sosath, Günther, Dr., Norderweg 21, D-2390 Jarplund-Weding

Sparwasser, Herbert, Dr., Facharzt für Urologie u. Chirurgie, Chefarzt der Urolog. Klinik des Städt. Krankenhauses, Kemperhof, D-5400 Koblenz

Speckmann, Friedrich, Dr., Arzt f. Urologie, Hermann-Löns-Str. 25, D-4600 Dortmund 1

Spranger, Rudolf, Dr., Facharzt für Urologie, Falkensteiner Str. 4, D-8495 Roding

Staehler, Gerd, Prof. Dr., Urolog. Klinik und Poliklinik der Ludwig-Maximilians-Univ., Klinikum Großhadern, Marchioninistr. 15, D-8000 München 70

Stähler, Hartmut, Dr., Facharzt für Urologie und Chirurgie, Zentralklinikum Augsburg, Chefarzt d. Urolog. Klinik, Stenglinstr., D-8900 Augsburg

Stammel, Ulrich, Dr., Facharzt für Urologie, Kaiserring 23, D-4230 Wesel

Stangel, Tadeusz, Dr., Facharzt für Urologie, Alte Freiheit 3, D-5600 Wuppertal 1

Stark, Gerhard, Dr., Facharzt für Urologie, Hochwaldstr. 62, D-6640 Merzig

Steffens, J., Dr., Gardeschützenweg 96, D-1000 Berlin 45

Steffens, Ludwig, Priv.-Doz. Dr., Facharzt für Urologie, Chefarzt der Urolog. Klinik und Abt. für Kinder-

Urologie, St.-Antonius-Hospital Eschweiler, Akademisches Lehrkrankenhaus, Dechant-Deckers-Str. 8, D-5180 Eschweiler

Steffens-Krebs, Dieter, Dr., Facharzt für Urologie und Chirurgie, Chefarzt des Stadtkrankenhauses, Laustr. 30, D-3590 Bad Wildungen

Stockamp, Karl, Prof. Dr., Urolog. Klinik der Städtischen Krankenanstalten, Bremserstr. 79, D-6700 Ludwigshafen

Stöber, Ulrich, Dr., Mathias-Spital, Postfach 760, D-4440 Rheine

Stöhrer, Manfred, Dr., Chefarzt der Urolog. Abt. d. Berufsgenossenschaftlichen Unfallklinik Murnau, D-8110 Murnau/Obb.

Stoll, Hans G., Dr., Facharzt für Chirurgie u. Urologie, Direktor der Urolog. Klinik, Kliniken der Freien Hansestadt Bremen, Zentralkrankenhaus, St.-Jürgen-Str., D-2800 Bremen

Straube, Winfried, Prof. Dr., Facharzt für Urologie, Chefarzt der Urolog. Abt. des Marienhospitals, Hospitalstr. 24, D-4300 Essen 12

Strauss, Wolfgang, Dr., Facharzt für Urologie und Chirurgie, Belegarzt der Urolog. Abt., Kreiskrankenhaus, Ernst-Putz-Str. 4, D-8788 Bad Brückenau 2

Strobel, Alois, Dr., Westenstr. 2, D-8833 Eichstätt

Strohmenger, Paul, Prof. Dr., Facharzt für Urologie, Chefarzt der Urolog. Klinik, Städt. Kliniken Osnabrück, Caprivistr. 1, D-4500 Osnabrück

Strothotte, Erich, Dr., Facharzt für Urologie und Chirurgie, Kleine Flurstr. 9, D-5600 Wuppertal 2

Studemund, Hartwig, Dr., Facharzt für Urologie, Lornsenstr. 9, D-2300 Kiel

Sturm, Werner, Dr., Urolog. Klinik, Klinikum Großhadern, Marchioninistr. 15, D-8000 München 70

Süsskind, Rudi, Dr., Arzt f. Urologie, Irminenstr. 32, D-5503 Konz-Karthaus

Taha, Saoud-A., Dr. Assistant Professor of Urology, King Faisal University, P.O. Box 2114, Dammam, Saudi-Arabia

Tauber, Roland, Prof. Dr., Leiter der Ambulanz, OA d. Urolog. Klinik und Poliklinik der Ludwig-Maximilians-Univ., Klinikum Großhadern, Marchioninistr. 15, D-8000 München 70

Taupitz, Artur, Prof. Dr., Facharzt für Urologie, Chefarzt der Urolog. Klinik des Städt. Krankenhauses, D-6750 Kaiserslautern

Teodorescu, Alexandru, Dr., Facharzt für Urologie, judetul OLT (0500), Slatina, Rumänien

Terhorst, Bodo, Prof. Dr., Chefarzt d. Urolog. Abt., Caritaskrankenhaus, Uhlandstr. 7, D-6990 Bad Mergentheim

Tewes, Gabriel, Dr., Chefarzt d. Kinderchirurg. Abt. d. Kinderklinik St. Elisabeth, Nordenwall 22, D-4700 Hamm 1

Thelen, Anton, Prof. Dr., Facharzt für Chirurgie und Urologie, Beethovenstr. 6, D-7800 Freiburg

Thelen, Paul, Dr., Facharzt für Urologie, Goldenfelsstr. 15, D-5000 Köln 41

Therhag, Hans G., Dr., Arzt f. Urologie, Dürerstr. 32, D-5620 Velbert 1

Thiel, Karl-Heinz, Dr., Facharzt für Chirurgie und

Urologie, Chefarzt der Urolog. Abt. der Städtischen Krankenanstalten, Jägerhausstr. 26, D-7100 Heilbronn

Thüroff, J., Dr., Urolog. Klinik der Johannes-Gutenberg-Universität, Langenbeckstr. 1, D-6500 Mainz

Tiggemann, Claus, Dr., Facharzt für Urologie, Pfinztalstr. 2, D-7500 Karlsruhe 41

Tölle, Eberhard, Dr., Oberarzt der Urolog. Abt. der Chirurgischen Klinik und Poliklinik, Jungeblodtplatz 1, D-4400 Münster

Tonnesen, Johannes, Dr., Urologe, Borromäus-Hospital, Urolog. Abt., Postfach 209, D-2950 Leer/Ostfriesland

Truss, Friedrich, Prof. Dr., Facharzt für Urologie, Direktor der Klinik u. Poliklinik für Urologie der Univ. Göttingen, Robert-Koch-Str. 40, D-3400 Göttingen

Tschervenakov, Anton, Dr., Facharzt für Chirurgie und Urologie, Vorstand des Lehrstuhls für Urologie am Institut für ärztliche Fortbildung, Belo More 8, Sofia, Bulgarien

Tscholl, R., Prof. Dr., Kantonsspital, Ltd. Arzt der Urolog. Klinik, CH-5001 Aarau, Schweiz

Tunn, Ulf, Priv.-Doz. Dr., Facharzt für Urologie, Ltd. Oberarzt der Urolog. Klinik der Ruhruniv., Marien-Hospital, Widumer Str. 8, D-4690 Herne 1

Uhlir, Karel, Prof. Dr., Direktor der Urolog. Univ.-Klinik, Pekařská, Brno, ČSSR

Ulbricht, Roland, Dr., Urolog. Klinik und Poliklinik der FU Berlin, Klinikum Charlottenburg, Spandauer Damm 130, D-1000 Berlin 19

Ulrich, Heinz Jürgen, Dr., Facharzt für Urologie, Pferdemarkt 16, D-2400 Lübeck

Ulshöfer, B., Dr., Urolog. Klinik und Poliklinik der Universität, Robert-Koch-Str. 8, D-3550 Marburg/Lahn

Ultzmann, Harald, Dr., Facharzt für Urologie, Alserstr. 27, A-1080 Wien, Österreich

Unger, Joachim, Dr., Facharzt für Urologie und Chirurgie, Ltd. Arzt d. Urolog. Abt. am Städt. Krankenhaus, D-8830 Treuchtlingen

Unger, Victor, Dr., Facharzt für Urologie und Chirurgie, Viktoriastr. 2, D-6600 Saarbrücken

Urlesberger, Hadwin, Primarius Dr., Urolog. Abt., Landeskrankenhaus, St.-Veiter-Str. 47, A-9020 Klagenfurt, Österreich

Vahlensieck, Winfried, Prof. Dr., Facharzt für Urologie, Direktor der Urolog. Univ.-Klinik, D-5300 Bonn-Venusberg

Vardakis, Georg, Dr., Facharzt für Urologie, Trift 19, D-3100 Celle

Varenhorst, Eberhard, Doz. Dr., Department of Urology, University Hospital, S-58185 Linköping, Schweden

Voegele, Ulrich, Dr., Facharzt für Urologie, Fischertor 1, D-4950 Minden

Völter, Dieter, Prof. Dr., Chefarzt der Urolog. Abt. des St.-Trudpert-Krankenhauses, D-7530 Pforzheim

Vogel, Edgar, Dr., Urolog. Klinik und Poliklinik, Klinikum Rechts der Isar der TU München, Ismaninger Str. 22, D-8000 München 80

Vogt, Wolfgang-Erich, Dr., Facharzt für Urologie, Tauentzienstr. 13, D-1000 Berlin 30

Volck, Hartmut, Dr., Arzt für Urologie, Bahnhofstr. 1, D-7030 Böblingen

Volkmer, Hans-Peter, Dr., Fastenrathstr. 1, D-5630 Remscheid

Vouros, Demetrios, Prof. Dr., Facharzt für Urologie, Chefarzt der Urolog. Abt., Theagenion Medical Institute, Serronstreet 2, Thessaloniki, Griechenland

de Vries, J.D.M., Dr., Kliniek voor Urologie, Postbus 9102, NL-6500 HB Nijmegen, Niederlande

Wabrosch, Géza, Prof. Dr. cand., Chefarzt, Janos Korhaz, Urologiąi-Sebeszeti Osztaly, Diosarok Utca 1, H-1125 Budapest, Ungarn

Wagener, Klaus, Dr., Facharzt für Urologie, Chefarzt im Sanatorium Hartenstein, D-3590 Bad Wildungen

Wagenknecht, Lothar-Viktor, Prof. Dr., Chefarzt Urolog. Klinik, Stadtkrankenhaus Cuxhaven, Altenwalder Chaussee 10/12, D-2190 Cuxhaven 1

Wagner, Wolfgang, Prof. Dr., Facharzt für Urologie, Chefarzt der Urolog. Abt., St.-Josefs-Hospital, Kurfürstenstr. 69, D-4150 Krefeld 11

Walczak, Michael, Dr., Arzt für Urologie, Ltd. Arzt der Urolog. Abt., Marienhospital, von-Droste-Str. 14, D-4782 Erwitte 1

Walther, Volker, Dr., Kleiner Exerzierplatz 11, D-8390 Passau

Walz, Peter H., Dr., Urolog. Klinik, Klinikum der Johannes-Gutenberg-Universität, Langenbeckstr. 1, D-6500 Mainz

Wand, Heribert, Prof. Dr., Facharzt für Urologie und Chirurgie, Leiter der Abt. für Urologie im Klinikum der Univ. Kiel, Hospitalstr. 40, D-2300 Kiel

Wandschneider, Gerhard, Dr., Primarius, Univ.-Doz., Vorstand d. Urolog. Abt. d. Landeskrankenhauses Graz, Petersbergenstr. 61, A-8042 Graz, Österreich

Wanner, Klaus, Dr., Ärztl. Direktor am Städt. Krankenhaus, Urolog. Abt., D-8200 Rosenheim

Wassmuht, Klaus, Dr., Stadtkrankenhaus, Urolog. Abt., Würzburger Weg 22, D-8832 Weißenburg

Weber, Wolfgang, Prof. Dr., Leiter der Abt. für Urologie im Zentrum der Chirurgie d. Joh. Wolfg.-v.-Goethe-Univ., Theodor-Stern-Kai 7, D-6000 Frankfurt 70

Wehner, Walter, Dr., Facharzt für Urologie, Chefarzt der Urolog. Klinik, Hohenzollernstr. 7-9, D-7000 Stuttgart 1

Weidner, W., Dr., Lehrstuhl und Abt. für Urologie der Justus-Liebig-Univ., Klinikstr. 37, D-6300 Gießen

Weigele, Günter Norbert, Dr., Arzt für Urologie, Schwellerhaldestr. 23, D-7410 Reutlingen 11

Weigner, Klaus, Dr., Oberarzt d. Urolog. Abt. des Knappschaftskrankenhauses, Dr.-Hans-Böckler-Platz, D-5102 Würselen 1

Weißbach, Lothar, Prof. Dr., Ltd. Oberarzt der Urolog. Univ.-Klinik, Sigmund-Freud-Str. 25, D-5300 Bonn 1

Weißmüller, Johannes, Dr., Urolog. Univ.-Klinik, Postfach 3560, Maximiliansplatz, D-8520 Erlangen

Weissteiner, Gerhard, Dr., Meinhardstr. 9/III, A-6020 Innsbruck, Österreich

Wellstein, Hans, Dr., Facharzt für Urologie, Holzstr. 21, D-7000 Stuttgart 1

Wenderoth, Heinz, Dr., Facharzt für Urologie und Chirurgie, Hauptstr. 158b, D-5483 Bad Neuenahr

Wenderoth, Ulrich-K., Dr., Urolog. Klinik, Klinikum d. Johannes-Gutenberg-Universität, Langenbeckstr. 1, D-6500 Mainz

Wenzel, Heide, Dr., Ärztin f. Chirurgie, Oberärztin der Kinderchirurg. Abt., Städt. Krankenhaus, Kölner Platz 1, D-8000 München 40

Werner, Horst, Dr., Facharzt für Urologie und Chirurgie, Friedrich-Schmidt-Str. 58d, D-5000 Köln 41

Westenfelder, Martin, Prof. Dr., Facharzt für Urologie, Oberarzt der Abt. für Urologie des Klinikums der Universität Freiburg, Hugstetter Str. 55, D-7800 Freiburg

Wetterauer, U., Dr., Klinikum d. Albert-Ludwig-Univ., Chirurg. Univ.-Klinik, Abt. Urologie, Hugstetter Str. 49, D-7800 Freiburg

Wichmann, Dietmar, Dr., Ltd. Arzt der Urolog. Abt. des St.-Franziskus-Hospitals, D-2842 Lohne

Widok, Klaus, Dr., Neurieder Str. 14, D-8000 München 71

Wieland, Wolfgang F., Dr., Urolog. Klinik und Poliklinik der Ludwig-Maximilians-Univ., Klinikum Großhadern, Marchioninistr. 15, D-8000 München 70

Wienhöwer, Reiner, Dr., Arzt für Urologie, Oberarzt der Klinik Golzheim, Urolog. Abt., Friedrich-Lau-Str. 11, D-4000 Düsseldorf 30

Wigger, Curt, Dr., Arzt für Urologie, Gartenstr. 14, D-4930 Detmold

Wilbert, Dirk, Dr., Urolog. Klinik u. Poliklinik, Joh.-Gutenberg-Universität, Postfach 3960, D-6500 Mainz

Wilbert, Heinz, Dr., Arzt für Urologie und Chirurgie, Siegfriedstr. 31, D-6520 Worms

Wilhelm, Ernst, Priv.-Doz. Dr., Ebersbacher Weg 19, D-8524 Neunkirchen

Wille, Claus-A., Dr., Arzt für Urologie, Bochumer Str. 5, D-5000 Köln 90

Wille-Baumkauff, Horst, Prof. Dr., Arzt für Urologie, Moltkestr. 1, D-3300 Braunschweig

Wiltschke, Heribert, Prim. Dr., Facharzt für Urologie, Kajetaner Platz 5, A-5020 Salzburg, Österreich

Winkler, Peter, Dr., Facharzt für Urologie, Lahnstr. 9, D-5000 Köln 50

Winz, Richard, Dr., Facharzt für Urologie, Burgwall 64, D-4400 Münster

Wirth, Manfred, Dr., Urolog. Klinik und Poliklinik der Univ. Würzburg, Luitpoldkrankenhaus, D-8700 Würzburg

Witschel, Rüdiger, Dr., Facharzt für Urologie, Belegabteilung Krankenhaus Bad Oeynhausen, Bahnhofstr. 20, D-4970 Bad Oeynhausen 1

Witzel, Reinhold, Dr., Facharzt für Urologie, Im Hohn 11a, D-5300 Bonn

Woelk, Eberhard, Dr., Facharzt für Urologie, Chefarzt der Urolog. Abt., Kath. Krankenhaus Du-Zentrum, Knappenstr. 10, D-4100 Duisburg 17

Woeller, Albrecht, Dr., Arzt für Urologie und Chirurgie, Sigismundstr. 11, D-4330 Mülheim 1

Wohlrabe, Kurt, Dr., Facharzt f. Urologie, Gerhart-Hauptmann-Str. 23, D-4300 Essen 18

Wolterhoff, Hermann, Dr., Facharzt für Urologie, Hochdahler Str. 350, D-4010 Hilden

Wortberg, Klaus, Dr., Facharzt f. Urologie, Albertinenkrankenhaus, D-4503 Dissen

Wricke, Gerhard, Dr., Facharzt für Urologie und Chirurgie, Bonifaziusplatz 8, D-6500 Mainz

Wulff, Hans Diederich, Prof. Dr., Facharzt für Urologie, Chefarzt d. Urolog. Klinik, Kreiskrankenhaus, Schwarzenmoorstr. 70, D-4900 Herford

Wulsch, Eberhard, Arzt für Urologie, Yorckstr. 82, D-1000 Berlin 61

Wurdas, Hermis, Dr., Facharzt für Urologie, Theodor-Heuss-Platz 1-3, D-4040 Neuß

Zechner, Othmar, Dr., Urologische Universitätsklinik, Alserstr. 4, A-1090 Wien 9, Österreich

Zeiss, Peter, Dr., Facharzt für Urologie, Sanatoriumsplatz 2, D-8000 München 90

Zemann, Emil, Univ.-Doz. Dr., Urologe u. Badearzt, Ltd. Arzt d. Kurklinik Westfälischer Hof, Ahornallee 7, D-3590 Bad Wildungen-Reinhardshausen

Ziegler, Manfred, Prof. Dr., Direktor der Urolog. Univ.-Klinik, D-6650 Homburg/Saar

Ziegler, Wilhelm, Dr., Facharzt für Urologie, Schillerstr. 10, D-7600 Offenburg (Baden)

Zikic, Michael, Dr. Dr., Behringstr. 13, D-4930 Detmold

Zimmermann, Armin, Priv.-Doz. Dr., Arzt für Urologie, Urolog. Abt., Städt. Kliniken, An den Voßbergen 70-99, D-2900 Oldenburg

Zingg, Ernst, Prof. Dr., Facharzt für Chirurgie und Urologie, Direktor der Urolog. Univ.-Klinik, Inselspital, CH-3010 Bern, Schweiz

Zink, Roman A., Dr., Urolog. Klinik und Poliklinik der Ludwig-Maximilians-Univ., Klinikum Großhadern, Marchioninistr. 15, D-8000 München 70

Zöckler, Hans-Theodor, Dr., Facharzt für Urologie, Urolog. Klinik der Med. Hochschule, Karl-Wiechert-Allee 9, D-3000 Hannover-Kleefeld

Zoedler, Dietmar, Prof. Dr., Arzt für Urologie, Chefarzt der Urolog. Abt. der Klinik Golzheim, Friedrich-Lau-Str. 11, D-4000 Düsseldorf 30

Zorn, Dietrich, Prof. Dr., Facharzt für Urologie, Aussiger Wende 17, D-3000 Hannover-Kirchrade

Zurborg, Clemens, Dr., Facharzt für Urologie, Chefarzt der Urolog. Abt. des Krankenhauses Maria-Hilf, Oberdießerner Str. 94, D-4150 Krefeld 1

Zwergel, Thomas, Dr., Arzt f. Urologie, Urolog. Univ.-Klinik u. Poliklinik d. Saarlandes, D-6650 Homburg/Saar

Zwergel, Ulrike, Dr., Ärztin f. Urologie, Urolog. Univ.-Klinik u. Poliklinik d. Saarlandes, D-6650 Homburg/Saar

Autorenregister

Disturbances in Male Fertility

By K. Bandhauer, G. Bartsch, D. M. de Kretser, A. Eshkol, J. Frick, F. Scharfetter,
M. Glezerman, J. B. Kerr, B. Lunenfeld, W. Pöldinger, H. P. Rohr,
P. D. Temple-Smith

Editors: K. Bandhauer, J. Frick

1982. 153 figures. XXIII, 454 pages
Cloth DM 290,-; approx. US $ 115.20
Subscription price DM 232,-; approx. US $ 92.20
(Handbuch der Urologie/Encyclopedia of Urology, Volume 16)
ISBN 3-540-05279-8
The subscription price is applicable on orders for the complete set of volumes.

Contents: Anatomical and Functional Aspects of the Male Reproductive
Organs. - Quantitative Morphology of the Prostate and Epididymis. - Etiology
of Fertility Disturbances in Man. - Male Fertility Disorders - History and
Clinical Examination. - Semen Analysis. - Testicular Biopsy. - Radiologic
Investigation of Male Fertility Disorders. - Endocrine Evaluation of Male
Fertility Disorders. - Neurology of Male Fertility Disorders. - Immunologic
Causes of Male Fertility Disorders. - Treatment of Male Infertility. - Operative
Therapy of Male Infertility. - Artificial Insemination and Semen Preservation.
- Male Contraception. - Impotence. - Functional Sexual Disorders in the
Male. - Male Climacterie? - Subject Index.

This volume provides urologists, andrologists, gynecologists, dermatologists,
and internists with a modern, comprehensive description of the diagnosis and
treatment of male infertility.

Central to the presentation is a consideration of the questions relevant to
clinical practice. The book also lays the foundation for an understanding of the
causes of male infertility with its detailed account of the anatomy, physiology,
pathophysiology, and function of the testes and other glandular organs in the
male reproductive tract. The major conceptual determinant is, however, the
complex of problems involved in male fertility disorders, ranging from
morphologic changes and endocrinologic, genetic, immunologic and vascular
disturbances, to external and psychosomatic factors.

The contributors to this volume - each of them al leading specialist in his
field - base their discussions on the current morphologic and functional know-
ledge of the various organs in the male reproductive apparatus. Together they
cover the following topics:

- etiology of fertility disturbances in men
- clinical aspects of semen analysis
- testicular biopsy
- radiologic examination of male infertility disorders
- endocrinologic and neurologic causes of male infertility
- immunologic problems in diagnosis and treatment
- artificial insemination and semen preservation
- impotence, the male climacteric, and functional sexual disorders.

This sythesis of morphology and function, of the principles of spermiogenesis
and the various factors affecting sperm formation and maturation, as well as of
the most important developments in basic research and their clinical implications set **Disturbances in Male Fertility** apart from all others in the field. The
book includes a critical evaluation of the relevant literature as well as a
comprehensive bibliography.

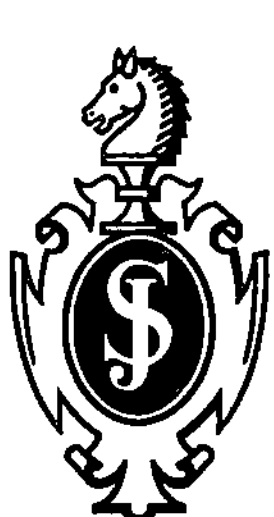

Springer-Verlag
Berlin
Heidelberg
New York
Tokyo

Tiergartenstr. 17, D-6900 Heidelberg 1
175 Fifth Ave., New York, NY 10010, USA
37-3 Hongo 3-chome, Bunkyo-ku, Tokyo 113, Japan